普通医药院校创新型系列教材

内 科 学

张 育 顾 健 朱 妍 主编

科 学 出 版 社
北 京

内 容 简 介

　　本教材以《内科学》教学大纲和国家执业医师资格考试大纲为指导,结合作者多年的临床教学经验,并适当参考了国内外优秀教材、专著和学术论文编写而成。在确保教材的系统性和科学性的前提下,力求体现内科学的进展和前沿的研究成果。本书采用教材与手册相结合的方法,做到重点突出,重点部分增加了学习要点,病例思考,在每个篇章后推荐了相应的网站,便于学生进一步学习本专业的知识。

　　本教材可供高等医药院校本、专科学生,成人高考学员,以及从事各层次医学相关专业教学、管理工作者参考、学习使用。

图书在版编目(CIP)数据

内科学 / 张育,顾健,朱妍主编. —北京:科学
出版社,2016.1
普通医药院校创新型系列教材
ISBN 978-7-03-046383-8

Ⅰ. ①内⋯　Ⅱ. ①张⋯ ②顾⋯ ③朱⋯　Ⅲ. ①内科学
-医学院校-教材　Ⅳ. ①R5

中国版本图书馆 CIP 数据核字(2015)第 272350 号

责任编辑:闵　捷　叶成杰
责任印制:谭宏宇 / 封面设计:殷　靓

斜 学 出 版 社 出版
北京东黄城根北街 16 号
邮政编码:100717
http://www.sciencep.com

南京展望文化发展有限公司排版
上海叶大印务发展有限公司印刷
科学出版社发行　各地新华书店经销

*

2016 年 1 月第　一　版　　开本:889×1194　1/16
2016 年 1 月第一次印刷　　印张:34
字数:1 063 000

定价:98.00 元
(如有印装质量问题,我社负责调换)

普通医药院校创新型系列教材

专家指导委员会

主任委员： 阮长耿（中国工程院院士）

副主任委员： 史宏灿　鞠永熙

委　　员：（按姓氏笔画排序）

王　炜	王　艳	王加凤	王建军	王静成
孔　祥	史宏灿	刘永兵	刘歆农	许爱华
严　华	李国利	李湘鸣	杨维平	沈维干
张　育	张振刚	张培建	郁多男	季明春
周晓霞	郑　英	胡　艺	顾　晓	高利增
黄　谦	龚卫娟	梁景岩	葛晓群	鞠永熙

普通医药院校创新型系列教材

《内科学》编辑委员会

主　编　张　育　顾　健　朱　妍

副主编　黄　谦　顾　翔　朱海杭　刘昌华　张真稳
　　　　　徐继扬

编　委　（按姓氏笔画排序）

马爱闻	王　荣	王　艳	王正东	毕光宇
朱　妍	朱海杭	刘　军	刘昌华	许文景
孙　梅	李国青	杨　捷	何　斌	沈建华
张　育	张真稳	陈　晖	陈　磊	顾　健
顾　翔	徐继扬	黄　谦	谢　勇	鲍正宇

总　序

  高等教育改革的关键是提高教育质量,医学教育尤其如此。医药卫生体制改革是一项重大的民生工程,对医学人才培养的结构、质量也提出了更加迫切的要求;同时世界医学也正在发生深刻变化,医学的社会性、公平性、整合性,健康需求的广泛性、医学的国际化都在加速发展,医学发展新趋势对医学教育提出了新挑战。要解决这些问题,关键要改革创新,要通过综合改革,提高质量,提高水平,满足医药卫生事业和人民群众的健康需求。

  2014 年 6 月,国家教育部等六部门出台"关于医教协同,深化临床医学人才培养改革的意见",意见指出:到 2020 年,基本建成院校教育、毕业后教育、继续教育三阶段有机衔接的具有中国特色的标准化、规范化临床医学人才培养体系。院校教育质量显著提高,毕业后教育得到普及,继续教育实现全覆盖。

  继续医学教育与全日制本科教育相比,具有其自身的规律与特点。继续医学教育在课程设置、教学内容、教学时数、授课方式上都有相应变化,体现了成人教育的成人性、自主性和实践性。扬州大学医学院基于自身学科优势和办学经验,根据国家医学本科专业培养要求,以"优化资源、重视素质、强调创新"为理念,坚持"本科水平、成人特色、重在实用、便于自学"的原则,精心策划和编写了这套教材,体现了科学性、实用性和启发性。使用对象主要是继续医学教育、医药类本科专业学生等,对基层医务工作者、各类专业培训也有适用性。同时也可作为专业教师的参考用书。

  全套教材涉及基础医学、临床医学、护理学、预防医学等相关核心课程,内容丰富翔实、信息量大;理论联系实际、实用性强;语言简洁练达、图文并茂。相信这套教材的出版,必将对临床医学、护理学等专业教育质量的不断提升起到重要的推动作用。

阮长耿

中国工程院院士

2015 年 4 月

前 言

  《内科学》是临床医学专业重要的主干课程之一。对于一名医学生来说,不管将来从事内科学专业还是从事临床学科的所有专业,都应该学习和掌握内科学知识。

  本教材涉及呼吸系统疾病、循环系统疾病、消化系统疾病、泌尿系统疾病、血液系统疾病、内分泌系统和营养代谢性疾病、风湿免疫性疾病以及理化因素所致疾病等,重点是常见病、多发病的诊断与治疗。

  本教材以《内科学》教学大纲和国家执业医师资格考试大纲为指导,参考了国内外优秀教材、专著和学术论文,在确保教材的系统性和科学性的前提下,力求体现内科学的进展和前沿的研究成果。编写过程中始终把握突出重点,对应该掌握的章节增加了学习要点、思考题或典型病例,便于医学生学习和巩固本章节的知识。

  本教材的编写得到了扬州大学医学院和科学出版社的大力支持和悉心指导。各篇负责人(按篇序排列)黄谦、顾翔、朱海杭、刘昌华、顾健、朱妍、张真稳、张育和徐继扬等为教材的编写做了大量的组织和审阅工作,各位编写人员认真负责,克服困难,按时按质完成了编写任务。由于时间紧促且现代医学发展日新月异,本教材中可能存在缺点与不足,恳请广大师生和读者不吝指教,提出宝贵意见,以便再版时修订和完善。

主　编

2015 年 5 月 6 日

目　录

第二篇　循环系统疾病

第三篇　消化系统疾病总论

第一章　总论　199

第四篇　泌尿系统疾病

第五篇 血液系统疾病

第七篇 风湿性疾病

第八篇 理化因素所致疾病

第一篇

呼吸系统疾病

第一章 总 论

学习要点

- **掌握**：呼吸系疾病的诊断方法及进展。
- **熟悉**：呼吸系统疾病的主要相关因素。
- **了解**：呼吸系统有关检查的临床意义。

近年来，中国呼吸界做了很多工作，呼吸系统疾病的基础理论和临床诊疗技术虽有迅速发展，但呼吸系统疾病仍是威胁人类健康的大敌。据 2006 年全国部分城市及农村前十位主要疾病死亡原因的统计数，呼吸系统疾病（不包括肺癌）在城市的死亡病因中占第 4 位（13.1%），在农村占第 3 位（16.4%）。由于大气污染、吸烟、工业经济发展导致的理化因子、生物因子吸入以及人口年龄老化等因素，使近年来呼吸系统疾病如肺癌、支气管哮喘的发病率明显增加，慢性阻塞性肺疾病居高不下（40 岁以上人群中超过7%）。肺结核发病率虽有所控制，但近年又有增高趋势。肺血栓栓塞症已经构成了重要的医疗保健问题。肺部弥漫性间质纤维化及免疫低下性肺部感染等疾病发病率日渐增多。艾滋病的主要死亡原因为肺部感染，特别是卡氏肺囊虫肺炎。从 2002 年年底以来，在我国及世界范围内暴发的传染性非典型肺炎（严重急性呼吸综合征，severe acute respiratory syndrome，SARS）疫情，由于多发生于中青年，其传染性强，病死率高，又缺乏针对性的药物，因而引起了群众的恐慌，同时给国民经济造成巨大损失。目前在多个国家出现的禽流感病死率超过 50%。而禽流感病毒侵入体内主要的靶器官也是肺。这正说明呼吸系统疾病对我国人民健康危害仍是很大的，其防治任务艰巨。

一、呼吸系统的结构功能与疾病的关系

1. 呼吸系统与外环境相通　成年人在静息状态下，每日约有 10 000 L 气体进出呼吸道，在3亿～7.5 亿肺泡（总面积约 100 m^2）与肺循环的毛细血管进行气体交换，从外界环境吸取氧，并将二氧化碳排至体外。在呼吸过程中，外界环境中的有机或无机粉尘，包括各种微生物、蛋白变应原、有害气体等皆可吸入呼吸道及肺部引起各种疾病。其中以肺部感染最为常见，原发性感染以病毒感染最多见，最先出现于上呼吸道，随后可伴发细菌感染；外源性哮喘及外源性变应性肺泡炎；吸入生产性粉尘所致的肺尘埃沉着病，以硅沉着病、煤矽肺和石棉肺最为多见；吸入水溶性高的二氧化硫、氯、氨等刺激性气体会发生急、慢性呼吸道炎和肺炎，而吸入低水溶性的氮氧化合物、光气、硫酸二甲酯等气体，损害肺泡和肺毛细血管发生急性肺水肿。

2. 呼吸系统防御功能　包括物理（鼻部加温过滤、喷嚏、咳嗽、支气管收缩、黏液纤毛运输系统）、化学（溶菌酶、乳铁蛋白、蛋白酶抑制剂、抗氧化的谷胱甘肽、超氧化物歧化酶等）、细胞吞噬（肺泡巨噬细胞、多形核粒细胞）及免疫（B细胞分泌 IgA、IgM 等，T 细胞介导的迟发性变态反应，杀死微生物和细胞毒作用等）等。当各种原因引起防御功能下降（如会厌功能障碍引起误吸，中枢神经系统疾病引起咳嗽反射消失，长期吸烟引起气道纤毛黏液运输系统破坏，后天免疫功能低下引起的免疫功能障碍等）或外界的刺激过强（各种微生物感染，吸入特殊变应原，生产性粉尘，高水溶性气体如二氧化硫、氨、氯等，低水溶性气体如氮氧化物、光气、硫酸二甲酯及高温气体等）均可引起呼吸系统的损伤及病变。

3. 血管供应　肺有两组血管供应，肺循环的动、静脉为气体交换的功能血管；与体循环比较，肺循环具有低压（肺循环血压仅为体循环的 1/10）、低阻及高容的特点。体循环的支气管动、静脉为气道和脏层胸膜等营养血管。肺与全身各器官的血液及淋巴循环相通。所以皮肤、软组织疖痈的菌栓、栓塞性静脉炎的血栓、肿瘤的癌栓，可以到达肺，分别引起继发性肺脓肿、肺梗死、转移性肺癌。消化系统肿瘤如胃

癌,经腹膜后淋巴结转移至肺引起肺转移癌;肺部病变亦可向全身播散,如肺癌、肺结核播散至骨、脑、肝等脏器;同样亦可在肺本身发生病灶播散。一些自身免疫或代谢性的全身性疾病,如结节病、系统性红斑狼疮、类风湿关节炎、皮肌炎、硬皮病等、肾病及血液病都可累及肺部。

二、影响呼吸系统疾病的主要相关因素

1. 大气污染和吸烟　　流行病学调查证实,呼吸系统疾病的增加与空气污染、吸烟密切相关,当空气中降尘或二氧化硫超过 1 000 μg/m³ 时,慢性支气管炎急性发作明显增多,其他粉尘如二氧化硅、煤尘、棉尘等可刺激呼吸系统引起各种肺尘埃沉着病,工业废气中致癌物质污染大气,是肺癌发病率增加的重要原因。吸烟是小环境的主要污染源,吸烟者慢性支气管炎的发病率较非吸烟者高 2～4 倍以上,肺癌发病率高 4～10 倍(重度吸烟者发病率可高达正常人的 20 倍)。据 2002 年统计,我国成年人吸烟率约为 35.8%(男性 66.0%),烟草总消耗量占世界首位。据世界卫生组织统计,按目前吸烟现状发展下去,到 2025 年,世界上每年因吸烟致死者将达到 1 000 万人,为目前的 3 倍,我国将占 200 万人。目前我国青年人吸烟人数增多,是慢性阻塞性肺疾病和肺癌发病率增加的重要因素。

2. 吸入性变应原增加　　随着我国工业化及经济的发展,特别在都市可引起变应性疾病(哮喘、鼻炎等)的变应原的种类及数量增多,如地毯、窗帘的广泛应用使室内尘螨数量增多,宠物饲养(鸟、狗、猫)导致动物毛变应原增多,还有空调机的真菌、都市绿化的某些花粉孢子、有机或无机化工原料、药物及食物添加剂等;某些促发因子的存在,如吸烟(被动吸烟)、汽车排出的氮氧化物、燃煤产生的二氧化硫、细菌及病毒感染等,均是哮喘患病率增加的因素。

3. 肺部感染病原学的变异及耐药性的增加　　呼吸道及肺部感染是呼吸系统疾病的重要组成部分。我国结核病(主要是肺结核)患者人数居全球第 2 位,有肺结核患者 500 万,其中具传染性 150 万人,而感染耐多药的结核分枝杆菌的患者可达 17% 以上。由于至今尚未有防治病毒的特效方法,病毒感染性疾病的发病率未有明显降低;自广泛应用抗生素以来,细菌性肺炎的病死率显著下降,但老年患者病死率仍高,且肺炎的发病率未见降低。在医院获得性肺部感染中,革兰阴性菌占优势,产 β 内酰胺酶(可分解 β 内酰胺类抗生素)细菌明显增多。在革兰阳性球菌中,耐甲氧西林的细菌亦明显增加;社区获得性肺炎仍以肺炎链球菌和流感嗜血杆菌为主要病原菌,还有军团菌、支原体、衣原体、病毒等。在 2003 年暴发的 SARS,则为 SARS 冠状病毒感染。此外,免疫低下或免疫缺陷者的呼吸系统感染,则应重视特殊病原如真菌、肺孢子菌及非典型分枝杆菌感染。

三、呼吸系统疾病的诊断

详细的病史和体格检查是诊断呼吸系统疾病的基础,普通 X 线和 CT 胸部检查对肺部病变具有特殊重要的作用,由于呼吸系统疾病常为全身疾病的一种局部表现,还应结合常规化验及其他特殊检查结果,进行全面综合分析,力求做出病因、解剖、病理和功能的诊断。

1. 病史　　了解与肺部传染性疾病患者(如 SARS、活动性肺结核)的密切接触史,对诊断十分重要。了解对肺部有毒物质的职业和个人史,如接触各种无机粉尘、有机粉尘、发霉的干草,吸入粉尘、花粉或进食某些食物时出现喷嚏、胸闷,剧烈运动后出现胸闷、气紧等,以上可提示肺部变应性疾病;询问吸烟史时,应有年包数的定量记载;有无生食溪蟹、蝲蛄、旱乌龟血等可能引起肺部寄生虫的饮食史;是否使用可导致肺部病变的某些药物,如博来霉素、胺碘酮可引起肺纤维化,血管紧张素转换酶抑制剂可引起顽固性咳嗽,β 受体阻滞药可引起支气管痉挛等。某些疾病如支气管哮喘、特发性肺纤维化、囊性纤维化和肺泡微结石症可有家族史。

2. 症状　　呼吸系统的五大症状为咳嗽、咳痰、咯血、胸痛和呼吸困难,在不同的肺部疾病中常有不同的特点。

(1) 咳嗽:急性发作的刺激性干咳伴有发热、声音嘶哑常为急性喉、气管和支气管炎。常年咳嗽,秋冬季加重提示慢性阻塞性肺疾病。急性发作的咳嗽伴胸痛,可能是肺炎。发作性干咳(尤其在夜间规律发作),可能是咳嗽型哮喘,高亢的干咳伴有呼吸困难可能是支气管肺癌累及气管或主支气管,持续而逐渐加重的刺激性咳嗽伴有气促(急)则考虑特发性肺纤维化或支气管肺泡癌。

（2）咳痰：痰的性状、量及气味对诊断有一定帮助。痰由白色泡沫或黏液状转为脓性多为细菌性感染，大量黄脓痰常见于肺脓肿或支气管扩张，铁锈样痰可能是肺炎链球菌感染，红棕色胶冻样痰可能是肺炎克雷伯杆菌感染。伴大肠埃希菌感染时，脓痰有恶臭。肺阿米巴病呈咖啡样痰。肺吸虫病为果酱样痰。痰量的增减，反映感染的加剧或炎症的缓解，若痰量突然减少，且出现体温升高，可能与支气管引流不畅有关。肺水肿时，则可能咳粉红色稀薄泡沫痰。

（3）咯血：痰中经常带血是肺结核、肺癌的常见症状。咯鲜血（特别是 24 h 达 300 mL 以上），多见于支气管扩张，也可见于肺结核、急性支气管炎、肺炎和肺血栓栓塞症；二尖瓣狭窄可引起各种不同程度的咯血。

（4）呼吸困难：可表现在呼吸频率、深度及节律改变等方面。按其发作快慢分为急性、慢性和反复发作性。按呼吸周期可分为吸气性和呼气性呼吸困难。急性气促伴胸痛常提示肺炎、气胸和胸腔积液。肺血栓栓塞症常表现为不明原因的呼吸困难。左心衰竭患者可出现夜间阵发性呼吸困难。慢性进行性气促见于慢性阻塞性肺疾病、弥散性肺纤维化疾病。支气管哮喘发作时，出现呼气性呼吸困难，且伴有哮鸣音，缓解时可消失，下次发作时又复出现。呼吸困难可分吸气性、呼气性和混合性三种。如喉头水肿、喉气管炎症、肿瘤或异物引起上气道狭窄，出现吸气性呼吸困难；支气管哮喘或哮喘合并慢性阻塞性肺疾病引起广泛支气管痉挛，则引起呼气性呼吸困难。此外，气管、支气管结核亦可产生不同程度的吸气相或双相呼吸困难，并呈进行性加重。

（5）胸痛：肺和脏层胸膜对痛觉不敏感，肺炎、肺结核、肺血栓栓塞症、肺脓肿等病变累及壁层胸膜时，方发生胸痛。胸痛伴高热，考虑肺炎。肺癌侵及壁层胸膜或骨，出现隐痛，持续加剧，乃至刀割样痛。突发性胸痛伴咯血和（或）呼吸困难，应考虑肺血栓栓塞症。胸膜炎常在胸廓活动较大的双（单）侧下胸痛，与咳嗽、深吸气有关。自发性气胸可在剧烈咳嗽或屏气时突然发生剧痛。亦应注意与非呼吸系统疾病引起的胸痛相鉴别，如心绞痛、纵隔、食管、膈和腹腔疾病所致的胸痛。

3. 体征 由于病变的性质、范围不同，胸部疾病的体征可完全正常或出现明显异常。气管、支气管病变以干湿啰音为主；肺部炎变有呼吸音性质、音调和强度的改变，如肺炎出现吸气相小水泡音，大片炎变呈实变体征；特发性肺纤维化可在双肺出现吸气相高调爆裂音（Velcro 啰音）；胸腔积液、气胸或肺不张可出现相应的体征，可伴有气管的移位。

四、呼吸系统疾病的辅助检查

1. 血液检查 呼吸系统感染时，中性粒细胞增加，有时还伴有中毒颗粒；嗜酸粒细胞增加提示过敏性因素、曲霉菌或寄生虫感染；其他血清学抗体试验，如荧光抗体、对流免疫电泳、酶联免疫吸附测定等，对于病毒、支原体和细菌感染的诊断均有一定价值。

2. 抗原皮肤试验 哮喘的变应原皮肤试验阳性有助于变应体质的确定和相应抗原的脱敏治疗。对结核或真菌呈阳性的皮肤反应仅说明已受感染，并不能肯定患病。

3. 痰液检查 痰涂片在低倍镜视野里上皮细胞<10 个，白细胞>25 个为相对污染少的痰标本，定量培养菌量≥10^7 cfu/mL 可判定为致病菌。若经环甲膜穿刺气管吸引或经纤维支气管镜（简称纤支镜）防污染双套管毛刷采样，可防止咽喉部寄殖菌的污染，此时培养菌量≥10^3 cfu/mL 即有诊断意义。反复做痰脱落细胞检查，有助于肺癌的诊断。

4. 胸腔积液（胸液）检查和胸膜活检 常规胸腔积液检查可明确渗出性或是漏出性胸液。检查胸腔积液的溶菌酶、腺苷脱氨酶、癌胚抗原及进行染色体分析，有助于结核性与恶性胸腔积液的鉴别。脱落细胞和胸膜病理活检对明确肿瘤或结核有诊断价值。

5. 影像学检查 胸部 X 线透视配合正侧位胸片，可发现被心、纵隔等掩盖的病变，并能观察膈、心血管活动情况。高电压体层摄片和 CT 能进一步明确病变部位、性质以及有关气管、支气管通畅程度。磁共振显像（MRI）对纵隔疾病和肺血栓栓塞症有较大帮助。肺血管造影用于肺血栓栓塞症和各种先天性或获得性血管病变的诊断；支气管动脉造影和栓塞术对咯血有较好的诊治价值。

6. 支气管镜和胸腔镜 硬质支气管镜检查已被纤维支气管镜（纤支镜）所替代，前者仅必要时才用于做气管内肿瘤或异物的摘除手术。纤支镜能深入亚段支气管，直接窥视黏膜水肿、充血、溃疡、肉芽肿、新生物、异物等，做黏膜的刷检或钳检，进行组织学检查；并可经纤支镜做支气管肺泡灌洗。灌洗液的微生物、细胞学、免疫学、生物化学等检查,有助于明确病原和病理诊断;还可通过它取出异物、诊断咯血,经高频电刀、激光、微波及药物注射治疗良、恶性肿瘤。借助纤支镜的引导还可做气管插管。胸腔镜已广泛应用于胸膜活检、肺活检。

7. 放射性核素扫描　应用^{133}氙或^{99m}锝-二乙三胺五乙酸($^{99m}Tc-DTPA$)雾化吸入。^{99m}锝大颗粒人血清聚合清蛋白($^{99m}Tc-MAA$)静脉注射对肺区域性通气/灌注情况、肺血栓栓塞症和血流缺损,以及占位病变的诊断有帮助。^{67}镓对间质性肺纤维化的肺泡炎、结节病和肺癌等诊断有一定参考价值。近年发展了正电子发射计算机体层扫描技术(PET),采用^{18}F二脱氧葡萄糖、^{11}C乙酸、^{11}C胆碱、^{11}C蛋氨酸或^{13}C氨水可以较准确地对<1 cm的肺部阴影及肺癌纵隔淋巴有无转移进行鉴别诊断。此外,尚有放射性核素免疫显像,肿瘤受体显像,基因显像及肿瘤报告基因显像等技术均可作为肺部肿瘤早期诊断的重要参考。

8. 肺活体组织检查　经纤支镜做病灶活检,可反复取材,有利于诊断和随访疗效;近胸壁的肿块等病灶,可在胸透、B超或CT引导下定位做经胸穿刺肺活检,进行微生物和病理检查。对于肺部纵隔部位的肿物及肿大的淋巴结,亦可通过纤支镜,在CT引导下从气管或支气管腔内对肿物进行穿刺取材。以上几种方法的不足之处为所取肺组织过小。故为明确诊治需要,必要时可做开胸肺活检。

9. 超声检查　做胸腔积液及肺外周肿物的定位,指导穿刺抽液及穿刺活检。

10. 呼吸功能测定　通过其测定可了解呼吸系统疾病对肺功能损害的性质及程度。对某些肺部疾病的早期诊断具有重要价值。如慢性阻塞性肺疾病表现为阻塞性通气功能障碍,而肺纤维化、胸廓畸形、胸腔积液、胸膜增厚或肺切除术后均显示限制性通气功能障碍。这些变化常在临床症状出现前已存在。两种通气障碍的特点见表1-1-1和最大呼气流量容曲线图1-1-1。测定通气与血流在肺内的分布、右心系统静脉血向左侧的分流,以及弥散功能,有助于明确换气功能损害的情况,如特发性肺纤维化及弥散性肺泡癌的弥散功能损害尤为突出。呼吸肌功能和呼吸中枢敏感性反应测定,再结合动脉血气分析,可对呼吸衰竭(简称呼衰)病理生理有进一步了解,并能对呼吸衰竭的性质、程度以及防治和疗效判断等做出全面评价。

表 1-1-1　通气功能障碍的肺功能改变

	VC	FEV_1/FVC	RV	TLC	RV/TLC
限制性	减低	正常或增高	减低	减低	正常或轻度增高
阻塞性	正常或减低	减低	增高	正常或增高	明显增高

五、呼吸系统疾病防治展望

临床医学是一门不断发展的科学,新的研究和临床实践正在不断地丰富着医学知识,诊断和治疗技术也在不断地发生革命性的变化。在过去的一个世纪中,尤其是在近10余年,临床医学取得了突飞猛进的发展,呼吸内科也不例外。随着临床医学科学的发展,对呼吸系统疾病的认识和研究也跃上了一个新的台阶。例如,对急性呼吸窘迫综合征的新认识,机械通气治疗新进展,支气管哮喘发病机制的新理论,对咳嗽和胸腔积液发生机制的新见解,慢性阻塞性肺疾病(COPD)的新指南,间质性肺疾病的新分类,睡眠呼吸暂停综合征研究的新观念,社区和医院内获得性肺炎诊治指南和肺癌化疗新方案等,这一切改变了既往对这些疾病(症状)诊断和治疗的认识初观念。此外,由于当代科学技术的迅猛发展,也使呼吸内科诊断和治疗技术发生了革命性的进展。例如,现代影像学技术已成为呼吸系统疾病诊断的重要方法,机械通气的新技术,新模式、无创通气的临床应用,现代化呼吸重症监护病房(RICU)或内科重症监护病房(MICU)的建立和监护技术的新发展等,大大提高了呼吸系统危重症患者的救治成功率。

近10年来,呼吸系统疾病的诊治技术发展迅速。从临床角度来看,既往呼吸系统疾病的病种较为单纯,临床上以感染性疾病如细菌性肺炎和肺结核占主要地位。现在由于新抗菌药物的不断增多,呼吸系统感染性疾病曾一度得到满意的疗效,但是,近来由于产酶耐药菌株不断增多,许多条件致病菌如真菌、卡氏肺囊虫和军团菌等已成为临床上常见的致病病原体,使难治性支气管-肺感染的病例日益增加,肺结核的发病率亦有回升趋势。另一方面,由于环境污染,吸烟人群不断增加以及其他职业性因素等,慢性阻塞性肺疾病、支气管哮喘、肺癌、间质性肺疾病、肺栓塞、结节病、结缔组织疾病引起的肺损害以及免疫功能障碍导致的肺疾病亦日益增多。此外,通气功能调节障碍性疾病如睡眠呼吸暂停综合征、全身性疾病引起肺部损害、弥漫性肺间质纤维化、急性呼吸窘迫综合征等重危和复杂疾病的诊断和治疗,仍然面临着重重困难。尤其近年来 SARS 的出现,使呼吸内科医师面临着更为严重的挑战。因此,必须提高对呼吸系统疾病的诊疗技术水平,才能使这些病因繁多、病情复杂、病情严重的疾病得到合理的诊治。

从诊断角度来看,既往仅有一些简单的肺功能和普通的 X 线检查用于呼吸系统疾病的临床诊断,而当今呼吸内科的发展突飞猛进,许多新的诊疗技术应运而生,如病原学、细胞学、血清学、生物化学、免疫学、分子生物学、肺功能测定,血气分析和酸碱度测定、睡眠呼吸监测、胸腔镜检查、纤维(电子)支气管镜检查、支气管肺泡灌洗液分析及经支气管肺活检、放射性核素检查、计算机体层扫描和磁共振显像技术已广泛地应用于呼吸内科领域疾病的诊断,并取得了划时代的进展。各种有效的抗菌药物、氧气疗法和介入治疗亦普遍在呼吸内科临床上开展和使用,使呼吸系统疾病的诊疗技术日新月异,大幅度地提高了诊疗水平,收到了满意的效果。此外,机械通气的新技术与新模式、无创通气的临床应用,现代化呼吸重症监护病房(RICU)的建立和监护技术的新发展等,大大提高了呼吸系统危重症患者的救治成功率。

在临床治疗上,由于呼吸生理和重症监护医学包括仪器设备的创新,以及重症监护病房(ICU)组织及管理系统的建立,特别是呼吸支持技术的发展与完善,极大地丰富了重症患者呼吸衰竭抢救的理论与实践,降低了病死率。对睡眠状态的全套临床生理学监测和无创正压通气为睡眠呼吸障碍的诊断和治疗提供了全面的技术手段。新一代的各种抗生素(如第四代头孢菌素、新一代喹诺酮类、碳青霉烯类等)对产超广谱 β 内酰胺酶(ESBLs)的阴性杆菌具有更强的治疗作用。新型唑烷酮类(如利奈唑胺)及糖肽类(如替考拉宁)抗生素对耐甲氧西林葡萄球菌的疗效与万古霉素相似,副反应更少。新一代的抗真菌药物(如两性霉素 B 脂质体、伏立康唑、卡泊芬净等),对各类真菌感染疗效更佳,副反应更少。

微创技术(如胸腔镜)的使用可对一些肺功能差的患者施行肺部手术,各种通气模式的改进可对不同的病因引起的呼吸衰竭进行针对性的治疗。由于非创伤性面(鼻)罩通气的推广,将能预防一些患者(如慢性阻塞性肺疾病、神经肌肉病)发展为呼吸衰竭,并使部分患者避免气管插管或切开。而肺移植的开展,将成为失代偿呼吸功能不全的重要治疗手段。

【思考题】

(1) 试述呼吸系解剖结构与疾病关系。
(2) 试述呼吸系疾病诊断方法。
(3) 简述呼吸系疾病诊治进展。

(黄 谦)

第二章 急性上呼吸道感染和 急性气管支气管炎

第一节 急性上呼吸道感染

急性上呼吸道感染,简称"上感",是指鼻腔、咽或喉部等上呼吸道的急性炎症的总称。

一、临床表现

（一）分型

1. 普通感冒 又称急性鼻炎和上呼吸道卡他,以鼻部卡他症状为主要表现。起病较急,初期有咽干、咽痒或烧灼感,发病同时或数小时后可有喷嚏、鼻塞、流清水样鼻涕等表现,2～3天后变稠,可伴有咽痛、听力减退,流泪。呼吸不畅,声音嘶哑和少许咳嗽。个别病例有低热、畏寒、头痛。检查可有鼻腔黏膜充血、水肿,有分泌物,咽部轻度充血,一般5～7 d痊愈。

2. 病毒性咽炎和喉炎 病毒性咽炎的特征是咽部发痒和灼热感,但不剧烈。急性喉炎的特征为声音嘶哑,讲话困难,咳嗽时喉部疼痛,常有发热、咽炎和咳嗽。体检可见喉部水肿、充血。局部淋巴结轻度肿大和触痛,可闻及喘息声。

3. 疱疹性咽峡炎 表现为咽痛、发热,病程约1周。检查可见咽充血,软腭、腭垂、咽及扁桃体表面有灰白色疱疹及浅表溃疡。

4. 咽结膜热 表现为发热、咽痛、畏光、流泪,咽及结合膜明显充血,病程4～6 d,儿童多见。

5. 细菌性咽-扁桃体炎 起病急,明显咽痛、畏寒、发热,体温可达39℃以上。检查可见咽部明显充血、扁桃体肿大、充血,表面有黄色点状渗出物,颌下淋巴结肿大、压痛,肺部无异常体征。

（二）辅助检查

1. 血象 病毒性感染血细胞计数多为正常或偏低,淋巴细胞比例升高。细菌感染有白细胞计数增多和核左移现象。

2. 病毒和病毒抗体测定及细菌培养加药敏 以判断病毒类型,区别病毒和细菌感染。

二、诊 断

（一）诊断依据

根据病史、流行病学、鼻咽部的症状及体征,结合外周血象和胸部影像学检查结果可做出临床诊断,一般无须病因诊断。

（二）鉴别诊断

1. 流行性感冒 为流感病毒所致的急性呼吸道传染性疾病,传染性强,常有较大范围的流行。其临床特点:① 起病急,全身症状重,畏寒、高热、全身酸痛、眼结膜炎症明显,部分患者有恶心、呕吐、腹泻等消化道症状;② 鼻咽部症状较轻;③ 病毒为流感病毒,必要时可通过病毒分离或血清学明确诊断;④ 早期应用抗流感病毒药物疗效显著;⑤ 可通过注射流感疫苗进行预防。

2. 急性传染病初期 某些急性传染病如麻疹、流行性出血热、流行性脑脊髓膜炎、脊髓灰质炎、伤寒、斑疹伤寒等在患病初期常有上呼吸道症状,要注意鉴别。

3. 过敏性鼻炎

（1）起病急骤、鼻腔发痒、喷嚏频繁、鼻涕呈清水样，无发热，咳嗽较少。

（2）多由过敏因素刺激引起。

（3）如脱离过敏源症状可消失。

（4）体检可见鼻黏膜苍白、水肿。

（5）鼻分泌物涂片可见嗜酸粒细胞增多。

三、治　疗

以对症处理、休息、戒烟，多喝水，防止继发细菌感染为主。

1. 对症处理　　应用解热镇痛及减少鼻咽充血和分泌物的抗感冒复合剂或中成药如对乙酰氨基酚、双酚伪麻片、银翘解毒片、连花清瘟胶囊等。儿童忌用阿司匹林或含阿司匹林药物以及其他水杨酸制剂。

2. 抗流感病毒药物治疗

3. 抗菌药物治疗　　如有细菌感染，可根据病原菌选用抗感染药物或经验用药可选用青霉素，第一代头孢菌素、大环内酯类或氟喹诺酮类等抗生素。

第二节　急性气管-支气管炎

急性气管-支气管炎是由生物性或非生物性因素引起的气管、支气管黏膜的急性炎症。病毒感染是常见病因。

一、临床表现

（1）起病较急，常先有上呼吸道感染的症状，如鼻塞、喷嚏、咽痛、声嘶等。

（2）咳嗽、咳痰，可延续2～3周才消失，初为干咳或少许黏液性痰，以后可转为黏液脓性痰，痰量增多，咳嗽加剧。

（3）伴有支气管痉挛，可出现程度不等的气促，伴胸骨后发紧感。

（4）全身症状轻微，仅有轻度畏寒。发热、头痛及全身酸痛等症状。

二、诊　断

（一）诊断依据

（1）起病较急，常有急性上呼吸道感染的症状。

（2）常有刺激性干咳，咳少量黏液性痰伴胸骨后不适感；伴有细菌感染时咳嗽剧烈，咳痰量较多，为黏液性或黏液脓性痰，偶尔痰中带血。

（3）全身症状较轻，体温一般不超过38℃。

（4）两肺呼吸音粗，有时可闻及散在湿啰音，在咳嗽、咳痰后消失。

（5）胸片检查，可见肺纹理增多或正常。

（6）排除肺炎、肺结核、支气管肺癌、支气管内膜结核等疾病。

（二）鉴别诊断

1. 急性上呼吸道感染　　以鼻咽部症状为主，咳嗽较轻，肺部无异常体征。

2. 流行性感冒　　起病急骤，以发热、头痛、乏力、全身酸痛不适等全身症状为主，常成流行性发病，行咽部病毒分离或血清抗体的检查可以明确诊断。

3. 其他肺部疾病　　如支气管肺炎、肺结核、肺癌、肺脓肿。

4. 某些急性传染性疾病　如麻疹、百日咳等。

三、治　疗

1. 一般治疗　平时注意锻炼身体,防止感冒,增强体质。发病时注意休息、保暖、多饮水,保证有足够的热量,戒烟,避免接触刺激性气体。

2. 对症治疗　咳嗽无痰,可用美敏伪麻溶液、复方可待因口服液或复方甘草合剂等,刺激性咳嗽可用生理盐水加激素雾化吸入。祛痰可选用溴己新(必嗽平)、氨溴索等口服。支气管痉挛可选用茶碱类和 β_2 受体激动剂如氨茶碱、特布他林(博利康尼)等口服。如有发热、全身酸痛者,可服用氨酚伪麻美芬片(日片)/氨麻美敏片Ⅱ(夜片)或复方盐酸伪麻黄碱缓释胶囊口服。

3. 不宜常规应用抗生素　如有细菌感染依据或合并严重基础疾病的患者,注意合理应用抗生素。如为肺炎支原体或衣原体感染时首选大环内酯类抗生素。抗菌药物治疗可根据感染的病原体及药物敏感试验选择。

(杨　捷)

第三章　慢性阻塞性肺疾病

学习要点

- **熟悉**：慢性支气管炎及慢性阻塞性肺疾病的病因、诊断及鉴别诊断和严重程度分级。
- **掌握**：慢性支气管炎及慢性阻塞性肺疾病定义、临床表现及实验室检查、并发症及治疗。
- **了解**：慢性支气管炎及慢性阻塞性肺疾病流行病学及发病机制、病理及病理生理和预防。

第一节　慢性支气管炎

慢性支气管炎是由于感染或非感染因素引起气管、支气管黏膜及其周围组织的慢性非特异性炎症。其病理特点是支气管腺体增生、黏液分泌增多。

一、病因、病理及发病机制

（一）病因

1. 外因

（1）感染：主要为细菌、病毒及肺炎支原体感染。

（2）理化因素：吸烟、大气污染、寒冷空气,故冬春季或季节变换时容易发作。

（3）过敏因素：慢性喘息型支气管炎患者可有过敏史。

2. 内因

（1）上呼吸道的慢性疾病：如慢性鼻炎、咽炎等。

（2）老年人免疫功能减退。

（3）自主神经功能紊乱：副交感神经功能亢进,使黏膜充血、水肿,支气管平滑肌的痉挛等。

（4）遗传因素。

（二）病理及发病机制

（1）支气管黏液腺增生肥大,分泌功能亢进。Reid 指数(腺体厚度与支气管壁厚度之比)增至 $0.55\sim$ 0.79 以上(正常<0.4),增生肥大的腺体分泌功能亢进,黏液分泌量增多,并导致支气管狭窄。

（2）局部黏膜上皮细胞的坏死、鳞状上皮化生,纤毛上皮细胞损坏。

（3）支气管壁可出现炎细胞浸润、充血、水肿及纤维增生,甚至局部黏膜发生溃疡,肉芽组织增生,严重者支气管平滑肌和弹性纤维破坏、机化,引起管腔狭窄。少数可见支气管的软骨萎缩变性,部分被结缔组织所取代。管腔内可出现黏液栓,部分阻塞,导致局部管壁塌陷、扭曲变形或扩张。

（4）肺泡上皮细胞变化：电镜下可见 Ⅰ 型肺泡上皮细胞肿胀变厚,Ⅱ 型肺泡上皮细胞增生;毛细血管基底膜增厚,血管内皮细胞损伤,局部血栓形成,甚至管腔纤维化、闭塞;肺泡壁纤维组织可弥漫性增生。

（5）其他：某些患者可出现支气管黏膜和腺体萎缩,导致分泌物减少,同时小气道的狭窄和阻塞可致阻塞性通气障碍,导致使肺过度充气,肺残气量明显增多易并发肺气肿。

二、临床表现

(1) 起病前有急性呼吸道感染史。
(2) 常在寒冷季节发病。
(3) 咳嗽、咳痰为主,尤以晨起为著。部分患者可出现喘息。
(4) 急性发作期及慢性迁延期体检肺部可闻干湿啰音,肺底居多,或可闻及哮鸣音。

三、辅助检查

1. X 线检查　　早期无异常。可见两肺纹理增粗,紊乱,呈条索/斑点状或网状阴影,通常以两肺下野多见。

2. 肺功能检查　　早期无异常。重症患者第一秒用力呼气量(FEV_1)占用力肺活量(FVC)的比值减少,即 $FEV_1/FVC<70\%$。

3. 血液检查　　急性发作期或并肺部感染时,可见白细胞计数及中性粒细胞增多。喘息型者嗜酸粒细胞可增多;缓解期多无异常。

4. 痰液检查

(1) 痰涂片:可见大量中性粒细胞、已破坏的杯状细胞,并可见革兰染色阳性或阴性球菌;喘息型者可见较多嗜酸粒细胞。
(2) 痰培养:可见肺炎球菌、流感嗜血杆菌、甲型链球菌、奈瑟菌等常见致病菌。

四、诊　　断

(一) 诊断标准

(1) 慢性(每年持续或累计 3 个月、连续 2 年或以上)咳嗽(多伴咳痰,初时咳嗽有力、日重,并发肺气肿),咳痰(多为大量白色黏液痰,清晨夜间较多。合并感染时痰量增加,且变稠,呈黄/绿色。年老病重者不易咳出),伴或不伴喘息。多在冬季反复发作,常以感冒为诱因。
(2) 如每年发病持续不足 3 个月,而有明确的客观检查依据亦可诊断。
(3) 排除心肺等其他疾患所致者。

(二) 分型及分期

1. 分型

(1) 慢性单纯型支气管炎:符合慢支的诊断标准,具有咳嗽、咳痰两项症状即可诊断。
(2) 慢性喘息型支气管炎:符合慢支的诊断标准,具有咳嗽、咳痰及喘息症状,肺部可闻及哮鸣音。

2. 分期　　急性发作期、慢性迁延期、临床缓解期。

(三) 鉴别诊断

1. 肺结核　　活动性肺结核常伴有低热、乏力、盗汗、咯血等症状;X 线检查可发现肺部病灶,痰结核菌检查可阳性,老年肺结核毒血症状不明显,为主要鉴别要点。

2. 支气管哮喘　　起病年龄较轻,常有个人或家族过敏性病史;表现为广泛的支气管痉挛,临床上有阵发性呼吸困难和咳嗽,发作短暂或持续。胸部叩诊可呈过清音,听诊有呼气延长伴高音调的哮鸣音。晚期常并发慢性支气管炎称为重叠综合征。嗜酸粒细胞在支气管哮喘患者的痰中较多,而喘息型支气管炎患者的痰中较少。

3. 支气管扩张　　多发生于儿童或青年期,常继发于麻疹、肺炎或百日咳后,有反复大量脓痰和(或)咯血症状。两肺下部可听到湿啰音。胸部高分辨率 CT 可确诊。

4. 心血管疾病　　由于肺淤血引起的咳嗽,常为干咳,痰量不多。可合并活动后气喘、下肢水肿等症状,既往曾有心脏病史,体征、X 线、心电图和超声心动图等检查有助于鉴别。

5. 肺癌　　常有长期吸烟史,常表现为痰中带血,刺激性咳嗽。胸部 X 线片及 CT 检查可提示。病理检查可确诊。

五、治　　疗

（一）急性发作期及迁延期

1. 控制感染

（1）急性发作期：选用敏感抗生素口服，必要时可采用静脉用药。常用抗生素有青霉素、红霉素类及第一代头孢菌素，必要时亦可选用喹诺酮类。

（2）迁延期者：宜采用或并用中药清热解毒剂及扶正固本方药。

2. 对症治疗

（1）应用祛痰：止咳药以改善症状，痰多者忌用镇咳剂。常用药物有复方甘草片合剂、棕色合剂；溴己新、氨溴索、乙酰半胱氨酸或中药。

（2）有喘息、哮鸣音时可使用平喘药。

（二）临床缓解期

（1）戒烟和（或）避免烟雾刺激。

（2）加强体质和耐寒能力锻炼，扶正固本。提高免疫功能，防治感冒。

（3）发作季节前注射气管炎疫苗、核酪注射液、卡介苗注射液。

（三）疗效判断

1. 临床控制　咳、痰、喘、炎等主要症状基本控制，病情稳定，无复发者。

2. 显效　病情相对稳定，发作次数及程度明显减轻，一般情况（包括饮食、睡眠、体力等）有明显改善者。

3. 有效　病情欠稳定，但发作次数及程度减轻，一般情况好转者。

4. 无效　发作次数、程度及一般情况无改善或加重者。

六、预　　后

如无并发症，预后良好，如病因持续存在如吸烟，迁延不愈或病情反复发作，可导致合并肺气肿，甚至肺心病，出现呼吸衰竭，预后差。

第二节　慢性阻塞性肺疾病

慢性阻塞性肺疾病（chronic obstructive pulmonary diseases，COPD），简称慢阻肺，是一种以持续气流受限为特征的可以预防和治疗的疾病，其气流受限多呈进行性发展，与气道和肺组织对烟草烟雾等有害气体或有害颗粒的慢性炎性反应增强有关。慢阻肺主要累及肺，但也可引起全身（或称肺外）的副效应。慢阻肺可存在多种并发症。急性加重和并发症影响患者整体疾病的严重程度。当慢性支气管炎和肺气肿患者的肺功能检查出现持续气流受限时，则能诊断为慢阻肺；如患者仅有"慢性支气管炎"和（或）"肺气肿"，而无持续气流受限，则不能诊断为慢阻肺。慢阻肺是一种严重危害人类健康的常见病、多发病，严重影响患者的生命质量，病死率较高，并给患者及其家庭以及社会带来沉重的经济负担。

一、病因、病理及发病机制

（一）病因

引起慢阻肺的危险因素包括个体易感因素和环境因素，两者相互影响。

1. 个体因素　某些遗传因素可增加慢阻肺发病的危险性，即慢阻肺有遗传易感性。已知的遗传因素为 α_1-抗胰蛋白酶缺乏，重度 α_1-抗胰蛋白酶缺乏与非吸烟者的肺气肿形成有关，迄今我国尚未见

α_1-抗胰蛋白酶缺乏引起的肺气肿正式报道。哮喘和气道高反应性是慢阻肺的危险因素,气道高反应性可能与机体某些基因和环境因素有关。

2. 环境因素

(1)吸烟:吸烟是慢阻肺最重要的环境发病因素。吸烟者的肺功能异常率较高,FEV_1年下降率较快,吸烟者死于慢阻肺的人数多于非吸烟者。被动吸烟也可能导致呼吸道症状及慢阻肺的发生。

(2)空气污染:化学气体(氯、氧化氮和二氧化硫等)对支气管黏膜有刺激和细胞毒性作用。大气中直径 2.5~10 μm 的颗粒物,即 PM2.5 和 PM10 可能与慢阻肺的发生有一定关系。

(3)职业性粉尘和化学物质:当职业性粉尘(二氧化硅、煤尘、棉尘等)及化学物质(烟雾、致敏原、工业废气和室内空气污染等)的浓度过大或接触时间过久,均可导致慢阻肺的发生。

(4)生物燃料烟雾:生物燃料是指柴草、木头、木炭、庄稼秆和动物粪便等,其烟雾的主要有害成分包括碳氧化物、氮氧化物、硫氧化物和未燃烧完全的碳氢化合物颗粒与多环有机化合物等。使用生物燃料烹饪时产生的大量烟雾可能是不吸烟妇女发生慢阻肺的重要原因。

(5)感染:呼吸道感染是慢阻肺发病和加剧的另一个重要因素,病毒和(或)细菌感染是慢阻肺急性加重的常见原因。儿童期重度下呼吸道感染与成年时肺功能降低及呼吸系统症状的发生有关。

(6)社会经济地位:慢阻肺的发病与患者的社会经济地位相关,室内外空气污染程度不同、营养状况等与社会经济地位的差异也许有一定内在联系;低体重指数也与慢阻肺的发病有关,体重指数越低,慢阻肺的患病率越高。

(二)病理表现及病理生理改变

1. 病理表现

(1)COPD 特征性的病理学改变存在于气道、肺实质和肺血管。

(2)在中央气道,炎性细胞浸润表层上皮,黏液分泌腺增大和杯状细胞增多使黏液分泌增加。

(3)在外周气道内,慢性炎性反应导致气道壁损伤和修复的过程反复发生。修复过程导致气道壁结构重塑,胶原含量增加及瘢痕组织形成,这些病理改变造成气道狭窄,引起固定性气道阻塞。

(4)慢阻肺患者典型的肺实质破坏表现为小叶中央型肺气泡,涉及呼吸性细支气管的扩张和破坏。病情较轻时这些破坏常发生于肺的上部区域,但随着病情的发展,可弥漫分布于全肺并破坏毛细血管床。

(5)慢阻肺的肺血管改变以血管壁增厚为特征,内膜增厚是最早的结构改变,接着出现平滑肌细胞增生肥大、蛋白质多糖和胶原的增多进一步使血管壁增厚。慢阻肺晚期继发肺心病,部分患者可见于多发性肺细小动脉原位血栓形成。

2. 病理生理改变

(1)慢阻肺特征性病理生理学改变,包括黏液高分泌、纤毛功能失调、小气道炎症、纤维化及管腔内渗出、气流受限和气体陷闭引起的肺过度充气、气体交换异常、肺动脉高压和肺心病,以及全身的副效应。

(2)黏液高分泌和纤毛功能失调导致慢性咳嗽和多痰,这些症状可出现在其他症状和病理生理异常发生之前。肺泡附着的破坏使小气道维持开放能力受损,这在气流受限的发生中也有一定作用。

(3)随着慢阻肺的进展,外周气道阻塞、肺实质破坏和肺血管异常等降低了肺气体交换能力,产生低氧血症,并可出现高碳酸血症。

(4)长期慢性缺氧可导致肺血管广泛收缩和肺动脉高压,常伴有血管内膜增生,某些血管发生纤维化和闭塞,导致肺循环的结构重组。慢阻肺晚期出现肺动脉高压,进而产生慢性肺源性心脏病及右心衰竭,提示预后不良。

(5)慢阻肺可以导致全身副效应,包括全身炎性反应和骨骼肌功能不良,并促进或加重并发症的发生等。全身炎症表现有全身氧化负荷异常增高、循环血液中促炎性细胞因子浓度异常增高及炎性细胞异常活化等,骨骼肌功能不良表现为骨骼肌重量逐渐减轻等。慢阻肺的全身副效应可使患者的活动能力受限加剧,生命质量下降,预后变差,因此具有重要的临床意义。

(三)发病机制

(1)慢阻肺的发病机制尚未完全明了,吸入有害颗粒或气体可引起肺内氧化应激、蛋白酶和抗蛋白酶失衡及肺部炎性反应。

（2）慢阻肺患者肺内炎性细胞以肺泡巨噬细胞、中性粒细胞和 $CD8^+$ T 细胞为主，激活的炎性细胞释放多种炎性介质，包括白三烯 β4、IL-8、肿瘤坏死因子-α（TNF-α）等，这些炎性介质能够破坏肺的结构和（或）促进中性粒细胞炎性反应。

（3）自主神经系统功能紊乱（如胆碱能神经受体分布异常）等也在慢阻肺的发病中起重要作用。

二、临床表现

1. 慢性咳嗽、咳痰　常先于气流受限多年而存在。咳嗽后通常咳少量黏液性痰，部分患者在清晨较多，合并感染时痰量增多，常有脓性痰。

2. 进行性加重的呼吸困难　是慢阻肺最重要的症状，也是患者体能丧失和焦虑不安的主要原因，表现为气短、气喘等。早期仅在劳力时出现，之后逐渐加重，以致日常活动甚至休息时也感到气短。

3. 喘息和胸闷　不是慢阻肺的特异性症状。

4. 其他　较重患者可出现全身性症状，如体重下降、食欲减退、外周肌肉萎缩和功能障碍、精神抑郁和（或）焦虑等。

5. 体格检查　慢阻肺的早期体征可不明显，随着疾病进展，常出现以下体征：

（1）胸廓前后径增大，剑突下胸骨下角（腹上角）增宽和腹部膨凸等，呈桶状，呼吸变浅，频率增快，辅助呼吸肌（如斜角肌和胸锁乳突肌）参加呼吸运动。

（2）语音震颤减弱，叩诊呈过清音，心浊音界缩小，肝浊音界下移，呼吸音减弱且呼气相延长。可见杵状指；有时两肺底可闻干和（或）湿啰音，或可闻哮鸣音；心率加快。

（3）心前区心音远弱而剑突下心音较强，P2 亢进。重症患者可见胸腹矛盾运动，呼吸困难加重时常采取前倾坐位，低氧血症患者可出现黏膜和皮肤发绀，伴有右心衰竭的患者可下肢水肿和肝脏增大。

三、辅助检查

1. X 线检查　可见胸廓扩张，肋间隙增宽，肋骨平行，膈肌低平，两肺野透亮度增加，外带肺纹理纤细、稀疏、直行；而内带肺纹理增粗、紊乱。心影常垂直、狭长。X 线检查可确定肺部并发症及与其他疾病（如肺间质纤维化、肺结核等）鉴别具有重要意义。

2. 心电图　可见肢导联低电压。

3. 肺功能检查　是判断气流受限的重复性较好的客观指标，对慢阻肺的诊断、严重程度评价、疾病 进展、预后及治疗反应等均有重要意义。

（1）气流受限是以第一秒钟用力肺活量（FEV_1）和 FEV_1 占用力肺活量（FVC）预计值的百分率降低来确定的。FEV_1/FVC 是慢阻肺的一项敏感指标，可检出轻度气流受限。FEV_1 占预计值百分率是评价中、重度气流受限的良好指标，因其变异性小，易于操作，应作为慢阻肺的肺功能检查基本项目。患者吸入支气管舒张剂后的 $FEV_1/FVC<70\%$，可以确定为持续存在气流受限。

（2）残气量（RV）增加，RV 占肺总量（TLC）之百分率（RV/TLC%）增加（36%～45% 为轻度，46%～55% 为中度，>56% 为重度）。

（3）最大通气量（MVV）低于预计值的 80%。

（4）一氧化碳弥散量下降。

4. 血气分析　重症患者可见动脉血氧分压（PaO_2）下降和动脉血二氧化碳分压（$PaCO_2$）升高。

四、诊　　断

（一）诊断标准

应根据临床表现、危险因素接触史、体征及实验室检查等资料，综合分析确定。诊断慢阻肺需要进行肺功能检查，吸入支气管舒张剂后 FEV1/FVC<70% 即明确存在持续的气流受限，除外其他疾病后可确

诊为慢阻肺(表1-3-1)。

表1-3-1　诊断标准

考虑诊断 COPD 的关键标准

超过 40 岁具有上述任何症状,考虑 COPD,并行肺功能检查。多个指标的存在可大大增加 COPD 诊断的可能性。肺功能检查是必需的,以建立 COPD 的诊断。

呼吸困难:进展型(随时间加重)运动时显著加重持续性

慢性咳嗽:可能是非间歇性,可能无咳嗽

慢性咳痰:任何咳痰方式均可能说明是 COPD

接触风险因素史:香烟烟雾

家庭烹调和取暖燃料烟雾

职业性灰尘和化学品

COPD 家族史

摘自《2014GOLD 慢性阻塞性肺疾病全球倡议:COPD 诊断、治疗与预防全球策略》

(二)病程

1. 急性加重期　　患者呼吸道症状超过日常变异范围的持续恶化,并需改变药物治疗方案,在疾病过程中,患者常有短期内咳嗽、咳痰、气短和(或)喘息加重,痰量增多,脓性或黏液脓性痰,可伴有发热等炎症明显加重的表现。慢阻肺急性加重可由多种原因所致,最常见的有气管、支气管感染,主要为病毒、细菌感染。每年急性加重>2 次,被定义为频繁急性加重。

2. 稳定期　　患者的咳嗽、咳痰和气短等症状稳定或症状轻微,病情基本恢复到急性加重前的状态。

(三)鉴别诊断

慢阻肺应与哮喘、支气管扩张症、充血性心力衰竭、肺结核和弥漫性泛细支气管炎等相鉴别,尤其要注意与哮喘进行鉴别。应用目前的影像学和生理测定技术对某些慢性哮喘与慢阻肺患者进行明确的鉴别诊断是不可能的,这两种疾病可同时在少数患者中重叠存在(表1-3-2)。

表1-3-2　慢阻肺与其他疾病的鉴别诊断要点

疾　病	鉴 别 诊 断 要 点
慢阻肺	中年发病,症状缓慢进展,长期吸烟史或其他烟雾接触史
哮喘	早年发病(通常在儿童期),每日症状变化快,夜间和清晨症状明显,也可有过敏史,鼻炎和(或)湿疹,有哮喘家族史
充血性心力衰竭	胸部 X 线片示心脏扩大、肺水肿,肺功能检测提示有限制性通气功能障碍而非气流受限
支气管扩张症	大量脓痰,常伴有细菌感染,粗湿啰音、杵状指,X 线胸片或 CT 示支气管扩张,管壁增厚
肺结核	所有年龄均可发病,X 线胸片示肺浸润性病灶或结节状、空洞样改变,微生物检查可确诊,流行地区高发
闭塞性细支气管炎	发病年龄较轻,不吸烟,可能有类风湿关节炎病史或烟雾接触史,呼气相 CT 显示低密度影
弥漫性泛细支气管炎	主要发生在亚洲人群中,多为男性非吸烟者,几乎均有慢性鼻窦炎,X 线胸片和高分辨率 CT 示弥漫性小叶中央结节影和多度充气征

摘自《中国慢性阻塞性肺疾病诊治指南(2013 年修订版)》

五、治　疗

(一)稳定期

减轻当前症状:包括缓解症状、改善运动耐量和改善健康状况;降低未来风险:包括防止疾病进展、防止和治疗急性加重和减少病死率。

1. 戒烟　　控制职业性或环境污染。

2. 药物治疗

(1) 支气管扩张剂:主要的支气管舒张剂有 β_2 受体激动剂、抗胆碱药及甲基黄嘌呤类(表1-3-3、表1-3-4)。

表 1-3-3　β₂ 受体激动剂(SABA/LABA)

分　类	药　名	起效时间	达峰时间	疗　效	用　法
短　效	沙丁胺醇和特布他林气雾剂	数分钟	15～30 min	4～5 h	每次 1～2 喷(每喷 100 μg)，每日 8～12 喷
长　效	福莫特罗	1～3 min		12 h 以上	4.5～9 μg，2 次/日
	茚达特罗		24 h 以上		150～300 μg，2 次/日

表 1-3-4　抗胆碱药 SAMA/LAMA

药　名	起效时间	达峰时间	疗　效	用　法
异丙托溴铵气雾剂	较沙丁胺醇慢	30～90 min	6～8 h	每次 1～2 喷(每喷 20 μg)，3～4 次/日
噻托溴铵		24 h 以上		18 μg，1 次/日

(2) 糖皮质激素：慢阻肺稳定期长期应用吸入激素治疗并不能阻止 FEV_1 的降低趋势。长期规律的吸入激素适用于 FEV_1 占预计值<50%(Ⅲ级和Ⅳ级)且有临床症状及反复加重的慢阻肺患者。吸入激素和 β₂ 受体激动剂联合应用较分别单用的效果好，目前已有氟替卡松/沙美特罗、布地奈德/福莫特罗两种联合制剂。

(3) 磷酸二酯酶-4(PDE-4)抑制剂：主要作用是通过抑制细胞内环腺苷酸降解来减轻炎症。该类药物中罗氟司特已在某些国家被批准使用，但对患者相关预后，尤其是在急性加重方面的作用还存在争议。

(4) 其他药物：

1) 祛痰药(黏液溶解剂)：应用祛痰药似有利于气道引流通畅，改善通气功能，但其效果并不确切，仅对少数有黏痰的患者有效。常用药物有盐酸氨溴索、乙酰半胱氨酸等。

2) 抗氧化剂：应用抗氧化剂(N-乙酰半胱氨酸、羧甲司坦等)可降低疾病反复加重的频率。

3) 免疫调节剂：该类药物对降低慢阻肺急性加重的严重程度可能具有一定作用，但尚未得到确证，不推荐作为常规使用。

4) 疫苗：流行性感冒(流感)疫苗有灭活疫苗和减毒活疫苗，应根据每年预测的流感病毒种类制备，该疫苗可降低慢阻肺患者的严重程度和病死率。肺炎球菌疫苗含有 23 种肺炎球菌荚膜多糖，虽已用于慢阻肺患者，但尚缺乏有力的临床观察资料。

5) 中医治疗：对慢阻肺患者也应根据辨证施治的中医治疗原则。

3. 氧疗

(1) 长期氧疗的目的是使患者在海平面水平静息状态下达到 $PaO_2 \geqslant 60$ mmHg 和(或)使 SaO_2 升至 90%，这样才可维持重要器官的功能，保证周围组织的氧气供应。

(2) 慢阻肺稳定期患者进行长期家庭氧疗，可以提高有慢性呼吸衰竭患者的生存率，对血流动力学、血液学特征、运动能力、肺生理和精神状态都会产生有益的影响。长期家庭氧疗应在极重度慢阻肺患者中应用，具体指征：$PaO_2 \geqslant 55$ mmHg 或 $SaO_2 \geqslant 88\%$，有或无高碳酸血症；PaO_2 为 55～60 mmHg 或 $SaO_2 < 89\%$，并有肺动脉高压、心力衰竭水肿或红细胞增多症(血细胞比容>0.55)。长期家庭氧疗一般是经鼻导管吸入氧气，流量 1.0～2.0 L/min，每日吸氧持续时间 >15 h。

4. 无创通气　可以改善慢阻肺患者生存率但不能改善生命质量。广泛用于极重度慢阻肺稳定期患者，尤其是在日间有明显高碳酸血症的患者及慢阻肺合并阻塞性睡眠呼吸暂停综合征。

5. 康复治疗　对进行性气流受限、严重呼吸困难而很少活动的慢阻肺患者，可以改善其活动能力，提高生命质量，这是慢阻肺患者一项重要的治疗措施。康复治疗包括呼吸生理治疗、肌肉训练、营养支持、精神治疗和教育等多方面措施。

6. 外科疗法　如有适应证可接受肺大疱切除术、肺减容术或肺移植术。

(二)急性加重期

最小化本次急性加重的影响，预防再次急性加重的发生。

1. 主要治疗原则　根据患者的临床症状、体征、血气分析和胸部影像学等指标评估病情的严重程度，采取相应的治疗措施。

2. 确定原因及并且严重程度 最多见为细菌或病毒感染，推荐抗菌药物治疗的指征：呼吸困难加重、痰量增加和脓性痰是 3 个必要症状；脓性痰在内的 2 个必要症状；需要有创或无创机械通气治疗。临床上应用何种类型的抗菌药物要根据当地细菌耐药情况选择，对于反复发生急性加重、严重气流受限和(或)需要机械通气的患者应进行痰培养。

3. 根据病情严重程度决定门诊或住院治疗 到医院就医或住院治疗的指征是症状明显加重，如突然出现静息状况下呼吸困难；重度慢阻肺；出现新的体征或原有体征加重(如发绀、意识改变和外周水肿)；有严重的伴随疾病(如心力衰竭或新近发生的心律失常)；初始治疗方案失败；高龄；诊断不明确；院外治疗无效或条件欠佳。

4. 慢阻肺急性加重患者收入 ICU 的指征 严重呼吸困难且对初始治疗反应不佳；意识障碍(如嗜睡、昏迷等)；经氧疗和无创机械通气低氧血症($PaO_2 < 50$ $PaCO_2 \geq 70$ mmHg)无缓解甚至恶化，和(或)严重呼吸性酸中毒($pH < 7.30$)无缓解，甚至恶化。

5. 支气管扩张剂 短效支气管舒张剂雾化吸入治疗较适用于慢阻肺急性加重期的治疗，对于病情较严重者可考虑静脉滴注茶碱类药物。

6. 糖皮质激素 住院的慢阻肺急性加重患者宜在应用支气管舒张剂基础上，口服或静脉滴注激素，激素剂量要权衡疗效及安全性，建议口服泼尼松 30~40 mg/d，连续用 10~14 日后停药，对个别患者视情况逐渐减量停药；也可以静脉给予甲泼尼龙 40 mg，每日 1 次，3~5 日后改为口服。

7. 呼吸兴奋剂 仅用于重症 II 型呼吸衰竭/肺性脑病未能机械通气的患者。

8. 控制性吸氧 氧流量调节以改善患者的低氧血症、保证 88%~92% 氧饱和度为目标。

9. 机械通气

(1) 无创通气：根据病情需要可首选此方法，可降低 $PaCO_2$，降低呼吸频率、呼吸困难程度，减少呼吸机相关肺炎等并发症和住院时间，更重要的是降低病死率和插管率；

(2) 有创通气：在积极的药物和无创通气治疗后，患者的呼吸衰竭仍进行性恶化，出现危及生命的酸碱失衡和(或)意识改变时，宜用有创机械通气治疗，待病情好转后，可根据情况采用无创通气进行序贯治疗。

(三) 慢阻肺常见并发症及治疗

1. 心血管疾病 慢阻肺最常见和最重要的并发症之一，可能与慢阻肺共同存在，常见的有缺血性心脏病。治疗此类患者的缺血性心脏病应按照缺血性心脏病指南进行。无论是治疗心绞痛或是心肌梗死，应用选择性 β_1 受体阻滞剂治疗是安全的，如有应用指征，则益处多于潜在风险。治疗此类患者的慢阻肺应按照慢阻肺的常规治疗进行。合并不稳定心绞痛时应避免使用高剂量 β_2 受体激动剂。

(1) 心力衰竭：是常见的慢阻肺并发症，约有 30% 的慢阻肺稳定期患者合并不同程度的心力衰竭。治疗此类患者的心力衰竭应按照心力衰竭指南进行，选择性 β_1 受体阻滞剂治疗心力衰竭的优越性明显高于潜在风险。

(2) 心房颤动：是最常见的心律失常，慢阻肺患者中心房颤动的发生率增加。治疗心房颤动应按照常规心房颤动指南进行，如应用 β 受体阻滞剂，应优先应用选择性 β_1 受体阻滞剂；慢阻肺的治疗应按照慢阻肺常规进行，但应用大剂量 β_2 受体激动剂治疗时应格外小心。

(3) 高血压：是慢阻肺患者最常见的并发症，对疾病的进展产生很大影响。治疗慢阻肺患者的高血压应按照高血压指南进行，可选用选择性 β_1 受体阻滞剂。

2. 骨质疏松 是慢阻肺的主要并发症，多见于肺气肿患者。在体重指数下降和无脂体重降低的慢阻肺患者中，骨质疏松也较为多见。慢阻肺患者合并骨质疏松时，应按照骨质疏松常规指南治疗骨质疏松；骨质疏松患者合并慢阻肺时，其稳定期治疗与常规治疗相同。全身应用激素治疗显著增加骨质疏松的风险，应避免在慢阻肺急性加重时反复使用激素治疗。

3. 焦虑和抑郁 常发生于较年轻、女性、吸烟、FEV_1 较低、咳嗽、圣乔治呼吸问卷评分较高及合并心血管疾病的患者，应分别按照焦虑和抑郁及慢阻肺指南进行常规治疗。

4. 肺癌 是轻度慢阻肺患者死亡的最常见原因。慢阻肺患者合并肺癌的治疗应按照肺癌指南进行，但由于慢阻肺患者的肺功能明显降低，肺癌的外科手术常受到一定限制；肺癌患者合并慢阻肺的治疗与慢阻肺常规治疗相同。

5. 感染 重症感染,尤其是呼吸道感染在慢阻肺患者中常见。慢阻肺患者合并感染时,应用大环内酯类抗生素治疗可增加茶碱的血浓度,反复应用抗生素可能增加抗生素耐药的风险。

6. 代谢综合征和糖尿病 慢阻肺患者合并代谢综合征和糖尿病较为常见,且糖尿病对疾病进展有一定影响。治疗此类患者的糖尿病应按照糖尿病常规指南进行,糖尿病患者合并慢阻肺时的治疗也与慢阻肺常规相同。

(四)疗效判断

更准确的说法应为综合评估,即根据患者的临床症状、急性加重风险、肺功能异常的严重程度及并发症情况进行综合评估,其目的是确定疾病的严重程度,包括气流受限的严重程度,患者的健康状况和未来急性加重的风险程度,最终目的是指导治疗,判断疗效(见表1-3-5、表1-3-7、图1-3-1)。慢阻肺患者按肺功能不同可分为四级(表1-3-6)。

表1-3-5 改良版英国医学研究委员会呼吸评价问卷

呼吸困难评价等级	呼吸困难严重程度
0级	只有在剧烈活动时感到呼吸困难
1级	在平地快步行走或步行爬小坡时出现气短
2级	由于气短,平地行走时比同龄人慢或者需要停下来休息
3级	在平地行走约100 m或数分钟后需要停下来喘气
4级	因为严重呼吸困难而不能离开家,或在穿脱衣服时出现呼吸困难

注:mMRC:英国医学研究委员会呼吸问卷;CAT:慢阻肺评估测试

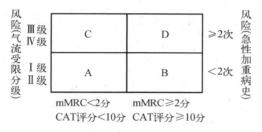

图1-3-1 慢阻肺综合评估的示意图

表1-3-6 气流受限严重程度的肺功能分级

肺功能分级	气流受限程度	FEV_1占预计值
Ⅰ级	轻度	≥80%
Ⅱ级	中度	50～79%
Ⅲ级	重度	30～49%
Ⅳ级	极重度	<30%

注:为吸入支气管舒张剂后的FEV_1值

表1-3-7 慢阻肺的综合评估

组别	特征		肺功能分级(级)	急性加重(次/年)	呼吸困难分级(级)	CAT评分(分)
	风险	症状				
A组	低	少	Ⅰ～Ⅱ	<2	<2	<10
B组	低	多	Ⅰ～Ⅱ	<2	≥2	≥10
C组	高	少	Ⅲ～Ⅳ	≥2	<2	<10
D组	高	多	Ⅲ～Ⅳ	≥2	≥2	≥10

摘自《中国慢性阻塞性肺疾病诊治指南(2013年修订版)》

六、预 后

年龄、吸烟史、性别、种族、抑郁和焦虑、身体指数、运动耐量、FEV_1下降速度、COPD急性加重、并发症等都可能与疾病预后相关。其中糖尿病、高血压、心血管疾病和癌症等并发症的存在会增加 COPD 的死亡风险。目前人们研究多维指数来描述 COPD 预后。如 BODE 指数,可以有效预测 COPD 患者的病情及预后,提供更多有价值的预后信息,并能评估肺康复、肺减容术、肺移植术等治疗效果,评价 COPD 患者的生活质量。其他指数包括 COPD 预后指数(年龄、性别、BMI、生活质量、急性加重史、心血管病史、FEV_1),能预测病死率、住院率、加重频率;SAFE (score, air-flow limitation and exercise tolerance)指数(包括 QOL、FEV_1、6MWD)能预测发作频率,DOSE 指数(呼吸困难、吸烟状况、FEV_1、前发作史)可以预测病情加重。

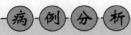

　　男性,65 岁,慢性咳嗽、咳痰 20 余年,冬季明显加重,近 5 日来因受凉出现畏寒、发热,体温最高 38℃,咳少量黄痰,无痰血。查体双肺下野可闻及干湿啰音,咳嗽咳痰后啰音可减少,体温 38℃,末梢血白细胞总数 $12×10^9/L$,中性粒细胞 80%,X 线检查示肺纹理粗重、增多。

【问题】
(1) 诊断何病?
(2) 鉴别诊断?
(3) 治疗原则是什么?

【分析与解答】
(1) 诊断:COPD。
(2) 鉴别诊断:哮喘、支气管扩张症。
(3) 治疗原则:控制感染、祛痰、平喘。

【思考题】
(1) 慢性支气管炎的常见病因有哪些?
(2) 慢性支气管炎的治疗原则是什么?

(杨　捷)

第四章 支气管哮喘

学习要点

- **熟悉：**支气管哮喘的病因及发病机制、诊断及鉴别诊断和控制情况及并发症。
- **掌握：**支气管哮喘定义、临床表现及实验室检查和治疗。
- **了解：**支气管哮喘流行病学、病理及病理生理和教育及管理。

支气管哮喘是一种慢性气道炎症性疾病。这种慢性炎症与气道高反应性的发生和发展有关。临床上表现为反复发作的喘息、气急、胸闷、咳嗽等症状,常在夜间和(或)清晨发作、加剧,大多数患者可经药物治疗得到控制。哮喘是一种异质性疾病,伴不同基础疾病的过程,即存在不同的"哮喘表型"。

一、病因、病理及发病机制

哮喘的病因和发病机制非常复杂,受到遗传和环境因素的双重影响。基因与基因或基因与环境之间的相互作用可导致哮喘的易感性。哮喘发病相关的危险因素包括诱发因素和触发因素。诱发因素主要是指宿主因素,多与遗传相关;触发因素多指环境因素,包括过敏原暴露、感染、职业因子、烟草、室内外空气污染、饮食等。有些危险因素可能既是触发因素也是诱发因素。

(一)病因

1. 宿主因素

(1)遗传因素:遗传因素在哮喘发病中占十分重要的地位。哮喘具有家族聚集性。

1)遗传基因:目前普遍认为哮喘是由多基因所致的复杂遗传病。常见易感基因可分为四类:① 影响免疫球蛋白 E(IgE)介导的气道炎症基因;② 影响特异性 IgE 反应的基因;③ 影响非特应质所致气道高反应性的基因;④ 影响非 IgE 介导的气道炎症基因。

2)特应质:是指机体接触环境中变应原后产生异常数量的 IgE 从而介导的特异性免疫反应。哮喘和特应质可能独立遗传。

3)气道高反应性(airway hyper responsiveness,AHR):是气道对各种刺激出现过早或过强的反应,导致气道狭窄状态,是哮喘发生和发展的重要危险因素之一,也是支气管哮喘患者所特有的病理生理特征。气道高反应可使哮喘患者对各种内源性和外源性、特异性和非特异性的刺激更为敏感,使哮喘病情恶化,难以控制。它具有遗传性,与血清 IgE 水平、气道炎症密切相关。

(2)性别:哮喘患病率与年龄和性别密切相关。女性一生患哮喘的可能性约高于男性。

(3)肥胖:肥胖和代谢综合征可能是哮喘发生的危险因素。阻塞性睡眠呼吸暂停低通气综合征(OSAHS)也是哮喘发生的危险因素之一。合并 OSAHS 也是哮喘难治的重要原因之一。

2. 环境因素 变应原暴露:吸入抗原所致的致敏反应是哮喘发生的危险因素,致敏反应的发生可能与变应原、数量、暴露时间、年龄、遗传及环境等多种因素的相互作用有关。因此避免抗原接触是哮喘治疗的关键。

(二)病理及发病机制

1. 变态反应 变应原进入特应症患者体内后,刺激 T 细胞,并传递给 B 细胞合成特异性 IgE,IgE 结合于肥大细胞、嗜碱粒细胞表面的受体。变应原再次进入体内后,与 IgE 交联,使这些细胞释放多种活性介质,引起平滑肌收缩,黏液分泌增加,血管通透性增加,炎症细胞浸润。根据变应原吸入后哮喘发生的时间,可将变态反应分为以下三种类型:速发型哮喘反应(IAR)即吸入变应原的同时发生反应,15～

30 min 达高峰,2 h 后逐渐恢复正常,其机制为当过敏原进入机体,体内 B 细胞在 IL-4 调控下产生特异性 IgE。IgE 黏附于气道黏膜下的肥大细胞或血液中嗜碱粒细胞膜上,使这些细胞致敏。当同样过敏原再次侵入机体后即与黏附在肥大细胞或嗜碱粒细胞膜上的 IgE 相结合(2 个 IgE 与一个过敏原结合,称桥联),肥大细胞或嗜碱粒细胞遂被激活。引起细胞膜磷脂代谢发生系列变化,导致细胞膜内颗粒与细胞膜相融合,即发生脱颗粒,释放出各种炎性介质,如组胺、白三烯、慢反应物质、前列腺素、血栓烷、缓激肽、血小板活化因子和细胞因子等。这些炎性介质作用于各种效应细胞,引起支气管收缩、血管扩张充血、黏液分泌亢进和黏膜纤毛破坏等,导致哮喘发作,β_2 激动剂对 IAR 有预防和治疗作用,吸入色甘酸钠仅有预防作用,吸入皮质激素以往认为对 IAR 无作用,但最近认为长期应用也有一定的预防和治疗作用。迟发型哮喘反应(LAR)即 6 h 左右发病,持续时间长,可达数日。临床症状重,常呈持续性哮喘表现,肺功能损害严重而持久。发病机制与变态反应和气道炎症有关。肥大细胞、嗜碱性粒细胞和其他炎性细胞在释放引起支气管收缩为主的炎性介质的同时,又释放能招募炎性细胞集结于气道局部的炎性介质和细胞因子包括 IL-8、LTs 等。这些细胞因子和炎性介质共同作用,促进炎性细胞包括嗜酸粒细胞、淋巴细胞和中性粒细胞向气道黏膜内广泛浸润,使气道黏膜发生过敏性炎症反应。嗜酸粒细胞被 IL-5 等激活后释放大量炎症介质,并建立"自身持续环",在其他细胞因子和神经肽的共同作用与相互促进下导致广泛而持久的气道炎性病变,上皮严重损伤。又因血管活性肠肽等分泌减少和活性降低及传递感觉神经末梢暴露,形成气道高反应性,从而使哮喘症状严重、发作频繁。若严重的气道慢性炎症和气道高反应性持续存在,部分病变可成为不可逆。双相型哮喘反应。

2. 气道炎症　气道慢性炎症是哮喘的本质。表现为多种炎症细胞特别是肥大细胞、嗜酸粒细胞和 T 细胞等在气道的浸润和聚集,并分泌多种炎性介质和细胞因子。根据介质产生的先后可分为:① 快速释放性介质:组胺;② 继发产生性介质:前列腺素、白三烯、血小板活化因子等。肥大细胞可释放组胺、嗜酸粒细胞趋化因子、中性粒细胞趋化因子、白三烯,白三烯是很强的支气管收缩剂,使黏液分泌增多,血管通透性增加。肺泡巨噬细胞释放血栓素、前列腺素、血小板活化因子。各种生长因子促进气道的增殖与重建。黏附分子介导白细胞的迁移。

3. 气道高反应性(AHR)　指气道对多种刺激因素如过敏原、理化因素、运动和药物等呈现高度敏感状态,表现为气道对各种刺激因子出现过强或过早的收缩反应,是哮喘发展的另一个重要因素,在一定程度上反映了气道炎症的严重性,但 AHR 并不等于哮喘。气道炎症是导致气道高反应性的重要机制之一。气道炎症引起 AHR 的机制主要涉及以下两方面:

1) 气道上皮损伤:① 气道炎症可以直接造成气道上皮的损伤,上皮脱落,暴露气道上皮神经末梢受损,引起胆碱能神经处于超敏感状态从而诱发 AHR;② 气道上皮的损伤使气道黏膜的纤毛清除功能下降或消失,造成吸入的各种刺激物不能及时排出而处于"高敏状态";③ 上皮细胞介质的释放,大量合成的一氧化氮(NO)可加重上皮细胞功能变性,加重炎症反应;④ 上皮通透屏障丧失。

2) 细胞因子和炎症介质的作用:在气道炎症反应过程中,多种炎症介质和细胞因子的相互作用导致气道反应性增高。肥大细胞释放组胺、PGD_2、TXA_2、LTB_4、LTC_4、LTD_4 以及 IL-1、IL-4 等导致支气管痉挛、气道黏膜通透性增加。嗜酸粒细胞释放 ECP、EPO(嗜酸粒细胞过氧化物酶)、MBP 等损伤上皮细胞。由巨噬细胞释放的 MIP-1α 可促进单核细胞、淋巴细胞、嗜酸粒细胞趋化和募集,激活的淋巴细胞等释放 IL、LT、PG 等细胞因子和炎性介质,导致气道上皮脱落,使过敏原与气道感觉神经末梢直接接触,反射性引起支气管痉挛。气道高反应性常有家族聚集倾向,受遗传因素影响,为哮喘患者共同的病理生理特征。

4. 神经机制　支气管受复杂的自主神经支配:支气管平滑肌主要受肾上腺素受体(β_2 兴奋时舒张)和胆碱能受体(M_3 兴奋时收缩)支配。

(1) 肾上腺素能胆碱能神经受体失衡机制:β_2 受体功能低下和迷走神经功能亢进或同时伴有 α-肾上腺素能神经的反应性增加,可使支气管平滑肌收缩,腺体分泌增多,哮喘发作。β_2 受体分布于所有气道平滑肌,β_2 受体密度随气道管径变小而逐渐增高,但胆碱能神经纤维的分布则随着气道变小,分布也越来越稀疏,在肺泡壁则缺如。

(2) 非肾上腺素能非胆碱能神经功能失调与神经源性炎症:气道的自主神经系统除肾上腺素能和胆碱能神经系统外,尚存在第三类神经,即非肾上腺素能非胆碱能(NANC)神经系统。NANC 神经系统又分为抑制性 NANC 神经系统(i-NANC)及兴奋性 NANC 神经系统(e-NANC),i-NANC 可能是人类唯一的舒张支气管的神经,其神经递质为血管活性肠肽(VIP)和 NO。VIP 是对人类气道的一种强力松弛剂,NO 是由内皮细胞释放的血管活性物质,可介导血管的舒张反应。在哮喘发病机制中,NO 具有自相矛盾的双重作用,一方面可舒张肺血管和支气管平滑肌,使哮喘症状减轻,另一面大量 NO 合成使其毒性作用加强,哮喘不仅不缓解,症状反而加重,由于作为神经递质的 NO 减少,造成 i-NANC 神经功能缺陷使支气管扩张受抑,收缩作用增强,导致支气管痉挛。e-NANC 在解剖上相当于感觉神经 C-纤维。其神经递质为感觉神经肽,它们可能是通过局部轴索反射而释放的。由于无髓鞘传入神经 C-纤维因气道上皮损伤而暴露,还可能受某些介质(如细胞因子)的作用而敏感化,一旦受到激惹,感觉神经肽便可能从神经侧支释放,引起支气管收缩、微血管渗漏及黏液分泌增多。轴索反射可促使局部上皮损伤的炎症扩散,形成神经源性炎症而招致支气管高反应性。哮喘时上皮细胞脱落将大大加强气道中感觉神经肽的作用。

二、临 床 表 现

(1) 发作性伴有哮鸣音的呼气性呼吸困难或发作性咳嗽、胸闷。

(2) 严重者被迫采取坐位或端坐呼吸。

(3) 干咳或咳大量白色泡沫痰,甚至出现发绀等。

(4) 有时咳嗽可为唯一的症状(咳嗽变异性哮喘),有的青少年患者则以运动时出现胸闷、咳嗽及呼吸困难为唯一的临床表现(运动性哮喘)。

(5) 哮喘症状可在数分钟内发作,经数小时至数天,用支气管舒张剂或自行缓解。某些患者在缓解数小时后可再次发作。

(6) 夜间及凌晨发作和加重常是哮喘的特征之一。

三、辅 助 检 查

(1) 外周血嗜酸粒细胞在哮喘发作时可增高,血清 IgE 可升高。

(2) 胸部 X 线检查哮喘发作时两肺透亮度增加,充气过度,缓解期多尤明显异常。有并发症时则有相应影像,如气胸、纵隔气肿、肺炎等。

(3) 哮喘发作时心电图除窦性心动过速外,有时可见电轴右偏、顺钟向转位、右束支传导阻滞、室性期前收缩等。

(4) 血气分析:哮喘发作时可引起呼吸性碱中毒。重症哮喘可表现为呼吸性酸中毒。

(5) 肺功能检查:

1) 肺通气功能测定:是确诊哮喘和评估哮喘控制程度的重要依据之一。

2) 峰流速(PEF)及变异率:利用简易峰流速仪测定 PEF 日内变异率,有助于不典型哮喘患者的确诊和病情评估。

3) 支气管激发试验:可判断是否存在气道高反应性。采用抗原、组胺、乙酰甲胆碱、冷空气、高渗盐水等吸入或运动激发试验的方法,缓解期患者 FEV_1 下降 20% 以上。

4) 支气管舒张试验:可判断气流受限的可逆性,有助于哮喘诊断。哮喘发作时一秒钟用力呼气量(FEV_1)或最大呼气流速(PEF)等指标均下降。支气管激发试验:支气管舒张试验:发作期患者吸入 β_2 受体激动剂后 FEV_1 增加 15% 以上或绝对值增加 ≥200 mL。

四、诊 断

1. 诊断标准

(1) 反复发作喘息、气急、胸闷、咳嗽等,多与接触过敏原、冷空气、物理、化学性刺激以及上呼吸道感染、运动等有关。

(2) 双肺可闻及散在或弥漫性、以呼气相位主的哮鸣音。

(3) 上述症状和体征可经治疗缓解或自行缓解。

（4）除外其他疾病引起的喘息、气急、胸闷和咳嗽。

（5）临床表现不典型者（如无明显喘息或体征），可根据条件做以下检查：① 简易峰流速仪测定最大呼气量（日内变异率≥20%）；② 支气管舒张试验阳性［一秒钟用力呼气容积（FEV_1）增加≥12%，且 FEV_1 增加绝对值≥200 mL］，如任一结果阳性，可辅助诊断为支气管哮喘。

符合 1～4 条或 4、5 条者，可以诊断为支气管哮喘。根据最新 2014GINA 指出"4 周抗感染治疗后肺功能明显改善"和"不同次就诊测定肺功能显著差异"可以作为"可逆性气流阻塞"的证据。

2. 分期　急性发作期、慢性持续期、临床缓解期。

3. 分级

（1）控制水平的分级（表 1-4-3）。

（2）哮喘急性发作病情严重程度的分级（表 1-4-1）。

表 1-4-1　哮喘急性发作时病情严重程度的分级

临床特点	轻度	中度	重度	危重
气短	步行、上楼时	稍事活动	休息时	—
体位	可平卧	喜坐位	端坐呼吸	—
讲话方式	连续成句	单词	单字	不能说话
精神状态	可有焦虑,尚安静	时有焦虑或烦	常有焦虑、烦躁	嗜睡或意识模糊
出汗	无	有	大汗淋漓	
呼吸频率	轻度增加	增加	常>30 次/分	
辅助呼吸肌活动及三凹征	常无	可有	常有	胸腹矛盾运动
哮鸣音	散在,呼吸末期	响亮、弥漫	响亮、弥漫	减弱,乃至无
脉率（次/分）	<100	100～120	>120	脉率变慢或不规则
奇脉	无,<10 mmHg	可有,10～25 mmHg	常有,>25 mmHg	无,提示呼吸肌疲劳
使用 β_2 受体激动剂后 PEF 预计值或个人最佳值（%）	>80%	60%～80%	<60%或<100 L/min 或作用时间<2 h	
PaO_2（吸空气,mmHg）	正常	≥60	<60	
$PaCO_2$（mmHg）	<45	≤45	>45	
SaO_2（吸空气,%）	>95	91～95	≤90	
pH	降低	—	—	

摘自《2013 年中国支气管哮喘防治指南（基层版）》

4. 分型　过敏性哮喘、非过敏性哮喘、晚发型、气流受限型、肥胖型。

5. 特殊哮喘　咳嗽变异性哮喘、职业性哮喘、妊娠哮喘、老年哮喘、COPD 合并哮喘、不典型哮喘。

6. 鉴别诊断　注意与左心功能不全、慢性阻塞性肺疾病、上气道阻塞性病变等常见疾病相鉴别。此外,还应与支气管扩张、变应性肉芽肿性血管炎、变应性支气管肺曲霉病等疾病相鉴别（表 1-4-2）。

表 1-4-2　哮喘与其他疾病鉴别要点

鉴别要点	哮喘	左心功能不全	慢性阻塞性肺疾病	上气道阻塞性病变
呼吸困难特点	发作性、阵发性、呼气性	阵发性、端坐	喘息和劳力性	吸气性
其他症状	干咳、胸闷等	心悸、粉红色泡沫痰	慢性咳嗽、咳痰	根据阻塞原因不同而不同
体征	哮鸣音为主	哮鸣音、广泛湿啰音	干、湿啰音并存	吸气性喘鸣
病史	过敏原接触、部分有家族史	高血压或心脏病史	长期吸烟、有害气体接触等	可有异物吸入史
影像学	无特殊	肺淤血、肺水肿、心影扩大	肺纹理增多、粗乱,肺气肿征	上气道异物

（续表）

鉴别要点	哮 喘	左心功能不全	慢性阻塞性肺疾病	上气道阻塞性病变
肿瘤表现				
支气管舒张剂治疗反应	可迅速缓解	可暂时或无明显缓解	有一定缓解	无明显缓解
其他	无	无	无	气管镜下可见异物、肿物

摘自《2013 年中国支气管哮喘防治指南(基层版)》

五、治 疗

（一）治疗哮喘的药物

1. 控制药物 通过抑制气道炎症,预防哮喘发作,需要长期每天使用。首选吸入性糖皮质激素(ICS),还包括白三烯调节剂、长效 β_2 受体激动剂(需与 ICS 联合应用)、缓释茶碱、色甘酸钠等。

2. 缓解药物 能迅速解除支气管平滑肌痉挛、缓解气喘症状,通常按需使用。首选吸入 β_2 受体激动剂,还包括全身用糖皮质激素、吸入性短效抗胆碱药物、茶碱及口服 β_2 受体激动剂等。

3. 其他治疗哮喘药物

（1）抗阻胺、抗过敏药物:口服酮替芬、氯雷他定和曲尼司特等具有抗过敏和较弱的平喘作用,有助于过敏性哮喘的治疗。

（2）中医中药:可试用于缓解期哮喘的治疗。

（二）治疗

1. 哮喘长期维持治疗 目标是达到并维持症状控制;维持正常的活动水平,包括运动;尽可能维持肺功能接近正常;防止哮喘急性发作;防止哮喘药物治疗的副反应;避免哮喘死亡。

（1）长期维持治疗的方案选择:哮喘的治疗应以患者的病情严重程度为基础,根据其控制水平(图 1-4-1)选择适当的治疗方案。长期抗感染治疗是基础治疗。

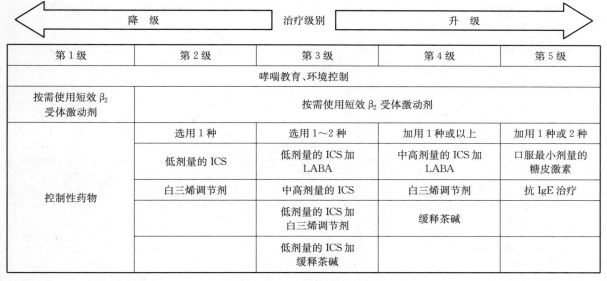

图 1-4-1 哮喘分级治疗

摘自《2013 年中国支气管哮喘防治指南(基层版)》

（2）治疗方案调整的原则:对以往未经规范治疗的初诊轻度哮喘患者可选择第 2 级治疗方案;哮喘患者症状明显,应直接选择第 3 级治疗方案,推荐低剂量的 ICS 加缓释茶碱的治疗方案。在以上每一级中应按需使用缓解药物,以迅速缓解哮喘症状。

（3）升级和降级的时机:① 如果使用该级治疗方案不能够使哮喘得到控制,治疗方案应该升级,直至达到哮喘控制;② 当达到哮喘控制并维持至少 3 个月后,治疗方案可考虑降级;③ 若患者使用最低剂量控制药物达到哮喘控制 1 年,并且哮喘症状不再发作,可考虑停用药物治疗。

2. 综合治疗

(1) 消除病因和诱发因素,如脱离变应原。

(2) 防治合并存在的疾病,如过敏性鼻炎、反流性食管炎等。

(3) 免疫调节治疗。

(4) 经常检查吸入药物使用是否正确和对医嘱的依从性。

3. 急性发作期的治疗 目标是尽快解除气道受限,缓解症状,改善缺氧。原则是去除诱因,解痉平喘,纠正缺氧,适时、足量全身使用糖皮质激素。

(1) 确定诊断及病情评估

1) 轻度哮喘患者:按需吸入 β_2 受体激动剂,效果不佳时口服 β_2 受体激动剂控释片;口服小剂量控释茶碱;每日定时吸入糖皮质激素;夜间哮喘可吸入长效 β_2 受体激动剂或加用抗胆碱药。

2) 中度哮喘患者:规律吸入 β_2 受体激动剂,或口服长效 β_2 受体激动剂,必要时使用持续雾化吸入;口服控释茶碱或静脉滴注氨茶碱;加用抗胆碱药物吸入;每日定时吸入大剂量糖皮质激素;必要时口服糖皮质激素。

3) 重度和危重患者:持续雾化吸入 β_2 受体激动剂,加用抗胆碱药物吸入或静脉滴注沙丁胺醇;静脉滴注氨茶碱;静脉用糖皮质激素,病情控制后改为口服,乃至吸入用药。

4) 注意维持水电解质平衡;避免严重的酸中毒,pH$<$7.20 时应适量补碱;氧疗,有指征时进行机械辅助通气;防治并发症,如气胸、纵隔气肿、肺炎等;祛除痰液,防治呼吸系统感染。

(2) 药物治疗:在处理过程中还应注意以下三点:如患者近期未使用过茶碱类药物时,可首先使用负荷量氨茶碱;氢化可的松琥珀酸钠、泼尼松、泼尼松龙和甲泼尼龙为推荐全身使用的糖皮质激素;联合吸入 β_2 受体激动剂和抗胆碱能药物能够取得更好的支气管舒张作用。

(三) 哮喘的预防与健康管理

1. 目标 帮助患者识别并避免易致哮喘发生和发展的危险因素、提高患者的自我保健意识与能力、改善不良行为与生活方式、预防哮喘急性发作、提高患者依从性和遵医行为、达到并维持哮喘控制状态,减少疾病未来风险。开展社区哮喘健康管理与医疗机构以治疗为主的服务形成互补。社区哮喘预防保健与全科诊疗相结合。

2. 建立医患之间的伙伴关系。

3. 避免危险因素 避免或减少接触室内外过敏原、病毒感染、污染物、烟草烟雾、药物等危险因素,以预防哮喘发病和症状加重。

4. 长期管理 在长期随访过程中,按哮喘控制标准评估哮喘控制水平,采取相应分级治疗方案和升降级治疗达到并维持哮喘控制。达到并维持哮喘控制至少 3 个月才可考虑降级治疗,如未达到哮喘控制或急性发作,则升级治疗直至达到哮喘控制。

(四) 疗效评估——控制水平分级

控制水平分级见表 1-4-3。

表 1-4-3 哮喘控制水平分级

临 床 特 征	控制 (包括以下各项)	部分控制 (任 1 周内有以下 1 项)	未 控 制
日间症状	无(≤2 次/周)	>2 次/周	任何 1 周内有 3 项以上的部分控制
活动受限	无	有	
夜间症状/觉醒	无	有	
缓解药/急救治疗的需求	无(≤2 次/周)	>2 次/周	
肺功能(PEF 或 FEV_1)	正常	<80%预计值或个人最佳值	
急性加重	无	1 次以上/年*	在 1 周内有 1 次#

* 任何时候发生急性发作都应该立即评估维持治疗方案是否恰当

任 1 周内有 1 次发作此周定义为未控制

5 岁及以下儿童的肺功能结果可信度低

六、预　　后

合理治疗,可减轻发作或减少发作次数,部分患者可以治愈。如诱发因素未能消除,哮喘反复发作而加重,可并发肺气肿、肺源性心脏病,心、肺功能不全则预后较差。

患者女性,20 岁,10 岁开始反复出现发作性胸闷、咳嗽,既往曾行肺功能及支气管舒张试验确诊为哮喘,近日受凉咳嗽,咳痰量尚少,低热,昨日清晨,突然气促,张口呼吸带喘鸣音,大汗淋漓,面色苍白,四肢发凉,唇、指端青紫。查体:脉搏 120 次/分,血压 100/70 mmHg,双肺满布哮鸣音,多次静注氨茶碱,口服及吸入舒喘灵 1 日余,严重的呼气性呼吸困难及双肺哮鸣音毫无改善,以往有类似情况发生,多在 2 h 内缓解。

【问题】

(1) 该患者诊断何病? 诊断依据是什么? 还需进一步行哪些检查?

(2) 治疗原则是什么?

【分析与解答】

(1) 该患者诊断为重症哮喘,诊断依据:青年女性,慢性病程,急性发作;反复发作性咳嗽、气喘,此次发作超过 24 h,治疗无效;查体:心动过速,呼吸急促,口唇发绀,双肺满布哮鸣音,呼气时明显;还需进一步查血常规、肝肾功能、电解质、心电图、床边胸片、血气分析。

(2) 治疗原则:尽快缓解气道阻塞,保持呼吸道通常,尽快恢复持肺功能至正常,纠正酸碱失衡及电解质紊乱。

(杨 捷)

第五章　支气管扩张症

学习要点

● **熟悉：**支气管扩张症的病因及发病机制、诊断及鉴别诊断和大咯血处理。

● **掌握：**支气管扩张症的定义、临床表现及实验室检查和治疗。

● **了解：**支气管病因，病理及病理生理和体位引流。

支气管扩张症（bronchiectasis）是指支气管树的异常扩张，为一种常见的呼吸道慢性化脓性炎症。反复发作的慢性炎症和纤维沉积或纤维化修复使支气管壁毁损，导致支气管持久扩张、变形。病变主要累及中等大小支气管，病变可以广泛，也可以局限；左肺下叶最为常见。支气管扩张症，可伴有支气管大量萎陷，支气管萎陷部位远端的所有气道及肺泡均出现不张，使肺叶呈现无气状态。

一、病因、病理及发病机制

（一）病因及发病机制

1. 既往下呼吸道感染　下呼吸道感染是儿童及成人支气管扩张症最常见的病因，特别是细菌性肺炎、百日咳、支原体及病毒感染（麻疹病毒、腺病毒、流感病毒和呼吸道合胞病毒等）。

2. 结核和非结核分枝杆菌　支气管和肺结核是我国支气管扩张症的常见病因，尤其是肺上叶支气管扩张。

3. 异物和误吸　儿童下气道异物吸入是最常见的气道阻塞的原因，吸入胃内容物或有害气体后出现支气管扩张，心肺移植后合并胃食管反流及食管功能异常的患者中支气管扩张症的患病率也较高。

4. 大气道先天性异常　对于所有支气管扩张症患者都要考虑是否存在先天性异常，可见于先天性支气管软骨发育不全、巨大气管-支气管症、马方综合征及食管气管瘘。

5. 免疫功能缺陷　对于所有儿童和成人支气管扩张症患者均应考虑是否存在免疫功能缺陷，尤其是抗体缺陷。严重、持续或反复感染，尤其是多部位感染或机会性感染者，应怀疑免疫功能缺陷的可能。

6. 纤毛功能异常　原发性纤毛不动综合征患者多同时合并其他有纤毛部位的病变，几乎所有患者均合并上呼吸道症状（流涕、嗅觉丧失、鼻窦炎、听力障碍、慢性扁桃体炎）及男性不育、女性宫外孕等。上呼吸道症状多始于新生儿期。

7. 其他气道疾病　对于支气管扩张症患者应评估是否存在 ABPA；支气管哮喘也可能是加重或诱发成人支气管扩张的原因之一；弥漫性泛细支气管炎多以支气管扩张为主要表现。欧美国家的支气管扩张症患者，尤其是白色人种，均应排除囊性纤维化，此病在我国则相对罕见。

8. 结缔组织疾病　类风湿关节炎、干燥综合征、系统性红斑狼疮、强直性脊柱炎、马方综合征及复发性多软骨炎等结缔组织疾病患者肺部高分辨率 CT 检查可发现支气管扩张。

9. 炎症性肠病　支气管扩张与溃疡性结肠炎明确相关。

10. 其他疾病　α_1-抗胰蛋白酶缺乏与支气管扩张症的关系尚有争议，应注意是否有黄甲综合征的表现。

（二）病理表现

目前常用的是 Reid 在 1950 年提出的分类系统，这种分类包括：① 柱状支气管扩张，这种支气管的横截面是等大的；② 囊柱型支气管扩张，在柱状支气管扩张上存在局限的缩窄，使支气管外观不规则，类似于曲张静脉；③ 囊状支气管扩张，越靠近肺的外周，扩张越明显，支气管最终形成气球样结构。Reid 分类是在病理-支气管造影基础上得出的,因此对疾病的 X 线描述比较有帮助。

二、临 床 表 现

(1) 童年有呼吸道感染的病史,如麻疹、百日咳或支气管炎。

(2) 典型的慢性咳嗽、脓痰,与体位改变有关,痰量每日可达数百毫升,伴厌氧菌感染者则有臭味。

(3) 反复咯血,占 50%~75%,血痰至大咯血,咯血量与病情严重程度和病变范围不一定相关。

(4) 反复肺部感染,特点为同一部位反复发生和迁延不愈。

(5) 反复肺部感染者有全身中毒症状,如间歇性发热、乏力、食欲下降和贫血等。

(6) 体格检查:体检肺部有持续性固定部位的湿啰音。约 1/3 患者有杵状指(趾)。

三、辅 助 检 查

1. 胸部 X 线平片　早期仅见一侧或双侧下肺纹理局部增多和增粗;典型者见粗乱肺纹理中有多个不规则的环状透亮阴影或卷发状阴影(图1-5-1),感染时阴影内可见气液平面。

2. CT 检查　见管壁增厚的柱状扩张或成串或成簇的囊性扩张,可见"轨道征"或"戒指征"(图1-5-2)。

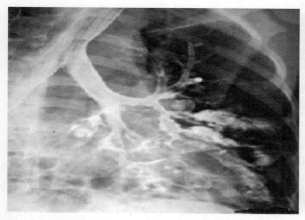

图1-5-1　支气管扩张 X 线片

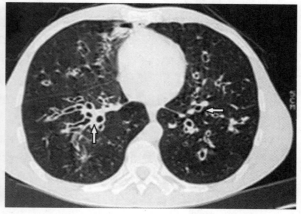

图1-5-2　支气管扩张 CT 检查

四、诊　　断

(一) 诊断依据

(1) 幼年有诱发支气管扩张的呼吸道感染史,如麻疹、百日咳或流感后肺炎病史,或肺结核病史等。

(2) 长期慢性咳嗽、咳脓痰和(或)反复咯血症状。

(3) 体格检查:肺部听诊有固定性,持久不变的湿啰音,杵状指(趾)。

(4) X 线检查示肺纹理增多、增粗,排列紊乱,其中可见到卷发状阴影,并发感染出现小液平,CT 典型表现为"轨道征"或"戒指征"或"葡萄征"。确诊有赖于胸部 HRCT。怀疑先天因素应做相关检查,如血清 Ig 浓度测定、血清 γ-球蛋白测定、胰腺功能检查、鼻或支气管黏膜活检等。

(二) 鉴别诊断

注意与慢性支气管炎、肺脓肿、肺结核、先天性肺囊肿以及肺癌等疾病相鉴别。

五、治　　疗

(一) 物理治疗

物理治疗可促进呼吸道分泌物排出,提高通气的有效性,维持或改善运动耐力,缓解气短、胸痛症状。

1. 排痰　　有效清除气道分泌物是支气管扩张症患者长期治疗的重要环节,特别是对于慢性咳痰和(或)高分辨率 CT 表现为黏液阻塞者,痰量不多的支气管扩张症患者也应学习排痰技术,以备急性加重时应用。常用排痰技术如下:

(1)体位引流:采用适当的体位,依靠重力的作用促进某一肺叶或肺段中分泌物的引流。胸部 CT结果有助于选择合适的体位;禁忌证包括无法耐受所需的体位、无力排出分泌物、抗凝治疗、胸廓或脊柱骨折、近期大咯血和严重骨质疏松者。

(2)震动拍击:腕部屈曲,手呈碗形在胸部拍打,或使用机械震动器使聚积的分泌物易于咳出或引流,可与体位引流配合应用。

(3)主动呼吸训练:支气管扩张症患者应练习主动呼吸训练促进排痰。

(4)辅助排痰技术:包括气道湿化、雾化吸入盐水、短时雾化吸入高张盐水、雾化吸入特布他林以及无创通气;祛痰治疗前雾化吸入灭菌用水、生理盐水或临时吸入高张盐水并预先吸入 β_2 受体激动剂,可提高祛痰效果;喘憋患者进行体位引流时可联合应用无创通气;气道高反应性患者吸入高张盐水前应预先应用支气管舒张剂。

(5)其他:正压呼气装置通过呼气时产生震荡性正压,防止气道过早闭合,有助于痰液排出,也可采用胸壁高频震荡技术等。

2. 吸气肌训练　　适用于合并呼吸困难且影响到日常活动的患者。

(二)抗菌药物治疗

支气管扩张症患者出现急性加重合并症状恶化,即咳嗽、痰量增加或性质改变、脓痰增加和(或)喘息、气急、咯血及发热等全身症状时,应考虑应用抗菌药物。仅有黏液脓性或脓性痰液或仅痰培养阳性不是应用抗菌药物的指征。

急性加重一般是由定植菌群引起,大多数稳定期支气管扩张症患者存在潜在致病菌的定植,最常分离出的细菌为流感嗜血杆菌和铜绿假单胞菌。其他革兰阳性菌如肺炎链球菌和金黄色葡萄球菌也可定植患者的下呼吸道。

推荐对大多数患者进行痰培养,急性加重期开始抗菌药物治疗前应送痰培养,在等待培养结果时即应开始经验性抗菌药物治疗。急性加重期初始经验性治疗应针对这些定植菌,无铜绿假单胞菌感染高危因素的患者应立即经验性使用对流感嗜血杆菌有活性的抗菌药物。对有铜绿假单胞菌感染高危因素的患者,应选择有抗铜绿假单胞菌活性的抗菌药物,还应根据当地药敏试验的监测结果调整用药,并尽可能应用支气管穿透性好且可降低细菌负荷的药物。应及时根据病原体检测及药敏试验结果和治疗反应调整抗菌药物治疗方案。

急性加重期抗菌药物治疗的疗程建议所有急性加重治疗疗程均应为 14 日左右。

(三)咯血的治疗

1. 大咯血的紧急处理　　大咯血是支气管扩张症致命的并发症,一次咯血量超过 200 mL 或 24 h 咯血量超过 500 mL 为大咯血,严重时可导致窒息。预防咯血窒息应视为大咯血治疗的首要措施,大咯血时首先应保证气道通畅,改善氧合状态,稳定血流动力学状态。咯血量少时应安抚患者,缓解其紧张情绪,嘱其患侧卧位休息。出现窒息时采取头低足高 45° 的俯卧位,用手取出患者口中的血块,轻拍健侧背部促进气管内的血液排出。若采取上述措施无效时,应迅速进行气管插管,必要时行气管切开。

2. 药物治疗

(1)垂体后叶素:为治疗大咯血的首选药物,支气管扩张伴有冠状动脉粥样硬化性心脏病、高血压、肺源性心脏病、心力衰竭以及孕妇均忌用。

(2)促凝血药:为常用的止血药物,可酌情选用抗纤维蛋白溶解药物,如氨基己酸或氨甲苯酸,或增加毛细血管抵抗力和血小板功能的药物,还可给予血凝酶静脉注射。

(3)其他药物:如普鲁卡因、酚妥拉明,副反应有直立性低血压、恶心、呕吐、心绞痛及心律失常等。

3. 介入治疗或外科手术治疗　　支气管动脉栓塞术和(或)手术是大咯血的一线治疗方法:

(1)支气管动脉栓塞术:经支气管动脉造影向病变血管内注入可吸收的明胶海绵行栓塞治疗,对大咯血的治愈率为 90% 左右,最常见的并发症为胸痛(34.5%),脊髓损伤发生率及致死率低。

(2)经气管镜止血:大量咯血不止者,可经气管镜确定出血部位后,用浸有稀释肾上腺素的海绵压迫或填塞于出血部位止血,或在局部应用凝血酶或气囊压迫控制出血。

（3）手术：反复大咯血用上述方法无效,对侧肺无活动性病变且肺功能储备尚佳又无禁忌证者,可在明确出血部位的情况下考虑肺切除术。适合肺段切除的人数极少,绝大部分要行肺叶切除。

（四）非抗菌药物治疗

1. 黏液溶解剂 气道黏液高分泌及黏液清除障碍导致黏液潴留是支气管扩张症的特征性改变。吸入高渗药物如高张盐水可增强理疗效果,短期吸入甘露醇则未见明显疗效。急性加重时应用溴己新可促进痰液排出,羟甲半胱氨酸可改善气体陷闭。

2. 支气管舒张剂 合并气流阻塞的患者应进行支气管舒张试验评价气道对 β_2 受体激动剂或抗胆碱能药物的反应性,以指导治疗;不推荐常规应用甲基黄嘌呤类药物。

3. 吸入糖皮质激素 吸入激素可拮抗气道慢性炎症,目前证据不支持常规使用吸入性激素治疗支气管扩张(合并支气管哮喘者除外)。

六、预 后 及 预 防

支气管扩张的预后与其病因相关,且发病年龄越轻、病变广泛、反复发作,其预后越差,可并发肺气肿、肺心病,出现呼吸衰竭。因此预防是关键,而儿童时期下呼吸道感染及肺结核是我国支气管扩张症最常见的病因,因此应积极防治儿童时期下呼吸道感染,积极接种麻疹、百日咳疫苗,预防、治疗肺结核,以预防支气管扩张症的发生。免疫球蛋白缺乏者推荐定期应用免疫球蛋白(每月静脉注射丙种球蛋白500 mg/kg)可预防反复感染。一项随机对照研究结果表明,注射肺炎疫苗可减少急性加重次数,推荐注射多价肺炎疫苗,每年注射流感疫苗预防流感所致的继发性肺部感染。支气管扩张症患者应戒烟,可使用一些免疫调节剂,如卡介菌多糖核酸等,以增强抵抗力,有助于减少呼吸道感染和预防支气管扩张症急性发作。

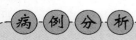

患者男性,24 岁,5 年来经常咳嗽,时重时轻,平时痰量多,为黄色脓痰,时有咯血,咯血量不等,从痰中带血到一次咯血达 100 mL。近 3 日来,因"感冒"发热(39.4℃)并有咯血每日 30～40 mL,咳嗽黄痰较前加重,查体发现:杵状指趾,左下肺可闻及固定性水泡音,X 线胸片左下肺野示肺纹理增重,紊乱呈卷发样,末梢血白细胞总数及分类均增高。

【问题】
（1）诊断何病?
（2）需要完善哪些检查?
（3）治疗原则是什么?
【分析与解答】
（1）诊断：支气管扩张症。
（2）胸部高分辨率 CT、痰培养。
（3）治疗原则：控制感染、祛痰、引流排痰。

（杨 捷）

第六章　肺部感染性疾病

第一节　肺炎概述

学习要点

● **掌握**：① 肺炎的分类及诊断程序，特别是患病环境分类及其诊断依据。② 肺炎球菌肺炎的病理、临床表现、诊断、鉴别诊断及治疗。③ 葡萄球菌肺炎，肺炎克雷伯杆菌肺炎和支原体肺炎的病理、临床特点、诊断及治疗。

● **熟悉**：肺脓肿的病因、临床表现特点、诊断、鉴别诊断及治疗。

● **了解**：病毒性肺炎的病理、临床表现、诊断、鉴别诊断及治疗。

肺炎（pneumonia）是指终末气道、肺泡（肺实质）和肺间质的炎症，可由病原微生物（细菌、病毒、支原体、真菌、寄生虫……）、理化因素、免疫损伤、过敏及药物等因素所致。其中细菌性肺炎是最常见的肺炎，细菌感染为肺炎最常见的病因，占80%，也是最常见的感染性疾病之一。在抗菌药物应用以前，细菌性肺炎对儿童及老年人的健康威胁极大，抗菌药物的出现及发展曾一度使肺炎病死率明显下降。但近年来，尽管应用强力的抗菌药物和有效的疫苗，肺炎总的病死率不再降低，甚至有所上升。

20世纪90年代欧美国家社区获得性肺炎和医院获得性肺炎年发病率分别约为12/1 000人口和（5～10）/1 000住院患者，近年发病率有增加的趋势。肺炎病死率门诊肺炎患者<5%，住院患者平均为12%，入住重症监护病房（ICU）者约40%。发病率和病死率高的原因与社会人口老龄化、吸烟、伴有基础疾病和免疫功能低下有关，如慢性阻塞性肺病、心力衰竭、肿瘤、糖尿病、尿毒症、神经疾病、药瘾、嗜酒、艾滋病、久病体衰、大型手术、应用免疫抑制剂和器官移植等。此外，亦与病原体变迁、医院获得性肺炎发病率增加、病原学诊断困难、不合理使用抗菌药物导致细菌耐药性增加等有关。

一、病因、发病机制和病理

正常的呼吸道免疫防御机制（支气管内黏液-纤毛运载系统、肺泡巨噬细胞等细胞防御的完整性等）使气管隆凸以下的呼吸道保持无菌。是否发生肺炎决定于两个因素：病原体和宿主因素。如果病原体数量多，毒力强和（或）宿主呼吸道局部和全身免疫防御系统损害，即可发生肺炎。病原体可通过下列途径引起肺炎：① 空气吸入；② 血行播散；③ 邻近感染部位蔓延；④ 上呼吸道定植菌的误吸。肺炎还可通过误吸胃肠道的定植菌（胃食管反流）和通过人工气道吸入环境中的致病菌引起。病原体直接抵达下呼吸道后，孳生繁殖，引起肺泡毛细血管充血、水肿，肺泡内纤维蛋白渗出及细胞浸润。除了金黄色葡萄球菌、铜绿假单胞菌和肺炎克雷伯杆菌等可引起肺组织的坏死性病变易形成空洞外，肺炎治愈后多不遗留瘢痕，肺的结构与功能均可恢复。

二、分　　类

肺炎可按解剖、病因或患病环境加以分类。

（一）解剖分类

1. 大叶性（肺泡性）肺炎 病原体先在肺泡引起炎症，经肺泡间孔（Cohn 孔）向其他肺泡扩散，致使部分肺段或整个肺段、肺叶发生炎症改变。典型者表现为肺实质炎症，通常并不累及支气管。致病菌多为肺炎链球菌。X 线胸片显示肺叶或肺段的实变阴影。

2. 小叶性（支气管性）肺炎 病原体经支气管入侵，引起细支气管、终末细支气管及肺泡的炎症，常继发于其他疾病，如支气管炎、支气管扩张、上呼吸道病毒感染以及长期卧床的危重患者。其病原体有肺炎链球菌、葡萄球菌、病毒、肺炎支原体以及军团菌等。支气管腔内有分泌物，故常可闻及湿啰音，无实变的体征。X 线显示为沿肺纹理分布的不规则斑片状阴影，边缘密度浅而模糊，无实变征象，肺下叶常受累。

3. 间质性肺炎 以肺间质为主的炎症，可由细菌、支原体、衣原体、病毒或肺孢子菌等引起。累及支气管壁以及支气管周围，有肺泡壁增生及间质水肿，因病变仅在肺间质，故呼吸道症状较轻，异常体征较少。X 线通常表现为一侧或双侧肺下部的不规则条索状阴影，从肺门向外伸展，可呈网状，其间可有小片肺不张阴影。

（二）病因分类

1. 细菌性肺炎 如肺炎链球菌、金黄色葡萄球菌、甲型溶血性链球菌、肺炎克雷伯杆菌、流感嗜血杆菌、铜绿假单胞菌肺炎等。

2. 非典型病原体所致肺炎 如军团菌、支原体和衣原体等。

3. 病毒性肺炎 如冠状病毒、腺病毒、呼吸道合胞病毒、流感病毒、麻疹病毒、巨细胞病毒、单纯疱疹病毒等。

4. 肺真菌病 如白念珠菌、曲霉菌、隐球菌、肺孢子菌等。

5. 其他病原体所致肺炎 如立克次体（如 Q 热立克次体）、弓形虫（如鼠弓形虫）、寄生虫（如肺包虫、肺吸虫、肺血吸虫）等。

6. 理化因素所致的肺炎 如放射性损伤引起的放射性肺炎，胃酸吸入引起的化学性肺炎，或对吸入或内源性脂类物质产生炎症反应的类脂性肺炎等。

（三）患病环境分类

由于细菌学检查阳性率低，培养结果滞后，病因分类在临床上应用较为困难，目前多按肺炎的获得环境分成两类，有利于指导经验治疗。

1. 社区获得性肺炎（community acquired pneumonia，CAP） 是指在医院外罹患的感染性肺实质炎症，包括具有明确潜伏期的病原体感染而在入院后平均潜伏期内发病的肺炎。其临床诊断依据是：① 新近出现的咳嗽、咳痰或原有呼吸道疾病症状加重，并出现脓性痰，伴或不伴胸痛；② 发热；③ 肺实变体征和（或）闻及湿啰音；④ WBC>$10×10^9$/L 或<$4×10^9$/L，伴或不伴中性粒细胞核左移；⑤ 胸部 X 线检查显示片状、斑片状浸润性阴影或间质性改变，伴或不伴胸腔积液。以上 1～4 项中任何 1 项加第 5 项，并除外肺结核、肺部肿瘤、非感染性肺间质性疾病、肺水肿、肺不张、肺栓塞、肺嗜酸粒细胞浸润症及肺血管炎等后，可建立临床诊断。CAP 常见病原体为肺炎链球菌、支原体、衣原体、流感嗜血杆菌和呼吸道病毒（甲、乙型流感病毒，腺病毒、呼吸合胞病毒和副流感病毒）等。

2. 医院获得性肺炎（hospital acquired pneumonia，HAP） 亦称医院内肺炎（nosocomial pneumonia），是指患者入院时不存在，也不处于潜伏期，而于入院 48 h 后在医院（包括老年护理院、康复院等）内发生的肺炎。HAP 还包括呼吸机相关性肺炎（ventil atorassociated pneumonia，VAP）和卫生保健相关性肺炎（health care associated pneumonia，HCAP）。其临床诊断依据是 X 线检查出现新的或进展的肺部浸润影加上下列三个临床征候中的两个或以上可以诊断为肺炎：① 发热超过 38℃；② 血白细胞增多或减少；③ 脓性气道分泌物。但 HAP 的临床表现、实验室和影像学检查特异性低，应注意与肺不张、心力衰竭和肺水肿、基础疾病肺侵犯、药物性肺损伤、肺栓塞和急性呼吸窘迫综合征等相鉴别。无感染高危因素患者的常见病原体依次为肺炎链球菌、流感嗜血杆菌、金黄色葡萄球菌、大肠埃希菌、肺炎克雷伯杆菌、不动杆菌属等；有感染高危因素患者为铜绿假单胞菌、肠杆菌属、肺炎克雷伯杆菌等，金黄色葡萄球菌的感染有明显增加的趋势。

三、临床表现

　　细菌性肺炎的临床表现差异较大,病情轻重,决定于病原体和宿主的全身状态。常见症状有咳嗽、咳痰,并可出现脓性痰、血痰、铁锈色痰,伴或不伴胸痛。肺炎病变范围大者可有呼吸困难、呼吸窘迫。大多数患者有发热。早期肺部体征无明显异常,重症者可有呼吸频率增快、鼻翼扇动、发绀。肺实变时有典型的体征,如语颤增强、叩诊浊音、呼吸音减弱和支气管呼吸音等,也可闻及湿啰音。并发胸腔积液者,患侧胸部叩诊浊音,语颤减弱。

四、诊　　断

(一) 确定肺炎诊断

　　符合肺炎诊断标准同时应把与其他类似肺炎的疾病区别开来。肺炎常需与下列疾病鉴别。

　　1. 肺结核　　肺结核多有全身中毒症状,如午后低热、盗汗、疲乏无力、体重减轻、失眠、心悸,女性患者可有月经失调或闭经等。X线胸片见病变多在肺尖或锁骨上下,密度不匀,消散缓慢,且可形成空洞或肺内播散。痰中可找到结核分枝杆菌。一般抗菌治疗无效。

　　2. 肺癌　　多无感染中毒症状,起病相对较慢,持续性干咳为主要症状,有时痰中带血丝。外周血正常。肺癌可伴发阻塞性肺炎,经抗菌药物治疗后炎症消退迟缓,炎症消退后肿瘤阴影渐趋明显,或可见肺门淋巴结肿大,有时出现肺不张。若经过抗菌药物治疗后肺部暂时消散后于同一部位再出现肺炎,应密切随访,对有吸烟史及年龄较大的高危患者,必要时进一步做CT、MRI、纤维支气管镜和痰脱落细胞等检查,以免贻误诊断。

　　3. 急性肺脓肿　　早期临床表现与肺炎链球菌肺炎相似。但随病程进展,咳出大量脓臭痰为肺脓肿的特征。X线显示脓腔及气液平,易与肺炎鉴别。

　　4. 肺血栓栓塞症　　多有静脉血栓的危险因素,如血栓性静脉炎、心肺疾病、创伤、手术和肿瘤等病史,可发生咯血、晕厥,呼吸困难较明显,颈静脉充盈。X线胸片示区域性肺血管纹理减少,有时可见尖端指向肺门的楔形阴影,动脉血气分析常见低氧血症及低碳酸血症。D-二聚体、CT肺动脉造影(CTPA)、放射性核素肺通气/灌注扫描和MRI等检查可帮助鉴别。

　　5. 非感染性肺部浸润　　还需排除非感染性肺部疾病,如肺间质纤维化、肺水肿、肺不张、肺嗜酸粒细胞增多症和肺血管炎等。

(二) 评估严重程度

　　如果肺炎的诊断成立,评价病情的严重程度对于决定在门诊或入院治疗甚或ICU治疗至关重要。肺炎严重性决定于三个主要因素:局部炎症程度,肺部炎症的播散和全身炎症反应程度。重症肺炎目前还没有普遍认同的诊断标准,如果肺炎患者需要通气支持(急性呼吸衰竭、气体交换严重障碍伴高碳酸血症或持续低氧血症)、循环支持(血流动力学障碍、外周低灌注)和需要加强监护和治疗(肺炎引起的脓毒症或基础疾病所致的其他器官功能障碍)可认为重症肺炎。目前许多国家制定了重症肺炎的诊断标准,虽然有所不同,但均注重肺部病变的范围、器官灌注和氧合状态。美国感染疾病学会/美国胸科学会(IDSA/ATS)几经修订,于2007年发表了成人CAP处理的共识指南,其重症肺炎标准如下:

　　1. 主要标准　　① 气管插管机械通气;② 感染性休克,需要血管收缩药物。

　　2. 次要标准　　① 呼吸频率≥30次/分;② 氧合指数(PaO_2/FiO_2)≤250;③ 多肺叶浸润;④ 意识障碍/定向障碍;⑤ 氮质血症(BUN≥20 mg/dL);⑥ 白细胞减少(WBC<$4.0×10^9$/L);⑦ 血小板减少(血小板<$10.0×10^9$/L);⑧ 低体温(T<36℃);⑨ 低血压,需要强力的液体复苏。

　　3. 诊断标准　　满足1条主要标准,满足3条次要标准。

(三) 确定病原体

　　痰是最方便且无创伤性的病原学诊断标本,但痰易被口咽部细菌污染。因此痰标本质量的好坏、送检及时与否、实验室质控如何将直接影响细菌的分离率和结果解释,必须加以规范。

1. 采集 尽量在抗生素治疗前采集标本。嘱患者先行漱口,并指导或辅助其深咳嗽,留取脓性痰送检。无痰患者检查分枝杆菌和肺孢子菌可用高渗盐水雾化吸入导痰。真菌和分枝杆菌检查应收集 3 次清晨痰标本;对于通常细菌,要先将标本进行细胞学筛选。对于厌氧菌、肺孢子菌,采用支气管肺泡灌洗液(BALF)标本进行检查的阳性率可能更高。

2. 送检 尽快送检,不得超过 2 h。延迟送检或待处理标本应置于 4℃保存(疑为肺炎链球菌感染不在此列),保存的标本应在 24 h 内处理。

3. 实验室处理 挑取脓性部分涂片做革兰染色,镜检筛选合格标本(鳞状上皮细胞<10 个/低倍视野,多核白细胞>25 个/低倍视野,或两者比例<1∶2.5)。以合格标本接种于血琼脂平板和巧克力平板两种培养基,必要时加用选择性培养基或其他培养基。用标准 4 区划线法接种做半定量培养。涂片油镜检查见到典型形态肺炎链球菌或流感嗜血杆菌有诊断价值。

(1) 确定:① 血或胸液培养到病原菌;② 经纤维支气管镜或人工气道吸引的标本培养的病原菌浓度$\geqslant 10^5$CFU/mL(半定量培养++),BALF 标本$\geqslant 10^4$CFU/mL(+~++),防污染毛刷或防污染 BALF 标本$\geqslant 10^3$CFU/mL(+);③ 呼吸道标本培养到肺炎支原体、肺炎衣原体、嗜肺军团菌;④ 血清肺炎支原体、肺炎衣原体、嗜肺军团菌抗体滴度呈 4 倍或 4 倍以上变化(增高或降低),同时肺炎支原体抗体滴度(补体结合试验)$\geqslant 1∶64$,肺炎衣原体抗体滴度(微量免疫荧光试验)$\geqslant 1∶32$,嗜肺军团菌抗体滴度(间接荧光抗体法)$\geqslant 1∶128$;⑤ 嗜肺军团菌Ⅰ型尿抗原检测(酶联免疫测定法)阳性;⑥ 血清流感病毒、呼吸道合胞病毒等抗体滴度呈 4 倍或 4 倍以上变化(增高或降低);⑦ 肺炎链球菌尿抗原检测(免疫层析法)阳性(儿童除外)。

(2) 有意义:① 合格痰标本培养优势菌中度以上生长($\geqslant$+++);② 合格痰标本细菌少量生长,但与涂片镜检结果一致(肺炎链球菌、流感嗜血杆菌、卡他莫拉菌);③ 3 日内多次培养到相同细菌;④ 血清肺炎衣原体 IgG 抗体滴度$\geqslant 1∶512$或 IgM 抗体滴度$\geqslant 1∶16$(微量免疫荧光法);⑤ 血清嗜肺军团菌试管凝集试验抗体滴度升高达 1∶320 或间接荧光试验 IgG 抗体$\geqslant 1∶1 024$。

虽然目前有许多病原学诊断方法,仍有高达 40%~50% 的社区获得性肺炎不能确定相关病原体。也没有一种方法可以确定所有的病原体,而每一种诊断检查都有其局限性。另外,标本污染,病原体的低检出率以及病原学诊断在时间上的滞后性使大多数肺部感染抗菌治疗特别是初始的抗菌治疗都是经验性的,而且相当一部分病例的抗菌治疗始终是在没有病原学诊断的情况下进行。医院获得性肺炎(如呼吸机相关性肺炎),免疫抑制宿主肺炎和对抗感染治疗无反应的重症肺炎等,仍应积极采用各种手段确定病原体,以指导临床的抗菌药物治疗。也可根据各种肺炎的临床和放射学特征估计可能的病原体(表 1-6-1)。

表 1-6-1 以胸部 X 线表现为基础对肺炎的常见类型作病原菌鉴别诊断

局 部 阴 影	多 发 性 阴 影
肺部链球菌	金黄色葡萄球菌
肺炎支原体	伯纳特立克次体
嗜肺军团菌杆菌	嗜肺军团菌杆菌
肺炎衣原体	肺炎链球菌
结核分枝杆菌	
肺 间 质 改 变	粟 粒 样 改 变
病毒	结核分枝杆菌
肺炎支原体	组织胞质菌
肺孢子菌	皮炎芽生菌
鹦鹉热衣原体	水痘带状疱疹
间质性肺炎伴淋巴结肿大	叶或段肺炎伴淋巴结肿大
E-B 病毒	结核分枝杆菌(原发感染)
鹦鹉热衣原体	非典型风疹

（续表）

间质性肺炎伴淋巴结肿大	叶或段肺炎伴淋巴结肿大
肺炎支原体	
真菌	

空 腔 形 成	肺 气 囊 肿
混合性厌氧和需要需氧菌感染（肺脓肿）	金黄色葡萄球菌
需氧革兰阴性菌	化脓性金黄色葡萄球菌
结核分枝杆菌	肺孢子菌
嗜肺军团杆菌	
新型隐球菌	

五、治　疗

抗感染治疗是肺炎治疗的最主要环节。细菌性肺炎的治疗包括经验性治疗和针对病原体治疗。前者主要根据本地区、本单位的肺炎病原体流行病学资料，选择可能覆盖病原体的抗菌药物；后者则根据呼吸道或肺组织标本的培养和药物敏感试验结果，选择体外试验敏感的抗菌药物。此外，还应该根据患者的年龄、有无基础疾病、是否有误吸、住普通病房或是重症监护病房、住院时间长短和肺炎的严重程度等，选择抗菌药物和给药途径。

青壮年和无基础疾病的社区获得性肺炎患者，常用青霉素类、第一代头孢菌素等，由于我国肺炎链球菌对大环内酯类抗菌药物耐药率高，故对该菌所致的肺炎不单独使用大环内酯类抗菌药物治疗，对耐药肺炎链球菌可使用对呼吸系统感染有特效的氟喹诺酮类（莫西沙星、吉米沙星和左氧氟沙星）。老年人、有基础疾病或需要住院的社区获得性肺炎，常用氟喹诺酮类、第二、三代头孢菌素、β内酰胺类/β内酰胺酶抑制剂，或厄他培南，可联合大环内酯类。医院获得性肺炎常用第二、三代头孢菌素、β内酰胺类/β内酰胺酶抑制剂、氟喹诺酮类或碳青霉烯类。

重症肺炎的治疗首先应选择广谱的强力抗菌药物，并应足量、联合用药。因为初始经验性治疗不足或不合理，或而后根据病原学结果调整抗菌药物，其病死率均明显高于初始治疗正确者。重症社区获得性肺炎常用β内酰胺类联合大环内酯类或氟喹诺酮类；青霉素过敏者用氟喹诺酮类和氨曲南。医院获得性肺炎可用氟喹诺酮类或氨基糖苷类联合抗假单胞菌的β内酰胺类、广谱青霉素/β内酰胺酶抑制剂、碳青霉烯类的任何一种，必要时可联合万古霉素、替考拉宁或利奈唑胺。

肺炎的抗菌药物治疗应尽早进行，一旦怀疑为肺炎即给予首剂抗菌药物。病情稳定后可从静脉途径转为口服治疗。肺炎抗菌药物疗程至少 5 日，大多数患者需要 7～10 日或更长疗程，如体温正常 48～72 h，无肺炎任何一项临床不稳定征象可停用抗菌药物。肺炎临床稳定标准为：① T≤37.8℃；② 心率≤100 次/分；③ 呼吸频率≤24 次/分；④ 血压：收缩压≥90 mmHg；⑤ 呼吸室内空气条件下动脉血氧饱和度≥90%或 PaO_2≥60 mmHg；⑥ 能够口服进食；⑦ 精神状态正常。

抗菌药物治疗后 48～72 h 应对病情进行评价，治疗有效表现体温下降、症状改善、临床状态稳定、白细胞逐渐降低或恢复正常，而 X 线胸片病灶吸收较迟。如 72 h 后症状无改善，其原因可能有：① 药物未能覆盖致病菌，或细菌耐药；② 特殊病原体感染如结核分枝杆菌、真菌、病毒等；③ 出现并发症或存在影响疗效的宿主因素（如免疫抑制）；④ 非感染性疾病误诊为肺炎；⑤ 药物热。需仔细分析，做必要的检查，进行相应处理。

六、预　防

加强体育锻炼，增强体质。减少危险因素如吸烟、酗酒。年龄大于 65 岁者可注射流感疫苗。对年龄大于 65 岁或不足 65 岁，但有心血管、肺疾病、糖尿病、酗酒、肝硬化和免疫抑制者（如 HIV 感染、肾衰竭、器官移植受者等）可注射肺炎疫苗。

第二节 细菌性肺炎

一、肺炎链球菌肺炎

肺炎链球菌肺炎是由肺炎链球菌(streptococcus pneumoniae)或称肺炎球菌(pneumococcal pneumoniae)所引起的肺炎,约占社区获得性肺炎的半数。通常急骤起病,以高热、寒战、咳嗽、血痰及胸痛为特征。X线胸片呈肺段或肺叶急性炎性实变,近年来因抗菌药物的广泛使用,致使本病的起病方式、症状及 X 线改变均不典型。

二、病因、发病机制及病理

肺炎链球菌是一种革兰染色阳性的双球菌。在培养基上短链或成对生长。根据细菌荚膜多糖的不同,肺炎链球菌分成 86 种不同的血清型。其毒力大小与荚膜中的多糖结构及含量有关。致病性有关的血清型只有 20 多种,成人致病菌多属 1~9 及 12 型,以第 3 型毒力最强,儿童则多为 6、14、19 及 23 型。肺炎链球菌在干燥痰中能存活数月,但在阳光直射 1 小时,或加热至 52℃ 10 min 即可杀灭,对石炭酸等消毒剂亦甚敏感。机体免疫功能正常时,肺炎链球菌是寄居在口腔及鼻咽部的一种正常菌群,其带菌率常随年龄、季节及免疫状态的变化而有差异。机体免疫功能受损时,有毒力的肺炎链球菌入侵人体而致病。肺炎链球菌除引起肺炎外,少数可发生菌血症或感染性休克,老年人及婴幼儿的病情尤为严重。

鼻咽部携带肺炎链球菌是肺炎链球菌发生的一个重要危险因素。冬季,在拥挤、通风条件差的环境里。鼻咽部肺炎链球菌的携带率高,因此肺炎链球菌肺炎容易发生。人与人的直接接触是肺炎链球菌传播的重要途径,也可以通过飞沫和血液传播。

肺炎链球菌首先附着于人的上皮细胞,并在此寄居生长。寄居的肺炎链球菌进入组织后,在某些情况下,由于吞噬细胞缺乏识别肺炎链球菌荚膜抗原的受体,或抗体或补体系统被封闭,肺炎链球菌逃脱了吞噬细胞系统的防御,在组织内繁殖,形成炎症。

本病以冬季与初春多见,常与呼吸道病毒感染相伴行。患者常为原先健康的青壮年或老年与婴幼儿,男性较多见。吸烟者、痴呆者、慢性支气管炎、支气管扩张、充血性心力衰竭、慢性病患者以及免疫抑制宿主均易受肺炎链球菌侵袭。肺炎链球菌不产生毒素,不引起原发性组织坏死或形成空洞。其致病力是由于有高分子多糖体的荚膜对组织的侵袭作用,首先引起肺泡壁水肿,出现白细胞与红细胞渗出,含菌的渗出液经 Cohn 孔向肺的中央部分扩展,甚至累及几个肺段或整个肺叶,因病变开始于肺的外周,故叶间分界清楚,易累及胸膜,引起渗出性胸膜炎。

病理改变有充血期、红肝变期、灰肝变期及消散期。表现为肺组织充血水肿,肺泡内浆液渗出及红、白细胞浸润,白细胞吞噬细菌,继而纤维蛋白渗出物溶解、吸收、肺泡重新充气。在肝变期病理阶段实际上并无确切分界,经早期应用抗菌药物治疗,此种典型的病理分期已很少见。病变消散后肺组织结构多无损坏,不留纤维瘢痕。极个别患者肺泡内纤维蛋白吸收不完全,甚至有成纤维细胞形成,形成机化性肺炎。老年人及婴幼儿感染可沿支气管分布(支气管肺炎)。若未及时使用抗菌药物,5%~10%的患者可并发脓胸,10%~20%的患者因细菌经淋巴管、胸导管进入血循环,可引起脑膜炎、心包炎、心内膜炎、关节炎和中耳炎等肺外感染。

三、临床表现

发病前常有受凉、淋雨、疲劳、醉酒、病毒感染史,多有上呼吸道感染的前驱症状。肺炎链球菌肺炎多急性起病,表现为寒战和高热,呼吸道症状有咳嗽、咳痰、呼吸困难和胸痛。痰的性状典型表现为铁锈色,但现在较少见。其他伴随症状包括头痛、恶心、呕吐以及腹部不适、食欲下降等。如果有肺外感染存在(如骨髓炎、胸膜炎等),则有相应脏器受累的表现。

1. 体格检查表现 急性病容，发热，心率快，呼吸急促。口角及鼻周有单纯疱疹，有败血症者，可出现皮肤、黏膜出血点，巩膜黄染。早期肺部体征无明显异常，肺实变时肺部检查表现为肺实变的体征，包括管状呼吸音、叩诊浊音、听觉语颤增强等。重症患者有肠胀气，上腹部压痛多与炎症累及膈胸膜有关。重症感染时可伴休克、急性呼吸窘迫综合征及神经精神症状，表现为神志模糊、烦躁、呼吸困难、嗜睡、谵妄、昏迷等。累及脑膜时有颈抵抗及出现病理性反射。

本病自然病程1～2周。发病5～10日，体温可自行骤降或逐渐消退；使用有效的抗菌药物后可使体温在1～3日内恢复正常。患者的其他症状与体征亦随之逐渐消失。

2. 并发症 肺炎链球菌肺炎的并发症近年来已很少见。严重败血症或毒血症患者易发生感染性休克，尤其是老年人。表现为血压降低、四肢厥冷、多汗、发绀、心动过速、心律失常等，而高热、胸痛、咳嗽等症状并不突出。其他并发症有胸膜炎、脓胸、心包炎、脑膜炎和关节炎等。

3. 辅助检查 血白细胞计数$(10\sim20)\times10^9/L$，中性粒细胞多在80%以上，并有核左移，细胞内可见中毒颗粒。年老体弱、酗酒、免疫功能低下者的白细胞计数可不增高，但中性粒细胞的百分比仍增高。痰直接涂片做革兰染色及荚膜染色镜检，如发现典型的革兰染色阳性、带荚膜的双球菌或链球菌，即可初步做出病原诊断。痰培养24～48 h可以确定病原体。聚合酶链反应(PCR)检测及荧光标记抗体检测可提高病原学诊断率。痰标本送检应注意器皿洁净无菌，在抗菌药物应用之前漱口后采集，取深部咳出的脓性或铁锈色痰。10%～20%患者合并菌血症，故重症肺炎应做血培养。如合并胸腔积液，应积极抽取积液进行细菌培养。

早期仅见肺纹理增粗，或受累的肺段、肺叶稍模糊。随着病情进展，肺泡内充满炎性渗出物，表现为大片炎症浸润阴影或实变影，在实变阴影中可见支气管充气征，肋膈角可有少量胸腔积液。在消散期，X线显示炎性浸润逐渐吸收，可有片状区域吸收较快，呈现"假空洞"征，多数病例在起病3～4周后才完全消散。老年患者肺炎病灶消散较慢，容易出现吸收不完全而成为机化性肺炎。

四、诊　断

病原学诊断是肺炎链球菌肺炎的金标准，但是确诊很困难。首先，有大约50%的患者，尤其老年人，没有咳痰症状；其次，即使痰细菌学检查在很短时间进行，也只有大约50%培养阳性；另外，由于肺炎链球菌在口咽部寄生，有假阳性的可能。新鲜合格痰标本涂片，革兰染色直接镜检，如果找到典型革兰染色阳性双球菌，同时排除其他优势菌生长，对于诊断肺炎链球菌肺炎有提示价值。血液、胸腔积液、经皮肺穿刺组织，如果细菌培养出肺炎链球菌，则有确诊价值。

五、治　疗

(一) 抗菌药物治疗

一经诊断即应给予抗菌药物治疗，不必等待细菌培养结果。首选青霉素G，用药途径及剂量视病情轻重及有无并发症而定：对于成年轻症患者，可用240万 U/d，分3次肌内注射，或用普鲁卡因青霉素每12小时肌内注射60万 U。病情稍重者，宜用青霉素G240万～480万 U/d，分次静脉滴注，每6～8小时1次；重症及并发脑膜炎者，可增至1 000万～3 000万 U/d，分4次静脉滴注。对青霉素过敏者，或耐青霉素或多重耐药菌株感染者，可用呼吸氟喹诺酮类、头孢噻肟或头孢曲松等药物，多重耐药菌株感染者可用万古霉素、替考拉宁等。

(二) 支持疗法

患者应卧床休息，注意补充足够蛋白质、热量及维生素。密切监测病情变化，注意防止休克。剧烈胸痛者，可酌用少量镇痛药，如可卡因15 mg。不用阿司匹林或其他解热药，以免过度出汗、脱水及干扰真实热型，导致临床判断错误。鼓励饮水每日1～2 L，轻症患者不需常规静脉输液，确有失水者可输液，保持尿比重在1.020以下，血清钠保持在145 mmol/L以下。中等或重症患者($PaO_2<60$ mmHg或有发绀)应给氧。若有明显麻痹性肠梗阻或胃扩张，应暂时禁食、禁饮和胃肠减压，直至肠蠕动恢复。烦躁不安、谵妄、失眠者酌情使用地西泮5 mg或水合氯醛1～1.5 g，禁用抑制呼吸的镇静药。

（三）并发症的处理

经抗菌药物治疗后，高热常在 24 h 内消退，或数日内逐渐下降。若体温降而复升或 3 日后仍不降者，应考虑肺炎链球菌的肺外感染，如脓胸、心包炎或关节炎等。持续发热的其他原因尚有耐青霉素的肺炎链球菌（PRSP）或混合细菌感染、药物热或并存其他疾病。肿瘤或异物阻塞支气管时，经治疗后肺炎虽可消散，但阻塞因素未除，肺炎可再次出现。10％～20％肺炎链球菌肺炎伴发胸腔积液者，应酌情取胸液检查及培养以确定其性质。若治疗不当，约 5％并发脓胸，应积极排脓引流。

第三节　葡萄球菌肺炎

葡萄球菌肺炎（staphylococcal pneumonia）是由葡萄球菌引起的急性肺化脓性炎症。常发生于有基础疾病如糖尿病、血液病、艾滋病、肝病、营养不良、乙醇中毒、静脉吸毒或原有支气管肺疾病者。儿童患流感或麻疹时也易罹患。多急骤起病，高热、寒战、胸痛，痰脓性，可早期出现循环衰竭。X 线表现为坏死性肺炎，如肺脓肿、肺气囊肿和脓胸。若治疗不及时或不当，病死率甚高。

一、病因、发病机制及病理

葡萄球菌为革兰染色阳性球菌，可分为凝固酶阳性的葡萄球菌（主要为金黄色葡萄球菌，简称金葡菌）及凝固酶阴性的葡萄球菌（如表皮葡萄球菌和腐生葡萄球菌等）。葡萄球菌的致病物质主要是毒素与酶，如溶血毒素、杀白细胞素、肠毒素等，具有溶血、坏死、杀白细胞及血管痉挛等作用。葡萄球菌致病力可用血浆凝固酶来测定，阳性者致病力较强。金葡菌凝固酶为阳性，是化脓性感染的主要原因，但其他凝固酶阴性的葡萄球菌亦可引起感染。随着医院内感染的增多，由凝固酶阴性葡萄球菌引起的肺炎也不断增多。医院获得性肺炎中葡萄球菌感染占 11％～25％。近年亦有耐甲氧西林金葡菌（MRSA）在医院内暴发流行的报道。

经呼吸道吸入的肺炎常呈大叶性分布或呈广泛的、融合性的支气管肺炎。支气管及肺泡破溃可使气体进入肺间质，并与支气管相通。当坏死组织或脓液阻塞细支气管，形成单向活瓣作用，产生张力性肺气囊肿。浅表的肺气囊肿若张力过高，可溃破形成气胸或脓气胸，并可形成支气管胸膜瘘。偶可伴发化脓性心包炎、脑膜炎等。

皮肤感染灶（疖、痈、毛囊炎、蜂窝织炎、伤口感染）中的葡萄球菌可经血循环抵达肺部，引起多处肺实变、化脓及组织破坏，形成单个或多发性肺脓肿（血流感染）。

二、临 床 表 现

（一）症状

本病起病多急骤，寒战、高热，体温多高达 39～40℃，胸痛，痰脓性，量多，带血丝或呈脓血状。毒血症状明显，全身肌肉、关节酸痛，体质衰弱，精神萎靡，病情严重者可早期出现周围循环衰竭。院内感染者通常起病较隐袭，体温逐渐上升。老年人症状可不典型。血源性葡萄球菌肺炎常有皮肤伤口、疖痈和中心静脉导管置入等，或静脉吸毒史，咳脓性痰较少见。

（二）体征

早期可无体征，常与严重的中毒症状和呼吸道症状不平行，其后可出现两肺散在湿啰音。病变较大或融合时可有肺实变体征，气胸或脓气胸则有相应体征。血源性葡萄球菌肺炎应注意肺外病灶，静脉吸毒者多有皮肤针口和三尖瓣赘生物，可闻及心脏杂音。

（三）辅助检查

外周血白细胞计数明显升高，中性粒细胞比例增加，核左移。胸部 X 线显示肺段或肺叶实变，可形成空洞，或呈小叶状浸润，其中有单个或多发的液气囊腔。另一特征是 X 线阴影的易变性，表现为一处炎性浸润消失而在另一处出现新的病灶，或很小的单一病灶发展为大片阴影。治疗有效时，病变消散，阴影密度逐渐减低,2~4周后病变完全消失,偶可遗留少许条索状阴影或肺纹理增多等。

三、诊　　断

根据全身毒血症状,咳嗽、脓血痰,白细胞计数增高、中性粒细胞比例增加、核左移并有中毒颗粒和 X 线表现,可做出初步诊断。细菌学检查是确诊的依据,可行痰、胸腔积液、血和肺穿刺物培养。

四、治　　疗

强调应早期清除引流原发病灶,选用敏感的抗菌药物。近年来,金黄色葡萄球菌对青霉素 G 的耐药率已高达 90% 左右,因此可选用耐青霉素酶的半合成青霉素或头孢菌素,如苯唑西林钠、氯唑西林、头孢呋辛钠等,联合氨基糖苷类如阿米卡星等,亦有较好疗效。阿莫西林、氨苄西林与酶抑制剂组成的复方制剂对产酶金黄色葡萄球菌有效,亦可选用。对于 MRSA,则应选用万古霉素、替考拉宁等,近年国外还应用链阳霉素和噁唑烷酮类药物(如利奈唑胺)。万古霉素 1~2 g/d 静脉滴注,或替考拉宁首日 0.8 g 静脉滴注,以后 0.4 g/d,偶有药物热、皮疹、静脉炎等副反应。临床选择抗菌药物时可参考细菌培养的药物敏感试验。

第四节　其他病原体所致肺部感染

一、肺炎支原体肺炎

肺炎支原体肺炎(mycoplasmal pneumonia)是由肺炎支原体引起的呼吸道和肺部的急性炎症改变,常同时有咽炎、支气管炎和肺炎。支原体肺炎过去称"非典型肺炎",病原体于 1944 年由 Eaton 等首先自非典型肺炎患者的痰中分离,但直到 1961 年被 Chanocky 鉴定为肺炎支原体。支原体肺炎约占非细菌性肺炎的 1/3 以上,或各种原因引起的肺炎的 10%。秋冬季节发病较多,但季节性差异并不显著。

(一)病因、发病机制及病理

肺炎支原体是介于细菌和病毒之间,兼性厌氧、能独立生活的最小微生物。主要通过呼吸道传播,肺炎支原体感染经呼吸道飞沫传播。吸入呼吸道后,肺炎支原体杆状一端的细胞器内的 P1 黏附蛋白与呼吸道纤毛上皮细胞上的糖蛋白受体上结合,随后发生纤毛的停滞,病原体释放过氧化氢及其他超氧基团,造成上皮细胞破坏,随后发生浅层黏膜广泛性损伤。肺炎支原体诱导多种免疫调节物(如细胞素)的产生和 T、B 细胞的激,后者产生的自身抗体与宿主的各种组织和白细胞上的 I 抗原结合,后者导致冷凝集素的产生的激活后的 B 细胞产生局部和全身保护性抗体,抑制支原体的附着,促进调理作用及抗体,补体介导的支原体溶解作用。

首次感染后肺炎支原体后,病原体可在呼吸道黏膜内形成常驻,时间达数月(在免疫低下患者甚至可达数年),成为正常携带者。北京地区健康儿童肺炎支原体的携带率约 1.47%。

这种黏膜内的常驻极少侵犯黏膜下,但在免疫抑制患者或非免疫抑制患者接受腔镜时,肺炎支原体可进入黏膜下和血液并播散至其他器官。

肺部病变呈片状或融合成支气管肺炎、间质性肺炎和细支气管炎。肺泡内可含少量渗出液,并可发生灶性肺不张。肺泡壁与间隔有中性粒细胞、单核细胞及浆细胞浸润。支气管黏膜充血,上皮细胞肿胀,胞质空泡形成,有坏死和脱落。胸腔可有纤维蛋白渗出和少量渗出液。

(二)临床表现

大多数肺炎支原体感染为临床显性感染,而非隐性感染。大多数感染者仅累及上呼吸道。经过 2~3 周,病情加重,表现发热、全身不适、头痛和咳嗽。咳嗽是肺炎支原体感染的特点,在随后的 1~2

日,咳嗽的频率和严重程度增加,可能会使患者衰弱。肺炎支原体感染这种症状逐渐加重的特点与流感和腺病毒呼吸道感染的急性发病有着明显的差别。5%～10%的患者,可进一步发展成为气管支气管炎或肺炎,与患者的年龄有一定的关系。在这一阶段,原来的临床表现仍然存在,咳嗽更加严重,痰白色较少,偶尔痰中带血。由于持续咳嗽,患者可因肌张力增加而发生胸骨旁胸腔疼痛,但真正的胸膜疼痛很少见。患者发热,体温通常在37.8～38.5℃并伴有畏寒,但真正寒战(如肺炎双球菌肺炎患者)很少见。与流感(有非典型肺炎临床表现)不同的是,肺炎支原体肺炎患者的肌肉酸痛、胃肠道症状很少见。与腺病毒肺炎区别是后者有时伴随有腹泻,但肺炎支原体很少有腹泻。

体格检查患者一般情况尚可,咽部充血、水肿,但通常没有颈淋巴结肿大(如链球菌咽炎)。有些患者可有肺部以外的并发症,如皮疹、心包炎、溶血性贫血、关节炎、脑膜脑炎和外周神经病。

（三）辅助检查

X线显示肺部多种形态的浸润影,呈节段性分布,以肺下野为多见,有的从肺门附近向外伸展。病变常经3～4周后自行消散。部分患者出现少量胸腔积液。血白细胞总数正常或略增高,以中性粒细胞为主。起病2周后,约2/3的患者冷凝集试验阳性,滴度大于1：32,如果滴度逐步升高,更有诊断价值。约半数患者对链球菌MG凝集试验阳性。凝集试验为诊断肺炎支原体感染的传统实验方法,但其敏感性与特异性均不理想。血清支原体IgM抗体的测定(酶联免疫吸附试验最敏感,免疫荧光法特异性强,间接血凝法较实用)可进一步确诊。直接检测标本中肺炎支原体抗原,可用于临床早期快速诊断。单克隆抗体免疫印迹法、核酸杂交技术及PCR技术等具有高效、特异而敏感等优点,易于推广,对诊断肺炎支原体感染有重要价值。

（四）诊断与鉴别诊断

根据典型的临床症状和体征,结合胸部X线检查,可初步诊断。肺炎支原体培养和(或)血清学是确诊的本病的依据。鉴别诊断包括：① 细菌性肺炎：临床表现较肺炎支原体肺炎重,X线的肺部浸润的阴影也更明显,且白细胞计数明显高于参考值上线；② 流感病毒性肺炎或流感后并发细菌学肺炎：发生在流行季节,起病较急,肌肉酸痛明显,可能伴胃肠道症状；③ 腺病毒肺炎：尤其多见于军营,常伴随腹泻；④ 嗜肺军团菌肺炎和肺炎衣原体肺炎：临床鉴别诊断较为困难,完全依赖实验室检查,包括病原学和血清学。

（五）治疗

对于肺炎支原体所致的上呼吸道感染,没有必要使用抗微生物治疗。肺炎支原体肺炎具有自愈性且大多数情况下没有生命危险,抗微生物药物的使用将明显缩短疾病疗程,减少咳嗽及单位体积痰液所含病原体的数量,从而降低了传播性。

早期使用适当抗菌药物可减轻症状及缩短病程。多数病例不经治疗可自愈。大环内酯类抗菌药物为首选,如红霉素、罗红霉素和阿奇霉素。氟喹诺酮类如左氧氟沙星、加替沙星和莫西沙星等,四环素类也用于肺炎支原体肺炎的治疗。疗程一般2～3周。因肺炎支原体无细胞壁,青霉素或头孢菌素类等抗菌药物无效。对剧烈呛咳者,应适当给予镇咳药。若继发细菌感染,可根据痰病原学检查,选用针对性的抗菌药物治疗。

（六）预后

本病预后通常良好。但在老年患者和已有某些慢性疾病,如COPD的患者,或继发其他细菌性肺部感染,预后较差。

二、肺炎衣原体肺炎

肺炎衣原体肺炎(chlamydia pneumonia)是由肺炎衣原体(chlamydia pneumoniae)引起的急性肺部炎症,常累及上下呼吸道,可引起咽炎、喉炎、扁桃体炎、鼻窦炎、支气管炎和肺炎。常在聚居场所的人群中流行,如军队、学校、家庭,通常感染所有的家庭成员,但3岁以下的儿童患病较少。

（一）病因和发病机制

肺炎衣原体是专性细胞内细菌样寄生物,属于衣原体科。引起人类肺炎的还有鹦鹉热衣原体。肺炎衣原体形态不一,衣原体致密呈球状,直径为0.2～0.4 μm。网状体直径约0.51 μm,是衣原体的增殖型,没有感染力。

肺炎衣原体是一种人类致病原，属于人-人传播，可能主要是通过呼吸道的飞沫传染，也可能通过污染物传染。年老体弱、营养不良、COPD、免疫功能低下者易被感染。感染后免疫力很弱，易于反复。

（二）临床表现

肺炎衣原体肺炎起病多隐袭，早期表现为上呼吸道感染症状。临床上与支原体肺炎颇为相似。通常症状较轻，发热、寒战、肌肉疼痛、干咳，非胸膜炎性胸痛，头痛、不适和乏力。少有咯血。发生咽喉炎者表现为咽喉痛、声音嘶哑，有些患者可表现为双阶段病程：开始表现为咽炎，经对症处理好转，1～3 周后又发生肺炎或支气管炎，咳嗽加重。少数患者可无症状。肺炎衣原体感染时也可伴有肺外表现，如中耳炎、关节炎、甲状腺炎、脑炎、吉兰-巴雷综合征等。体格检查肺部偶闻湿啰音，随肺炎病变加重湿啰音可变得明显。

（三）辅助检查

血白细胞正常或稍高，红细胞沉降率（血沉）加快。可从痰、咽拭子、咽喉分泌物、支气管肺泡灌洗液中直接分离肺炎衣原体。也可用 PCR 方法对呼吸道标本进行 DNA 扩增。原发感染者，早期可检测血清 IgM，急性期血清标本如 IgM 抗体滴度≥1∶16 或急性期和恢复期的双份血清 IgM 或 IgG 抗体有 4 倍以上的升高。再感染者 IgG 滴度≥1∶512 或 4 倍增高，或恢复期 IgM 有较大的升高。咽拭子分离出肺炎衣原体是诊断的金标准。

X 线胸片表现以单侧、下叶肺泡渗出为主。可有少到中量的胸腔积液，多在疾病的早期出现。肺炎衣原体肺炎常可发展成双侧，表现为肺间质和肺泡渗出混合存在，病变可持续几周。原发感染的患者胸部 X 线片表现多为肺泡渗出，再感染者则为肺泡渗出和间质病变混合型。

（四）诊断

肺炎衣原体感染缺乏特异的临床表现，确诊主要依据有关病因的特殊实验室检查，如病原体分离和血清学检测。应结合呼吸道和全身症状、X 线检查、病原学和血清学检查进行综合分析。由于如肺炎患者应用 β 内酰胺类抗菌药物治疗无效，患者仍干咳时应警惕肺炎衣原体感染。

（五）治疗

肺炎衣原体肺炎首选红霉素，亦可选用多西环素或克拉霉素，疗程均为 14～21 日。阿奇霉素 0.5 g/d，连用 5 日。氟喹诺酮类也可选用。对发热、干咳、头痛等可对症治疗。

二、病毒性肺炎

病毒性肺炎（viral pneumonia）是由上呼吸道病毒感染，向下蔓延所致的肺部炎症。可发生在免疫功能正常或抑制的儿童和成人。本病大多发生于冬春季节，暴发或散发流行。密切接触的人群或有心肺疾病者容易罹患。社区获得性肺炎住院患者约 8％为病毒性肺炎。婴幼儿、老人、原有慢性心肺疾病者或妊娠妇女，病情较重，甚至导致死亡。

（一）病因、发病机制及病理

引起成人肺炎的常见病毒为甲、乙型流感病毒、腺病毒、副流感病毒、呼吸道合胞病毒和冠状病毒等。免疫抑制宿主为疱疹病毒和麻疹病毒的易感者；骨髓移植和器官移植受者易患巨细胞病毒和疱疹病毒肺炎。患者可同时受一种以上病毒感染，并常继发细菌感染，免疫抑制宿主还常继发真菌感染。呼吸道病毒可通过飞沫与直接接触传播，且传播迅速、传播面广。病毒性肺炎为吸入性感染。

病毒侵入细支气管上皮引起细支气管炎。感染可波及肺间质与肺泡而致肺炎。气道上皮广泛受损，黏膜发生溃疡，其上覆盖纤维蛋白被膜。气道防御功能降低，易导致细菌感染。单纯病毒性肺炎多为间质性肺炎，肺泡间隔有大量单核细胞浸润。肺泡水肿，被覆含蛋白及纤维蛋白的透明膜，使肺泡弥散距离加宽。肺炎多为局灶性或弥漫性，偶呈实变。肺泡细胞及巨噬细胞内可见病毒包涵体。炎性介质释出，直接作用于支气管平滑肌，致使支气管痉挛，临床上表现为支气管反应性增高。病变吸收后可留有肺纤维化。

（二）临床表现

病毒性肺炎好发于病毒疾病流行季节，临床症状通常较轻，与支原体肺炎的症状相似，但起病较急，发热、头痛、全身酸痛、倦怠等较突出，常在急性流感症状尚未消退时，即出现咳嗽、少痰或白色黏液痰、咽痛等呼吸道症状。小儿或老年人易发生重症病毒性肺炎，表现为呼吸困难、发绀、嗜睡、精神萎靡，甚至发生休克、心力衰竭和呼吸衰竭等并发症，也可发生急性呼吸窘迫综合征。本病常无显著的胸部体征，病情严重者有呼吸浅速、心率增快、发绀、肺部干湿啰音。

（三）辅助检查

白细胞计数正常、稍高或偏低，血沉通常在正常范围，痰涂片所见的白细胞以单核细胞居多，痰培养常无致病细菌生长。

胸部 X 线检查可见肺纹理增多，小片状浸润或广泛浸润，病情严重者显示双肺弥漫性结节性浸润，但大叶实变及胸腔积液者均不多见。病毒性肺炎的致病原不同，其 X 线征象亦有不同的特征。

（四）诊断

诊断依据为临床症状及 X 线改变，并排除由其他病原体引起的肺炎。确诊则有赖于病原学检查，包括病毒分离、血清学检查以及病毒抗原的检测。呼吸道分泌物中细胞核内的包涵体可提示病毒感染，但并非一定来自肺部，需进一步收集下呼吸道分泌物或肺活检标本做培养分离病毒。血清学检查常用的方法是检测特异性 IgG 抗体，如补体结合试验、血凝抑制试验、中和试验，但仅能作为回顾性诊断，并无早期诊断价值。

（五）治疗

以对症治疗为主，卧床休息，居室保持空气流通，注意隔离消毒，预防交叉感染。给予足量维生素及蛋白质，多饮水及少量多次进软食，酌情静脉输液及吸氧。保持呼吸道通畅，及时消除上呼吸道分泌物等。

原则上不宜应用抗菌药物预防继发性细菌感染，一旦明确已合并细菌感染，应及时选用敏感的抗菌药物。

目前已证实较有效的病毒抑制药物有：① 利巴韦林具有广谱抗病毒活性，包括呼吸道合胞病毒、腺病毒、副流感病毒和流感病毒。0.8～1.0 g/d，分 3～4 次服用；静脉滴注或肌内注射每日 10～15 mg/kg，分 2 次。亦可用雾化吸入，每次 10～30 mg，加蒸馏水 30 mL，每日 2 次，连续 5～7 日；② 阿昔洛韦具有广谱、强效和起效快的特点。临床用于疱疹病毒、水痘病毒感染。尤其对免疫缺陷或应用免疫抑制剂者应尽早应用。每次 5 mg/kg，静脉滴注，每日 3 次，连续给药 7 日；③ 更昔洛韦可抑制 DNA 合成。主要用于巨细胞病毒感染，7.5～15 mg/(kg·d)，连用 10～15 日；④ 奥司他韦为神经氨酸酶抑制剂，对甲、乙型流感病毒均有很好作用，耐药发生率低，75 mg，每天 2 次，连用 5 日；⑤ 阿糖腺苷具有广泛的抗病毒作用。多用于治疗免疫缺陷患者的疱疹病毒与水痘病毒感染，5～15 mg/(kg·d)，静脉滴注，每 10～14 日为 1 个疗程；⑥ 金刚烷胺有阻止某些病毒进入人体细胞及退热作用。临床用于流感病毒等感染。成人量每次 100 mg，早晚各 1 次，连用 3～5 日。

第四节　肺　脓　肿

肺脓肿(lungabscess)是肺组织坏死形成的脓腔。临床特征为高热、咳嗽和咳大量脓臭痰。胸部 X 线显示一个或多发的含气液平的空洞，如多个直径小于 2 cm 的空洞则称为坏死性肺炎。本病男性多于女性。自抗菌药物广泛使用以来，发病率已明显降低。

一、病因、发病机制和病理

病原体常为上呼吸道、口腔的定植菌，包括需氧、厌氧和兼性厌氧菌。90％肺脓肿患者合并有厌氧菌感染，毒力较强的厌氧菌在部分患者可单独致病。常见的其他病原体包括金黄色葡萄球菌、化脓性链球菌、肺炎克雷伯杆菌和铜绿假单胞菌。大肠埃希菌和流感嗜血杆菌也可引起坏死性肺炎。根据感染途径，肺脓肿可分为以下类型：

（一）吸入性肺脓肿

病原体经口、鼻、咽腔吸入致病。正常情况下，吸入物经气道黏液-纤毛运载系统、咳嗽反射和肺巨噬细胞可迅速清除。但当有意识障碍如在麻醉、醉酒、药物过量、癫痫、脑血管意外时，或由于受寒、极度疲劳等诱因,全身免疫力与气道防御清除功能降低,吸入的病原菌可致病。此外,还可由于鼻窦炎、牙槽脓肿等脓性分泌物被吸入致病。脓肿常为单发,其部位与支气管解剖和体位有关。由于右主支气管较陡直,且管径较粗大,吸入物易进入右肺。仰卧位时,好发于上叶后段或下叶背段;坐位时好发于下叶后基底段;右侧卧位时,则好发于右上叶前段或后段。病原体多为厌氧菌。

(二)继发性肺脓肿

某些细菌性肺炎,如金黄色葡萄球菌、铜绿假单胞菌和肺炎克雷伯杆菌肺炎等,以及支气管扩张、支气管囊肿、支气管肺癌、肺结核空洞等继发感染可导致继发性肺脓肿。支气管异物阻塞,也是导致肺脓肿特别是小儿肺脓肿的重要因素。肺部邻近器官化脓性病变,如膈下脓肿、肾周围脓肿、脊柱脓肿或食管穿孔等波及肺也可引起肺脓肿。阿米巴肝脓肿好发于右肝顶部,易穿破膈肌至右肺下叶,形成阿米巴肺脓肿。

(三)血源性肺脓肿

因皮肤外伤感染、疖、痈、中耳炎或骨髓炎等所致的菌血症,菌栓经血行播散到肺,引起小血管栓塞、炎症和坏死而形成肺脓肿。静脉吸毒者如有右心细菌性心内膜炎,三尖瓣赘生物脱落阻塞肺小血管形成肺脓肿,常为两肺外野的多发性脓肿。致病菌以金黄色葡萄球菌、表皮葡萄球菌及链球菌为常见。

感染物阻塞细支气管,小血管炎性栓塞,致病菌繁殖引起肺组织化脓性炎症、坏死,形成肺脓肿,继而坏死组织液化破溃到支气管,脓液部分排出,形成有气液平面的脓腔,空洞壁表面常见残留坏死组织。病变有向周围扩展的倾向,甚至超越叶间裂波及邻近的肺段。若脓肿靠近胸膜,可发生局限性纤维蛋白性胸膜炎,发生胸膜粘连;如为张力性脓肿,破溃到胸膜腔,则可形成脓胸、脓气胸或支气管胸膜瘘。肺脓肿可完全吸收或仅剩少量纤维瘢痕。

如急性肺脓肿治疗不彻底,或支气管引流不畅,导致大量坏死组织残留脓腔,炎症迁延3个月以上则称为慢性肺脓肿。脓腔壁成纤维细胞增生,肉芽组织使脓腔壁增厚,并可累及周围细支气管,致其变形或扩张。

二、临 床 表 现

(一)症状

吸入性肺脓肿患者多有齿、口、咽喉的感染灶,或手术、醉酒、劳累、受凉和脑血管病等病史。急性起病,畏寒、高热,体温达39~40℃,伴有咳嗽、咳黏液痰或黏液脓性痰。炎症累及壁层胸膜可引起胸痛,且与呼吸有关。病变范围大时可出现气促。此外还有精神不振、全身乏力、食欲减退等全身中毒症状。如感染不能及时控制,可于发病的10~14日,突然咳出大量脓臭痰及坏死组织,每日可达300~500 mL,静置后可分成3层。约有1/3患者有不同程度的咯血,偶有中、大量咯血而突然窒息致死。一般在咳出大量脓痰后,体温明显下降,全身毒性症状随之减轻,数周内一般情况逐渐恢复正常。肺脓肿破溃到胸膜腔,可出现突发性胸痛、气急,出现脓气胸。部分患者缓慢发病,仅有一般的呼吸道感染症状。

血源性肺脓肿多先有原发病灶引起的畏寒、高热等全身脓毒症的表现。经数日或数周后才出现咳嗽、咳痰,痰量不多,极少咯血。

慢性肺脓肿患者常有咳嗽、咳脓痰、反复发热和咯血,持续数周到数月。可有贫血、消瘦等慢性中毒症状。

(二)体征

肺部体征与肺脓肿的大小和部位有关。初起时肺部可无阳性体征,或患侧可闻及湿啰音;病变继续发展,可出现肺实变体征,可闻及支气管呼吸音;肺脓腔增大时,可出现空瓮音;病变累及胸膜可闻及胸膜摩擦音或呈现胸腔积液体征。血源性肺脓肿大多无阳性体征。慢性肺脓肿常有杵状指(趾)。

(三)辅助检查

急性肺脓肿血白细胞总数达$(20\sim30)\times10^9/L$,中性粒细胞在90%以上,核明显左移,常有毒性颗粒。慢性患者的血白细胞可稍升高或正常,红细胞和血红蛋白减少。

1. 细菌学检查 痰涂片革兰染色,痰、胸腔积液和血培养包括需氧和厌氧培养,以及抗菌药物敏感试验,有助于确定病原体和选择有效的抗菌药物。尤其是胸腔积液和血培养阳性时对病原体的诊断价值更大。

2. X 线检查 早期的炎症在 X 线表现为大片浓密模糊浸润阴影,边缘不清,或为团片状浓密阴影,分布在一个或数个肺段。在肺组织坏死、肺脓肿形成后,脓液经支气管排出,脓腔出现圆形透亮区及气液平面,其四周被浓密炎症浸润所环绕。脓腔内壁光整或略有不规则。经脓液引流和抗菌药物治疗后,肺脓肿周围炎症先吸收,逐渐缩小至脓腔消失,最后仅残留纤维条索阴影。慢性肺脓肿脓腔壁增厚,内壁不规则,有时呈多房性,周围有纤维组织增生及邻近胸膜增厚,肺叶收缩,纵隔可向患侧移位。并发脓胸时,患侧胸部呈大片浓密阴影。若伴发气胸可见气液平面。结合侧位 X 线检查可明确肺脓肿的部位及范围大小。

血源性肺脓肿,病灶分布在一侧或两侧,呈散在局限炎症,或边缘整齐的球形病灶,中央有小脓腔和气液平。炎症吸收后,亦可能有局灶性纤维化或小气囊后遗阴影。

CT 则能更准确定位及区别肺脓肿和有气液平的局限性脓胸,发现体积较小的脓肿和葡萄球菌肺炎引起的肺气囊,并有助于做体位引流和外科手术治疗。

3. 纤维支气管镜检查 有助于明确病因和病原学诊断,并可用于治疗。如有气道内异物,可取出异物使气道引流通畅。疑为肿瘤阻塞,则可取病理标本。还可取痰液标本行需氧和厌氧菌培养。可经纤维支气管镜插入导管,尽量接近或进入脓腔,吸引脓液、冲洗支气管及注入抗菌药物,以提高疗效与缩短病程。

三、诊 断

对有口腔手术、昏迷呕吐或异物吸入后,突发畏寒、高热、咳嗽和咳大量脓臭痰等病史的患者,其血白细胞总数及中性粒细胞显著增高,X 线示浓密的炎性阴影中有空腔、气液平面,做出急性肺脓肿的诊断并不困难。有皮肤创伤感染、疖、痈等化脓性病灶,或静脉吸毒者患心内膜炎,出现发热不退、咳嗽、咳痰等症状,X 线胸片示两肺多发性肺脓肿,可诊断为血源性肺脓肿。痰、血培养,包括厌氧菌培养以及抗菌药物敏感试验,对确定病因诊断和抗菌药物的选用有重要价值。肺脓肿应与下列疾病相鉴别。

（一）细菌性肺炎

早期肺脓肿与细菌性肺炎在症状和 X 线胸片表现很相似,但常见的肺炎链球菌肺炎多伴有口唇疱疹、铁锈色痰而无大量脓臭痰,X 线胸片示肺叶或段性实变或呈片状淡薄炎症病变,边缘模糊不清,没有空洞形成。当用抗菌药物治疗后仍高热不退,咳嗽、咳痰加剧并咳出大量脓痰时应考虑为肺脓肿。

（二）空洞性肺结核继发感染

空洞性肺结核是一种慢性病,起病缓慢,病程长,可有长期咳嗽、午后低热、乏力、盗汗,食欲减退或有反复咯血。X 线胸片显示空洞壁较厚,一般无气液平面,空洞周围炎性病变较少,常伴有条索、斑点及结节状病灶,或肺内其他部位的结核播散灶,痰中可找到结核分枝杆菌。当合并肺部感染时,可出现急性感染症状和咳大量脓臭痰,且由于化脓性细菌大量繁殖,痰中难以找到结核杆菌,此时要详细询问病史。如一时不能鉴别,可按急性肺脓肿治疗,控制急性感染后,胸片可显示纤维空洞及周围多形性的结核病变,痰结核分枝杆菌可阳转。

（三）支气管肺癌

支气管肺癌阻塞支气管常引起远端肺化脓性感染,但形成肺脓肿的病程相对较长,因有一个逐渐阻塞的过程,毒性症状多不明显,脓痰量亦较少。阻塞性感染由于支气管引流不畅,抗菌药物效果不佳。因此对 40 岁以上出现肺同一部位反复感染,且抗菌药物疗效差的患者,要考虑支气管肺癌引起阻塞性肺炎的可能,可送痰液找癌细胞和纤维支气管镜检查,以明确诊断。肺鳞状细胞癌也可发生坏死液化,形成空洞,但一般无毒性或急性感染症状,X 线胸片示空洞壁较厚,多呈偏心空洞,残留的肿瘤组织使内壁凹凸不平,空洞周围有少许炎症浸润,肺门淋巴结可有肿大,故不难与肺脓肿区分。

（四）肺囊肿继发感染

肺囊肿继发感染时,囊肿内可见气液平,周围炎症反应轻,无明显中毒症状和脓痰。如有以往的 X 线胸片做对照,更容易鉴别。

四、治 疗

治疗原则是抗菌药物治疗和脓液引流。

（一）抗菌药物治疗

吸入性肺脓肿多为厌氧菌感染，一般均对青霉素敏感，仅脆弱拟杆菌对青霉素不敏感，但对林可霉素、克林霉素和甲硝唑敏感。可根据病情严重程度决定青霉素剂量，轻度者 120 万～240 万 U/d，病情严重者可用 1 000 万 U/d 分次静脉滴注，以提高坏死组织中的药物浓度。体温一般在治疗 3～10 日内降至正常，然后可改为肌内注射。如青霉素疗效不佳，可用林可霉素 1.8～3.0 g/d 分次静脉滴注，或克林霉素 0.6～1.8 g/d，或甲硝唑 0.4 g，每日 3 次口服或静脉滴注。

血源性肺脓肿多为葡萄球菌和链球菌感染，可选用耐 β 内酰胺酶的青霉素或头孢菌素。如为耐甲氧西林的葡萄球菌，应选用万古霉素或替考拉宁。

如为阿米巴原虫感染，则用甲硝唑治疗。如为革兰阴性杆菌，则可选用第二代或第三代头孢菌素、氟喹诺酮类，可联用氨基糖苷类抗菌药物。

抗菌药物疗程 8～12 周，直至 X 线胸片脓腔和炎症消失，或仅有少量的残留纤维化。

（二）脓液引流

脓液引流是提高疗效的有效措施。痰黏稠不易咳出者可用祛痰药或雾化吸入生理盐水、祛痰药或支气管舒张剂以利痰液引流。身体状况较好者可采取体位引流排痰，引流的体位应使脓肿处于最高位，每日 2～3 次，每次 10～15 min。经纤维支气管镜冲洗及吸引也是引流的有效方法。

（三）手术治疗

适应证：① 肺脓肿病程超过 3 个月，经内科治疗脓腔不缩小，或脓腔过大（5 cm 以上）估计不易闭合者；② 大咯血经内科治疗无效或危及生命；③ 伴有支气管胸膜瘘或脓胸经抽吸、引流和冲洗疗效不佳者；④ 支气管阻塞限制了气道引流，如肺癌。对病情重不能耐受手术者，可经胸壁插入导管到脓腔进行引流。术前应评价患者一般情况和肺功能。

五、预 防

要重视口腔、上呼吸道慢性感染病灶如龋齿、化脓性扁桃体炎、鼻窦炎、牙龈脓肿等的治疗。口腔和胸腹手术前应注意保持口腔清洁，手术中注意清除口腔和上呼吸道血块和分泌物，鼓励患者咳嗽，及时取出呼吸道异物，保持呼吸道引流通畅。昏迷患者更要注意口腔清洁，合并肺炎应及时使用抗菌药物治疗。

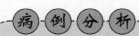

男性患者，28 岁，5 天前出差途中受凉，即感咽部不适，全身乏力，2 天前突起畏寒发热，体温达 39.5℃，伴咳嗽右胸痛咳少许白黏痰，自服阿奇霉素及柴胡冲剂无好转。今日口角出现疱疹，且咳出铁锈色痰，来院就诊。既往体健，无特殊病史。

体检：T39.8℃，Bp90/60 mmHg，R26 次/min，P100 次/min。热病容，口角可见疱疹，右肺第八后肋以下触觉语颤增强，叩诊浊音，可闻及支气管呼吸音。心率 100 次/min，律齐无杂音。腹检（一）。

【问题】
(1) 该患者的诊断是什么？
(2) 下一步诊疗措施是什么？

【分析与解答】
(1) 诊断：肺炎球菌肺炎。
(2) 诊疗措施：胸部影像检查、痰培养、血培养。对症治疗、控制感染。

（黄 谦）

第七章 肺 结 核

学习要点

● **掌握**：肺结核的分型、临床表现、实验室检查和诊断与治疗。
● **熟悉**：肺结核的病因、发病机制、鉴别诊断和抗结核药物的作用机制。
● **了解**：肺结核的流行病学、病原体特点和病理与预防。

肺结核（pulmonary tuberculosis）是由结核分枝杆菌感染人体肺部引起的一种慢性传染病，是结核病中最常见的一种。在21世纪仍然是严重危害人类健康的主要传染病，是全球关注的公共卫生和社会问题，也是我国重点控制的主要疾病之一。

（一）流行病学

目前估计全球有20亿结核感染者，现患结核病例超过2 000万人，年新发病例900万人，其中半数以上为传染性肺结核，每年120万～150万人死于结核病，结核病的死亡率在传染病中排第2位。结核病防控工作任重而道远，必须坚持不懈地加强结核病防控工作。

（二）结核分枝杆菌

结核病的病原菌为结核分枝杆菌复合群，包括结核分枝杆菌、牛分枝杆菌、非洲分枝杆菌和田鼠分枝杆菌。人肺结核的致病菌90%以上为结核分枝杆菌，又称抗酸杆菌。结核分枝杆菌对干燥、冷、酸、碱等抵抗力强，但对紫外线比较敏感，太阳光直射下痰中结核分枝杆菌经2～7 h可被杀死，实验室或病房常用紫外线灯消毒，10W紫外线灯距照射物0.5～1 m，照射30 min具有明显杀菌作用。

（三）结核病在人群中的传播

结核病在人群中的传染源主要是结核病患者，即痰直接涂片阳性者，飞沫传播是肺结核主要的传播途径，经消化道和皮肤等其他途径传播现已罕见。传染性的大小除取决于患者排出结核分枝杆菌量的多少外、空间含结核分枝杆菌微滴的密度及通风情况、接触的密切程度和时间长短以及个体免疫力的状况有关。婴幼儿、老年人、HIV感染者、免疫抑制剂使用者、慢性疾病患者等免疫力低下，都是结核病的易感人群。

一、病因、发病机制及病理

（一）病因、发病机制

1. 原发感染　首次吸入含结核分枝杆菌的气溶胶后，是否感染取决于结核分枝杆菌的毒力和肺泡内巨噬细胞固有的吞噬杀菌能力。结核分枝杆菌的类脂质等成分能抵抗溶酶体酶类的破坏作用，如果结核分枝杆菌能够存活下来，并在肺泡巨噬细胞内外生长繁殖，这部分肺组织即出现炎性病变，称为原发病灶。原发病灶中的结核分枝杆菌沿着肺内引流淋巴管到达肺门淋巴结，引起淋巴结肿大。原发病灶和肿大的气管支气管淋巴结核称为原发综合征。原发病灶继续扩大，可直接或经血流播散到邻近组织器官，发生结核病。

当结核分枝杆菌首次侵入人体开始繁殖时，人体通过细胞介导的免疫系统对结核分枝杆菌产生特异性免疫，使原发病灶、肺门淋巴结和播散到全身各器官的结核分枝杆菌停止繁殖，原发病灶炎症迅速吸收或留下少量钙化灶，肿大的肺门淋巴结逐渐缩小、纤维化或钙化，播散到全身各器官的结核分枝杆菌大部分被消灭，这就是原发感染最常见的良性过程。但仍然有少量结核分枝杆菌没有被消灭，长期处于休眠期，成为继发性结核病的来源之一。

2. 结核病免疫和迟发性变态反应　结核病主要的免疫保护机制是细胞免疫，体液免疫对控制结核分枝杆菌感染的作用不重要。人体受结核分枝杆菌感染后,首先是巨噬细胞做出反应,肺泡中的巨噬细胞大量分泌白细胞介素(简称白介素)-1、白介素-6和肿瘤坏死因子(TNF)-α等细胞因子,使淋巴细胞和单核细胞聚集到结核分枝杆菌入侵部位,逐渐形成结核肉芽肿,限制结核分枝杆菌扩散并杀灭结核分枝杆菌。T细胞具有独特作用,其与巨噬细胞相互作用和协调,对完善免疫保护作用非常重要。

1890年科赫(Koch)观察到,将结核分枝杆菌皮下注射到未感染的豚鼠,10~14日后局部皮肤红肿、溃烂,形成深的溃疡,不愈合,最后豚鼠因结核分枝杆菌播散到全身而死亡。而对3~6周前受少量结核分枝杆菌感染和结核菌素皮肤试验阳转的动物,给予同等剂量的结核分枝杆菌皮下注射,2~3日后局部出现红肿,形成表浅溃烂,继之较快愈合,无淋巴结肿大,无播散和死亡。这种机体对结核分枝杆菌再感染和初感染所表现出不同反应的现象称为Koch现象。

3. 继发性结核　继发性结核病与原发性结核病有明显的差异,继发性结核病临床症状明显,容易出现空洞和排菌,有传染性,所以,继发性结核病是防治工作的重点。继发性肺结核的发病有两种类型,一种类型发病慢,临床症状少而轻,多发生在肺尖或锁骨下,痰涂片检查阴性,一般预后较好;另一种类型发病较快,几周前肺部检查还是正常,发现时已出现广泛的病变、空洞和播散,痰涂片检查阳性。这类患者多发生在青春期女性、营养不良、抵抗力弱的群体以及免疫功能受损的患者。

继发性结核病的发病,目前认为有两种方式:原发性结核感染时期遗留下来的潜在病灶中的结核分枝杆菌重新活动而发生的结核病,此为内源性复发;另一种方式是由于受到结核分枝杆菌的再感染而发病,称为外源性感染,两种不同发病方式主要取决于当地的结核病流行病学特点与严重程度。

(二)病理

结核病的病理学如下。

1. 基本病理变化　结核病的基本病理变化是炎性渗出、增生和干酪样坏死。结核病的病理过程特点是破坏与修复常同时进行,故上述三种病理变化多同时存在,也可以某一种变化为主,而且可相互转化。这主要取决于结核分枝杆菌的感染量、毒力大小以及机体的抵抗力和变态反应状态。渗出为主的病变主要出现在结核性炎症初期阶段或病变恶化复发时,可表现为局部中性粒细胞浸润,继之由巨噬细胞及淋巴细胞取代。增生为主的病变表现为典型的结核结节,直径约为0.1 mm,数个融合后肉眼能见到,由淋巴细胞、上皮样细胞、朗格汉斯巨细胞以及成纤维细胞组成。结核结节的中间可出现干酪样坏死。上皮样细胞呈多角形,由巨噬细胞吞噬结核分枝杆菌后体积变大而形成,染色成淡伊红色。大量上皮样细胞互相聚集融合形成多核巨细胞称为朗格汉斯巨细胞。增生为主的病变发生在机体抵抗力较强、病变恢复阶段。干酪样坏死为主的病变多发生在结核分枝杆菌毒力强、感染菌量多、机体超敏反应增强、抵抗力低下的情况。干酪坏死病变镜检为红染无结构的颗粒状物,含脂质多,肉眼观察呈淡黄色,状似奶酪,故称干酪样坏死。

2. 病理变化转归　抗结核化学治疗问世前,结核病的病理转归特点为吸收愈合十分缓慢、多反复恶化和播散。采用化学治疗后早期渗出性病变可完全吸收消失或仅留下少许纤维索条。一些增生病变或较小干酪样病变在化学治疗下也可吸收缩小逐渐纤维化,或纤维组织增生将病变包围,形成散在的小硬结灶。未经化学治疗的干酪样坏死病变常发生液化或形成空洞,含有大量结核分枝杆菌的液化物可经支气管播散到对侧肺或同侧肺其他部位引起新病灶。经化疗后干酪样病变中的大量结核分枝杆菌被杀死,病变逐渐吸收缩小或形成钙化。

二、临床表现

各型肺结核的临床表现不尽相同,但有共同之处。

(一)症状

1. 呼吸系统症状

(1)咳嗽咳痰:是肺结核最常见症状。咳嗽较轻,干咳或少量黏液痰。有空洞形成时,痰量增多,若合并其他细菌感染,痰可呈脓性。若合并支气管结核,表现为刺激性咳嗽。

(2)咯血:1/3~1/2的患者有咯血。咯血量多少不定,多数患者为少量咯血,少数为大咯血。

(3)胸痛:结核累及胸膜时可表现胸痛,为胸膜性胸痛。随呼吸运动和咳嗽加重。

（4）呼吸困难：多见于干酪样肺炎和大量胸腔积液患者。

2. 全身症状　发热为最常见症状，多为长期午后潮热，即下午或傍晚开始升高，翌晨降至正常。部分患者有倦怠乏力、盗汗、食欲减退和体重减轻等。育龄女性患者可有月经不调。

（二）体征

病变范围较小时，可以没有任何体征；渗出性病变范围较大或干酪样坏死时，则可以有肺实变体征，如触觉语颤增强、叩诊浊音、听诊闻及支气管呼吸音和细湿啰音。较大的空洞性病变听诊也可以闻及支气管呼吸音。当有较大范围的纤维条索形成时，气管向患侧移位，患侧胸廓塌陷、叩诊浊音、听诊呼吸音减弱并可闻及湿啰音。结核性胸膜炎时有胸腔积液体征：气管向健侧移位，患侧胸廓饱满、触觉语颤减弱、叩诊浊音或实音、听诊呼吸音消失。支气管结核可有局限性哮鸣音。少数患者可以有类似风湿热样表现，称为结核性风湿症。多见于青少年女性。常累及四肢大关节。在受累关节附近可见结节性红斑或环形红斑，间歇出现。

三、诊　断

（一）诊断方法

1. 病史、症状和体征

（1）症状体征情况：肺结核患者的症状一般没有特异性，但明确症状的发展过程对结核病诊断有重要参考意义。体征对肺结核的诊断意义有限。

（2）诊断治疗过程：确定患者是新发现还是已发现病例。不少肺结核患者首次就诊多在综合医院，且接受治疗，应记录首次诊断情况特别是痰排菌情况、用药品种、用药量和时间、坚持规律用药情况等，这对将来确定治疗方案有重要价值。如果是复发患者，治疗史对判断耐药情况有参考意义。

（3）肺结核接触史：主要是家庭内接触史，对邻居、同事、宿舍等有无肺结核患者也应了解。记录接触患者的病情、排菌情况、治疗方案和用药规律情况、接触时间、接触密切程度等。

2. 影像学诊断　胸部 X 线检查是诊断肺结核的重要方法，可以发现早期轻微的结核病变，确定病变范围、部位、形态、密度、与周围组织的关系、病变阴影的伴随影；判断病变性质、有无活动性、有无空洞、空洞大小和洞壁特点等。肺结核病影像特点是病变多发生在上叶的尖后段和下叶的背段，密度不均匀、边缘较清楚和变化较慢，易形成空洞和播散病灶。诊断最常用的摄影方法是正、侧位胸片，常能将心影、肺门、血管、纵隔等遮掩的病变以及中叶和舌叶的病变显示清晰。

CT 能提供横断面的图像，减少重叠影像，易发现隐蔽的病变而减少微小病变的漏诊；比普通胸片更早期显示微小的粟粒结节；能清晰显示各型肺结核病变特点和性质，与支气管关系，有无空洞，以及进展恶化和吸收好转的变化；能准确显示纵隔淋巴结有无肿大。常用于对肺结核的诊断以及与其他胸部疾病的鉴别诊断，也可用于引导穿刺、引流和介入性治疗等（图 1-7-1、图 1-7-2）。

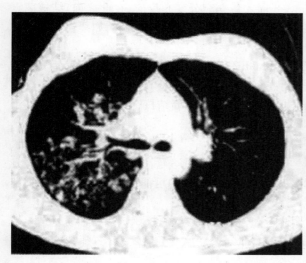

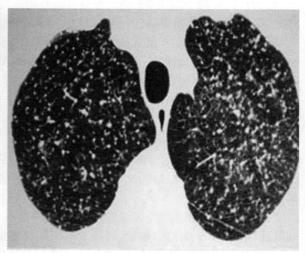

图 1-7-1　粟粒性肺结核（两肺散在大小一致粟粒影）　　图 1-7-2　浸润性肺结核（右上肺散在结节影）

3. 痰结核分枝杆菌检查 是确诊肺结核病的主要方法,也是制订化疗方案和考核治疗效果的主要依据。每一个有肺结核可疑症状或肺部有异常阴影的患者都必须查痰。

(1)痰标本的收集:肺结核患者的排菌具有间断性和不均匀性的特点,传染性患者查一次痰也许查不出,所以要多次查痰。菌阳患者 1 个痰标本涂片检查约 80% 阳性,2 个痰标本涂片检查约 90% 阳性,3 个痰标本涂片检查约 95% 阳性。通常初诊患者要送 3 份痰标本,包括清晨痰、夜间痰和即时痰,如无夜间痰,宜在留清晨痰后 2~3 h 再留一份痰标本。复诊患者每次送两份痰标本。无痰患者可采用痰诱导技术获取痰标本。

(2)痰涂片检查:是简单、快速、易行和可靠的方法,但欠敏感。每毫升痰中至少含 5 000~10 000 个细菌时可呈阳性结果。痰涂片检查阳性只能说明痰中含有抗酸杆菌,不能区分是结核分枝杆菌还是非结核性分枝杆菌,由于非结核性分枝杆菌少,故痰中检出抗酸杆菌有极重要的意义。

(3)培养法:结核分枝杆菌培养为痰结核分枝杆菌检查提供准确可靠的结果,常作为结核病诊断的金标准。同时也为药物敏感性测定和菌种鉴定提供菌株。结核分枝杆菌培养费时较长,一般为 2~6 周,阳性结果随时报告,培养至 8 周仍未生长者报告阴性。

(4)药物敏感性测定:主要为临床耐药病例的诊断、制订合理的化疗方案以及流行病学监测提供依据。

(5)其他检测技术:如 PCR、核酸探针检测特异性 DNA 片段、色谱技术检测结核硬脂酸和分枝菌酸等菌体特异成分以及采用免疫学方法检测特异性抗原和抗体等,使结核病快速诊断取得一些进展。

4. 纤维支气管镜检查 常应用于支气管结核和淋巴结支气管瘘的诊断,支气管结核表现为黏膜充血、溃疡、糜烂、组织增生、形成瘢痕和支气管狭窄,可以在病灶部位钳取活体组织进行病理学检查、结核分枝杆菌培养。对于肺内结核病灶,可以采集分泌物或冲洗液标本做病原体检查,也可以经支气管肺活检获取标本检查。

5. 结核菌素试验 广泛应用于检出结核分枝杆菌的感染,而非检出结核病。结核菌素试验对儿童、少年和青年的结核病诊断有参考意义。由于许多国家和地区广泛推行卡介苗接种,结核菌素试验阳性不能区分是结核分枝杆菌的自然感染还是卡介苗接种的免疫反应。因此,在卡介苗普遍接种的地区,结核菌素试验对检出结核分枝杆菌感染受到很大限制。目前世界卫生组织和国际防结核和肺病联合会推荐使用的结核菌素为纯蛋白衍化物(PPD)PPD-RT23,以便于国际结核感染率的比较。

结核菌素试验选择左侧前臂屈侧中上部 1/3 处,0.1 mL(5 IU)皮内注射,试验后 48~72 h 观察和记录结果,手指轻摸硬结边缘,测量硬结的横径和纵径,得出平均直径=(横径+纵径)/2,而不是测量红晕直径,硬结为特异性变态反应,而红晕为非特异性反应。硬结直径≤4 mm 为阴性,5~9 mm 为弱阳性,10~19 mm 为阳性,≥20 或虽<20 mm 但局部出现水泡和淋巴管炎为强阳性反应。结核菌素试验反应愈强,对结核病的诊断,特别是对婴幼儿的结核病诊断愈重要。凡是阴性反应结果的儿童,一般来说,表明没有受过结核分枝杆菌的感染,可以除外结核病。但在某些情况下,也不能完全排除结核病,因为结核菌素试验可受许多因素影响,结核分枝杆菌感染后需 4~8 周才建立充分变态反应,在此之前,结核菌素试验可呈阴性;营养不良、HIV 感染、麻疹、水痘、癌症、严重的细菌感染包括重症结核病如粟粒性结核病和结核性脑膜炎等,结核菌素试验结果则多为阴性和弱阳性。

6. γ干扰素释放试验 通过特异性抗原 ESAT-6 和 GFP-10 与全血细胞共同孵育,然后检测 γ干扰素水平或采用酶联免疫斑点试验(ELISPOT)测量计数分泌 γ干扰素的特异性 T 细胞,可以区分结核分枝杆菌自然感染与卡介苗接种和大部分非结核分枝杆菌感染,因此诊断结核感染的特异性明显高于PPD 试验。

(二)肺结核的诊断程序

1. 可疑症状患者的筛选 主要可疑症状包括:咳嗽持续 2 周以上、咯血、午后低热、乏力、盗汗、月经不调或闭经,有肺结核接触史或肺外结核。上述情况应考虑到肺结核病的可能性,要进行痰抗酸杆菌和胸部 X 线检查。

2. 是否肺结核 凡 X 线检查肺部发现有异常阴影者,必须通过系统检查,确定病变性质是结核性或其他性质。如一时难以确定,可经 2 周短期观察后复查,大部分炎症病变会有所变化,肺结核则变化不大。

3. 有无活动性 如果诊断为肺结核,应进一步明确有无活动性,因为结核活动性病变必须给予治疗。活动性病变在胸片上通常表现为边缘模糊不清的斑片状阴影,可有中心溶解和空洞,或出现播散病灶。胸片表现为钙化、硬结或纤维化,痰检查不排菌,无任何症状,为无活动性肺结核。

4. 是否排菌　　确定活动性后还要明确是否排菌,是确定传染源的唯一方法。

5. 是否耐药　　通过药物敏感性试验确定是否耐药。

6. 明确初、复治　　病史询问明确初、复治患者,两者治疗方案迥然不同。

（三）结核病分类标准

1. 结核病分类和诊断要点

（1）原发型肺结核:含原发综合征及胸内淋巴结结核。多见于少年儿童,无症状或症状轻微,多有结核病家庭接触史,结核菌素试验多为强阳性,X 线胸片表现为哑铃型阴影,即原发病灶、引流淋巴管炎和肿大的肺门淋巴结,形成典型的原发综合征。原发病灶一般吸收较快,可不留任何痕迹。若 X 线胸片只有肺门淋巴结肿大,则诊断为胸内淋巴结结核。肺门淋巴结结核可呈团块状、边缘清晰和密度高的肿瘤型或边缘不清、伴有炎性浸润的炎症型。

（2）血行播散型肺结核:含急性血行播散型肺结核(急性粟粒型肺结核)及亚急性、慢性血行播散型肺结核。急性粟粒型肺结核多见于婴幼儿和青少年,特别是营养不良、患传染病和长期应用免疫抑制剂导致抵抗力明显下降的小儿,多同时伴有原发型肺结核。成人也可发生急性粟粒型肺结核,可由病变中和淋巴结内的结核分枝杆菌侵入血管所致。起病急,持续高热,中毒症状严重,约一半以上的小儿和成人合并结核性脑膜炎。虽然病变侵及两肺,但极少有呼吸困难。全身浅表淋巴结肿大,肝和脾大,有时可发现皮肤淡红色粟粒疹,可出现颈项强直等脑膜刺激征,眼底检查约 1/3 的患者可发现脉络膜结核结节。部分患者结核菌素试验阴性,随病情好转可转为阳性。X 线胸片和 CT 检查开始为肺纹理重,在症状出现 2 周左右可发现由肺尖至肺底呈大小、密度和分布均匀的粟粒状结节阴影,结节直径 2 mm 左右。亚急性、慢性血行播散型肺结核起病较缓,症状较轻,X 线胸片呈双上、中肺野为主的大小不等、密度不同和分布不均的粟粒状或结节状阴影,新鲜渗出与陈旧硬结和钙化病灶共存。慢性血行播散型肺结核多无明显中毒症状。

（3）继发型肺结核:多发生在成人,病程长,易反复。肺内病变多为含有大量结核分枝杆菌的早期渗出性病变,易进展,多发生干酪样坏死、液化、空洞形成和支气管播散;同时又多出现病变周围纤维组织增生,使病变局限化和瘢痕形成。病变轻重多寡相差悬殊,活动性渗出病变、干酪样病变和愈合性病变共存。因此,继发型肺结核 X 线表现特点为多态性,好发在上叶尖后段和下叶背段。痰结核分枝杆菌检查常为阳性。

继发型肺结核含浸润性肺结核、纤维空洞性肺结核和干酪样肺炎等。临床特点如下:

1）浸润性肺结核:浸润渗出性结核病变和纤维干酪增殖病变多发生在肺尖和锁骨下,影像学检查表现为小片状或斑点状阴影,可融合和形成空洞。渗出性病变易吸收,而纤维干酪增殖病变吸收很慢,可长期无改变。

2）空洞性肺结核:空洞形态不一。多由干酪渗出病变溶解形成洞壁不明显的、多个空腔的虫蚀样空洞;伴有周围浸润病变的新鲜的薄壁空洞,当引流支气管壁出现炎症半堵塞时,因活瓣形成,而出现壁薄的、可迅速扩大和缩小的张力性空洞以及肺结核球干酪样坏死物质排出后形成的干酪溶解性空洞。空洞性肺结核多有支气管播散病变,临床症状较多,发热、咳嗽、咳痰和咯血等。空洞性肺结核患者痰中经常排菌。应用有效的化学治疗后,出现空洞不闭合,但长期多次查痰阴性,空洞壁由纤维组织或上皮细胞覆盖,诊断为"净化空洞"。但有些患者空洞还残留一些干酪组织,长期多次查痰阴性,临床上诊断为"开放菌阴综合征",仍需随访。

3）结核球:多由干酪样病变吸收和周边纤维膜包裹或干酪空洞阻塞性愈合而形成。结核球内有钙化灶或液化坏死形成空洞,同时 80% 以上结核球有卫星灶,可作为诊断和鉴别诊断的参考。直径在 2～4 cm 之间,多小于 3 cm。

4）干酪样肺炎:多发生在机体免疫力和体质衰弱,又受到大量结核分枝杆菌感染的患者,或有淋巴结支气管瘘,淋巴结中的大量干酪样物质经支气管进入肺内而发生。大叶性干酪样肺炎 X 线呈大叶性密度均匀磨玻璃状阴影,逐渐出现溶解区,呈虫蚀样空洞,可出现播散病灶,痰中能查出结核分枝杆菌。小叶性干酪样肺炎的症状和体征都比大叶性干酪样肺炎轻,X 线呈小叶斑片播散病灶,多发生在双肺中下部。

5) 纤维空洞性肺结核：纤维空洞性肺结核的特点是病程长,反复进展恶化,肺组织破坏重,肺功能严重受损,双侧或单侧出现纤维厚壁空洞和广泛的纤维增生,造成肺门抬高和肺纹理呈垂柳样,患侧肺组织收缩,纵隔向患侧移位,常见胸膜粘连和代偿性肺气肿。结核分枝杆菌长期检查阳性且常耐药。在结核病控制和临床上均为难以解决问题,关键在最初治疗中给予合理化学治疗,以预防纤维空洞性肺结核的发生。

(4) 结核性胸膜炎：含结核性干性胸膜炎、结核性渗出性胸膜炎、结核性脓胸。

(5) 其他肺外结核：按部位和脏器命名,如骨关节结核、肾结核、肠结核等。

(6) 菌阴肺结核：菌阴肺结核为三次痰涂片及一次培养阴性的肺结核。其诊断标准为：① 典型肺结核临床症状和胸部 X 线表现;② 抗结核治疗有效;③ 临床可排除其他非结核性肺部疾患;④ PPD (5IU)强阳性,血清抗结核抗体阳性;⑤ 痰结核菌 PCR 和探针检测呈阳性;⑥ 肺外组织病理证实结核病变;⑦ 支气管肺泡灌洗(BAL)液中检出抗酸分枝杆菌;⑧ 支气管或肺部组织病理证实结核病变。具备①～⑥中 3 项或⑦～⑧中任何 1 项可确诊。

2. 菌检查记录格式　　以涂(＋)、涂(－)、培(＋)、培(－)表示。当患者无痰或未查痰时注明(无痰)或(未查)。

3. 治疗状况记录

(1) 初治：有下列情况之一者为初治：① 尚未开始抗结核治疗的患者;② 正在进行标准化疗方案而未满疗程的患者;③ 不规则化疗未满 1 个月的患者。

(2) 复治：有下列情况之一者为复治：① 初治失败的患者;② 规则用药满疗程后菌阴有复阳的患者;③ 不规则化疗超过 1 个月的患者;④ 慢性排菌患者。

(四) 肺结核的记录方法

按结核病分类,病变部位、范围,痰菌情况、化疗史程序书写。如原发型肺结核右中涂(－),初治。继发型肺结核双上涂(＋),复治,血行播散型肺结核可注明(急性)或(慢性);继发型肺结核可注明(浸润性)、(纤维空洞)等。并发症(如自发性气胸、肺不张等)、并存病(如矽肺、糖尿病等)、手术(如肺切除术后、胸廓成形术后等)可在化疗史后按并发症、并存病、手术等顺序书写。

(五) 肺结核的鉴别诊断

1. 肺炎　　主要与继发型肺结核鉴别。各种肺炎因病原体不同而临床特点各异,但大都起病急伴有发热,咳嗽、咳痰明显。胸片表现密度较淡且较均匀的片状或斑片状阴影,抗菌治疗后体温迅速下降,1～2 周阴影有明显吸收。

2. 慢性阻塞性肺疾病　　多表现为慢性咳嗽、咳痰,少有咯血。冬季多发,急性加重期可以有发热。肺功能检查为阻塞性通气功能障碍。胸部影像学检查有助于鉴别诊断。

3. 支气管扩张　　慢性反复咳嗽、咳痰,多有大量脓痰,常反复咯血。轻者 X 线胸片无异常或仅见肺纹理增粗,典型者可见卷发样改变,CT 特别是高分辨 CT 能发现支气管腔扩大,可确诊。

4. 肺癌　　肺癌多有长期吸烟史,表现为刺激性咳嗽,痰中带血、胸痛和消瘦等症状。胸部 X 线表现肺癌肿块常呈分叶状,有毛刺、切迹。癌组织坏死液化后,可以形成偏心厚壁空洞。多次痰脱落细胞和结核分枝杆菌检查和病灶活体组织检查是鉴别的重要方法。

5. 肺脓肿　　多有高热、咳大量脓臭痰,胸片表现为带有液平面的空洞伴周围浓密的炎性阴影。血白细胞和中性粒细胞增高。

6. 纵隔和肺门疾病　　原发型肺结核应与纵隔和肺门疾病相鉴别。小儿胸腺在婴幼儿时期多见,胸内甲状腺多发生于右上纵隔,淋巴系统肿瘤多位于中纵隔,多见于青年人,症状多,结核菌素试验可呈阴性或弱阳性。皮样囊肿和畸胎瘤多呈边缘清晰的囊状阴影,多发生于前纵隔。

7. 其他疾病　　肺结核常有不同类型的发热,需与伤寒、败血症、白血病等发热性疾病鉴别。伤寒有高热、白细胞计数减少及肝脾大等临床表现,易与急性血行播散型肺结核混淆。但伤寒常呈稽留热,有相对缓脉、皮肤玫瑰疹,血、尿、便的培养检查和肥达试验可以确诊。败血症起病急,寒战及弛张热型,白细胞及中性粒细胞增多,常有近期感染史,血培养可发现致病菌。急性血行播散型肺结核有发热、肝脾大,偶见类白血病反应或单核细胞异常增多,需与白血病鉴别。后者多有明显出血倾向,骨髓涂片及动态 X 线胸片随访有助于诊断。

四、治 疗

（一）化学治疗的原则

肺结核化学治疗的原则是早期、规律、全程、适量、联合。整个治疗方案分强化和巩固两个阶段。

（1）早期：对所有检出和确诊患者均应立即给予化学治疗。早期化学治疗有利于迅速发挥早期杀菌作用，促使病变吸收和减少传染性。

（2）规律：严格遵照医嘱要求规律用药，不漏服，不停药，以避免耐药性的产生。

（3）全程：保证完成规定的治疗期是提高治愈率和减少复发率的重要措施。

（4）适量：严格遵照适当的药物剂量用药，药物剂量过低不能达到有效的血浓度，影响疗效和易产生耐药性；剂量过大易发生药物毒副反应。

（5）联合：联合用药系指同时采用多种抗结核药物治疗，可提高疗效，同时通过交叉杀菌作用减少或防止耐药性的产生。

（二）化学治疗的主要作用

1. 杀菌作用 迅速地杀死病灶中大量繁殖的结核分枝杆菌使患者由传染性转为非传染性，减轻组织破坏，缩短治疗时间，可早日恢复工作，临床上表现为痰菌迅速阴转。

2. 防止耐药菌产生 防止获得性耐药变异菌的出现是保证治疗成功的重要措施，耐药变异菌的发生不仅会造成治疗失败和复发，而且会造成耐药菌的传播。

3. 灭菌 彻底杀灭结核病变中半静止或代谢缓慢的结核分枝杆菌是化学治疗的最终目的。使完成规定疗程治疗后无复发或复发率很低。

（三）化学治疗的生物学机制

1. 药物对不同代谢状态和不同部位的结核分枝杆菌群的作用 结核分枝杆菌根据其代谢状态分为 A、B、C、D4 群。A 菌群：快速繁殖，大量的 A 菌群多位于巨噬细胞外和肺空洞干酪液化部分，占结核分枝杆菌群的绝大部分。由于细菌数量大，易产生耐药变异菌。B 菌群：处于半静止状态，多位于巨噬细胞内酸性环境中和空洞壁坏死组织中。C 菌群：处于半静止状态，可有突然间歇性短暂的生长繁殖，许多生物学特点尚不十分清楚。D 菌群：处于休眠状态，不繁殖，数量很少。抗结核药物对不同菌群的作用各异。抗结核药物对 A 菌群作用强弱依次为异烟肼≫链霉素＞利福平＞乙胺丁醇；对 B 菌群依次为吡嗪酰胺≫利福平＞异烟肼；对 C 菌群依次为利福平≫异烟肼。B 和 C 菌群由于处于半静止状态，抗结核药物的作用相对较差，有"顽固菌"之称。杀灭 B 和 C 菌群可以防止复发。抗结核药物对 D 菌群无作用。

2. 耐药性 是基因突变引起的药物对突变菌的效力降低。治疗过程中如单用一种敏感药，菌群中大量敏感菌被杀死，但少量的自然耐药变异菌仍存活，并不断繁殖，最后逐渐完全替代敏感菌而成为优势菌群。结核病变中结核菌群数量愈大，则存在的自然耐药变异菌也愈多。现代化学治疗多采用联合用药，通过交叉杀菌作用防止耐药性产生。联合用药后中断治疗或不规律用药仍可产生耐药性。其产生机制是各种药物开始早期杀菌作用速度的差异，某些菌群只有一种药物起灭菌作用，而在菌群再生长期间和菌群延缓生长期药物抑菌浓度存在差异所造成的结果。因此，强调在联合用药的条件下，也不能中断治疗，短程疗法最好应用全程督导化疗。

3. 间歇化学治疗 间歇化学治疗的主要理论基础是结核分枝杆菌的延缓生长期。结核分枝杆菌接触不同的抗结核药物后产生不同时间的延缓生长期。

4. 顿服 抗结核药物血中高峰浓度的杀菌作用要优于经常性维持较低药物浓度水平的情况。每日剂量一次顿服要比每日 2 次或 3 次分服所产生的高峰血浓度高 3 倍左右。临床研究已经证实顿服的效果优于分次口服。

（四）常用抗结核药物

1. 异烟肼（isoniazid，INH，H） 异烟肼问世已 50 余年，但迄今仍然是单一抗结核；药物中杀菌力，特别是早期杀菌力最强者。INH 对巨噬细胞内外的结核分枝杆菌均具有杀菌作用。成人剂量每日 300 mg，顿服；儿童为每日 5～10 mg/kg，最大剂量每日不超过 300 mg。结核性脑膜炎和血行播散型肺结核的用药剂量可加大，儿童 20～30 mg/kg，成人 10～20 mg/kg。偶可发生药物性肝炎，肝功能异常者慎用。

2. 利福平(rifampicin, RFP, R)　对巨噬细胞内外的结核分枝杆菌均有快速杀菌作用,特别是对 C 菌群有独特的杀灭菌作用。INH 与 RFP 联用可显著缩短疗程。推荐早晨空腹或早饭前半小时服用。成人剂量为每日 8～10 mg/kg,顿服。儿童每日 10～20 mg/kg。其他利福霉素类药物有利福喷丁(rifapentine, RFT),适于间歇使用,使用剂量为 450～600 mg,每周 2 次。RFT 与 RFP 之间完全交叉耐药。常见副反应为肝功能损害。

3. 吡嗪酰胺(pyrazinamide, PZA, Z)　吡嗪酰胺具有独特的杀灭菌作用,主要是杀灭巨噬细胞内酸性环境中的 B 菌群。在 6 个月标准短程化疗中,PZA 与 INH 和 RFP 联合用药是第三个不可缺的重要药物。成人用药为 1.5 g/d,儿童每日为 30～40 mg/kg。常见副反应为高尿酸血症、肝损害、食欲不振、关节痛和恶心。

4. 乙胺丁醇(ethambutol, EMB, E)　对生长繁殖期结核杆菌有较强的抑制作用,与其他抗结核药无交叉耐药性。与利福平或异烟肼联用,可增强疗效并延缓耐药性的产生,治疗各型活动性结核病。常见副反应为视神经炎。

5. 链霉素(streptomycin, SM, S)　链霉素对巨噬细胞外碱性环境中的结核分枝杆菌有杀菌作用。肌内注射,每日量为 0.75 g,每周 5 次;间歇用药每次为 0.75～1.0 g,每周 2～3 次。常见副反应主要为耳毒性、前庭功能损害和肾毒性等。

(五)统一标准化学治疗方案

经国内外严格对照研究证实的化疗方案,可供选择作为统一标准方案。

1. 初治涂阳肺结核治疗方案　含初治涂阴有空洞形成或粟粒型肺结核。

(1)每日用药方案:强化期:异烟肼、利福平、吡嗪酰胺和乙胺丁醇,顿服,2 个月。巩固期:异烟肼、利福平,顿服,4 个月。简写为:2HRZE/4HR。

(2)间歇用药方案:强化期:异烟肼、利福平、吡嗪酰胺和乙胺丁醇,隔日 1 次或每周 3 次,2 个月。巩固期:异烟肼、利福平,隔日 1 次或每周 3 次,4 个月。简写为:2H3R3Z3E3/4H3R3。

2. 复治涂阳肺结核治疗方案

(1)每日用药方案:强化期:异烟肼、利福平、吡嗪酰胺、链霉素和乙胺丁醇,每日 1 次,2 个月。巩固期:异烟肼、利福平和乙胺丁醇,每日 1 次,4～6 个月。巩固期治疗 4 个月时,痰菌未阴转,可继续延长治疗期 2 个月。简写为:2HRZSE/4～6HRE。

(2)间歇用药方案:强化期:异烟肼、利福平、吡嗪酰胺、链霉素和乙胺丁醇,隔日 1 次或每周 3 次,2 个月。巩固期:异烟肼、利福平和乙胺丁醇,隔日 1 次或每周 3 次,6 个月。简写为:2H3R3Z3S3E3/6H3R3E3。

3. 初治涂阴肺结核治疗方案

(1)每日用药方案:强化期:异烟肼、利福平、吡嗪酰胺,每日 1 次,2 个月。巩固期:异烟肼、利福平,每日 1 次,4 个月。简写为:2HRZ/4HR。

(2)间歇用药方案:强化期:异烟肼、利福平、吡嗪酰胺,隔日 1 次或每周 3 次,2 个月。巩固期:异烟肼、利福平,隔日 1 次或每周 3 次,4 个月。简写为:2H3R3Z3/4H3R3。

上述间歇方案为我国结核病规划所采用,但必须采用全程督导化疗管理,以保证患者不间断地规律用药。

(六)耐药肺结核

耐药结核病,特别是耐多药结核病(multidrug resistant tuberculosis, MDR - TB):MDR - TB 是被 WHO 认定的全球结核病疫情回升的第 3 个主要原因,治疗有赖于通过药敏测定筛选敏感药物。疑有多耐药而无药敏试验条件是可以分析用药史进行估计。强化期是选用 4～5 种药物,其中至少包括 3 种从未使用过的药物或仍然敏感的药物如 PZA、KM、CPM、T321Th、PAS(静脉)、FQs,推荐的药物上有 CS、氯苯酚嗪等,强化期治疗至少 3 个月,巩固期减少到 2～3 种药物,至少应用 18～21 个月。

五、预　后

结核病的愈合方式,一部分通过完全吸收或钙化,一部分通过纤维组织增生可能将干酪样物质包绕起来,形成纤维干酪灶,处于相对稳定状态。肺结核的愈合指征是:中毒症状完全消失,病灶稳定,停止排菌,局部病灶可为钙化、纤维化、小的纤维干酪灶、空洞闭合等。但有的纤维干酪灶甚至硬结灶内还有结核菌存活,免疫力高时,病灶可较长时间稳定,亦无排菌。一旦机体抵抗力减低时,灶内结核菌又开始活跃,生长繁殖,可造成复发与播散,因而不是真正的痊愈。所谓痊愈,指病灶完全吸收消散,或手术切除,肺内已无病灶;或尚有病灶如纤维硬结、钙化、纤维化、空洞,并能肯定没有结核杆菌存活,这是从病理上所说的真正的痊愈。治疗肺结核要早期治疗,足够剂量,规律用药,足够疗程联合用药,分段治疗,争取一次治愈。

结核病控制策略与措施

1. 全程督导化学治疗　全程督导化疗是指肺结核患者在治疗过程中,每次用药都必须在医务人员或经培训的家庭督导员的直接监督下进行,因故未用药时必须采取补救措施以保证按医嘱规律用药。督导可以提高治疗依从性和治愈率,并减少多耐药病例的发生。

2. 病例报告和转诊　按《中华人民共和国传染病防治法》,肺结核属于乙类传染病。各级医疗预防机构要专人负责,做到及时、准确、完整地报告肺结核疫情。同时要做好转诊工作。

3. 病例登记和管理　由于肺结核具有病程较长、易复发和具有传染性等特点,必须要长期随访,掌握患者从发病、治疗到治愈的全过程。通过对确诊肺结核病例的登记达到掌握疫情和便于管理的目的。

4. 卡介苗接种　普遍认为卡介苗接种对预防成年人肺结核的效果很差,但对预防常发生在儿童的结核性脑膜炎和粟粒型结核有较好作用。新生儿进行卡介苗接种后,仍需注意采取与肺结核患者隔离的措施。

5. 预防性化学治疗　主要应用于受结核分枝杆菌感染易发病的高危人群,包括 HIV 感染者、涂阳肺结核患者的密切接触者、未经治疗的肺部硬结纤维病灶(无活动性)、矽肺、糖尿病、长期使用糖皮质激素或免疫抑制剂者、吸毒者、营养不良者、儿童青少年结核菌素试验硬结直径≥15 mm 者等。常用异烟肼 300 mg/d,顿服 6～9 个月,儿童用量为 4～8 mg/kg;或利福平和异烟肼,每日顿服 3 个月;或利福喷汀和异烟肼每周 3 次 3 个月。

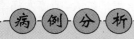 病例分析

男,20 岁,学生,咳嗽半年,时有血丝痰,盗汗,乏力,近发热 1 个月,体温 37.5～38℃,来院就诊,体检:T37.8℃,Bp100/60 mmHg,R20 次/min,P90 次/min。消瘦,右肩胛区可闻及咳嗽后细湿啰音。心率 90 次/min,律齐无杂音。腹检(一)。胸片示右上肺片状阴影,密度不均可疑小透亮区,血 WBC:10×10^9/L,N 74%,ESR:80 mm/h。

【问题】

(1)诊断首先考虑何种疾病?

(2)明确诊断还需进一步做哪些检查?

【分析与解答】

该患者最有可能为继发型肺结核,进一步最需要的检查为反复痰检找抗酸杆菌,可供选择的检查包括胸部 CT、结核菌素试验、TSPOT 支气管镜等。

(许文景)

第八章　原发性支气管肺癌

学习要点

● **掌握**：掌握肺癌的临床表现、实验室及其他检查、肺癌的诊断和肺癌的治疗。
● **熟悉**：肺癌的病理及其分类、肺癌的鉴别诊断和肺癌的临床分期。
● **了解**：肺癌的病因、肺癌的发病机制及肺癌的预后与预防。

原发性支气管肺癌简称肺癌，为起源于支气管黏膜或腺体的恶性肿瘤，肺癌是发病率和死亡率增长最快、对人群健康和生命威胁最大的恶性肿瘤之一。由于早期诊断率不高导致肺癌的预后差。目前随着诊断方法的进步、新化疗药物及靶向治疗药物的出现，规范有序的诊断、分期以及根据肺癌生物学行为进行多学科联合诊疗的进步，肺癌的生存率有所提高。然而，要想大幅度提高生存率，仍有赖于早期诊断和规范治疗。

一、病因、发病机制和病理

肺癌的病因和发病机制尚未明确，但通常认为与下列因素有关。

1. 吸烟　　目前认为吸烟是肺癌的最重要的高危因素，烟草中有超过 3 000 种化学物质，其中多链芳香烃类化合物（如苯并芘）和亚硝胺均有很强的致癌活性，吸烟最容易导致鳞状上皮癌和未分化小细胞癌。吸烟量与肺癌之间存在着明显的量-效关系，开始吸烟的年龄越小，吸烟累积量越大，肺癌发病率越高。被动吸烟或环境吸烟也是肺癌的病因之一。

2. 职业和环境接触　　肺癌是职业癌中最重要的一种。约 10% 的肺癌患者有环境和职业接触史。现已证明以下 9 种职业环境致癌物增加肺癌的发生率：铝制品的副产品、砷、石棉、二氯甲醚、铬化合物、焦炭炉、芥子气、含镍的杂质、氯乙烯。长期接触铍、镉、硅、福尔马林等物质也会增加肺癌的发病率。接触石棉者的肺癌、胸膜和腹膜间皮瘤的发病率明显增高，潜伏期可达 20 年或更久。此外，铀暴露和肺癌发生之间也有很密切的关系，特别是小细胞肺癌，吸烟可明显加重这一危险。

3. 大气污染　　包括室内和室外环境污染。室内被动吸烟、燃烧燃料和烹调过程中均可产生致癌物，在重工业城市大气中，存在着 3,4 苯并芘、氧化亚砷、放射性物质、镍、铬化合物以及不燃的脂肪族碳氢化合物等致癌物质。在污染严重的人城市中，居民每日吸入空气中 PM2.5 含有的苯并芘量可超过 20 支纸烟的含量并增加纸烟的致癌作用。

4. 电离辐射　　肺是对放射线较为敏感的器官。大剂量电离辐射可引起肺癌，不同射线产生的效应也不同，如中子射线引起患肺癌的危险性高于 α 射线。美国研究报道一般人群中电离辐射部分来源于自然界，部分为医疗照射，部分为 X 线诊断的电离辐射。

5. 饮食与营养　　一些研究已表明，较少食用含 β 胡萝卜素的蔬菜和水果，肺癌发生的危险性升高。而流行病学研究也表明，较多地食用含 β 胡萝卜素的绿色、黄色和橘黄色的蔬菜和水果，可减少肺癌发生的危险性，这一保护作用对正在或既往吸烟的人特别明显。

6. 遗传和基因改变　　肺癌很可能是一种外因通过内因发病的疾病，外因可诱发细胞的恶性转化和不可逆的基因改变，包括原癌基因的活化、抑癌基因的失活、自反馈分泌环的活化和细胞凋亡的抑制，从而导致细胞生长的失控。与肺癌关系密切的癌基因主要为 ras 和 myc 基因家族、$c-erbB-2$、$bcl-2$、$c-fos$ 以及 $c-jun$ 基因等。相关的抑癌基因包括 $p53$、Rb、$CDKN2$、$FHIT$ 基因等。与肺癌发生、发展相关的分子改变还包括错配修复基因如 $hMSH2$ 及 $hPMS1$ 的异常、端粒酶的表达。

7. 其他诱发因素　　病毒感染，某些慢性肺部疾病（如慢性支气管炎、肺结核等）与支气管肺癌的发生有一定关系,美国癌症学会将结核列为肺癌的发病因素之一。

二、病 理 和 分 类

(一)根据解剖学部位分类

1. 中央型肺癌　发生在段支气管至主支气管的肺癌称为中央型肺癌,较多见鳞状上皮细胞癌和小细胞肺癌。

2. 周围型肺癌　发生在段支气管以下的肺癌称为周围型肺癌,多见腺癌。

(二)根据组织病理学分类

肺癌的组织病理学分类现分为两大类:

1. 非小细胞肺癌(non-small cell lung cancer, NSCLC)

(1)鳞状上皮细胞癌(简称鳞癌):包括乳头状型、透明细胞型、小细胞型和基底细胞样型。典型的鳞癌显示细胞角化、角化珠形成和(或)细胞间桥,这些特征依分化程度不同而不同。鳞癌以中央型为主,有向管腔内生长的倾向,容易引起支气管狭窄导致肺不张或阻塞性肺炎。鳞癌亦可以为周围型,易于形成中央性坏死和空洞。

(2)腺癌:包括腺泡状腺癌、乳头状腺癌、支气管肺泡癌(或称肺泡细胞癌)、伴黏液产生的实性腺癌及腺癌混合亚型。典型的腺癌呈腺管或乳头状结构,细胞大小比较一致,呈圆形或椭圆形,胞质丰富,常含有黏液,核大,染色深,常有核仁,核膜比较清楚。腺癌早期即可侵犯血管、淋巴管,常在原发瘤引起症状前即已发生转移。混合亚型腺癌是最常见的亚型,占切除肺腺癌的 80%,肺泡细胞癌是发生在细支气管或肺泡壁的腺癌,被认为分化较好。

(3)大细胞癌:大细胞癌是一种未分化细胞癌,包括大细胞神经内分泌癌、复合性大细胞神经内分泌癌、基底细胞样癌、淋巴上皮瘤样癌、透明细胞癌、伴横纹肌样表型的大细胞癌。典型的大细胞癌细胞核大,核仁明显,胞质量中等,核分裂象常见,可分巨细胞型和透明细胞型,透明细胞型易被误诊为转移性肾腺癌。大细胞癌的转移较小细胞未分化癌晚,手术切除机会较大。

(4)其他:腺鳞癌、类癌、肉瘤样癌、唾液腺型癌等。

2. 小细胞肺癌(small cell lung cancer, SCLC)　包括燕麦细胞型、中间细胞型、复合燕麦细胞型。典型的小细胞癌细胞小,呈圆形或卵圆形,核呈细颗粒状或深染,核仁不明显,分裂象常见,胞质极稀少。燕麦细胞型和中间型可能起源于神经外胚层的 Kulchitsky 细胞或嗜银细胞,细胞质内含有神经内分泌颗粒,具有内分泌和化学受体功能,能分泌 5-羟色胺、儿茶酚胺、组胺、激肽等肽类物质,可引起类癌综合征(carcinoid syndrome)。小细胞癌在其发生发展早期多已转移到肺门和纵隔淋巴结,并由于其易侵犯血管,在诊断时大多已有肺外转移。

三、肺癌临床分期

2009 年 7 月国际肺癌研究学会(IASLC)公布了第 7 版肺癌 TNM 分期系统。

【附1】

肺癌 TNM 分期(第 7 版)

T 分期:

TX:未发现原发肿瘤,或者通过痰细胞学或支气管灌洗发现癌细胞,但影像学及支气管镜无法发现。

T0:无原发肿瘤的证据。

Tis:原位癌。

T1:肿瘤最大径≤3 cm,周围包绕肺组织及脏层胸膜,支气管镜见肿瘤侵及叶支气管,未侵及主支气管。

T1a:肿瘤最大径≤2 cm, T1b:肿瘤最大径>2 cm, ≤3 cm。

T2:肿瘤最大径>3 cm, ≤7 cm;侵及主支气管,但距隆突 2 cm 以外;侵及脏胸膜;有阻塞性肺炎或者部分肺不张,不包括全肺不张。符合以上任何一个条件即归为 T2。

T2a:肿瘤最大径>3 cm,≤5 cm,T2b:肿瘤最大径>5 cm,≤7 cm。

T3:肿瘤最大径>7 cm;直接侵犯以下任何一个器官,包括胸壁(包含肺上沟瘤)、膈肌、膈神经、纵隔胸膜、心包;距隆突<2 cm(不常见的表浅扩散型肿瘤,不论体积大小,侵犯限于支气管壁时,虽可能侵犯主支气管,仍为 T1),但未侵及隆突;全肺的肺不张或阻塞性肺炎;同一肺叶出现孤立性癌结节。符合以上任何一个条件即归为 T3。

T4:无论大小,侵及以下任何一个器官,包括纵隔、心脏、大血管、隆突、喉返神经、主气管、食管、椎体;同侧不同肺叶内孤立癌结节。

N 分期:

NX:区域淋巴结无法评估。

N0:无区域淋巴结转移。

N1:同侧支气管周围和(或)同侧肺门淋巴结以及肺内淋巴结有转移,包括直接侵犯而累及的。

N2:同侧纵隔内和(或)隆突下淋巴结转移。

N3:对侧纵隔、对侧肺门、同侧或对侧前斜角肌及锁骨上淋巴结转移。

M 分期:

MX:远处转移不能被判定。

M0:没有远处转移。

M1:远处转移。

M1a:胸膜播散(恶性胸腔积液、心包积液或胸膜结节)以及对侧肺叶出现癌结节(许多肺癌胸腔积液是由肿瘤引起的,少数患者胸腔积液多次细胞学检查阴性,既不是血性也不是渗液,如果各种因素和临床判断认为渗液和肿瘤无关,那么不应该把胸腔积液考虑入分期的因素内,患者仍应分为 T1-3)。

M1b:肺及胸膜外的远处转移。

【附 2】

第 7 版肺癌 TNM 分期与临床分期的关系。

隐形癌　　　Tx N0 M0。

0 期　　　　Tis N0 M0。

ⅠA 期　　　T1a,b N0 M0。

ⅠB 期　　　T2a N0 M0。

ⅡA 期　　　T1a,b N1 M0;T2a N1 M0;T2b N0 M0。

ⅡB 期　　　T2b N1 M0;T3 N0 M0。

ⅢA 期　　　T1-2 N2 M0;T3 N1-2 M0;T4 N0-1 M0。

ⅢB 期　　　T4 N2 M0;任何 T 分期 N3 M0。

Ⅳ 期　　　　任何 T 分期任何 N 分期 M1a,M1b。

四、肺癌的播散转移

1. 直接扩散　　靠近肺外围的肿瘤可侵犯脏层胸膜,癌细胞脱落进入胸膜腔,形成种植性转移。中央型或靠近纵隔面的肿瘤可侵犯脏壁层胸膜、胸壁组织及纵隔器官。

2. 血行转移　　癌细胞随肺静脉回流到左心后,可转移到体内任何部位,常见转移部位为肝脏、脑、肺、骨骼系统、肾上腺、胰等器官。

3. 淋巴道转移　　淋巴道转移是肺癌最常见的转移途径。癌细胞经支气管和肺血管周围的淋巴管,先侵入邻近的肺段或叶支气管周围淋巴结,然后到达肺门或隆突下淋巴结,再侵入纵隔和气管旁淋巴结,最后累及锁骨上或颈部淋巴结。

五、临 床 表 现

肺癌的临床表现比较复杂,症状和体征的有无、轻重以及出现的早晚,取决于肿瘤发生部位、病理类型、有无转移及有无并发症,以及患者的反应程度和耐受性的差异。肺癌早期症状常较轻微,甚至可无任何不适。中央型肺癌症状出现早且重,周围型肺癌症状出现晚且较轻,甚至无症状,常在体检时被发现。肺癌的症状大致分为:局部症状、全身症状、肺外症状、浸润和转移症状。

(一)局部症状

局部症状是指由肿瘤本身在局部生长时刺激、阻塞、浸润和压迫组织所引起的症状。

1. 咳嗽 是最常见的症状,肿瘤生长于管径较大的段以上支气管黏膜时,典型的表现为阵发性刺激性干咳,一般止咳药常不易控制。肿瘤生长在段以下较细小支气管黏膜时,咳嗽多不明显,甚至无咳嗽。对于吸烟或患慢性支气管炎的患者,如咳嗽程度加重,次数变频,咳嗽性质改变如呈高音调金属音时,尤其在老年人,要高度警惕肺癌的可能性。

2. 痰中带血或咯血 痰中带血或咯血亦是肺癌的常见症状,肺癌咯血的特征为间断性或持续性、反复少量的痰中带血丝,或少量咯血,偶因较大血管破裂、大的空洞形成或肿瘤破溃入支气管与肺血管而导致难以控制的大咯血。

3. 胸痛 常表现为胸部不规则的隐痛或钝痛。大多数情况下,周围型肺癌侵犯壁层胸膜或胸壁,可引起尖锐而断续的胸膜性疼痛,若继续发展,则演变为恒定的钻痛。难以定位的轻度的胸部不适有时与中央型肺癌侵犯纵隔或累及血管、支气管周围神经有关,而恶性胸腔积液患者可有胸部钝痛。持续尖锐剧烈、不易为药物所控制的胸痛,则常提示已有广泛的胸膜或胸壁侵犯。肩部或胸背部持续性疼痛提示肺叶内侧近纵隔部位有肿瘤外侵可能。

4. 胸闷、气急 多见于中央型肺癌,特别是肺功能较差的患者。引起呼吸困难的原因主要包括:① 肺癌晚期,纵隔淋巴结广泛转移,压迫气管、隆突或主支气管时,可出现气急,甚至窒息症状;② 大量胸腔积液时压迫肺组织并使纵隔严重移位,或有心包积液时,也可出现胸闷、气急、呼吸困难,但抽液后症状可缓解;③ 弥漫性细支气管肺泡癌和支气管播散性腺癌,使呼吸面积减少,气体弥散功能障碍,导致严重的通气/血流比值失调,引起呼吸困难逐渐加重,常伴有发绀;④ 其他:包括阻塞性肺炎、肺不张、淋巴管炎性肺癌、肿瘤微栓塞、上气道阻塞、自发性气胸以及合并慢性肺疾病如COPD。

5. 声音嘶哑 部分肺癌患者以声音嘶哑为第一主诉,通常伴随有咳嗽。声音嘶哑一般提示直接的纵隔侵犯或淋巴结长大累及同侧喉返神经而致声带麻痹。声带麻痹亦可引起程度不同的上气道梗阻。

(二)全身症状

1. 发热 肺癌所致的发热原因有两种,一为炎性发热,中央型肺癌肿瘤生长时,常先阻塞段或支气管开口,引起相应的肺叶或肺段阻塞性肺炎或不张而出现发热;周围型肺癌多在晚期因肿瘤压迫邻近肺组织引起炎症时而发热。二为癌性发热,多由肿瘤坏死组织被机体吸收所致,此种发热抗感染药物治疗无效,激素类或吲哚类药物有一定疗效。

2. 消瘦和恶病质 肺癌晚期由于感染、疼痛所致食欲减退,肿瘤生长和毒素引起消耗增加,以及体内TNF、Leptin等细胞因子水平增高,可引起严重的消瘦、贫血、恶病质。

(三)肺外症状

由于肺癌所产生的某些特殊活性物质(包括激素、抗原、酶等),患者可出现一种或多种肺外症状,常可出现在其他症状之前,并且可随肿瘤的消长而消退或出现,临床上以肺源性骨关节增生症较多见。

1. 肺源性骨关节增生症 临床上主要表现为杵状指(趾),长骨远端骨膜增生,新骨形成,受累关节肿胀、疼痛和触痛。长骨以胫腓骨、肱骨和掌骨,关节以膝、踝、腕等大关节较多见。杵状指(趾)主要见于鳞癌;增生性骨关节病主要见于腺癌,小细胞癌很少有此种表现。确切的病因尚不完全清楚,可能与雌激素、生长激素或神经功能有关,手术切除癌肿后可获得缓解或消退,复发时又可出现。

2. 与肿瘤有关的异位激素分泌综合征 约10%的患者可出现此类症状,可作为首发症状出现。另有一些患者虽无临床症状,但可检测出一种或几种血浆异位激素增高。此类症状多见于小细胞肺癌。

(1)异位促肾上腺皮质激素(ACTH)分泌综合征:由于肿瘤分泌ACTH或类肾上腺皮质激素释放因子活性物质,使血浆皮质醇增高。临床症状与库欣综合征大致相似,可有进行性肌无力、周围性水肿、高血压、糖尿病、低钾性碱中毒等,其特点为病程进展快,可出现严重的精神障碍,伴有皮肤色素沉着,而向心性肥胖、多血质、紫纹多不明显。该综合征多见于肺腺癌及小细胞肺癌。

(2)异位促性腺激素分泌综合征:由于肿瘤自主性分泌LH及HCG而刺激性腺类固醇分泌所致。

多表现为男性双侧或单侧乳腺发育,可发生于各种细胞类型的肺癌,以未分化癌和小细胞癌多见。偶可见阴茎异常勃起,除与激素异常分泌有关外,也可能因阴茎血管栓塞所致。

(3) 异位甲状旁腺激素分泌综合征:是由于肿瘤分泌甲状旁腺激素或一种溶骨物质(多肽)所致。临床上以高血钙、低血磷为特点,症状有食欲减退、恶心、呕吐、腹痛、烦渴、体重下降、心动过速、心律不齐、烦躁不安和精神错乱等。多见于鳞癌。

(4) 异位胰岛素分泌综合征:临床表现为亚急性低血糖综合征,如精神错乱、幻觉、头痛等。其原因可能与肿瘤大量消耗葡萄糖、分泌类似胰岛素活性的体液物质或分泌胰岛素释放多肽等有关。

(5) 类癌综合征:是由于肿瘤分泌 5 - 羟色胺所致。表现为支气管痉挛性哮喘、皮肤潮红、阵发性心动过速和水样腹泻等。多见于腺癌和燕麦细胞癌。

(6) 神经-肌肉综合征(Eaton - Lambert 综合征):是因肿瘤分泌箭毒性样物质所致。表现为随意肌力减退和极易疲劳。多见于小细胞未分化癌。其他尚有周围性神经病、脊根节细胞与神经退行性变、亚急性小脑变性、皮质变性、多发性肌炎等,可出现肢端疼痛无力、眩晕、眼球震颤、共济失调、步履困难及痴呆。

(7) 异位生长激素综合征:表现为肥大性骨关节病,多见于腺癌和未分化癌。

(8) 抗利尿激素分泌异常综合征:是由于癌组织分泌大量的 ADH 或具有抗利尿作用的多肽物质所致。其主要临床特点为低钠血症,伴有血清和细胞外液低渗透压($<$270 mOsm/L)、肾脏持续排钠、尿渗透压大于血浆渗透压(尿比重$>$1.200)和水中毒。多见于小细胞肺癌。

3. 其他表现

(1) 皮肤病变:黑棘皮病和皮肤炎多见于腺癌,皮肤色素沉着是由于肿瘤分泌黑色素细胞刺激素(MSH)所致,多见于小细胞癌。其他尚有硬皮病、掌跖皮肤过度角化症等。

(2) 心血管系统:各种类型的肺癌均可凝血机制异常,出现游走性静脉栓塞、静脉炎和非细菌性栓塞性心内膜炎,可在肺癌确诊前数月出现。

(3) 血液学系统:可有慢性贫血、紫癜、红细胞增多、类白血病样反应。可能为铁质吸收减少、红细胞生成障碍寿命缩短、毛细血管性渗血性贫血等原因所致。此外,各种细胞类型的肺癌均可出现 DIC,可能与肿瘤释放促凝血因子有关。肺鳞癌患者可伴有紫癜。

(四)外侵和转移症状

1. 淋巴结转移 最常见的是纵隔淋巴结和锁骨上淋巴结,多在病灶同侧,少数可在对侧,多为较坚硬,单个或多个结节,有时可为首发的主诉而就诊。气管旁或隆突下淋巴结肿大可压迫气道,出现胸闷、气急甚至窒息。压迫食管可出现吞咽困难。

2. 胸膜受侵和(或)转移 胸膜是肺癌常见的侵犯和转移部位,包括直接侵犯和种植性转移。临床表现因有无胸腔积液及胸腔积液的多寡而异,胸腔积液的成因除直接侵犯和转移外,还包括淋巴结的阻塞以及伴发的阻塞性肺炎和肺不张。常见的症状有呼吸困难、咳嗽、胸闷与胸痛等,亦可完全无任何症状;胸腔积液可为浆液性、浆液血性或血性,多数为渗出液,恶性胸腔积液的特点为增长速度快,多呈血性。极为罕见的肺癌可发生自发性气胸,其机制为胸膜的直接侵犯和阻塞性肺气肿破裂,多见于鳞癌,预后不良。

3. 上腔静脉综合征(superior vena cava syndrome, SVCS) 肿瘤直接侵犯或纵隔淋巴结转移压迫上腔静脉,或腔内的栓塞,使其狭窄或闭塞,造成血液回流障碍,出现一系列症状和体征,如头痛、颜面部水肿、颈胸部静脉曲张、压力增高、呼吸困难、咳嗽、胸痛以及吞咽困难,亦常有弯腰时晕厥或眩晕等。前胸部和上腹部静脉可代偿性曲张,反映上腔静脉阻塞的时间和阻塞的解剖位置。若阻塞发展迅速,可出现脑水肿而有头痛、嗜睡、激惹和意识状态的改变。

4. 肾脏转移 死于肺癌的患者约 35% 发现有肾转移,亦是肺癌手术切除后 1 个月内死亡患者的最常见转移部位。大多数肾脏转移无临床症状,有时可表现为腰痛及肾功能不全。

5. 消化道转移 肝转移可表现为食欲减退、肝区疼痛,有时伴有恶心,血清 γ - GT 常呈阳性,AKP 呈进行性增高,查体时可发现肝脏肿大,质硬、结节感。小细胞肺癌好发胰腺转移,可出现胰腺炎症状或阻塞性黄疸。各种细胞类型的肺癌都可转移到肝脏、胃肠道、肾上腺和腹膜后淋巴结,临床多无症状,常在查体时被发现。

6. 骨转移 肺癌骨转移的常见部位有肋骨、椎骨、髂骨、股骨等,但以同侧肋骨和椎骨较多见,表现为局部疼痛并有定点压痛、叩痛。脊柱转移可压迫椎管导致阻塞或压迫症状。关节受累可出现关节腔积液,穿刺可能查到癌细胞。

7. 中枢神经系统症状

(1) 脑、脑膜和脊髓转移:发生率约为10%,其症状可因转移部位不同而异。常见的症状为颅内压增高表现,如头痛、恶心、呕吐以及精神状态的改变等,少见的症状有癫痫发作、脑神经受累、偏瘫、共济失调、失语和突然昏厥等。脑膜转移不如脑转移常见,常发生于小细胞肺癌患者中,其症状与脑转移相似。

(2) 脑病和小脑皮质变性:脑病的主要表现为痴呆、精神病和器质性病变,小脑皮质变性表现为急性或亚急性肢体功能障碍,四肢行动困难、动作震颤、发音困难、眩晕等。

8. 心脏受侵和转移　肺癌累及心脏并不少见,尤多见于中央型肺癌。肿瘤可通过直接蔓延侵及心脏,亦可以淋巴管逆行播散,阻塞心脏的引流淋巴管引起心包积液,发展较慢者可无症状,或仅有心前区、肋弓下或上腹部疼痛。发展较快者可呈典型的心脏压塞症状,如心急、心悸、颈面部静脉怒张、心界扩大、心音低远、肝大、腹水等。

9. 周围神经系统症状　癌肿压迫或侵犯颈交感神经引起 Horner 综合征,其特点为病侧瞳孔缩小,上睑下垂、眼球内陷和颜面部无汗等。压迫或侵犯臂丛神经时引起臂丛神经压迫症,表现为同侧上肢烧灼样放射性疼痛、局部感觉异常和营养性萎缩。肿瘤侵犯膈神经时,可赞成膈肌麻痹,出现胸闷、气急,X线透视下可见有膈肌矛盾运动。压迫或侵犯喉返神经时,可致声带麻痹出现声音嘶哑。肺尖部肿瘤(肺上沟瘤)侵犯颈8和胸1神经、臂丛神经、交感神经节以及邻近的肋骨,引起剧烈肩臂疼痛、感觉异常、一侧臂轻瘫或无力、肌肉萎缩,即所谓 Pancoast 综合征。

六、辅 助 检 查

(一) 胸部 X 线影像学检查

胸部 X 线是发现肿瘤最重要的方法之一。可通过透视或正侧位 X 线胸片和CT 检查发现肺部肿瘤。

1. 中央型肺癌　向管腔内生长可引起支气管阻塞征象。阻塞不完全时呈段、叶局限气肿。完全阻塞时,表现为段、叶不张。肺不张伴有肺门淋巴结肿大时下缘表现倒 S 征(图 1-8-1)是中央型肺癌特别是右上叶中央型肺癌的典型征象。引流支气管开口阻塞可导致远端肺组织继发性感染或肺脓肿。炎症常呈段、叶分布,近肺门部阴影较浓。抗生素治疗后吸收多不完全,易复发。若肿瘤向管腔外生长,可产生单侧、不规则的肺门肿块。CT 支气管三维重建技术还可发现段支气管以上管腔内的肿瘤或狭窄。

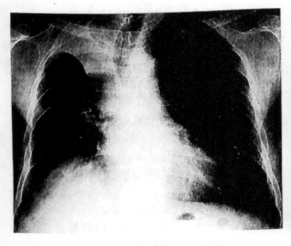
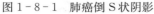
图 1-8-1　肺癌倒 S 状阴影

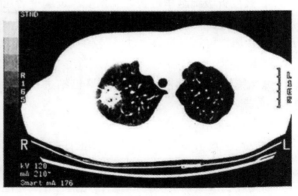
图 1-8-2　周围型肺癌

2. 周围型肺癌　早期多限性小斑片状阴影,边缘不清,密度较淡,易误诊为炎症或结核。随着肿瘤增大阴影渐增大、密度增高,呈圆形或类圆形,边缘常呈分叶状,伴有脐凹或细毛刺(图1-8-2)高分辨CT 清晰地显示肿瘤分叶、边缘毛刺、胸膜凹陷征,支气管充气征和空泡征,甚至钙质分布类别。

如肿瘤向肺门淋巴结蔓延,可见其间引流淋巴管增粗形成条索状阴影伴肺门淋巴结增大、肺癌组织坏死与支气管相通后,表现为厚壁、偏心、内缘凹凸不平的癌性空洞,继发感染时,洞内可出现液平,腺癌经支气管管播散后,可表现为类似支气管肺炎的斑片状浸润阴影、易侵犯胸膜,引起胸腔积液,也易侵犯肋骨,引起骨质破坏。

3. 肺泡细胞癌　　有结节型与弥漫型两种表现。结节型与周围型肺癌圆形病灶的影像学表现不易区别。弥漫型为两肺大小不等的结节状播散病灶,边界清楚,密度较高,随病情发展逐渐增多、增大,甚至融合成肺炎样片状阴影。

(二)磁共振显像

磁共振显像(MRI)与CT相比,在明确肿瘤与大血管之间的关系上有优越性,但它对肺门病灶分辨率不如CT。

(三)单光子发射计算机断层显像(SPECT)

利用肿瘤细胞摄取放射性核素与正常细胞之间的差异,进行肿瘤定位、定性和骨转移诊断,常用方法为放射性核素肿瘤阳性显像和放射免疫肿瘤显像。

(四)正电子发射计算机体层显像(PET)

肺癌细胞较正常细胞的代谢及增殖加快,对葡萄糖的摄取增加,注入体内的^{18}F脱氧葡萄糖(FDG)可相应地在肿瘤细胞内大量积聚,其相对摄入量可以反映肿瘤细胞的侵袭性及生长速度,可用于肺癌及淋巴结转移的定性诊断。PET对肺泡细胞癌的敏感性较差。

(五)痰脱落细胞检查

如果痰标本收集方法得当,3次以上系列痰标本可使肺癌的诊断率明显提高。但是有很多因素可影响其准确性,需要细胞病理学家的经验和细心。

(六)支气管镜检查

对诊断、确定病变范围、明确手术指征与方式有帮助。可见的支气管内病变,其活检诊断率可达90%以上。支气管镜检查的缺点是活检得到的标本较少,偶尔在处理黏膜下深部病变时,活检钳不能夹到恶性细胞,可出现假阴性结果,此时增加支气管镜针吸检查可提高诊断率。经支气管镜肺活检(TBLB)可提高周围型肺癌的诊断率,支气管镜检查时的灌洗物、刷检物、浅表淋巴结穿刺、经皮或经支气管镜穿刺标本的细胞学检查也可对诊断提供重要帮助。

(七)针吸细胞学检查

1. 浅表淋巴结针吸细胞学检查　　可在局麻甚至不麻醉时对锁骨上或腋下肿大的浅表淋巴结做针吸细胞学检查。对于质地较硬、活动差的淋巴结可得到很高的诊断率。

2. 经支气管镜针吸细胞学检查　　对于和气管、支气管旁肿大的淋巴结或肿块,可经支气管镜针吸细胞学检查(TBNA)。

3. 经皮针吸细胞学检查　　病变靠近胸壁者可在超声引导下针吸活检,远离胸壁时,可在CT引导下穿刺针吸或活检。多点穿刺取材可提高诊断率。经皮针吸细胞学检查的常见并发症是气胸,肺压缩少于25%者通常可自行吸收,气胸量较多者需胸穿抽气或插管闭式引流。

(八)纵隔镜检查

纵隔镜检查是一种对纵隔转移淋巴结进行评价和取活检的创伤性手术。它有利于肿瘤的诊断及TNM分期。

(九)胸腔镜检查

胸腔镜检查主要用于确定胸腔积液或胸膜肿块的性质。

(十)其他细胞或病理检查

如胸腔积液细胞学检查,胸膜、淋巴结、肝或骨髓活检。

(十一)开胸肺活检

若经痰细胞学检查和针刺活检等项检查均未能确立诊断而又高度怀疑肺癌时,则考虑开胸肺活检,但必须根据患者的年龄、肺功能等仔细权衡利弊后决定。

(十二)肿瘤标记物检查

目前研究表明,癌胚抗原(CEA)、神经特异性烯醇酶(NSE)、cyfra21-1(细胞角蛋白19片段)等联合检查时,对肺癌的诊断和对某些肺癌的病情监测有一定参考价值。

七、诊　　断

肺癌的治疗效果与预后取决于肺癌能否早期诊断,因此应该大力提倡早期诊断和对危险人群的筛查。

为做到肺癌早期诊断,应对下列情况之一的人群(特别是40岁以上男性长期或重度吸烟者)及时进行排癌检查,首选低剂量螺旋CT:① 刺激性咳嗽2~3周而抗感染、镇咳治疗无效;② 原有慢性呼吸道疾病,近来咳嗽性质改变者;③ 近2~3个月持续痰中带血而无其他原因可以解释者;④ 同一部位、反复发作的肺炎;⑤ 原因不明的肺脓肿,无毒性症状,且抗感染治疗效果不佳者;⑥ 原因不明的四肢关节疼痛及杵状指(趾);⑦ X线显示局限性肺气肿或段、叶性肺不张;⑧ 肺部孤立性圆形病灶和单侧性肺门阴影增大者;⑨ 肺结核病灶已稳定而形态或性质发生改变;⑩ 无中毒症状的胸腔积液,尤其是血腥、进行性增多的胸腔积液患者等。

根据上述肺癌的临床表现和各种检查方法的合理应用,大多数肺癌患者可以明确诊断。

肺癌常与某些肺部疾病共存或其影像学形态表现与某些疾病相类似,故常易误诊或漏诊,必须及时进行鉴别。

(一)肺结核

1. 肺结核球　多见于年轻患者,病灶多见于结核好发部位,如肺上叶尖后段和下叶背段。一般无症状,病灶边界清楚,密度高,可有包膜。有时含钙化点,周围有纤维结节状病灶"卫星灶",多年不变。

2. 肺门淋巴结结核　易与中央型肺癌相混淆,多见于儿童、青年,多有发热,盗汗等结核中毒症状。结核菌素试验常阳性,抗结核治疗有效。

3. 急性粟粒型肺结核　应与弥漫性肺泡细胞癌鉴别。通常粟粒型肺结核患者年龄较轻,有发热、盗汗等全身中毒症状。X线影像表现为细小、分布均匀、密度较淡的粟粒样结节病灶。而肺泡细胞癌两肺多有大小不等的结节状播散病灶,边界清楚,密度较高,进行性发展和增大,且有进行性呼吸困难。

(二)肺炎

若无毒性症状,抗生素治疗后肺部阴影吸收缓慢,或同一部位反复发生肺炎时,应考虑到肺癌可能肺部慢性炎症机化,形成团块状的炎性假瘤,也易与肺癌相混淆。但炎性假瘤往往形态不整,边缘不齐,核心密度较高,易伴有胸膜增厚,病灶长期无明显变化。

(三)肺脓肿

肺脓肿起病急,中毒症状严重,多有寒战、高热、咳嗽、咳大量脓臭痰等症状。影像学可见均匀大片状炎性阴影,空洞内常见较深液平、血常规检查时发现内细胞和中性粒细胞增多,癌性空洞继发感染常为刺激性咳嗽、反复痰中带血,胸片可见癌肿块影有偏心空洞,壁厚,内壁凹凸不平。结合纤支镜检查和痰脱落细胞检查可以鉴别。

(四)纵隔淋巴瘤

颇似中央型肺癌,常为双侧性,可有发热等全身症状,但支气管刺激症状不明显,痰脱落细胞检查阴性。

(五)肺部良性肿瘤

许多良性肿瘤在影像学上与恶性肿瘤相似,其中尤以支气管腺瘤、错构瘤等更难鉴别,必要时需行穿刺活检。

(六)结核性渗出性胸膜炎

应与癌性胸腔积液鉴别,参见胸膜腔疾病章节。

八、治　　疗

肺癌的治疗主要根据患者的机体状况,肿瘤的病理类型和临床分期,采用相应的综合治疗措施,以期延长生存时间、提高生活质量。

(一) NSCLC

1. 局限性病变

(1) 手术治疗：对于Ⅰ期和Ⅱ期患者，首选手术治疗，对于部分机体状况和解剖部位合适Ⅲa期患者亦可手术治疗，术前化疗（新辅助化疗）可以使得部分原先不能手术的肿瘤患者降期而可以手术治疗。

(2) 根治性放疗：对于患者不愿意或不能耐受手术治疗的Ⅰ、Ⅱ期患者可考虑行根治性放疗。

(3) 综合治疗：对伴有 Horner 综合征的肺上沟瘤可联合行放疗及手术治疗；对于Ⅲa期中 N2 患者可选择手术加术后放化疗，新辅助化疗加手术或新辅助放化疗加手术。对于Ⅲb 期和瘤体较大的Ⅲa期患者，联合放化疗疗效优于单纯化疗或放疗。

2. 播散性病变 不能手术的 NSCLC 患者多数预后差，可根据行动状态评分选择适当应用化疗和放疗，或支持治疗。

(1) 化疗：联合化疗可增加生存率、缓解症状以及提高生活质量。目前一线化疗推荐治疗方案为含铂两药联合化疗，如紫杉醇＋顺（卡）铂、多西紫杉醇＋顺（卡）铂或长春瑞滨＋顺（卡）铂，吉西他滨＋顺（卡）铂等；对于非鳞癌患者一线方案还可选用培美曲塞＋顺（卡）铂。而二线化疗方案多推荐多西他赛或培美曲塞单药化疗。

(2) 放疗：如果患者的原发瘤阻塞支气管引起阻塞性肺炎、上呼吸道或上腔静脉阻塞等症状应考虑放疗。也可对无症状的患者给予预防性治疗，防止胸内病变进展。

(3) 靶向治疗：分子靶向治疗是以肿瘤细胞具有的特异性（或相对特异）的分子为靶点，应用分子靶向药物特异性的阻断该靶点的生物学功能，从分子水平来逆转肿瘤细胞的恶性生物学行为，从而达到抑制肿瘤生长甚至肿瘤消退的目的。如表皮生长因子受体-酪氨酸激酶抑制剂（EGFR-TKI）、间变性淋巴瘤激酶（ALK）抑制剂和单克隆抗体（MAb）cetuximab；EGFR-TKI 如吉非替尼、厄诺替尼以及国产的艾克替尼等适用于 EGFR 突变检测阳性的患者，克唑替尼适用于 ALK 突变检测阳性的患者。此外是以肿瘤生成为靶点的靶向药物，如贝伐单抗联合化疗可增加化疗疗效并延长肿瘤中位进展时间。

(4) 转移灶治疗：伴颅脑转移时可考虑放疗，术后或放疗后出现的气管内肿瘤复发，经纤维支气管镜介入治疗（如消融等）可明显改善患者症状，恶性胸腔积液的治疗见胸腔积液章节。

(二) SCLC

推荐以化疗为主的综合治疗

1. 化疗 许多化疗药物对未经治疗或复发的 SCLC 均有较好的疗效。常使用的联合方案是足叶乙甙加顺铂或卡铂，3 周 1 次，4～6 个周期，复发 SCLC 可以应用的化疗药物包括紫杉醇、多西他赛、托泊替康、伊立替康、异环磷酰胺、环磷酰胺、多柔比星等。

2. 放疗 对明确有颅脑转移者应给予全脑高剂量放疗（40 Gy）。对完全缓解的患者亦推荐预防性颅脑放射（PCI），能显著地减少脑转移。有研究表明 PCI 后可发生认知力缺陷，治疗前需将放疗的利弊告知患者。对有症状的胸部或其他部位病灶进展的患者，可给予全剂量（如胸部肿瘤病灶给予 40 Gy）放疗。

3. 综合治疗 大多数局限期的 SCLC 可考虑给予足叶乙甙加铂类药物化疗以及同步放疗的综合治疗。尽管会出现放化疗的急慢性毒性，但能降低局部治疗失败率并提高生存期。

对于广泛期病变，通常不提倡初始胸部放疗。然而，对情况良好的患者可在化疗基础上增加放疗。对所有患者，如果化疗不足以缓解局部肿瘤症状，可增加一个疗程的放疗。

尽管常规不推荐 SCLC 手术治疗，偶尔也有患者符合切除术的要求（纵隔淋巴结阴性，且无转移者）。

(三) 中医药治疗

祖国医学有许多单方及配方在肺癌的治疗中可与西药治疗起协同作用，减少患者对放疗、化疗的反应，提高机体的抗病能力，在巩固疗效，促进、恢复机体功能中起到辅助作用。

九、预 防

避免接触与肺癌发病有关的因素如吸烟和大气污染，加强职业接触中的劳动保护，科学饮食等可减少肺癌发病危险。由于目前尚无有效的肺癌化学预防措施，不吸烟和及早戒烟是预防肺癌的极有效方法。

十、预　　后

　　肺癌的预后取决于早发现、早诊断、早治疗。由于早期诊断不足致使肺癌预后差,86%的患者在确诊后 5 年内死亡,只有 15% 的患者在确诊时病变局限,5 年生存率可达 50%。规范有序的诊断、分期以及根据肺癌临床行为制订多学科治疗(综合治疗)方案可为患者提供可能治愈或有效缓解的最好的治疗方法。

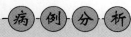

　　患者男性,60 岁,于 3 个月前起咳嗽,以干咳为主,伴间断咯血,体重减轻 10 kg,10 天前突起畏寒、发热、胸痛,咳少量黄脓痰,胸片示:右下肺空洞,壁厚,内壁高低不平,呈偏心型,内见少量液平。既往体质一般,无结核、肝炎等病史,吸烟 30 余年,每天一包,少量饮酒。查体:T38.5℃ P100 次/分 R22 次/分 Bp110/70 mmHg,体型消瘦,唇甲无发绀,杵状指,浅表淋结不大,右下肺可闻及局限性哮鸣音,心率 100 次/分,律尚齐,腹软,肝脾肋下未及。

【问题】

(1) 该患者最可能的诊断是什么?

(2) 诊断依据有哪些?

(3) 明确诊断需做哪些检查?

【分析与解答】

(1) 该患者最可能的诊断为右下肺鳞状细胞癌合并癌性空洞继发感染。

(2) 诊断依据主要有:① 患者为老年男性,长期重度吸烟史(高危);② 慢性咳嗽伴有痰中带血、体重下降明显;③ 近日出现发热、胸痛及咳黄脓痰;④ 体格检查发现右下肺可闻及局限性哮鸣音,杵状指;⑤ 胸片示:右下肺空洞,壁厚,内壁高低不平,呈偏心型,内见少量液平。

(3) 进一步明确诊断可行 CT 引导下肺穿刺活检或支气管镜检查、痰脱落细胞学检查等。

(许文景)

第九章　间质性肺疾病

间质性肺疾病(interstitial lung disease,ILD)亦称弥漫性实质性肺疾病(diffuse parenchymal lung disease,DPLD),是一组主要累及肺间质和肺泡腔,导致肺泡-毛细血管功能单位丧失的弥漫性肺疾病。临床主要表现为进行性加重的呼吸困难、限制性通气功能障碍伴弥散功能降低、低氧血症以及影像学上的双肺弥漫性病变。ILD可最终发展为弥漫性肺纤维化和蜂窝肺,导致呼吸衰竭而死亡。

第一节　特发性肺纤维化

特发性肺纤维化(IPF)是一种慢性、进行性、纤维化性间质性肺炎,也是临床上最常见的一种特发性间质性肺炎,其组织学和(或)胸部HKCT特征性表现为UIP,病因不清,好发于老年人。

普通型间质性肺炎(UIP)是IPF的特征性病理改变类型。UIP的组织学特征是病变呈斑片状分布,主要累及胸膜下外周肺腺泡或小叶。低倍镜下病变呈时相不一,表现纤维化、蜂窝状改变,间质性炎症和正常肺组织并存,致密的纤维斑痕区伴散在的成纤维细胞灶。

迄今,有关IPF的病因还不清楚。危险因素包括吸烟和环境暴露(如金属粉尘、木尘等),吸烟指数超过20包/年,患IPF的危险性明显增加。此外还有研究提示了IPF与病毒感染、食管反流可能相关,并可能存在一定的遗传易感性。

目前认为IPF起源于肺泡上皮反复发生微小损伤后的异常修复。IPF的发病过程可概括为肺泡的免疫和验证反映、肺实质损伤和受损肺泡修复(纤维化)三个环节,而慢性炎症则是基本的病理基础。

一、临　床　表　现

IPF多于50岁以后发病,呈隐匿起病,主要表现为活动性呼吸困难,渐进性加重,常伴干咳,全身症状不明显,可有不适、乏力和体重减轻等,但很少发热。75%有吸烟史。

约半数患者可见杵状指(趾),大多数患者可在双肺基底部闻及吸气末细小的Velcro啰音。

在疾病晚期可出现明显发绀、肺动脉高压和右心功能不全征象。

二、诊　　　断

IPF诊断遵循如下标准:① ILD,但排除了其他原因(如环境、药物和结缔组织疾病等);② HRCT表现为两肺底和周边部的线状、网格状阴影和蜂窝状改变;③ 肺功能呈现执行通气障碍和(或)气体交换障碍;④ 联合HRCT和外科肺活检病理表现诊断UIP。

IPF急性加重是指IPF患者出现无已知原因可以解释的病情加重或急性呼吸衰竭,诊断标准:① 过去或现在诊断IPF;② 1个月内发生无法解释的呼吸困难加重;③ 低氧血症加重或气体交换功能严重受损;④ 新出现的肺泡浸润影;⑤ 排除了肺感染、肺栓塞、气胸或心力衰竭等。

IPF的诊断需要排除其他原因的ILD,UIP是诊断IPF的金标准,但UIP也可见于慢性过敏性肺炎、石棉沉着病、CTD等。过敏性肺炎多有环境抗原暴露史(如饲养鸽子等),BALF细胞分析显示淋巴细胞比例增加。石棉沉着病、硅沉着病或其他职业尘肺多有石棉、二氧化硅或其他粉尘接触史。CTD多有皮疹、关节炎、全身多系统累及和自身抗体阳性。

三、治　　疗

目前除肺移植外,尚无有效治疗 IPF 的药物。因此需要对疾病进行监测与评估,并视病情变化和患者意愿调整治疗措施,帮助患者减轻痛苦,提高生活质量。

1. 药物治疗　目前还没有循证医学证据证明任何药物治疗 IPF 有效,因此不推荐应用糖皮质激素、糖皮质激素＋免疫抑制剂、糖皮质激素＋免疫抑制剂＋ N-乙酰半胱氨酸、干扰素-γ1b、波生坦以及华法林治疗。N-乙酰半胱氨酸或吡非尼酮可以在 一定程度上减慢肺功能恶化或降低急性加重频率,部分 IPF 患者可以考虑使用。对于 IPF 急性加重目前多采用较大剂量糖皮质激素治疗,但是尚无循证医学证据。

2. 非药物治疗　IPF 患者尽可能进行肺康复训练,静息状态下存在明显的低氧血症($PaO_2 <$ 55 mmHg)患者还应该实行长程氧疗,但是一般不推荐使用有创机械通气治疗 IPF 所致的呼吸衰竭。

3. 肺移植　是治疗 IPF 最有效的手段。

第二节　结 节 病

结节病(sarcoidosis)是一种原因不明的多系统累及的肉芽肿性疾病,任何器官均可受累,主要侵犯肺和淋巴系统,其次是眼部和皮肤。结节病多发于中青年,女性发病稍高于男性,寒冷地区和国家发病率较高,呈现出明显的地区和种族差异。其发病可能与遗传因素、环境因素和免疫机制有关。非干酪样上皮样细胞性肉芽肿是结节病的特征性病理改变。预后与结节病的临床类型有关。急性起病者,经治疗或自行缓解,预后较好;而慢性进行性、多脏器功能损害、肺广泛纤维化等则预后较差。

一、临 床 表 现

结节病的临床过程表现多样,与起病的急缓和脏器受累的不同以及肉芽肿的活动性有关,还与种族和地区有关。

（一）急性结节病

急性结节病表现为双肺门淋巴结肿大,关节炎和结节性红斑,常伴有发热、肌肉痛、不适。85％的患者于 1 年内自然缓解。

（二）亚急性/慢性结节病

约50％的亚急性/慢性结节病无症状,为体检或胸片偶尔发现。

系统症状约1/3患者可以有非特异性表现如发热、体重减轻、无力、不适和盗汗。

1. 胸内结节病　90％以上的结节病累及肺脏。临床表现隐匿,30％～50％有咳嗽、胸痛和(或)呼吸困难,20％有气道高反应性或伴喘鸣音。

2. 胸外结节病

（1）淋巴结:30％～40％能触及淋巴结肿大,不融合,可活动,无触痛,不形成溃疡和窦道,以颈、腋窝、肱骨内上髁、腹股沟淋巴结最常受累。

（2）皮肤:25％累及皮肤,表现皮肤结节性红斑(多位于下肢伸侧)、冻疮样狼疮和皮下结节等。

（3）眼:11％～83％累及眼部,以葡萄膜炎最常见。

（4）心脏:尸检发现30％累及心脏,但临床只发现5％,主要表现为心律失常、心力衰竭或猝死。

（5）内分泌:2％～10％有高钙血症,高尿钙的发生率大约是其3倍。

（6）其他系统:肌肉、骨骼、神经、腮腺、肝脏、胃肠、血液、肾脏以及生殖系统等都可受累。

二、诊　　断

结节病的诊断应符合三个条件：① 临床和胸部影像表现与结节病相符合;② 活检证实有非干酪样

坏死性类上皮肉芽肿;③除外其他原因。

结节病应该与下列疾病相鉴别。

1. 肺门淋巴结结核 患者较年轻,结核菌素试验多阳性。肺门淋巴结肿大一般为单侧性,有时伴有钙化,可见肺部原发病灶。CT可见淋巴结中心区有坏死。

2. 淋巴瘤 多有发热、消瘦、贫血、胸腔积液等。常累及上纵隔、隆突下等处的纵隔淋巴结,大多为一侧或双侧不对称肿大,淋巴结可呈现融合。结合其他检查及活组织检查可做鉴别。

3. 肺门转移性肿瘤 肺癌和肺外肿瘤转移至肺门淋巴结,皆有相应的症状和体征。对可疑原发灶行进一步的检查可助鉴别。

4. 其他肉芽肿病 过敏性肺炎、铍肺、硅沉着病以及感染性、化学性因素所致的肉芽肿,结合临床资料及相关检查的综合分析有助于与结节病进行鉴别。

三、治 疗

结节病的自然缓解率较高,因此无症状和肺功能正常的Ⅰ期结节病无须治疗;无症状和病情稳定的Ⅱ期和Ⅲ期患者,肺功能轻度异常,也不需要治疗。结节病出现明显的肺内或肺外症状,尤其累及心脏、神经系统等,需要使用全身糖皮质激素治疗。常用泼尼松 0.5 mg/(kg·d),连续 4 周,随病情好转逐渐减量至维持,通常 5~10 mg。疗程 6~24 个月。长期服用糖皮质激素者,应严密观察激素的副反应,当糖皮质激素不能耐受或治疗无效,可考虑使用其他免疫抑制剂如甲氨蝶呤、硫唑嘌呤,甚至英夫利昔单抗。结节病的复发率较高,因此,结节病治疗结束后也需要每 3~6 个月随访一次,至少 3 年或直至病情稳定。

(许文景)

第十章　肺血栓栓塞症

肺栓塞(pulmonary embolism,PE)是以各种栓子阻塞肺动脉系统为其发病原因的一组疾病或临床综合征的总称,包括肺血栓栓塞症、脂肪栓塞综合征、羊水栓塞、空气栓塞等。肺血栓栓塞症(pulmonary thromboembolism,PTE)为来自静脉系统或右心的血栓阻塞肺动脉或其分支所致疾病,以肺循环和呼吸功能障碍为其主要临床和病理生理特征。PTE为PE的最常见类型,占PE中的绝大多数,通常所称PE即指PTE。肺动脉发生栓塞后,若其支配区的肺组织因血流受阻或中断而发生坏死,称为肺梗死(pulmonary infarction,PI)。引起PTE的血栓主要来源于深静脉血栓形成(deep venous thrombosis,DVT)。PTE常为DVT的并发症。PTE与DVT共属于静脉血栓栓塞症(venous thromboembolism,VTE),为VTE两种类别。

一、临　床　表　现

（一）症状

PTE的临床症状多种多样,可以从无症状到血流动力学不稳定,甚或发生猝死。常见症状有:① 呼吸困难及气促是最常见的症状,尤以活动后明显;② 胸痛:包括胸膜炎性胸痛或心绞痛样疼痛;③ 晕厥:可为PTE的唯一或首发症状;④ 烦躁不安、惊恐甚至濒死感;⑤ 咯血:常为小量咯血,大咯血少见;⑥ 咳嗽;⑦ 心悸。需注意临床上出现所谓"肺梗死三联征"(呼吸困难、胸痛及咯血)者不足30%。

（二）体征

1. 呼吸系统体征　　以呼吸急促最常见,另有发绀、肺部哮鸣音和(或)细湿啰音,或胸腔积液的相应体征。

2. 循环系统体征　　包括心动过速,血压变化,严重时可出现血压下降甚至休克,颈静脉充盈或搏动,肺动脉瓣区第二心音亢进(P2>A2)或分裂,三尖瓣区收缩期杂音。

3. 其他　　可伴有发热,多为低热,少数患者可有中度以上的发热。

（三）DVT 的症状与体征

主要表现为患肢肿胀、周径增粗、疼痛或压痛、浅静脉扩张、皮肤色素沉着、行走后患肢易疲劳或肿胀加重。约半数或以上的下肢深静脉血栓患者无自觉临床症状和明显体征。

应测量双侧下肢的周径来评价其差别。大、小腿周径的测量点分别为髌骨上缘以上 15 cm 处,髌骨下缘以下 10 cm 处。双侧相差>1 cm 即考虑有临床意义。

二、诊　　　断

诊断 PTE 的关键是增强意识,诊断一般按疑诊、确诊、求因三个步骤进行。

（一）根据临床情况疑诊 PTE(疑诊)

如患者出现上述临床症状、体征,特别是存在前述危险因素的病例出现不明原因的呼吸困难、胸痛、晕厥、休克,或伴有单侧或双侧不对称性下肢肿胀、疼痛等,应进行如下检查。

1. D-二聚体　　是交联纤维蛋白在纤溶系统作用下产生的可溶性降解产物,为一个特异性的纤溶过程标记物。在血栓栓塞时因血栓纤维蛋白溶解使其血中浓度升高。D-二聚体对 PTE 诊断的敏感性高,但其特异性较低。手术、肿瘤、炎症、感染、组织坏死等情况均可使 D-二聚体升高。在临床应用中,D-二聚体对急性 PTE 有较大的排除诊断价值,若其含量低于 $500\ \mu g/L$,可基本除外急性 PTE。酶联免疫吸附法(ELISA)是较为可靠的检测方法,建议采用。

2. 动脉血气分析　　常表现为低氧血症、低碳酸血症、肺泡-动脉血氧分压差[$P(A-a)O_2$]增大。部分患者的结果可以正常。

3. 心电图　　大多数病例表现有非特异性的心电图异常。较为多见的表现包括 V1~V4 的 T 波改变和 ST 段异常;部分病例可出现 S I Q Ⅲ T Ⅲ 征(即 Ⅰ 导 S 波加深,Ⅲ 导出现 Q/q 波及 T 波倒置);其他心电图改变包括完全或不完全右束支传导阻滞;肺型 P 波;电轴右偏,顺钟向转位等。心电图改变多在发病后即刻开始出现,以后随病程的发展演变而呈动态变化。观察到心电图的动态改变较之静态异常对于提示 PTE 具有更大意义。

4. 胸部 X 线片　　多有异常表现,但缺乏特异性。可表现为:区域性肺血管纹理变细、稀疏或消失,肺野透亮度增加;肺野局部浸润性阴影;尖端指向肺门的楔形阴影;肺不张或膨胀不全;右下肺动脉干增宽或伴截断征;肺动脉段膨隆以及右心室扩大征;患侧横膈抬高;少至中量胸腔积液征等。仅凭 X 线胸片不能确诊或排除 PTE,但在提供疑似 PTE 线索和除外其他疾病方面,X 线胸片具有重要作用。

5. 超声心动图　　在提示诊断和除外其他心血管疾病方面有重要价值。对于严重的 PTE 病例,超声心动图检查可以发现右心室壁局部运动幅度降低;右心室和(或)右心房扩大;室间隔左移和运动异常;近端肺动脉扩张;三尖瓣反流速度增快;下腔静脉扩张,吸气时不萎陷。这些征象说明肺动脉高压、右心室高负荷和肺源性心脏病,提示或高度怀疑 PTE,但尚不能作为 PTE 的确定诊断标准。超声心动图为划分次大面积 PTE 的依据。检查时应同时注意右心室壁的厚度,如果增厚,提示慢性肺源性心脏病,对于明确该病例存在慢性栓塞过程有重要意义。若在右心房或右心室发现血栓,同时患者临床表现符合 PTE,可以做出诊断。超声检查偶可因发现肺动脉近端的血栓而确定诊断。

6. 下肢深静脉检查　　下肢为 DVT 最多发部位,超声检查为诊断 DVT 最简便的办法,另外,放射性核素或 X 线静脉造影、CT 静脉造影(CTV)、MRI 静脉造影(MRV)等对于明确是否存在 DVT 亦具有重要价值。

(二)对疑诊病例进一步明确诊断(确诊)

在临床表现和初步检查提示 PTE 的情况下,应安排 PTE 的确诊检查,包括以下四种,其中 1 项阳性即可明确诊断。

1. 螺旋 CT 和电子束 CT 造影　　能够发现段以上肺动脉内的栓子,是 PTE 的一线确诊手段。PTE 的直接征象为肺动脉内的低密度充盈缺损,部分或完全包围在不透光的血流之间(轨道征),或者呈完全充盈缺损,远端血管不显影(敏感性为 53%~89%,特异性为 78%~100%);间接征象包括肺野楔形密度增高影,条带状的高密度区或盘状肺不张,中心肺动脉扩张及远端血管分支减少或消失等。CT 对亚段 PTE 的诊断价值有限。CT 扫描还可以同时显示肺及肺外的其他胸部疾患。电子束 CT 扫描速度更快,可在很大程度上避免因心跳和呼吸的影响而产生的伪影。

2. 核素肺通气/灌注扫描　　是 PTE 重要的诊断方法。典型征象是呈肺段分布的肺灌注缺损,并与通气显像不匹配。但是由于许多疾病可以同时影响患者的肺通气和血流状况,致使通气/灌注扫描在结果判定上较为复杂,需密切结合临床进行判读。一般可将扫描结果分为三类:① 高度可能:其征象为至少一个或更多叶段的局部灌注缺损而该部位通气良好或 X 线胸片无异常;② 正常或接近正常;③ 非诊断性异常:其征象介于高度可能与正常之间。

3. 磁共振成像(MRI)　　对段以上肺动脉内栓子诊断的敏感性和特异性均较高,避免了注射碘造影剂的缺点,与肺血管造影相比,患者更易于接受。适用于碘造影剂过敏的患者。MRI 具有潜在的识别新旧血栓的能力,有可能为将来确定溶栓方案提供依据。

4. 肺动脉造影　　为 PTE 诊断的参比方法。其敏感性约为 98%,特异性为 95%~98%。PTE 的直接征象有肺血管内造影剂充盈缺损,伴或不伴轨道征的血流阻断;间接征象有肺动脉造影剂流动缓慢,局部低灌注,静脉回流延迟等。如缺乏 PTE 的直接征象,不能诊断 PTE。肺动脉造影是一种有创性检查,发生致命性或严重并发症的可能性分别为 0.1% 和 1.5%,应严格掌握其适应证。如果其他无创性检查手段能够确诊 PTE,而且临床上仅采取内科治疗时,则不必进行此项检查。

三、治 疗

1. 一般处理　　对高度疑诊或确诊 PTE 的患者,应进行严密监护,并要求绝对卧床,保持大便通畅,避免用力;对于有焦虑和惊恐症状的患者应予安慰并可适当使用镇静剂;胸痛者可予止痛剂;对于发热、咳嗽等症状可给予相应的对症治疗。

2. 呼吸循环支持治疗 对有低氧血症的患者,采用经鼻导管或面罩吸氧。当合并严重的呼吸衰竭时,可使用经鼻/面罩无创性机械通气或经气管插管行机械通气。

3. 溶栓治疗 主要适用于大面积 PTE 病例,即出现因栓塞所致休克和(或)低血压的病例;对于次大面积 PTE,即血压正常但超声心动图显示右室运动功能减退或临床上出现右心功能不全表现的病例,若无禁忌证可以进行溶栓;对于血压和右室运动均正常的病例不推荐进行溶栓。常用的溶栓药物有尿激酶(UK)、链激酶(SK)和重组组织型纤溶酶原激活剂(rtPA)。

4. 抗凝治疗 为 PTE 和 DVT 的基本治疗方法,目前临床上应用的抗凝药物主要有普通肝素、低分子肝素和华法林。临床疑诊 PTE 时,即可安排使用肝素或低分子肝素进行有效的抗凝治疗。

5. 肺动脉血栓摘除术 适用于经积极的保守治疗无效的紧急情况。

6. 经静脉导管碎解和抽吸血栓 用导管碎解和抽吸肺动脉内巨大血栓或行球囊血管成形,同时还可进行局部小剂量溶栓。

7. 静脉滤器 为防止下肢深静脉大块血栓再次脱落阻塞肺动脉,可于下腔静脉安装滤器。

(许文景)

第十一章 肺动脉高压与肺源性心脏病

第一节 肺动脉高压

学习要点

- **掌握**：肺动脉高压的定义和分度。
- **熟悉**：肺动脉高压的临床表现及实验室检查和诊断与鉴别诊断。
- **了解**：肺动脉高压的病因及发病机制、治疗和预后。

肺动脉高压（pulmonary arterial hypertension，PAH）是指以肺血管阻力进行性增高，并导致右心室衰竭及死亡为特征的一组疾病。主要包括了特发性肺动脉高压（idiopathic pulmonary arterial hypertension，IPAH）和其他疾病相关性肺动脉高压。肺循环高压（pulmonary hypertension）是指包括肺动脉高压、肺静脉高压和混合性肺动脉高压的总称。整个肺循环，任何系统或者局部病变而引起的肺循环血压增高均可称为肺循环高压。肺循环血压增高的诊断标准：在海平面状态下，静息时，右心导管检查肺动脉收缩压>30 mmHg 和（或）肺动脉平均压>25 mmHg，或者运动时肺动脉平均压>30 mmHg。诊断肺动脉高压，尚需包括 PCWP<15 mmHg。

一、分   类

2003 年威尼斯会议对 Evian 诊断分类标准进行修订，将肺循环高压共分为 5 大类，21 亚类（表 1-11-1）；其中最大的变化是废除原发性肺循环高压的概念，而将之细化为特发性肺动脉高压和家族性肺动脉高压，其他类型的肺动脉高压包括相关因素引起的，如减肥药、人类免疫缺陷病毒（HIV）感染、结缔组织病和先天性心脏病等。另外，将肺静脉闭塞病及肺毛细血管瘤这两类疾病从肺静脉高压系列里转移到肺动脉高压系列中。

表 1-11-1 肺动脉高压的临床分类（Dana Point，2008）

1. 动脉性肺动脉高压（PAH）
　1.1 特发性肺动脉高压（IPAH）
　1.2 遗传性肺动脉高压
　　1.2.1 骨形成蛋白受体 2（BMPR2）
　　1.2.2 激活素受体样激酶 I（ALKI），内皮因子（伴或不伴遗传性出血性毛细血管扩张症）
　1.3 药物和毒物所致
　1.4 疾病相关性
　　1.4.1 结缔组织疾病
　　1.4.2 HIV 感染
　　1.4.3 门静脉高压
　　1.4.4 先天性心脏病
　　1.4.5 血吸虫病
　　1.4.6 慢性溶血性贫血
　1.5 新生儿持续性肺动脉高压
1′ 肺静脉闭塞病和（或）肺毛细血管瘤样增生症

（续表）

2. 左心疾病所致肺动脉高压
2.1　收缩性心功能不全
2.2　舒张性心功能不全
2.3　心脏瓣膜病
3. 肺部疾病和（或）低氧所致的肺动脉高压
3.1　慢性阻塞性肺疾病（COPD）
3.2　间质性肺疾病
3.3　其他限制性或阻塞性通气障碍并存的肺部疾病
3.4　睡眠呼吸障碍
3.5　肺泡低通气
3.6　长期处于高原环境
3.7　肺发育异常
4. 慢性血栓栓塞性肺动脉高压（CTEPH）
5. 未明多因素机制所致肺动脉高压
5.1　血液系统疾病：骨髓增生异常、脾切除
5.2　系统性疾病：结节病、血管炎、肺朗格汉斯组织细胞增多症、淋巴管平滑肌瘤病
5.3　代谢性疾病：糖原累积病、甲状腺疾病
5.4　其他：肿瘤阻塞、纤维化性纵隔炎

二、危　险　因　素

1. 既往史　　慢性支气管炎、阻塞型肺气肿、先天性心脏病、肝病、贫血、左心疾病、睡眠呼吸障碍、静脉血栓病等。

2. 个人史　　危险因素接触史，如印刷厂和加油站工人接触油类物品、接触 HIV 感染患者、同性恋、吸毒等特殊接触史。血吸虫疫区居住史。

3. 婚育史　　女性有无习惯性流产，男性其母亲、姐妹等直系亲属有无习惯性流产等病史。

4. 家族史　　家族有无任何类型的肺动脉高压患者，有无其他家族遗传病史。

三、临　床　表　现

（一）症状

肺动脉高压本身没有特异性临床表现，最常见的首发症状是活动后气短、晕厥或眩晕、胸痛、咯血等。

（二）体征

多与右心衰竭有关，常见有发绀、颈静脉充盈或怒张、肺动脉瓣区第二心音亢进等。与肺动脉高压相关疾病的特殊体征常可提示诊断。

（1）上下肢的差异性发绀，单独下肢出现杵状趾而手指正常往往是诊断动脉导管未闭的重要线索。如果上下肢均存在杵状指（趾）往往提示已可诊断艾森曼格综合征。

（2）鼻出血，体表皮肤毛细血管扩张往往提示患者合并遗传性出血性毛细血管扩张症。

（3）胸骨左缘喷射性杂音并向右侧传导往往提示室间隔缺损等畸形的存在。

（4）面部红斑、关节畸形、外周血管杂音均提示患者结缔组织疾病的征象。

（5）下肢静脉血栓栓塞往往有腓肠肌压痛，且患侧下肢周径一般比对侧粗 1 cm 以上。

（三）辅助检查

1. 心电图　　心电图无法确诊肺动脉高压，可以估测病情严重程度，治疗是否有效以及肺动脉高压分类。肺动脉高压特征性的心电图改变有电轴右偏，Ⅰ 导联出现 s 波，右心室肥厚高电压，右胸前导联可出现 ST-T 波低平或倒置。

2. 胸部 X 线片 胸部 X 线检查征象有主肺动脉及肺门动脉扩张,伴外周肺血管稀疏("截断现象")。胸部 X 线检查对诊断和评价肺动脉高压的价值不如心电图,但可以发现原发性肺部疾病、胸膜疾病、心包钙化或者心内分流性畸形,因为后者可出现肺血增多。

3. 超声心动图 是筛选肺动脉高压最重要的无创性检查方法,在不合并肺动脉瓣狭窄及流出道梗阻情况时,肺动脉收缩压等于右心室收缩压。可通过多普勒超声心动图测量收缩期右心室与右心房压差来估测右心室收缩压。目前国际推荐超声心动图拟诊肺动脉高压的肺动脉收缩压标准为≥40 mmHg。

4. 右心导管检查 不仅是确诊肺动脉高压的金标准,也是诊断和评价肺动脉高压必不可少的检查手段。应该积极开展标准的右心导管检查。临床诊断肺毛细血管楔压必须<15 mmHg。为了完成肺毛细血管嵌顿压的测量,目前推荐使用带有球囊的漂浮导管来完成右心导管检查。

5. 肺功能评价 所有肺动脉高压患者均需要完成肺功能检查,了解患者有无各种通气障碍。

6. 睡眠监测 约有 15% 阻塞性睡眠障碍的患者合并肺动脉高压,因此应该对肺动脉高压患者常规进行睡眠监测。

7. 胸部 CT 主要目的是了解有无肺间质病变及其程度,肺及胸腔有无占位,肺动脉内有无占位,血管壁有无增厚及充盈缺损性改变。主肺动脉及左右肺动脉有无淋巴结挤压等。一般对于肺动脉高压患者,需要完成 CT 肺动脉造影,这样大多数慢性血栓栓塞性肺动脉高压患者可以获得明确诊断而避免肺动脉造影。

8. 肺动脉造影指征 临床怀疑有血栓栓塞性肺动脉高压而无创检查不能提供充分证据;临床考虑为中心型慢性血栓栓塞性肺动脉高压而有手术指征,术前须完成肺动脉造影以指导手术;临床诊断患者为肺血管炎,需要了解患者肺血管受累程度。

四、治 疗

(一)基本治疗

基本治疗主要是针对基础疾病和相关危险因素进行治疗。

(二)肺动脉高压的传统治疗

传统疗法主要包括华法林抗凝、吸氧、利尿剂和地高辛等。主要是针对右心功能不全和肺动脉原位血栓形成。

1. 氧疗 第一大类肺动脉高压患者(先天性心脏病相关肺动脉高压除外)吸氧治疗的指征是血氧饱和度低于 91%,其他类型肺动脉高压患者,包括先天性心内分流畸形相关肺动脉高压则无此限制,均可从氧疗中获益。

2. 地高辛 心排血量低于 4 L/min,或者心脏指数低于 215 L/(min·m^2)是应用地高辛的绝对指征;另外,右心室明显扩张,基础心率大于 100 次/min,合并心室率偏快的心房颤动等均是应用地高辛的指征。

3. 利尿剂 对于合并右心功能不全的肺动脉高压患者,初始治疗应给予利尿剂,但是应该注意肺动脉高压患者有低钾倾向,补钾应积极且需密切监测血钾,使血钾水平不低于 410 mmol/L。

4. 华法林 为了对抗肺动脉原位血栓形成,一般使国际标准化比值(INR)控制在 1.5~2.0 即可。如患者为慢性血栓栓塞性肺动脉高压患者,则抗凝强度要达 2.0~3.0。

5. 多巴胺 是重度右心衰竭(心功能Ⅳ级)和急性右心衰竭患者首选的正性肌力药物,一般起始剂量为 3~5 μg/(kg·min),可逐渐加量到 10~15 μg/(kg·min),甚至更高。

(三)肺动脉血管扩张剂

目前临床上应用的血管扩张剂有钙离子拮抗剂、前列环素及其结构类似物、内皮素受体拮抗剂及 5-磷酸二酯酶抑制剂等。

第二节 肺源性心脏病

肺源性心脏病(cor pulmonale,简称肺心病)主要是由于支气管-肺组织或肺动脉血管病变所致肺动脉高压引起的心脏病。根据起病缓急和病程长短,可分为急性和慢性两类,临床上以后者多见。本病发展缓慢,临床上除原有肺、胸疾病的各种症状和体征外,主要是逐步出现肺、心功能衰竭以及其他器官损害的征象。

慢性肺源性心脏病是由肺组织、肺动脉血管或胸廓的慢性病变引起肺组织结构和功能异常,致肺血管阻力增加,肺动脉压力增高,使右心扩张、肥大,伴或不伴有右心衰竭的心脏病。

一、病 因

按原发病在支气管与肺组织,胸廓和肺血管的不同,可分为以下三类。

(一)支气管肺疾病

以慢性阻塞性肺病最为多见,其次为支气管哮喘、支气管扩张、重症肺结核、尘肺及先天性肺囊肿所并发的肺气肿或肺纤维化。其他如慢性弥漫性肺间质纤维化、结节病、农民肺、嗜酸性肉芽肿、恶性肿瘤等则较少见。

(二)胸廓运动障碍性疾病

胸廓运动障碍性疾病较少见。严重的脊椎后、侧凸、脊椎结核、类风湿关节炎、胸膜广泛粘连及胸廓成形术后等造成的严重胸廓或脊椎畸形,以及神经肌肉疾病如脊髓灰质炎,可引起胸廓活动受限,肺脏受压,支气管扭曲或变形,导致排痰不畅,肺部反复感染,并发肺气肿或纤维化,使肺血管阻力增大,肺动脉高压,进而发展为肺心病。

(三)肺血管疾病

肺血管疾病甚少见。累及肺动脉的过敏性肉芽肿病,广泛或反复发生的多发性肺小动脉栓塞及肺小动脉炎,以及原因不明的原发性肺动脉高压,均可使肺小动脉狭窄、阻塞,引起肺动脉高压和右心室负荷加重,而发展成为肺心病。

二、病理改变及发病机制

本病发生的先决条件是肺血管阻力增加所致的肺动脉高压。持续和日益加重的肺动脉高压,使右心负荷加重,引起右心室肥厚、扩大,导致肺心病。引起肺动脉高压的原因主要是肺血管阻力增加,其次是血容量增加及血液黏稠度加大。

(一)肺动脉高压的形成

1. 肺血管阻力增加的解剖学因素 长期反复发作的慢性支气管炎及其周围炎可累及邻近肺细小动脉,引起动脉管壁炎,管壁增厚,肺细小动脉痉挛,管腔狭窄或纤维化,甚至完全性闭塞;随着并发的肺气肿加重,肺泡内压增高,压迫肺泡毛细血管,也造成管腔狭窄或闭塞;肺泡壁的破裂造成毛细血管网的毁损,肺泡壁毛细血管床减损,当其减少超过70%时,则肺循环阻力增大,促使肺动脉高压发生。以上均为解剖学的基础因素。此外,肺血管性疾病,如原发性肺动脉高压,反复发作的肺血管栓塞、肺间质纤维化、尘肺等也皆可引起肺血管的病理改变,使血管腔狭窄、闭塞,使肺血管阻力增加,发展成为肺动脉高压。

2. 肺血管阻力增加的功能性因素 缺氧、高碳酸血症和呼吸性酸中毒使肺血管收缩、痉挛。缺氧时缩血管活性物质增多,使肺血管收缩形成肺动脉高压。缺氧可直接使肺血管平滑肌膜对 Ca^{2+} 的能透性增高,故 Ca^{2+} 内流增加,肌肉兴奋-收缩偶联效应增加,使肺血管收缩。酸血症时氢离子浓度增加,pH降低,能增加肺血管对缺氧的敏感性,促使肺动脉压升高。长期持续性血管痉挛和肺动脉高压,又可引起肺小动脉肌层肥厚,内膜灶性坏死,瘢痕纤维增生和玻璃样变等变化,使血管管腔狭窄,肺动脉压进一步增高。此外,缺氧和高碳酸血症又刺激主动脉体和颈动脉体的化学感受器,使交感神经兴奋,儿茶酚胺分泌增加,加强肺血管收缩,加重肺动脉高压。

3. 血容量增多和血液黏稠度增加　慢性缺氧产生继发性红细胞增多症,血液黏稠度增加。血细胞比容超过 $55\% \sim 60\%$ 时,血液的黏稠度就显著增加,血流阻力随着增高,且常伴有血容量的增加,更使肺动脉压增高。缺氧和高碳酸血症使交感神经兴奋,可增加心排血量,又使肾小动脉收缩,肾血流减少,促使水、钠潴留,增加肺血流量,从而加重肺动脉高压和心脏负荷,发生右心衰竭。

(二)心脏病变,心功能不全

肺循环阻力增加时,右心因发挥其代偿功能而发生右心室肥厚。肺动脉高压早期,右心室尚能代偿,舒张末期压仍正常。随着病情的进展,特别是在急性发作时,肺动脉高压持续存在且较严重,超过右心的负荷,右心失代偿,右心排血量下降,在右心室收缩终末期残余血量增加,舒张末压增高,促使右心室扩大和右心室功能衰竭。此外由于心肌缺氧,乳酸积累,高能磷酸键合成降低,使心肌功能受损;继发性红细胞增多可使血液黏稠度加大,血容量增多等因素,均可增加心肌负荷;第反复肺部及呼吸道感染时,细菌毒素对心肌的毒性作用;酸碱失衡、电解质紊乱所致的心律失常等,均可诱发心力衰竭。

(三)多脏器损害

慢性肺心病引起多脏器衰竭与低灌注、感染所致休克,内毒素使组胺、血清素、前列腺素等释放,抗原抗体复合物形成,激活补体,释出 C3 等活性物质,使中性粒细胞黏附于复合体,释出氧自由基而引起血管内皮严重损害,纤维连接素的减少,损害毛细血管等因素有关。肺毛细血管内皮细胞受到损害,血中微聚物及血管壁活性物质得不到清除,从而自左心室排出而引起全身器官损害,导致多系统器官衰竭。

三、临 床 表 现

(1)具有慢性支气管炎,阻塞性肺气肿等疾病的病史。

(2)肺、心功能代偿期:原发病(如慢支,慢阻肺)的症状及体征;具有肺动脉高压和(或)右心肥大体征。

(3)肺、心功能失代偿期:原发病(如慢支,慢阻肺)的症状及体征;具有肺动脉高压和(或)右心肥大体征;下呼吸道感染,Ⅱ型呼吸衰竭及右心衰竭(亦可见急性肺水肿或全心衰竭)的症状和体征。

(4)其他:可见各种水电解质酸碱失衡、心律失常(房性心律失常最常见)、上消化道出血、肝肾损害。休克、多脏器功能损害衰竭等严重并发症。

辅助检查:

(一)X 线诊断标准

(1)右肺下动脉干扩张:① 右肺下动脉干横径>15 mm;② 右肺下动脉干横径与气管横径比值≥1.07;③ 经动态观察右肺下动脉干横径增宽 2 mm 以上。

(2)肺动脉段突出度>3 mm。

(3)中心肺动脉扩张与外周分支纤细形成鲜明对比。

(4)右前斜位肺动脉圆锥显著凸出,或锥高≥7 mm。

(5)右心室增大(结合不同体位判断)。

(二)心电图诊断标准

主要条件:① 额面平均电轴≥＋90°;② V1 导联 R/S≥1;③ 重度顺钟向转位(Rv5/Sv5≤1);④ aVR 导联 R/S 或 R/Q≥1;⑤ V1～V4 呈 Qs,Qr,qr,(除心肌梗死外);⑥ Rv1＋Sv5>1.05 mv;⑦ 肺性 P 波:a. P 电压≥0.22 mV;b. 或 P 波高尖,电压≥0.2 mV 且 P 电轴>＋80°;c. 或肢体导联低电压时 P>1/2R;⑧ 可有肢导联低电压;⑨ 右束支传导阻滞(完全性或不完全性)。

(三)超声心动图诊断标准

右心室流出道内径≥30 mm。右心室内径≥20 mm。右心室前壁厚度≥5 mm 或前壁搏动幅度增强。左/右心室内径比值<2。右肺动脉内径≥18 mm,或肺动脉干≥20 mm。右心室流出道/左心房内径比值≥1.4。肺动脉瓣前叶曲线出现肺动脉高压征象者:α 波低平或<2 mm 或出现收缩中期关闭征。

四、诊　　断

(一) 诊断要点

(1) 有慢性支气管炎,阻塞性肺气肿、肺结核、支气管扩张和胸廓疾病史等病史。

(2) 咳嗽、咳痰、进行性气促的临床症状。

(3) 有肺气肿和(或)肺动脉高压的体征。

(4) 辅助检查:X胸片、心电图检查有一项符合诊断标准。有条件可做超声心电图以增加诊断可靠性。

(5) 急性加重期可有发热,白细胞和(或)中性粒细胞增高。痰培养或涂片可获得有价值的病原。

具有以上1~3条加上X线胸片或心电图符合诊断条件,排除其他心脏基本即可做出诊断。

(二) 鉴别诊断

肺心病需与冠心病、原发性心肌病等鉴别。

五、治　　疗

治疗原则——纠正缺氧和二氧化碳潴留,控制呼吸衰竭和心力衰竭,预防并发症,改善生活质量。

(一) 急性加重期的治疗

1. 控制诱因　感染常是肺心病急性加重的诱因,因此合理使用抗生素,控制支气管及肺部感染是治疗失代偿肺心病的前提。因此类患者常有长期间断使用抗生素病史,经验性使用抗生素的同时可反复痰检根据药敏选用药物,另要警惕真菌及结核等特殊病原体感染。

2. 改善呼吸功能,纠正呼吸衰竭　是治疗肺心病呼吸衰竭的关键。缓解支气管痉挛,促进痰液引流,畅通呼吸道,持续低浓度(24%~35%)给氧,应用呼吸兴奋剂(尼可刹米可静脉滴注或持续静脉泵入)等,必要时无创呼吸或有创呼吸支持等。

3. 控制心力衰竭　一般在积极控制感染,改善呼吸功能后心力衰竭便能得到改善。对治疗后无效的较重患者可适当选用小剂量短效的利尿剂降低心脏前负荷(警惕电解质酸碱失衡),血管扩张剂减低心脏前后负荷,正性肌力药物(如β受体激动剂、磷酸二酯酶抑制剂等)及洋地黄类强心剂(如西地兰)以增强心肌收缩力。洋地黄制剂仅适于用利尿剂后仍水肿,或以右心衰竭为主而无明显感染征象,或发生急性肺水肿者。用量为常规量的1/2~2/3。

4. 预防并发症　积极防治水电解质、酸碱失衡、肺性脑病、心律失常、上消化道出血、肝/肾损害、休克等并发症。

5. 补充足够的热量。

(二) 缓解期的治疗

1. 教育和管理　加强健康知识教育,控制疾病急性加重,提高患者依从性,开展慢病管理,有利于随防追踪疗效,评估急性加重期风险。

2. 戒烟或避免被动吸烟

3. 长期家庭氧疗　最主要适应症是患者休息状态下存在低氧血症,即呼吸室内空气时,其动脉血氧分压(PaO_2)<7.3 kPa(55 mmHg)或动脉血氧饱和度(SaO_2)<0.88。这是长期氧疗最主要的适应症。另患者其PaO_2为7.3~8.7 kPa(55~65 mmHg),伴有以下情况之一者,也应进行长期氧疗:① 继发性红细胞增多症(红细胞压积>0.55);② 肺心病的临床表现;③ 肺动脉高压。

4. 支气管扩张剂的应用　详见本章第二节慢性阻塞性肺病的治疗。

5. 祛痰剂　详见本章第二节慢性阻塞性肺病的治疗。

6. 抗氧化剂

7. 营养支持　患者多有营养障碍,体型消瘦者居多,但常伴有食纳差,原则上应少食多餐,避免食物盐分过高。

8. 疫苗　为提高机体免疫功能,如无禁忌情况下可酌情选择使用可减少上呼吸道感染发生的疫苗。

六、预　后

　　肺心病常反复急性加重,导致心肺功能下降,多数预后不良,但可通过积极治疗改善患者生活质量。

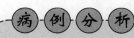

　　患者男性,70岁,20余年前始出现反复咳嗽、咳痰,冬春季节多发,每年发作3~5次,每次持续1~3周经治疗后好转。10余年前出现活动后气促,进行性加重。2年前始出现双下肢水肿,多在午后出现,次晨消失。1周前上述症状加重,咳脓性痰,不能平卧,并双下肢浮肿,感头昏,精神、食纳差。既往有吸烟史20年。查体:T38℃,P124次/min,R25次/min,BP135/80 mmHg,颈静脉怒张,桶状胸,双肺叩诊呈过清音,双肺呼吸音减弱,呼气相延长,双肺可闻及散在性干湿啰音。肝肋下2 cm,有压痛。心界向左扩大,心率124次/min,P2>A2。双下肢胫前以下呈凹陷性水肿。肺功能示:$FEV_1/FVC40\%$,FEV_1为30%预计值。

【问题】

(1) 诊断何病?

(2) 需要完善哪些检查?

(3) 治疗原则是什么?

【分析与解答】

(1) 诊断:COPD合并慢性肺源性心脏病。

(2) 需要完善哪些检查:血气分析、超声心动图、血生化检查。

(3) 治疗原则:纠正缺氧、改善通气、控制感染。

(杨　捷)

第十二章　胸膜腔疾病

第一节　胸腔积液

胸膜腔是位于肺和胸壁之间的一个潜在的腔隙。在正常情况下脏层胸膜和壁层胸膜表面上有一层很薄的液体,在呼吸运动时起润滑作用。胸膜腔和其中的液体并非处于静止状态,在每一次呼吸周期中胸膜腔形状和压力均有很大变化,使胸腔内液体持续滤出和吸收并处于动态平衡。任何因素使胸膜腔内液体形成过快或吸收过缓,即产生胸腔积液(pleural effusions),简称胸水。其发生可能与胸膜毛细血管内静水压升高、胸膜通透性增加、胸膜毛细血管内胶体渗透压降低、壁层胸膜淋巴引流障碍、损伤以及医源性因素(药物、放射治疗、消化内镜检查和治疗、支气管动脉栓塞术、卵巢过度刺激综合征、液体负荷过大、冠状动脉搭桥手术或冠状动脉内支架置入、骨髓移植、中心静脉置管穿破和腹膜透析等)有关。

一、临 床 表 现

(一)症状

呼吸困难是最常见的症状,多伴有胸痛和咳嗽。呼吸困难与胸廓顺应性下降,患侧膈肌受压,纵隔移位,肺容量下降刺激神经反射有关。病因不同其症状有所差别。结核性胸膜炎多见于青年人,常有发热、干咳、胸痛,随着胸水量的增加胸痛可缓解,但可出现胸闷气促。恶性胸腔积液多见于中年以上患者,一般无发热,胸部隐痛,伴有消瘦和呼吸道或原发部位肿瘤的症状。炎症性积液为渗出性,常伴有咳嗽、咳痰、胸痛及发热。心力衰竭所致胸腔积液为漏出液,有心功能不全的其他表现。肝脓肿所伴右侧胸腔积液可为反应性胸膜炎,亦可为脓胸,多有发热及肝区疼痛。症状也和积液量有关,积液量少于 $0.3 \sim 0.5$ L时症状多不明显,大量积液时心悸及呼吸困难更加明显。

(二)体征

与积液量有关。少量积液时,可无明显体征,或可触及胸膜摩擦感及闻及胸膜摩擦音。中至大量积液时,患侧胸廓饱满,触觉语颤减弱,局部叩诊浊音,呼吸音减低或消失。可伴有气管、纵隔向健侧移位。肺外疾病如胰腺炎和 RA 等,胸腔积液时多有原发病的体征。

(三)辅助检查

1. 诊断性胸腔穿刺和胸水检查　对明确积液性质及病因诊断均至关重要,大多数积液的原因通过胸水分析可确定。疑为渗出液必须做胸腔穿刺,如有漏出液病因则避免胸腔穿刺。不能确定时也应做胸腔穿刺抽液检查。

外观和气味漏出液透明清亮,静置不凝固,比重 $<1.016 \sim 1.018$。渗出液多呈草黄色稍混浊,易有凝块,比重 >1.018。血性胸水呈洗肉水样或静脉血样,多见于肿瘤、结核和肺栓塞。乳状胸水多为乳糜胸。巧克力色胸水考虑阿米巴肝脓肿破溃入胸腔的可能。黑色胸水可能为曲霉菌感染。黄绿色胸水见于RA。厌氧菌感染胸水常有臭味。

胸膜炎症时,胸水中可见各种炎症细胞及增生与退化的间皮细胞。漏出液细胞数常少于 100×10^6/L,以淋巴细胞与间皮细胞为主。渗出液的白细胞常超过 500×10^6/L。脓胸时白细胞多达 10×10^9/L 以上。中性粒细胞增多时提示为急性炎症;淋巴细胞为主则多为结核性或肿瘤性;寄生虫感染或结缔组织病时嗜酸粒细胞常增多。胸水中红细胞超过 5×10^9/L 呈淡红色,多由恶性肿瘤或结核所致。胸腔穿刺损伤血管亦可引起血性胸水应谨慎鉴别。红细胞超过 10×10^9/L 时应考虑创伤、肿瘤或肺梗死。

恶性胸水中约有40%～90%可查到恶性肿瘤细胞,反复多次检查可提高检出率。胸水标本有凝块应固定及切片行组织学检查。

(1)pH和葡萄糖:正常胸水pH接近7.6。pH降低见于脓胸、食管破裂、类风湿关节炎并发积液;如pH<7.0者仅见于脓胸以及食管破裂所致胸腔积液。结核性和恶性积液也可降低。

正常胸水中葡萄糖含量与血中含量相近。漏出液与大多数渗出液葡萄含量正常;葡萄糖含量下降主要见于类风湿关节炎并发胸腔积液、结核性胸腔积液、化脓性胸腔积液、少数恶性胸腔积液。

蛋白质渗出液的蛋白含量较高(>30 g/L),胸水/血清比值大于0.5。漏出液蛋白含量较低(<30 g/L),以白蛋白为主,黏蛋白试验(Rivalta试验)阴性。

类脂乳糜胸水呈乳状混浊,离心后不沉淀,苏丹Ⅲ染成红色,三酰甘油含量高而胆固醇不高,脂蛋白电泳可显示乳糜微粒,多见于胸导管破裂。假性乳糜胸的胸水淡黄或暗褐色,胆固醇高而三酰甘油含量正常。多见于陈旧性结核性胸膜炎,也见于恶性、肝硬化和RA胸腔积液等。

(2)酶学测定:渗出液乳酸脱氢酶(LDH)含量增高,大于200 U/L,且胸水/血清LDH比值大于0.6。LDH是反映胸膜炎症程度的指标,其值越高,表明炎症越明显。LDH>500 U/L常提示为恶性肿瘤或并发细菌感染。

淀粉酶升高可见于急性胰腺炎、恶性肿瘤等。

腺苷脱氨酶(ADA)在淋巴细胞内含量最高,结核性胸膜炎时,因细胞免疫受刺激,淋巴细胞明显增多,故胸水中ADA多高于45 U/L,其诊断结核性胸膜炎的敏感度较高。HIV合并结核患者ADA不高。

(3)免疫学检查:结核性胸膜炎胸水中γ干扰素增高,其敏感性和特异性高。SLE和RA引起的胸腔积液中补体C3、C4成分降低。SLE胸水中抗核抗体(ANA)滴度可达1:160以上,RA胸水中类风湿因子>1:320。

(4)肿瘤标志物:癌胚抗原(CEA)在恶性胸水中早期即可升高,且比血清更显著。若胸水CEA升高或胸水/血清CEA>1,常提示为恶性胸水。

2. X线检查 较少量胸腔积液在胸部X线检查不易发现,当积液量达到0.3～0.5 L时,胸部X线显示肋膈角变钝,随着积液增多,肋膈角消失,显示一凹面向上,外高内低的弧形积液阴影,平卧时积液散开,使整个肺野透亮度降低。大量胸腔积液时整个患者胸部呈致密影,纵隔和气管被推向健侧,液气胸时有气液平面。包裹性积液不随体位改变而变动,边缘光滑饱满,多局限于叶间或肺与膈之间。肺底积液可仅有膈肌升高或形状的改变。积液时常遮盖肺内原发病灶,故复查胸片应在抽液后,可发现肺部肿瘤或其他病变。CT可显示少量的胸腔积液、肺内病变、胸膜间皮瘤、胸内和胸膜转移性肿瘤、纵隔和气管旁淋巴结等病变,有助于病因诊断。

3. 超声检查 探测胸腔积液的灵敏度高,定位准确。临床用于估计胸腔积液的深度和积量,协助胸腔穿刺定位。B超引导下胸腔穿刺用于包裹性和少量的胸腔积液。

4. 胸膜活检 经皮闭式针刺胸膜活检对胸腔积液病因诊断有重要意义,可发现肿瘤、结核和其他胸膜肉芽肿性病变。拟诊结核病时,活检标本除做病理检查外,必要时还可做结核分枝杆菌培养。胸膜针刺活检具有简单、易行、损伤性较小的优点,阳性诊断率为40%～75%。CT或B超引导下活检可提高成功率。脓胸或有出血倾向者不宜做胸膜活检。如活检证实为恶性胸膜间皮瘤,1个月内应对活检部位行放射治疗。

5. 胸腔镜或开胸活检 对上述检查不能确诊者,必要时可经胸腔镜或剖胸直视下活检。通过胸腔镜能全面检查胸膜腔,观察病变形态特征、分布范围及邻近器官受累情况,并可在直视下多处活检,故诊断率较高,肿瘤临床分期亦较准确。临床上有少数胸腔积液的病因虽经上述诸种检查仍难以确定,如无特殊禁忌,可考虑剖胸探查。

6. 支气管镜 对咯血或疑似气道阻塞者可行此项检查。

二、诊　断

胸腔积液的诊断和鉴别诊断分3个步骤。

(一)确定有无胸腔积液

中量以上的胸腔积液诊断不难,症状和体征都较明显。少量积液(0.3 L)仅表现肋膈角变钝,有时易与胸膜粘连混淆,可行患侧卧位胸片,液体可散开于肺外带。体征上需与胸膜增厚鉴别,胸膜增厚叩诊浊音,听诊呼吸音减弱,但往往伴有胸廓扁平或塌陷,肋间隙变窄,气管向患侧移位等体征。B超、CT等检查可确定有无胸腔积液。

（二）区别漏出液和渗出液

诊断性胸腔穿刺可区别积液的性质。漏出液外观清澈透明,呈无色或浅黄色,不凝固;而渗出液外观颜色深,呈透明或混浊的草黄或棕黄色,或血性,可自行凝固。两者划分标准多根据比重（以 1.018 为界）、蛋白质含量（以 30 g/L 为界）、白细胞数（以 500×10^6/L 为界）,小于以上界限为漏出液,反之为渗出液,但其诊断的敏感性和特异性较差。目前多根据 Light 标准,符合以下任何 1 项可诊断为渗出液：① 胸腔积液/血清蛋白比例>0.5;② 胸腔积液/血清 LDH 比例>0.6;③ 胸腔积液 LDH 水平大于血清正常值高限的 2/3。

（三）寻找胸腔积液的病因

漏出液常见病因是充血性心力衰竭,多为双侧,积液量右侧多于左侧,强烈利尿可引起假性渗出液。肝硬化胸水多伴有腹水,极少仅表现为胸水。肾病综合征胸水多为双侧,可表现为肺底积液。低蛋白血症的胸腔积液多伴有全身水肿。腹膜透析的胸水类似于腹透液,葡萄糖高,蛋白质<1.0 g/L。心包疾病引起的胸水多为双侧,且左侧多于右侧。如不符合以上特点,或伴有发热、胸痛等症状应行诊断性胸腔穿刺。

我国渗出液最常见的病因为结核性胸膜炎,多见于青壮年,胸痛（积液增多后胸痛减轻或消失,但出现气急）,并常伴有干咳、潮热、盗汗、消瘦等结核中毒症状,胸水检查以淋巴细胞为主,间皮细胞<5%,蛋白质多大于 40 g/L,ADA 及 γ-干扰素增高,沉渣找结核分枝杆菌或培养可阳性,但阳性率很低。胸膜活检阳性率达 60%～80%,PPD 皮试强阳性,TSPOT 阳性。老年患者及免疫功能低下者可无发热,结核菌素试验亦常阴性,应予注意。

类肺炎性胸腔积液系指肺部感染性疾病继发引起的胸腔积液,如积液呈脓性则称脓胸。患者多有发热、咳嗽、咳痰、胸痛等症状,血白细胞升高,中性粒细胞增加和核左移。X线先有肺实质的浸润影,或肺脓肿和支气管扩张的表现,然后出现胸腔积液,积液量一般不多,易形成分隔及包裹。胸水呈草黄色甚或脓性,白细胞明显升高,以中性粒细胞为主,葡萄糖和 pH 降低,诊断不难。常见细菌为金黄色葡萄球菌、肺炎链球菌、化脓性链球菌以及大肠埃希菌、肺炎克雷伯杆菌和铜绿假单胞菌等,且多合并厌氧菌感染,少数可由结核分枝杆菌或真菌、放线菌、奴卡菌等所致。急性脓胸常表现为高热、胸痛等;慢性脓胸有胸膜增厚、胸廓塌陷、慢性消耗和杵状指（趾）等。胸水呈脓性、黏稠;涂片革兰染色找到细菌或脓液细菌培养阳性。

恶性肿瘤侵犯胸膜引起恶性胸腔积液,常由肺癌、乳腺癌和淋巴瘤等直接侵犯或转移至胸膜所致,其他部位肿瘤包括胃肠道和泌尿生殖系统。也可由原发于胸膜的恶性间皮瘤引起。以 45 岁以上中老年人多见,有胸部钝痛、咯血丝痰和消瘦等症状,胸水多呈血性、量大、增长迅速,CEA 或其他肿瘤标志物升高,LDH 多大于 500 U/L,胸水脱落细胞检查、胸膜活检、胸部影像学、支气管镜及胸腔镜等检查,有助于进一步诊断和鉴别。疑为其他器官肿瘤需进行相应检查。

三、治　疗

胸腔积液的病因治疗尤为重要：漏出液常在纠正病因后可吸收。

（一）结核性胸膜炎

1. 一般治疗　包括休息、营养支持等治疗。

2. 抽液治疗　结核性胸膜炎胸水蛋白含量高,容易引起胸膜粘连,原则上应尽快抽尽胸腔内积液以解除肺及心血管受压、改善呼吸,使肺功能免受损伤。大量胸水需反复多次抽液或引流治疗,首次抽液不超过 600 mL,以后每次不超过 1 000 mL,过快、过多抽液可使胸腔压力骤降、复张性肺水肿,表现剧咳、气促、咳大量泡沫状痰,双肺满布湿啰音,PaO_2 下降,应立即吸氧,适当应用糖皮质激素及利尿剂,控制液体入量,严密观察病情,严重时需机械通气治疗。若胸穿抽液时发生头晕、冷汗、心悸、面色苍白,需考虑到胸膜反应,应立即停止抽液,使患者平卧,必要时皮下注射 1% 肾上腺素 0.5 mg,注意血压变化,防止休克。一般情况下,抽胸水后,没必要胸腔内注入抗结核药物。

3. 抗结核治疗 详见肺结核章节。

4. 糖皮质激素 糖皮质激素可降低炎症反应,减轻结核中毒症状,加速胸液吸入,减少胸膜粘连和增厚机会。结核性胸膜炎全身毒性症状严重,胸液较多者,可在正规抗结核治疗同时加用糖皮质激素,常用剂量为泼尼松 20～30 mg/d,待体温正常,全身结核中毒症状减轻或消失,胸液明显减少时即应逐渐减量至停药,一般疗程为 4～6 周。

(二)类肺炎性胸腔积液和脓胸

患者一般积液较少,经有效抗感染治疗后胸水可吸收,胸水多的患者需行胸腔穿刺抽液治疗。

治疗原则:控制感染、引流胸腔积液及促使肺复张,恢复肺功能。抗生素要尽早使用,且足量,疗程要长,全身及胸腔内给药。积极引流胸腔脓液,可反复胸穿抽液或肋间切开插管引流,可用 2% 碳酸氢钠或生理盐水反复冲洗胸腔,然后注入适量抗生素及链激酶,使脓液变稀便于引流。对有支气管胸膜瘘者不宜冲洗胸腔,以免引起细菌播散。慢性脓胸应改进原有的脓腔引流,也可考虑外科胸膜剥脱术等治疗。此外,一般支持治疗亦相当重要。

(三)恶性胸腔积液

恶性胸腔积液包括原发病和胸腔积液的治疗。例如,部分小细胞肺癌及淋巴瘤所致胸腔积液全身化疗有一定疗效,纵隔淋巴结转移者可行局部放射治疗。胸腔积液多为晚期恶性肿瘤常见并发症,其胸水产生迅速:常因大量积液引起严重呼吸困难,甚至导致死亡。常需反复胸腔穿刺抽液,但反复抽液可使蛋白丢失太多,效果不理想。可选择化学性胸膜固定术,在尽量抽尽胸水或胸腔插管充分引流后,胸腔内注入博来霉素、顺铂、丝裂霉素等抗肿瘤药物,或注入粘连剂,如滑石粉等,可减缓胸水的产生。也可注入生物免疫调节剂,如短小棒状杆菌疫苗、白介素-2、干扰素等,可抑制恶性肿瘤细胞、增强淋巴细胞局部浸润,并使胸膜粘连。此外细管胸腔闭式引流具有创伤小、易固定且随时可向胸腔内注入药物等优点。对插管引流后胸水持续或肺不能复张者,可行胸-腹腔分流术或胸膜切除术,虽经以上多种治疗,恶性胸腔积液的预后不良。

第二节 气 胸

胸膜腔是不含气体的密闭的潜在性腔隙。当气体进入胸膜腔造成积气状态时,称为气胸。气胸可分成自发性、外伤性和医源性三类。自发性气胸又可分成原发性和继发性,前者发生在无基础肺疾病的健康人,后者常发生在有基础肺疾病的患者。外伤性气胸系胸壁的直接或间接损伤引起,医源性气胸由诊断和治疗操作所致。发生气胸后,胸膜腔内负压可变成正压,致使静脉回心血流受阻,产生程度不同的心、肺功能障碍。本节主要叙述自发性气胸。

一、病因和发病机理

正常情况下胸膜腔内没有气体,呼吸周期胸腔内压均为负压,系胸廓向外扩张,肺向内弹性回缩对抗产生的。胸腔内出现气体仅在三种情况下发生:① 肺泡与胸腔之间产生破口,气体经肺泡进入胸腔直到压力差消失或破口闭合;② 胸壁创伤产生与胸腔的交通;③ 胸腔内有产气的微生物。临床上主要见于前两种情况。气胸时失去了负压对肺的牵引作用,甚至因正压对肺产生压迫,使肺容积缩小、肺活量减低、最大通气量降低。由于肺容积缩小,初期血流量并不减少,产生通气/血流比率减少,导致动静脉分流、出现低氧血症。大量气胸时,由于吸引静脉血回心的负压消失,甚至胸膜腔内正压对血管和心脏的压迫,使心脏充盈减少,心排血量降低,引起心率增快,血压降低,甚至休克。张力性气胸可引起纵隔移位,循环障碍,甚或窒息死亡。

原发性自发性气胸多见于瘦高体型的男性青年,常规 X 线检查肺部无显著病变,但可有胸膜下肺大疱,多在肺尖部。此种胸膜下肺大疱的原因尚不清楚,与吸烟、身高和小气道炎症可能有关,也可能与非特异性炎症愈痕或弹性纤维先天性发育不良有关。

继发性自发性气胸见于有基础肺部疾病的患者,病变引起细支气管不完全阻塞,形成肺大疱并破裂。如肺结核、慢性阻塞性肺病、肺癌、肺脓肿、肺尘埃沉着症及淋巴管平滑肌瘤病等。月经性气胸仅在月经来潮后 24 h 内发生,可能是胸膜上有异位子宫内膜破裂所致。

脏层胸膜破裂或胸膜粘连带撕裂,如其中的血管破裂可形成自发性血气胸。航空、潜水作业而无适当防护措施时,从高压环境突然进入低压环境,以及机械通气压力过高时,均可发生气胸。抬举重物用力过猛、剧烈咳嗽、屏气甚至大笑等,可能是促使气胸发生的诱因。

二、临 床 分 型

根据脏层胸膜破裂情况不同及其发生后对胸腔内压力的影响,自发性气胸通常分为以下三种类型。

(一)闭合性(单纯性)气胸

胸膜破裂口较小,随肺萎缩而闭合,空气不再继续进入胸膜腔。胸膜腔内压接近或略超过大气压,测定时可为正压亦可为负压,视气体量多少而定。抽气后压力下降而不复升,表明其破裂口已不再漏气。

(二)交通性(开放性)气胸

破裂口较大或因两层胸膜间有粘连或牵拉,使破口持续开放,吸气与呼气时空气自由进出胸膜腔。胸膜腔内压在 0 cmH_2O 上下波动;抽气后可呈负压,但观察数分钟后压力又升至抽气之前状态。

(三)张力性(高压性)气胸

破裂口呈单向活瓣,吸气时胸廓扩大,胸膜腔内压变小,空气进入胸膜腔;呼气时胸膜内压升高压迫活瓣使之关闭,致使胸膜腔内空气越积越多。内压力持续升高,使肺脏受压,纵隔向健侧移位,影响心脏血液回流,胸腔内压力常超过 10 cmH_2O,甚至高达 20 cmH_2O,抽气后胸膜腔内下降,但迅速回升,张力性气胸对机体呼吸循环功能的影响很大,必须紧急抢救处理。

三、临 床 表 现

症状轻重与肺部基础疾病的功能状态、气胸发生速度、胸腔内积气量及压力大小有关,严重肺功能减退的患者即便气胸范围小呼吸困难症状亦明显,而肺功能正常的年轻患者即便气胸范围大临床症状可亦不明显。

(一)症状

起病前部分患者有持重物、咳嗽、剧烈活动等诱因,部分患者在正常活动或安静休息时发生,多数起病急骤,患者突感一侧胸痛,针刺样或刀割样,持续时间短暂,继之胸闷和呼吸困难,可伴有刺激性咳嗽,系气体刺激胸膜所致。少数患者可发生双侧气胸,以呼吸困难为突出表现。血气胸多胸痛明显。

张力性气胸时可迅速出现严重呼吸循环障碍;患者呼吸困难、表情紧张、胸闷、烦躁不安、发绀、冷汗、脉速、虚脱、心律失常,甚至发生意识不清、呼吸衰竭。

(二)体征

体征取决积气的多少和是否伴有胸腔积液。少量气胸体征不明显,尤其在肺气肿患者更难确定。大量气胸时,气管向健侧移位,患侧胸部隆起,呼吸运动与触觉语颤减弱,叩诊过清音或鼓音,心或肝浊音界缩小或消失,听诊呼吸音减弱或消失。左侧少量气胸或纵隔气肿时,有时可在左心缘处听到与心跳一致的气泡破裂音,称 Hamman 征。液气胸时,胸内有振水声。血气胸如失血过多,可使血压下降,甚至发生失血性休克。

为了便于临床观察和处理,根据临床表现把自发性气胸分成稳定型和不稳定型,符合下列所有表现者为稳定型,否则为不稳定型:呼吸频率<24 次/分;心率 60~120 次/分;血压正常;呼吸室内空气时 SaO_2>90%;两次呼吸间隔说话成句。

(三)影像学检查

立位后前位 X 线胸片检查是诊断气胸的重要方法,可显示肺受压程度肺内病变情况以及有无胸膜粘连、胸腔积液及纵隔移位等。必要时可摄侧位胸片。气胸的典型表现为外凸弧形的细线条形阴影,称为气胸线,线外透亮度增高,无肺纹理,线内为压缩的肺组织。大量气胸时,肺向肺门回缩,呈圆球形阴影。大量气胸或张力性气胸常显示纵隔及心脏移向健侧。若合并纵隔气肿在纵隔旁和心缘旁可见透光带。

肺结核或肺部慢性炎症使胸膜多处粘连,气胸时多呈局限性包裹,有时气胸互相通连。气胸若延及下部胸腔,肋膈角变锐利。合并胸腔积液时,显示气液平面。局限性气胸在后前位胸片易遗漏,侧位胸片可协助诊断。

CT 表现为胸膜腔内出现极低密度的气体影,伴有肺组织不同程度的萎缩改变。CT 对于少量气胸、局限性气胸以及肺大疱与气胸的鉴别比 X 线胸片更敏感和准确。对气胸量大小的评价也更为准确。

四、诊　　断

根据临床症状、体征及影像学表现,气胸的诊断通常并不困难。X 线或 CT 显示气胸线是确诊依据,若病情十分危重无法搬动行 X 线检查时,应当机立断在患侧胸腔体征最明显处试验穿刺,如抽出气体,可证实气胸的诊断。

自发性气胸尤其是老年人和原有心、肺慢性疾病者,临床表现酷似其他心、肺急症,必须认真鉴别。

（一）哮喘与慢性阻塞性肺疾病

两者均有不同程度的气促及呼吸困难,体征亦与自发性气胸相似,但哮喘患者常有反复阵发性喘息发作史,慢阻肺患者的呼吸困难多呈长期缓慢进行性加重。当哮喘及慢阻肺患者突发严重呼吸困难、冷汗、烦躁,支气管舒张剂、抗感染药物等治疗效果不好,且症状加剧,应考虑并发气胸的可能,X 线检查有助于鉴别。

（二）急性心肌梗死

有突然胸痛、胸闷,甚至呼吸困难、休克等临床表现,但常有高血压、动脉粥样硬化、冠状动脉粥样硬化性心脏病史。体征、心电图、X 线检查、血清酶学检查有助于诊断。

（三）肺血栓栓塞症

大面积肺栓塞也可突发起病,呼吸困难,胸痛,烦躁不安,惊恐甚或濒死感,临床上酷似自发性气胸。但患者可有咯血、低热和晕厥,并常有下肢或盆腔血栓性静脉炎、骨折、手术后、脑卒中、心房颤动等病史,或发生于长期卧床的老年患者。体检、胸部 X 线检查可鉴别。

（四）肺大疱

位于肺周边的肺大疱,尤其是巨型肺大疱易被误认为气胸。肺大疱通常起病缓慢,呼吸困难并不严重,而气胸症状多突然发生。影像学上,肺大疱气腔呈圆形或卵圆形,疱内有细小的条纹理,为肺小叶或血管的残遗物。肺大疱向周围膨胀,将肺压向肺尖区、肋膈角及心膈角。而气胸则呈胸外侧的透光带,其中无肺纹理可见。从不同角度做胸部透视,可见肺大疱为圆形透光区,在大疱的边缘看不到发丝状气胸线。肺大疱内压力与大气压相仿,抽气后,大疱容积无明显改变。如误对肺大疱抽气测压,甚至易引起气胸,须认真鉴别。

（五）其他

消化性溃疡穿孔、胸膜炎、肺癌、膈疝等,偶可有急起的胸痛、上腹痛及气促等,亦应注意与自发性气胸鉴别。

五、治　　疗

目的是促进患侧肺复张、消除病因及减少复发。具体措施有保守治疗、胸腔减压、经胸腔镜手术或开胸手术等。应根据气胸的类型与病因、发生频次、肺压缩程度、病情状态及有无并发症等适当选择。部分轻症者可经保守治疗治愈,但多数需作胸腔减压帮助患肺复张,少数患者(10%～20%)需手术治疗。

影响肺复张的因素包括患者年龄、基础肺疾病、气胸类型、肺萎陷时间长短以及治疗措施等。老年人肺复张的时间通常较长;交通性气胸较闭合性气胸需时长;有基础肺疾病、肺萎陷时间长者肺复张时间亦较长;单纯卧床休息肺复张的时间显然较胸腔闭式引流或胸腔穿刺抽气为长。有支气管胸膜瘘、胸膜粘连、支气管阻塞者均可妨碍肺复张,并易导致慢性持续性气胸。

（一）保守治疗

适用于稳定型小气胸,首次发生的症状较轻的闭合性气胸。应严格卧床休息,酌情予镇静、镇痛等药物,高浓度吸氧可加快胸腔内气体的吸收。保守治疗需密切监测病情改变,尤其在气胸发生后 24～48 h 内如患者年龄偏大,并有肺基础疾病如慢阻肺,其胸膜破裂口愈合慢,呼吸困难等症状重,即使气胸较小,原则上亦不主张保守治疗。

（二）排气疗法

胸腔穿刺抽气适用于少量气胸、呼吸困难较轻、心肺功能尚好的闭合性气胸患者。抽气可加速肺复张,迅速缓解症状,通常选择患侧胸部锁骨中线第 2 肋间为穿刺点,局限性气胸则要选择相应的穿刺部位。一次抽气量不宜超过 1 000 mL。张力性气胸病情危急,应迅速解除胸腔内正压以避免发生严重并发症,如无条件紧急插管引流,可立即胸腔穿刺排气;无抽气设备时,为了抢救患者生命,可用粗针头迅速刺入胸膜腔以达到暂时减压的目的。亦可用粗注射针头,在其尾部扎上橡皮指套,指套末端剪一小裂缝,插入胸腔行临时排气,此时高压气体从小裂缝排出,待胸腔内压减至负压时,指套即行塌陷,小裂缝关闭,外界空气即不能进入胸膜腔。

胸腔闭式引流适用于不稳定型气胸,呼吸困难明显、肺压缩程度较重,交通性或张力性气胸,反复发生气胸的患者。无论其气胸量多少,均应尽早行胸腔闭式引流。对经胸腔穿刺抽气效果不佳者也应插管引流。插管部位一般多取锁骨中线第 2 肋间,或腋前线第 4～5 肋间,如为局限性气胸或需引流胸腔积液,则应根据 X 线胸片选择适当部位插管。导管固定后,另一端可连接单向活瓣或置于水封瓶的水面下 1～2 cm,使胸膜腔内压力保持在 $-2～-1$ cmH$_2$O 以下,插管成功则导管持续逸出气泡,呼吸困难迅速缓解,压缩的肺可在几小时至数日内复张。对肺压缩严重,时间较长的患者,插管后应夹住引流管分次引流,避免胸腔内压力骤降产生肺复张后肺水肿。如未见气泡溢出 1～2 日,患者气急症状消失,胸片见肺已全部复张时,可以拔除导管。有时虽未见气泡冒出水面,但患者症状缓解不明显,应考虑为导管不通畅,或部分滑出胸膜腔,需及时更换导管或做其他处理。若气胸分隔,单导管引流效果不佳,有时需在患侧胸腔插入多根导管。两侧同时发生气胸者,可在双侧胸腔做插管引流。若经水封瓶引流后胸膜破口仍未愈合,表现水封瓶中持续气泡逸出,可加用负压吸引装置。

（三）化学性胸膜固定术

由于气胸复发率高,为了预防复发,可胸腔内注入硬化剂,产生无菌性胸膜炎可使脏层和壁层胸膜粘连从而消灭胸膜腔间隙。适应于不宜手术或拒绝手术的下列患者:① 持续性或复发性气胸;② 双侧气胸;③ 合并肺大疱;④ 肺功能不全,不能耐受手术者。常用的硬化剂有多西环素、滑石粉等,用生理盐水 60～100 mL 稀释后经胸腔导管注入,夹管 1～2 h 后引流;或经胸腔镜直视下喷洒粉剂。胸腔注入硬化剂前,尽可能使肺完全复张。为避免药物引起的局部剧痛,先注入适量利多卡因(标准剂量 200 mg),让患者转动体位,充分麻醉胸膜,15～20 min 后注入硬化剂。若一次无效,可重复注药。观察 1 天,经 X 线胸片证实气胸已吸收可拔除引流管。此法成功率高,主要副反应为胸痛、发热,滑石粉可引起急性呼吸窘迫综合征,应用时应予注意。

（四）手术治疗

经内科治疗无效的气胸为手术适应证,主要适用于长期气胸、血气胸、双侧气胸、复发性气胸、张力性气胸引流失败者、胸膜增厚致肺膨胀不全或多发性肺大疱者。手术治疗成功率高,复发率低。

胸腔镜直视下粘连带烙断术可促使受牵拉的破口关闭;对肺大疱或破裂口喷涂纤维蛋白胶或医用 ZT 胶;或用 Nd－YAG 激光或二氧化碳激光烧灼＜20 mm 的肺大疱。电视辅助胸腔镜手术可行肺大疱结扎、肺段或肺叶切除,具有微创、安全、不易复发等优点。

开胸手术如无禁忌,亦可考虑开胸修补破口,肺大疱结扎,手术过程中用纱布擦拭胸腔上部壁层胸膜,有助于促进术后胸膜粘连。若肺内原有明显病变,可考虑将肺叶或肺段切除。手术治疗远期效果最好,复发率最低。

（五）并发症及其处理

1. 脓气胸　积极使用抗生素,插管引流,胸腔内用盐水冲洗,必要时应根据具体情况考虑手术。

2. 血气胸　出血量少多能自行吸收,出血量多处引流、止血外,应考虑开胸结扎出血的血管。

3. 纵隔气肿与皮下气肿　皮下气肿及纵隔气肿随胸腔内气体排除后减少并自行吸收,吸入高浓度氧气可增加纵隔内氧浓度,利于气肿消散,纵隔气肿张力过高可影响呼吸及循环,可做胸骨上窝切开排气。

六、预　防

气胸患者禁止乘坐飞机,因为在高空可加重病情,引起严重后果;如肺完全复张后1周可乘坐飞机。

（许文景）

第十三章　睡眠呼吸暂停低通气综合征

各种原因导致睡眠状态下反复出现呼吸暂停和(或)低通气,引起低氧血症、高碳酸血症、睡眠中断,从而使机体发生一系列病理生理改变的临床综合征,称为睡眠呼吸暂停低通气综合征(SAHS)。

根据睡眠过程中呼吸暂停时胸腹呼吸运动的情况,SAHS 常分为三类(图 1-13-1)。

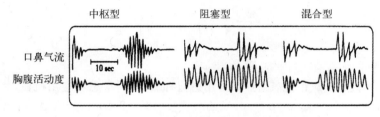

图 1-13-1　睡眠呼吸暂停低通气综合征的分类

1. 中枢型睡眠呼吸暂停综合征(CSAS)　呼吸暂停过程中呼吸肌无活动,口鼻气流消失的同时胸腹呼吸运动停止。

2. 阻塞型睡眠呼吸暂停综合征(OSAS)　呼吸暂停过程中仍有呼吸肌活动,口鼻气流消失的同时仍可见胸腹呼吸运动。

3. 混合型睡眠呼吸暂停综合征(MSAS)　指一次呼吸暂停过程中前半部分为中枢型特点,后半部分为阻塞型特点。

OSAS 和 MSAS 统称为阻塞性睡眠呼吸暂停低通气综合征(OSAHS)。临床以 OSAS 最常见,男性多于女性,老年人患病率更高,据统计我国香港地区患病率为 4.1%,上海市为 3.62%,长春市为 4.81%。

一、临 床 表 现

(一)白天临床表现

白天困倦、瞌睡,严重时在交谈中即可入睡,为临床最常见的症状。多数患者伴有不同程度的头晕、头部隐痛、疲倦、乏力、注意力不集中、易激动、焦虑、社交能力下降。老年人可表现为痴呆。部分患者可出现性欲减退。

(二)夜间临床表现

打鼾,部分患者有呼吸暂停和突然憋醒。此外患者夜间翻身转动较频繁、多汗、夜尿增多,部分患者有惊叫、呓语、夜游、幻听等。

(三)全身器官损害的表现

以心血管系统异常表现最为多见,常有高血压病、冠心病、心律失常、肺心病、呼吸衰竭、缺血性或出血性脑血管病、精神异常、糖尿病等。

(四)体征

肥胖(BMI>28)、颈围>40 cm,鼻甲肥大、鼻中隔偏曲、下颌短小、下颌后缩、扁桃体和增殖体肥大、舌体肥大等。

二、诊 断

(一)临床诊断

典型临床症状和体征,多导睡眠图检查排除其他疾病,临床即可诊断 SAHS。

（二）病因诊断

确诊的患者应常规进行耳鼻喉及口腔检查，了解有无局部解剖和发育异常、增生和肿瘤等。头颅和颈部 X 线、CT 和 MRI 测定口咽横截面积，判断狭窄部位。部分患者可进行甲状腺功能检查。

（三）鉴别诊断

1. 单纯性鼾症　有明显的鼾声，PSG 检查不符合上气道阻力综合征诊断，无呼吸暂停和低通气，无低氧血症。

2. 上气道阻力综合征　气道阻力增加，PSG 检查反复出现 α 醒觉波，夜间微醒觉＞10 次/小时，睡眠连续性中断，有疲倦及白天嗜睡，可有或无明显鼾声，无呼吸暂停和低氧血症。发作性睡病：白天过度嗜睡，发作性猝倒，PSG 检查睡眠潜伏期＜10 min，入睡后 20 min 内有快速眼动时相（REM）出现，无呼吸暂停和低氧血症，多次小睡潜伏时间试验（MLST）检测，平均睡眠潜伏期＜8 min，有家族史。

三、治　疗

（一）中枢型睡眠呼吸暂停综合征的治疗

治疗原发病，改善低通气纠正低氧血症。常用措施有氧疗，严重患者应用机械通气，呼吸兴奋药物。常用的药物有：阿米三嗪（50 mg，2～3 次/日）、乙酰唑胺（125～250 mg，3～4 次/日或 250 mg 睡前服用）和茶碱（100～200 mg，2～3 次/日）。

（二）阻塞型睡眠呼吸暂停低通气综合征的治疗

1. 一般治疗　控制体重；合适的睡眠体位，如侧卧位，抬高床头；戒烟酒；避免服用镇静剂。

2. 药物治疗　疗效不肯定，乙酰唑胺、甲羟孕酮、普罗替林对部分患者可能有效。莫达非尼有改善白天嗜睡作用。缩血管药或非特异性抗炎药喷鼻能减轻变应性鼻炎、鼻阻塞患者的临床症状。

3. 器械治疗

（1）无创正压辅助通气：通过鼻面罩持续气道内正压通气（CPAP）是治疗中重度 OSAHS 患者的首选方法。双水平气道内正压通气（BIPAP）治疗适用于 CPAP 压力需求较高的患者，老年人有肺、心血管疾病患者（如合并 COPD）。自动调压智能（Auto‐CPAP）呼吸机治疗根据患者夜间气道阻塞程度的不同可以随时调节送气压力，疗效和耐受性可能优于 CPAP 治疗。

（2）口腔矫治器（OA）：下颌前移器通过前移下颌位置，使舌根部及舌骨前移，可解除部分患者上气道狭窄。但有颞颌关节炎或功能障碍者不宜采用。

4. 手术治疗　常用手术有鼻中隔矫正术、鼻息肉摘除术、鼻甲切除术、腭垂软腭咽成形术、激光辅助咽成形术、低温射频消融术和正颌手术。

（王正东）

第十四章　急性呼吸窘迫综合征

急性呼吸窘迫综合征（ARDS）是指由心源性以外的各种肺内、外致病因素导致的急性、进行性呼吸衰竭。其主要病理特征为由于肺微血管通透性增高，肺泡渗出富含蛋白质的液体，进而导致肺水肿及透明膜形成，可伴有肺间质纤维化。病理生理改变以肺容积减少、肺顺应性降低和严重通气/血流比例失调为主。临床表现为呼吸窘迫和顽固性低氧血症，肺部影像学表现为非均一性的渗出性病变。

一、临　床　表　现

除原发病的相应症状和体征外，最早出现的症状是呼吸加快，并呈进行性加重的呼吸困难、发绀，同时常伴有烦躁、焦虑、出汗等。患者常感到胸廓紧束、严重憋气，即呼吸窘迫，不能用通常的吸氧疗法改善，亦不能用其他原发心肺疾病（如气胸、肺气肿、肺不张、肺炎、心力衰竭）解释。早期体征可无异常，或仅在双肺闻及少量细湿啰音；后期多可闻及水泡音，可有管状呼吸音。

二、诊　　　断

ARDS 诊断标准如下：① 有 ARDS 的高危因素；② 急性起病、呼吸频数和（或）呼吸窘迫；③ 低氧血症：$PaO_2/FiO_2 \leqslant 300$；④ 胸部 X 线检查显示两肺浸润阴影；⑤ $PAWP \leqslant 18$ mmHg 或临床上能除外心源性肺水肿。

同时符合以上 5 项条件者，可以诊断 ARDS。但 ARDS 的诊断标准并非特异性的，建立诊断时必须排除大片肺不张、自发性气胸、上气道阻塞、急性肺栓塞和心源性肺水肿等。通过详细询问病史、体检和X 线胸片等做出鉴别。

三、治　　　疗

治疗原则包括积极治疗原发病，氧疗及机械通气积极纠正低氧血症，调节液体平衡等。

1. 积极治疗原发病　　积极治疗原发病是治疗 ARDS 首要原则和基础，应积极寻找原发病灶并予以彻底治疗。感染是导致 ARDS 的常见原因，而 ARDS 又易并发感染，所有 ARDS 患者都应选择广谱抗生素抗感染治疗。

2. 纠正低氧血症　　应采取有效措施尽快纠正低氧血症，使 $PaO_2 \geqslant 60$ mmHg 或 $SaO_2 \geqslant 90\%$。轻症者可面罩吸入高浓度氧气或试用无创正压机械通气，如 PaO_2 仍低于目标值，病情加重应尽早气管插管或气管切开行有创机械通气。有创机械通气过程中肺保护性通气策略有助预防肺泡损伤。目前推荐的肺保护性通气策略主要措施包括给予合适水平的呼气末正压（PEEP）和小潮气量。压力控制通气模式可以保证气道吸气压不超过预设水平，避免呼吸机相关肺损伤，因而较容量控制通气模式更常用。其他可选的通气模式包括双相气道正压通气、反比通气、压力释放通气等，并可联用肺复张法、俯卧位通气等以改善氧合。

3. 液体管理　　合理限制液体入量以减轻肺水肿，保持肺脏于相对"干"的状态。在血压稳定和保证组织器官灌注前提下，液体出入量宜轻度负平衡，可使用利尿药促进水肿的消退。由于毛细血管通透性增加，胶体物质可渗至肺间质，所以在 ARDS 早期，除非有低蛋白血症，不宜输注胶体液。对于创伤导致的 ARDS 患者，如出血多，最好输新鲜血液，如输注库存 1 周以上的血液时，应加用微过滤器，以免发生微栓塞而加重 ARDS。

4. 营养支持与监护　　ARDS 患者机体处于高代谢状态，应补充足够的营养。静脉营养可引起感染和血栓形成等并发症,应提倡全胃肠营养,不仅可避免静脉营养的不足,而且能够保护胃肠黏膜,防止肠道菌群异位。同时动态监测呼吸、循环、水电解质和酸碱平衡及其他重要脏器的功能。

(王正东)

第十五章　呼吸衰竭和呼吸支持技术

第一节　呼吸衰竭

呼吸衰竭(respiratory failure)是指各种原因引起的肺通气和(或)换气功能严重障碍,使静息状态下亦不能维持足够的气体交换,导致低氧血症伴(或不伴)高碳酸血症,进而引起一系列病理生理改变和相应临床表现的综合征。其临床表现缺乏特异性,明确诊断有赖于动脉血气分析:在海平面、静息状态、呼吸空气条件下,动脉血氧分压(PaO_2)<60 mmHg,伴或不伴二氧化碳分压($PaCO_2$)>50 mmHg,可诊断为呼吸衰竭。

一、病因及发病机制

(一)病因

常见病因有① 呼吸道病变如慢性阻塞性肺病、支气管哮喘、异物等阻塞气道,引起通气不足,气体分布不匀导致通气/血流比例失调,发生缺氧和二氧化碳潴留;② 肺组织病变如重症肺炎、重度肺结核、肺气肿、弥散性肺纤维化、成人呼吸窘迫综合征(ARDS)等,可引起肺容量、通气量、有效弥散面积减少,通气/血流比例失调导致肺动脉样分流,引起缺氧和(或)二氧化碳潴留;③ 肺血管疾病如肺血管栓塞、肺梗死等,使部分静脉血流入肺静脉,发生缺氧;④ 胸廓病变如胸廓外伤、手术创伤、气胸和胸腔积液等,影响胸廓活动和肺脏扩张,导致通气减少以及吸入气体分布不匀,从而影响换气功能;⑤ 神经肌肉病变如脑血管病变、脑炎、脑外伤、药物中毒等直接或间接抑制呼吸中枢;脊髓灰质炎以及多发性神经炎所致的肌肉神经接头阻滞影响传导功能;重症肌无力等损害呼吸动力引起通气不足。

(二)分类

1. 按动脉血气分析分类　　① Ⅰ型呼吸衰竭:缺氧(PaO_2<60 mmHg)无二氧化碳潴留。② Ⅱ型呼吸衰竭:缺氧(PaO_2<60 mmHg)同时伴有二氧化潴留($PaCO_2$>50 mmHg)。

2. 按病程分类　　① 急性呼吸衰竭是致病因素短时间内引起通气或换气功能严重损害,突然发生的呼吸衰竭,如不及时抢救,会危及患者生命:如脑血管意外、药物中毒抑制呼吸中枢、呼吸肌麻痹、肺梗死、ARDS等疾病。② 慢性呼吸衰竭多见于慢性呼吸系统疾病,呼吸功能损害逐渐加重,早期机体可代偿适应,仍能从事日常活动:如性阻塞性肺病、重度肺结核等。若在此基础上并发呼吸系统感染或气道痉挛等因素,短时间内呼吸功能迅速恶化,称为慢性呼吸衰竭急性加重,其临床表现兼有急性呼吸衰竭特点。

3. 按照发病机制分类　　可分为通气性呼吸衰竭和换气性呼吸衰竭,也可分为泵衰竭和肺衰竭。呼吸中枢、外周神经系统、神经肌肉组织和胸廓统称为呼吸泵,这些部位功能障碍引起的呼吸衰竭为泵衰竭。泵衰竭主要引起通气功能障碍,表现为Ⅱ型呼吸衰竭。肺组织、气道阻塞和肺血管病变引起的呼吸衰竭称为肺衰竭。肺组织和肺血管病变常引起Ⅰ型呼吸衰竭。严重的气道阻塞性疾病(如慢性阻塞性肺病)影响通气功能,从而导致Ⅱ型呼吸衰竭。

(三)发病机制

1. 低氧血症和高碳酸血症发生的机制

(1)肺泡通气不足:肺泡通气量即有效通气量,正常成人静息时约为 4 L/min。无效腔通气量增加可直接减少肺泡通气量。呼吸中枢受损或抑制、呼吸肌收缩减弱或膈肌活动受限和胸廓顺应性降低等均可导致肺泡扩张受限制，所引起的肺泡通气不足称为限制性通气不足。气道狭窄或阻塞等病因引起的肺泡通气不足称为阻塞性通气不足。

（2）弥散障碍：肺泡与血流经肺泡-毛细血管膜（简称肺泡膜）进行气体交换的过程是一个物理性弥散过程。单位时间内气体的弥散量取决于肺泡膜两侧的气体分压差、肺泡的面积与厚度、气体的弥散速度和血液与肺泡接触的时间。一些肺病疾病，如肺实变、肺不张可引起弥散障碍。由于氧气的弥散速度是二氧化碳的 1/20，因此弥散障碍多导致低氧血症。

（3）肺泡通气与血流比例失调：正常人在静息状态下，肺泡每分通气量（$\dot{V}_A$）每分钟约为 4 L，肺血流量（$\dot{Q}$）约为每分钟 5 L，两者的比率（$\dot{V}_A/\dot{Q}$）约为 0.8 左右。肺泡通气血流比例失调有两种基本形式：① 部分肺泡 $\dot{V}_A/\dot{Q}$ 比率降低（功能性分流增加），肺泡通气明显降低而血流无相应减少甚至还增多，即 $\dot{V}_A/\dot{Q}$ 比率降低，则流经这部分肺泡的静脉血未经充分氧合便掺入动脉血内（功能分流），这种情况类似生理情况下肺动-静脉短路（解剖分流）。如慢性阻塞性肺疾病严重时，功能性分流明显增加，可相当于肺血流量的 30%～50%。② 部分肺泡 $\dot{V}_A/\dot{Q}$ 比率增高（无效腔样通气）：肺泡血流减少，吸入的空气没有或很少参与气体交换，犹如增加了肺泡无效腔量。见于肺动脉压降低、肺动脉栓塞、肺血管受压扭曲和肺壁毛细血管床减少等（图 1-15-1）。

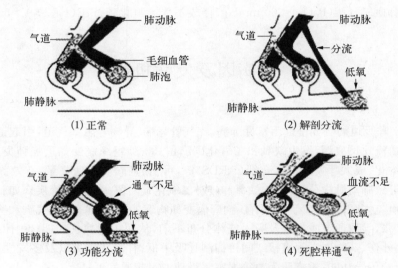

图 1-15-1　肺泡通气与血流比例失调模式图

（4）肺循环短路增加：生理情况下肺内有一部分静脉血经支气管静脉和极少数的肺内动-静脉交通支直接流入肺静脉，称"短路"或右-左分流。支气管扩张（伴支气管血管扩张）、先天性肺动脉瘘、肺内动静脉短路开放等病变，可增加解剖分流，使静脉血掺杂显著增多而引起血液气体异常。

以上四种因素单独出现导致呼吸衰竭较少的，往往为多种因素同时存在或相继发生。

2. 低氧血症和高碳酸血症对机体的影响

（1）对中枢神经系统的影响：脑组织耗氧量大，占全身耗氧量 1/5～1/4。通常完全停止供氧 4～5 min 即可引起不可逆的脑损害。二氧化碳轻度增加患者出现失眠、兴奋、烦躁不安、言语不清，病情进一步加重出现二氧化碳潴留时，患者出现嗜睡、昏迷、抽搐和呼吸抑制。这种由缺氧和二氧化碳潴留导致的神经精神障碍综合征称为肺性脑病。

（2）对心脏、循环的影响：缺氧和二氧化碳潴留导致能引起肺小动脉收缩而增加肺循环阻力，导致肺动脉高压和右心负荷增加，最终导致肺源性心脏病。严重缺氧和二氧化碳潴留导致血压下降、心律失常，甚至心脏骤停。

（3）对呼吸的影响：缺氧对呼吸的影响是双向的，一方面可通过刺激颈动脉窦和主动脉体化学感受器兴奋呼吸中枢，但缺氧同时又直接抑制呼吸中枢。二氧化碳则是强有力的呼吸中枢兴奋剂。

（4）对消化系统和肾功能的影响：严重缺氧导致胃肠血管收缩、胃黏膜功能屏障降低。二氧化碳潴留导致胃壁细胞碳酸酶活性增高。缺氧还可导致肝细胞损害。缺氧也使肾血管痉挛，导致肾功能不全。

（5）对酸碱平衡和电解质的影响：严重缺氧导致无氧酵解增加，产生大量乳酸和无机酸，导致代谢性酸中毒。严重和持续的缺氧导致钾钠泵功能障碍，出现高钾血症和细胞内酸中毒。二氧化碳潴留时出现呼吸性酸中毒,慢性二氧化碳潴留时肾排出 HCO_3^- 减少以维持正常的 pH,导致低氯血症。

二、临 床 表 现

除原发病表现外,主要表现为缺氧和二氧化碳潴留导致的呼吸困难和多脏器功能紊乱的表现。

1. 呼吸困难 是呼吸衰竭最早出现的症状。多数患者有明显的呼吸困难,表现为频率、节律和幅度的改变,如浅慢呼吸或潮式呼吸。病情严重时可出现三凹征。

2. 发绀 是缺氧的典型表现。当动脉血氧饱和度低于 90% 时,可在口唇、指甲出现发绀;因发绀的程度与还原型血红蛋白含量相关,所以红细胞增多者发绀更明显,贫血者则发绀不明显或不出现。

3. 精神神经症状 急性缺氧可出现精神错乱、躁狂、昏迷、抽搐等症状。如合并急性二氧化碳潴留,可出现嗜睡、淡漠、扑翼样震颤,以致呼吸骤停。

4. 循环系统表现 多数患者有心动过速;严重低氧血症、酸中毒可引起心肌损害,亦可引起周围循环衰竭、血压下降、心律失常、心搏停止。

5. 消化和泌尿系统表现 严重呼吸衰竭患者可出现丙氨酸氨基转移酶与血浆尿素氮升高;个别病例可出现尿蛋白、红细胞和管型。因胃肠道黏膜屏障功能损伤,发生胃肠道黏膜充血水肿、糜烂渗血或应激性溃疡,引起上消化道出血。

三、辅 助 检 查

1. 动脉血气分析 对判断呼吸衰竭和酸碱失衡的严重程度及指导治疗均具有重要意义。由于血气分析受年龄、海拔高度、氧疗等多种因素影响,具体分析时一定要结合临床情况。

2. 胸部影像学检查 包括普通 X 线胸片、胸部 CT 和放射性核素肺通气/灌注扫描、肺血管造影等。可协助分析呼吸衰竭原因。

3. 其他检查 肺功能判断通气功能障碍的性质(阻塞性、限制性或混合性)及是否合并换气功能障碍,并对通气和换气功能障碍的严重程度进行判断。呼吸肌功能测试能够提示呼吸肌无力的原因和严重程度。纤维支气管镜检查对明确气道疾病和获取病理学证据具有重要意义。

四、诊 断

有原发疾病、低氧血症及 CO_2 潴留所致的临床表现,在海平面、静息状态、呼吸空气条件下,动脉血氧分压(PaO_2)<60 mmHg,伴或不伴二氧化碳分压($PaCO_2$)>50 mmHg,同时排除心内解剖分流和原发性心排血量降低后可诊断为呼吸衰竭。

五、治 疗

呼吸衰竭的治疗原则是:加强呼吸支持,包括保持呼吸道通畅、纠正缺氧和改善通气等;去除吸衰竭病因和诱因;加强一般支持治疗以及对其他重要脏器功能的检测与支持。

(一) 呼吸支持治疗

1. 保持呼吸道通畅 是最基本、最重要的治疗措施。主要方法有:① 昏迷患者应处于仰卧位,头后仰,托起下颌并将口打开;② 清除气道内分泌物及异物;③ 若以上方法不能奏效,必要时应建立人工气道。人工气道的建立一般有三种方法,即简便人工气道、气管插管及气管切开;④ 有支气管痉挛患者需积极使用支气管扩张药物,可选用 β_2 肾上腺素受体激动剂、抗胆碱药、糖皮质激素或茶碱类药物等。

2. 氧疗 确定吸氧浓度的原则是在保证 PaO_2 迅速提高到 60 mmHg 或脉搏容积血氧饱和度(SpO_2)达 90% 以上的前提下,尽量降低吸氧浓度。Ⅰ型呼吸衰竭较高浓度(>35%)给氧可以迅速缓解低氧血症而不会引起 CO_2 潴留。Ⅱ型呼吸衰竭应给予低浓度(<35%)持续吸氧。

3. 增加通气量、改善 CO₂ 潴留

1) 呼吸兴奋剂：呼吸兴奋剂的使用原则：必须保持气道通畅，否则会促发呼吸肌疲劳，加重 CO₂ 潴留；脑缺氧、脑水肿未纠正而出现频繁抽搐者慎用；患者的呼吸肌功能基本正常；不可突然停药。主要适用于以中枢抑制为主、通气量不足引起的呼吸衰竭，不宜用于以肺换气功能障碍为主所致的呼吸衰竭。常用的药物有尼可刹米和洛贝林，用量过大可引起副反应。

2) 机械通气：当以上治疗措施不能有效改善缺氧和二氧化碳潴留时，应给予机械通气治疗。

（二）病因治疗

在解决呼吸衰竭本身所致危害的前提下，针对不同病因采取适当的治疗措施十分必要，也是治疗呼吸衰竭的根本所在。

（三）一般支持疗法

呼吸衰竭患者常合并代谢性酸中毒，应及时纠正。在慢性呼吸衰竭纠正过程中，容易出现代谢性碱中毒和低钾血症，适时补充精氨酸和氯化钾。加强液体管理，防止血容量不足和液体负荷过大。呼吸衰竭患者由于摄入不足或代谢失衡，往往存在营养不良，需保证充足的营养及热量供给。

（四）其他重要脏器功能的监测与支持

重症患者应转入 ICU，加强对重要脏器功能的监测与支持，预防和治疗肺动脉高压、肺源性心脏病、肺性脑病、肾功能不全、消化道功能障碍和弥散性血管内凝血（DIC）等。特别要注意防治多脏器功能综合征。

六、预　后

呼吸衰竭的预后与原发病、患者的营养状况、基础肺功能等多因素相关。由于呼吸支持等技术的进步，虽然呼吸衰竭的抢救成功率有了很大提高，但住院期死亡率仍很高。

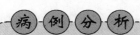 **病　例　分　析**

患者，男性，60 岁。35 年前开始反复咳嗽，咳白色泡沫样痰，每年持续 3～4 个月，5 年前上症加重，且开始出现活动后心悸、气短，经止咳化痰抗感染等治疗可以缓解。1 周前受凉后咳嗽、咳痰、气促明显加重，并有少尿伴下肢水肿，无心前区疼痛、无尿频、尿急、尿痛。为进一步诊治收入院。体格检查：T：37.9℃，P：120 次/min，R：25 次/min，BP：112/75 mmHg。神志尚清但精神萎靡不振，嗜睡，吸氧时半坐卧位，呼吸急促，口唇发绀，颈静脉怒张，桶状胸，叩诊过清音，双肺下野可闻及干湿啰音。剑突下可见心脏搏动，心浊音界不易叩出，心音遥远，肺动脉瓣区第二心音亢进，三尖瓣区可闻及收缩期吹风样杂音，心律规整；心率 120 次/min。腹软，肝脏于右锁骨中线肋缘下 3.0 cm，剑突下 4.0 cm，双下肢凹陷性水肿，病理神经反射及脑膜刺激征均阴性。辅助检查：血常规：白细胞 12.20×10⁹/L，中性粒细胞 79.8%，心电图：窦性心律，肺型 P 波，电轴右偏＋120。重度顺钟向转位，RV1＋SV5≥1.05 mV；胸片：两肺纹理增多、增粗、紊乱，右下肺动脉干扩张，其横径≥15 mm；肺动脉段明显突出，其高度≥7 mm；右心室增大征。血气分析：pH 7.28，PaCO₂ 87.1 mmHg，PaO₂ 55.3 mmHg，BE −9.8 mmoL/L，HCO₃⁻ 18.4 mmoL/L，O₂ Sat 88.3%。

【问题】

（1）诊断何病？

（2）需要完善哪些检查？

（3）治疗原则是什么？

【分析与解答】

（1）诊断：COPD 合并慢性 II 型呼吸衰竭。

（2）需要完善哪些检查：动态观察血气分析、痰培养、血生化检查。

（3）治疗原则：纠正缺氧、改善通气、纠正水电解失衡，辅助机械通气，解痉平喘。

第二节　呼吸支持技术

呼吸支持技术包括开放气道、吸氧、气管插管、气管切开、机械通气、体外膜肺和血管内氧合等技术。本节主要就人工气道的建立管理和机械通气技术作简要介绍。

一、人工气道的建立管理

（一）建立人工气道的目的

目的：① 解除气道梗阻；② 清楚呼吸道分泌物；③ 防止误吸；④ 为机械通气准备人工气道。

（二）建立人工气道的方法

1. 插管前准备　　紧急情况下，首先迅速清除呼吸道、口咽部分泌物和异物，头后仰，托起下颌，简易呼吸器经面罩加压给氧，必要时放置口咽通气道以保证患者有足够的通气，为紧急气管插管争取时间。插管器械：喉镜、简易呼吸器、气管导管、负压吸引等设备。这些设备应每日坚持保证处于随时备用状态。插管前应先与家属交代清楚可能发生的意外，对插管的必要性和危险性取得理解和一致认识。

2. 人工气道建立方式的选择　　气道的建立分为喉上途径和喉下途径。喉上途径主要是指经口或经鼻气管插管，喉下途径指环甲膜穿刺或气管切开。

3. 插管过程需监测生命体征　　呼吸、血压、心电图、脉搏容积血氧饱和度（SpO_2）及呼吸末二氧化碳（$ETCO_2$），对于确定气管导管是否插入气管有重要价值。

（三）气管插管的并发症

常见的并发症有：① 牙齿脱落，口鼻腔和咽喉部黏膜损伤引起出血，下颌关节脱位；② 浅麻醉下进行气管插管，可引起剧烈咳嗽或喉、支气管痉挛。迷走神经反射过度兴奋而产生心动过缓、心律失常，甚至心脏骤停。血压剧升；③ 导管过细使呼吸阻力增加，甚至因压迫、扭曲而使导管阻塞。导管过粗容易导致喉头水肿；④ 导管插入过深误入一侧支气管内，可导致一侧肺不张。

（四）人工气道的管理

人工气道的管理措施包括：① 固定好插管，防止脱落移位；② 记录插管日期和时间、插管型号、插管外露的长度、气囊的最佳充气量等；③ 拔管及气囊放气前必须清除气囊上滞留物，防止误吸、呛咳及窒息；④ 对长期机械通气患者，注意观察气囊有无漏气；⑤ 每日定时口腔护理，以预防由于口腔病原菌而引起的呼吸道感染，做好胸部物理治疗；⑥ 注意环境消毒隔离。

二、机　械　通　气

机械通气是指患者正常通气和（或）换气功能出现障碍时，运用机械装置（主要是呼吸机），使患者恢复有效通气并改善氧合的一种呼吸支持方法。它不是一种病因治疗，而是一种功能替代疗法，为针对呼吸衰竭的各种病因治疗争取时间和创造条件。机械通气的目的是保证患者充分的通气和氧合，稳定的血流动力学，并尽量减少和防止肺损伤。

（一）常用通气模式

1. 控制通气（CMV）　　呼吸机用于无自主呼吸或自主呼吸微弱的患者。常用的模式有容积控制通气（VCV）、压力控制通气（PCV）。

2. 辅助控制通气（AMV）　　用于有一定的自主呼吸但尚不能满足需要的患者。此模式是自主呼吸触发呼吸机送气后，呼吸机按预置参数（Vt、RR、I/E）送气；患者无力触发或自主呼吸频率低于预置频率，呼吸机则以预置参数通气。其特点是：具有 CMV 的优点，并提高了人机协调性。常用通气模式有间歇指令通气（IMV）/同步间歇指令通气（SIMV）、压力支持通气（PSV）、指令（每）分钟通气（MVV）、持续气道正压（CPAP）/呼气末正压（PEEP）、双相间隙正压气道通气（BIPAP）。

（二）机械通气的分类

按照是否建立人工气道分为无创机械通气和有创机械通气。

1. 无创正压机械通气（NIPPV）　　是指人机连接界面相对无创，主要通过鼻面罩或口鼻面罩进行的正压通气，保留了人体正常的呼吸气体交换通路，有效避免了有创正压通气的常见并发症。NIPPV通气模式主要有持续气道正压通气（CPAP）、双水平气道正压通气（BIPAP）、容积控制通气（VCV）、压力控制通气（PCV）、压力支持通气（PSV）和成比例辅助通气（PAV）等。NIPPV原则上可用于各种呼吸衰竭的治疗，如COPD急性加重、阻塞性睡眠呼吸暂停综合征、急性心源性肺水肿、支气管哮喘、急性肺损伤、间质性肺炎。

2. 有创正压机械通气　　是指经人工气道（气管插管或气管切开）进行的机械通气，是临床上应用治疗各型呼吸衰竭最主要的呼吸支持技术。由于有创正压机械通气技术采用正压通气，有悖于人体生理条件下的负压呼吸，因此呼吸机使用过程中应注意在保证患者氧合基础上，减轻正压通气所致并发症，如呼吸机所致肺损伤。目前临床上普遍认同使用小潮气量（6～8 mL/kg）的肺保护性通气策略。

（三）有创正压机械通气的撤机

由机械通气恢复到完全自主呼吸需要一个过渡过程，这个过程称为撤机。撤机前应去除呼吸衰竭的病因和诱因，纠正水电解质失衡，改善重要器官的功能。撤机前评估患者的呼吸泵功能和气体交换功能。以T形管、SIMV、PSV和有创-无创序贯通气等方式逐渐撤机。撤机过程中应密切监测，保证患者安全。

（王正东）

第二篇

循环系统疾病

第一章　总　　论

第一节　心脏的解剖和生理

一、心脏的解剖

1. 心脏结构　　心脏位于纵隔内,由房、室间隔及房室瓣分隔成四个心腔。心房分别接受、储存和转运由体静脉和肺静脉回心血液;心室接收由心房来的血液后,立即由心脏冲动引起心室肌收缩,使血液排入肺动脉和主动脉及其分支,分别将血液输入肺进行气体交换和输送至组织以供代谢需要。

2. 心脏传导系统　　为具有较高兴奋性及传导性的心肌纤维,由窦房结、结间束、房室结、希氏束、束支及浦肯野纤维所组成。窦房结位于右房上腔静脉入口处,是心脏正常起搏点。通过前、中、后结间束,连接左、右心房、窦房结与房室结。房室结位于房间隔右侧壁的后下方,上端与结间束相连,下端延续成房室束(希氏束)。希氏束分成左、右束支,分支在心内膜下形成无数网状传导纤维(浦肯野纤维),其末端与普通心肌纤维相连接,将心电活动传递给全部心室肌细胞。

3. 冠状血管　　是主动脉的第一个分支动脉,为心脏的营养血管。左、右冠状动脉分别开口于主动脉窦的左冠窦及右冠窦内。

(1) 左冠状动脉:左主干分前降支与左旋支。前降支下行于前室间沟绕过心尖到达膈面,分支多,主要分为间隔支和对角支,供血于左心室前壁及部分侧壁、前间隔及心尖。左回旋支行走于左冠状沟中,呈弧形弯曲到达左房室沟,主要分为钝缘支,供血于左心室侧壁、后壁及左心房。

(2) 右冠状动脉:沿右心室室沟下行至后室间沟,分支包括圆锥支、窦房结动脉、锐缘支、左心室后支、后降支、后间隔支、右心房支等。右冠状动脉除供血右心室外,常越过后纵沟供血给左心室后壁及室间隔后半部。

二、心脏的生理

1. 动作电位

(1) 除极过程(0 相)。

(2) 复极过程:1 期(快速复极初期)、2 期(平台期)、3 期(快速复极末期)、4 期(静息期)。

2. 心动周期　　心脏一次收缩和舒张,称为一个心动周期。正常心动周期历时大约为 0.8 秒。左右两侧心房的活动几乎是同步的,两侧心室的活动也几乎是同步的。

第二节　心血管疾病的诊断

一、症状、体征和实验室检查

应根据病史、症状和体征、实验室和器械检查等综合分析。

1. 症状 有发绀、心悸、胸痛、呼吸困难、水肿、晕厥,其他症状还包括眩晕、疲劳、咳嗽、头昏、头痛、上腹胀痛、恶性、呕吐、声音嘶哑等。

2. 体格检查 体格检查尤其有助于心脏瓣膜病、先心病、心律失常及心力衰竭等诊断,常见体征有:

(1)视诊:主要观察一般情况、呼吸状况(是否存在端坐呼吸)、发绀、贫血、颈静脉怒张、水肿、杵状指等。环形红斑、皮下结节等有助于诊断风湿热,双颧绀红有助于诊断"二尖瓣狭窄",Roth 斑、Osler 结节等有助于诊断感染性心内膜炎。杵状指(趾)有助于诊断右至左分流的先天性心脏病。

(2)触诊:主要观察心尖搏动、震颤、心包摩擦感、脉搏、肝颈反流征、肝脾肿大、下肢水肿等。

(3)叩诊:主要观察心界有无增大。

(4)听诊:观察有无心律、心音异常、额外心音、心脏杂音、心包摩擦音、肺部啰音、周围血管杂音和"枪击声"等。

3. 实验室检查 主要包括血尿常规、生化、血脂等相关检查。急性心肌梗死时的心肌酶谱,心力衰竭时的脑钠肽水平,感染性心脏病时的微生物培养,以及风湿性心脏病时链球菌抗"O"抗体、血沉、C反应蛋白等均可协助诊断。此外,心房颤动时的甲状腺功能检查、晕厥时的电解质、血气分析等检查均可协助病因学检查。

二、辅 助 检 查

(一)非侵入性检查

1. 血压测定 包括诊所血压、家庭自测血压和动态血压监测。指导合理用药,更好地预防心脑血管并发症的发生,预测高血压的并发症和死亡的发生和发展。

2. 心电图检查 包括常规心电图、运动心电图、动态心电图、遥测心电图、远程心电监测、心室晚电位和心率变异性分析等。

(1)常规心电图:包括心率、节律、传导时间、波幅波形等。了解是否存在各种心律失常、心肌缺血/梗死、房室肥大或电解质紊乱等。

(2)运动负荷心电图:给予患者一定量的运动负荷之后诱发心肌缺血,再进行心电图检查。常用活动平板运动试验。

(3)动态心电图:又称 Holter 监测,长时间(24 h 或以上)记录动态心电活动。对心律失常能定性、定量诊断,了解晕厥原因、起搏器工作情况等。

3. 心脏超声检查

(1)M 型超声心动图:能将心动周期中心脏各层组织结构的活动曲线呈现出来,主要用于重点检测主动脉根部、二尖瓣和左心室的功能活动。

(2)二维超声心动图:能清晰显示心脏各结构的形态、空间位置及连续关系等,适用于评估室壁运动和心脏收缩功能。常用切面包括胸骨旁左心室长轴、胸骨旁主动脉短袖、心尖四腔切面。

(3)多普勒超声心动图:在二维图像监测下,描记出血流的实时多普勒频谱图。

(4)经食管超声:对经胸超声图像不佳及左心耳部血栓、感染性心内膜炎、主动脉夹层、术中监测有较高价值。

(5)心脏声学造影:在二维图像超声监视下,注射声学造影剂,可确定心内有无分流、分流水平及血流速度、心壁厚度、瓣膜关闭情况。右心系统声学造影在发绀型先天性心脏病诊断上仍具有重要价值。而左心系统与冠状动脉声学造影有助于确定心肌灌注面积,了解冠状动脉血液状态及储备能力,判定存活心肌,了解侧支循环情况,评价血运重建的效果。

(6)三维重建心脏超声:能提供更清晰的立体结构,尤其是为手术计划中异常病变进行定位,还可指导心导管操作,如心肌活检等。

4. X 线胸片 能显示出心脏大血管的大小、形态、位置和轮廓,观察心脏与毗邻器官的关系和肺血管的变化。

5. 心脏 CT 通过静脉注射造影剂可进行心脏及冠状动脉造影,冠状动脉 CT 造影(CTA)已成为筛查和诊断冠心病的重要手段。

6. 心脏 MRI 可对室壁运动、心脏形态、心功能、心肌缺血等做出判断。

7. 心脏核医学 定量分析心肌灌注和心脏功能。常用显影剂有^{201}TI、^{99m}Tc - MIBI,成像技术包括单光子发射计算机断层显像(SPECT)和正电子发射计算机断层显像(PET)等。

（二）侵入性检查

1. 右心导管检查 将心导管经静脉送至右心室、肺动脉及其分支,并注射造影剂行腔静脉、右心房、右心室或肺动脉造影,进行血流动力学、血氧和心排血量测定,用于诊断先天性心脏病、评估心功能状态。也可将漂浮导管置于肺动脉远端,观察重症患者的血流动力学。

2. 左心导管检查 将导管从周围动脉送至左心室及主动脉各部,记录各部位的压力曲线、血氧含量,计算心排血量及血流动力学指标。选择性冠状动脉造影是诊断冠心病的"金标准"。

3. 心脏电生理检查(EPS) 通过记录心内电活动和利用各种特定的脉冲刺激诊断各种心律失常的一种最有价值的方法。

4. 心内膜和心肌活检 对于心肌炎、心肌病、心脏淀粉样变性等有一定价值,但应用少。

5. 心包穿刺 可以用于:① 心脏压塞时的急救;② 心包积液的生化、细菌学检查,鉴别心包疾病;③ 心包穿刺注射药物。

第三节 心血管疾病的治疗

一、药 物 治 疗

药物治疗是治疗心血管疾病的基础。

二、介 入 治 疗

介入治疗已成为心脏疾病非常重要的手段。主要包括:

1. 经皮冠状动脉介入术(percutaneous coronary intervention, PCI) 已成为治疗冠心病的一种最常用、最成熟的技术。

2. 射频消融(radiofrequency catheter ablation, RFCA) 是将电极导管经静脉或动脉血管送入心腔特定部位,释放射频电流导致局部心内膜及心内膜下心肌凝固性坏死,达到根治快速心律失常的介入性技术。该方法创伤小,成功率高,已成为根治各种快速性心律失常的首选方法,除已成熟应用于治疗房室旁道及房室结双径路引起的折返性心动过速、房性心动过速、心房扑动、室性心动过速外,随着三维检测系统的出现,它已成为治疗心房颤动非常有效的方法。

3. 埋藏式心脏起搏器(pacemaker)植入术

（1）治疗缓慢型心律失常的埋藏式起搏器:主要包括治疗病态窦房结综合征、高度房室传导阻滞的单腔、双腔起搏器。

（2）心脏再同步化治疗(cardiac resynchronization therapy,CRT):即三腔起搏器,需将三根电极导线置入右心房、右心室和冠状窦静脉左室心外膜起搏,主要通过双心室起搏纠正室间或室内不同步,增加心脏排血、减少反流,从而改善患者心功能。

（3）植入式心脏复律除颤器(implantable cardioverter therapy,ICD):心源性猝死(sudden cardiac death,SCD)中85%以上为快速型恶性心律失常所致,ICD能够显著降低SCD高危患者的病死率,是目前防治SCD最有效的方法。

（4）先天性心脏病经皮封堵术:可用于房、室间隔缺损、动脉导管未闭的介入治疗,并且创伤小、康复快,效果可以和外科修补术相媲美。

（5）心脏瓣膜的介入治疗:主要包括心脏瓣膜病球囊扩张术、瓣膜修补术、瓣膜置换术、瓣膜夹闭术等,发展前景良好。

三、外 科 治 疗

外科治疗包括冠状动脉搭桥术、瓣膜修补及置换术、先心病矫治术、心脏移植等。

四、其 他 治 疗

其他治疗有基因筛查、基因治疗、干细胞移植等一些前沿的新技术,已见曙光。

【思考题】
(1) 描述心脏传导系统组成。
(2) 简答各种心脏介入治疗的适应证。

(顾　翔　孙　磊　李春云　顾艺苟)

第二章　心　力　衰　竭

学习要点

● **掌握**：慢性心力衰竭的临床表现和治疗。
● **熟悉**：慢性心力衰竭的病理生理。
● **了解**：慢性心力衰竭的病因和诱因。

一、概　　述

心力衰竭(heart failure)简称心衰、是各种心脏结构或功能异常导致心室充盈及(或)射血功能受损的一组临床综合征。由于心室收缩功能下降射血功能受损，心排血量不能满足机体代谢的需要，器官、组织血液灌注不足，同时出现肺循环和(或)体循环淤血，其主要临床表现为呼吸困难和乏力，而致体力活动受限和水肿，通常称之为收缩期心力衰竭。某些情况下心肌收缩功能正常，但由于心肌舒张功能障碍左心室充盈压增高，肺静脉回流受阻，而导致肺循环淤血，称为舒张期心力衰竭。慢性心力衰竭(chronic heart failure，CHF)是大多数心血管疾病的最终归宿，也是最主要的死亡原因。据 2003 年的抽样统计我国成人 CHF 患病率为 0.9%；据美国心脏病学会 2005 年统计报告，全美约 500 万 CHF 患者，心衰的年增长数量为 55 万。据上海市的一项统计表明，1980 年 CHF 的病因，风湿性心脏病为 46.8% 占首位，至 2000 年仅为 8.9% 退居第三位，而冠心病、高血压病已跃居第一、二位。尽管心衰的治疗有了很大的进展，心衰的住院率、病死率依然很高。如何降低心衰的致残、致死率已经成为各国主要和逐渐增长的公共卫生课题。

二、病　　因

（一）基本病因

1. 原发性心肌损害

(1)冠心病缺血性心肌损害是引起心力衰竭的最常见的原因。

(2)各种类型的心肌炎及心肌病均可致病。

(3)心肌代谢障碍性疾病中糖尿病心肌病最常见，其他如甲状腺功能亢进或减低性心脏病，心肌淀粉样变性等。

2. 心脏负荷过重

(1)压力负荷(后负荷)过重：见于高血压、主动脉瓣狭窄、肺动脉高压、肺动脉瓣狭窄等。

(2)容量负荷(前负荷)过重：见于主动脉瓣关闭不全、二尖瓣关闭不全等；左、右心或动静脉分流性先天性心血管病如间隔缺损、动脉导管未闭等；全身血容量增多或循环血量增多的疾病如慢性贫血、甲状腺功能亢进症等。

（二）诱因

1. 感染　　呼吸道感染是最常见，最重要的诱因。感染性心内膜炎作为心力衰竭的诱因也不少见。

2. 心律失常　　心房颤动是诱发心力衰竭最重要的因素，其他有各种类型的快速性心律失常以及严重的缓慢性心律失常。

3. 血容量增加　　如钠盐摄入过多，静脉输液过多、过快等。

4. 过度体力劳累或情绪激动　　如妊娠后期及分娩过程，暴怒等。

5. 治疗不当　如不恰当停用利尿药或降压药等。

6. 原有心脏病变加重或并发其他疾病　如冠心病发生心肌梗死,风湿性心瓣膜病出现风湿活动,合并甲状腺功能亢进或贫血等。

三、病 理 生 理

心力衰竭是一种不断发展的疾病,主要病理生理变化可归纳为四个方面:

(一)代偿机制

心肌收缩力减弱时,通过以下机制进行代偿。

1. Frank-Starling 机制　即增加心脏前负荷,使回心血量增多,心室舒张末期容积增加,从而增加心排血量。属异常调节。

2. 心肌肥厚　心脏后负荷增高时心肌代偿性肥厚,克服后负荷,使心排血量在相当长时间内维持正常,但心肌细胞数并不增多,以心肌纤维增多为主,心肌顺应性差,舒张功能降低,心脏舒张末压升高。

3. 神经体液机制　心脏排血量不足,心腔压力升高,机体启动神经体液机制进行代偿。

(1)交感神经兴奋性增强:血中去甲肾上腺素水平升高,作用于心肌β肾上腺素能受体,增强心肌收缩力并提高心率,提高心排血量;周围血管收缩,增加心脏后负荷,心率加快,使心肌耗氧量增加;心肌细胞凋亡,心脏重塑(remodeling);心肌应激性增强而促心律失常发生。

(2)肾素-血管紧张素系统(RAAS)激活,血管紧张素Ⅱ(angiotensin Ⅱ,AⅡ)及醛固酮分泌增加,心肌收缩力增强,增加心脏前负荷,增加心排血量。但心肌间质纤维化加重心肌损伤和心功能恶化,进一步激活神经体液机制,恶性循环。

(二)心力衰竭时各种体液因子的改变

1. 血浆中心钠肽和脑钠肽(ANP and BNP)增加　增高的程度与心衰的严重程度呈正相关。

2. 精氨酸加压素(AVP)水平增高　AVP由下丘脑分泌,具有抗利尿和周围血管收缩作用,引起水潴留,周围血管收缩又使心脏后负荷增加。

3. 内皮素水平增高　具有很强的缩血管作用,参与心脏重塑。

(三)舒张功能不全

1. 主动舒张功能减退　心室压力容量曲线向左上移位。由于能量供应不足,Ca^{2+} 不能及时地被肌质网回摄入及泵出胞外而引起。

2. 由于心室肌的顺应性减退及充盈障碍　主要见于心室肥厚如高血压及肥厚性心肌病时。

(四)心肌损害和心室重塑

心力衰竭发生发展的基本机制是心室重塑,心室扩大及肥厚程度与心功能的状况并不平行。

四、心力衰竭的分期与分级

(一)心力衰竭分期

1. 前心衰阶段　存在心力衰竭高危因素,如患者有高血压、心绞痛、代谢综合征,使用心肌毒性药物等,尚无心脏结构或功能异常,也无心衰症状或体征。

2. 前临床心衰阶段　已有器质性心脏病变,如左心室肥厚、瓣膜性心脏病、心肌梗死史等,但无心力衰竭症状与体征。

3. 临床心衰阶段　有器质性心脏病,既往或目前有心力衰竭症状与体征。

4. 难治性终末期心衰阶段　虽经严格优化内科治疗,但休息时仍有症状,常伴心源性恶病质,需反复长期住院。

(二)心力衰竭的分级

NYHA分级是根据患者自觉的活动能力划分为四级。

Ⅰ级:心脏病患者日常活动不受限制,一般活动不引起疲乏、呼吸困难或心绞痛等。

Ⅱ级：体力活动轻度受限，休息时无症状，一般活动可出现上述症状。

Ⅲ级：体力活动明显受限，小于一般活动即引起上述症状。

Ⅳ级：不能从事任何体力活动，休息状态下也出现心衰的症状，体力活动后加重。

（三）6分钟步行试验

6分钟步行试验是一项简单易行、安全、方便的试验，用以评定慢性心衰患者的运动耐力的方法。要求患者在平直走廊里尽可能快的行走，测定6分钟的步行距离，若6分钟步行距离<150 m，表明为重度心功能不全；150～450 m为中度；>450 m为轻度。

第一节　慢性心力衰竭

一、临床表现

慢性心力衰竭在临床上以左心衰竭最为常见，单纯右心衰竭较少见。左心衰竭后继发右心衰竭而致全心衰竭者，以及由于严重广泛心肌疾病同时波及左、右心而发生全心衰竭者临床上更为多见。

（一）左心衰竭

左心衰竭以肺淤血及心排血量降低表现为主。

1. 临床症状　表现为程度不同的呼吸困难：如劳力性呼吸困难，端坐呼吸，夜间阵发性呼吸困难，严重者发生急性肺水肿。常见的还有咳嗽、咳痰、咯血、乏力、疲倦、头晕、心慌，少尿及肾功能损害等症状。

2. 体征

（1）肺部湿啰音：由于肺毛细血管压增高致液体渗出到肺泡所致。啰音可从局限于肺底部直至全肺。

（2）心脏体征：除基础心脏病的固有体征外，一般均有心脏扩大及相对二尖瓣关闭不全的反流性杂音、肺动脉瓣区第二心音亢进及心尖区舒张期奔马律。其中心尖区舒张期奔马律是诊断左心衰竭最有意义的体征。

（二）右心衰竭

右心衰竭以体静脉淤血的表现为主。

1. 症状

（1）消化道症状，胃肠道及肝脏淤血引起腹胀、食欲不振、恶心、呕吐及体重增加等是右心衰竭最常见的症状。

（2）夜尿、尿少也常出现。

2. 体征

（1）水肿：体静脉压力升高使皮肤等软组织出现水肿，首先出现于身体最低垂的部位，常为对称性可压陷。胸腔积液，以双侧多见；单侧以右侧更多见，与右膈下肝淤血有关。

（2）颈静脉征：颈静脉搏动增强、充盈、怒张，肝颈静脉反流征阳性等。

（3）肝脏肿大：肝脏因淤血肿大常伴压痛，持续慢性右心衰竭可致心源性肝硬化，出现黄疸、肝功能受损及大量腹水。

（4）心脏体征：除基础心脏病的相应体征之外，右心室显著扩大者可以出现三尖瓣区收缩期吹风样杂音。

（三）全心衰竭

全心衰多见于右心衰竭继发于左心衰竭，当右心衰竭出现之后，右心排血量减少，肺淤血症状反而有所减轻。扩张型心肌病等左、右心室同时衰竭者，肺淤血症状往往不很严重。

二、辅助检查

（一）X线检查

Kerley B线是慢性肺淤血的特征性表现。急性肺泡性肺水肿时肺门呈蝴蝶状，肺野可见大片融合的阴影。

（二）超声心动图

1. 比 X 线更准确地提供各心腔大小变化及心瓣膜结构及功能情况。

2. 估计心脏功能

（1）收缩功能：以收缩末及舒张末的容量差计算左心室射血分数（LVEF），虽不够精确，但方便实用。正常 LVEF 值>50%，LVEF≤40% 为收缩期心力衰竭的诊断标准。

（2）舒张功能：舒张早、晚期（心房收缩）心室充盈速度最大值分别为 E 峰和 A 峰。正常人 E/A 值不应小于 1.2。舒张功能不全时，E 峰下降，A 峰增高，E/A 比值降低。

（三）放射性核素检查

放射性核素心血池显影，有助于判断心室腔大小和 LVEF，还可通过记录放射活性-时间曲线计算左心室最大充盈速率以反映心脏舒张功能。

（四）心-肺吸氧运动试验

在运动状态下测定患者对运动的耐受量，更能说明心脏的功能状态。

（五）有创性血流动力学检查

对急性重症心力衰竭患者必要时采用漂浮导管在床边进行，经静脉插管直至肺小动脉，测定各部位的压力及血液含氧量，计算心脏指数（CI）及肺小动脉楔压（PCWP），直接反映左心功能，正常时 CI>2.5 L/(min·m²)；PCWP<12 mmHg。

三、诊断和鉴别诊断

首先应有明确的器质性心脏病的诊断，左心衰竭的肺淤血引起不同程度的呼吸困难，右心衰竭的体循环淤血引起的颈静脉怒张、肝大、水肿等是诊断心衰的重要依据。主要应与以下疾病相鉴别：

1. 支气管哮喘　　左心衰竭呼吸困难见于老年人有高血压或慢性心脏瓣膜病史，发作时必须坐起，重症者肺部有干湿啰音，甚至咳粉红色泡沫痰；支气管哮喘多见于青少年有过敏史，发作时双肺可闻及典型哮鸣音。测定血浆 BNP 水平对鉴别心源性和支气管性哮喘有较重要的参考价值。

2. 心包积液、缩窄性心包炎　　由于腔静脉回流受阻同样可以引起颈静脉怒张、肝大、下肢水肿等表现，应根据病史、心脏及周围血管体征进行鉴别，超声心动图可确诊。

3. 肝硬化腹水伴下肢水肿　　除基础心脏病体征有助于鉴别外，非心源性肝硬化不会出现颈静脉怒张等上腔静脉回流受阻的体征。

四、治疗与疗效判断

防止和延缓心衰的发生发展；缓解临床症状，提高生活质量；改善长期预后，降低病死率与住院率。

（一）病因治疗

1. 基本病因的治疗　　对所有导致心脏功能受损的常见疾病如高血压、冠心病、糖尿病等应早期干预。

2. 消除诱因　　控制感染，心房颤动控制心室率或及时复律，纠正甲状腺功能亢进和贫血等。

（二）一般治疗

1. 休息　　控制体力活动，避免精神刺激。鼓励患者主动运动，逐步增加运动量。

2. 控制钠盐摄入　　有利于减轻症状，但在强效排钠时，过分限盐可导致低钠血症。

（三）药物治疗

1. 利尿剂的应用

（1）噻嗪类利尿剂：以氢氯噻嗪为代表，作用于肾远曲小管，抑制钠的吸收，为中效利尿剂，轻度心衰可首选使用，但可引起高尿酸血症，长期大剂量可影响糖脂代谢。

（2）袢利尿剂：以呋塞米（速尿）为代表，作用于髓袢升支，在排钠的同时也排钾，为强效利尿剂，口服用 20 mg，对重度慢性心力衰竭者用量可增至 100 mg，每日 2 次。效果仍不佳者可用静脉注射，每次用量

100 mg,每日 2 次。更大剂量不能收到更好的利尿效果。

（3）保钾利尿剂：作用于远曲小管保钾排钠。① 螺内酯（安体舒通）20 mg,每日 3 次;② 氨苯蝶啶 50～100 mg,每日 2 次;③ 阿米洛利（amiloride）5～10 mg,每日 2 次。电解质紊乱是长期使用利尿剂最容易出现的副反应,血管紧张素转换酶抑制剂、血管紧张素受体阻滞剂等有较强的保钾作用,特别是高血钾或低血钾均可导致严重后果,应注意监测。

2. 肾素-血管紧张素-醛固酮系统抑制剂

（1）血管紧张素转换酶抑制剂：抑制肾素血管紧张素系统（RAS）和抑制缓激肽的降解,具有扩张血管,抑制交感神经兴奋性的作用,限制心肌、小血管的<u>重塑</u>,以达到维护心肌的功能,推迟充血性心力衰竭的进展。ACEI 种类很多,如卡托普利、贝那普利、培哚普利、咪达普利、赖诺普利等。建议选用长效制剂可提高患者的依从性,从小剂量开始逐渐加量,至慢性期长期维持终生用药。ACEI 的副反应有低血压、肾功能一过性恶化、高血钾、干咳和血管性水肿。临床上无尿性肾衰竭、妊娠哺乳期妇女及对 ACEI 过敏者禁用。双侧肾动脉狭窄、血肌酐水平明显升高（>265 μmol/L）、高血钾（>5.5 mmol/L）及低血压者慎用。非甾体抗炎药会阻断 ACEI 的疗效并加重副反应,应避免合用。

（2）血管紧张素受体拮抗剂：其阻断 RAS 的效应与 ACEI 相同甚至更完全,但缺少抑制缓激肽降解作用,因此干咳和血管性水肿的副反应少见。当心衰患者因 ACEI 引起的干咳不能耐受者可改用 ARBs,如缬沙坦、氯沙坦等。干咳的副反应较 ACEI 显著减少,其余副反应及用药注意事项与 ACEI 类同。研究证实 ACEI 与 ARB 联用并不能使心衰患者获益更多,反而增加副反应,特别是低血压和肾功能损害的发生,因此目前不主张心衰患者 ACEI 与 ARB 联合使用。

（3）醛固酮受体拮抗剂的应用：小剂量的螺内酯阻断醛固酮效应,对抑制心血管的重构、改善慢性心力衰竭的远期预后有很好的作用,但必须注意血钾的监测。依普利酮是一种新型选择性醛固酮受体拮抗剂,且尤适用于老龄、糖尿病和肾功能不全的患者。

3. β受体拮抗剂的应用 在临床上所有慢性心功能不全且病情稳定的患者均应使用 β受体阻滞剂,除非有禁忌或不能耐受。应用本类药物的主要目的并不在于短时间内缓解症状,而是长期应用达到延缓病变进展减少复发和降低猝死率的目的。由于 β受体阻滞剂具有负性肌力作用,应待心衰情况稳定后,首先从小量开始,逐渐增加剂量,长期维持。其禁忌证为支气管痉挛性疾病、心动过缓、二度及二度以上房室传导阻滞、严重低血压、严重周围血管病和重度急性心衰等。

4. 正性肌力药

（1）洋地黄类药物：改善症状,提高运动耐量,减少住院率,但对生存率无明显改变。洋地黄类药物通过抑制 Na^+-K^+-ATP 酶发挥药理作用：正性肌力作用,促进心肌细胞 Na^+-K^+ 交换,升高细胞内 Ca^{2+} 浓度而增强心肌收缩力。电生理作用,一般治疗剂量下,洋地黄可抑制心脏传导系统,对房室交界区的抑制最为明显,大剂量时可提高心房、交界区及心室的自律性,当血钾过低时,更易发生各种快速性心律失常。迷走神经系统兴奋作用是洋地黄的一个独特优点,可对抗心衰时交感神经兴奋的不利影响。作用于肾小管细胞减少钠的重吸收并抑制肾素分泌。常用的洋地黄制剂为：① 地高辛,常以每日 0.125 mg 起始并维持,对 70 岁以上或肾功能不良的患者宜减量。② 毛花苷 C,适用于急性心力衰竭或慢性心衰加重时,特别适用于心衰伴快速心房颤动者,每次 0.2～0.4 mg 稀释后静脉注射,24 h 总量 0.8～1.2 mg。洋地黄对于心腔扩大舒张期容积明显增加的慢性充血性心力衰竭患者效果好,而对于代谢异常而发生的高排血量心衰,如贫血性心脏病、甲状腺功能亢进以及心肌炎、心肌病等病因所致心衰,洋地黄治疗效果欠佳。肺源性心脏病导致右心衰竭,常伴低氧血症,洋地黄效果不好且易于中毒,应慎用。肥厚型心肌病主要是舒张不良,增加心肌收缩性可能使原有的血流动力学障碍更为加重,洋地黄属于禁用;风湿性心脏病单纯二尖瓣狭窄伴窦性心律的肺水肿患者因增加右心室收缩功能可能加重肺水肿程度而慎用;严重窦性心动过缓或房室传导阻滞患者在未植入起搏器前禁用;预激综合征伴心房颤动者禁用;心包缩窄所致心房颤动者禁用;急性心肌梗死 24 h 内禁用。洋地黄中毒表现：中毒最重要的反应是各类心律失常,如室性期前收缩,室早二联律,快速房性心律失常又伴有传导阻滞是洋地黄中毒的特征性表现,洋地黄可引起心电图 ST-T 改变称为"鱼钩样"改变,但不能据此诊断为洋地黄中毒。其他有胃肠道反应如恶心、呕吐,以及中枢神经症状如视力模糊、黄绿视、定向力障碍等。影响洋地黄中毒的因素有心肌缺血缺氧、低血钾、肾功能不全和心血管病常用药物如胺碘酮、维拉帕米等,发生洋地黄中毒后应立即停药。对快速性心律失常者,如血钾浓度低则可用静脉补钾,如血钾不低可用利多卡因或苯妥英钠。

电复律一般禁用,因易致心室颤动。有传导阻滞及缓慢性心律失常者可用阿托品,异丙肾上腺素易诱发室性心律失常,不宜应用。必要时需安置临时心脏起搏器。

(2) 非洋地黄类正性肌力药: ① 肾上腺素能受体兴奋剂:小剂量多巴胺<2 μg/(kg·min)可以使得心肌收缩力增强,血管扩张,特别是肾小动脉扩张,改善心衰症状,多巴酚丁胺是多巴胺的衍生物,扩血管作用不如多巴胺明显,加快心率的效应比多巴胺小。两者均只能短期静脉应用,在慢性心衰加重时,起到帮助患者渡过难关的作用,连续用药超过72 h可能出现耐药,长期使用将增加死亡率。② 磷酸二酯酶抑制剂:抑制磷酸二酯酶活性,促进Ca^{2+}通道膜蛋白磷酸化,增加心肌收缩力。常用制剂为米力农,短期应用对改善心衰症状的效果是肯定的,长期应用会增加患者死亡率。

5. 扩血管药物　对于慢性心衰已不主张常规应用肼苯达嗪和硝酸异山梨酯,仅在伴有心绞痛和高血压患者可考虑联合治疗,对存在心脏流出道梗阻或瓣膜狭窄的患者慎用。

6. 抗心力衰竭药物治疗进展

(1) 人重组脑钠肽(rhBNP)具有排钠利尿、扩血管等作用。

(2) 左西孟旦:通过增加心肌细胞对钙的敏感性而增加心肌收缩力,并扩血管。

(3) 伊伐布雷定:首个选择性特异性窦房结抑制剂,且无β受体拮抗剂的副反应。

(4) AVP受体拮抗剂(托伐普坦):不增加排钠而优于利尿剂,用于伴有低钠血症的心衰。

第二节　急性心力衰竭

急性心力衰竭是心力衰竭急性发作和(或)加重的一种临床综合征,可表现为急性新发作或慢性心衰急性失代偿。心脏解剖或功能的突发异常,使心排血量急剧降低和肺静脉压突然升高均可发生急性左心衰竭。

一、病　　因

(1) 与冠心病有关的急性广泛前壁心肌梗死、乳头肌梗死断裂、室间隔破裂穿孔等。

(2) 感染性心内膜炎引起的瓣膜穿孔、腱索断裂所致瓣膜性急性反流。

(3) 其他,血压急剧升高,原有心脏病的基础上快速心律失常或严重缓慢性心律失常,输液过多过快等。病理生理基础为心脏收缩力突然严重减弱,或左心室瓣膜急性反流,心排血量急剧减少,左心室舒张末压迅速升高,肺毛细血管压随之升高使血管内液体渗入到肺间质和肺泡内形成急性肺水肿。

二、临　床　表　现

突发严重呼吸困难,呼吸频率常达每分钟30~40次,强迫坐位、面色灰白、发绀、大汗、烦躁,同时频繁咳嗽,咳粉红色泡沫状痰,极重者可因脑缺氧而致神志模糊。发病开始可有一过性血压升高,病情如不缓解,血压可持续下降直至休克。听诊时两肺满布湿啰音和哮鸣音,心尖部第一心音减弱,频率快,舒张早期奔马律,肺动脉瓣第二心音亢进。胸部X线片显示:早期间质水肿时,上肺静脉充盈、肺门血管影模糊、小叶间隔增厚;肺水肿时表现为蝶形肺门;严重肺水肿时,为弥漫满肺的大片阴影。重症患者采用漂浮导管行床边血流动力学监测,肺毛细血管嵌压随病情加重而增高,心脏指数则相反。

Killip分级适用于评价急性心肌梗死时心衰的严重程度:

Ⅰ级,无心衰的症状与体征。

Ⅱ级,有心衰的症状与体征,肺部中下肺野湿啰音,心脏奔马律,胸片见肺淤血。

Ⅲ级,严重心衰症状与体征,严重肺水肿,50%以上肺野湿啰音。

Ⅳ级,心源性休克。

三、诊断和鉴别诊断

根据典型症状与体征,一般不难做出诊断。急性呼吸困难与支气管哮喘的鉴别前已述及。疑似患者可行 BNP/NT - proBNP 检测鉴别。

四、治 疗

急性左心衰竭时的缺氧和严重呼吸困难是致命的威胁,必须尽快使之缓解。

1. 一般治疗 患者取坐位,双腿下垂,以减少静脉回流。高流量给氧,对病情特别严重者应采用面罩呼吸机持续加压(CPAP)或双水平气道正压(BiPAP)给氧。

2. 吗啡 3～5 mg 静脉注射不仅可以使患者镇静,小血管舒张从而减轻心脏的负荷。必要时每间隔 15 分钟重复 1 次,共 2～3 次。

3. 快速利尿 呋塞米 20～40 mg 静脉注射,10 min 内起效。

4. 血管扩张剂 以硝酸甘油、硝普钠或 rhBNP 静脉滴注。

(1)硝酸甘油:扩张小静脉,降低回心血量,使 LVEDP 及肺血管压降低,将收缩压达到 90～100 mmHg 为度。

(2)硝普钠:为动、静脉血管扩张剂,起始剂量 0.3 μg/(kg·min)滴入,根据血压逐步增加剂量,最大量可用至 5 μg/(kg·min),维持量为 50～100 μg/min。硝普钠含有氰化物,易避光用药。

(3)重组人脑钠肽(rhBNP):具有扩管、利尿、抑制 RAAS 和交感活性的作用。

5. 正性肌力药

(1)多巴胺:小剂量多巴胺<2 μg/(kg·min),可降低外周阻力,扩张肾、冠状动脉和脑血管;较大剂量 2～5 μg/(kg·min)可增加心肌收缩力和心排血量,均有利于改善 AHF 的病情。但>5 μg/(kg·min)的大剂量时,因可兴奋 α 受体而增加左心室后负荷和肺动脉压而对患者有害。

(2)多巴酚丁胺:可增加心排血量,起始剂量为 2～3 μg/(kg·min),可根据尿量和血流动力学监测结果调整剂量,最高可用至 20 μg/(kg·min)。

(3)磷酸二酯酶抑制剂(PDEI):米力农为Ⅲ型 PDEI 兼有正性肌力及降低外周血管阻力的作用,起始 25 μg/kg 于 10～20 min 推注,继以 0.375～0.75 μg/(kg·min)速度滴注。

6. 洋地黄类药物 可考虑用毛花苷 C 静脉给药,最适合用于有心房颤动伴有快速心室率并已知有心室扩大伴左心室收缩功能不全者。首剂可给 0.4～0.8 mg,2 h 后可酌情再给 0.2～0.4 mg。对急性心肌梗死,在急性期 24 h 内不宜用洋地黄类药物;二尖瓣狭窄所致肺水肿洋地黄类药物也无效。后两种情况如伴有心房颤动快速室率则可应用洋地黄类药物减慢心室率,有利于缓解肺水肿,但剂量应小。

7. 机械辅助治疗 主动脉内球囊反搏(IABP)和临时心肺辅助系统,对极危重患者,有条件的医院可采用。

8. 其他 待急性症状缓解后,应着手对诱因及基本病因进行治疗。

第三节 舒张性心力衰竭

舒张性心功能不全由于心室舒张不良使左室舒张末压升高,而致肺淤血,多见于高血压和冠心病,如果客观检查左心室舒张末期压(LVEDP)增高,而左心室不大,左室射血分数值正常则表明以舒张功能不全为主,最典型的舒张功能不全见于肥厚型心肌病。治疗的原则与收缩功能不全有所差别,主要措施:①β受体阻滞剂,通过减慢心率使舒张期相对延长而改善舒张功能;②钙通道阻滞剂,降低心肌细胞内钙浓度,改善心肌主动舒张功能,主要用于肥厚型心肌病;③ACE抑制剂,有效控制高血压,从长远来看改善心肌及小血管重构,有利于改善舒张功能,适用于高血压心脏病及冠心病;④尽量维持窦性心律,保持房室顺序传导,保证心室舒张期充分的容量;⑤降低肺静脉压,限制钠盐摄入;对肺淤血症状较明显者,可适量应用静脉扩张剂(硝酸盐制剂)降低前负荷,但过分的减少前负荷可使心排量下降;⑥在无收缩功能障碍的情况下,禁用正性肌力药物;⑦积极寻找并治疗基础病因。

第四节 心力衰竭相关内容及进展

一、"顽固性心力衰竭"及不可逆心力衰竭的治疗

"顽固性心力衰竭"又称为难治性心力衰竭,是指经各种治疗,心衰不见好转,甚至还有进展者,但并非指心脏情况已至终末期不可逆转者。对这类患者应努力寻找潜在的原因,并设法纠正,如风湿活动、感染性心内膜炎、贫血、甲状腺功能亢进、电解质紊乱、洋地黄类过量、反复发生的小面积的肺栓塞等。或者患者是否有与心脏无关的其他疾病如肿瘤等。同时调整心衰用药,强效利尿剂和血管扩张制剂及正性肌力药物联合应用等。对高度顽固水肿也可使用血液滤过或超滤,对适应证掌握恰当,超滤速度及有关参数调节适当时,常可即时明显改善症状。

二、慢性心力衰竭的非药物治疗

1. 心脏再同步化治疗(cardiac resynchronization therapy,CRT) 部分心力衰竭患者存在房室、室间和(或)室内收缩不同步,进一步导致心肌收缩力降低。大量循证医学表明安置三腔或双心室心脏起搏器通过改善房室、室间和室内收缩同步性,增加心排量,改善症状、运动耐量,提高生活质量,减少住院率,并明显降低死亡率。慢性心力衰竭患者的 CRT 的 Ⅰ 类适应证包括:已接受最佳药物治疗仍持续存在心力衰竭症状、LVEF≤35%、心功能Ⅲ~Ⅳ级、QRS 间期>120 ms。完全性左束支阻滞是 CRT 有反应的重要指标。

2. 左室辅助装置(left ventricular assistant device,LVAD) 适用于严重心脏事件后或准备行心脏移植术患者的短期过渡治疗和急性心衰的辅助性治疗。

3. 心脏移植 是治疗顽固性心力衰竭的最终治疗方法。

4. 细胞替代治疗 目前仍处于临床试验阶段。

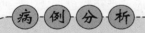

女,70 岁,慢性心房颤动 9 年,长期服用异搏定、洋地黄,10 天前腹泻、恶心、食欲下降,两天来头晕、黑矇。查体:BP 100/70 mmHg,双肺(一),律齐,心率 38 次/分,左下腹压痛。

【问题】

(1) 导致患者就诊最直接的原因是什么?

(2) 如情况进一步加重,该如何处理?

【分析与解答】

(1) 患者就诊由于头晕和黑矇,查体心室率 38 次/分,考虑心率过慢致脑供血不足所致,加之恶心、食欲不振,易导致低血钾等电解质紊乱。心房颤动显著特征是心律绝对不齐,服用洋地黄,心律变为整齐,考虑就诊最直接原因是洋地黄中毒所致的高度或完全房室传导阻滞。

(2) 首先应立即停药。如有低血钾须静脉补钾,如血钾不低可用利多卡因或苯妥英钠。电复律一般禁用,易导致心室颤动。如心室率更慢,甚至晕厥,在补充血钾同时可静脉滴注异丙肾上腺素,但易诱发室性心律失常,不宜长时间应用,及早安装临时起搏器。

(沈建华 顾 翔)

第三章 心律失常

学习要点

- **掌握**：常见心律失常的种类、临床表现及意义、心电图特征和治疗原则。
- **熟悉**：心脏传导系统的解剖、心律失常病因和诊断方法。
- **了解**：心律失常的发病机制、药物治疗和其他治疗方法。

第一节 概 述

心律失常是指心脏冲动的频率、节律、起源部位、传导速度或激动次序的异常。心脏传导系统由负责正常心电冲动形成与传导的特殊心肌组成，包括窦房结、结间束、房室结、希氏束、左右束支和浦肯野纤维网。冲动在窦房结形成后，随即由结间通道和普通心房肌传递，抵达房室结及左心房，在房室结内传导极为缓慢，到达希氏束后再度加速。经浦肯野纤维激动全部心室肌，最后抵达心外膜，完成一次心动周期（图2-3-1）。心脏传导系统接受迷走与交感神经支配。迷走神经抑制窦房结的自律性与传导性，延长房室结的传导及其不应期，交感神经的作用与迷走神经相反。心律失常的诊断主要依靠心电图（图2-3-2）。

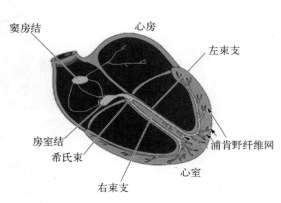

图2-3-1 心肝传导系统

一、心律失常分类

按其发生原理分为冲动形成异常和传导异常两大类。

（一）冲动形成异常

1. 窦性心律失常　①窦性心动过速；②窦性心动过缓；③窦性心律不齐；④窦性停搏。

2. 异位心律

（1）被动性异位心律：逸搏及逸搏心律（房性、交界性、室性）。

（2）主动性异位心律：①期前收缩（房性、交界性、室性）；②阵发性心动过速（房性、交界性、房室折返性、室性）；③心房扑动、心房颤动；④心室扑动、心室颤动。

（二）冲动传导异常

1. 生理性　干扰及干扰性房室分离。

2. 病理性　①窦房阻滞；②房内阻滞；③房室阻滞；④束支或分支阻滞（左、右束支及左束支分支传导阻滞）或室内阻滞。

3. 房室间传导途径异常　预激综合征。

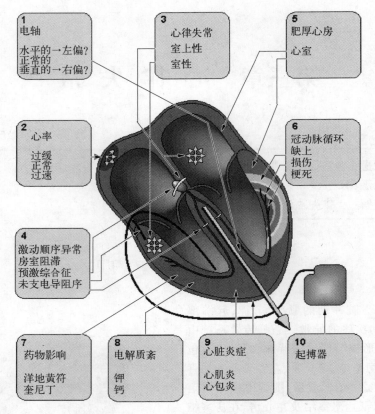

图 2-3-2　心律失常的常见原因

二、心律失常发生机制

（一）冲动形成异常

1. 自律性增高或异常　　窦房结、结间束、冠状窦口附近、房室结的远端和希氏束-浦肯野系统等处的心肌细胞均具有自律性。自主神经系统兴奋性改变或其内在病变，均可导致不适当的冲动发放。此外，原来无自律性的心肌细胞，如心房、心室肌细胞，亦可在病理状态下如心肌缺血、电解质紊乱、儿茶酚胺增多等出现异常自律性而形成各种快速性心律失常。

2. 触发活动　　是指心房、心室与希氏束-浦肯野组织在动作电位后产生的除极活动，被称为后除极。若后除极的振幅增高并达到阈值，便可引起反复激动而构成快速性心律失常。可见于儿茶酚胺增高、心肌缺血-再灌注、低血钾、高血钙及洋地黄中毒时。

（二）冲动传导异常

1. 折返　　快速心律失常的最常见发生机制是折返，(图 2-3-3)产生折返的基本条件是传导异常，它包括：① 心脏两个或多个部位的传导性与不应期各不相同，相互连接形成一个闭合环；② 其中一条通道发生单向传导阻滞；③ 另一通道传导缓慢，使原先发生阻滞的通道有足够时间恢复兴奋性；④ 原先阻滞的通道再次激动，完成一次折返激动。冲动在环内反复循环，产生持续而快速的心律失常。

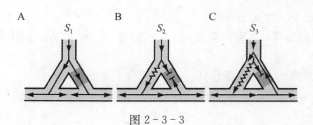

图 2-3-3

2. 生理性阻滞或干扰现象 冲动传导至某处心肌,如适逢生理性不应期,可形成该传导异常。

3. 病理性传导阻滞 传导障碍并非由于生理性不应期所致者。

第二节 窦性心律失常

正常窦性心律的冲动起源于窦房结,频率为 60～100 次/分。心电图显示窦性心律的 P 波在 I、II、aVF 导联直立,aVR 倒置。PR 间期 0.12～0.20 秒。窦性心律失常是由于窦房结冲动发放频率异常或冲动向心房的传导受阻所导致的心律失常。

一、窦性心动过速

成年人窦性心律的频率超过 100 次/分,为窦性心动过速。

（一）临床意义

窦性心动过速可见于健康人吸烟、饮茶或咖啡、饮酒、体力活动及情绪激动时。某些病理状态,如发热、甲状腺功能亢进、贫血、休克、心肌缺血、充血性心力衰竭以及应用肾上腺素、阿托品等药物亦可引起窦性心动过速。

（二）心电图

心电图符合窦性心律的上述特征,频率超过 100 次/分(图 2-3-4),通常逐渐开始和终止。频率大多在 100～150 次/分之间,偶有高达 200 次/分。

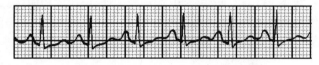

图 2-3-4 窦性心动过速

（三）治疗

治疗应针对病因和去除诱因,如治疗心力衰竭、纠正贫血、控制甲亢等。必要时用 β 受体阻滞剂或非二氢吡啶类钙通道阻滞剂。

二、窦性心动过缓

成年人窦性心律的频率低于 60 次/分,为窦性心动过缓。

（一）临床意义

窦性心动过缓常见于健康青年人、运动员与睡眠状态,病理下见于窦房结退行性病变。其他原因包括颅内疾病、严重缺氧、低温、甲状腺功能减退、阻塞性黄疸,以及应用抗心律失常药物。

（二）心电图检查与诊断

心电图符合窦性心律的上述特征,成人窦性心律的频率低于 60 次/分,常伴有窦性心律不齐(不同 PP 间期差异大于 0.12 秒)。

（三）治疗

无症状者无须治疗。有症状者可应用阿托品、异丙肾上腺素、心脏起搏治疗。

三、窦性停搏与窦房传导阻滞

窦性停搏或窦性静止是指窦房结不能产生冲动,窦房传导阻滞指窦房结冲动传导至心房时发生延缓或阻滞。

（一）临床表现

过长时间的窦性停搏或窦房传导阻滞，并且无逸搏发生时，患者可出现黑朦、晕厥，严重者可发生阿-斯综合征，甚至死亡。窦房结变性与纤维化可发生窦性停搏。此外，迷走神经张力增高或颈动脉窦过敏、急性下壁心肌梗死、颅内病变、洋地黄类、乙酰胆碱等多种药物均可引起窦性停搏。

（二）心电图检查与诊断

1. 窦性停搏或窦性静止 心电图表现为 PP 间期显著延长的间期内无 P 波发生，或 P 波与 QRS 波群均不出现，长 PP 间期与基本的窦性 PP 间期无倍数关系。长时间窦性停搏后，下位的潜在起搏点，如房室交界区或心室，可发出单个逸搏或逸搏性心律控制心室。

2. 窦房传导阻滞 由于体表心电图不能显示窦房结电活动，因而无法确立一度窦房阻滞的诊断。二度窦房阻滞分为两型：莫氏Ⅰ型即文氏阻滞，表现为 PP 间期进行性缩短，直至出现一次长 PP 间期，该长 PP 间期短于基本 PP 间期的 2 倍；莫氏Ⅱ型阻滞，长 PP 间期为基本 PP 间期的倍数。三度窦房阻滞与窦性停搏鉴别困难，特别当发生窦性心律不齐时。

（三）治疗

参照病态窦房结综合征。

四、病态窦房结综合征

病态窦房结综合征（简称病窦综合征）是由窦房结病变导致功能减退，产生多种心律失常的综合表现。病窦综合征常合并房性自律性异常，部分伴有房室传导功能障碍。

（一）病因、病理及发病机制

众多病变过程，如退行性变、纤维化、脂肪浸润、淀粉样变性、甲状腺功能减退、某些感染等，均可损害窦房结，导致起搏与窦房传导功能障碍；窦房结周围神经和心房肌的病变，窦房结动脉供血减少亦是病因。迷走神经张力增高，某些抗心律失常药物为继发性病因。

（二）临床表现

患者出现与心动过缓有关的心、脑等脏器供血不足的症状，如发作性头晕、黑朦、乏力等，严重者晕厥。如有心动过速发作，则可出现心悸、心绞痛等症状。

（三）心电图检查与诊断

心电图检查包括：① 持续而显著的窦性心动过缓＜50 次/分；② 窦性停搏与窦房传导阻滞；③ 窦房与房室传导阻滞同时并存；④ 心动过缓-心动过速综合征，心动过缓与房性快速性心律失常（心房扑动、心房颤动或房性心动过速）交替发作（图 2-3-5）。

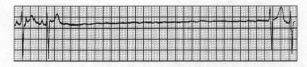

图 2-3-5 窦性停搏

（四）心内电生理检查

窦房结功能测定，测定指标包括以下内容：

1. 窦房结恢复时间（SNRT） 于高位右心房起搏，频率逐级加速，随后骤然终止起搏。SNRT 是从最后一个右心房起搏波至第一个恢复的窦性心房波之间的时限。如将此值减去起搏前窦性周期时限，称为校正的窦房结恢复时间（CSNRT）。正常时，SNRT 不应超过 2 000 ms，CSNRT 不超过 525 ms。

2. 窦房传导时间（SACT） SACT 正常值不超过 147 ms。SNRT 与 SACT 对病态窦房结综合征诊断的敏感性各为 50% 左右，合用时可达 65%，特异性为 88%。因此，当上述测定结果异常时，确立诊断的可能性较大。若属正常范围，仍不能排除窦房结功能减低的可能性。

（五）治疗与疗效判断

若患者无心动过缓症状，不必治疗，定期随诊观察。对于有症状的患者，应接受起搏器治疗。慢-快综合征患者发作心动过速，应用起搏治疗后，即可同时给予抗心律失常药物。

（六）预后

无症状的患者预后良好，有症状的患者植入起搏器后预后良好。

第三节 房性心律失常

一、房性期前收缩

房性期前收缩起源于窦房结以外心房的任何部位提前发出的异位激动。

（一）临床表现

主要表现为心悸，其他有停搏感、胸闷等。约 60％的正常成人进行 24 h 心电监测有房性期前收缩发生。各种器质性心脏病患者更易发生房性期前收缩。

（二）心电图检查与诊断

房性期前收缩的 P 波提前发生，与窦性 P 波形态不同。如发生在舒张早期，适逢房室结的不应期，可产生传导中断，无 QRS 波发生（称为阻滞的或未下传的房性期前收缩）或缓慢传导（下传的 PR 间期延长）现象。发生很早的房性期前收缩的 P 波可重叠于前面的 T 波之上，且不能下传心室，易误认为窦性停搏或窦房传导阻滞。此时，仔细检查长间歇前的 T 波形态，常可发现埋藏在内的 P 波。房性期前收缩常使窦房结提前发生除极，因而包括期前收缩在内前后两个窦性 P 波的间期，短于窦性 PP 间期的 2 倍，称为不完全性代偿间歇。少数房性期前收缩发生较晚，或窦房结周围组织的不应期长，窦房结的节律未被扰乱，期前收缩前后 PP 间期恰为窦性者的 2 倍，称为完全性代偿间歇。房性期前收缩下传的 QRS 波群形态通常正常，较早发生的房性期前收缩有时亦可出现宽大畸形的 QRS 波群，称为室内差异性传导（图 2-3-6）。

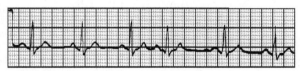

图 2-3-6 房性期前收缩

（三）治疗

房性期前收缩通常无须治疗。吸烟、饮酒与咖啡均可能为诱因，应劝导患者戒除或减量。当仍有明显症状或因房性期前收缩触发室上性心动过速时，应给予普罗帕酮、莫雷西嗪、β受体阻滞剂、异搏定、胺碘酮等治疗，含参松的中成药也有一定疗效。

二、房性心动过速

房性心动过速简称房速。根据发生机制与心电图表现的不同，可分为自律性、折返性与紊乱性房速。

（一）病因、病理及发病机制

多数阵发性房速因自律性增高引起，心肌梗死、慢性肺部疾病、大量饮酒以及各种代谢障碍均可为病因。洋地黄中毒特别在低血钾时易发生这种心律失常。折返性房速少见，常发生于手术或射频消融术后瘢痕部位。紊乱性房速（多源性房速）常发生于慢性阻塞性肺疾病或充血性心力衰竭的老年人，亦见于洋地黄中毒与低血钾患者。

（二）临床表现

发作呈短暂、间歇或持续发生。当房室传导比率发生变动时，听诊心律不恒定，第一心音强度变化。颈静脉见到 α 波数目超过听诊心搏次数。

（三）心电图检查与诊断

自律性和折返性房性心动过速表现包括：① 心房率通常为 150～200 次/分；② P 波形态与窦性者

不同;③ 常出现二度Ⅰ型或Ⅱ型房室传导阻滞;④ P波之间的等电线仍存在;⑤ 刺激迷走神经不能终止心动过速,仅加重房室传导阻滞(图2-3-6)。紊乱性房性心动过速表现为:① 通常有3种或以上形态各异的P波,PR间期各不相同;② 心房率100~130次/分;③ 部分P波可能未下传,本型心律失常最终可能发展为心房颤动。

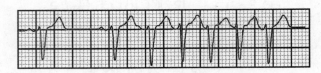

图2-3-7 房性心动过速

（四）治疗

房性心动过速合并房室传导阻滞时,心室率通常不太快,不会导致严重的血流动力学障碍,因而无须紧急处理。如心室率达140次/分以上、由洋地黄中毒所致,或临床上有严重充血性心力衰竭或休克征象,应进行紧急治疗。其处理方法如下:

1. 洋地黄引起者 ① 立即停用洋地黄;② 如血清钾低或正常,首选氯化钾口服或静脉滴注氯化钾,同时进行心电图监测,防止出现高血钾(T波高尖);③ 有高血钾或不能应用氯化钾者,可选用利多卡因、β受体阻滞剂。心室率不快仅需停用洋地黄。

2. 非洋地黄引起者 ① 寻找病因,针对病因治疗;② 洋地黄、β受体阻滞剂、非二氢吡啶类钙通道阻滞剂可用于减慢心室率;③ 如未能转复窦性心律,可加用ⅠA、ⅠC或Ⅲ类抗心律失常药;④ 少数持续快速自律性房速和折返性房性心动过速药物治疗无效时,可考虑做射频消融。紊乱性房性心动过速应针对原发疾病。肺部疾病患者应给予充足供氧、控制感染,停用氨茶碱、去甲肾上腺素、异丙肾上腺素、麻黄碱等药物。维拉帕米与胺碘酮可能有效。补充钾盐与镁盐有一定价值。

三、心 房 扑 动

心房扑动简称房扑。多为阵发性,少数为持续性。

（一）病因、病理及发病机制

房扑可发生于无器质性心脏病者,也可见于一些心脏病如风心病、甲状腺功能亢进、冠心病、乙醇中毒、心包炎等。

（二）临床表现

房扑具有不稳定的倾向,可恢复窦性心律或进展为心房颤动,亦可持续数月或数年。按摩颈动脉窦暂时减慢心室率。可诱发心绞痛与充血性心力衰竭。体检可见快速的颈静脉搏动。

（三）心电图检查

心电图特征为:① 心房活动呈现规律锯齿波称为F波,在Ⅱ、Ⅲ、aVF或V1导联最为明显,心房率通常为250~300次/分。② 心室率规则或不规则,取决于房室传导比率是否恒定。当心房率为300次/分,未经药物治疗时,心室率通常为150次/分。预激综合征和甲状腺功能亢进并发的房扑,房室传导可达1∶1。③ 通常QRS波群形态正常,当出现室内差异传导、原先有束支传导阻滞或经房室旁路前传时,QRS波群宽大畸形(图2-3-8)。

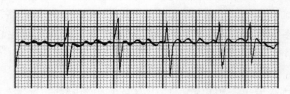

图2-3-8 心房扑动

（四）治疗

应针对原发疾病进行治疗。终止房扑最有效的方法是直流电复律,通常应用很低的电能(低于

50 J),便可迅速将房扑转复为窦性心律。如电复律无效,或已应用大剂量洋地黄不适宜电复律者,采用食管心房起搏,或经静脉插入电极导管至右心房处,以超过心房扑动频率起搏心房,此法能使大多数典型心房扑动转复为窦性心律或心室率较慢的心房颤动。钙通道阻滞剂维拉帕米或地尔硫䓬,超短效的β受体阻滞剂艾司洛尔,能有效减慢房扑之心室率。洋地黄制剂减慢心室率的效果较差,常需较大剂量始能达到目的。若单独应用洋地黄未能奏效,可联合应用β受体阻滞剂或非二氢吡啶类钙通道阻滞剂。ⅠA或ⅠC类抗心律失常药能有效转复房扑并预防复发。但应事前以洋地黄、钙通道阻滞剂或β受体阻滞剂减慢心室率,否则,由于奎尼丁减慢心房率和对抗迷走神经作用,反而使心室率加快。如房扑患者合并冠心病、充血性心力衰竭等时,ⅠA、ⅠC类药物易导致恶性室性心律失常,易选用胺碘酮 200 mg,每日 3次,连用 1 周,不管有无转律,易减为 200 mg,每日 1 次或 2 次,直到负荷量 6 000 mg,维持量可减至100～200 mg/d,对预防房扑复发有效。索他洛尔亦可用作房扑预防,但不宜用于心肌缺血或左心室功能不全的患者。如房扑持续发作,Ⅰ类与Ⅲ类药物不宜持续应用,旨在减慢心室率,保持血流动力学稳定。对于症状明显或引起血流动力学不稳定的房扑,应选用射频消融治疗以根治房扑。

四、心 房 颤 动

心房颤动简称房颤,是一种十分常见的心律失常。我国 30 岁以上人群,房颤患病率为 0.77%,并随年龄而增加,男性高于女性。

(一)病因、病理与发病机制

房颤的发作呈阵发性或持续性。房颤可见于正常人,可在情绪激动、手术后、运动或大量饮酒时发生。心脏与肺部疾病患者发生急性缺氧、高碳酸血症、代谢或血流动力学紊乱时亦可出现房颤。房颤更常发生于原有心血管疾病者,常见于风湿性心脏病、冠心病、高血压性心脏病、甲状腺功能亢进、缩窄性心包炎、心肌病、感染性心内膜炎以及慢性肺源性心脏病。房颤发生在无心脏病变的中青年,称为孤立性房颤。老年房颤患者中部分是心动过缓-心动过速综合征的心动过速期表现。部分房颤起源于肺静脉。

(二)临床表现

房颤症状的轻重受心室率快慢的影响,心室率超过 150 次/分,患者可发生心绞痛与充血性心力衰竭。心室率不快时,患者可无症状。房颤时心房有效收缩消失,心排血量比窦性心律时减少达 25% 或更多。房颤并发体循环栓塞的危险性甚大。栓子多在左心耳部,因血流淤滞、心房失去收缩力所致。据统计,非瓣膜性心脏病者合并房颤,发生脑卒中的机会较无房颤者高出 7～9 倍。听诊第一心音强弱不等,心律极不规则,脉短绌,原因是心室搏动过弱未能开启主动脉瓣,或因动脉血压波太小,未能传导至外周动脉。颈静脉搏动 a 波消失。一旦房颤患者的心室律变得规则,应考虑以下的可能性:① 恢复窦性心律;② 转变为房性心动过速;③ 转变为房扑;④ 房室交界区性心动过速或室性心动过速。如心室律变为慢而规则(30～60 次/分),提示可能出现完全性房室传导阻滞,最常见原因为洋地黄中毒。

(三)心电图检查与诊断

心电图检查包括:① P 波消失,代之以小而不规则的 f 波;频率约 350～600 次/分;② 心室率极不规则,房颤未接受药物治疗、房室传导正常者,心室率通常在 100～160 次/分之间,药物(儿茶酚胺类等)、运动、发热、甲状腺功能亢进等均可缩短房室结不应期,使心室率加速;相反,洋地黄延长房室结不应期,减慢心室率;③ QRS 波群形态通常正常,当心室率过快,发生室内差异性传导或存在束支传导阻滞,QRS波群增宽变形(图 2-3-9)。

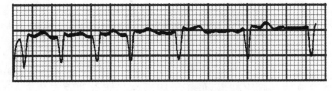

图 2-3-9 心房颤动

(四)治疗

应积极寻找并处理房颤的原发疾病和诱发因素,治疗措施包括抗凝、复律、控制心室率。

1. 急性心房颤动 初次发作的房颤且在 24～48 h 以内,称为急性房颤。ⅠA(奎尼丁)、ⅠC(普罗帕酮)或Ⅲ类(胺碘酮)抗心律失常药物均可能转复房颤,成功率 60% 左右。ⅠC类药亦可致室性心律失常,严重器质性心脏病患者不宜使用。如患者发作开始时已呈现急性心力衰竭或血压下降明显,宜紧急施行电复律。控制心室率药物有β受体阻滞剂、钙通道阻滞剂和洋地黄,必要时洋地黄与β受体阻滞剂或钙通道阻滞剂合用,使安静时心率保持在 60～80 次/分,轻微运动后不超过 100 次/分。心力衰竭与低血压者不宜使用β受体阻滞剂与维拉帕米,预激综合征合并房颤禁用洋地黄、β受体阻滞剂与钙通道阻滞剂。经以上处理,房颤仍未能恢复窦性心律者,可应用电击复律,但应用洋地黄后不易进行。

2. 慢性心房颤动 根据慢性房颤发生的持续状况,可分为阵发性、持续性与永久性三类。发作频繁或伴随明显症状者,可应用口服普罗帕酮或胺碘酮,减少发作次数与持续时间。持续性房颤不能自动转复为窦性心律,复律治疗成功与否与房颤持续时间的长短、左心房大小和年龄有关。可选择可供选用普罗帕酮、莫雷西嗪、索他洛尔与胺碘酮等复律与预防,但成功率与复发率均很高,低剂量胺碘酮(200 mg/d)的疗效与患者的耐受性均较好。选用电复律治疗,最好在电复律前几天给予上述药物。持续性房颤选择减慢心室率同时注意血栓栓塞的预防,其预后与经复律后维持窦律者并无显著差别,并且更为简便易行,尤其适用于老年患者。慢性房颤经复律与维持窦性心律治疗无效者,称为永久性房颤。此时,治疗目的应为控制房颤过快的心室率,可选用β受体阻滞剂、钙通道阻滞剂或地高辛。

3. 预防栓塞并发症 慢性房颤患者有较高的栓塞发生率。过去有栓塞病史、瓣膜病、高血压、糖尿病、老年患者、女性、左心房扩大、冠心病等使发生栓塞的危险性更大。采用 Vascular 评分,如比分≥2,即应建议接受长期抗凝治疗。口服华法林,使凝血酶原时间国际标准化比值(INR)维持在 2.0～3.0 之间,能安全而有效预防脑卒中发生。不适宜应用华法林以及无以上危险因素的患者,可改用小剂量阿司匹林。施行长期抗凝治疗应考虑个体的不同状况,严密监测药物可能有潜在出血的危险。房颤持续不超过 2 天,复律前无须做抗凝治疗。否则应在复律前接受 3 周华法林治疗,待心律转复后继续治疗 3～4 周。紧急复律治疗可选用静脉注射肝素或皮下注射低分子量肝素抗凝。新型抗凝药物如利伐沙班、达比加群等和华法林相比,对房颤患者预后的影响相似,但其具有不需要频繁抽血监测或调整剂量、服用方法简单且有良好的安全耐受性等特点。

4. 手术治疗 近年来随着消融方法、标测定位技术及相关器械的性能均有了较大的进展,基于肺静脉隔离作为主要终点的导管消融已成为部分阵发性和持续性房颤的一线治疗方法。房颤发作频繁、心室率很快、药物及射频消融治疗无效者,可施行房室结阻断消融术,并同时安置心室按需或双腔起搏器。其他治疗方法包括外科手术、植入式心房除颤器等。

第四节 房室交界区性心律失常

一、房室交界区性期前收缩

房室交界区性期前收缩简称交界性期前收缩。冲动起源于房室交界区,可前向和逆向传导,分别产生提前发生的 QRS 波群与逆行 P 波。逆行 P 波可位于 QRS 波群之前(PR 间期<0.12 秒)、之中或之后(RP 间期<0.20 秒)。QRS 波群形态正常,当发生室内差异性传导,QRS 波群形态可有变化。通常无须特殊治疗,以治疗诱因为主。

二、房室交界区性逸搏与心律

房室交界区组织在正常情况下不表现出自律性,称为潜在起搏点。下列情况时,潜在起搏点可成为主导起搏点:由于窦房结发放冲动频率减慢,低于上述潜在起搏点的固有频率;由于传导障碍,窦房结冲动不能抵达潜在起搏点部位,潜在起搏点除极产生逸搏。心电图表现为在长于正常 PP 间期的间歇后出现一个正常的 QRS 波群,P 波缺失,或逆行 P 波位于 QRS 波群之前或之后。房室交界区性心律指房室交界区性逸搏连续发生形成的节律。心电图显示正常下传的 QRS 波群,频率为 40～60 次/分。可有逆行 P 波或存在独立的缓慢的心房活动,从而形成房室分离。此时,心室率超过心房率。房室交界区性逸搏或心律的出现,与迷走神经张力增高、显著的窦性心动过缓或房室传导阻滞有关,并作为防止心室停搏的生理保护机制。查体时颈静脉搏动可出现大的 α 波,第一心音强度变化不定。一般无须治疗,必要时可起搏治疗原发的心动过缓。

三、非阵发性房室交界区性心动过速

非阵发性房室交界区性心动过速的发生机制与房室交界区组织自律性增高或触发活动有关。最常见的病因为洋地黄中毒,其他为下壁心肌梗死、心肌炎、急性风湿热或心瓣膜手术后,偶见于正常人。心动过速发作起始与终止时心率逐渐变化,有别于阵发性心动过速,故称为"非阵发性"。心率 70~150 次/分或更快,心律通常规则,QRS 波群正常(图 2-3-10)。自主神经系统张力变化可影响心率快慢,如心房活动由窦房结或异位心房起搏点控制,可发生房室分离。洋地黄过量引起者,经常合并房室交界区文氏型传导阻滞,使心室律变得不规则。治疗主要针对基本病因。本型心律失常通常能自行消失。已用洋地黄者应立即停药,亦不应施行电复律。洋地黄中毒引起者,可给予钾盐、利多卡因或 β 受体阻滞剂治疗。其他患者可选用ⅠA、ⅠC与Ⅲ类药物。

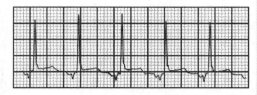

图 2-3-10 非阵发性房室交界区性心动过速

四、阵发性室上性心动过速

阵发性室上性心动过速简称室上速。大多数心电图表现为 QRS 波群形态正常、RR 间期规则的快速心律。大部分室上速由折返机制引起,折返可发生在窦房结、房室结与心房,在全部室上速病例中,房室结内折返性心动过速与利用隐匿性房室旁路的房室折返性心动过速约占 90% 以上。

(一)病因、病理与发病机制

患者通常无器质性心脏病表现,不同性别与年龄均可发生。在大多数患者能证实存在房室结双径路。房室结双径路:① 快径路传导速度快而不应期长;② 慢径路传导速度慢而不应期短。正常时窦性冲动沿快径路下传,PR 间期正常。最常见的房室结内折返性心动过速类型是通过慢径路下传,快径路逆传。其发生机制:当房性期前收缩发生于适当时间,下传时受阻于快径路(因不应期较长),遂经慢径路前向传导至心室,由于传导缓慢,使原先处于不应期的快径路获得足够时间恢复兴奋性,冲动经快径路返回心房,产生单次心房回波,若反复折返,便可形成心动过速。由于整个折返回路局限在房室结内,故称为房室结内折返性心动过速。

(二)临床表现

心动过速突然发作与终止,症状包括心悸、胸闷、焦虑不安、头晕,少见有晕厥、心绞痛、心力衰竭与休克者。症状轻重取决于心室率快速的程度以及持续时间,亦与原发病的严重程度有关。若发作时心室率过快或心动过速猝然终止,窦房结未能及时恢复自律性导致心搏停顿,均可发生晕厥。体检心尖区第一心音强度恒定,心律绝对规则。

(三)心电图检查与诊断

心电图表现为:① 心率 150~250 次/分,节律规则;② QRS 波群形态与时限正常,QRS 波群形态异常见于室内差异性传导或原有束支传导阻滞时;③ P 波为逆行性,常埋藏于 QRS 波群内或位于其终末部分;④ 起始突然,通常由一个房性期前收缩触发(图 2-3-11)。

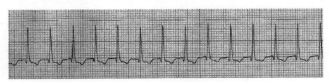

图 2-3-11 阵发性室上性心动过速

（四）治疗

急性发作期：应根据患者基础的心脏状况，既往发作情况以及对心动过速的耐受程度做出适当处理。刺激迷走神经的方法适用于心功能与血压正常者。颈动脉窦按摩其操作方法是：患者取平卧位，尽量伸展颈部，头部转向对侧，轻轻推开胸锁乳突肌，在下颌角处触及颈动脉搏动，先以手指轻触并观察患者反应。如无心率变化，继续以轻柔的按摩手法逐渐增加压力，持续约 5 秒。严禁双侧同时施行。老年患者颈动脉窦按摩偶尔会引起脑梗死。事前应在颈部听诊，如听到颈动脉嗡鸣音应禁止施行。Valsalva动作（深吸气后屏气、再用力作呼气动作）、诱导恶心等方法可使心动过速终止，但停止刺激后，有时又恢复原来心率。初次尝试失败，在应用药物后再次施行仍可望成功。如物理方法无效，可以选择以下措施：① 腺苷或三磷腺苷快速静注，起效迅速，副反应为胸部压迫感、呼吸困难、面部潮红、窦性心动过缓、房室传导阻滞等。② 维拉帕米静脉注射，首次 5 mg，无效时隔 10 min 再注 5 mg。③ 静脉注射西地兰 0.4～0.8 mg，以后每 2～4 小时 0.2～0.4 mg，24 h 总量在 1.6 mg 以内可终止发作，目前对伴有心功能不全患者仍作首选。④ 短效 β 受体阻滞剂如艾司洛尔 50～200 μg/(kg·min) 较为合适。但应避免用于失代偿的心力衰竭、支气管哮喘患者。⑤ 普罗帕酮 1～2 mg/kg 静脉注射。⑥ 升压药物，通过反射性兴奋迷走神经终止心动过速，适用于低血压者。⑦ 食管心房调搏术常能有效中止发作。⑧ 直流电复律，当患者出现严重心绞痛、低血压、充血性心力衰竭表现或以上治疗无效亦应施行电复律。但应注意，已应用洋地黄者不应接受电复律治疗。

预防复发：由于导管消融根治技术已十分成熟，安全、有效，应优先考虑应用。一般不建议患者长期药物预防。

五、利用隐匿性房室旁路的房室折返性心动过速

房室折返性心动过速为室上性心动过速的另一常见类型。其存在的房室旁路仅允许室房逆向传导而不具有房室前传功能，故心电图无预激波形，被称为"隐匿性"旁路。本型心动过速与预激综合征患者常见的房室折返性心动过速（经房室结前向传导，房室旁路逆向传导，称正向房室折返性心动过速），具有相同的心电图特征：QRS 波群正常，逆行 P 波位于 QRS 波群终结后，落在 ST 段或 T 波的起始部分。治疗方法与房室结内折返性心动过速相同。导管消融成功率高，应优先选择。

六、预 激 综 合 征

预激综合征又称 Wolf-Parkinson-White 综合征（WPW 综合征），是指心电图呈预激表现，临床上有心动过速发作。心电图的预激是指心房冲动提前激动心室的一部分或全体。发生预激的解剖学基础是，在房室特殊传导组织以外，还存在一些由普通工作心肌组成的肌束。连接心房与心室之间者，称为房室旁路或 Kent 束，Kent 束可位于房室环的任何部位。除 Kent 束以外，尚有三种较少见的旁路：房-希氏束、结室纤维、分支室纤维。这些解剖联系构成各自不尽相同的心电图表现。

（一）病因、病理及发病机制

预激综合征的发生率平均为 1.5‰，大多无其他心脏异常征象。可于任何年龄经体检心电图或发作PSVT 被发现，以男性居多。先天性心血管病如三尖瓣下移畸形、二尖瓣脱垂与心肌病等可并发预激综合征。

（二）临床表现

大约 80% 心动过速发作为房室折返性心动过速，15%～30% 为心房颤动，5% 为心房扑动。频率过于快速的心动过速（特别是持续发作心房颤动），可恶化为心室颤动或导致充血性心力衰竭、低血压。

（三）心电图检查与诊断

房室旁路典型预激表现为：① 窦性心搏的 PR 间期短于 0.12 秒；② 某些导联的 QRS 波群超过 0.12秒，QRS 波群起始部分粗钝（称 delta 波）；③ ST-T 波呈继发性改变，与 QRS 波群主波方向相反。图 2-3-12 根据心前区导联 QRS 波群的形态，将预激综合征分成两型，A 型在 V1 导联 QRS 主波向上，预激发生在左侧；B 型在 V1 导联 QRS 波群主波向下，V5、V6 导联向上，预激发生在右侧。预激综合征

导致房室折返性心动过速,最常见类型是通过房室结前向传导,经旁路做逆向传导,称正向房室折返性心动过速。此型心电图表现与利用"隐匿性"房室旁路逆行传导的房室折返性心动过速相同,QRS 波群形态与时限正常,但可伴有室内差异传导,而出现宽 QRS 波群。大约 5% 的患者折返路径恰巧相反:经旁路前向传导、房室结逆向传导,产生逆向房室折返性心动过速,发生心动过速时,QRS 波群增宽、畸形,此型极易与室性心动过速混淆,应注意鉴别。预激综合征患者亦可发生心房颤动与心房扑动,若冲动沿旁路下传,由于其不应期短,会产生极快的心室率,甚至演变为心室颤动。

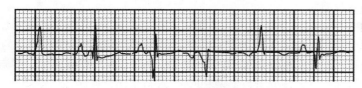

图 2-3-12　房室旁路典型预激

预激综合征患者遇下列情况应接受心电生理检查:① 协助确定诊断;② 确定旁路位置与数目;③ 确定旁路在心动过速发作时,直接参与构成折返回路的一部分或仅作为"旁观者";④ 了解发作心房颤动或扑动时最高的心室率;⑤ 对药物、导管消融与外科手术等治疗效果做出评价。

（四）治疗

若患者从无心动过速发作或偶有发作但症状轻微者,无须治疗。如心动过速发作频繁伴有明显症状,应予以治疗。治疗方法包括导管消融术和药物。预激综合征患者发作正向房室折返性心动过速,可参照房室结内折返性心动过速处理。如迷走神经刺激无效,可以选用腺苷、维拉帕米、普罗帕酮和胺碘酮。洋地黄缩短旁路不应期使心室率加快,因此不应单独用于曾经发作心房颤动或扑动的患者。发作伴有晕厥或低血压,应立即电复律。治疗药物宜选择延长房室旁路不应期的药物,如胺碘酮或普罗帕酮。应当注意,静脉注射洋地黄与维拉帕米会加速预激综合征合并心房颤动患者的心室率,甚至会诱发心室颤动。近年来,射频消融治疗本病取得极大成功,可作为根治预激综合征首选。

第五节　室性心律失常

一、室性期前收缩

室性期前收缩或室性早搏,是一种最常见的心律失常。

（一）病因

正常人与各种心脏病患者均可发生室性期前收缩。心肌炎、缺血、缺氧、麻醉和手术均可使心肌受到机械、电、化学性刺激而发生室性期前收缩。洋地黄、奎尼丁、三环类抗抑郁药中毒发生严重心律失常之前常先有室性期前收缩出现。低钾、低镁、精神不安、过量烟、酒、咖啡亦能诱发室性期前收缩。室性期前收缩更常见于高血压、冠心病、心肌病、风湿性心脏病与二尖瓣脱垂等患者。

（二）临床表现

患者可感到心悸,类似电梯快速升降的失重感或代偿间歇后有力的心脏搏动。听诊时,室性期前收缩后出现较长的停歇,第二心音强度减弱,仅能听到第一心音。桡动脉搏动减弱或消失。颈静脉可见正常或巨大的 α 波。

（三）心电图

1. 提前发生的 QRS 波群　时限通常超过 0.12 秒、宽大畸形,ST 段与 T 波的方向与 QRS 主波方向相反（图 2-3-13）。

2. 代偿间歇　室性期前收缩后出现完全性代偿间歇,即包含室性期前收缩在内前后 2 个下传的窦性搏动之间

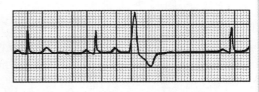

图 2-3-13　提前发生的 QRS 波群

期,等于2个窦性RR间期之和。如果室性期前收缩恰巧插入2个窦性搏动之间,不产生室性期前收缩后停顿,称为间位性室性期前收缩。

3. 室性期前收缩的类型 室性期前收缩可孤立或规律出现。二联律是指每个窦性搏动后跟随一个室性期前收缩;三联律是每2个正常搏动后出现一个室性期前收缩。连续发生2个室性期前收缩称成对室性期前收缩。连续3个或以上室性期前收缩称室性心动过速。同一导联内,室性期前收缩形态相同者,为单形性室性期前收缩;形态不同者而配对间期相同称多形性室性期前收缩,形态不同者而配对间期不同称多源性室性期前收缩。

4. 室性并行心律 心室的异位起搏点规律地自行发放冲动,并能防止窦房结冲动入侵。其心电图表现为:① 异位室性搏动与窦性搏动的配对间期不恒定;② 长的两个异位搏动的间距,是最短的两个异位搏动间期的整倍数;③ 当主导心律(如窦性心律)的冲动下传与心室异位起搏点的冲动几乎同时抵达心室,可产生室性融合波,其形态介于以上两种QRS波群形态之间。

(四)治疗

首先应对患者室性期前收缩的类型、症状及其原有心脏病变做全面的了解;然后,根据不同的临床状况决定是否给予治疗,采取何种方法治疗以及确定治疗的终点。

1. 无器质性心脏病 室性期前收缩不会增加病死率,如无明显症状,不必使用药物治疗。如症状明显,应对患者做好耐心解释,说明良性预后,减轻患者焦虑。避免吸烟、饮咖啡、应激等诱因,药物可用β受体阻滞剂、美西律、普罗帕酮、莫雷西嗪等。

2. 器质性心脏病 在急性心肌梗死发病开始的24 h内,患者有很高的原发性心室颤动的发生率。但原发性心室颤动与室性期前收缩并无必然联系,但需严密监测。应用ⅠA类抗心律失常药物治疗心肌梗死后室性期前收缩,尽管药物能有效减少室性期前收缩,总死亡率和猝死的风险反而增加,目前不主张预防性应用该类抗心律失常药物。若窦性心动过速与室性期前收缩同时存在,早期应用β受体阻滞剂可能减少心室颤动的危险,β受体阻滞剂对室性期前收缩的疗效不显著,但能降低心肌梗死后猝死发生率、再梗死率和总病死率。急性肺水肿或严重心力衰竭并发室性期前收缩,治疗应针对改善血流动力学障碍,同时注意有无洋地黄中毒或电解质紊乱(低钾、低镁)。二尖瓣脱垂患者发生室性期前收缩,仍遵循上述原则,可首先给予β受体阻滞剂。

二、室性心动过速

连续出现3个或3个以上的室性期前收缩称为室性心动过速,简称室速。

(一)病因、病理及发病机制

室速常发生于冠心病、心肌病、心力衰竭、二尖瓣脱垂、心瓣膜病等各种器质性心脏病患者,特别是曾有心肌梗死患者。其他病因包括代谢障碍、电解质紊乱、长QT综合征等。室速偶可发生在无器质性心脏病者。

(二)临床表现

室速的临床症状轻重视发作时心室率、持续时间、基础心脏病变和心功能状况不同而异。非持续性室速(发作时间短于30秒)的患者通常症状不明显。持续性室速(发作时间超过30秒)伴有明显血流动力学障碍与心肌缺血,常需药物或电复律始能终止。症状包括低血压、少尿、晕厥、气促、心绞痛等。听诊心律轻度不规则,收缩期血压可随心搏变化。如发生完全性室房分离,第一心音强度经常变化,颈静脉间歇出现巨大α波。当心室搏动逆传并持续夺获心房,心房与心室几乎同时发生收缩,颈静脉呈现规律而巨大的α波。

(三)心电图检查与诊断

室速的心电图特征为:① 3个或以上的室性期前收缩连续出现;② QRS波群形态畸形,时限超过0.12秒;ST-T波方向与QRS波群主波方向相反;③ 心室率通常为100~250次/分;心律规则,但亦可略不规则;④ 心房独立活动与QRS波群无固定关系,形成室房分离;偶尔个别或所有心室激动逆传夺获心房;⑤ 通常发作突然开始;⑥ 心室夺获与室性融合波:室速发作时少数室上性冲动可下传心室,产生心室夺获,表现为在P波之后,提前发生一次正常的QRS波群。室性融合波的QRS波群形态介于窦性与异位心室搏动之间,其意义为部分夺获心室。心室夺获与室性融合波的存在对确立室性心动过速诊断提供重要依据。按室速发作时 QRS 波群的形态,可将室速区分为单形性室速和多形性室速。QRS 波群方向呈交替变换者称双向性室速(图 2-3-14)。

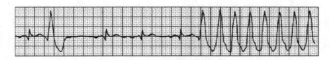

图 2-3-14 双向性室速

室性心动过速与室上性心动过速伴有室内差异性传导的心电图表现十分相似,两者的临床意义与处理截然不同,因此应注意鉴别。下列心电图表现支持室上性心动过速伴有室内差异性传导的诊断:① 每次心动过速均由期前发生的 P 波开始;② P 波与 QRS 波群相关,通常呈 1:1 房室比例;③ 刺激迷走神经可减慢或终止心动过速。此外,心动过速在未应用药物治疗前,QRS 时限超过 0.20 秒、宽窄不一,心律明显不规则,心率超过 200 次/分,应怀疑为预激综合征合并心房颤动。下列心电图表现提示为室性心动过速:① 室性融合波;② 心室夺获;③ 室房分离;④ 全部心前区导联 QRS 波群主波方向呈同向性:即全部向上或向下。心电生理检查对确立室速的诊断有重要价值。若能在心动过速发作时记录到希氏束波(H),通过分析希氏束波开始至心室波(V)开始的间期(HV 间期),有助于室上性心动过速与室速的鉴别。室上性心动过速的 HV 间期应大于或等于窦性心律时的 HV 间期,室速的 HV 间期小于窦性 HV 间期或为负值(因心室冲动通过希氏束-浦肯野系统逆传)。心动过速发作期间,施行心房超速起搏,如果随着刺激频率的增加,QRS 波群的频率相应增加,且形态变为正常,说明原有的心动过速为室速。

（四）治疗

目前除了 β 受体阻滞剂以外,尚未能证实其他抗心律失常药物能降低心脏性猝死的发生率。况且,抗心律失常药物本身亦会导致或加重原有的心律失常。目前对于室速的治疗,一般遵循的原则是:有器质性心脏病或有明确诱因应首先给予针对性治疗;无器质性心脏病患者发生非持续性短暂室速,如无症状或血流动力学影响,处理的原则与室性期前收缩相同;持续性室速发作,无论有无器质性心脏病,应给予治疗。

1. 终止室速发作 室速患者如无显著的血流动力学障碍,首先给予静脉注射利多卡因或普鲁卡因胺,同时持续静脉滴注。静脉注射普罗帕酮亦十分有效,但不宜用于心肌梗死或心力衰竭的患者,其他药物治疗无效时,可选用胺碘酮静脉注射或改用直流电复律。如患者已发生低血压、休克、心绞痛、充血性心力衰竭或脑血流灌注不足等症状,应迅速施行电复律。洋地黄中毒引起的室速,不宜用电复律,应给予药物治疗。持续性室速患者,如病情稳定,可经静脉插入电极导管至右心室,应用超速起搏终止心动过速,但应注意有时会使心率加快,室速恶化转变为心室扑动或颤动。

2. 预防复发 应努力寻找和治疗诱发及使室速持续的可逆性病变,如缺血、低血压及低血钾等。治疗充血性心力衰竭有助于减少室速发作。窦性心动过缓或房室传导阻滞时,心动过缓,有利于室性心律失常的发生,可给予阿托品治疗或人工心脏起搏。在疗效大致相同的情况下,应选择毒副反应较少者。例如,长期应用普鲁卡因胺会引起药物性红斑狼疮。已有左心室功能不全、心肌梗死、心脏骤停存活者,避免应用氟卡尼、丙吡胺、普罗帕酮和莫雷西嗪。QT 间期延长的患者优先选用ⅠB类药物如美西律,β受体阻滞剂也可考虑。β受体阻滞剂能降低心肌梗死后猝死发生率,其作用可能主要通过降低交感神经活性与改善心肌缺血实现。胺碘酮显著减少心肌梗死后或充血性心力衰竭患者的心律失常发生率。维拉帕米对大多数室速的预防无效,但可应用于"维拉帕米敏感性室速"患者,此类患者通常无器质性心脏病基础,QRS 波群呈右束支传导阻滞伴有电轴左偏。单一药物治疗无效时,可联合应用作用机制不同的药物,各自药量均可减少。不应使用单一药物大剂量治疗,以免增加药物的副反应。抗心律失常药物亦可与埋藏式心室起搏装置合用,治疗复发性室性心动过速。植入式心脏复律除颤器预防心源性猝死有重要价值。对于无器质性心脏病的特发性单源性室速,导管射频消融可有效根除发作。对于器质性心脏病室速的标测及消融方法目前也取得很大进展。主要采用心脏三维标测系统指引心内、外膜标测消融法。

【特殊类型的室性心动过速】

1. 加速性心室自主节律 亦称缓慢型室速,其发生机制与自律性增加有关。心电图表现为连续发生 3～10 个起源于心室的 QRS 波群,心率常为 60～110 次/分。心动过速的开始与终止呈渐进性。由于心室与窦房结两个起搏点轮流控制心室节律,融合波常出现于心律失常的开始与终止时,心室夺获亦很常见。本型室速常发生于心脏病患者,特别是急性心肌梗死再灌注期间、心脏手术、心肌病、风湿热与洋地黄中毒。患者一般无症状,亦不影响预后,通常无须抗心律失常治疗。

2. 尖端扭转型室速　是多形性室性心动过速的一个特殊类型,因发作时 QRS 波群的振幅与波峰呈周期性改变,宛如围绕等电位线连续扭转得名,频率 200～250 次/分。其他特征包括 QT 间期通常超过 0.5 秒,U 波显著。当室性期前收缩发生在舒张晚期、落在前面 T 波的终末部可诱发室速。此外,在长-短周期序列之后亦易引发尖端扭转型室速。

尖端扭转型室速亦可进展为心室颤动和猝死。临床上,无 QT 间期延长的多形性室速亦有类似尖端扭转的形态变化,但并非真的尖端扭转,两者的治疗原则完全不同。本型室速的病因可为先天性、电解质紊乱(如低钾血症、低镁血症)、抗心律失常药物(如 Ⅰ A 类或Ⅲ类)、吩噻嗪和三环类抗抑郁药、颅内病变、心动过缓(特别是第三度房室传导阻滞)等。应努力寻找和去除导致 QT 间期延长的病因和停用有关药物。首先给予静脉注射镁盐(硫酸镁 2 g,稀释至 40 mL 缓慢静脉注射,然后 8 mg/min 静脉滴注),Ⅰ A 类或Ⅲ类药物可使 QT 间期更加延长,故不宜应用。亦可使用临时心房或心室起搏。起搏前可先试用异丙肾上腺素或阿托品。利多卡因、美西律或苯妥英钠等常无效。先天性长 QT 间期综合征治疗应选用 β 受体阻滞剂。对于基础心室率明显缓慢者,可起搏治疗,联合应用 β 受体阻滞剂。药物治疗无效者,可考虑左颈胸交感神经切断术,或置入埋藏式心脏复律除颤器。对于 QRS 波群酷似尖端扭转,但 QT 间期正常的多形性室速,可按单形性室速处理,给予抗心律失常药物治疗。

三、心室扑动与心室颤动

心室扑动与颤动为致命性心律失常,常见于缺血、缺氧、预激综合征、抗心律失常药物应用后,房颤合并极快的心室率、电击伤等亦可引起。

(一)心电图检查

心室扑动呈正弦图形,波幅大而规则,频率 150～300 次/分(通常在 200 次/分以上),有时难与室速鉴别。心室颤动的波形、振幅与频率均极不规则,无法辨认 QRS 波群、ST 段与 T 波(图 2 - 3 - 15)。

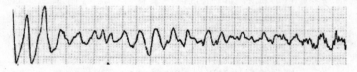

图 2 - 3 - 15　室颤

(二)临床表现

临床表现包括意识丧失、抽搐、呼吸停顿甚至死亡、听诊心音消失、脉搏触不到、血压亦无法测到。伴随急性心肌梗死发生而不伴有泵衰竭或心源性休克的原发性心室颤动,预后较佳,抢救存活率较高,复发率很低。相反,非伴随急性心肌梗死的心室颤动,1 年内复发率高达 20%～30%。

(三)治疗

参阅"心脏骤停与心脏性猝死"。

第六节　心脏传导阻滞

冲动在心脏传导系统任何部位的传导均可发生减慢或阻滞,如发生在窦房结与心房之间,称窦房传导阻滞。在心房与心室之间,称房室传导阻滞。位于心房内,称房内阻滞。位于心室内,称为室内阻滞。按照传导阻滞的严重程度,通常可将其分为三度。一度传导阻滞的传导时间延长,全部冲动仍能传导。二度传导阻滞,分为两型:莫氏(Mobitz)Ⅰ型和Ⅱ型。Ⅰ型阻滞表现为传导时间进行性延长,直至一次冲动不能传导；Ⅱ型阻滞表现为间歇出现的传导阻滞。三度又称完全性传导阻滞，此时全部冲动不能被传导。

一、房室传导阻滞

房室传导阻滞是指房室交界区脱离了生理不应期后，心房冲动传导延迟或不能传导至心室。房室阻滞可以发生在房室结、希氏束以及束支等不同的部位。

（一）病因、病理与发病机制

正常人或运动员可发生文氏型房室阻滞（莫氏Ⅰ型），与迷走神经张力增高有关，常发生于夜间。Lev病（心脏纤维支架的钙化与硬化）与Lenegre病（传导系统本身的原发性硬化变性疾病）可能是成人孤立性慢性心脏传导阻滞最常见的病因。其他导致房室阻滞的病变有冠心病、病毒性心肌炎、心内膜炎、心肌病、急性风湿热、钙化性主动脉瓣狭窄、心脏肿瘤（特别是心包间皮瘤）、先天性心血管病、原发性高血压、心脏手术、电解质紊乱、药物中毒等。

（二）临床表现

一度房室阻滞患者通常无症状。二度房室阻滞可引起心搏脱漏，可有心悸症状。三度房室阻滞的症状取决于心室率的快慢与伴随病变，症状包括乏力、头晕、晕厥、抽搐、心绞痛、心力衰竭。一度房室阻滞听诊时，因PR间期延长，第一心音强度减弱。二度Ⅰ型房室阻滞的第一心音强度逐渐减弱并有心搏脱漏。二度Ⅱ型房室阻滞亦有间歇性心搏脱漏，但第一心音强度恒定。三度房室阻滞的第一心音强度经常变化，间或听到响亮亢进的第一心音称大炮音，系心房与心室收缩同时发生所致，颈静脉也同时出现巨大的α波（大炮波）。

（三）心电图检查与诊断

1. 一度房室阻滞 每个心房冲动都能传导至心室，但PR间期超过0.20秒（图2-3-16）。

2. 二度房室阻滞 二度房室阻滞分为Ⅰ型和Ⅱ型，Ⅰ型又称文氏阻滞。

（1）二度Ⅰ型房室传导阻滞是最常见的二度房室阻滞类型。表现为：① PR间期进行性延长、直至一个P波受阻不能下传心室；② 相邻RR间期进行性缩短，直至一个P波不能下传心室；③ 包含受阻P波在内的RR间期小于正常窦性PP间期的2倍。最常见的房室传导比率为3∶2和5∶4。在大多数情况下，阻滞位于房室结，QRS波群正常，极少数可位于希氏束下部，QRS波群呈束支传导阻滞图形。第二度Ⅰ型房室阻滞很少发展为三度房室阻滞。

（2）二度Ⅱ型房室传导阻滞心房冲动传导突然阻滞，但PR间期恒定不变。下传搏动的PR间期大多正常（图2-3-17）。当QRS波群增宽，形态异常时，阻滞位于希氏束-浦肯野系统。若QRS波群正常，阻滞可能位于房室结内。2∶1房室阻滞可能属Ⅰ型或Ⅱ型房室阻滞。QRS波群正常者，可能为Ⅰ型；若同时记录到3∶2阻滞，第二个心动周期之PR间期延长者，便可确诊为Ⅰ型阻滞。QRS波群呈束支传导阻滞图形，需做心电生理检查，始能确定阻滞部位。

3. 三度（完全性）房室传导阻滞 全部心房冲动均不能传导至心室。其特征为：① 心房与心室活动各自独立、互不相关；② 心房率快于心室率，心房冲动来自窦房结或异位心房节律（房性心动过速、扑动或颤动）；③ 心室起搏点通常在阻滞部位稍下方。如位于希氏束及其近邻，心室率为40～60次/分，QRS波群正常，心律亦较稳定；如位于室内传导系统的远端，心室率可低至40次/分以下，QRS波群增宽，心室律常不稳定（图2-3-18）。心电生理检查如能记录到希氏束波，有助于确定阻滞部位。如阻滞发生在房室结，心房波后无希氏束波，但每一个心室波前均有一个希氏束波。如阻滞位于希氏束远端，每一个心房波后均有希氏束波，心室波前则无希氏束波，HV间期延长（>55 ms），如HV间期显著延长（>80 ms）提示患者发生完全性房室传导阻滞的危险性颇高。

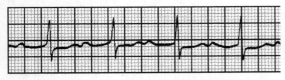

图2-3-16 一度房室阻滞

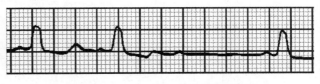

图2-3-17 二度Ⅱ型房室传导阻滞

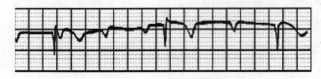

图 2-3-18 三度房室传导阻滞

（四）治疗

一度房室阻滞与二度Ⅰ型房室阻滞心室率不太慢且无临床症状者，无须特殊治疗。二度与三度房室阻滞如心室率显著缓慢，伴有明显症状或血流动力学障碍，应给予起搏治疗。阿托品（0.5～2.0 mg，静脉注射）可提高房室阻滞的心率，适用于阻滞位于房室结的患者。异丙肾上腺素[1～4/（μg·min）静脉滴注]适用于任何部位的房室传导阻滞，但应用于急性心肌梗死时应十分慎重，因可能导致严重室性心律失常。以上药物使用超过数天，往往效果不佳且易发生严重的副反应，仅适用于无心脏起搏条件的应急情况。因此，对于症状明显、心室率缓慢者，应及早给予临时性或永久性心脏起搏治疗。

二、室内传导阻滞

室内传导阻滞是指希氏束分叉以下部位的传导阻滞。室内传导系统由三个部分组成：右束支、左前分支和左后分支，室内传导系统的病变可波及单支、双支或三支。

（一）病因、病理与发病机制

右束支阻滞较为常见，左束支阻滞也不少见，器质性心脏病更易发生。左前分支阻滞较为常见，左后分支阻滞则较为少见。

（二）临床表现

单支、双支阻滞通常无临床症状，间可听到第一、二心音分裂。完全性三分支阻滞的临床表现与完全性房室阻滞相同。由于替代起搏点在分支以下，起搏频率更慢且不稳定，预后差。

（三）心电图检查与诊断

1. **右束支阻滞** QRS 时限≥0.12 秒。V1 导联呈 M 型，R 波粗钝；V5、V6 导联呈 QRS，S 波宽阔。T 波与 QRS 主波方向相反（图 2-3-19）。不完全性右束支阻滞图形与上述相似，QRS 时限<0.12 秒。

2. **左束支阻滞** QRS 时限≥0.12 秒。V5、V6 导联 R 波宽大，顶部有切迹或粗钝，其前方无 q 波。V1、V2 导联呈宽阔的 QS 或 rS 波形（图 2-3-20）。

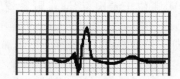

图 2-3-19 右束支阻滞

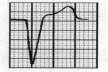

图 2-3-20 左束支阻滞

3. **左前分支阻滞** 额面平均 QRS 电轴左偏达－90°～－45°。Ⅰ、aVL 导联呈 qR 波，Ⅱ、Ⅲ、aVF 导联呈 rS 图形，QRS 时限<0.12 秒。

4. **左后分支阻滞** 额面平均 QRS 电轴右偏达＋90°～＋120°（或＋80°～＋140°）。Ⅰ 导联呈 rS 波，Ⅱ、Ⅲ、aVF 导联呈 qR 波，且 RⅢ＞RⅡ，QRS 时限<0.12 秒。确立诊断前应首先排除常见引起电轴右偏的病变，如右室肥厚、肺气肿、侧壁心肌梗死与正常变异等。

5. **双分支阻滞与三分支阻滞** 前者是指室内传导系统三分支中的任何两分支同时发生阻滞。后者是指三分支同时发生阻滞。如三分支均阻滞，则表现为完全性房室阻滞。最常见为右束支合并左前分支阻滞，当右束支阻滞与左束支阻滞两者交替出现时，双侧束支阻滞的诊断便可成立。

（四）治疗

慢性单侧束支阻滞的患者如无症状，无须接受治疗。双分支与不完全性三分支阻滞有可能进展为完全性房室传导阻滞，但是否一定发生以及何时发生均难以预料，必要时行电生理检查，确定是否需要起搏器治疗。急性前壁心肌梗死发生双分支、三分支阻滞，或慢性双分支、三分支阻滞伴有晕厥或阿-斯综合征发作者,则应尽早考虑心脏起搏器治疗。

第七节 抗心律失常药物和非药物治疗

抗心律失常药物使用前,应首先了解基础心脏病变,心律失常发生的原因、严重程度和有无可纠正的诱因。目前应用的抗心律失常药物中,有些能迅速终止心律失常的发作;有些显著减少心动过速的复发,从而减轻患者的症状;有些药物则通过减少心律失常而改善患者的预后。正确合理使用抗心律失常药物的原则包括:① 首先注意基础心脏病的治疗以及病因和诱因的纠正;② 注意掌握抗心律失常药物的适应证,并非所有的心律失常均需应用抗心律失常药物,只有直接导致明显的症状或血流动力学障碍或具有引起致命危险的恶性心律失常时才需要针对心律失常的治疗,包括选择抗心律失常的药物。众多无明显症状无明显预后意义的心律失常,如期前收缩,短阵的非持续性心动过速,心室率不快的心房颤动,Ⅰ度或Ⅱ度文氏阻滞,一般不需要抗心律失常药物治疗;③ 注意抗心律失常药物的副反应,包括对心功能的影响,致心律失常作用和对全身其他脏器与系统的不良作用。现今临床常用的抗心律失常药物分类将药物抗心律失常作用的电生理效应作为分类依据,药物被分为四大类,其中Ⅰ类再分为三个亚类。

Ⅰ类药阻断快速钠通道。ⅠA类药物减慢动作电位0相上升速度(Vmax),延长动作电位时程,奎尼丁、普鲁卡因胺、丙吡胺等属此类。ⅠB类药物不减慢Vmax,缩短动作电位时程,美西律、苯妥英钠与利多卡因属此类。ⅠC类药减慢Vmax,减慢传导与轻微延长动作电位时程,氟卡尼、恩卡尼、普罗帕酮及莫雷西嗪均属此类。

Ⅱ类药阻断β肾上腺素能受体,美托洛尔、阿替洛尔、比索洛尔等均属此类。

Ⅲ类药阻断钾通道与延长复极,包括胺碘酮和索他洛尔。

Ⅳ类药阻断慢钙通道,维拉帕米、地尔硫䓬等属此类。

抗心律失常药物治疗导致新的心律失常或使原有心律失常加重,称为致心律失常作用。发生率为5%～10%。充血性心力衰竭、已应用洋地黄与利尿剂、QT间期延长者更易发生致心律失常作用。大多数致心律失常现象发生在开始治疗后数日或改变剂量时,较多表现为持续性室速、长QT间期与尖端扭转型室速。氟卡尼和恩卡尼致心律失常现象并不局限于治疗的开始,可均匀分布于整个治疗期间。

一、心 脏 电 复 律

目前,直流电除颤和电复律已在世界各地广泛应用,除颤仪器设备也越来越自动化。除了直流电同步和非同步体外电复律外,还相继开展了经静脉导管电极心脏内低能量电复律,以及置入埋藏式心脏复律除颤器等技术。

(一)电除颤与电复律的机制

电除颤和电复律的机制是将一定强度的电流通过心脏,使全部或大部分心肌在瞬间除极,然后心脏自律性最高的起搏点重新主导心脏节律,通常是窦房结。心室颤动时已无心动周期可在任何时间放电。电复律不同于电除颤,任何异位快速心律只要有心动周期,心电图上有R波,放电时需要和心电图R波同步,以避开心室的易损期。如果电复律时在心室的易损期放电可能导致心室颤动。心室易损期位于T波顶峰前20～30 ms。

(二)电复律与电除颤的种类

1. 体外与体内电复律和电除颤 体内电复律和电除颤常用于心脏手术或急症开胸抢救的患者。一个电极板置于右心室面,另一个电极板置于心尖部。由于电极板直接紧贴心室壁,故所需电能较小,并可反复应用。非手术情况下,大多采用经胸壁除颤、复律。

2. 同步电复律与非同步电除颤 ① 直流电同步电复律:除颤器一般设有同步装置,使放电时电流正好与R波同步,即电流刺激落在心室肌的绝对不应期,从而避免在心室的易损期放电导致室速或室颤。同步电复律主要用于除心室颤动以外的快速型心律失常。② 直流电非同步电除颤:临床上用于心室颤动。有时快速的室性心动过速或预激综合征合并快速心房颤动均有宽大的QRS

和 T 波,除颤仪在同步工作方式下无法识别 QRS 波,而不放电。此时也可用低电能非同步电除颤,以免延误病情。

(三)植入式心脏复律除颤器

经静脉置放心内膜除颤电极已取代了早期开胸置放心外膜除颤电极。植入式心脏复律除颤器(ICD)的体积也明显减小,可以像起搏器一样可埋藏于皮下囊袋中。ICD 同时具备抗心动过缓起搏、抗心动过速起搏和低能电转复以及高能电除颤多种功能。皮下 ICD 也已应用于临床。

(四)电复律与电除颤的适应证和禁忌证

电转复和电除颤的适应证主要包括两大类:各种严重的、甚至危及生命的恶性心律失常,以及各种持续时间较长的快速型心律失常。对于任何快速型的心律失常,如导致血流动力学障碍或心绞痛发作加重,药物治疗无效者,均应考虑电复律或电除颤。但是对于异位兴奋灶(自律性增高)性快速型心律失常,例如,伴有或不伴有房室传导阻滞的房性心动过速、非阵发性交界区心动过速和加速性室性自主心律,电复律的效果较差,并有可能增加自律性和触发激动,所以一般不主张电转复。

1. 恶性室性心律失常 患者发生室性心动过速后,如果经药物治疗后不能很快纠正,或一开始血流动力学即受到严重影响,例如,室性心动过速伴意识障碍、严重低血压或急性肺水肿,应立即采用同步电复律,不要因反复选用药物延误抢救。如果室性心动过速不能成功转复,或转复后反复发作,应注意有无缺氧、水电解质紊乱或酸碱不平衡的因素,有时静注利多卡因、胺碘酮可提高转复成功率和减少转复后的复发。心室颤动患者抢救成功的关键在于及时发现和果断处理。导致电除颤成功率降低的主要因素是时间延误,其他还包括缺氧和酸中毒等。医务人员应熟悉心电监测和除颤仪器,在室颤发生 1~3 min 内有效电除颤,间隔时间越短,除颤成功率越高。对于顽固性心室颤动患者,必要时可静脉推注利多卡因或胺碘酮等药物;若心室颤动波较纤细,可静脉推注肾上腺素,使颤动波变大,易于转复。

2. 心房颤动 近期发生的室率较快的心房颤动转复成功后,血流动力学得以改善,患者临床症状减轻、心悸感消失、运动耐量提高、生活质量改善。由于心房颤动的病因各异,病程长短不一,对药物反应差异较大,故在选择电转复时应多方面权衡。

符合下列条件者可考虑电转复:① 心房颤动病史<1 年者,既往窦性心率不低于 60 次/分;② 心房颤动后心力衰竭或心绞痛恶化和不易控制者;③ 心房颤动伴心室率较快,且药物控制不佳者;④ 原发病(如甲状腺功能亢进)已得到控制,心房颤动仍持续存在者;⑤ 风心病瓣膜置换或修复后 3~6 个月以上,先心病修补术后 2~3 个月以上仍有心房颤动者;⑥ 预激综合征伴发的心室率快的心房颤动应首选电复律。

下列情况不适于或需延期电转复:① 病情危急且不稳定,如严重心功能不全或风湿活动,严重电解质紊乱和酸碱失衡;② 心房颤动发生前心室率缓慢,疑诊病窦综合征或心室率可用药物控制,尤其是老年患者;③ 洋地黄中毒引起的心房颤动;④ 不能耐受预防复发的药物,如胺碘酮、普罗帕酮等。以上所列适应证和禁忌证都是相对的,在临床上需全面评估患者的情况,权衡利弊。

3. 心房扑动 是一种药物难以控制的快速型心律失常。当心房扑动以 1:1 比例下传时,心室率快,可导致血流动力学迅速恶化,甚至危及生命,若进行电复律往往会取得成功,因而心房扑动是同步电复律的最佳适应证,成功率几乎 100%,且所需电能较小。

4. 室上性心动过速 绝大多数室上性心动过速不需要首选电复律,应当根据当时具体情况选用其他非电转复方法纠正室上性心动过速。如果以上处理不能纠正,且因发作持续时间长血流动力学受到影响,如出现低血压时,应立即电复律。

(五)体外电复律与电除颤的操作方法

1. 患者准备 对心室颤动或伴严重血流动力学障碍的快速室性心动过速者,因需紧急心肺复苏,应立即电除颤。择期电转复前,应进行全面的体格检查及有关实验室检查,包括电解质、肝、肾功能,正在抗凝治疗者,应测定凝血酶原时间和活动度。复律前应禁食 6 h,以避免复律过程中发生恶心和呕吐。如果患者正在服用洋地黄类药物,应在复律前停服 24~48 h。

2. 设施 施行电复律的房间应较宽敞,除了除颤器外,还应配备各种复苏设施,如氧气、吸引器、急救箱、血压和心电监护设备。

3. 麻醉 除患者已处于麻醉状态或心室颤动时意识已经丧失,而无须麻醉外,一般均需要快速、安全和有效的麻醉,以保证电复律和电除颤时患者没有不适感和疼痛感。这对于可能需要反复电击者尤为重要。目前最常使用的是丙泊酚或咪达唑仑直接静脉注射。

　　4. 操作技术要点　　患者仰卧于硬木板床上,连接除颤器和心电图监测仪,选择一个 R 波高耸的导联进行示波观察。患者一旦进入理想的麻醉状态后,则充分暴露其前胸,并将两个涂有导电糊或裹有湿盐水纱布的电极板分别置于一定位置。导电糊涂抹应使电极板和皮肤达到紧密接触,没有空隙。电极板的安放:常用的位置是将一电极板置于胸骨右缘第 2、3 肋间(心底部),另一个电极板置于心尖部。两个电极板之间距离不小于 10 cm,电极板放置要贴紧皮肤,并有一定压力。准备放电时,操作人员及其他人员不应再接触患者、病床以及同患者相连接的仪器,以免发生触电。电复律后应立即进行心电监测,并严密观察患者的心率、心律、血压、呼吸和神志。监测应持续 24 h。

（六）电复律与电除颤的能量选择

　　电复律和电除颤的能量通常用焦耳来表示,即能量(焦耳)=功率(瓦)×时间(秒)。电能高低的选择主要根据心律失常的类型和病情。

（七）电复律与电除颤的并发症

　　虽然电复律和电除颤对快速型心律失常是一种快速、安全和有效的治疗措施,但仍可引发许多并发症,主要包括:诱发各种心律失常,出现急性肺水肿、低血压、体循环栓塞和肺动脉栓塞,血清心肌酶增高以及皮肤烧伤等。

二、埋藏式心脏复律除颤器

　　ICD 已具备除颤、复律、抗心动过速起搏及抗心动过缓起搏等功能。

　　适应证包括:① 非一过性或可逆性原因引起的室速或室颤所致的心脏骤停,自发的持续性室速;② 原因不明的晕厥,在电生理检查时能诱发有血流动力学显著临床表现的持续性室速或室颤,药物治疗无效、不能耐受、或不可取;③ 伴发于冠心病、陈旧性心肌梗死和左心室功能不良的非持续性室速,在电生理检查时可诱发持续性室速或室颤,不能被 I 类抗心律失常药物所抑制。

　　ICD 的随访:植入 ICD 的患者必须经常随诊,术后第一年每 2~3 个月随诊一次,此后可半年随诊一次。随诊时,有关 ICD 的工作状态的测试及有关功能及参数的设置,技术性要求很高,应由相关的专科医师接诊。大量临床试验均证明了 ICD 可有效降低猝死高危患者的病死率。与常用的抗心律失常药物比较可明显降低总病死率。但是有部分患者会出现恐惧、焦虑、抑郁等精神心理问题。这些心理反应使患者情绪紧张,对电击恐惧,反而使心律失常更易发生。因此患者对 ICD 的治疗尚需要一段心理适应的过程。临床医师在随访时应对 ICD 置入者予以精神卫生教育及心理治疗。

三、心脏起搏治疗

　　心脏起搏器是一种医用电子仪器,它通过发放一定形式的电脉冲,刺激心脏,使之激动和收缩,即模拟正常心脏的冲动形成和传导,以治疗由于某些心律失常所致的心脏功能障碍。随着电子计算机技术和生物医学工程技术日新月异的发展,心脏起搏已从单纯治疗缓慢性心律失常,扩展到治疗快速性心律失常、心力衰竭等领域,对减少病死率,改善患者的生存质量起到了积极的作用。

（一）起搏治疗的目的

　　正常的心脏节律是维持人体功能活动的最基本因素。如果心率过缓,可导致以脑缺血为首发症状的各主要脏器的供血不足,并引起相应的临床症状。过缓的心律失常也可并发或引发引起快速性心律失常,如慢-快综合征的房颤及严重心律过缓,Q-T 延长导致多形性室速、室颤等,可危及患者的生命。部分患者可能由于反复交替发生窦性停搏和快速房性或室性心律失常(慢-快综合征),给药物治疗带来困难。起搏治疗的主要目的就是通过不同的起搏方式纠正心率和心律的异常,以及左右心室的协调收缩,提高患者的生存质量,减少病死率。

（二）起搏治疗的适应证

　　植入永久性心脏起搏器的适应证为:① 伴有临床症状的任何水平的完全或高度房室传导阻滞;

② 束支-分支水平阻滞,间歇发生二度Ⅱ型房室阻滞,有症状者;在观察过程中阻滞程度进展H-V间期＞100 ms者,虽无症状,也是植入起搏器的适应证;③ 病窦综合征或房室传导阻滞,心室率经常低于50次/分,有明确的临床症状,或间歇发生心室率＜40次/分;或有长达3秒的RR间隔,虽无症状,也应考虑植入起搏器;④ 由于颈动脉窦过敏引起的心率减慢,心率或RR间隔达到上述标准,伴有明确症状者,起搏器治疗有效;但血管反应所致的血压降低,起搏器不能防治;⑤ 有窦房结功能障碍及(或)房室传导阻滞的患者,因其他情况必须采用具有减慢心率的药物治疗时,为了保证适当的心室率,应植入起搏器。近年来,随着起搏新技术的不断研究和开发,起搏器治疗的应用探索从单纯治疗缓慢性心律失常扩展到多种疾病的治疗,如预防心房颤动,预防和治疗长QT间期综合征的恶性室性心律失常。除此,起搏器还用于辅助治疗肥厚梗阻型心肌病、扩张型心肌病、顽固性心力衰竭和神经介导性晕厥。有些患者如急性心肌梗死合并房室传导阻滞、某些室速的转复、心肺复苏的抢救可能需要临时心脏起搏。

(三) 起搏器类型

临床工作中常起搏器类型根据电极导线植入的部位分为:① 单腔起搏器:常见的有VVI起搏器(电极导线放置在右室心尖部)和AAI起搏器(电极导线放置在右心耳)。根据室率或房率的需要进行心室或心房适时的起搏;② 双腔起搏器:植入的两支电极导线常分别放置在右心耳(心房)和右室心尖部(心室),进行房室顺序起搏;③ 三腔起搏器:目前主要右房＋双室三腔心脏起搏。主要适用于某些扩张型心肌病、顽固性心力衰竭协调房室及(或)室间的活动,改善心功能。

(四) 起搏方式的选择

1. VVI方式 是最基本的心脏起搏方式,优点是简单、方便、经济、可靠。适用于:① 房颤合并房室传导阻滞者;② 间歇性发生的心室率缓慢及长R-R间隔。

2. AAI方式 能保持房室顺序收缩,属生理性起搏。不适宜应用者:① 有房室传导障碍,包括有潜在发生可能者(用心房调搏检验);② 慢性房颤。

3. DDD方式 适用于房室传导阻滞伴或不伴窦房结功能障碍。不宜应用于慢性房颤、房扑者。

4. 频率自适应(R)方式 起搏器可通过感知体动、血pH判断机体对心排血量的需要而自动调节起搏频率,以提高机体运动耐量,适用于:需要从事中至重度体力活动者。可根据具体情况选用VVIR、AAIR、DDDR方式。但心率加快后心悸等症状加重,或诱发心力衰竭、心绞痛症状加重者,不宜应用频率自适应起搏器。

总之,最佳起搏方式选用原则为:① 窦房结功能障碍而房室传导功能正常者,以AAI方式最好;② 完全性房室传导阻滞而窦房结功能正常者,以VDD方式最好;③ 窦房结功能和房室传导功能都有障碍者,DDD方式最好;④ 需要从事中至重度体力活动者,考虑加用频率自适应功能。埋藏在体内的起搏器,可以在体外用程序控制器改变其工作方式及工作参数。

四、导管射频消融治疗快速性心律失常

射频电能是一种低电压高频(30 kHz～1.5 MHz)电能。射频消融仪通过导管头端的电极释放射频电能,在导管头端与局部心肌内膜之间电能转化为热能,达到一定温度(46～90℃)后,使特定的局部心肌细胞脱水、变性、坏死(损伤直径7～8 mm,深度3～5 mm),自律性和传导性能均发生改变,从而使心律失常得以根治。

(一) 射频消融的适应证

根据我国射频消融(RFCA)治疗快速性心律失常指南,RFCA的明确适应证为:① 预激综合征合并阵发性心房颤动和快速心室率;② 房室折返性心动过速、房室结折返性心动过速、房速和无器质性心脏病证据的室性心动过速(特发性室速)呈反复发作性,或合并有心动过速心肌病,或者血流动力学不稳定者;③ 发作频繁、心室率不易控制的典型房扑;④ 发作频繁、心室率不易控制的非典型房扑;⑤ 发作频繁,症状明显的心房颤动;⑥ 不适当窦速合并心动过速心肌病;⑦ 发作频繁和(或)症状重、药物预防发作效果差的心肌梗死后室速或心肌病室速。

(二) 射频消融的方法

(1) 必须首先明确心律失常的诊断。

（2）经心内电生理检查在进一步明确心律失常的基础上确定准确的消融靶点。

（3）根据不同的靶点位置，经股静脉或股动脉置入消融导管，并使之到达靶点。

（4）依消融部位及心律失常类型不同放电消融，能量 5～30 W，时间持续或间断 10～60 秒。

（5）检测是否已达到消融成功标准，如旁路逆传是否已不存在，原有心律失常用各种方法不再能诱发等。

（三）射频消融的并发症

导管射频消融可能出现的并发症为误伤希氏束，造成二度或三度房室传导阻滞；心脏穿孔致心脏压塞等，但发生率极低。

五、快速性心律失常的外科治疗

外科治疗快速性心律失常的目的在于切除、隔置、离断参与心动过速起源和维持的组织，保存或改善心脏功能。外科治疗方法包括直接针对心律失常本身以及各种间接的手术方法，后者包括室壁瘤切除术、冠状动脉旁路移植术和矫正瓣膜关闭不全或狭窄的手术，左颈胸交感神经切断术等。

1. 室上性快速性心律失常

（1）房室旁路参与的的房室折返性心动过速：目前，绝大多数已可经射频消融治愈，仅有极少数旁路位于心外膜，心导管消融失败，方考虑手术治疗。

（2）心房颤动的外科治疗近年来有了长足发展，胸腔镜技术的使用明显减少了手术创伤。

2. 室性心动过速 器质性心脏病室速的主要病因为冠心病，主要见于心肌梗死后，无论体表心电图的表现如何，室速的起源点大多位于左心室或室间隔的左心室面。间接手术方式，如胸交感神经切断术、冠状动脉旁路移植、室壁瘤切除术等，可获得 60% 成功率。直接手术方式包括病灶切除与消融两种。手术成功的关键在于能否准确定位。术前与术中应做心电生理检查，发作室性心动过速时记录到最早电活动的部位，通常认为是心动过速的起源点，借助标测引导施行心内膜切除（包括心内膜冷冻或激光技术），尽量保留心肌收缩功能，提高手术治疗的成功率。非冠心病引起的室速的起源点可位于左心室或右心室，取决于原有心脏病变。例如，致心律失常型右心室心肌病可引起右室起源的室性心动过速。手术治疗方式包括单纯病灶切除或将右室游离壁与心脏的其余部分隔离。长 QT 间期综合征患者可行左侧星状神经节切除术。某些二尖瓣脱垂患者合并室速，施行瓣膜置换术后可消除发作。

病例分析

（1）男，49 岁，心悸 3 年。动态心电图检查示心室率快速型房颤，曾服用胺碘酮转复为窦性心律并维持，1 个月前房颤再发，改用电复律成功。该患者的诊断是什么？

（2）女，45 岁，患风湿性心脏病二尖瓣狭窄 20 年。近 1 个月来多次突发心悸，心电图证实为心房颤动，持续几分钟至几小时不等，可自行恢复。该患者的诊断是什么？

【问题】

（1）该男患者的诊断？

（2）该女患者的诊断？

【分析与解答】

（1）该患者已有房颤 3 年，发作后服用药物可转复，本次发作后使用电复律成功，应属于持续性心房颤动。

（2）该患者 1 个月来房颤发作时间长短不一，均可自行恢复，应属于阵发性房颤。

（鲍正宇 顾 翔）

第四章　动脉粥样硬化和冠状动脉粥样硬化性心脏病

学习要点

- **掌握**：稳定型心绞痛和急性冠状动脉综合征的临床表现、诊断和鉴别诊断及其防治措施。
- **熟悉**：动脉粥样硬化和冠心病的危险因素、发生机制。
- **了解**：冠状动脉疾病的其他表现形式。

第一节　动脉粥样硬化

动脉粥样硬化（atherosclerosis）是一组称为动脉硬化的血管病中最常见、最重要的一种。各种动脉硬化的共同特点是动脉管壁增厚变硬、失去弹性和管腔缩小。动脉粥样硬化的特点是受累动脉的病变从内膜开始，先后有多种病变合并存在，包括局部有脂质和复合糖类积聚、纤维组织增生和钙质沉着形成斑块，并有动脉中层的逐渐退变，继发性病变尚有斑块内出血、斑块破裂及局部血栓形成。由于在动脉内膜积聚的脂质外观呈黄色粥样，因此称为动脉粥样硬化。鉴于动脉粥样硬化是动脉硬化最常见的一种类型，临床意义重大，因此习惯上"动脉硬化"多指动脉粥样硬化。

一、病因、病理和发病机制

（一）病因

本病病因尚未明确，是多种因素（危险因素）作用于不同环节所致，主要包括：

1. 年龄、性别　本病临床上多见于 40 岁以上的中、老年。女性发病率较低，但在更年期后发病率增加，与雌激素有抗动脉粥样硬化作用有关。

2. 血脂异常　脂质代谢异常是动脉粥样硬化最重要的危险因素。总胆固醇（TC）、三酰甘油（TG）、低密度脂蛋白（low density lipoprotein，LDL 即 β 脂蛋白，特别是氧化的低密度脂蛋白）或极低密度脂蛋白（very low density lipoprotein，VLDL 即前 β 脂蛋白）增高，相应的载脂蛋白 B（ApoB）增高；高密度脂蛋白（high density lipoprotein，HDL 即 α 脂蛋白）减低，载脂蛋白 A（apoprotein A，ApoA）降低都被认为是危险因素。此外脂蛋白（a）[Lp(a)]增高也可能是独立的危险因素。以 TC 及 LDL 增高最受关注。

3. 高血压　血压增高与本病关系密切。60%～70% 的冠状动脉粥样硬化患者有高血压，高血压患者患本病较血压正常者高 3～4 倍。

4. 吸烟　吸烟者与不吸烟者比较，本病的发病率和病死率增高 2～6 倍，且与每日吸烟的支数呈正比。被动吸烟也是危险因素。

5. 糖尿病和糖耐量异常　糖尿病患者中不仅本病发病率较非糖尿病者高出数倍，且病变进展迅速。本病患者糖耐量减低者也十分常见。

6. 肥胖　标准体重（kg）＝身高（cm）－105（或 110）；体重指数（BMI）＝体重（kg）/身高（m）^{2}。超过标准体重 20% 或 BMI＞24 者称肥胖症。肥胖也是动脉粥样硬化的危险因素。

7. 家族史　有冠心病、糖尿病、高血压、血脂异常家族史者，冠心病的发病率增加。家族中有在年龄＜50 岁时患本病者，其近亲得病的机会可 5 倍于无这种情况的家族。

其他的危险因素包括 A 型性格、口服避孕药、从事体力活动少、脑力活动多者及高脂、高糖和高热量饮食。

（二）病理

动脉粥样硬化的病理变化主要累及体循环系统的大型肌弹力型动脉（如主动脉）和中型肌弹力型动脉（以冠状动脉和脑动脉最多见），而肺循环动脉极少受累。

正常动脉壁由内膜、中膜和外膜三层构成（图 2-4-1）。动脉粥样硬化时相继出现脂质点和条纹、粥样和纤维粥样斑块、复合病变三类变化。美国心脏病学学会根据其病变发展过程将其细分为六型：Ⅰ 型脂质点；Ⅱ 型脂质条纹；Ⅲ 型斑块前期；Ⅳ 型粥样斑块；Ⅴ 型纤维粥样斑块，为动脉粥样硬化最具特征性的病变，呈白色斑块突入动脉腔内引起管腔狭窄。斑块表面内膜被破坏而由增生的纤维膜（纤维帽）覆盖于脂质池之上。病变并可向中膜扩展，破坏管壁，并同时可有纤维结缔组织增生，变性坏死等继发病变；Ⅵ 型复合病变，由纤维斑块发生出血、坏死、溃疡、钙化和附壁血栓所形成。粥样斑块可因内膜表面破溃而形成所谓粥样溃疡。破溃后粥样物质进入血流成为栓子（图 2-4-2）。

从临床的角度来看，动脉粥样硬化的斑块基本上可分为两类：一类是稳定型即纤维帽较厚而脂质池较小的斑块；而另一类是不稳定型（又称为易损型）斑块，其纤维帽较薄，脂质池较大易于破裂。而就是这种斑块的破裂导致了心血管急性事件的发生。其他导致斑块不稳定的因素包括，血流动力学变化、应急、炎症反应，其中炎症反应在斑块不稳定和斑块破裂中起重要作用。

从动脉粥样硬化的慢性经过来看，受累动脉弹性减弱，脆性增加，其管腔逐渐变窄甚至完全闭塞，也可扩张而形成动脉瘤。视受累的动脉和侧支循环建立情况的不同，可引起整个循环系统或个别器官的功能紊乱。

1. 主动脉因粥样硬化而致管壁弹性降低 当心脏收缩时，它暂时膨胀而保留部分心脏排出血液的作用即减弱，使收缩压升高而舒张压降低，脉压增宽。主动脉形成动脉瘤时，管壁为纤维组织所取代，不但失去紧张性而且向外膨隆。

2. 内脏或四肢动脉管腔狭窄或闭塞 使器官和组织的血液供应发生障碍，产生缺血、纤维化或坏死。如冠状动脉粥样硬化可引起心绞痛、心肌梗死或心肌纤维化；脑动脉粥样硬化引起脑梗死或脑萎缩；肾动脉粥样硬化引起高血压或肾脏萎缩；下肢动脉粥样硬化引起间歇性跛行或下肢坏疽等。本病病理变化进展缓慢，除非有不稳定斑块破裂，明显的病变多见于壮年以后。业已证明，动物在用药物治疗和停止致动脉粥样硬化饲料一段时间后，动脉粥样硬化病变减轻甚至可完全消退。在人体经血管造影或腔内超声证实，控制和治疗各危险因素一段时间后，较早期的病变可部分消退。

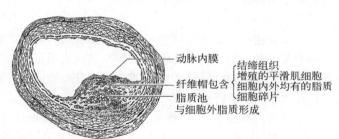

图 2-4-1 动脉粥样硬化斑块示意

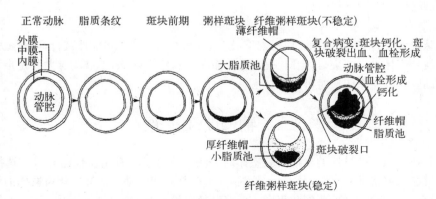

图 2-4-2 动脉粥样硬化进展过程血管横切面示意

（三）发病机制

近年多数学者支持"内皮损伤反应学说"。认为本病各种主要危险因素最终都损伤动脉内膜，而粥样硬化病变的形成是动脉对内膜损伤作出的炎症-纤维增生性反应的结果。

（四）分期和分类

本病发展过程可分为四期，各期还可交替或同时出现。

1. 无症状期或称亚临床期 包括从较早的病理变化开始，直到动脉粥样硬化已经形成，但尚无器官或组织受累的临床表现。

2. 缺血期 由于血管狭窄而产生器官缺血的症状。

3. 坏死期 由于血管内急性血栓形成使管腔闭塞而产生器官组织坏死的表现。

4. 纤维化期 长期缺血，器官组织纤维化萎缩而引起症状。

按受累动脉部位的不同，本病有主动脉及其主要分支、冠状动脉、颈动脉、脑动脉、肾动脉、肠系膜动脉和四肢动脉粥样硬化等类别。

二、临 床 表 现

（一）一般表现

可能出现脑力与体力衰退。

（二）主动脉粥样硬化

大多数无特异性症状。主动脉广泛粥样硬化病变，可出现主动脉弹性降低的相关表现：如收缩期血压升高、脉压增宽等。X线检查可见主动脉结向左上方凸出，有时可见钙质沉着。最主要后果是形成主动脉瘤，多在体检时查见腹部有搏动性肿块而发现，可听到杂音，股动脉搏动可减弱。胸主动脉瘤可引起胸痛、气急、吞咽困难、咯血、声音嘶哑、气管移位或阻塞、上腔静脉或肺动脉受压等表现。主动脉瘤破裂可迅速致命，也可发生动脉夹层分离。

（三）冠状动脉粥样硬化

将在下节详述。

（四）颅脑动脉粥样硬化

颅脑动脉粥样硬化最常侵犯颈内动脉、基底动脉和脊动脉，颈内动脉入脑处为特别好发区，病变多集中在血管分叉处。粥样斑块造成血管狭窄、脑供血不足或局部血栓形成或斑块破裂，碎片脱落造成脑栓塞等脑血管意外（缺血性脑卒中）；长期慢性脑缺血造成脑萎缩时，可发展为血管性痴呆。

（五）肾动脉粥样硬化

可引起顽固性高血压，年龄在55岁以上而突发高血压者，应考虑本病的可能。如发生肾动脉血栓形成，可引起肾区疼痛、尿闭和发热等。长期肾缺血可致肾萎缩，甚至肾衰竭。

（六）肠系膜动脉粥样硬化

可能引起消化不良、便秘和腹痛等症状。血栓形成时，有剧烈腹痛、腹胀和发热。肠壁坏死时，可引起便血、麻痹性肠梗阻和休克等症状。

（七）四肢动脉粥样硬化

以下肢动脉较多见，由于血供障碍而引起下肢发凉、麻木和典型的间歇性跛行，即行走时发生腓肠肌麻木、疼痛以致痉挛，休息后消失，再走时又出现；严重者可持续性疼痛，下肢动脉尤其是足背动脉搏动减弱或消失。如动脉管腔完全闭塞时可产生坏疽。

三、辅 助 检 查

本病尚缺乏敏感而又特异性的早期实验室诊断方法。部分患者有脂质代谢异常。选择性或数字减影法动脉造影可显示冠状动脉、脑动脉、肾动脉、肠系膜动脉和四肢动脉粥样硬化所造成的管腔狭窄或动脉瘤病变，以及病变的所在部位、范围和程度。多普勒超声检查有助于判断颈动脉、四肢动脉和肾动脉的血流情况和血管病变。放射性核素心脏检查、超声心动图检查、心电图检查和它们的负荷试验所示的特征性变化有助于诊断冠状动脉粥样硬化性心脏病，血管造影包括冠状动脉造影在内是诊断动脉粥样硬化最直接的方法。血管内超声显像和血管镜检查是辅助血管内介入治疗的新的检查方法。

四、诊断与鉴别诊断

本病发展到一定程度,诊断不难,但早期诊断很不容易。主动脉粥样硬化和主动脉瘤,需与梅毒性主动脉炎和主动脉瘤以及纵隔肿瘤相鉴别;冠状动脉粥样硬化引起的心绞痛和心肌梗死,需与冠状动脉其他病变所引起者相鉴别;心肌纤维化需与其他心脏病特别是原发性扩张型心肌病相鉴别;脑动脉粥样硬化所引起的脑血管意外,需与其他原因引起的脑血管意外相鉴别;肾动脉粥样硬化所引起的高血压,需与其他原因的高血压相鉴别;肾动脉血栓形成需与肾结石相鉴别;四肢动脉粥样硬化所产生的症状需与其他病因的动脉病变者鉴别。

五、治疗与疗效判断

(一)一般防治措施

1. 发挥患者的主观能动性配合治疗 合理防治可以延缓和阻止病变进展。

2. 合理的膳食 用低脂、低胆固醇膳食,限制含糖食物,多食富含维生素 C 和植物蛋白的食物。尽量以花生油、豆油、菜籽油等植物油为食用油。

3. 适当的体力劳动和体育活动 锻炼循环系统的功能和调整血脂代谢均有裨益。

4. 合理安排工作和生活 生活要有规律、保持乐观、愉快的情绪,避免过度劳累和情绪激动,注意劳逸结合,保证充分睡眠。

5. 提倡戒烟限酒 虽然少量低浓度酒能提高血 HDL,但不提倡长期大量饮用。

6. 积极控制危险因素 包括高血压、糖尿病、高脂血症、肥胖症等。

有学者认为,本病的预防应从儿童期即不宜进食高动物性脂肪的饮食,防止发胖。

(二)药物治疗

1. 调整血脂药物 经上述措施 3 个月后,血脂未达目标水平者,应选用以他汀类降低 TC 和 LDL－C 为主的调脂药,其他如贝特类、烟酸类、不饱和脂肪酸等。

2. 抗血小板药物 抗血小板黏附和聚集的药物,可防止血栓形成,可能有助于防止血管阻塞性病变病情发展,用于预防冠状动脉和脑动脉血栓栓塞。最常用者为阿司匹林,其他尚有氯吡格雷、阿昔单抗、埃替非巴肽、替罗非班等药。

3. 溶血栓和抗凝药物 对动脉内血栓致管腔阻塞者,可用溶栓制剂,继而用抗凝药。

4. 针对缺血症状的相应治疗 如心绞痛时应用血管扩张剂及 β 受体阻滞剂等。

(三)介入和外科手术治疗

介入和外科治疗包括对狭窄或闭塞的血管,特别是冠状动脉、肾动脉和四肢动脉施行再通、重建或旁路移植等外科手术,以恢复供血。目前应用最多的还是经皮腔内血管成形术和支架植入术。

六、预　　后

本病预后随病变部位、程度、发展速度、受累器官受损情况和有无并发症而不同。

第二节　冠状动脉粥样硬化性心脏病概述

冠状动脉粥样硬化性心脏病(coronary atherosclerotic heart disease)指冠状动脉粥样硬化使管腔狭窄或阻塞,和(或)因冠状动脉功能性改变(痉挛)导致心肌缺血缺氧或坏死而引起的心脏病,统称冠状动脉性心脏病(coronary heart disease),简称冠心病,亦称缺血性心脏病(ischemic heart disease)。由于病理解剖和病理生理变化不同,本病有不同的临床表型。1979 年世界卫生组织将之分为 5 型。近年临床医学家趋于将本病分为急性冠状动脉综合征(acute coronary syndrome,ACS)和慢性冠状动脉病(chronic coronary artery disease,CAD 或称慢性缺血综合征 chronic ischemic syndrome,CIS)两大类。前者包括不稳定型心绞痛(unSTable angina,UA)、非 ST 段抬高性心肌梗死(non‐ST‐segment elevation myocardial infarction,NSTEMI)和 ST 段抬高性心肌梗死(ST‐segment elevation myocardial infarction,STEMI),也有将冠心病猝死也包括在内;后者包括稳定型心绞痛、隐匿性冠心病和缺血性心肌病等。

当冠脉的供血与心肌的需血之间发生矛盾,冠脉血流量不能满足心肌代谢的需要,就可以引起心肌缺血缺氧。心肌能量的产生要求大量的氧供,心肌细胞摄取血液氧含量达到 65%～75%,明显高于身体其他组织的 10%～25%。因此心肌平时对血液中氧的摄取已接近于最大量,氧需再增加时已难从血液中更多地摄取氧,只能依靠增加冠状动脉的血流量来提供。在正常情况下,冠状动脉循环有很大的储备,在剧烈体力活动时,冠状动脉适当地扩张,血流量可增加到休息时的 6～7 倍。当冠状动脉管腔存在显著的固定狭窄(50%～75%),安静时尚能代偿,而运动、心动过速、情绪激动造成心肌需氧量增加时,可导致短暂的心肌供氧和需氧间的不平衡,称为"需氧增加性心肌缺血(demand ischemia)",这是引起大多数慢性稳定型心绞痛发作的机制。另一些情况下,由于不稳定性粥样硬化斑块发生破裂、糜烂或出血,继发血小板聚集或血栓形成导致管腔狭窄程度急剧加重,或冠状动脉发生痉挛,均可使心肌氧供减少,称之为"供氧减少性心肌缺血(supply ischemia)",这是引起 ACS 的主要原因。但在许多情况下,心肌缺氧是需氧量增加和供氧量减少两者共同作用的结果。在缺血缺氧的情况下,心肌内积聚过多的代谢产物,如乳酸、丙酮酸、磷酸等酸性物质,或类似激肽类物质,刺激心脏内自主神经传入纤维,经 1～5 胸交感神经节和相应的脊髓段,传至大脑,产生疼痛感觉。

第三节　稳定型心绞痛

稳定型心绞痛(stable angina pectoris)亦称稳定型劳力性心绞痛,是在冠状动脉固定性严重狭窄的基础上,由于心肌负荷的增加引起心肌急剧的、暂时的缺血与缺氧的临床综合征。其特点为阵发性的前胸压榨性疼痛或憋闷感觉,主要位于胸骨后部,可放射至心前区和左上肢尺侧,常发生于劳力负荷增加时,持续数分钟,休息或用硝酸酯制剂后消失。

一、病因、病理及发病机制

冠状动脉造影显示稳定型心绞痛的患者,有 1、2 或 3 支动脉直径减少＞70%的病变者分别各有 25%左右,5%～10%有左冠状动脉主干狭窄,其余约 15%患者无显著狭窄。后者提示患者的心肌血供和氧供不足,可能是冠状动脉痉挛、冠状循环的小动脉病变、血红蛋白和氧的离解异常、交感神经过度活动、儿茶酚胺分泌过多或心肌代谢异常等所致。当冠状动脉的供血与心肌的需血之间发生矛盾,即可发生心绞痛。

二、临　床　表　现

(一)症状

心绞痛以发作性胸痛为主要临床表现,疼痛的特点为:

1. 部位　主要在胸骨体中段或上段之后,有手掌大小范围,甚至横贯前胸,常放射至左肩、左臂内侧达无名指和小指,或至颈、咽或下颌部。

2. 性质　胸痛常为压迫、发闷或紧缩性,也可有烧灼感,但不像针刺或刀扎样锐性痛,偶伴恐惧感。有些患者仅觉胸闷不适。发作时,患者往往被迫停止活动,直至症状缓解。

3. 诱因　发作常由体力劳动或情绪激动(如愤怒、焦急、过度兴奋等)所诱发,饱食、寒冷、吸烟、心动过速、休克等亦可诱发。疼痛多发生于劳力或激动的当时,而不在劳累之后。典型心绞痛常在相似条件下重复发生,早晨频发,提示与晨间交感神经兴奋性增高有关。

4. 持续时间　发作通常 3～5 min,可数天或数周 1 次,亦可一日多次。

5. 缓解方式　一般在停止原来诱发因素后缓解,舌下含用硝酸甘油也能使之缓解。

（二）体征

发作时常见心率增快、血压升高、表情焦虑、皮肤冷汗，有时出现第四或第三心音奔马律，暂时性心尖部收缩期杂音，是乳头肌缺血致短暂二尖瓣关闭不全所致。

三、辅 助 检 查

（一）实验室检查

血糖、血脂检查可了解冠心病危险因素；血清心肌损伤标志物包括心肌肌钙蛋白 I 或 T、肌酸激酶（CK）及同工酶（CK-MB），以与 ACS 相鉴别。

（二）心电图检查

1. 静息时心电图　约半数患者在正常范围，也可能有陈旧性心肌梗死的改变或非特异性 ST 段和 T 波异常，有时出现房室或束支传导阻滞或室性、房性期前收缩等心律失常。

2. 心绞痛发作时心电图　绝大多数患者可出现暂时性心肌缺血引起的 ST 段移位。因心内膜下心肌更易缺血，故常见反映心内膜下心肌缺血的 ST 段压低（0.1 mV），发作缓解后恢复。有时出现 T 波倒置（图 2-4-3）。平时有 T 波倒置患者，发作时可变为直立（"假性正常化"）。

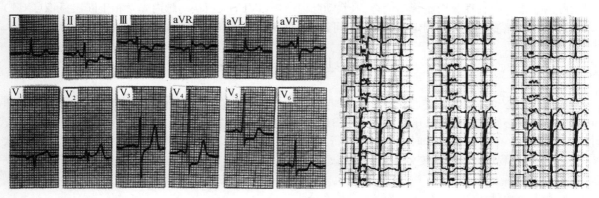

图 2-4-3　心绞痛发作心电图　　　　　　　图 2-4-4　运动心电图

3. 心电图负荷试验　最常用的是运动负荷试验，增加心脏负荷以激发心肌缺血。运动方式主要为分级活动平板或踏车，其运动强度可逐步分期升级，前者较为常用。运动中出现典型心绞痛，心电图改变主要以 ST 段水平型或下斜型压低 0.1 mV（J 点后 60～80 ms）持续 2 min 为运动试验阳性标准（图 2-4-4）。运动中出现心绞痛、步态不稳，出现室性心动过速（接连 3 个以上室性期前收缩）或血压下降时，应立即停止运动。心肌梗死急性期、不稳定型心绞痛、明显心力衰竭、严重心律失常或急性疾病者禁做运动试验。

4. 心电图连续动态监测　Holter 检查可连续记录并自动分析 24 h（或更长时间）的心电图（双极胸导联或同步 12 导联），可发现心电图 ST 段、T 波改变（ST-T）和各种心律失常，胸痛发作时相应时间的缺血性 ST-T 改变有助于确定诊断。

（三）放射性核素检查

1. 核素心肌显像及负荷试验　^{201}T（铊）随冠状动脉血流很快被正常心肌细胞所摄取。静息时铊显像所示灌注缺损主要见于心肌梗死后瘢痕部位。在冠状动脉供血不足时，明显的灌注缺损见于运动后心肌缺血区。不能运动的患者可作药物负荷试验（包括双嘧达莫、腺苷或多巴酚丁胺），诱发缺血可取得相似的效果。也有用 ^{99m}Tc-MIBI 取代 ^{201}T 做心肌显像。

2. 放射性核素心腔造影　应用 ^{99m}Tc 进行体内红细胞标记，可得到心腔内血池显影。可测定左心室射血分数及显示心肌缺血区室壁局部运动障碍。

3. 正电子发射断层心肌显像（PET）　利用发射正电子的核素示踪剂如 ^{18}F、^{11}C、^{13}N 等进行心肌显像。除可判断心肌的血流灌注情况外，尚可了解心肌的活力。

（四）多层螺旋 CT 冠状动脉成像（CTA）

进行冠状动脉二维或三维重建，用于判断冠脉管腔狭窄程度和管壁钙化情况。冠状动脉 CTA 有较高阴性预测价值,若未见狭窄病变,一般可不进行有创检查;但其对狭窄程度的判断仍有一定限度,特别当钙化存在时会显著影响判断。

(五)超声心动图

多数稳定型心绞痛患者静息超声心动图无异常,有陈旧性心肌梗死者或严重心肌缺血者超声心动图可探测到坏死区或缺血区心室壁运动异常,负荷超声心动图可以评价心肌灌注和存活性。超声心动图可测定左心室功能。超声心动图还有助于发现其他需与冠状动脉狭窄导致的心绞痛相鉴别的疾病如梗阻性肥厚型心肌病、主动脉瓣狭窄等。

(六)冠状动脉造影

冠状动脉造影目前仍然是诊断冠心病较准确的方法。选择性冠状造影是用心导管经股动脉或桡动脉送到左、右冠状动脉口,注入少量含碘对比剂,使左、右冠状动脉及其主要分支得到清楚的显影,可发现狭窄性病变部位并估计其程度。冠状动脉狭窄根据直径变窄百分率分为四级:① Ⅰ 级:25%～49%;② Ⅱ 级:50%～74%;③ Ⅲ 级:75%～99%(严重狭窄);④ Ⅳ 级:100%(完全闭塞)。一般认为,管腔直径减少70%～75%以上会严重影响血供。

(七)其他检查

胸部 X 线检查对稳定型心绞痛并无特异的诊断意义。磁共振显像(MRI)冠状动脉造影也已用于冠状动脉的显像。冠状动脉内血管镜检查、冠状动脉内超声(IVUS)、冠状动脉内光学相干断层显像(OCT)以及冠状动脉血流储备分数测定(FFR)等也可用于冠心病的诊断并有助于指导介入或药物治疗。

四、诊断与鉴别诊断

根据典型心绞痛的发作特点,结合年龄和存在冠心病危险因素,除外其他原因所致的心绞痛,一般即可建立诊断。心绞痛发作时心电图检查可见 ST-T 改变,症状消失后心电图 ST-T 改变亦逐渐恢复,支持心绞痛诊断。未捕捉到发作时心电图者可行心电图负荷试验。冠状动脉 CTA 有助于无创性评价冠状动脉狭窄部位、程度及管壁病变性质,冠状动脉造影可以明确冠状动脉病变的严重程度,有助于诊断和决定进一步治疗。

加拿大心血管病学会(CCs)把心绞痛严重度分为四级。

Ⅰ级:一般体力活动(如步行和登楼)不受限,仅在强、快或持续用力时发生心绞痛。

Ⅱ级:一般体力活动轻度受限。平地步行 200 m 以上或登楼一层以上发作心绞痛。

Ⅲ级:一般体力活动明显受限,平地步行 200 m 内,或登楼一层引起心绞痛。

Ⅳ级:轻微活动或休息时即可发生心绞痛。

鉴别诊断要考虑下列情况。

1. 急性冠状动脉综合征 UA 发作的劳力性诱因不如稳定型心绞痛典型,常在休息或较轻微活动下即可诱发,1 个月内新发的或明显恶化的劳力性心绞痛也属于 UA;心肌梗死的疼痛部位与稳定型心绞痛相仿,但性质更剧烈,持续时间多超过 30 分钟,可长达数小时,可伴有心律失常、心力衰竭和(或)休克,含用硝酸甘油多不能缓解,心电图常有典型的动态演变过程。实验室检查示心肌坏死标记物增高。

2. 其他疾病引起的心绞痛 包括严重的主动脉瓣狭窄或关闭不全、风湿性冠状动脉炎、梅毒性主动脉炎引起冠脉口狭窄或闭塞、肥厚型心肌病、X 综合征等,要根据其他临床表现来鉴别。

3. 肋间神经痛和肋软骨炎 前者为刺痛或灼痛,多为持续性,咳嗽、呼吸和身体转动使疼痛加剧,沿神经行径处有压痛,手臂上举时局部有牵拉疼痛,后者则在肋软骨处有压痛。

4. 心脏神经症 患者常诉胸痛,但为短暂(几秒钟)的刺痛或持久(几小时)的隐痛,常喜欢吸一大口气或叹息性呼吸。作体力活动反觉舒适,而不发生胸痛或胸闷。含用硝酸甘油无效或在 10 min 后才"见效",常伴有心悸、疲乏、头昏、失眠及其他神经症的症状。

5. 不典型疼痛 还需与反流性食管炎等食管疾病、膈疝、消化性溃疡、颈椎病等相鉴别。

五、治疗与疗效判断

治疗原则是改善冠状动脉血供和降低心肌耗氧以改善患者症状,提高生活质量,同时治疗冠状动脉粥样硬化,预防心肌梗死和死亡,以延长生存期。

(一)发作时的治疗

1. 休息 发作时立刻休息,一般患者在停止活动后症状即逐渐消失。

2. 药物 可使用作用较快的硝酸酯制剂。

(1)硝酸甘油:可用 0.5 mg,置于舌下含化,1～2 min 即开始起作用,约 30 min 后作用消失。副反应有头痛、面色潮红、心率反射性加快和低血压等,第一次含用硝酸甘油时,应注意可能发生体位性低血压。

(2)硝酸异山梨酯:可用 5～10 mg,舌下含化,2～5 min 见效,作用维持 2～3 h。

(二)缓解期的治疗

1. 生活方式的调整 调节饮食,特别是一次进食不应过饱;戒烟限酒;调整日常生活与工作量;减轻精神负担;保持适当的体力活动,但以不致发生疼痛症状为度;一般不需卧床休息。

2. 药物治疗

(1)改善缺血、减轻症状的药物:① β 受体拮抗剂:能抑制心脏 β 肾上腺素能受体,减慢心率、减弱心肌收缩力、降低血压,从而降低心肌耗氧量以减少心绞痛发作和增加运动耐量。用药后要求静息心率降至 55～60 次/分,严重心绞痛患者如无心动过缓症状,可降至 50 次/分。临床常用的 β 受体拮抗剂包括美托洛尔片(25～100 mg,每日 2 次口服)、美托洛尔缓释片(47.5～190 mg,每日 1～2 次口服)和比索洛尔(5～10 mg,每日 1 次口服)等。有严重心动过缓和高度房室传导阻滞、支气管哮喘患者禁用。② 硝酸酯类:为内皮依赖性血管扩张剂,能减少心肌需氧和改善心肌灌注,从而减低心绞痛发作的频率和程度,增加运动耐量。常用的硝酸酯类药物包括硝酸甘油贴片 5 mg,每日 1 次,注意要定时揭去)、二硝酸异山梨酯片 5～20 mg,每日 3～4 次口服和单硝酸异山梨酯片 40～60 mg,每日 1 次等。应注意给予足够的无药间期,以减少耐药性的发生。副反应同硝酸甘油。③ 钙通道阻滞剂:更适用于同时有高血压的患者。常用制剂有:维拉帕米、氨氯地平 5～10 mg、地尔硫草等。副反应有头痛、头晕、外周水肿、便秘、心悸、面部潮红、低血压、房室传导阻滞等。④ 其他:曲美他嗪 20～60 mg,每日 3 次,通过抑制脂肪酸氧化和增加葡萄糖代谢,提高氧的利用效率而治疗心肌缺血;尼可地尔是一种钾通道开放剂,与硝酸酯类制剂具有相似药理特性,对稳定型心绞痛可能有效。

(2)预防心肌梗死,改善预后的药物:① 阿司匹林:通过抑制环氧化酶和血栓烷 A_2 的合成达到抗血小板聚集的作用,所有患者只要没有用药禁忌证都应该服用。阿司匹林的最佳剂量范围为 75～150 mg/d。其主要副反应为胃肠道出血或对阿司匹林过敏,尽量在早餐前 20～30 min 服用达到肠溶而不伤胃的效果,不能耐受阿司匹林的患者可改用氯吡格雷作为替代治疗。② 氯吡格雷:通过选择性不可逆的抑制血小板二磷酸腺苷(ADP)受体而阻断 ADP 依赖激活的血小板糖蛋白 Ⅱ b/Ⅲ a 复合物,有效地减少 ADP 介导的血小板激活和聚集。主要用于支架植入以后及阿司匹林有禁忌证的患者。该药起效快,顿服 300 mg 后 2 h 即能达到有效血药浓度。常用维持剂量为 75 mg,每日 1 次。③ β 受体拮抗剂:除降低心肌氧耗、改善心肌缺血、减少心绞痛发作外,冠心病患者长期接受 β 受体拮抗剂治疗,可显著降低死亡等心血管事件。④ 他汀类药物:他汀类药物能有效降低 TC 和 LDL-C,还有延缓斑块进展、稳定斑块和抗感染等调脂以外的作用。所有冠心病患者,无论其血脂水平如何,均应给予他汀类药物,并根据目标 LDL-C 水平调整剂量。临床常用的他汀类药物包括辛伐他汀 20～40 mg、阿托伐他汀 10～80 mg、普伐他汀 20～40 mg、氟伐他汀 40～80 mg、瑞舒伐他汀 5～20 mg,每晚 1 次等。他汀类药物的总体安全性很高,但在应用时仍应注意监测氨基转移酶及肌酸激酶等生化指标,及时发现药物可能引起的肝脏损害和肌病,尤其在大剂量他汀药物进行强化调脂治疗时更应注意。⑤ ACEI 或 ARB:可以使冠心病患者的心血管死亡、非致死性心肌梗死等主要终点事件的相对危险性显著降低。在稳定型心绞痛患者中,合并高血压、糖尿病、心力衰竭或左心室收缩功能不全的高危患者建议使用。

3. 血管重建治疗

(1)经皮冠状动脉介入治疗(percutaneous coronary intervention, PCI):是指一组经皮介入技术,包括经皮球囊冠状动脉成形术(PTCA)、冠状动脉支架植入术和粥样斑块消蚀技术等。与内科保守疗法相比,PCI 术能使患者的生活质量提高,但是心肌梗死的发生和死亡率无显著差异,再狭窄和支架内血栓是影响其疗效的主要因素。

(2)冠状动脉旁路移植术(coronary artery bypass graft, CABG):CABG 通过取患者自身的大隐静

脉作为旁路移植材料,一端吻合在主动脉,另一端吻合在有病变的冠状动脉段的远端;或游离内乳动脉与病变冠状动脉远端吻合,引主动脉的血流以改善病变冠状动脉所供血心肌的血流供应。能提高患者的生活质量,减少心肌梗死的发生和病死率,但一般需开胸。

六、预　　后

决定预后的主要因素为冠状动脉病变累及心肌供血的范围和心功能。左冠状动脉主干病变最为严重,此后依次为 3 支、2 支与单支病变。左前降支病变一般较其他两支冠状动脉病变预后差。左心室造影、超声心动图或核素心室腔显影所示射血分数降低和室壁运动障碍也有预后意义。心电图运动试验中 ST 段压低≥3 mm 且发生于低运动量和心率每分钟低于 120 次时,或伴有血压下降者,常提示三支或左主干病变引起的严重心肌缺血。

第四节　急性冠状动脉综合征

ACS 是一组由急性心肌缺血引起的临床综合征,主要包括不稳定型心绞痛(UA)、非 ST 段抬高型心肌梗死(NSTEMI)和急性 ST 段抬高型心肌梗死(STEMI)。动脉粥样硬化不稳定斑块破裂或糜烂导致冠状动脉内血栓形成,被认为是大多数 ACS 发病的主要病理基础。血小板激活在其发病过程中起着非常重要的作用。

一、不稳定型心绞痛和非 ST 段抬高型心肌梗死

UA/NSTEMI 是由于动脉粥样斑块破裂或糜烂,伴有不同程度的表面血栓形成、血管痉挛及远端血管栓塞所导致的一组临床症状,合称为非 ST 段抬高型急性冠状动脉综合征(non-ST segment elevation acute coronary syndrome, NSTEACS)。UA/NSTEMI 的病因和临床表现相似但程度不同,主要不同表现在缺血严重程度以及是否导致心肌损害。UA 没有 STEMI 的特征性心电图动态演变的临床特点,根据临床表现可以分为以下三种(表 2-4-1)。

表 2-4-1　三种临床表现的不稳定型心绞痛

静息型心绞痛	发作于休息时,持续时间通常>20 min
初发型心绞痛	通常在首发症状 1~2 个月内、很轻的体力活动可诱发(程度至少达 CCS Ⅲ级)
恶化型心绞痛	在相对稳定的劳力性心绞痛基础上心绞痛逐渐增强(疼痛更剧烈、时间更长或更频繁,按 CCS 分级至少增加Ⅰ级水平,程度至少 CCSⅢ级)

变异型心绞痛特征为静息心绞痛,表现为一过性 ST 段抬高,其发病机制为冠状动脉痉挛;不过,部分冠状动脉痉挛导致的心肌缺血在心电图上可表现为 ST 段压低。

(一)病因、病理及发病机制

UA/NSTEMI 病理特征为不稳定粥样硬化斑块破裂或糜烂基础上血小板聚集、并发血栓形成、冠状动脉痉挛收缩、微血管栓塞导致急性或亚急性心肌供氧的减少和缺血加重。虽然也可因劳力负荷诱发,但劳力负荷中止后胸痛并不能缓解。其中,NSTEMI 常因心肌严重的持续性缺血导致心肌坏死,病理上出现灶性或心内膜下心肌坏死。

(二)临床表现

1. 症状　UA 患者胸部不适的性质与典型的稳定型心绞痛相似,通常程度更重,持续时间更长,可达数十分钟,胸痛在休息时也可发生,发作时可以伴有相关症状,如出汗、恶心、呕吐、心悸或呼吸困难。常规休息或舌下含服硝酸甘油只能暂时甚至不能完全缓解。

2. 体征　可有第三心音或第四心音,由于二尖瓣反流引起的一过性收缩期杂音。

(三)辅助检查

1. 心电图　大多数患者胸痛发作时有一过性 ST 段(抬高或压低)和 T 波(低平或倒置)改变,其

中 ST 段的动态改变(≥0.1 mV 的抬高或压低)是严重冠状动脉疾病的表现,可能会发生急性心肌梗死或猝死。不常见的心电图表现为 U 波的倒置。

2. 连续心电监护　　一过性急性心肌缺血并不一定表现为胸痛,出现胸痛症状前就可发生心肌缺血。连续的心电监测可发现无症状或心绞痛发作时的 ST 段改变。

3. 冠状动脉造影和其他侵入性检查　　在长期稳定型心绞痛基础上出现的 UA 患者常有多支冠状动脉病变,而新发作的静息心绞痛患者可能只有单支冠状动脉病变。冠状动脉内超声显像和光学相干断层显像可以准确提供斑块分布、性质、大小和有否斑块破溃及血栓形成等。

4. 心脏标志物检查　　主要有心脏肌钙蛋白(cTn) T 及 I 和 CK - MB,在症状发生后 24 h 内,cTn 的峰值超过正常对照值 99 个百分位需考虑 NSTEMI。

5. 其他检查　　胸部 X 线、心脏超声和放射性核素检查的结果和稳定型心绞痛患者的结果相似,但阳性发现率会更高。

(四) 诊断与鉴别诊断

根据典型的心绞痛症状、典型的缺血性心电图改变(新发或一过性 ST 段压低≥0.1 mV,或 T 波倒置≥0.2 mV)以及心肌损伤标记物(cTnT、cTnI 或 CK - MB)测定,可以做出 UA/NSTEMI 诊断。冠状动脉造影可以直接显示冠状动脉狭窄程度,对决定治疗策略有重要意义。

(五) 危险分层

UA/NSTEMI 患者临床表现严重程度不一,为选择个体化的治疗方案,必须尽早进行危险分层。GRACE 风险模型纳入了年龄、充血性心力衰竭史、心肌梗死史、静息时心率、收缩压、血清肌酐、心电图 ST 段偏离、心肌损伤标志物升高以及是否行血运重建等参数,可用于 UA/NASTEMI 的风险评估。

Braunwald 根据心绞痛的特点和基础病因,对 UA 提出以下分级(Braunwald 分级)(表 2 - 4 - 2)。详细的危险分层根据患者的年龄、心血管危险因素、心绞痛严重程度和发作时间、心电图、心脏损伤标志物和有无心功能改变等因素作出(表 2 - 4 - 3)。

表 2 - 4 - 2　不稳定型心绞痛严重程度分级(Braunwald 分级)

严重程度	定　义	1 年内死亡或心肌梗死发病率(%)
Ⅰ级	严重的初发型或恶化型心绞痛,无静息疼痛	7.3%
Ⅱ级	亚急性静息型心绞痛(1 个月内发生过,但 48 h 内未发)	10.3%
Ⅲ级	急性静息型心绞痛(48 h 内有发作)	10.8%
临床环境		
A	继发性心绞痛,在冠状动脉狭窄基础上,存在加剧心肌缺血的冠状动脉以外的疾病	14.1%
B	原发性心绞痛,无加剧心肌缺血的冠状动脉以外的疾病	8.5%
C	心肌梗死后心绞痛,心肌梗死后 2 周内发生的心绞痛	18.5%

表 2 - 4 - 3　不稳定型心绞痛患者死亡或非致死性心肌梗死的短期危险分层

项　目	高度危险性(至少具备以下一条)	中度危险性(无高度危险征,有下列一条)	低度危险性(无高中度危险特征)
病　史	缺血性症状在 48 h 内恶化	既往心肌梗死,或脑血管疾病,或冠状动脉旁路移植术,或使用阿司匹林	
疼痛特点	长时间(>20 min)静息性胸痛	长时间(>20 min)静息胸痛目前缓解,并有高度或中度冠心病可能。静息胸痛(<20 min)或因休息或舌下含服硝酸甘油缓解	过去 2 周内新发 CCS 分级Ⅲ级或Ⅳ级心绞痛,但无长时间(>20 min)静息性胸痛,有中度或高度冠心病可能
临床表现	缺血引起肺水肿,新出现二尖瓣关闭不全杂音或原杂音加重,S₃或新出现啰音或原啰音加重,低血压、心动过缓、心动过速,年龄>75 岁	年龄>70 岁	

（续表）

心电图	静息性心绞痛伴一过性 ST 段改变（>0.05 mV），新出现束支传导阻滞或新出现的持续性心动过速	T 波倒置>0.2 mV，病理性 Q 波	胸痛期间心电图正常或无变化
心脏标志物	明显增高（cTnT>0.1 μg/L）	轻度增高（cTnT>0.01 但<0.1 μg/L）	正常

（六）治疗

1. 治疗原则　对可疑 UA 者的第一步关键性治疗就是在急诊室作出恰当的检查评估，按轻重缓急送至适当的部门治疗，并立即开始抗栓和抗心肌缺血治疗；心电图和心肌标志物正常的低危患者在急诊经过一段时间治疗观察后可进行运动试验，若运动试验结果阴性，可以考虑出院继续药物治疗，反之大部分 UA 患者应入院治疗。对于进行性缺血且对初始药物治疗反应差的患者，以及血流动力学不稳定的患者，均应入心脏监护室（CCU）加强监测和治疗。

2. 一般治疗　患者应立即卧床休息，消除紧张情绪和顾虑，保持环境安静，可以应用小剂量的镇静剂和抗焦虑药物。对于有发绀、呼吸困难或其他高危表现患者，给予吸氧，维持 SaO_2>90%。同时积极处理可能引起心肌耗氧量增加的疾病，如感染、甲状腺功能亢进、贫血、低血压、心力衰竭、低氧血症、和快速型心律失常（增加心肌耗氧量）和严重的缓慢型心律失常（减少心肌灌注）。

3. 药物治疗

（1）抗心肌缺血药物：主要目的是为减少心肌耗氧量（减慢心率、降低血压或减弱左心室收缩力）或扩张冠状动脉，缓解心绞痛发作。① 硝酸酯类药物：硝酸酯类药物扩张静脉，降低心脏前负荷，并降低左心室舒张末压、降低心肌耗氧量，改善左心室局部和整体功能。此外，硝酸酯类药物可扩张正常和粥样硬化的冠状动脉，缓解心肌缺血。心绞痛发作时，可舌下含服硝酸甘油，每次 0.5 mg，必要时每间隔 3～5 min 可以连用 3 次，若仍无效，可静脉应用硝酸甘油或硝酸异山梨酯。静脉应用硝酸甘油以 5～10 μg/min 开始，持续滴注，每 5～10 分钟增加 10 μg/min，直至症状缓解或出现明显副反应（头痛或低血压，收缩压低于 90 mmHg。或相比用药前平均动脉压下降 30 mmHg），200 μg/min 为一般最大推荐剂量。目前建议静脉应用硝酸甘油，在症状消失 12～24 h 后改用口服制剂。在持续静脉应用硝酸甘油 24～48 h 可出现药物耐受。常用硝酸酯类药物包括硝酸异山梨酯和 5-单硝酸异山梨酯。② β受体拮抗剂：降低心肌耗氧量，减少心肌缺血反复发作，减少心肌梗死的发生，对改善近、远期预后均有重要作用。应尽早用于所有无禁忌证的 UA/NSTEMI 患者。建议选择具有心脏 β 受体选择性的药物如美托洛尔和比索洛尔，剂量应个体化。③ 钙通道阻滞剂：可以作为治疗持续性心肌缺血的次选药物，但为血管痉挛性心绞痛的首选药物。足量 β受体拮抗剂与硝酸酯类药物治疗后仍不能控制缺血症状的患者可口服长效钙通道阻滞剂。对心功能不全的患者，应用 β受体拮抗剂以后加用钙通道阻滞剂应特别谨慎。维拉帕米和 β受体拮抗剂均有负性传导作用，不宜联合使用。

（2）抗血小板治疗：① 阿司匹林：除非有禁忌证，所有 UA/NSTEMI 患者均应尽早使用阿司匹林，首次口服非肠溶制剂或嚼服肠溶制剂 300 mg，随后 75～100 mg，每日 1 次长期维持。② ADP 受体拮抗剂：通过阻断血小板的 P_2Y_{12} 受体抑制 ADP 诱导的血小板活化，与阿司匹林的作用机制不同，联合应用可以提高抗血小板疗效。氯吡格雷首剂可用 300～600 mg 的负荷量，随后 75 mg，1 次/日，副反应小，作用快，用于不能耐受阿司匹林的患者作为长期使用，以及植入支架术后和阿司匹林联用。新一代 ADP 受体拮抗剂包括普拉格雷和替格瑞洛。③ GPⅡb/Ⅲa 受体拮抗剂：激活的血小板通过 GPⅡb/Ⅲa 受体与纤维蛋白原结合，导致血小板血栓的形成，这是血小板聚集的最后、唯一途径。阿昔单抗为直接抑制 GPⅡb/Ⅲa 受体的单克隆抗体，人工合成的拮抗剂包括替罗非班、依替巴肽和拉米非班，主要用于计划接受 PCI 术的 UA/NSTEMI 患者。

（3）抗凝治疗：抗凝治疗常规应用于中危和高危的 UA/NSTEVⅡ 患者中，常用的抗凝药包括普通肝素、低分子肝素、磺达肝癸钠和比伐卢定。① 普通肝素：肝素的推荐用量是静脉注射 80 IU/kg 后，以 15～18 IU/(kg·h) 的速度静脉滴注维持，治疗过程中在开始用药或调整剂量后 6 h 需监测激活部分凝血酶时间（APTT），调整肝素用量，一般使 APTT 控制在 45～70 秒，为对照组的 1.5～2 倍。静脉应用肝素 2～5 日为宜,后可改为皮下注射肝素 5 000～7 500 IU,每日 2 次,再治疗 1～2 日。由于存在发生肝素诱导的血小板减少症的可能,在肝素使用过程中需监测血小板。② 低分子肝素:与普通肝素相比,低分子肝素在降低心脏事件发生方面有更优或相等的疗效。低分子肝素具有强烈的抗 Xa 因子及 Ⅱa 因子活性的作用,皮下应用,不需要实验室监测,故具有疗效更肯定、使用更方便的优点。常用药物包括依诺肝素、达肝素和那曲肝素等。③ 磺达肝癸钠:是选择性 Xa 因子间接抑制剂。用于 UA/NSTEMI 的抗凝治疗不仅能有效减少心血管事件,而且大大降低出血风险。④ 比伐卢定:是直接抗凝血酶制剂,其有效成分为水蛭素衍生物片段,通过直接并特异性抑制 Ⅱa 因子活性,能使活化凝血时间明显延长而发挥抗凝作用,可预防接触性血栓形成,作用可逆而短暂,出血事件的发生率降低。

(4) 调脂治疗:他汀类药物在急性期应用可促使内皮细胞释放一氧化氮,有类硝酸酯的作用,远期有抗炎症和稳定斑块的作用,能降低冠状动脉疾病的死亡和心肌梗死发生率。无论基线血脂水平,UA/NSTEMI 患者均应尽早(24 h 内)开始使用他汀类药物。LDL－C 的目标值为<70 mg/dL。

(5) ACEI 或 ARB 对 UA/NSTEMI 患者,长期应用 ACEI 能降低心血管事件发生率,如果不存在低血压(收缩压<100 mmHg 或较基线下降 30 mmHg 以上)或其他已知的禁忌证(如肾衰竭、双侧肾动脉狭窄和已知的过敏),应该在第一个 24 h 内给予口服 ACEI 或 ARB。

4. 冠状动脉血运重建术　　冠状动脉血运重建术主要包括 PCI 和 CABG。

(1) 经皮冠状动脉介入治疗:由于技术进步,操作即刻成功率提高和并发症降低,PCI 在 UA/NSTEMI 患者中的应用增加。药物洗脱支架的应用进一步改善远期疗效,并拓宽了 PCI 的应用范围。弥漫性冠状动脉远端病变的患者,并不适合 PCI 或 CABG。目前对 UA/NESTEMI 有"早期保守治疗"和"早期侵入治疗"两种治疗策略。根据早期保守治疗策略,冠状动脉造影适用于强化药物治疗后仍然有心绞痛复发或负荷试验阳性的患者。而早期侵入治疗的策略是,临床上只要没有血运重建的禁忌证,常规做冠状动脉造影,根据病变情况选择行 PCI 或 CABG。应依据 UAP/NESTEMI 患者的危险分层决定是否行早期侵入治疗。

GRACE 评分系统可用于危险分层。早期侵入性的策略分为急诊(<2 h)、早期(<24 h)及 72 h 内。对于有顽固性心绞痛、伴有心力衰竭、威胁生命的室性心律失常以及血流动力学不稳定的患者,建议行急诊(<2 h)冠状动脉造影及血运重建术,对于 GRACE 风险评分>140 分或肌钙蛋白增高或 ST－T 动态改变的患者,建议早期(24 h 内)行冠状动脉造影及血运重建术,对于症状反复发作且合并至少一项危险因素(肌钙蛋白升高、ST－T 改变、糖尿病、肾功能不全、左心室功能减低、既往心肌梗死、既往 PCI 或冠状动脉旁路移植术史、GRACE 风险评分>109 分)的 UA/NESTEMI 患者建议于发病 72 h 内行冠状动脉造影。对于低危的患者不建议常规行侵入性诊断和治疗,可根据负荷试验的结果选择治疗方案。

(2) 冠状动脉旁路搭桥术:选择何种血运重建策略主要根据临床因素、术者经验和基础冠心病的严重程度。手术最大的受益者是病变严重、有多支血管病变的症状严重和左心室功能不全的患者。

5. 预后和二级预防　　UA/NESTEMI 的急性期一般在 2 个月左右,在此期间发生心肌梗死或死亡的风险最高。尽管住院期间的死亡率低于 STEMI,但其长期的心血管事件发生率与 STEMI 接近,因此出院后要坚持长期药物治疗。

二、急性 ST 段抬高型心肌梗死

STEMI 是指急性心肌缺血性坏死,大多是在冠状动脉病变的基础上,发生冠状动脉血供急剧减少或中断,使相应的心肌严重而持久地急性缺血所致。通常原因为在冠脉不稳定斑块破裂、糜烂基础上继发血栓形成导致冠状动脉血管持续、完全闭塞。本病既往在美国 35～84 岁人群中年发病率男性为 71‰,女性为 22‰,每年约有 150 万人发生急性心肌梗死(acute myocardial infarction, AMI),45 万人发生再次心肌梗死。在我国发病率也逐渐升高。

(一) 病因、病理和发病机制

STEMI 的基本病因是冠脉粥样硬化(偶为冠状动脉栓塞、炎症、先天性畸形、痉挛和冠状动脉口阻塞所致),造成一支或多支管腔狭窄和心肌血供不足,而侧支循环未充分建立。在此基础上,一旦血供急剧减少或中断,使心肌严重而持久地急性缺血达 20～30 min 以上,即可发生 AMI。绝大多数的 AMI 是由于不稳定的粥样斑块溃破,继而出血和管腔内血栓形成,少数情况下粥样斑块内出血或血管持续痉挛,而使管腔闭塞。病理改变包括：

1. 冠状动脉病变　　绝大多数 AMI 患者冠脉内可见在粥样斑块的基础上有血栓形成,个别可无严重粥样硬化病变。梗死的发生与原来冠脉受粥样硬化病变累及的支数及其所造成管腔狭窄程度之间未必呈平行关系。

(1) 左前降支闭塞,引起左心室前壁、心尖部、下侧壁、前间隔和二尖瓣前乳头肌梗死。

(2) 右冠状动脉闭塞,引起左心室隔面(右冠状动脉占优势时)、后间隔和右心室梗死,并可累及窦房结和房室结。

(3) 左回旋支闭塞,引起左心室高侧壁、膈面(左冠状动脉占优势时)和左心房梗死,可能累及房室结。

(4) 左主干闭塞,引起左心室广泛梗死。右心室和左、右心房梗死较少见。

2. 心肌病变　　冠状动脉闭塞后 20~30 min,心肌即有少数坏死,1~2 h 大部分心肌呈凝固性坏死,心肌间质充血、水肿,伴多量炎症细胞浸润。以后,坏死的心肌纤维逐渐溶解,形成肌溶灶,随后渐有肉芽组织形成。

临床上目前强调以 ST 段是否抬高进行分类,当心肌缺血导致心电图上出现相应区域 ST 段抬高时,除变异型心绞痛外,已表明此时相应的冠状动脉已经闭塞而导致心肌全层损伤,伴有心肌坏死标记物升高,临床上诊断为 STEMI。如果处理非常及时,在心肌坏死以前充分开通闭塞血管,可使 Q 波不致出现。如心肌缺血时不伴有 ST 段抬高,常提示相应的冠状动脉尚未完全闭塞,心肌缺血损伤尚未波及心肌全层,心电图可表现为 ST 段下移和(或)T 波倒置等。此类患者如同时有血中心肌标记物或心肌酶升高,临床上列为 NSTEMI。此类 MI 如果处置不当,也可进展为 STEMI 或透壁性 MI。这两类 MI 的急性期处理方案不同,前者强调尽早实施再灌注治疗,以争取更多的心肌存活,而后者在于防止非透壁性 MI 进一步恶化,处理上与 UA 接近。目前国内外相关指南均将 UA/NSTEMI 的疗合并讨论。继发性病理变化有:在心腔内压力的作用下,坏死心壁向外膨出,可产生心脏破裂(心室游离壁破裂、心室间隔穿孔或乳头肌断裂)或逐渐形成心室壁瘤。坏死组织 1~2 周后开始吸收,并逐渐纤维化,在 6~8 周形成瘢痕愈合,称为陈旧性心肌梗死。

病理生理主要出现左心室舒张和收缩功能障碍的一些血流动力学变化,射血分数减低,心搏量下降,心率增快或心律失常,血压下降。病情严重者,动脉血氧含量降低。急性大面积心肌梗死者,可发生泵衰竭——心源性休克或急性肺水肿。右心室梗死少见,其主要病理生理改变是急性右心衰竭的血流动力学变化,右心房压力增高,心排血量减低,血压下降。

心室重塑作为 MI 的后续改变,包括左心室体积增大、形状改变及梗死节段心肌变薄和非梗死节段心肌增厚,在 MI 急性期后的治疗中要注意对心室重塑的干预。

(二) 临床表现

1. 先兆　　50%~81.2% 的患者在发病前数日有乏力,胸部不适,活动时心悸、气急、烦躁、心绞痛等前驱症状。心绞痛发作较以往频繁、程度较剧烈、持续较久、硝酸甘油疗效差、诱发因素不明显。同时心电图示 ST 段一过性明显抬高(变异型心绞痛)或压低,T 波倒置或增高("假性正常化"),即前述 UA 情况。如及时住院处理,可使部分患者避免发生 MI。

2. 症状

(1) 疼痛是最先出现的症状,多发生于清晨,疼痛部位和性质与心绞痛相同,但诱因多不明显,且程度较重,持续时间较长,可达数小时或更长,休息和含用硝酸甘油片多不能缓解。患者常烦躁不安、出汗、恐惧,胸闷或有濒死感。少数患者无疼痛,一开始即表现为休克或急性心力衰竭。部分患者疼痛位于上腹部,部分患者疼痛放射至下颌、颈部、背部上方。

(2) 其他表现有发热、白细胞增高和红细胞沉降率增快等,由坏死物质被吸收所引起。一般在疼痛发生后 24~48 h 出现,程度与梗死范围常呈正相关,体温一般在 38℃ 左右,很少达到 39℃,持续约 1 周。

(3) 胃肠道症状:疼痛剧烈时常伴有频繁的恶心、呕吐和上腹胀痛,与迷走神经受坏死心肌刺激和心排血量降低、组织灌注不足等有关。肠胀气亦不少见。重症可发生呃逆。

(4) 心律失常:见于 75%~95% 的患者,多发生在起病 1~2 日,而以 24 h 内最多见,可伴乏力、头晕、晕厥等症状。以室性心律失常最多,尤其是室性期前收缩,如室性期前收缩频发,成对出现或呈短阵室性心动过速,多源性或落在前一心搏的易损期时(R 在 T 波上),常为心室颤动的先兆。室颤是 AMI 早期,特别是入院前主要的死因。房室传导阻滞和束支传导阻滞也较多见。前壁 MI 如发生房室传导阻滞表明梗死范围广泛,情况严重。

(5) 低血压和休克:疼痛期中血压下降常见,未必是休克。如疼痛缓解而收缩压仍低于 80 mmHg,有面色苍白、皮肤湿冷、脉细而快、大汗淋漓、尿量减少(<20 mL/h)、神志迟钝者,则为休克表现。休克多在起病后数小时至数日内发生,见于约 20% 的患者,主要是心源性,为心肌广泛(40% 以上)坏死,心排血量急剧下降所致,有些患者尚有血容量不足的因素参与。

(6) 心力衰竭:主要是急性左心衰竭,可在起病最初几天内发生,或在疼痛、休克好转阶段出现,为梗死后心脏舒缩力显著减弱或不协调所致。出现呼吸困难、咳嗽、发绀、烦躁等症状,严重者可发生肺水肿,随后可有颈静脉怒张、肝大、水肿等右心衰竭表现。右心室 MI 者可一开始即出现右心衰竭表现,伴血压下降。

根据有无心力衰竭表现及其相应的血流动力学改变严重程度,AMI 引起的心力衰竭按 Killip 分级法可分为:Ⅰ级尚无明显心力衰竭;Ⅱ级有左心衰竭,肺部啰音<50% 肺野;Ⅲ级有急性肺水肿,全肺湿啰音;Ⅳ级有心源性休克等。

AMI 时,重度左心室衰竭或肺水肿与心源性休克同样是左心室排血功能障碍所引起,两者可以不同程度合并存在,常统称泵衰竭。在血流动力学上,肺水肿是以左心室舒张末期压及左心房与肺毛细血管压力的增高为主,而休克则以心排血量和动脉压的降低更为突出。心源性休克是较左心室衰竭程度更重的泵衰竭。

3. 体征

(1) 心脏体征:心脏浊音界可正常也可轻度至中度增大。心率多增快,少数也可减慢。心尖区第一心音减弱,可出现第四心音奔马律,少数有第三心音奔马律、心包摩擦音。心尖区可出现粗糙的收缩期杂音或伴收缩中晚期喀喇音,为二尖瓣乳头肌功能失调或断裂所致,室间隔穿孔时可在胸骨左缘 3~4 肋间新出现粗糙的收缩期杂音伴有震颤。可有各种心律失常。

(2) 血压:除极早期血压可增高外,几乎所有患者都有血压降低。起病前有高血压者,血压可降至正常,且可能不再恢复到起病前的水平。

(三) 辅助检查

1. 心电图　　心电图常有进行性的改变。对 MI 的诊断、定位、病情演变和预后都有帮助。

(1) STEMI 心电图表现特点为:① ST 段抬高呈弓背向上型,在面向坏死区周围心肌损伤区的导联上出现;② 宽而深的 Q 波(病理性 Q 波),在面向透壁心肌坏死区的导联上出现;③ T 波倒置,在面向损伤区周围心肌缺血区的导联上出现。在背向 MI 区的导联则出现相反的改变,即 R 波增高、ST 段压低和 T 波直立并增高。

(2) 动态性改变:① 起病数小时内,可尚无异常或出现异常高大两肢不对称的 T 波,为超急性期改变;② 数小时后,ST 段明显抬高,弓背向上,与直立的 T 波连接,形成单相曲线。数小时至 2 日内出现病理性 Q 波,同时 R 波减低,是为急性期改变。Q 波在 3~4 日内稳定不变,以后 70%~80% 永久存在;③ 在早期如不进行治疗干预,ST 段抬高持续数日至 2 周左右,逐渐回到基线水平,T 波则变为平坦或倒置,是为亚急性期改变;④ 数周至数月后,T 波呈 V 形倒置,两肢对称,波谷尖锐,是为慢性期改变。T 波

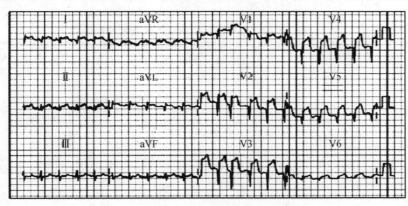

图 2-4-5　急性广泛前壁、侧壁心肌梗死的心电图

倒置可永久存在。

（3）定位和定范围：STEMI 的定位和定范围可根据出现特征性改变的导联数来判断（表 2-4-4）。

表 2-4-4　ST 段抬高性心肌梗死的心电图定位诊断

导联	前间壁	局限前壁	前侧壁	广泛前壁	下壁	下间壁	下侧壁	高侧壁	正后壁
V1	+			+					
V2	+			+					
V3	+	+		+					
V4		+		+					
V5		+	+	+					
V6			+						
V7			+						+
V8									+
aVR									
aVL		±		±	−	−	−	+	
aVF					+	+	+	−	
Ⅰ		±	+	±	−	−	−	+	
Ⅱ					+	+	+	−	
Ⅲ					+	+	+	−	

2. 放射性核素检查　目前多用 SPECT 来检查，PET 可判断心肌存活性。

3. 超声心动图　二维和 M 型超声心动图有助于了解心室壁的运动和心功能，诊断室壁瘤和乳头肌功能失调，检测心包积液及室间隔穿孔等并发症。

4. 其他检查

（1）起病 24～48 h 后白细胞可增至（10～20）×10^9/L，中性粒细胞增多；红细胞沉降率增快；CRP 增高，可持续 1～3 周。

（2）血清心肌坏死标记物：增高水平与心肌坏死范围及预后明显相关。① 肌红蛋白起病后 2 h 内升高，12 h 内达高峰；24～48 h 内恢复正常。② 肌钙蛋白 I（cTnI）或 T（cTnT）起病 3～4 h 后升高，cTnI 于 11～24 h 达高峰，7～10 日降至正常，cTnT 于 24～48 h 达高峰，10～14 日降至正常。③ 肌酸激酶同工酶 CK-MB 升高，在起病后 4 h 内增高，16～24 h 达高峰，3～4 日恢复正常，其增高的程度能较准确地反映梗死的范围，其高峰出现时间是否提前有助于判断溶栓治疗是否成功。

（四）诊断和鉴别诊断

根据典型的临床表现，特征性的心电图改变以及实验室检查发现，诊断本病并不困难。对老年患者，突然发生严重心律失常、休克、心力衰竭而原因未明，或突然发生较重而持久的胸闷或胸痛者，都应考虑本病的可能。宜先按 AMI 来处理，并短期内进行心电图、血清心肌坏死标记物测定等以确定诊断。鉴别诊断要考虑以下一些疾病：

1. 心绞痛　心绞痛和急性心肌梗死的鉴别诊断要点见表 2-4-5。

表 2-4-5　心绞痛和急性心肌梗死的鉴别诊断要点

鉴别诊断项目	心 绞 痛	急性心肌梗死
疼痛		
1. 部位	中下段胸骨后	相同，但在较低位置或上腹部
2. 性质	压榨性或窒息性	相似，但程度更剧烈
3. 诱因	劳力、激动、受寒、饱食等	不常有
4. 时限	短，1～5 min 或 15 分钟以内	长，数小时或 1～2 日
5. 频率	频繁	不频繁
6. 硝酸甘油疗效	显著缓解	作用较差或无效
气喘或肺水肿	极少	可有

（续表）

鉴别诊断项目	心 绞 痛	急性心肌梗死
血压	升高或无显著改变	可降低,甚至发生休克
心包摩擦音	无	可有
坏死物质吸收的表现		
1. 发热	无	常有
2. 血白细胞增加	无	常有
3. 血沉增快	无	常有
4. 血心肌坏死标记物升高	无	有
心电图变化	不变或暂时 ST 段和 T 波变化	有特征性和动态性变化

2. 主动脉夹层　　胸痛一开始即达高峰,常放射到背、肋、腹、腰和下肢,两上肢的血压和脉搏可有明显差别,可有主动脉瓣关闭不全的表现,偶有意识模糊和偏瘫等神经系统受损症状。二维超声心动图检查、X 线、胸主动脉 CTA 或 MRA 有助于诊断。

3. 急性肺动脉栓塞　　可发生胸痛、咯血、呼吸困难和休克,右心负荷急剧增加的表现如发绀、肺动脉瓣区第二心音亢进、颈静脉充盈、肝大、下肢水肿等。心电图示 I 导联 S 波加深,Ⅲ 导联 Q 波显著,T 波倒置,胸导联过渡区左移,右胸导联 T 波倒置等改变,可资鉴别。常有低氧血症,核素肺通气-灌注扫描异常,肺动脉 CTA 可检出肺动脉大分支血管的栓塞。AMI 和急性肺动脉栓塞时 D—二聚体均可升高,鉴别诊断价值不大。

4. 急腹症　　急性胰腺炎、消化性溃疡穿孔、急性胆囊炎、胆石症等,均有上腹部疼痛,可能伴休克。心电图检查、血清心肌酶和肌钙蛋白测定可协助鉴别。

5. 急性心包炎　　可有心前区疼痛,但心包炎的疼痛与发热同时出现,呼吸和咳嗽时加重,早期即有心包摩擦音,在心包腔出现渗液时均消失。心电图除 aVR 外,其余导联均有 ST 段弓背向下的抬高,T 波倒置,无异常 Q 波出现。

（五）并发症

1. 乳头肌功能失调或断裂　　总发生率可高达 50%。二尖瓣乳头肌因缺血、坏死等使收缩功能发生障碍,造成不同程度的二尖瓣脱垂并关闭不全,心尖区出现收缩中晚期喀喇音和吹风样收缩期杂音,第一心音可不减弱,可引起心力衰竭。

2. 心脏破裂　　少见,常在起病 1 周内出现,多为心室游离壁破裂,造成心包积血引起急性心脏压塞而猝死。偶为心室间隔破裂造成穿孔,在胸骨左缘第 3～4 肋间出现响亮的收缩期杂音,常伴有震颤,可引起心力衰竭和休克而在数日内死亡。

3. 栓塞　　见于起病后 1～2 周,可为左心室附壁血栓脱落所致,引起脑、肾、脾或四肢等动脉栓塞。也可因下肢静脉血栓形成部分脱落所致,产生肺动脉栓塞。

4. 心室壁瘤　　或称室壁瘤,主要见于左心室。超声心动图、放射性核素心脏血池显像以及左心室造影可见局部心缘突出,搏动减弱或有反常搏动。室壁瘤可导致心功能不全、栓塞和室性心律失常。

5. 心肌梗死后综合征　　反复发生,表现为心包炎、胸膜炎或肺炎,有发热、胸痛等症状,可能为机体对坏死物质的过敏反应。

（六）治疗

治疗原则是尽快恢复心肌的血液灌注(到达医院后 30 min 内开始溶栓或 90 min 内开始介入治疗)以挽救濒死的心肌、防止梗死扩大或缩小心肌缺血范围,保护和维持心脏功能,及时处理严重心律失常、泵衰竭和各种并发症,防止猝死。

1. 监护和一般治疗

(1) 休息:急性期卧床休息,保持环境安静。减少探视,防止不良刺激,解除焦虑。

(2) 监测:在冠心病监护室进行心电图、血压和呼吸的监测,除颤仪应随时处于备用状态。密切观察心律、心率、血压和心功能的变化。

(3) 吸氧:对有呼吸困难和血氧饱和度降低者,最初几日间断或持续通过鼻管面罩吸氧。

(4) 护理:急性期 12 h 卧床休息,若无并发症,24 h 内应鼓励患者在床上行肢体活动,若无低血压,第 3 日就可在病房内走动;梗死后第 4～5 日,逐步增加活动直至每天 3 次步行 100～150 m。

(5) 建立静脉通道保持给药途径畅通。

2. 解除疼痛 心肌再灌注治疗开通梗死相关血管、恢复缺血心肌的供血是解除疼痛最有效的方法,但在再灌注治疗前可选用下列药物尽快解除疼痛。

(1) 吗啡或哌替啶:吗啡 2～4 mg 静脉注射或哌替啶 50～100 mg 肌内注射,必要时 5～10 min 后重复,可减轻患者交感神经过度兴奋和濒死感。注意低血压和呼吸功能抑制的副反应。

(2) 硝酸酯类药物:通过扩张冠状动脉,增加冠状动脉血流量以及增加静脉容量,而降低心室前负荷。大多数 AMI 患者有应用硝酸酯类药物指征,而在下壁 MI、可疑右室 MI 或明显低血压的患者(收缩压低于 90 mmHg),不适合使用。

(3) β受体拮抗剂:能减少心肌耗氧量和改善缺血区的氧供需失衡,缩小 MI 面积,减少复发性心肌缺血、再梗死、室颤及其他恶性心律失常,对降低急性期病死率有肯定的疗效。无下列情况者,应在发病 24 h 内尽早常规口服应用:① 心力衰竭;② 低心输出量状态;③ 心源性休克危险性增高(年龄＞70 岁、收缩压＜120 mmHg,窦性心动过速＞110 次/分或心率＜60 次/分,以及距发生 STEMI 的时间增加);④ 其他使用β受体拮抗剂禁忌证(PR 间期＞0.24 秒、二度或三度房室传导阻滞、哮喘发作期或反应性气道疾病)。一般首选心脏选择性的药物,如阿替洛尔、美托洛尔和比索洛尔。口服从小剂量开始,逐渐递增,使静息心率降至 55～60 次/分。β受体拮抗剂可用于 AMI 后的二级预防,能降低发病率和死亡率。

3. 抗血小板治疗 各种类型的 ACS 均需要联合应用包括阿司匹林和 ADP 受体拮抗剂在内的口服抗血小板药物,负荷剂量后给予维持剂量。静脉应用 GPⅡb/Ⅲa 受体拮抗剂主要用于接受直接 PCI 的患者,术中使用。

4. 抗凝治疗 凝血酶使纤维蛋白原转变为纤维蛋白是最终形成血栓的关键环节,因此抑制凝血酶非常重要。肝素在急性 STEMI 中应用视临床情况而定:① 对溶栓治疗的患者,肝素作为溶栓治疗的辅助用药,一般使用方法是静脉推注 70 IU/kg,然后静脉滴注 15 IU/(kg·h)维持,每 4～6 h 测定 APTT,使 APTT,为对照组的 1.5～2 倍,一般在 48～72 h 后改为皮下注射 7 500 IU,每 12 小时 1 次,注射 2～3 日。溶栓制剂不同,肝素用法也不同,重组组织型纤维蛋白溶酶原激活剂(rt-PA)治疗中需充分抗凝,而尿激酶和链激酶只需溶栓治疗后行皮下注射治疗,而不需溶栓前的静脉使用。② 对未溶栓治疗的患者,肝素静脉应用是否有利并无充分证据。目前临床较多应用低分子肝素,可皮下应用,不需要实验室检测,较普通肝素有疗效更肯定、使用方便的优点。

5. 再灌注心肌治疗 起病 3～6 h 最多在 12 h 内,使闭塞的冠状动脉再通,心肌得到再灌注,濒临坏死的心肌可能得以存活或使坏死范围缩小,减轻梗死后心肌重塑,预后改善,是一种积极的治疗措施。要求院前急救人员将 STEMI 患者分流到能够实施直接 PCI 的医院;一旦到达相应医院,应当立即将患者送至导管室,绕过急诊室;如果救护车人员未做出 STEMI 的诊断,并且救护车到达非直接 PCI 医院,则应等待诊断结果,如果证实为 STEMI,应将患者继续转运至直接 PCI 医院(胸痛至就诊时间＞3 h 者)或溶栓后再转运至能行 PCI 的医院(胸痛至就诊时间＜3 h 者);将患者从非 PCI 医院转运到 PCI 医院的时间延迟不超过 120 min,理想目标是 90 min。

(1) 直接 PCI:适应证:① 所有症状发作 12 h 以内并且有持续新发的 ST 段抬高或新发左束支传导阻滞的患者;② 即使症状发作时间在 12 h 以上,但仍然有进行性缺血证据,或仍然有胸痛和 ECG 变化。最新指南推荐:① 如果是有经验的团队在首次医疗接触后 120 min 内实施,与溶栓治疗比较,建议优先实施直接 PCI;② 在合并严重心力衰竭或心源性休克的患者,建议实施直接 PCI 而非溶栓,除非预计 PCI 相关的延迟时间长并且患者是在症状发作后早期就诊;③ 与单纯球囊成形术比较,直接 PCI 时优先考虑支架术;④ 在症状发作超过 24 h 并且没有缺血表现的患者(无论是否溶栓),不建议对完全闭塞的动脉常规实施 PCI;⑤ 如果患者没有双联抗血小板治疗的禁忌证并且能够依从治疗,与金属裸支架比较,优选药物洗脱支架。

(2) 补救性 PCI 溶栓治疗后仍有明显胸痛,抬高的 ST 段无明显降低者,应尽快进行冠状动脉造影,如显示 TIMI 0～Ⅱ级血流,说明相关动脉未再通,宜立即施行补救性 PCI。

(3) 溶栓治疗再通者的 PCI:溶栓成功后有指征实施急诊血管造影,必要时进行梗死相关动脉血运重建治疗,可缓解重度残余狭窄导致的心肌缺血,降低再梗死的发生;溶栓成功后稳定的患者,实施血管造影的最佳时机是 3～24 h。

（4）溶栓疗法无条件施行介入治疗或因患者就诊延误、转送患者到可施行介入治疗的单位将会错过再灌注时机，如无禁忌证应立即（接诊患者后 30 min 内）行本法治疗。

适应证：① 2 个或 2 个以上相邻导联 ST 段抬高（胸导联≥0.2 mV，肢导联≥0.1 mV），或病史提示 AMI 伴左束支传导阻滞，起病时间＜12 h，患者年龄＜75 岁；② ST 段显著抬高的 MI 患者年龄＞75 岁，经慎重权衡利弊仍可考虑；③ STEMI，发病时间已达 12～24 h，但如仍有进行性缺血性胸痛、广泛 ST 段抬高者也可考虑。

禁忌证：① 既往发生过出血性脑卒中，6 个月内发生过缺血性脑卒中或脑血管事件；② 中枢神经系统受损、颅内肿瘤或畸形；③ 近期（2～4 周）有活动性内脏出血；④ 未排除主动脉夹层；⑤ 入院时严重且未控制的高血压（＞180/110 mmHg）或慢性严重高血压病史；⑥ 目前正在使用治疗剂量的抗凝药或已知有出血倾向；⑦ 近期（2～4 周）创伤史，包括头部外伤、创伤性心肺复苏或较长时间（＞10 min）的心肺复苏；⑧ 近期（＜3 周）外科大手术；⑨ 近期（＜2 周）曾有在不能压迫部位的大血管行穿刺术。

溶栓药物的应用：以纤维蛋白溶酶原激活剂激活血栓中纤维蛋白溶酶原，使转变为纤维蛋白溶酶而溶解冠状动脉内的血栓。国内常用：① 尿激酶 30 min 内静脉滴注 150 万～200 万 U。② 链激酶或重组链激酶以 150 万 U 静脉滴注，在 60 min 内滴完。使用链激酶时，应注意寒战、发热等过敏反应。③ 重组组织型纤维蛋白溶酶原激活剂（recombinant tissue-type plasminogen activator，rt-PA）选择性激活血栓部位的纤溶酶原，100 mg 在 90 min 内静脉给予：先静脉注入 15 mg，继而 30 min 内静脉滴注 50 mg，其后 60 min 内再滴注 35 mg。用 rt-PA 前先用肝素 5 000 IU 静脉注射，用药后继续以肝素每小时 700～1 000 IU 持续静脉滴注共 48 h，以后改为皮下注射 7 500 IU 每 12 小时 1 次，连用 3～5 日（也可用低分子量肝素）。

溶栓再通的判断标准：根据冠状动脉造影观察血管再通情况直接判断（TIMI 分级达到 2,3 级者表明血管再通），或根据：① 心电图抬高的 ST 段于 2 h 内回降＞50%；胸痛 2 h 内基本消失；③ 2 h 内出现再灌注性心律失常（短暂的加速性室性自主节律，房室或束支传导阻滞突然消失，或下后壁心肌梗死的患者出现一过性窦性心动过缓、窦房传导阻滞或低血压状态）；④ 血清 CK-MB 酶峰值提前出现（14 h 内）等间接判断血栓是否溶解。

（5）紧急冠状动脉旁路搭桥术：介入治疗失败或溶栓治疗无效有手术指征者，宜争取 6～8 h 内施行紧急 CABG 术，但死亡率明显高于择期 CABG 术。

再灌注损伤：急性缺血心肌再灌注时，可出现再灌注损伤，常表现为再灌注性心律失常。各种快速、缓慢性心律失常均可出现，应作好相应的抢救准备。但出现严重心律失常的情况少见，最常见的为一过性非阵发性室性心动过速，对此不必行特殊处理。

6. 血管紧张素转换酶抑制剂或血管紧张素受体拮抗剂　ACEI 有助于改善恢复期心肌的重构，减少 AMI 的病死率和充血性心力衰竭的发生。除非有禁忌证，应全部选用，但前壁 MI 或有 MI 史、心力衰竭和心动过速等高危患者受益更大。通常在初期 24 h 内开始给药，但在完成溶栓治疗后并且血压稳定时开始使用更理想。一般从小剂量开始，防止发生低血压，在 24～48 h 逐渐增加到目标剂量。如患者不能耐受 ACEI，可考虑给予 ARB。

7. 调脂治疗　他汀类调脂药物的使用同 UA/NSTEMI 患者，见本节 UA/NSTEMI 部分。

8. 抗心律失常和传导障碍治疗　心律失常必须及时消除，以免演变为严重心律失常甚至猝死。发生室颤或持续多形性室速时，尽快采用非同步直流电除颤或同步直流电复律。单形性室速药物疗效不满意时也应及早用同步直流电复律。一旦发现室性期前收缩或室速，立即用利多卡因 50～100 mg 静脉注射，每 5～10 分钟重复 1 次，至期前收缩消失或总量已达 300 mg，继以 1～3 mg/min 的速度静脉滴注维持（100 mg 加入 5% 葡萄糖液 100 mL，静脉滴注 1～3 mL/min）。如室性心律失常反复可用胺碘酮治疗。对缓慢性心律失常可用阿托品 0.5～1 mg 肌内注射或静脉注射。房室传导阻滞发展到二度或三度，伴有血流动力学障碍者，宜用临时起搏，待传导阻滞消失后撤除。室上性快速心律失常选用维拉帕米、地尔硫䓬、美托洛尔、洋地黄制剂或胺碘酮等药物治疗不能控制时，可考虑用同步直流电复律治疗。

9. 抗休克治疗

（1）补充血容量　估计有血容量不足，或中心静脉压和肺动脉楔压低者，用右旋糖酐 40 或 5%～10% 葡萄糖液静脉滴注，输液后如中心静脉压上升＞18 cmH_2O，PCWP＞15～18 mmHg，则应停止。右心室梗死时，中心静脉压的升高则未必是补充血容量的禁忌。

(2)应用升压药补充血容量后血压仍不升,而 PCWP 和 CI 正常时,提示周围血管张力不足,可用多巴胺[起始剂量 $3\sim5\ \mu g/(kg\cdot min)$],或去甲肾上腺素 $2\sim8\ \mu g/min$,亦可选用多巴酚丁胺[起始剂量 $3\sim10\ \mu g/(kg\cdot min)$]静脉滴注。

(3)应用血管扩张剂　经上述处理血压仍不升,而 PCWP 增高,CI 低或周围血管显著收缩以致四肢厥冷并有发绀时,硝普钠 $15\ \mu g/min$ 开始静脉滴注,每 5 分钟逐渐增量至 PCWP 降至 $15\sim18$ mmHg;硝酸甘油 $10\sim20\ \mu g/min$ 开始静脉滴注,每 $5\sim10$ 分钟增加 $5\sim10\ \mu g/min$ 直至左心室充盈压下降。

(4)其他治疗休克的措施:包括纠正酸中毒、避免脑缺血、保护肾功能,必要时应用洋地黄制剂等。考虑用主动脉内球囊反搏术或左心室辅助装置进行辅助循环,然后做选择性冠状动脉造影,随即施行介入治疗或主动脉冠状动脉旁路移植手术,可挽救一些患者的生命。

10. 抗心力衰竭治疗　　主要是治疗急性左心衰竭,以应用吗啡(或哌替啶)和利尿剂为主,亦可选用血管扩张剂减轻左心室的负荷,或用多巴酚丁胺 $10\ \mu g/(kg\cdot min)$ 静脉滴注或用短效 ACEI 从小剂量开始等治疗(参见本篇第二章)。洋地黄制剂可能引起室性心律失常宜慎用。由于最早期出现的心力衰竭主要是坏死心肌间质充血、水肿引起顺应性下降所致,而左心室舒张末期容量尚不增大,因此在梗死后 24 h 内宜尽量避免使用洋地黄制剂。有右心室梗死的患者应慎用。

11. 右心室心肌梗死的处理　　右心室心肌梗死引起右心衰竭伴低血压,宜扩张血容量。在血流动力学监测下静脉滴注输液,直到低血压得到纠正或 PCWP 达 $15\sim18$ mmHg。如输液 $1\sim2$ L 低血压仍未能纠正者可用正性肌力药,以多巴酚丁胺为优,不宜用利尿药。伴有房室传导阻滞者可予以临时起搏。

12. 其他治疗　　下列疗法可能有助于挽救濒死心肌,有防止梗死扩大,缩小缺血范围,加快愈合的作用,有些尚未完全成熟或疗效尚有争论的治疗,可根据患者具体情况考虑选用。

(1)如无禁忌证可尽早使用美托洛尔、阿替洛尔或卡维地洛等 β 受体拮抗剂,尤其是前壁 MI 伴有交感神经功能亢进者,可能防止梗死范围的扩大,改善急、慢性期的预后,但应注意其对心脏收缩功能的抑制。钙通道阻滞剂中的地尔硫䓬可能有类似效果,如有 β 受体拮抗剂禁忌者可考虑应用。不推荐 AMI 患者常规使用钙通道阻滞剂。

(2)极化液疗法　氯化钾 1.5 g,胰岛素 10 U 加入 10% 葡萄糖液 500 mL 中,静脉滴注,$1\sim2$ 次/日,$7\sim14$ 日为一疗程。可促进心肌摄取和代谢葡萄糖,使钾离子进入细胞内,恢复细胞膜的极化状态,以利心脏的正常收缩、减少心律失常。

13. 恢复期的处理　　如病情稳定,体力增进,可考虑出院。近年主张出院前做症状限制性运动负荷心电图、放射性核素和(或)超声显像检查,对未行血运重建者,如显示心肌缺血或心功能较差,宜行冠状动脉造影检查考虑进一步处理。提倡 AMI 恢复后,进行康复治疗,逐步作适当的体育锻炼,有利于体力和工作能力的增进。经 $2\sim4$ 个月的体力活动锻炼后,酌情恢复部分或轻工作,以后部分患者可恢复全天工作,但应避免过重体力劳动或精神过度紧张。

（七）预后

预后与梗死范围的大小、侧支循环产生的情况以及治疗是否及时有关。急性期住院病死率过去一般为 30% 左右,采用监护治疗后降至 15% 左右,采用溶栓疗法后再降至 8% 左右,住院 90 min 内施行介入治疗后进一步降至 4% 左右。死亡多发生在第 1 周内,尤其在数小时内,发生严重心律失常、休克或心力衰竭者,病死率尤高。

第五节　冠状动脉疾病的其他表现形式

一、血管痉挛性心绞痛

血管痉挛性心绞痛也称变异型心绞痛,几乎完全都在静息情况下发生,无体力劳动或情绪激动等诱因,常常伴随一过性 ST 段抬高或压低,冠状动脉造影证实冠状动脉痉挛存在。冠状动脉痉挛发生机制目前尚不清楚,内皮功能障碍引发炎症瀑布反应、内源性血管活性因子失衡促发以及交感与副交感神经调节失调可能与血管痉挛性心绞痛的发病密切相关。与慢性稳定型心绞痛相比,血管痉挛性心绞痛患者常较为年轻,除吸烟较多外,大多数患者缺乏冠心病易患因素,发病时间多集中在午夜至上午 8 点之间。其临床表现并不与冠状动脉的狭窄程度成正比,麦角新碱或乙酰胆碱可诱发冠状动脉痉挛。若长时间冠状动脉持续痉挛,则可能导致 AMI、恶性室性心律失常甚至猝死。

钙通道阻滞剂和硝酸酯类药物通过扩张痉挛的冠状动脉成为治疗血管痉挛性心绞痛的主要手段,但是远期疗效尚不确切。此外,戒烟限酒等生活方式调节,同时控制高血压、糖尿病、血脂异常及肥胖等危险因素也具有非常重要的意义。

二、无症状性心肌缺血

无症状性心肌缺血也称隐匿型冠心病,分两种类型:① Ⅰ型无症状性缺血:发生于冠状动脉狭窄的患者,心肌缺血可以很严重甚至发生心肌梗死,但临床上患者无心绞痛症状,可能系患者心绞痛警告系统缺陷,该型较少见;② Ⅱ型无症状性心肌缺血:较常见,发生于存在稳定型心绞痛、UA 或血管痉挛性心绞痛的患者,这些患者存在的无症状心肌缺血常在心电监护时被发现。

无症状型心肌缺血的发病机制尚不清楚,可能与下列因素有关:① 糖尿病患者的无痛性心肌缺血及无痛性 MI,可能与自主神经疾病有关;② 患者的疼痛阈值增高;③ 患者产生大量的内源性阿片类物质(内啡肽),提高痛觉阈值,Ⅱ型无症状性心肌缺血可能是由于心肌缺血的程度较轻,或有较好的侧支循环。这类患者与其他类型的冠心病患者的不同在于并无临床症状,但又不是单纯的冠状动脉粥样硬化,因为已有心肌缺血的客观表现(心电图或放射性核素心肌显像),因而部分患者可能为早期冠心病,可能突然转为心绞痛或 MI,亦可能逐渐演变为心脏扩大,发生心力衰竭或心律失常,个别患者也可能猝死。诊断此类患者,可为他们提供较早期治疗的机会。

有效防止心肌缺血发作的药物(硝酸酯类、β受体拮抗剂以及钙通道阻滞剂)也对减少或消除无症状性心肌缺血的发作有效,联合用药效果更好。血运重建术可减少 40%～50%的心脏缺血发作。

三、冠状动脉造影结果正常的胸痛——X 综合征

X 综合征通常指患者具有心绞痛或类似于心绞痛的症状,运动平板试验出现 ST 段下移而冠状动脉造影无异常表现。本病的预后通常良好,此类患者占因胸痛而行冠状动脉造影检查患者总数的 10%～30%。本病病因尚不清楚,其中一部分患者在运动负荷试验或心房调搏术时心肌乳酸产生增多,提示心肌缺血。另外,微血管灌注功能障碍、交感神经占主导地位的自主神经功能失调、痛觉阈值降低等,均可导致本病的发生。血管内超声及多普勒血流测定显示可有冠状动脉内膜增厚,早期动脉粥样硬化斑块形成及冠状动脉血流储备降低。

本病以绝经期前女性多见。心电图可正常,也可有非特异性 ST-T 改变,近 20%的患者可有平板运动试验阳性。本病无特异治疗,β受体拮抗剂和钙通道阻滞剂均可以减少胸痛发作次数,硝酸甘油并不能提高患者的运动耐量,但可以改善部分症状,可尝试使用。

四、心 肌 桥

冠状动脉通常走行于心外膜下的结缔组织中,如果一段冠状动脉走行于心肌内,这束心肌纤维被称为心肌桥,走行于心肌桥下的冠状动脉被称为壁冠状动脉。由于壁冠状动脉在每一个心动周期的收缩期被挤压,而产生远端心肌缺血,临床上可表现为类似心绞痛的症状、心律失常、甚至 MI 或猝死。由于心肌桥存在,导致其近端的收缩期前向血流逆转,而损伤该处的血管内膜,所以该处容易形成动脉粥样硬化斑块,冠状动脉造影显示该节段收缩期血管管腔被挤压,舒张期恢复正常,被称为"挤奶现象"。本病无特异性治疗,β受体拮抗剂及钙通道阻滞剂等降低心肌收缩力的药物可缓解症状。曾有人尝试使用植入支架治疗壁冠状动脉受压,大多数支架可见内膜增生,导致再狭窄,因此并不提倡。手术分离壁冠状动脉曾被认为根治此病的方法,但也有再复发的病例。一旦诊断此病,除非绝对需要,应避免使用硝酸酯类药物及多巴胺等正性肌力药物。

病·例·分·析

1. 患者,男,50岁,2个月前因急性前壁心肌梗死入院,经行左前降支内药物支架植入后7日出院,1个月后自行停用全部药物,2 h前在睡眠中发生剧烈胸痛,ECG证实为急性前壁心肌梗死复发。本次再梗的最可能原因?

2. 男性,60岁,持续性胸痛4 h,加重伴出汗,服救心丸稍缓解。有冠心病、高血压病史8年,糖尿病2年。查体:血压130/85 mmHg,痛苦病容,双肺(-),律齐,心率60次/分,第一心音低钝,腹部(-)。ECG显示 I,aVL、V4-6ST段下移0.1 mV,cTnT(＋)。

【问题】

(1) 患者本次再梗的最可能原因?

(2) 该患者为什么口服二氢吡啶类钙拮抗剂不合适?

【分析与解答】

(1) 最有可能是支架内血栓形成。患者支架植入后必须服用一些必需药物,尤其是药物支架植入术后,需长期服用抗血小板聚集药物,该患者停用全部药物而产生了血栓。

(2) 根据病史、症状和辅助检查可以推断为ACS,急性非ST段抬高心肌梗死,应给予硝酸酯类药物扩张冠状动脉,增加冠状动脉血流量,积极给予抗凝及抗血小板药物治疗,适当使用小剂量β受体阻滞剂以降低心肌耗氧量,限制梗死面积。二氢吡啶类药物用于ACS缺乏循证医学证据还没有临床试验证明对此类患者有效果,所以口服这类药不合适。

(谢　勇　顾　翔)

第五章　高血压

学习要点

- **掌握**：高血压判断标准，原发性高血压（高血压病）的临床表现、诊断、鉴别诊断及治疗原则。
- **熟悉**：较常见的继发性高血压；降压药物种类及特点；降压药物的选择和联合用药。
- **了解**：原发性高血压的发病机制，高血压病的几种特殊临床类型；高血压急症的治疗。

第一节　原发性高血压

原发性高血压（primary hypertension）是以血压升高为主要临床表现伴或不伴有多种心血管危险因素的综合征，简称为高血压。高血压是多种心、脑血管疾病的重要病因和危险因素，影响重要脏器，如心、脑、肾的结构与功能，最终导致这些器官的功能衰竭，迄今仍是心血管疾病死亡的主要原因之一。

人群中血压水平呈连续性正态分布，正常血压和血压升高的划分并无明确界线。高血压的标准是根据临床及流行病学资料人为界定的。目前，我国采用的血压分类和标准见表 2 - 5 - 1。高血压定义为收缩压≥140 mmHg 和（或）舒张压≥90 mmHg，根据血压升高水平，又进一步将高血压分为 1～3 级。当收缩压和舒张压分属于不同分级时，以较高的级别作为标准。以上标准适用于男、女性任何年龄的成人。

表 2 - 5 - 1　血压水平分类和定义　　　　　　　　（单位：mmHg）

分　类	收缩压		舒张压
正常血压	<120	和	<80
正常高值血压	120～139	和（或）	80～89
高血压	≥140	和（或）	≥90
1 级高血压（轻度）	140～159	和（或）	90～99
2 级高血压（中度）	160～179	和（或）	100～109
3 级高血压（高度）	≥180	和（或）	≥110
单纯收缩期高血压	≥140	和	<90

注：当收缩压和舒张压分属不同级别时，以较高的级别作为标准

高血压患病率和发病率在不同国家、地区或种族之间有差别，工业化国家较发展中国家高，美国黑人约为白人的 2 倍。高血压患病率、发病率及血压水平随年龄增加而升高。高血压在老年人较为常见，尤以单纯收缩期高血压为多。

流行病学调查显示，我国高血压患病率和流行存在地区、城乡和民族差别，北方高于南方，华北和东北属于高发区；沿海高于内地；城市高于农村；高原少数民族地区患病率较高。男、女性高血压患病率差别不大，青年期男性略高于女性，中年后女性稍高于男性。

一、病　因

原发性高血压的病因为多因素，是遗传易感性和环境因素相互作用的结果。一般认为遗传因素约占

40%,环境因素约占60%。

（一）遗传因素

高血压有明显的家族聚集性,父母均有高血压,子女的发病概率高达46%,约60%高血压患者可询问到有高血压家族史。

（二）环境因素

1. 饮食　高血压患病率与钠盐平均摄入量显著有关,摄盐越多,血压水平和患病率越高。钾摄入量与血压呈负相关。饮食中钙摄入对血压的影响尚有争议。高蛋白质摄入属于升压因素,动物和植物蛋白质均能升压。饮食中饱和脂肪酸或饱和脂肪酸/不饱和脂肪酸比值较高也属于升压因素。饮酒量与血压水平线性相关。

2. 精神应激　脑力劳动者高血压患病率超过体力劳动者,从事精神紧张度高的职业者发生高血压的可能性较大。

（三）其他因素

1. 体重　超重或肥胖是血压升高的重要危险因素。腹型肥胖者更易发生高血压。

2. 避孕药　服避孕药妇女血压升高发生率及程度与服用时间长短有关。

3. 睡眠呼吸暂停低通气综合征(SAHS)　SAHS是指睡眠期间反复发作性呼吸暂停。SAHS患者50%有高血压,血压高度与SAHS病程有关。

二、发 病 机 制

（一）交感神经系统活性亢进

各种病因使大脑皮层下神经中枢功能发生变化,各种神经递质浓度与活性异常,包括去甲肾上腺素、肾上腺素、多巴胺、神经肽Y、5-羟色胺、血管加压素、脑啡肽、脑钠肽和中枢肾素-血管紧张素系统,导致交感神经系统活性亢进,血浆儿茶酚胺浓度升高,阻力小动脉收缩增强。

（二）肾性水钠潴留

各种原因引起肾性水钠潴留,通过全身血流自身调节使外周血管阻力和血压升高,压力-利尿钠机制再将潴留的水钠排泄出去。也可能通过排钠激素分泌释放增加,如内源性类洋地黄物质,在排泄水钠同时使外周血管阻力增高。这个学说的理论意义在于将血压升高作为维持体内水钠平衡的一种代偿方式。

（三）肾素-血管紧张素-醛固酮系统(RAAS)激活

经典的RAAS包括:肾小球入球动脉的球旁细胞分泌肾素,激活从肝脏产生的血管紧张素原(AGT),生成血管紧张素Ⅰ(AⅠ);然后经肺循环的转换酶(ACE)生成血管紧张素Ⅱ(AⅡ)。AⅡ是RAAS的主要效应物质,作用于血管紧张素Ⅱ受体(AT1),使小动脉平滑肌收缩,刺激肾上腺皮质球状带分泌醛固酮,通过交感神经末梢突触前膜的正反馈使去甲肾上腺素分泌增加。这些作用均可使血压升高,参与高血压发病并维持。

（四）细胞膜离子转运异常

血管平滑肌细胞有许多特异性的离子通道、载体和酶,组成细胞膜离子转运系统,维持细胞内外钠、钾、钙离子浓度的动态平衡。遗传性或获得性细胞膜离子转运异常,包括钠泵活性降低,钠-钾离子协同转运缺陷,细胞膜通透性增强,钙泵活性降低,可导致细胞内钠、钙离子浓度升高,膜电位降低,激活平滑肌细胞兴奋-收缩耦联,使血管收缩反应性增强和平滑肌细胞增生与肥大,血管阻力增高。

（五）胰岛素抵抗

胰岛素抵抗(insulin resistance,简称IR)是指必须以高于正常的血胰岛素释放水平来维持正常的糖耐量,表示机体组织对胰岛素处理葡萄糖的能力减退。约50%原发性高血压患者存在不同程度的IR,在肥胖、血三酰甘油升高、高血压与糖耐量减退同时并存的四联症患者中最为明显。

三、病　　理

高血压早期无明显病理改变。心脏和血管是高血压病理生理作用的主要靶器官。

（一）心脏

长期压力负荷增高，儿茶酚胺与血管紧张素Ⅱ等生长因子都可刺激心肌细胞肥大和间质纤维化。高血压主要是左心室肥厚和扩大，根据左心室肥厚和扩张的程度，可以分为对称性肥厚、不对称性室间隔肥厚和扩张性肥厚。长期高血压发生心脏肥厚或扩大时，称为高血压心脏病。高血压心脏病常合并冠状动脉粥样硬化和微血管病变，最终可导致心力衰竭或严重心律失常，甚至猝死。

（二）脑

长期高血压对脑组织的影响，无论是脑卒中或慢性脑缺血，都是脑血管病变的后果。长期高血压使脑血管发生缺血与变性，形成微动脉瘤，从而发生脑出血。高血压促使脑动脉粥样硬化，粥样斑块破裂可并发脑血栓形成。脑小动脉闭塞性病变，引起针尖样小范围梗死病灶，称为腔隙性脑梗死。

（三）肾脏

肾单位数目随年龄增长而减少。长期持续高血压使肾小球内囊压力升高，肾小球纤维化、萎缩，以及肾动脉硬化，进一步导致肾实质缺血和肾单位不断减少。慢性肾衰竭是长期高血压的严重后果之一，尤其在合并糖尿病时。恶性高血压时，入球小动脉及小叶间动脉发生增殖性内膜炎及纤维素样坏死，可在短期内出现肾衰竭。

（四）视网膜

视网膜小动脉早期发生痉挛，随着病程进展出现硬化改变。血压急骤升高可引起视网膜渗出和出血。

四、临 床 表 现

（一）症状

大多数起病缓慢，约1/5患者无症状，仅在测量血压时或发生心、脑、肾等并发症时才被发现。常见症状有头晕、头痛、颈项板紧、疲劳、心悸等，呈轻度持续性，多数症状可自行缓解，在紧张或劳累后加重。也可出现视力模糊、鼻出血等较重症状。

（二）体征

血压随季节、昼夜、情绪等因素有较大波动。冬季血压较高，夏季较低；血压有明显昼夜波动，一般夜间血压较低，清晨起床活动后血压迅速升高，形成清晨血压高峰。患者在家中的自测血压值往往低于诊所血压值。

（三）恶性或急进型高血压

少数患者病情急骤发展，舒张压持续≥130 mmHg，并有头痛、视力模糊、眼底出血、渗出和乳头水肿，肾脏损害突出，持续蛋白尿、血尿与管型尿。病情进展迅速，如不及时有效降压治疗，预后很差，常死于肾功能衰竭、脑卒中或心力衰竭。病理上以肾小动脉纤维样坏死为特征。发病机制尚不清楚，部分患者继发于严重肾动脉狭窄。

（四）并发症

（1）高血压危象：因紧张、疲劳、寒冷、嗜铬细胞瘤发作、突然停服降压药等诱因，小动脉发生强烈痉挛，血压急剧上升，影响重要脏器血液供应而产生危急症状。在高血压早期与晚期均可发生。危象发生时，出现头痛、烦躁、眩晕、恶心、呕吐、心悸、气急及视力模糊等严重症状。

（2）高血压脑病：发生在重症高血压患者，由于过高的血压突破了脑血流自动调节范围，脑组织血流灌注过多引起脑水肿。以脑病的症状与体征为特点，表现为弥漫性严重头痛、呕吐、意识障碍、精神错乱，甚至昏迷、局灶性或全身抽搐。

（3）脑血管病：包括脑出血、脑血栓形成、腔隙性脑梗死、短暂性脑缺血发作。

（4）心力衰竭。

（5）慢性肾衰竭。

（6）主动脉夹层。

五、辅 助 检 查

1. 常规项目 包括尿常规、血糖、血脂、肾功能、血尿酸和心电图。部分患者根据需要和条件可以进一步检查眼底、超声心动图、血电解质。

2. 特殊检查 24 h动态血压监测(ABPM),踝/臂血压比值,心率变异,颈动脉内膜中层厚度(IMT)、动脉弹性功能测定、血浆肾素活性(PRA)等。

六、诊断与鉴别诊断

高血压诊断主要根据诊所测量的血压值,采用经核准的水银柱或电子血压计,测量安静休息坐位时上臂肱动脉部位血压。一般来说,左、右上臂的血压相差10~20 mmHg,右侧>左侧。如果左、右上臂血压相差较大,要考虑一侧锁骨下动脉及远端有阻塞性病变,如大动脉炎、粥样斑块。如疑似直立性低血压还应测量卧位和立位(1秒和5秒后)血压。不能仅凭1次或2次诊所血压测量值来确定,需要一段时间的随访,观察血压变化和总体水平。一旦诊断高血压,必需鉴别是原发性还是继发性。原发性高血压患者需做有关实验室检查,评估靶器官损害和相关危险因素。

七、预 后

高血压的预后不仅与血压升高水平有关,而且与其他心血管危险因素存在以及靶器官损害程度有关。因此,从指导治疗和判断预后的角度,现在主张对高血压患者做心血管危险分层,将高血压患者分为低、中、高和极高危。具体分层标准根据血压升高水平(1、2、3级)、其他心血管危险因素、糖尿病、靶器官损害以及并发症情况,用于分层的其他心血管危险因素:男性>55岁,女性>65岁;吸烟;血胆固醇(TC)>5.72 mmol/L(220 mg/dL),或低密度脂蛋白胆固醇(LDL-C)>3.3 mmol/L(130 mg/dL),或高密度脂蛋白胆固醇(HDL-C)<1.0 mmol/L(40 mg/dL);早发心血管疾病家族史(一级亲属发病年龄<50岁);腹型肥胖(腹围:男性≥85 cm,女性≥80 cm),或体重指数(BMI)>28 kg/m²;高敏C反应蛋白(hCRP)≥1 mg/dL;缺乏体力活动。用于分层的靶器官损害:左心室肥厚;颈动脉超声证实有动脉粥样斑块或内膜中层厚度(IMT)≥0.9 mm;血肌酐轻度升高:男性115~133 μmol/L(1.3~1.5 mg/dL),女性107~124 μmol/L(1.2~1.4 mg/dL);微量白蛋白尿30~300 mg/24 h,或尿白蛋白/肌酐比值:男性≥22 mg/g,女性≥31 mg/g。用于分层的并发症:心脏疾病(心绞痛、心肌梗死、冠状动脉血运重建、心力衰竭);脑血管疾病(脑出血、缺血性脑卒中、短暂性脑缺血发作);肾脏疾病(糖尿病肾病,血肌酐升高男性超过133 μmol/L或女性超过124 μmol/L,临床蛋白尿>300 mg/24 h);血管疾病(主动脉夹层,外周血管病);高血压性视网膜病变(出血或渗出,视乳头水肿)。靶器官损害发生后不仅独立于始动的危险因素,加速心、脑血管病发生,而且成为预测心、脑血管病的危险标记。左心室肥厚、颈动脉内膜中层厚度(IMT)增加或粥样斑块和微量白蛋白尿等靶器官损害,目前被公认为是心血管危险重要标记。

八、治 疗

(一)目的与原则

原发性高血压目前尚无根治方法,降压治疗的最终目的是减少高血压患者心、脑血管病的发生率和死亡率。高血压治疗原则如下:

1. 改善生活行为 适用于所有高血压患者,包括使用降压药物治疗的患者。① 减轻体重:尽量将体重指数(BMI)控制在<25。② 减少钠盐摄入:每人每日食盐量以不超过6 g为宜。③ 补充钙和钾盐:每人每日吃新鲜蔬菜400~500 g,喝牛奶500 mL。④ 减少脂肪摄入:膳食中脂肪量应控制在总热量的25%以下。⑤ 戒烟、限酒:饮酒量每日不可超过相当于50 g乙醇的量。⑥ 增加运动。

2. 降压药治疗对象 ① 高血压2级或以上患者(>160/100 mmHg);② 高血压合并糖尿病,或有心、脑、肾靶器官损害者;③ 改善生活行为后血压仍未获得有效控制患者。从心血管危险分层的角度。

3. 血压控制目标值　　原则上应将血压降到患者能最大耐受的水平,目前一般主张血压控制目标值至少<140/90 mmHg。糖尿病或慢性肾脏病合并高血压患者,血压控制目标值<130/80 mmHg。老年人收缩压(SBP)140～150 mmHg,舒张压(DBP)<90 mmHg。

4. 多重心血管危险因素协同控制　　各种心血管危险因素相互关联,80%～90%高血压患者有血压升高以外的危险因素。因此,必须在控制某一种危险因素时应注意尽可能改善或至少不加重其他心血管危险因素。降压治疗方案除了必须有效控制血压外,还应顾及可能对糖代谢、脂代谢、尿酸代谢等的影响。

(二)降压药物治疗

1. 降压药物种类　　可归纳为五大类,即利尿剂、β受体阻滞剂、钙通道阻滞剂(CCB)、血管紧张素转换酶抑制剂(ACEI)和血管紧张素Ⅱ受体阻滞剂(ARB)。

2. 降压药物作用特点

(1)利尿剂:有噻嗪类、袢利尿剂和保钾利尿剂三类。噻嗪类常用的有氢氯噻嗪和氯噻酮。主要通过排钠,减少细胞外容量,降低外周血管阻力。适用于轻、中度高血压。利尿剂能增强其他降压药的疗效,主要不利作用是低血钾症和影响血脂、血糖、血尿酸代谢,往往发生在大剂量时,因此现在推荐使用小剂量,以氢氯噻嗪为例,每天剂量不超过 25 mg。副反应主要是乏力、尿量增多。痛风患者禁用。

(2)保钾利尿剂:可引起高血钾,不宜与 ACEI、ARB 合用,肾功能不全者禁用。袢利尿剂主要用于肾功能不全时。

(3)β受体阻滞剂:有选择性(β₁)、非选择性(β₁ 与 β₂)和兼有 α 受体阻滞三类。常用的有美托洛尔、阿替洛尔、比索洛尔、卡维洛尔、拉贝洛尔。β受体阻滞剂治疗的主要障碍是心动过缓和一些影响生活质量的副反应,较高剂量β受体阻滞剂治疗时突然停药可致撤药综合征。虽然糖尿病不是使用β受体阻滞剂的禁忌证,但它增加胰岛素抵抗,还可能掩盖和延长降糖治疗过程中的低血糖症,如果必须使用,应使用高度选择性β₁ 受体阻滞剂。副反应有心动过缓、乏力、四肢发冷。β受体阻滞剂对心肌收缩力、房室传导及窦性心律均有抑制,并可增加气道阻力。急性心力衰竭、支气管哮喘、病态窦房结综合征、房室传导阻滞和外周血管病患者禁用。

(4)钙通道阻滞剂:又称钙拮抗剂,分为二氢吡啶类和非二氢吡啶类,前者以硝苯地平为代表,后者有维拉帕米和地尔硫䓬。又可分为短效和长效。长效钙拮抗剂包括长半衰期药物,如氨氯地平;脂溶性膜控型药物,如拉西地平和乐卡地平;缓释或控释制剂,如非洛地平缓释片、硝苯地平控释片。主要通过阻滞细胞外钙离子经电压依赖 L 型钙通道进入血管平滑肌细胞内,减弱兴奋-收缩偶联,降压起效迅速,疗效相对较强,剂量与疗效呈正相关。除心力衰竭外钙拮抗剂较少有禁忌证,对血脂、血糖等代谢无明显影响。主要缺点是开始治疗阶段有反射性交感活性增强,引起心率增快、面部潮红、头痛、下肢水肿等。非二氢吡啶类抑制心肌收缩及自律性和传导性,不宜在心力衰竭、心动过缓患者中应用。

(5)血管紧张素转换酶抑制剂:有卡托普利、依那普利、贝那普利、赖诺普利、西拉普利、培哚普利等。主要通过抑制周围和组织的 ACE,使血管紧张素Ⅱ生成减少,同时抑制激肽酶使缓激肽降解减少。起效缓慢,在 3～4 周时达最大作用,限制钠盐摄入或联合使用利尿剂可使起效迅速和作用增强。ACE 抑制剂具有改善胰岛素抵抗和减少尿蛋白作用,在肥胖、糖尿病和心脏、肾脏靶器官受损的高血压患者具有相对较好的疗效,特别适用于伴有心力衰竭、心肌梗死后、糖耐量减退或糖尿病肾病的高血压患者。副反应主要是干咳和血管性水肿。高血钾症、妊娠妇女和双侧肾动脉狭窄患者禁用。血肌酐超过 3 mg 患者使用时需谨慎。

(6)血管紧张素Ⅱ受体阻滞剂:常用的有氯沙坦、缬沙坦、伊贝沙坦、替米沙坦、坎地沙坦和奥美沙坦等。作用主要通过阻滞组织的血管紧张素Ⅱ受体亚型 AT1,充分有效阻断血管紧张素Ⅱ的水钠潴留、血管收缩与重构。低盐饮食或与利尿剂联合使用能明显增强疗效。多数 ARB 随剂量增大降压作用增强,治疗剂量窗较宽。最大的特点是直接与药物有关的副反应很少,持续治疗的依从性高。治疗对象和禁忌证方面与 ACEI 相同,与 ACEI 并列为五大类降压药。

3. 降压治疗方案　　大多数无合并症患者可以单独或者联合使用噻嗪类利尿剂、β受体阻滞剂、CCB、ACEI 和 ARB,治疗应从小剂量开始。临床实际使用时,应考虑患者心血管危险因素状况、靶器官损害、并发症、疗效、副反应以及费用等。2 级高血压(>160 mmHg/100 mmHg)患者在开始时就可以采用两种降压药物联合治疗,处方联合或者固定剂量联合,有利于血压在相对较短的时间内达到目标值,也有利于减少副反应。联合治疗应采用不同降压机制的药物。比较合理的两种降压药联合治疗方案是：利尿剂与β受体阻滞剂；利尿剂与 ACEI 或 ARB；二氢吡啶类钙拮抗剂与β受体阻滞剂；钙拮抗剂与 ACEI 或 ARB。三种降压药合理的联合治疗方案除有禁忌证外必须包含利尿剂。采用合理的治疗方案和良好的治疗依从，一般可使患者在治疗后3～6个月内达到血压控制目标值。对于有并发症或合并症患者，降压药和治疗方案选择应该个体化。

（三）有并发症和合并症的降压治疗

1. 脑血管病　降压目的是减少再次发生脑卒中。脑血管病患者，压力感受器敏感性减退，易发生体位性低血压，因此降压应缓慢、平稳，以不减少脑血流量。可选择 ARB、长效钙拮抗剂、ACEI 或利尿剂。注意从单药小剂量起，再缓慢递增剂量或联合治疗。

2. 冠心病　高血压合并稳定性心绞痛应选择β受体阻滞剂、转换酶抑制剂和长效钙拮抗剂；发生过心肌梗死患者应选择 ACEI 和β受体阻滞剂，预防心室重构。尽可能选用长效制剂，较少血压波动，尤其控制清晨血压高峰。

3. 心力衰竭　高血压合并无症状左心室功能不全，应选择 ACEI 和β阻滞剂，注意从小剂量开始；在有心力衰竭症状的患者，应采用利尿剂、ACEI 或 ARB 和β阻滞剂联合治疗。

4. 慢性肾衰竭　终末期肾脏病时常有高血压，两者呈恶性循环。降压治疗的目的主要是延缓肾功能恶化，预防心、脑血管病发生。应该实施积极降压治疗策略，通常需要 3 种或 3 种以上降压药方能达到目标水平。ACEI 或 ARB 在早、中期能延缓肾功能恶化，但要注意在低血容量或病情晚期（肌酐清除率<30 mL/min 或血肌酐超过 265 μmol/L，即 3.0 mg/dL）有可能反而使肾功能恶化。血液透析患者仍需降压治疗。

5. 糖尿病　并发肾脏损害时高血压患病率达70％～80％。1 型糖尿病在出现蛋白尿或肾功能减退前通常血压正常，高血压是肾病的一种表现；2 型糖尿病往往较早就与高血压并存。高血压患者约10％有糖尿病和糖耐量异常。多数糖尿病合并高血压患者往往同时有肥胖、血脂代谢紊乱和较严重的靶器官损害，属于心血管危险的高危群体，约80％患者死于心、脑血管病。应该实施积极降压治疗策略，为了达到目标水平，通常在改善生活行为基础上需要 2 种以上降压药物联合治疗。ARB 或 ACEI、长效钙拮抗剂和小剂量利尿剂是较合理的选择。ACEI 或 ARB 能有效减轻和延缓糖尿病肾病的进展，改善血糖控制。

（四）顽固性高血压治疗

约 10％高血压患者，尽管使用了三种以上合适剂量降压药联合治疗，血压仍未能达到目标水平，称为顽固性高血压或难治性高血压。对顽固性高血压的处理，首先要寻找原因，然后针对具体原因进行治疗，常见有以下一些原因。

1. 血压测量错误　袖带大小不合适，上臂围粗大者使用了普通袖带；袖带置于有弹性阻力的衣服（毛线衣）外面；放气速度过快；听诊器置于袖带内；在听诊器上向下用力较大。有些是间接测量血压方法引起的假性顽固。假性高血压可发生在广泛动脉粥样硬化和钙化的老年人，测量肱动脉血压时需要比硬化的动脉腔更高的袖带压力方能阻断血流。

2. 降压治疗方案不合理　采用不合理的联合治疗不能显著增强降压效应；采用了对某些患者有明显副反应的降压药，导致无法增加剂量提高疗效和不依从治疗；在三种降压药的联合治疗方案中无利尿剂。

3. 药物干扰降压作用　非类固醇性抗炎药（NSAIDs）引起水钠潴留，增强对升压激素的血管收缩反应，能抵消除钙拮抗剂外各种降压药的作用。拟交感胺类药物具有激动α肾上腺素能活性作用，如某些滴鼻液、抑制食欲的减肥药。三环类抗抑制剂阻止交感神经末梢摄取利血平、可乐定等降压药。用于器官移植抗自身免疫的药物环孢素（cyclosporine）刺激内皮素释放，增加肾血管阻力，减少水钠排泄。治疗晚期肾脏疾病贫血的重组人红细胞生成素能直接作用于血管，升高周围血管阻力。口服避孕药和糖皮质激素也拮抗降压药的作用。

4. 容量超负荷　饮食钠摄入过多抵消降压药作用。肥胖、糖尿病、肾脏损害和慢性肾功能不全时通常有容量超负荷。在一些联合治疗依然未能控制血压的患者中，常发现未使用利尿剂，或者利尿剂的选择和计量不合理。可以采用短期强化利尿治疗试验来判断。

5. 胰岛素抵抗　胰岛素抵抗是肥胖和糖尿病患者发生顽固性高血压的主要原因。在降压药治疗基础上联合使用胰岛素增敏剂,可以明显改善血压控制。肥胖者减轻体重 5 kg 就能显著降低血压或减少使所用的降压药数量。

6. 继发性高血压　见本章第二节,其中肾动脉狭窄和原发性醛固酮增多症是最常见的原因,尤其在老年患者。约 1/3 原发性醛固酮增多症患者表现为顽固性高血压,而且有些患者无低血钾症。在老年高血压患者中隐性甲状腺功能减退者不少见。另外,睡眠呼吸暂停低通气综合征、过多饮酒和重度吸烟也是造成顽固性高血压的原因。顽固性高血压的处理应该建立在上述可能原因评估的基础上,大多数患者可以找到原因并加以纠正。如果依然不能控制血压,应该进一步进行血流动力学和神经激素检查。如果所有的方法都失败了,宜短时期停止药物治疗,严密监测血压,重新开始新的治疗方案,可能有助于打破血压升高的恶性循环。

（五）高血压急症

在高血压发展过程的任何阶段和其他疾病急症时,可以出现严重危及生命的血压升高,需要做紧急处理。高血压急症是指短时期内(数小时或数日)血压重度升高,舒张压>130 mmHg 和(或)收缩压>200 mmHg,伴有重要器官组织如心脏、脑、肾脏、眼底、大动脉的严重功能障碍或不可逆性损害。高血压急症可以发生在高血压患者,表现为高血压危象或高血压脑病;也可发生在其他许多疾病过程中,主要在心、脑血管病急性阶段,如脑出血、蛛网膜下腔出血、缺血性脑梗死、急性左心室心力衰竭、心绞痛、急性主动脉夹层和急、慢性肾衰竭等情况时。及时正确处理高血压急症十分重要,可在短时间内使病情缓解,预防进行性或不可逆性靶器官损害,降低死亡率。根据降压治疗的紧迫程度,可分为紧急和次急两类。前者需要在几分钟到 1 h 内迅速降低血压,采用静脉途径给药;后者需要在几小时到 24 h 内降低血压,可使用快速起效的口服降压药。

1. 治疗原则

(1)迅速降低血压:选择适宜有效的降压药物,静脉滴注给药,及早开始日服降压药治疗。

(2)控制性降压:高血压急症时短时间内血压急骤下降,有可能使重要器官的血流灌注明显减少,应采取逐步控制性降压,即开始的 24 h 内将血压降低 20%～25%,48 h 内血压不低于 160/100 mmHg。

(3)合理选择降压药:高血压急症处理对降压药的选择,要求起效迅速,短时间内达到最大作用;作用持续时间短,停药后作用消失较快;副反应较小。另外,最好在降压过程中不明显影响心率、心排血量和脑血流量。硝普钠、硝酸甘油、尼卡地平和地尔硫草注射液相对比较理想。在大多数情况下,硝普钠往往是首选的药物。

(4)避免使用的药物:利血平肌肉注射的降压作用起始较慢,如果短时间内反复注射又导致难以预测的蓄积效应,发生严重低血压;引起明显嗜睡反应,干扰对神志状态的判断。因此,不主张用利血平治疗高血压急症。治疗开始时也不宜使用强力的利尿降压药,除非有心力衰竭或明显的体液容量负荷过度,因为多数高血压急症时交感神经系统和 RAAS 过度激活,外周血管阻力明显升高,患者体内循环血容量减少,强力利尿是危险的。

2. 降压药选择与应用

(1)硝普钠:能同时直接扩张动脉和静脉,降低前、后负荷。开始时以 50 mg/500 mL 浓度每分钟 10～25 μg 速度静脉滴注,立即发挥降压作用。使用硝普钠必须密切观察血压,根据血压水平仔细调节滴注速率,稍有改变就可引起血压较大波动。停止滴注后,作用仅维持 3～5 min。硝普钠可用于各种高血压急症。在通常剂量下副反应轻微,有恶心、呕吐、肌肉颤动。滴注部位如药物外渗可引起局部皮肤和组织反应。硝普钠在体内红细胞中代谢产生氰化物,长期或大剂量使用应注意可能发生硫氰酸中毒,尤其在肾功能损害者。

(2)硝酸甘油:扩张静脉和选择性扩张冠状动脉与大动脉。开始时以每分钟 5～10 μg 速度静脉滴注,然后每 5～10 分钟增加滴注速率至每分钟 20～50 μg。降压起效迅速,停药后数分钟作用消失。硝酸甘油主要用于急性心力衰竭或急性冠状动脉综合征时高血压急症。副反应有心动过速、面部潮红、头痛和呕吐等。

(3)尼卡地平:二氢吡啶类钙通道阻滞剂,作用迅速,持续时间较短,降压作用同时改善脑血流量。开始时从每分钟 0.5 μg/kg 静脉滴注,逐步增加剂量到每分钟 6 μg/kg。尼卡地平主要用于高血压危象或急性脑血管病时高血压急症。不良作用有心动过速、面部潮红等。

（4）地尔硫䓬：非二氢吡啶类钙通道阻滞剂，降压同时具有改善冠状动脉血流量和控制快速性室上性心律失常作用。配制成 50 mg/500 mL 浓度，以每小时 5～15 mg 速度静脉滴注，根据血压变化调整速率。地尔硫䓬主要用于高血压危象或急性冠状动脉综合征。不良作用有头痛、面部潮红等。

（5）拉贝洛尔（labetalol）：兼有 α 受体阻滞作用的 β 阻滞剂，起效较迅速（5～10 min），但持续时间较长（3～6 h）。开始时缓慢静脉注射 50 mg，以后可以每隔 15 分钟重复注射，总剂量不超过 300 mg，也可以每分钟 0.5～2 mg 速度静脉滴注。拉贝洛尔主要用于妊娠或肾衰竭时高血压急症。副反应有头晕、体位性低血压、心脏传导阻滞等。

3. 几种常见高血压急症的处理原则

（1）脑出血：脑出血急性期时血压明显升高多数是由于应激反应和颅内压增高，原则上实施血压监控与管理，不实施降压治疗，因为降压治疗有可能进一步减少脑组织的血流灌注，加重脑缺血和脑水肿。只有在血压极度升高情况时，即＞200/130 mmHg，才考虑严密血压监测下进行降压治疗。血压控制目标不能低于 160/100 mmHg。

（2）脑梗死：脑梗死患者在数日内血压常自行下降，而且波动较大，一般不需要做高血压急症处理。

（3）急性冠状动脉综合征：部分患者在起病数小时内血压升高，大多见于前壁心肌梗死，主要是舒张压升高，可能与疼痛和心肌缺血的应激反应有关。血压升高增加心肌耗氧量，加重心肌缺血和扩大梗死面积；有可能增加溶栓治疗过程中脑出血发生率。可选择硝酸甘油或地尔硫䓬静脉滴注，也可选择口服 β 受体阻滞剂和 ACEI 治疗。血压控制目标是疼痛消失，舒张压＜100 mmHg。

（4）急性左心室衰竭：降压治疗对伴有高血压的急性左心室衰竭有较明显的独特疗效，降压治疗后症状和体征能较快缓解。应该选择能有效减轻心脏前、后负荷又不加重心脏工作的降压药物，硝普钠或硝酸甘油是较佳的选择。需要时还应静脉注射袢利尿剂。

第二节　继发性高血压

继发性高血压是指由某些确定的疾病或病因引起的血压升高，约占所有高血压的 5%。继发性高血压尽管所占比例并不高，但绝对人数仍相当多，而且不少继发性高血压，如原发性醛固酮增多症、嗜铬细胞瘤、肾血管性高血压、肾素分泌瘤等，可通过手术得到根治或改善。因此，及早明确诊断能明显提高治愈率或阻止病情进展。

1. 肾实质性高血压　　包括急、慢性肾小球肾炎，糖尿病性肾病、慢性肾盂肾炎，多囊肾和肾移植后等多种肾脏病变引起的高血压，是最常见的继发性高血压。所有肾脏疾病在终末期肾病阶段 80%～90% 有高血压。必须严格限制钠盐摄入，每天摄入量＜3 g；使用降压药物联合治疗，通常需要 3 种或 3 种以上，将血压控制在 130/80 mmHg 以下；应包括 ACEI 或 ARB，有利于减少尿蛋白，延缓肾功能恶化。

2. 肾血管性高血压　　凡进展迅速或突然加重的高血压，均应怀疑本症。本症大多有舒张压中、重度升高，体检时在上腹部或背部肋脊角处可闻及血管杂音。肾动脉造影可明确诊断并提供具体狭窄部位。分侧肾静脉肾素活性测定可预测手术治疗效果。治疗方法可根据病情和条件选择经皮肾动脉成形术，手术和药物治疗。治疗的目的不仅为了降低血压，还在于保护肾功能。经皮肾动脉成形术较简便，对单侧非开口处局限性狭窄效果较好。手术治疗包括血运重建术，肾移植术和肾切除术，适用于不宜经皮肾动脉成形术患者。

3. 原发性醛固酮增多症　　本症是肾上腺皮质增生或肿瘤分泌过多醛固酮所致。临床上以长期高血压伴低血钾为特征，少数患者血钾正常。由于电解质代谢障碍，本症可有肌无力、周期性麻痹、烦渴、多尿等症状。约 1/3 表现为顽固性高血压。如果是肾上腺皮质腺瘤或癌肿所致，手术切除是最好的方法。如果是肾上腺皮质增生，也可作肾上腺大部切除术，但效果相对较差，一般仍需使用降压药物治疗，选择醛固酮拮抗剂螺内酯和长效钙拮抗药。

4. 嗜铬细胞瘤　　嗜铬细胞瘤起源于肾上腺髓质、交感神经节和体内其他部位嗜铬组织，肿瘤间歇或持续释放过多肾上腺素、去甲肾上腺素与多巴胺。临床表现变化多端，典型的发作表现为阵发性血压升高伴心动过速、头痛、出汗、面色苍白。在发作期间可测定血或尿儿茶酚胺或其代谢产物 3-甲氧基-4-羟基苦杏仁酸（VMA），如有显著增高，提示嗜铬细胞瘤。超声、放射性核素、CT 或磁共振等可做定位诊断。嗜铬细胞瘤大多为良性,约 10% 嗜铬细胞瘤为恶性,手术切除效果好。手术前或恶性病变已有多处转移无法手术者,选择 α 受体和 β 受体阻滞剂联合降压治疗。

5. 皮质醇增多症　　皮质醇增多症又称 Cushing 综合征,主要是由于促肾上腺皮质激素(ACTH)分泌过多导致肾上腺皮质增生或者肾上腺皮质腺瘤,引起糖皮质激素过多所致。80% 患者有高血压,同时有向心性肥胖、满月脸、水牛背、皮肤紫纹、毛发增多、血糖增高等表现。24 h 尿中 17 -羟和 17 -酮类固醇增多,地塞米松抑制试验和肾上腺皮质激素兴奋试验有助于诊断。颅内蝶鞍 X 线检查、肾上腺 CT、放射性核素肾上腺扫描可确定病变部位。治疗主要采用手术、放射和药物方法根治病变本身,降压治疗可采用利尿剂或与其他降压药物联合应用。

6. 主动脉缩窄　　主动脉缩窄多数为先天性,少数是多发性大动脉炎所致。临床表现为上臂血压增高,而下肢血压不高或降低。在肩脚间区、胸骨旁、腋部有侧支循环的动脉搏动和杂音,腹部听诊有血管杂音。胸部 X 线检查可见肋骨受侧支动脉侵蚀引起的切迹。主动脉造影可确定诊断。主要采用介入扩张支架植入或血管手术方法。

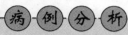

男,32 岁,发现高血压病史 1 年,最高血压达到 170/100 mmHg,自服硝苯地平片治疗。近半年来出现发作性头晕,全身乏力,手足发麻,口渴,夜尿增多。查尿糖(—),尿比重 1.010,尿蛋白(+—),血钾 3.01 mmol/L。

【问题】

该患者最有可能是哪种疾病?

【分析与解答】

此患者是典型的青年高血压患者,并且有低血钾伴全身乏力、头晕、手足发麻、口渴、夜尿增多等症状,低血钾,最有可能符合原发性醛固酮增多症的临床表现。

(谢　勇　顾　翔)

第六章 心 肌 疾 病

学习要点

- **掌握：** 心肌病的分类、特发性心肌病的诊断和治疗原则。
- **熟悉：** 常见继发性心肌病的病因、表现、诊断和治疗原则。

心肌疾病是指除心脏瓣膜病、冠状动脉粥样硬化性心脏病、高血压心脏病、肺源性心脏病、先天性心血管病和甲状腺功能亢进性心脏病等以外的以心肌病变、心功能障碍为主要表现的一组疾病。分为四型，即扩张型心肌病、肥厚型心肌病、限制型心肌病及致心律失常型右心室心肌病，不定型的心肌病仍保留。据统计，在住院患者中，心肌病可占心血管病的 $0.6\%\sim4.3\%$，近年心肌病有增加趋势。在因心血管病死亡的尸体解剖中，心肌病占 0.11%。

一、扩张型心肌病

扩张型心肌病(dilated cardiomyopathy，DCM)主要特征是单侧或双侧心腔扩大，心肌收缩期功能减退，伴或不伴有充血性心力衰竭。本病常伴有心律失常，病死率较高，男多于女($2.5:1$)，在我国发病率为 $13/10$ 万$\sim84/10$ 万不等。

(一)病因、病理及发病机制

扩张型心肌病病因迄今不明，除特发性、家族遗传性外，近年来认为持续病毒感染是其重要原因，持续病毒感染对心肌组织的损伤、自身免疫包括细胞、自身抗体或细胞因子介导的心肌损伤等可导致或诱发扩张型心肌病。此外尚有围生期、乙醇中毒、抗癌药物、心肌能量代谢紊乱和神经激素受体异常等多因素也可引起本病。扩张型心肌病以心腔扩张为主，肉眼可见心室扩张，室壁多变薄，纤维瘢痕形成，且常伴有附壁血栓。组织学为非特异性心肌细胞肥大、变性，特别是程度不同的纤维化等病变混合存在。

(二)临床表现

扩张型心肌病起病缓慢，多在临床症状明显时方就诊，如有气急，甚至端坐呼吸、水肿和肝大等充血性心力衰竭的症状和体征时，始被诊断。部分患者可发生栓塞或猝死。主要体征为心脏扩大，常可听到第三或第四心音，心率快时呈奔马律。常合并各种类型的心律失常。近期由于人们对病毒性心肌炎可演变为扩张型心肌病的认识增强，在心肌炎后常紧密随访，有时可发现早期无充血性心力衰竭表现而仅有左室增大的扩张型心肌病，事实上是病毒性心肌炎的延续。

临床实验室检查包括：

(1) 胸部 X 线检查可见心影常明显增大，心胸比>50%，肺淤血。

(2) 心电图可见多种心电异常如心房颤动，传导阻滞等各种心律失常。其他尚有 ST-T 改变，低电压，R 波减低，少数可见病理性 Q 波，多系心肌广泛纤维化的结果，但需与心肌梗死相鉴别。

(3) 在本病早期行超声心动图检查可见心腔轻度扩大，后期各心腔均扩大，以左心室扩大早而显著，室壁运动普遍减弱，二、三尖瓣反流。

(4) 心脏放射性核素检查可见左心室容积增大，左室射血分数降低；核素心肌显影表现为灶性散在性放射性减低。

(5) 心导管检查和心血管造影可见左、右心室舒张末期压、左心房压和肺毛细血管楔压增高、心搏量、心脏指数减低；心腔扩大，室壁运动减弱，射血分数低下。冠状动脉造影多无异常。

(6) 心内膜心肌活检：可见心肌细胞肥大、变性、间质纤维化等。

（三）诊断与鉴别诊断

本病缺乏特异性诊断指标，临床上看到心脏增大、心律失常和充血性心力衰竭的患者时，如超声心动图证实有心腔扩大与心脏弥漫性搏动减弱，即应考虑有本病的可能，但应除外各种病因明确的器质性心脏病，如急性病毒性心肌炎、风湿性心脏病、冠心病、先天性心血管病及各种继发性心肌病等后方可确立诊断。

（四）治疗与疗效判断

尚无特殊的防治方法。在病毒感染时密切注意心脏情况并及时治疗，有一定的实际意义。目前治疗原则是针对充血性心力衰竭和各种心律失常。

治疗措施包括：① 限制体力活动，低盐饮食；② 应用洋地黄和利尿剂；③ 扩血管药物、血管紧张素转换酶抑制剂等长期口服；④ 选用 β 受体阻滞剂从小剂量开始，视症状、体征调整用量；⑤ 中药黄芪、生脉散和牛磺酸等有抗病毒，有一定辅助作用；⑥ 本病易有附壁血栓形成，对有心房颤动或深静脉血栓形成等发生栓塞性疾病风险且没有禁忌证的患者宜长期抗凝治疗；⑦ 对一些左心室射血分数（LVEF）降低和 NYHA 心功能 Ⅱ～Ⅳ级，QRS 增宽大于 120 ms，提示心室收缩不同步，可以通过心脏再同步化治疗（cardiac resynchronization therapy，CRT）改善心脏功能，缓解症状。有严重的心律失常，危及生命，药物治疗不能控制，LVEF<30%，伴轻至中度心力衰竭症状、预期临床状态预后尚好的患者可置入心脏电复律除颤器（implantable cardioverter and defibrillator，ICD），预防猝死的发生；⑧ 对长期严重心力衰竭，内科治疗无效的病例，可考虑进行心脏移植，等待期间可以行左心机械辅助循环，以改善患者心脏功能。本病的病程长短不等，充血性心力衰竭的出现频度较高，预后不良。死亡原因多为心力衰竭和严重心律失常，不少患者猝死。以往认为症状出现后 5 年的存活率在 40% 左右。近年来，由于上述治疗手段的采用存活率已明显提高。

二、肥厚型心肌病

肥厚型心肌病（hypertrophic cardiornyopathy，HCM）是以左心室（或）右心室肥厚为特征，常为不对称肥厚并累及室间隔，左心室血液充盈受阻、舒张期顺应性下降为基本病态的心肌病，后期可出现心力衰竭。根据左心室流出道有无梗阻又可分为梗阻性肥厚型和非梗阻性肥厚型心肌病。近年来发现非梗阻性肥厚型心肌病中心尖部肥厚型心肌病（apical hypertrophy，APH）不少见。本病常为青年猝死的原因。近年我国大范围资料揭示患病率为 180/10 万。世界 HCM 的人群患病率 200/10 万。我国的患病率与全球相近。

（一）病因、病理及发病机制

本病常有明显家族史（约占 1/3），目前被认为是常染色体显性遗传疾病，肌节收缩蛋白基因突变是主要的致病因素。还有人认为儿茶酚胺代谢异常、细胞内钙调节异常、高血压、高强度运动等均可作为本病发病的促进因子。肥厚型心肌病的特征为不均等的心室间隔增厚，亦有心肌均匀肥厚（或）心尖部肥厚（apical hypertrophy，APH）的类型。组织学特征为心肌细胞肥大，形态特异，排列紊乱。尤以左心室间隔部改变明显。

（二）临床表现

许多患者有心悸、胸痛、劳力性呼吸困难，伴有流出道梗阻的患者可在起立或运动时出现眩晕，甚至神志丧失等，体格检查可有心脏轻度增大，能听到第四心音；流出道有梗阻的患者可在胸骨左缘第 3～4 肋间听到较粗糙的喷射性收缩期杂音；心尖部也常可听到收缩期杂音。使用 β 受体阻滞剂、取下蹲位，使心肌收缩力下降或使左心室容量增加，均可使杂音减轻；相反，如含服硝酸甘油片、应用强心药或取站立位，使左心室容量减少或增加心肌收缩力，均可使杂音增强。

（三）辅助检查

1. 胸部 X 线检查　心影增大多不明显，如有心力衰竭则呈现心影明显增大。

2. 心电图　表现为左心室肥大，ST-T 改变，常在胸前导联出现巨大倒置 T 波，深而不宽的病理性 Q 波，室内传导阻滞和期前收缩亦常见。

3. 超声心动图　是临床上主要诊断手段，可显示室间隔的非对称性肥厚，舒张期室间隔的厚度与后壁之比≥1.3。同时可以判别梗阻性与非梗阻性肥厚。

4. 心导管检查和心血管造影　左心室舒张末期压上升。有梗阻者在左心室腔与流出道间有收缩期压差,心室造影显示左心室腔变形。冠状动脉造影多无异常。

5. 心内膜心肌活检　心肌细胞畸形肥大,排列紊乱有助于诊断。

（四）诊断和鉴别诊断

对临床或心电图表现类似冠心病的患者,如患者较年轻,诊断冠心病依据不充分又不能用其他心脏病来解释,则应想到本病的可能。结合心电图、超声心动图及心导管检查做出诊断。如有阳性家族史(猝死、心脏增大等)更有助于诊断。本病通过超声心动图,心血管造影及心内膜心肌活检可与高血压心脏病、冠心病、先心病、主动脉瓣狭窄等相鉴别。

（五）治疗和疗效判断

本病由于病因不明,又很多与遗传基因有关,难于预防。治疗原则为弛缓肥厚的心肌,目前主张应用β受体阻滞剂及钙通道阻滞剂治疗。对重症梗阻性患者可做介入或手术治疗,植入双腔 DDD 型起搏器、消融或切除肥厚的室间隔心肌。对患者进行生活指导,提醒患者避免激烈运动、持重或屏气等,减少猝死的发生。避免使用增强心肌收缩力和减少心脏容量负荷的药物,如洋地黄、硝酸类制剂等,以减少加重左心室流出道梗阻。预后因人而异,可从无症状到心力衰竭、猝死。心房颤动可促进心力衰竭的发生。少数患者可并发感染性心内膜炎或栓塞等。一般成人病例 10 年存活率为 80%,小儿病例为 50%。成人死亡多为猝死,而小儿则多为心力衰竭,其次为猝死。猝死在有阳性家族史的青少年中尤其多发。猝死原因多为室性心律失常,特别是心室颤动。

三、限制型心肌病

限制型心肌病(restrictive cardiomyopathy,RCM)以单侧或双侧心室充盈受限和舒张容量下降为特征,但收缩功能和室壁厚度正常或接近正常。以心脏间质纤维化增生为其主要病理变化,心室内膜硬化,扩张明显受限。本病可为特发性或与其他疾病如淀粉样变性,伴有或不伴有嗜酸性粒细胞增多症的心内膜心肌疾病并存。多见于热带和温带地区,我国仅有散发病例。以发热、全身倦怠为初始症状,白细胞增多,特别是嗜酸粒细胞增多较为特殊。以后逐渐出现心悸、呼吸困难、水肿、肝大、颈静脉怒张、腹水等心力衰竭症状。其表现酷似缩窄性心包炎,有人称之为缩窄性心内膜炎。心电图常呈窦性心动过速、低电压、心房或心室肥大、T 波低平或倒置。可出现各种类型心律失常,以心房颤动较多见。左心室造影可见心内膜肥厚及心室腔缩小,心尖部钝角化。活检可见心内膜增厚和心内膜下心肌纤维化。需与缩窄性心包炎鉴别。心室腔狭小,变形和嗜酸粒细胞的增多,心包无钙化而内膜可有钙化等有助于本病诊断。本病还应与肥厚型心肌病、扩张型心肌病相及冠心病鉴别。本病无特效防治手段,主要避免劳累、呼吸道感染、预防心力衰竭,只能对症治疗。心力衰竭对常规治疗反应不佳,往往成为难治性心力衰竭。糖皮质激素治疗也常无效。栓塞并发症较多,可考虑使用抗凝药物。近年用手术剥离增厚的心内膜,收到较好效果。肝硬化出现前可做心脏移植。本病预后不良,按病程发展快慢而不同,心力衰竭为最常见死因。

四、致心律失常型右室心肌病

致心律失常型右室心肌病(arrhythmogenic right ventricular cardiomyopathy,ARVC)旧称为致心律失常右室发育不良(arrhythmogenic right ventricular dysplasia,ARVD)。其特征为右室心肌被进行性纤维脂肪组织所置换,早期呈典型的区域性,逐渐可累及整个右心室甚至部分左心室,而间隔相对很少受累。常为家族性发病,系常染色体显性遗传,不完全外显、隐性型也有报道。临床常表现为心律失常、右心扩大和猝死,尤其在年轻患者。根据反复发作的来源于右心室的室性心律失常、右心扩大,MRI 检查提示右室心肌组织变薄,即可确立诊断。鉴于室壁心肌菲薄,不宜做心内膜心肌活检和消融治疗。应选择恰当的药物控制室性心律失常,高危患者可植入埋藏式自动复律除颤(ICD)装置,或心脏移植以提高生存率。

五、不定型心肌病

不定型心肌病(unclassified cardiomyopathies,UCM)是指不适合归类于上述任何类型的心肌病,如弹力纤维增生症、左心室致密化不全(LVNC)、心室扩张甚轻而收缩功能减弱、线粒体受累等。某些患者可以出现几种类型心肌病的特征(如淀粉样变性、原发性高血压)。现已认识到某些心律失常如 Brugada 综合征、长 Q - T 综合征等,为原发的心肌细胞离子通道或传导系统异常,但尚未将其列为心肌病范畴。

六、特异性心肌病

特异性心肌病(specific cardiomyopathies)是指伴有特异性心脏病或特异性系统性疾病的心肌疾病。亦即继发性心肌疾病。包括缺血性心肌病、瓣膜性心肌病、高血压性心肌病、炎症性心肌病、代谢性心肌病、内分泌性心肌病、全身疾病所致、肌营养不良、神经肌肉病变、过敏及中毒反应(乙醇、儿茶酚胺、蒽环类药物、照射等)、围生期心肌病等。

1. 酒精性心肌病 长期且每日大量饮酒,出现乙醇依赖症者,可呈现酷似扩张型心肌病的表现,称为酒精性心肌病(alcoholic cardiomyopathy)。临床表现与扩张型心肌病相似。如能排除其他心脏病,且有大量饮酒史(纯乙醇量约 125 mL/d,即每日啤酒约 4 瓶或白酒 150 g),持续 10 年以上即应考虑本病。本病一经诊断,戒酒和治疗即可奏效。但不能长期持续戒酒者预后不良。同时应注意常合并的肝、脑乙醇中毒病的诊治。

2. 围生期心肌病 围生期心肌病可以在围生期首次出现,可能是一组多因素疾病。既往无心脏病的妊娠末期或产后(通常 2~20 周)女性,出现呼吸困难、水肿等心力衰竭症状,类似扩张型心肌病者称为围生期心肌病。可有心室扩大,附壁血栓。本病的特点之一是体循环或肺循环栓塞的出现频率较高,在每 1 300~4 000 次分娩中发生 1 例。本病多发生在 30 岁左右的经产妇。如能早期诊断、及时治疗,一般预后良好。安静、增加营养、补充维生素类药物十分重要。针对心力衰竭,可使用利尿药、ACE 抑制剂和血管扩张剂、洋地黄等。对有栓塞的病例应使用抗凝剂。应采取避孕或绝育措施防复发。

3. 克山病 克山病亦称地方性心肌病。本病是在中国发现的一种原因不明的心肌病。本病全部发生在低硒地区。并有环境卫生差、易有病毒感染为其特点。病理改变主要是心肌实质性变性、坏死和纤维化,心脏呈肌源性普遍扩张。其临床表现、X 线、心电图、超声心动图及化验检查均类似扩张型心肌病。在缺硒地区需常年口服亚硒酸钠,调整饮食结构,改善水源,人畜饮水分开,乃是最根本的预防对策。

七、心 肌 炎

心肌炎(myocarditis)指心肌本身的炎症病变,分为感染性和非感染性两大类。感染性可有细菌、病毒、螺旋体、立克次体、真菌、原虫、蠕虫等所引起。非感染性包括过敏、变态反应(如风湿热等)、化学、物理或药物(如阿霉素等)。近年来由于风湿热和白喉等所致心肌炎逐渐减少,而病毒性心肌炎的发病率显著增多,本节重点叙述病毒性心肌炎。

(一)病因、病理及发病机制

很多病毒都可能引起心肌炎,其中以肠道病毒包括柯萨奇 A、B 组病毒,埃柯(ECHO)病毒,脊髓灰质炎病毒等为常见,尤其是柯萨奇 B 组病毒(CVB)占 30%~50%。其发病机制为病毒的直接作用,病毒介导的免疫损伤作用,以及多种细胞因子和一氧化氮等介导的心肌损害和微血管损伤。病毒性心肌炎有以心肌病变为主的实质性病变和以间质为主的间质性病变。典型改变是以心肌间质增生、水肿及充血,内有多量炎性细胞浸润等。心内膜心肌活检可以提供心肌病变的证据,但有取材局限性和伪差的因素存在,因而影响诊断的准确率。

(二)临床表现

可完全没有症状,也可以猝死。约半数于发病前 1~3 周有病毒感染前驱症状,然后出现心悸、胸痛、呼吸困难、水肿,甚至 Adams - Stokes 综合征。体检可见各种心律失常,可听到第三心音或杂音,或有颈静脉怒张、肺部啰音、肝大等心力衰竭体征,重症可出现心源性休克。胸部 X 线检查可见心影扩大或正常。心电图常见 ST-T 改变和各型心律失常,如合并有心包炎可有 ST 段抬高,可出现病理性 Q 波,需与心肌梗死鉴别。超声心动图检查可示左心室舒张功能减退,节段性或弥漫性室壁运动减弱,左心室增大或附壁血栓等。血清肌钙蛋白、肌酸激酶增高等有助于诊断。发病后 3 周内,相隔两周的两次血清 CVB 中和抗体滴度呈四倍或以上增高,或一次高达 1:640,特异型 CVB IgM 1:320 以上,外周血白细胞肠道病毒核酸阳性等,均是一些可能但不是肯定的病因诊断指标。确诊有赖于心内膜、心肌或心包组织内病毒、病毒抗原、病毒基因片段或病毒蛋白的检出,反复进行心内膜心肌活检有助于本病的诊断、病情和预后判断。但一般不做常规检查。

（二）诊断和鉴别诊断

成人急性心肌炎诊断参考标准如下:

1. 病史与体征　　在上呼吸道感染、腹泻等病毒感染后 3 周内出现与心脏相关的表现,如乏力、胸闷头晕、心尖第一心音明显减弱、舒张期奔马律、心包摩擦音、心脏扩大、充血性心力衰竭或阿-斯综合征等。

2. 上述感染后 3 周内出现下列心律失常或心电图改变者

(1) 窦性心动过速、房室传导阻滞、窦房阻滞或束支阻滞。

(2) 多源、成对室性期前收缩,交界性、室性心动过速,心房或心室扑动或颤动。

(3) 2 个以上导联 ST 段呈水平型或下斜型下移≥0.05 mV 或 ST 段异常抬高或出现异常 Q 波。

3. 心肌损伤的参考指标　　血清心肌肌钙蛋白 I 或肌钙蛋白 T(强调定量测定)、CK-MB 明显增高。超声心动图示心腔扩大或室壁活动异常和/或核素心功能检查证实左室收缩或舒张功能减弱。

4. 病原学依据

(1) 在急性期从心内膜、心肌、心包或心包穿刺液中检测出病毒、病毒基因片段或病毒蛋白抗原。

(2) 病毒抗体:第 2 份血清中同型病毒抗体滴度较第 1 份血清升高 4 倍(2 份血清应相隔 2 周以上)或一次抗体效价≥640 者为阳性,320 者为可疑(如以 1:32 为基础者则宜以≥256 为阳性,128 为可疑阳性,根据不同实验室标准作决定)。

(3) 病毒特异性 IgM:以≥1:320 者为阳性(按各实验室诊断标准,需在严格质控条件下)。如同时有血中肠道病毒核酸阳性者更支持有近期病毒感染。

注:同时具有上述(一)、(二)(1、2、3 中任何一项)、(三)中任何二项。在排除其他原因心肌疾病后临床上可诊断急性病毒性心肌炎;如具有(四)中的第 1 项者可从病原学上确诊急性病毒性心肌炎;如仅具有(四)中第 2、3 项者,在病原学上只能拟诊为急性病毒性心肌炎。如患者有阿-斯综合征发作、充血性心力衰竭伴或不伴心肌梗死样心电图改变、心源性休克、急性肾衰竭、持续性室性心动过速伴低血压发作或心肌心包炎等在内的一项或多项表现,可诊断为重症病毒性心肌炎,如仅在病毒感染后 3 周内出现少数期前收缩或轻度 T 波改变,不宜轻易诊断为急性病毒性心肌炎。对难以明确诊断者,可进行长期随访,有条件时可作心内膜心肌活检进行病毒基因检测及病理学检查。

应除外甲状腺功能亢进症、二尖瓣脱垂综合征、风湿性心肌炎、中毒性心肌炎、冠心病、结缔组织病、代谢性疾病以及克山病(克山病地区)等。

（三）治疗和疗效判断

病毒性心肌炎患者应卧床休息,进富含维生素及蛋白质的食物,心力衰竭时使用利尿剂、血管扩张剂、血管紧张素转换酶(ACE)抑制剂等。目前不主张早期使用糖皮质激素,但对有房室传导阻滞、难治性心力衰竭、重症患者或考虑有自身免疫的情况下则可慎用。近年来采用黄芪、牛磺酸、辅酶 Q_{10} 等中西医结合治疗病毒性心肌炎有抗病毒、调节免疫和改善心脏功能等作用,具一定疗效。干扰素也具抗病毒、调节免疫等作用。

大多数患者经过适当治疗后能痊愈,但有心律失常并易在感冒、劳累后增多,也可以在 1 年后持续存在,如无不适不必用抗心律失常药物干预。各阶段的时间划分比较困难,一般急性期定为 3 个月,3 个月后至 1 年为恢复期,1 年以上为慢性期。患者在急性期可因严重心律失常、急性心力衰竭和心源性休克而死亡。部分患者经过数周至数月后病情可趋稳定但可能留有一定程度的心脏扩大、心功能减退、伴或不伴有心律失常或心电图异常等,经久不愈,形成慢性心肌炎,事实上,临床上很难与扩张型心肌病鉴别。

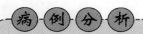 病·例·分·析

男性,56岁。劳累后心悸、气短,进行性加重3年,多次出现夜间睡眠中呼吸困难,坐起后缓解。感腹胀、食欲下降、尿少、下肢水肿半年。既往无高血压、糖尿病、高脂血症。查体:P 99 次/分,BP 130/70 mmHg,半卧位,颈静脉怒张,双肺底可闻及湿啰音,心前区搏动弥散,心界向两侧扩大,心率110 次/分,心律不齐,心音强弱不等,P2>A2,心尖部可闻及3/6级收缩期吹风样杂音,肝肋下2.0 cm,肝颈静脉反流征(+)0,下肢重度水肿(++)。

【问题】

该患者最可能的诊断为?

【分析与解答】

该患者中年男性,3年来出现进行性心功能不全,自开始的左心功能不全发展至全心功能不全,体检发现最突出的是心界向两侧扩大,心音弱,心律不齐,且心率数大于脉率数,心尖部可闻及明显收缩期吹风样杂音,提示左心室扩大明显,出现二尖瓣关闭不全,但患者无糖尿病、高血压、高血脂症等冠心病的危险迹象,首先考虑的是扩张型心肌病。

(沈建华 顾 翔)

第七章 先天性心血管病

第一节 成人常见先天性心血管病

先天性心脏病是由于胎儿的心脏在母体内发育有缺陷或部分发育停顿所造成的畸形。环境因素；胎儿周围环境因素如妊娠早期子宫内病毒感染，羊膜病变，胎儿周围机械压迫，母体营养障碍，维生素缺乏及代谢病，母体用细胞毒类药物或较长时间放射线照射；遗传因素均可能与本病发生有关。

一、房间隔缺损

房间隔缺损（ASD）是最常见的成人先天性心脏病，女性多于男性，有家族遗传倾向。分为原发孔缺损和继发孔缺损。房间隔缺损对血流动力学的影响主要取决于分流量的多少，由于左心房压力高于右心房，所以形成左向右的分流，分流量的多少除缺损口大小之外更重要的是取决于左、右心室的顺应性。持续的肺血流量增加导致肺淤血，使右心容量负荷增加，从功能性肺动脉高压发展为器质性肺动脉高压，右心系统压力随之持续增高直至超过左心系统的压力，使原来的左向右分流逆转为右向左分流而出现青紫。

（一）临床表现

单纯房间隔缺损在儿童期大多无症状，随年龄增长症状逐渐显现，表现为劳力性呼吸困难和室上性心律失常。有些患者可因右心室慢性容量负荷过重而发生右心衰竭。晚期约有 15％患者因重度肺动脉高压出现右向左分流而有青紫，形成 Eisenmenger 综合征。体格检查最典型的体征为肺动脉瓣区第二心音亢进呈固定性分裂，并可闻及Ⅱ～Ⅲ级收缩期喷射性杂音，此系肺动脉血流量增加，肺动脉瓣关闭延迟并相对性狭窄所致。

心电图：典型病例所见为右心前导联 QRS 波呈 rSr' 或 rSR' 或 R 波伴倒置，电轴右偏，有时可有 P-R 延长。X 线检查：可见右心房、右心室增大、肺动脉段突出及肺血管影增加。超声心动图：除可见肺动脉增宽，右心房、右心室增大外，剑突下心脏四腔图可显示房间隔缺损的部位及大小。彩色多普勒可显示分流方向。心导管检查：典型病例不需要进行心导管检查。当疑有其他合并畸形，或需测定肺血管阻力以判断手术治疗预后时，应进行右心导管检查。

（二）诊断与鉴别诊断

典型的心脏听诊、心电图、X 线表现可提示房间隔缺损存在，超声心动图可以确诊。应与肺静脉畸形引流、肺动脉瓣狭窄及小型室间隔缺损等鉴别。

（三）治疗

介入治疗：参见本章第二节。手术治疗：对所有单纯 ASD 已引起血流动力学改变，即已有肺血增多征象、房室增大及心电图相应表现者均应手术治疗。患者年龄太大已有严重肺动脉高压者手术治疗应慎重。一般随年龄增长而病情逐渐恶化，死亡原因常为心力衰竭，其次为肺部感染，肺动脉血栓形成或栓塞。

二、室间隔缺损

室间隔缺损（VSD），在左、右心室之间存在一直接开口。在中国成人先天性心脏病中，本病仅次于房间隔缺损占第 2 位。根据室间隔缺损的边界构成,分为三型:Ⅰ型肌型缺损;Ⅱ型膜周部缺损;Ⅲ型为动脉瓣下缺损。室间隔缺损导致心室水平的左向右分流,由于肺循环血量增加,肺动脉压力增高早期肺血管阻力呈功能性增高,随着时间推移,肺血管发生组织学改变,形成肺血管梗阻性病变,形成 Eisenmenger 综合征。

（一）临床表现

一般根据血流动力学受影响的程度,症状轻重等,临床上分为大、中、小型室间隔缺损。

1. 小型室间隔缺损 在收缩期左右心室之间存在明显压力阶差,但左向右分流量不大。缺损面积一般<0.5 cm²/m²(BSA),有称之为 Roger 病。此类患者通常无症状,沿胸骨左缘第 3～4 肋间可闻及Ⅳ～Ⅵ级全收缩期杂音伴震颤,P2 可有轻度分裂无明显亢进。

2. 中型室间隔缺损 左、右心室之间分流量较大,但右心室收缩期压力仍低于左心室,缺损面积一般为 0.5～1.0 cm²/m²。听诊除在胸骨左缘可闻及全收缩期杂音伴震颤外,并可在心尖区闻及舒张中期反流性杂音,P2 可轻度亢进。部分患者有劳力性呼吸困难。

3. 大型室间隔缺损 左、右心室之间收缩期已不存在压力差,左向右分流量大,因血流动力学影响严重,存活至成人期者较少见,且常已有继发性肺血管阻塞性病变,导致右向左分流而呈现青紫;并有呼吸困难及负荷能力下降;胸骨左缘收缩期杂音常减弱至Ⅲ级左右,P2 亢进。

心电图:成人小室间隔缺损心电图可以正常或在 V1 导联出现 rSr 图形;中等大室间隔缺损可有左心室肥厚表现,也可同时呈现右室肥厚图形;大室间隔缺损时以右心室肥厚为主。X 线检查:小室间隔缺损 X 线片上可无异常征象;中等大室间隔缺损可见肺血增加,心影略向左增大;大室间隔缺损主要表现为肺动脉及其主要分支明显扩张,但在肺野外 1/3 血管影突然减少,心影大小不一,表现为左心房、左心室大,或左心房、左心室、右心室增大或以右心室增大为主,心尖向上抬举提示右心室肥厚。超声心动图:用以确定诊断同时可以测定缺损大小及部位,判断心室肥厚及心腔大小。运用 Doppler 技术还可测算跨隔及跨(肺动脉)瓣压差,是本病最重要的检查手段。心导管检查:如疑有多孔缺损或合并有其他先天畸形时应进行导管介入检查,对大的缺损已有继发性肺动脉病变,决定是否可行手术治疗时应行心导管检查,并进行肺动脉扩张的药物试验。

（二）诊断与鉴别诊断

典型室间隔缺损根据临床表现及超声心动图即可确诊。轻度肺动脉瓣狭窄、肥厚型心肌病等心前区亦可闻及收缩期杂音应注意鉴别;大室间隔缺损合并肺动脉高压者应与原发性肺动脉高压及法洛四联症鉴别。

（三）治疗

介入治疗,参见第二节。

手术治疗:在开展介入治疗以前,成人小室间隔缺损一般不考虑手术,但应随访观察;中度室间隔缺损应考虑手术;介于以上两者之间可根据患者总体情况决定是否手术,除非年龄过大有其他疾患不能耐受手术者仍应考虑手术治疗;大室间隔缺损伴明显肺动脉压增高者不宜手术。

三、动脉导管未闭

动脉导管未闭(PDA)在国外成年人此种畸形已罕见,国内安贞医院 1993 年统计成人先天性心脏病中仍占第 3 位。

动脉导管连接肺动脉总干与降主动脉是胎儿期血液循环的主要渠道。出生后一般在数月内因废用而闭塞,如 1 岁后仍未闭塞,即为动脉导管未闭。由于在整个心动周期主动脉压总是明显高于肺动脉压,所以通过未闭动脉导管持续有血流从主动脉进入肺动脉,即左向右分流,使肺循环血流量增多,回流至左心系统的血流量也相应增加,致使左心负荷加重,左心随之增大。

（一）临床表现

动脉导管未闭者可因分流量大小,有以下临床表现形式:

(1) 分流量甚小,临床上可无主观症状,体征为胸骨左缘第二肋间及左锁骨下方可闻及连续性机械样杂音,可伴有震颤,脉压可轻度增大。

（2）中等分流量者常有乏力、劳累后心悸、气喘胸闷等症状，心脏听诊杂音性质同上，更为响亮伴有震颤，传导范围广泛，周围血管征阳性。

（3）分流量大者常伴有继发性严重肺动脉高压者可导致右向左分流。上述典型杂音的舒张期成分减轻或消失，继之收缩期杂音亦可消失而仅可闻及因肺动脉瓣关闭不全的舒张期杂音，此时患者多有青紫，且临床症状严重。心电图：常见的有左心室大、左心房大的改变，有肺动脉高压时，可出现右心房大、右心室肥大。X线检查：透视下所见肺门舞蹈征是本病的特征性变化。胸片上可见肺动脉凸出；肺血增多，左心房及左心室增大。严重病例晚期出现右向左分流时，心影反可较前减小，并出现右心室增大的表现，肺野外带肺血减少。超声心动图：二维超声心动图可显示未闭动脉导管，左心室内径增大。彩色多普勒可测得存在于主动脉与肺动脉之间的收缩期与舒张期左向右分流。心导管检查：为了了解肺血管阻力、分流情况及除外其他复杂畸形。

（二）诊断与鉴别诊断

根据典型杂音、X线及超声心动图表现，大部分可以做出正确诊断，右心导管可进一步确定病情。需与主动脉瓣关闭不全合并室间隔缺损、主动脉窦瘤（Valsalva 窦瘤）破裂等可引起连续性杂音的病变鉴别。

（三）治疗

因本病易并发感染性心内膜炎，故即使分流量不大亦应及早争取手术或介入治疗。但对已有明显继发性肺动脉梗阻病变，出现右向左分流者则禁忌手术。介入治疗见本章第二节。

四、二叶主动脉瓣

先天性二叶主动脉瓣是成人先天性心脏病中最常见的类型之一，由于超声心动图的发展，其检出率增加。由于二叶主动脉瓣在出生时瓣膜功能一般均与正常三叶瓣无差别，因而可无任何症状体征，可健康存活至成年。随着年龄增长二叶瓣常有渐进性钙化增厚而导致主动脉瓣狭窄，另一方面二叶瓣也可由于瓣叶和瓣环发育不匹配而出现主动脉瓣关闭不全。前者以左心室压力负荷增加及心排血量减少为特征；后者以主动脉瓣反流及左心室容量负荷增加为主要病理生理改变。二叶主动脉瓣畸形与主动脉根部病变——中层囊性坏死有着内在的联系，可合并存在。后者可表现为主动脉根部动脉瘤，或突发主动脉夹层。前者多见于老年人，后者常发生于较年轻的患者。

（一）临床表现

瓣膜功能正常时可无任何症状体征。瓣膜功能障碍出现狭窄或关闭不全时表现相应的症状体征。超声心动图是诊断二叶主动脉瓣最直接、最可靠的检查方法。心电图及X线检查对二叶主动脉瓣本身并无诊断价值。伴发左心室肥厚或扩大，可在心电图及X线上表现出相应的变化。心导管检查仅用于拟行介入或手术治疗的患者，测定跨瓣压差、计算瓣口面积、判断反流程度等。

（二）诊断与鉴别诊断

对临床上表现为孤立的主动脉瓣狭窄及或关闭不全的成年患者应考虑本病的可能，根据超声心动图所见诊断并不困难。对于已确定为主动脉二叶瓣畸形的患者无论有无瓣膜功能不全，突发剧烈胸痛症状时，应考虑主动脉夹层的可能。鉴别诊断主要应与风湿性瓣膜病及肥厚性梗阻性心肌病相鉴别。

（三）治疗

介入治疗参见本章第二节。

手术治疗：瓣膜狭窄且有症状，跨瓣压力阶差≥50 mmHg 时，宜行瓣膜切开或换瓣术；对于瓣膜关闭不全，心脏进行性增大者，应考虑换瓣术治疗。本病易患感染性心内膜炎，病情可因此急剧恶化。

五、主动脉缩窄

先天性主动脉缩窄为局限性主动脉管腔狭窄，成年后手术死亡率高于儿童期手术，如不手术大多死于 50 岁以内，其中半数以上死于 30 岁以内。

六、肺动脉瓣狭窄

先天性肺动脉瓣狭窄指肺动脉瓣、瓣上或瓣下有狭窄。瓣膜型表现为瓣膜肥厚,瓣口狭窄;瓣下型为右心室流出道漏斗部肌肉肥厚造成梗阻;瓣上型指肺动脉主干或主要分支有单发或多发性狭窄。发病率较高,在成人先天性心脏病中可达 25%。主要的病理生理为右心室的排血受阻,右心室压力增高,右心室代偿性肥厚,最终右心室扩大以致衰竭。如右心室收缩压<50 mmHg 为轻型;>50 mmHg 但未超过左心室收缩压者为中型;超过左心室收缩压者为重型。右心室压力越高表明肺动脉瓣狭窄越重,而狭窄上下压力阶差也必然越大。

(一)临床表现

轻症肺动脉瓣狭窄可无症状,重者在活动时有呼吸困难及疲倦,严重狭窄者可因剧烈活动而导致晕厥甚至猝死。典型的体征为胸骨左缘第 2 肋有一响亮的收缩期喷射性杂音,传导广泛可传及颈部,整个心前区甚至背部,常伴有震颤;肺动脉区第二心音减弱。

心电图:轻度狭窄时可正常;中度以上狭窄可出现电轴右偏、右心室肥大、右心房增大。也可见不完全右束支传导阻滞。X 线检查:可见肺动脉段突出,此为狭窄后扩张所致,肺血管影细小,肺野异常清晰;心尖左移上翘为右心室肥大表现。超声心动图:可见肺动脉瓣增厚,可定量测定瓣口面积;瓣下型漏斗状狭窄也可清楚判定其范围;应用多普勒技术可计算出跨瓣或狭窄上下压力阶差。介入或手术治疗前应行右心导管检查及右心室造影以确定狭窄部位及程度。

(二)诊断与鉴别诊断

典型的杂音、X 线表现及超声心动图检查可以确诊。鉴别诊断应考虑原发性肺动脉扩张,房、室间隔缺损,法洛四联症及 EbSTein 畸形等。

(三)治疗

轻度狭窄一般可不予治疗,随访观察即可。如患者有症状压力阶差>35 mmHg 者,介入或手术治疗效果均良好。重症狭窄如不予处理,可致右心衰竭而死亡。

七、三尖瓣下移畸形

先天性三尖瓣下移畸形多称之为埃勃斯坦畸形(EbSTein anomaly),虽在先天性心脏病中属少见,但因大多可活至成年故在成人先心病中并不太少见。症状轻微者可暂不手术随访观察,心脏明显增大,症状较重者应行手术治疗,包括三尖瓣成形或置换、房化的心室折叠、关闭房间隔缺损及切断房室旁路。

八、主动脉窦动脉瘤

先天性主动脉窦动脉瘤是一种少见的先天性心脏病变。在瘤体未破裂时可无任何症状,而瘤体大多在 20 岁以后破裂,而出现严重症状,故此类病变大多在成年时被发现,男性多于女性。窦瘤一旦破裂预后不佳,如不能手术治疗,多在数周或数月内死于心力衰竭。

九、法 洛 四 联 症

先天性法洛四联症是联合先天性心血管畸形,包括肺动脉口狭窄、心室间隔缺损、主动脉右位(主动脉骑跨于缺损的室间隔上)、右心室肥大四种异常,由于肺动脉口狭窄,肺动脉压力不高甚至降低,右心室血流大量经骑跨的主动脉进入体循环,使动脉血氧饱和度明显降低,出现青紫并继发红细胞增多症。是最常见的青紫型先天性心脏病,在成人先天性心脏中所占比例接近 10%。如同时有房间隔缺损则称之为法洛五联症。

(一)临床表现

主要是自幼出现的进行性青紫和呼吸困难,易疲乏,劳累后常取蹲踞位休息。严重缺氧时可引起晕厥,长期右心压力增高及缺氧可发生心功能不全。患者除明显青紫外,常伴有杵状指(趾),心脏听诊肺动脉瓣第二心音减弱以致失,胸骨左缘常可闻及收缩期喷射性杂音。脑血管意外(如脑梗死)、感染性心内膜炎、肺部感染为本病常见并发症。血常规可显示红细胞、血红蛋白及血细胞比容均显著增高。心电图可见电轴右偏、右心室肥厚。X 线检查主要为右心室肥厚表现,肺动脉段凹陷,形成木靴状外形,肺血管纹理减少。超声心动图可显示右心室肥厚、室间隔缺损及主动脉骑跨。磁共振检查:对于各种解剖结构异常可进一步清晰显示。心导管检查:对拟行手术治疗的患者应行心导管检查。

（二）诊断与鉴别诊断

根据临床表现、X 线、心电图及超声心动图检查基本上可确定诊断。鉴别诊断应考虑大动脉错位合并肺动脉瓣狭窄、右室双出口及 Eisenmenger 综合征相鉴别。

（三）治疗

未经手术而存活至成年的本症患者,唯一可选择的治疗方法为手术纠正畸形,手术危险性较儿童期手术为大,但仍应争取手术治疗。

十、艾森曼格综合征

艾森曼格综合征(Eisenmenger syndrome)严格的意义上并不能称为先天性心脏病,而是一组先天性心脏病发展的后果。如先天性室间隔缺损持续存在,可由原来的左向右分流,由于进行性肺动脉高压发展至器质性肺动脉阻塞性病变,出现右向左分流,从无青紫发展至有青紫时,即称之为 Eisenmenger 综合征。其他如房间隔缺损、动脉导管未闭等也可有类似的情况。因此,本征也可称之为肺动脉高压性右向左分流综合征。在先天性心脏病手术尚未普及时临床上本征较多见,近年来已逐渐减少。除原发的室间隔缺损、房间隔缺损或动脉导管未闭等原有畸形外,可见右心房、右心室均明显增大;肺动脉总干和主要分支扩大,而肺小动脉壁增厚,内腔狭小甚至闭塞。

（一）临床表现

轻至中度青紫,于劳累后加重,逐渐出现杵状指(趾),常伴有气急、乏力、头晕等症状,以后可出现右心衰竭的相关症状。体征示心浊音界明显增大,心前区胸骨左缘 3~4 肋间有明显搏动,原有的左向右分流的杂音减弱或消失(动脉导管未闭的连续性杂音中,舒张期部分可消失),肺动脉瓣第二心音亢进、分裂,以后可出现舒张期杂音,胸骨下段偏左部位可闻及收缩期反流性杂音。心电图,右室肥大劳损、右房肥大。X 线检查,右心室、右心房增大,肺动脉干及左、右肺动脉均扩大,肺野轻度淤血或不淤血,血管纹理变细,左心情况因原发性畸形而定。超声心动图,除原有畸形表现外,肺动脉扩张及相对性肺动脉瓣及三尖瓣关闭不全支持本征诊断。心导管检查对本综合征有一定危险,因已无手术指征,一般不行此项检查。

（二）诊断与鉴别诊断

根据病史及临床上晚发青紫结合 X 线及超声心动图检查诊断一般无困难。鉴别诊断主要与先天性青紫型心脏畸形鉴别,一般亦无困难。

（三）治疗

本症已无手术矫治可能,有条件者可行心肺联合移植。

第二节　先天性心脏病的介入治疗

先天性心脏病属于先天性发育畸形,心脏或大血管存在解剖学的缺损或狭窄。为此,手术纠治为其主要的治疗手段。近年来由于影像学、各种导管技术以及使用的介入器材的不断改进与发展,使得介入治疗在一定范围内取代了手术治疗,主要是针对狭窄或缺损型的病变,采用球囊扩张、支架植入技术和缺损或异常通道的封堵技术。

（一）经皮球囊肺动脉瓣成形术(PBPV)

PBPV 目前已累积了较为成熟的经验,成为单纯肺动脉瓣狭窄的首选治疗方法。

适应证:① 以单纯肺动脉瓣狭窄伴有狭窄后扩张者效果最佳;② 狭窄的程度以跨瓣压差为标准,目前已趋向于将介入指征降为≥30 mmHg；③ 肺动脉瓣狭窄，经手术治疗后出现再狭窄者亦可进行PBPV；④ 作为复杂性先天性心脏病的姑息，如室间隔完整型肺动脉闭锁等；⑤ 肺动脉瓣狭窄并其他可介入治疗的先心病如 ASD、PDA 等。

禁忌证：① 肺动脉瓣下狭窄即右心室流出道漏斗部狭窄者；② 肺动脉瓣上型狭窄瓣膜发育不良，无肺动脉狭窄后扩张者。

并发症：主要并发症为穿刺部位血管并发症，术中心律失常，三尖瓣受损及继发性肺动脉瓣关闭不全。疗效及预后：PBPV 治疗如适应证选择适当，近期及远期疗效与手术治疗相同，术后压力阶差明显下降者达 75%。

（二）经皮球囊主动脉瓣成形术（PBAV）

PBAV，从总的来说由于球囊导管须由股动脉逆行通过狭窄的主动脉瓣口，操作上难度较大，且术中并发症较多，总的推广应用和疗效评价低于 PBPV。

适应证（主要指先天性者）：① 先天性主动脉瓣膜型狭窄有症状者；② 狭窄程度，跨主动脉压力阶差≥50 mmHg 为介入指标；③ 新生儿或婴幼儿严重瓣膜型狭窄，伴充血性心力衰竭者，可作为缓解症状治疗手段，推迟外科手术时间；④ 外科瓣膜切开术后再狭窄。

禁忌证：① 先天性主动脉瓣狭窄伴有主动脉及瓣膜发育不良者；② 合并中度或重度主动脉瓣反流者。

并发症：① 术中球囊扩张阻断主动脉引起血流动力学障碍及（或）心律失常，特别在婴幼儿死亡率较高；② 股动脉损伤；③ 主动脉瓣关闭不全约有 45%，有 14% 的患者在 2 年内需行瓣膜置换术。

（三）未闭动脉导管封堵术

目前介入治疗已成为 PDA 的常规治疗。极少数晚期已形成右向左分流者不宜行此治疗。并发症发生率为 3%～5%，主要并发症为：① 封堵装置的脱落及异位栓塞；② 机械性溶血，为封堵后残留细小通道致血流高速通过，大量红细胞破坏所致；③ 血管并发症；④ 心律失常。总体来说疗效确切，并发症的发生与所用封堵器械不同有关，如用海绵塞法无溶血并发症，但有海绵栓易脱落的并发症；双伞面封堵系统操作简便不易脱落，但可有溶血并发症。弹簧圈封堵法简便易行，并发症少，最具有应用前景。

（四）房间隔缺损封闭术

目前纽扣式补片装置（Amplatzer 封堵器），简化了操作，手术安全有效。

适应证：① ASD 缺损最大伸展直径＜36 mm；② 缺损上下房间隔边缘不少于 5 mm；③ 房间隔的整体直径应大于拟使用的补片直径；④ 外科修补术后残留缺损。

禁忌证：① 已有右向左分流者；② 合并有其他先天性心血管畸形。

并发症：① 残余分流；② 异位栓塞；③ 血管并发症及感染；④ 机械性溶血少见。

（五）室间隔缺损封闭术

适应证：① 对血流动力学有影响的膜周部 VSD，缺损口上缘距主动脉右冠瓣的距离≥2 mm；② 肌部缺损型 VSD；③ 外科手术后残余分流。

禁忌证：① 相对禁忌证为不符合上述条件的单纯 VSD；② 绝对禁忌证为已有右向左分流。

并发症：与 ASD 介入封闭术相同。

（六）先天性心脏病的其他介入治疗术

对于某些先天性心脏病不能手术纠正或暂时不宜手术者，有些介入手段可作为缓症处理，争取今后手术时机或姑息治疗以减轻症状。

1. 经皮球囊动脉扩张及支架植入术 可用于：① 先天性主动脉缩窄；② 肺动脉瓣远端单纯肺动脉主干或分支狭窄；③ 法洛四联症，外科手术无法纠治的肺动脉分支狭窄。

2. 人工房间隔造口术 可用于：① 新生儿或婴儿严重青紫性心脏病，室间隔完整者；② 先天性二尖瓣严重狭窄或闭锁；③ 完全性肺静脉异位引流。

3. 异常血管弹簧圈堵闭术 用于：① 先天性肺动静脉瘘；② 先天性冠状动静脉瘘；③ 先天性心脏病姑息手术后的血管间异常通道。

（谢 勇 顾 翔）

第八章　心脏瓣膜病

学习要点

● **掌握**：瓣膜病变（重点为风湿性心瓣膜病）的病因、病理生理、临床表现及诊断方法。
● **熟悉**：常见的鉴别诊断、并发症、治疗原则及手术适应证。
● **了解**：本病在我国发病趋势、瓣膜病检查及治疗方法的发展。

心脏瓣膜病（valvular heart disease）是由于炎症、黏液样变性、退行性改变、先天性畸形、缺血性坏死、创伤等原因引起的单个或多个瓣膜结构的功能或结构异常，导致瓣口狭窄及（或）关闭不全。二尖瓣最常受累，其次为主动脉瓣。风湿性心脏病（rheumatic heart disease）简称风心病，是风湿性炎症过程所致瓣膜损害，主要累及 40 岁以下人群，瓣膜黏液样变性和老年人的瓣膜钙化在我国日益增多。

第一节　二尖瓣疾病

一、二尖瓣狭窄

（一）病因、病理和发病机制

二尖瓣狭窄（mitral stenosis）的最常见病因为风湿，2/3 的患者为女性。二尖瓣装置不同部位粘连融合引起二尖瓣狭窄，开放受限，瓣口面积减少，慢性二尖瓣狭窄可导致左心房扩大及左心房壁钙化，尤其在合并心房颤动时左心耳及左心房内可形成附壁血栓。正常人的二尖瓣口面积为 4～6 cm²，狭窄的瓣口面积 1.5～2.0 cm² 为轻度狭窄、1～1.5 cm² 为中度狭窄、小于 1 cm² 为重度狭窄。左心房压升高致肺小动脉硬化，肺动脉压力升高，可引起右心室肥厚、三尖瓣和肺动脉瓣关闭不全和右心衰竭。

（二）临床表现

1. 症状　一般在二尖瓣中度狭窄（瓣口面积 <1.5 cm²）时方始有明显症状，主要表现为呼吸困难、咳嗽、咯血、阵发性夜间呼吸困难或咳嗽时的血性痰或带血丝痰，还有急性肺水肿时咳大量粉红色泡沫状痰等。少见的并发症为肺梗死伴咯血及声音嘶哑。

2. 体征　重度二尖瓣狭窄常有"二尖瓣面容"，双颧绀红，心尖区有低调的隆隆样舒张中晚期杂音，局限、不传导，常可触及舒张期震颤。当肺动脉扩张引起相对性肺动脉瓣关闭不全时，可在胸骨左缘第 2 肋间闻及舒张早期吹风样杂音，称 Graham Steell 杂音。右心室扩大伴相对性三尖瓣关闭不全时，在三尖瓣区闻及全收缩期吹风样杂音，吸气时增强。

3. 辅助检查

（1）X 线检查：左心房增大，双心房影，肺淤血、间质性肺水肿（如 Kerley B 线）和含铁血黄素沉着等征象。

（2）心电图：重度二尖瓣狭窄可有"二尖瓣型 P 波"，P 波宽度 >0.12 秒，伴切迹，Pv_1 终末负性向量增大，电轴右偏和右心室肥厚。

（3）超声心动图：为明确和量化诊断二尖瓣狭窄的可靠方法，经食管超声有利于左心耳及左心房附壁血栓的检出。

（4）心导管检查：在考虑介入或手术治疗时，应经心导管检查正确判断狭窄程度。

4. 并发症

（1）心房颤动：为常见并发症，心房颤动时，心排血量减少 20%，建议尽快控制心房颤动的心室率或恢复窦性心律以改善患者症状。

（2）急性肺水肿：为重度二尖瓣狭窄的严重并发症，如不及时救治，可能致死。

（3）血栓栓塞：20% 的患者发生体循环栓塞，偶尔血栓可突然阻塞二尖瓣口，导致猝死。

（4）右心衰竭：为晚期常见并发症，并发三尖瓣关闭不全时，可有难治性腹水。

（5）感染性心内膜炎：单纯二尖瓣狭窄并发本病者较少。

（6）肺部感染：比较常见。

（三）诊断与鉴别诊断

根据患者病史、症状和心尖区隆隆样舒张期杂音，一般可诊断二尖瓣狭窄，超声心动图可确诊。但心尖区隆隆样杂音应注意鉴别：① 经二尖瓣口的血流增加：严重二尖瓣反流、大量左至右分流的先天性心脏病和高动力循环；② Austin-Flint 杂音：见于严重主动脉瓣关闭不全；③ 左心房黏液瘤：瘤体阻塞二尖瓣口，产生随体位改变的舒张期杂音，其前有肿瘤扑落音。

（四）治疗

1. 一般治疗　　有风湿活动者应给予抗风湿治疗、预防风湿热复发；无症状者避免剧烈体力活动；呼吸困难者应减少体力活动，限制钠盐摄入，口服利尿剂，避免和控制诱发急性肺水肿的因素，如急性感染、贫血等。

2. 并发症的处理

（1）大量咯血：应取坐位，用镇静剂，静脉注射利尿剂，以降低肺静脉压。

（2）急性肺水肿：处理原则与急性左心衰竭所致的肺水肿相似。

（3）心房颤动：治疗目的为满意控制心室率，争取恢复和保持窦性心律，控制静息时的心室率在 70 次/分左右，日常活动时的心率在 90 次/分左右。

（4）预防栓塞：如无明显禁忌证，合并房颤患者应长期服用华法林。

（5）右心衰竭：限制钠盐摄入，应用利尿剂等。

3. 介入和手术治疗　　为治疗本病的有效方法。当二尖瓣口有效面积 <1.5 cm^2，伴有症状，尤其症状进行性加重时，应用介入或手术方法扩大瓣口面积，减轻狭窄。如肺动脉高压明显，即使症状轻，也应及早干预。手术方法有：经皮球囊二尖瓣成形术和人工瓣膜置换术。人工瓣膜置换术手术死亡率（3%～8%）和术后并发症均高于分离术。

二、二尖瓣关闭不全

（一）病因、病理和发病机制

瓣叶异常、瓣环扩大、腱索病变、乳头肌功能失调、感染性心内膜炎时、创伤损伤二尖瓣结构或人工瓣损等可发生急性二尖瓣关闭不全。

（二）临床表现

1. 症状　　轻度二尖瓣反流仅有轻微劳力性呼吸困难。严重反流出现肺淤血的症状如呼吸困难，甚至发生急性肺水肿、心源性休克。

2. 体征　　左心室增大时向左下移位，二尖瓣脱垂时可有收缩中期喀喇音，心尖区全收缩期吹风样杂音，杂音向左腋下和左肩胛下区传导。腱索断裂时杂音似海鸥鸣或乐音性。

3. 实验室和其他检查

（1）X 线检查：左心房、左心室增大，肺淤血、甚至肺水肿征。

（2）心电图：左心房增大，部分有左心室肥厚和非特异性 ST-T 改变，心房颤动常见。

（3）超声心动图：<4 cm^2 为轻度、4～8 cm^2 为中度以及 >8 cm^2 为重度反流，还可提供心腔大小、心功能和合并其他瓣膜损害的资料。

（4）放射性核素心室造影：可判断左心室收缩功能，评估反流程度。

（5）左心室造影：观察收缩期造影剂反流入左心房的量，为半定量反流程度的"金标准"。

4. 并发症　　心房颤动可见于 3/4 的慢性重度二尖瓣关闭不全患者；感染性心内膜炎较二尖瓣狭窄常见；体循环栓塞见于左心房扩大、慢性心房颤动的患者，较二尖瓣狭窄少见；二尖瓣脱垂的并发症包括感染性心内膜炎、脑栓塞、心律失常、猝死、腱索断裂、严重二尖瓣关闭不全和心力衰竭。

（三）诊断和鉴别诊断

根据病史、呼吸困难症状，心尖区全收缩期杂音，诊断不难，确诊有赖超声心动图。应注意与三尖瓣关闭不全，室间隔缺损等疾病鉴别。

（四）治疗

1. 急性　　治疗目的是降低肺静脉压，增加心排出量和纠正病因。

2. 慢性

（1）内科治疗包括：风心病伴风湿活动者需抗风湿治疗并预防风湿热复发；预防感染性心内膜炎；心房颤动的处理同二尖瓣狭窄，有体循环栓塞史、超声检查见左心房血栓者，应长期抗凝治疗；心力衰竭者，应限制钠盐摄入，使用利尿剂、血管紧张素转换酶抑制剂、β受体阻滞剂和洋地黄。

（2）外科治疗：为恢复瓣膜关闭完整性的根本措施，应在发生不可逆的左心室功能不全之前施行，否则术后预后不佳。手术适应证：① 重度二尖瓣关闭不全伴心功能 NYHA Ⅲ 或Ⅳ级；② 心功能 NYHA Ⅱ级伴心脏大，左心室收缩末期容量指数（LVESVI）＞30 mL/m²；③ 重度二尖瓣关闭不全，左心室射血分数（LVEF）减低，左室收缩及舒张末期内径增大，LVESVI 高达 60 mL/m²。方法有瓣膜修补术和人工瓣膜置换术。

第二节　主动脉瓣疾病

一、主动脉瓣狭窄

（一）病因、病理及发病机制

主动脉狭窄的常见病因有：风湿性炎症、先天性畸形、退行性老年钙化性主动脉瓣狭窄。成人主动脉瓣口≥3.0 cm²，当瓣口面积减少一半时，收缩期仍无明显跨瓣压差。瓣口≤1.0 cm²时，左心室收缩压明显升高，跨瓣压差显著，心肌缺血和纤维化等导致左心室功能衰竭。

（二）临床表现

1. 症状　　患者症状一般出现较晚，常见的三联征为呼吸困难、心绞痛和晕厥。

2. 体征　　第二心音主动脉瓣成分减弱或消失，严重狭窄者可呈逆分裂。在胸骨右缘第 2 或左缘第 3 肋间闻及收缩期喷射性杂音，主要向颈动脉，也可向胸骨左下缘传导，常伴震颤。脉搏细小，收缩压和脉压均下降。心尖搏动有力，可向左下移位。

3. 辅助检查

（1）X 线检查：心影正常或左心室轻度增大，左心房可能轻度增大，升主动脉根部常见狭窄后扩张，主动脉瓣钙化，可有肺淤血征象。

（2）心电图：重度狭窄者有左心室肥厚伴 ST－T 继发性改变和左心房大。可有房室阻滞、室内阻滞（左束支阻滞或左前分支阻滞）、心房颤动或室性心律失常。

（3）超声心动图：有助于确诊瓣叶数目、大小、增厚、钙化，确定狭窄的病因和瓣口面积，心腔大小、左心室肥厚及功能等多种信息。

（4）心导管检查：当超声心动图不能确定狭窄程度并考虑人工瓣膜置换时，应行心导管检查。

4. 并发症　　主动脉瓣狭窄常见并发症有：心律失常，如心房颤动、房室传导阻滞、室性心律失常，严重者可导致晕厥，甚至猝死。发生左心衰竭后，自然病程明显缩短，因此终末期的右心衰竭少见。也可有感染性心内膜炎，体循环栓塞，但少见。

（三）诊断和鉴别诊断

典型主动脉狭窄杂音时，较易诊断。如合并关闭不全，多为风心病。杂音如传导至胸骨左下缘或心尖区时，应与二、三尖瓣关闭不全或室间隔缺损的收缩期杂音区别。与先天性主动脉瓣上、瓣下狭窄，梗阻性肥厚型心肌病等的鉴别，有赖于超声心动图。

（四）治疗

1. 内科治疗　　主要目的为确定狭窄程度，观察狭窄进展情况，为有手术指征的患者选择合理手术时间。治疗措施包括：① 预防感染性心内膜炎；② 定期随访，中和重度狭窄的患者应避免剧烈体力活动；③ 如有频发房性期前收缩，应给予抗心律失常药物，预防心房颤动；④ 心绞痛可试用硝酸酯类药物；⑤ 心力衰竭者应限制钠盐摄入，可用洋地黄类药物和小心应用利尿剂，避免使用作用于小动脉的血管扩张剂。

2. 外科治疗　　无症状的轻、中度狭窄患者无手术指征。重度狭窄（瓣口面积＜0.75 cm^{2}或平均跨瓣压差＞50 mmHg）伴心绞痛、晕厥或心力衰竭症状为手术的主要指征。手术死亡率≤5％。术后的远期预后优于二尖瓣疾病和主动脉关闭不全的换瓣患者。

3. 经皮球囊主动脉瓣成形术　　该技术主要的治疗对象为高龄、有心力衰竭和手术高危患者，适应证包括：由于严重主动脉瓣狭窄：① 伴心源性休克者；② 需急诊非心脏手术治疗，因有心力衰竭而具极高手术危险者，作为以后人工瓣膜置换的过渡；③ 妊娠妇女；④ 拒绝手术治疗的患者。

（五）预后

可多年无症状，但大部分患者的狭窄进行性加重，一旦出现症状，预后恶化，出现症状后的平均寿命仅3年左右。死亡原因为左心衰竭（70％）、猝死（15％）和感染性心内膜炎（5％）。人工瓣膜置换术后预后明显改善，手术存活者的生活质量和远期存活率显著优于内科治疗的患者。

二、主动脉瓣关闭不全

（一）病因、病理和发病机制

1. 急性病因　　包括感染性心内膜炎、瓣膜创伤、主动脉夹层和人工瓣撕裂。舒张期血流从主动脉反流入左心室，左心室容量负荷急剧增加，左心室舒张压和左心房压增高，肺淤血，甚至肺水肿。

2. 慢性病因　　包括主动脉瓣疾病、主动脉根部扩张。代偿反应使左心室能较长期维持正常心排出量，失代偿期发生左心衰竭。

（二）临床表现

1. 症状

（1）急性者早期出现急性左心衰竭和低血压。

（2）慢性晚期始出现左心室衰竭表现。心绞痛较主动脉瓣狭窄时少见。常有体位性头昏，晕厥罕见。

2. 体征

（1）急性：无明显周围血管征，心动过速常见。

（2）慢性：① 血管，收缩压升高，舒张压降低，脉压增大。周围血管征常见，包括点头征、水冲脉、股动脉枪击音、杜氏征和毛细血管搏动征等。② 心尖搏动向左下移位，呈抬举性搏动。③ 第一心音减弱，第二心音主动脉瓣成分减弱或缺如。④ 心脏杂音：叹气样递减型舒张早期杂音，坐位并前倾和深呼气时易听到。杂音为乐音性时，提示瓣叶脱垂、撕裂或穿孔。重度反流者，常在心尖区听到舒张中晚期隆隆样杂音（Austin - Flint 杂音）。

3. 辅助检查

（1）X线检查：① 急性主动脉瓣关闭不全　心脏大小正常，常有肺淤血或肺水肿征。② 慢性主动脉瓣关闭不全　左心室增大，可有左心房增大，左心衰竭时有肺淤血征，严重的瘤样扩张提示为 Marfan 综合征或中层囊性坏死。

（2）心电图：急性者常见窦性心动过速和非特异性 ST - T 改变。慢性者常见左心室肥厚劳损。

（3）超声心动图：多普勒超声为最敏感的确定主动脉瓣反流方法，并可判断其严重程度。二维超声可显示瓣膜和主动脉根部的形态改变。

(4) 放射性核素心室造影：可判断左心室功能，估测反流程度。

(5) 磁共振显像：诊断主动脉疾病如夹层极准确，可半定量反流程度，并能定量反流量。

(6) 主动脉造影：当无创技术不能确定反流程度，并考虑外科治疗时，可行选择性主动脉造影。

4. 并发症 感染性心内膜炎较常见；可发生室性心律失常但心脏性猝死少见；心力衰竭在急性者出现早，慢性者于晚期始出现。

(三) 诊断和鉴别诊断

有典型的舒张期杂音伴周围血管征，可诊断为主动脉瓣关闭不全。急性重度反流者早期出现左心室衰竭，X线心影正常而肺淤血明显。慢性如合并主动脉瓣或二尖瓣狭窄，支持风心病诊断，超声心动图可确诊。应与严重肺动脉高压伴肺动脉扩张致相对性肺动脉瓣关闭不全的 Graham Steell 杂音鉴别，后者常有肺动脉高压体征，如胸骨左缘抬举样搏动、第二心音肺动脉瓣成分增强等。

(四) 治疗

1. 急性 外科治疗(人工瓣膜置换术或主动脉瓣修复术)为根本措施。内科治疗一般仅为术前准备过渡措施，目的在于降低肺静脉压，增加心排血量，稳定血流动力学。

2. 慢性

(1) 内科治疗主要包括：① 预防感染性心内膜炎；② 梅毒性主动脉炎应给予青霉素治疗；③ 舒张压＞90 mmHg 者应用降压药；④ 无症状的轻或中度反流者，限制体力活动，可使用 ACEI；⑤ 出现心力衰竭时用 ACEI 和利尿剂，必要时加用洋地黄类药物；⑥ 心绞痛可用硝酸酯类药物；⑦ 纠正心房颤动和治疗心律失常；⑧ 如有感染应及早积极控制。

(2) 外科治疗：人工瓣膜置换术为严重主动脉瓣关闭不全的主要治疗方法，应在不可逆的左心室功能不全发生之前进行，而又不过早冒手术风险。部分病例(如创伤、感染性心内膜炎所致瓣叶穿孔)可行瓣膜修复术。主动脉根部扩大者，如 Marfan 综合征，需行主动脉根部带瓣人工血管移植术。

第三节 三尖瓣疾病

一、三尖瓣狭窄

三尖瓣狭窄病因为风心病、二尖瓣和主动脉瓣损害。右心室心排血量减少致体循环静脉淤血。

(一) 临床表现

1. 症状 心排血量低引起疲乏，体循环淤血致腹胀。可并发心房颤动和肺栓塞。

2. 体征 颈静脉扩张；胸骨左缘第 4、5 肋间或剑突附近有紧随开瓣音后的舒张期隆隆样杂音，伴舒张期震颤；肝大；腹水；全身水肿。

3. 辅助检查

(1) X线检查示心影明显增大，后前位右心缘见右心房和上腔静脉突出。

(2) 心电图：P 波振幅＞0.25 mV，提示右房增大。

(3) 超声心动图：确诊三尖瓣狭窄具有高度敏感性和特异性。

(4) 心导管检查：同步测定右心房和右心室压以了解跨瓣压差。

(二) 诊断和鉴别诊断

具典型听诊表现和体循环静脉淤血而不伴肺淤血，可诊断三尖瓣狭窄。风心病二尖瓣狭窄者，如剑突处或胸骨左下缘有随吸气增强的舒张期隆隆样杂音，无明显右心室扩大和肺淤血，提示同时存在三尖瓣狭窄。房间隔缺损如左至右分流量大，通过三尖瓣的血流增多，可在三尖瓣区听到短促的舒张中期隆隆样杂音。以上可经超声心动图确诊。

(三) 治疗

1. 内科治疗 限制钠盐摄入，应用利尿剂，控制心房颤动的心室率。

2. 外科治疗 跨三尖瓣压差>5 mmHg 或瓣口面积<2.0 cm² 时,应手术治疗。风心病可做瓣膜交界分离术或人工瓣膜置换术。三尖瓣置换术死亡率 2~3 倍于二尖瓣或主动脉瓣置换术。

3. 经皮球囊三尖瓣成形术 虽易行,但适应证尚不明确。

二、三尖瓣关闭不全

三尖瓣关闭不全远较狭窄多见。① 功能性三尖瓣关闭不全常见。由于右心室扩张,瓣环扩大,多见于有右心室收缩压增高或肺动脉高压的心脏病,如风湿性二尖瓣病、心肌病、先天性心血管病和肺心病等。② 器质性三尖瓣关闭不全:较少见,包括 Ebstein 畸形、风心病、三尖瓣脱垂、感染性心内膜炎等。可发生体循环静脉压升高、右心衰竭。

(一) 临床表现

1. 症状 重者有疲乏、腹胀等右心室衰竭症状。并发症有心房颤动和肺栓塞。

2. 体征

(1) 血管和心脏:颈静脉扩张伴明显的收缩期搏动,吸气时增强,反流严重者伴颈静脉收缩期杂音和震颤;右心室搏动呈高动力冲击感;重度反流时,胸骨左下缘有第三心音,吸气时增强;胸骨左下缘或剑突区高调、吹风样和全收缩期杂音,吸气增强,右心室衰竭时减弱甚至消失;胸骨左下缘舒张期隆隆样杂音;三尖瓣脱垂有收缩期喀喇音;肝脏收缩期搏动。

(2) 体循环淤血体征。

3. 辅助检查

(1) X 线检查:右房、右室和上腔静脉扩大。可有胸腔积液。

(2) 心电图:右房增大、不完全性右束支阻滞和心房颤动常见。

(3) 超声心动图:确定三尖瓣关闭不全的病因和反流程度。

(4) 放射性核素心室造影:测定左心室和右心室心搏量比值,估测反流程度。

(5) 右心室造影:确定三尖瓣反流及其程度。

(二) 诊断和鉴别诊断

典型者诊断不难,确诊有赖超声心动图。需与二尖瓣关闭不全鉴别。

(三) 治疗及疗效判断

1. 内科治疗 无肺动脉高压的三尖瓣关闭不全无须手术治疗。右心衰竭者:限制钠盐摄入,用利尿剂、洋地黄类药物和血管扩张药,控制心房颤动的心室率。

2. 外科治疗 继发于二尖瓣或主动脉瓣疾病者,在这些瓣膜的人工瓣膜置换术时,术中探测三尖瓣反流程度,轻者不需手术,中度反流以上者可行瓣环成形术或人工瓣膜置换术。三尖瓣下移畸形、类癌综合征、感染性心内膜炎等需作人工瓣膜置换术。

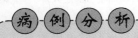

男,25 岁。心悸气短 12 年,伴胸闷胸痛,活动中时有突然晕厥发作,下肢水肿。查体:发绀,心尖搏动增强向左下移位,胸骨左缘第 3~4 肋间触及收缩期震颤、Ⅳ 级收缩期杂音,心浊音界增大,肝大,下肢水肿,有发绀,心尖搏动增强向左下移位,胸骨左缘第 3~4 肋间可触及收缩期震颤。心电图示电轴左偏,左右心室肥大。

【问题】

该患者可能诊断是什么?

【分析与解答】

该患者可以诊断为室间隔缺损。通过心悸、胸闷气短症状,发绀,心浊音界增大,胸骨左缘第 3~4 肋间收缩期震颤及 Ⅳ 级收缩期杂音,肝大,水肿。结合心电图示左右心室肥大和扪及收缩期震颤等一系列查体,该患者可以诊断为室间隔缺损。

(沈建华 顾 翔)

第九章 心包疾病

心包疾病除原发感染性心包炎症外,尚有肿瘤、代谢性疾病、自身免疫性疾病、尿毒症等所致非感染性心包炎。按病情进展,可分为急性心包炎(伴或不伴心包积液)、慢性心包炎、粘连性心包炎、亚急性渗出性缩窄性心包炎、慢性缩窄性心包炎等。临床上以急性心包炎和慢性缩窄性心包炎为最常见。

第一节 急性心包炎

急性心包炎为心包脏层和壁层的急性炎症,过去常见病因为风湿热、结核及细菌感染性。近年来,病毒感染、肿瘤、尿毒症性及心肌梗死性心包炎发病率明显增多。急性心包炎可以分为纤维蛋白性和渗出性两种。液体量可由 100 mL 至 2～3 L 不等,多为黄而清的液体,偶可混浊不清、化脓性或呈血性。积液一般在数周至数月内吸收,但也可伴随发生壁层与脏层的粘连、增厚及缩窄。液体也可在较短时间内大量积聚引起心脏压塞。急性心包炎时,心外膜下心肌有不同程度的炎性变化,如范围较广可称为心肌心包炎。

一、临床表现

(一)纤维蛋白性心包炎

1. 症状　　心前区疼痛为主要症状,咳嗽、深呼吸、变换体位或吞咽可加重。

2. 体征　　心包摩擦音是纤维蛋白性心包炎的典型体征,呈抓刮样粗糙音,与心音的发生无相关性,多位于心前区,以胸骨左缘第 3、4 肋间最为明显;坐位时身体前倾、深吸气更容易听到。心包摩擦音可持续数小时或持续数日、数周;当积液增多将二层心包分开时,摩擦音即消失。心前区听到心包摩擦音就可作出心包炎诊断。

(二)渗出性心包炎

取决于积液对心脏的压塞程度,重者则出现循环障碍或衰竭。

1. 症状　　呼吸困难是心包积液时最突出的症状,可能与支气管、肺受压及肺淤血有关。严重时呈端坐呼吸。也可干咳、声音嘶哑及吞咽困难。尚可有发热、乏力、发绀等。

2. 体征　　绝对浊音界向两侧增大,心音低而遥远,在有大量积液时可在左肩胛骨下出现浊音及左肺受压迫的支气管呼吸音,称心包积液征(Ewart 征);缩窄性心包炎在胸骨左缘第 3、4 肋间可闻及心包叩击音。大量渗液收缩压降低,脉压变小,奇脉(桡动脉搏动呈吸气性显著减弱或消失、呼气时正常),颈静脉怒张、肝大、腹水及下肢水肿等。快速心包积液时引起急性心脏压塞,出现心动过速、血压下降、脉压变小和静脉压明显上升,可产生急性循环衰竭、休克等。如积液积聚较慢,可出现亚急性或慢性心脏压塞,表现为体循环静脉淤血、颈静脉怒张、静脉压升高、奇脉等。

(三)辅助检查

1. 血常规　　感染性者常有血白细胞计数增加、血沉增快等。

2. X 线检查　　成人液体量大于 250 mL、儿童大于 150 mL 时,可出现心脏阴影向两侧增大,心脏搏动减弱。肺部无明显充血现象而心影显著增大是心包积液的有力证据,可与心力衰竭相区别。

3. 心电图　　12 导联除 aVR 外弓背向下型 ST 段抬高,T 波低平及倒置,数周至数月后可恢复正常;可见 QRS 低电压、电交替;除 aVR 和 V1 导联外 P-R 段压低;无病理性 Q 波;常有窦性心动过速。

4. 超声心动图　　可准确判断液性暗区。

5. 磁共振显像　能显示心包积液量和分布情况。

6. 心包穿刺　心包积液生物学、生化、细胞分类检查有助于明确诊断；解除心脏压塞症状；心包腔内注入抗菌药物或化疗药物等。

7. 心包镜及心包活检　有助于明确病因。

二、诊断与鉴别诊断

根据临床表现、X线、心电图、超声心动图结合不同病因性心包炎的特征及心包穿刺可做出心包炎的诊断。

三、治　　疗

出现压塞综合征，均应行心包穿刺排液以缓解症状。结核性心包炎如不积极治疗常可演变为慢性缩窄性心包炎。急性非特异性心包炎和心脏损伤后综合征患者在其初次发作后，可有心包炎反复发作，称为复发性心包炎，发生率为20%～30%。大部分患者再次给予非甾体类抗炎药物治疗，并用数月时间缓慢减量直至停药。如无效，则可给予皮质激素治疗，常用泼尼松40～60 mg/d，1～3周，症状严重者可静脉给予甲泼尼龙。顽固性复发性心包炎伴严重胸痛的患者可考虑外科心包切除术治疗。近年认为秋水仙碱对预防复发性心包炎似乎有效且副反应较小，推荐剂量为0.5～1 mg/d，至少1年，缓慢减量停药。

第二节　缩窄性心包炎

缩窄性心包炎指继发于急性心包炎后的心包纤维化或钙化，致心室舒张期充盈受限而产生一系列循环障碍的病征，常见为结核性、急性非特异性、化脓性、创伤性、放射性和心脏直视手术后心包炎演变而来。少数为癌性。

一、临 床 表 现

（一）症状

心包缩窄多于急性心包炎后1年内形成，少数可长达数年。常见症状为劳力性呼吸困难、疲乏、食欲不振、上腹胀满或疼痛。

（二）体征

收缩压降低，脉压小，脉搏细弱，颈静脉怒张、肝大、腹水、下肢水肿、心率增快，吸气时周围静脉回流增多而已缩窄的心包使心室失去适应性扩张的能力，致静脉压增高，吸气时颈静脉更明显扩张，称Kussmaul征。腹水常较下肢水肿明显，可能与心包缩窄累及肝静脉回流有关。心音低，可闻及心包叩击音。

（三）辅助检查

X线示心影偏小、正常或轻度增大，左右心缘变直，主动脉弓小；上腔静脉常扩张，可见心包钙化。心电图QRS低电压、T波低平或倒置。超声心动图可见心包增厚、室壁活动减弱、室间隔矛盾运动等。右心导管检查的特征性表现是肺毛细血管压、右心室舒张末期压、右心房压均升高且都在同一水平。

二、诊断与鉴别诊断

典型缩窄性心包炎根据临床表现及实验室检查诊断并不难。常需与限制型心肌病、肝硬化、充血性心力衰竭及结核性腹膜炎相鉴别。

三、治　疗

　　早期施行心包切除术以避免发展到心源性恶病质、严重肝功能不全、心肌萎缩等。通常在心包感染被控制、结核活动已静止即应手术,并在术后继续用药 1 年。

(谢　勇　顾　翔)

第十章　感染性心内膜炎

感染性心内膜炎(IE)根据获得途径,可分为卫生保健相关性、社区获得性和静脉毒品滥用。根据瓣膜材质又可分为自体瓣膜心内膜炎和人工瓣膜心内膜炎

第一节　自体瓣膜心内膜炎

IE可分为急性和亚急性,急性IE多无心脏病史,为全身严重感染的一部分,致病微生物毒性强,金黄色葡萄球菌最常见,具有高度侵袭性和黏附于内膜的能力,主要累及正常心瓣膜,主动脉瓣常受累,数天至数周可引起瓣膜破坏,出现心脏杂音或原有杂音性质改变,可迅速进展为急性充血性心力衰竭,感染迁移多见。亚急性IE(2/3以上)病原体以草绿色链球菌多见,中毒症状较轻,病程数周至数月,感染迁移少见。

一、临 床 表 现

1. 发热　　最常见,热型以不规则者为最多,亚急性者低热多见,急性者呈暴发性败血症过程,有寒战高热。

2. 心脏杂音　　80%～85%的患者可闻及心脏杂音。

3. 周围体征　　为非特异性,可能与微血管炎或微栓塞有关。包括皮肤、黏膜瘀点;甲床下线状出血;视网膜卵圆形出血斑,中心为白色Roth斑;指和趾垫出现的豌豆大的红或紫色痛性结节,为Osler结节;手掌和足底处无痛性出血红斑,为Janeway损害。

4. 动脉栓塞　　赘生物引起动脉栓塞占20%～40%,尸检出的亚临床型更多。栓塞可发生在脑、心、脾、肾、肠系膜、肢体等任何部位,左向右分流的先心病或右心内膜炎,肺栓塞多见。

5. 非特异性症状　　主要有脾大、贫血等。

二、辅 助 检 查

1. 实验室检查　　可有血尿、蛋白尿、贫血、白细胞、红细胞沉降率升高等。

2. 免疫学检查　　可有免疫复合物、类风湿因子阳性,血清补体降低。

3. 血培养　　有75%～85%的患者血培养阳性,是诊断本病的直接证据。

4. 心电图　　一般无特异性。

5. 超声心动图　　经胸超声心动图(TTE)可检出50%～75%的赘生物,经食管超声心动图(TEE)可检出<5 mm的赘生物,敏感性高达95%以上。赘生物≥10 mm时,易发生动脉栓塞。

三、诊断与鉴别诊断

IE的临床表现缺乏特异性,血培养和超声心动图对本病诊断有重要价值。诊断可参照IE Duke诊断标准(略)。

四、治 疗 原 则

早期应用,在连续3～5次血培养后即可开始治疗;足量用药,长疗程,一般为4～6周,必要时联合应

用；静脉用药为主；病原微生物不明时，急性主要针对金黄色葡萄球菌、链球菌和革兰阴性杆菌等均有效的广谱抗生素，亚急性主要针对大多数链球菌。病原微生物明确时，应做药敏试验。严重心脏并发症或抗生素治疗无效者应及时考虑手术治疗。IE 的死亡率为 10％～50％，治愈后的 5 年生存率仅 60％～70％，10％患者治疗后再发。

第二节　人工瓣膜和静脉药瘾者心内膜炎

　　人工瓣膜发生于术后 60 天内（早期者）的感染以葡萄球菌多见，60 日以外（晚期者）以草绿色链球菌为主。应在自体瓣膜心内膜炎用药基础上，将疗程延长为 6～8 周，任一用药方案均应加庆大霉素。静脉药瘾者心内膜炎致病菌最常来源于皮肤，主要为金黄色葡萄球菌，年轻伴右心感染者病死率在 5％以下，左心受累、革兰阴性或真菌感染者预后不良。

（顾　翔　孙　磊　李春云　顾艺荀）

第十一章　心脏骤停与心脏性猝死

学习要点

- **掌握**：心脏骤停的病因及发病机制、初级心肺复苏的操作要领。
- **熟悉**：高级心肺复苏的原则、注意事项。
- **了解**：心脏性猝死的危险评估及预防、心肺复苏后的预后。

心脏骤停（sudden cardiac arrest，SCA）是指心脏射血功能突然停止。心脏骤停发生后，10 秒左右患者即可出现意识丧失，经及时救治可存活，否则将发生生物学死亡。心脏性猝死（sudden cardiac death，SCD）是指心脏原因引起的、急性症状发作后 1 h 内的自然死亡。可发生于原有或无心脏病的患者中，常无任何危及生命的前期表现，突然意识丧失，属非外伤性自然死亡。91% 以上的 SCD 是心律失常所致，某些非心电意外的情况，如心脏破裂、肺栓塞等亦可致 1 h 内迅速死亡。猝死占总死亡的 15%～20%，心脏性猝死人数为 30 万～40 万人/年，我国约为 54.4 万人/年，1 480 人/日，1 人/分。男性高于女性，40～60 岁为高发年龄。

一、病因、病理及发病机制

SCD 患者绝大多数发生于器质性心脏病，常见于冠心病、心肌病、瓣膜病、先心病致心功能减低和室性心律失常的患者，其他离子通道病如长 QT 综合征、Brugada 综合征、短 QT 综合征、特发性 VT/VF 等。而自主神经系统不稳定、电解质失调、过度劳累、情绪压抑及致室性心律失常药物等可能成为诱因。导致 SCA 的最常见原因为室颤和室速，它的发生与冠状动脉血管事件、心肌损伤和自主神经张力改变等因素。缓慢性心律失常或心脏停搏是 SCD 另一原因，少见的为无脉性电活动，亦称电机械分离。非心律失常性心脏性猝死所占比例较少，一般与心脏破裂、心脏流入和流出道的急性阻塞、急性心脏压塞等有关。

二、临床表现

分为前驱期、终末事件期、心脏骤停与生物学死亡等四个时期。

前驱期：部分患者 SCA 前数天或数周，甚至数月可出现胸痛、气促、乏力、头昏和心悸等症状；终末事件期：可有严重胸痛、呼吸困难、心悸或眩晕等；心脏骤停期：意识丧失和（或）抽搐，大动脉（颈动脉、股动脉）搏动消失，血压测不出，叹息样呼吸或呼吸停止，发绀，心音消失和瞳孔散大等；生物学死亡期：不可逆脑损害通常发生在 SCA 后 4～6 min，再经数分钟发展为生物学死亡。

心脏性猝死的危险评估：左室射血分数（LVEF）和 NYHA 分级是评估左室功能常用的指标，LVEF 降低是评估心力衰竭患者发生 SCD 最有力的预测因子；心电图 QRS 波宽度、QT 间期和 QT 离散度，心室晚电位，心率变异性，T 波电交替和室性心律失常等对预测 SCA 有一定价值；电生理检查预测 SCA 的敏感性和特异性有限。

三、治　　疗

院外猝死生存率＜5%，关键是尽早进行心肺复苏（CPR），着重于胸外按压，快速除颤，有效的高级生命支持。

（一）识别心脏骤停

判断患者的反应，快速检查呼吸和脉搏有无。

（二）呼救

在不延缓实施心肺复苏的同时，应设法通知并启动急救医疗系统，使用自动体外除颤仪。

（三）初级心肺复苏

对没有呼吸或不能正常呼吸的成人立即启动心肺复苏基础生命支持程序，即人工胸外按压（circulation）、开通气道（airway）和人工呼吸（breathing），将心肺复苏程序由 ABC 改为 CAB。

1. 人工胸外按压和早期除颤

（1）胸外按压是建立人工循环的主要方法，它可以使胸内压升高和直接按压心脏而维持一定的血液流动。患者应仰卧于硬质平面。按压的部位于胸骨下半部，双乳头之间。一只手掌根部放在胸骨上，另一手平行重叠压在手背上，保证手掌根部横轴与胸骨长轴方向一致，手掌用力在胸骨上，避免发生肋骨骨折，不要按压剑突。肘关节伸直，依靠肩部和背部的力量垂直向下按压，放松时双手不要离开胸壁，按压和放松的时间大致相等。按压速率每分钟至少 100 次。按压幅度至少 5 cm，儿童和婴儿 4～5 cm。每次按压后胸廓回弹，若中断应控制在 10 秒内。按压并发症：肋骨骨折、心包积血、血气胸、肺损伤、肝脾损伤和脂肪栓塞等。

（2）除颤每延迟 1 min，成功率将下降 7%～10%，因此，尽早快速除颤是生存链中最关键的一环。CPR 的关键是胸外按压和早期除颤。

2. 开通气道　采用仰头抬颏法开放气道。清除患者口中的异物和呕吐物。

3. 人工呼吸　对成人施救按 30∶2 的按压-通气比率，即胸外按压 30 次后，单人施救者行 2 次人工呼吸；两人施救时一人先胸外按压 30 次，另一人进行 2 次人工呼吸。对于儿童或新生儿单人施救按 30∶2 的按压-通气比率，两人施救可按 15∶2 的按压-通气比率。在施救者未经过培训或经过培训不熟练情况下，可单纯胸外按压。使用高级气道通气时每 6～8 秒 1 次呼吸（每分钟 8～10 次呼吸）。气管内插管是建立人工通气最好的方法。

4. 非同步电除颤　持续性室性颤动/无脉性室性心动过速，立即单相波 360 J 或双相波 150～200 J 非同步电除颤。胸骨电极板通常放在右锁骨下方，心尖电极板放在与左乳头齐平的左胸下外侧部。也可放在左右外侧旁线处的下胸壁，或心尖电极放在标准位置，其他电极放在左右背部上方。应避免将电极片直接放置在起搏器上。电除颤虽然为复苏的高级手段，但如有条件应越早进行越好，并不拘泥于复苏的阶段。同时建立静脉通路。如除颤失败，肾上腺素 1 mg 静脉推注，每 3～5 分钟重复，考虑气管插管。静脉给予抗心律失常药物，包括胺碘酮、利多卡因、硫酸镁等药物。如除颤仍未成功，持续心肺复苏，并药物除颤循环进行上述步骤。如除颤成功，进行有效的高级生命支持。

（四）高级心肺复苏

高级生命支持（advanced life support，ALS），是在基础生命支持的基础上，应用辅助设备、特殊技术等建立更为有效的通气和血运循环。主要措施包括气管插管建立通气、除颤转复心律成为血流动力学稳定的心律、建立静脉通路并应用必要的药物维持已恢复的循环。心电图、血压、脉搏血氧饱和度、呼气末二氧化碳分压测定等必须持续监测，必要时还需要进行有创血流动力学监测。

1. 通气与氧供　患者自主呼吸没有恢复应尽早行气管插管。院外患者可用面罩、简易球囊维持通气，医院内的患者常用呼吸机。

2. 电除颤或复律　对持续性室颤/无脉性室速应尽早除颤。

3. 起搏治疗　对有症状缓慢性心律失常应考虑起搏治疗。

（五）药物治疗

尽早开通静脉通道，紧急时某些复苏药物可经气管给予。

（1）肾上腺素：是 CPR 的首选药物，用于电击无效的室颤及无脉室速、心搏停止或无脉性电活动。

（2）去甲肾上腺素，多巴胺，多巴酚丁胺等可用于严重低血压。

（3）抗心律失常药：给予 2～3 次除颤加 CPR 及肾上腺素之后仍然是室颤/无脉室速，则应考虑予以抗心律失常药物。可依次选用胺碘酮、利多卡因、静脉应用 β 受体阻滞剂。后者对难治性多形性室速、尖端扭转型室速、快速单形性室或室扑（频率>260 次/分）及难治性室颤可能有一定效果。尖端扭转型室速可用镁剂,缓慢性心律失常可用阿托品、异丙肾上腺素、肾上腺素。复苏时间过长或早已存在代谢性酸中毒、高钾血症患者可适当补充碳酸氢钠。

(六) 复苏后处理

心肺复苏后的处理原则和措施包括维持有效的循环和呼吸功能,特别是脑灌注(最重要),预防再次心脏骤停,维持水、电解质和酸碱平衡,保持足够动脉血压、预防急性肾衰竭、肺部感染,以及预防弥漫性血管内凝血等。包括:① 转移到重症监护病房;② 原发病的治疗;③ 维持有效循环;④ 维持呼吸 尤其是呼气末正压通气对呼吸功能不全合并左心衰竭的患者很有帮助;⑤ 促进神经功能恢复亦称脑复苏。脑复苏是心肺复苏最后成功的关键。在缺氧状态下,脑血流的自主调节功能丧失,主要依靠脑灌注压,对于昏迷患者应维持正常的或轻微增高的平均动脉压,降低增高的颅内压,以保证脑良好的灌注。

主要措施包括:① 控制体温:低温治疗是保护神经系统和心脏功能的最重要治疗策略,应将体温控制在 32~34℃,并维持 12~24 h;② 脱水:减轻脑组织水肿和降低颅内压;③ 预防抽搐:配用冬眠药物控制抽搐以及降温过程的寒战反应;④ 高压氧疗:提高脑组织氧分压,降低颅内压;⑤ 促进早期脑血流灌注:可加用抗凝、钙通道阻滞剂;⑥ 防止急性肾衰竭:心肺复苏早期的肾衰多为急性肾缺血所致,故应注意维持有效的心脏和循环功能,避免使用对肾脏有损伤的药物;⑦ 预测、治疗多器官功能障碍:维持水、电和酸碱平衡,防感染。

(七) 心脏性猝死的预防

1. 植入式心律转复除颤器(ICD) 　ICD 是目前预防心脏性猝死最有效的方法。

2. 基础心脏疾病的治疗 　包括纠正心肌缺血,主要为 β 受体阻滞剂、他汀类药物和经皮冠状动脉介入治疗以及冠状动脉旁路移植术;控制心力衰竭:急性心力衰竭应尽快控制症状,纠正低钾、低镁等。慢性心力衰竭患者应用 β 受体阻滞剂、血管紧张素转换酶抑制剂/血管紧张素受体拮抗剂以及螺内酯。对于合并心室收缩不同步的患者可以行心脏再同步化治疗(CRT)或 CRTD。矫治心脏结构异常:包括对瓣膜性心脏病患者行瓣膜成形术和(或)瓣膜置换术,对先天性心脏病患者进行手术矫治等。

3. 其他治疗 　抗心律失常药物主要为 β 受体阻滞剂以及胺碘酮治疗。β 受体阻滞剂治疗已被证实能降低心脏性猝死的发病率和全因病死率。射频导管消融治疗:作为辅助治疗,可以降低室性心律失常负荷,减少 ICD 电击事件。但是尚无证据表明能预防心脏性猝死。抗心律失常的外科手术:包括室壁瘤切除术、心室心内膜切除术等,但作用有限。

4. ICD 预防心脏性猝死的适应证

(1) Ⅰ类适应证:① 非可逆性原因导致的室颤或血流动力学不稳定的持续室速;② 自发持续室速的器质性心脏病患者;③ 不明原因的晕厥,电生理检查诱发出血流动力学不稳定持续室速或室颤;④ 心肌梗死 40 日以上,LVEF≤0.35,心功能Ⅱ或Ⅲ级患者;⑤ 心功能Ⅱ或Ⅲ级,LVEF≤0.35 的非缺血性心肌病患者;⑥ 心肌梗死 40 日以上,LVEF≤0.30,心功能Ⅰ级患者;⑦ 心梗后非持续室性心动过速,LVEF≤0.40,电生理检查诱发出室颤或持续室速。

(2) Ⅱa 类适应证:① 不明原因晕厥患者,伴明显左心室功能障碍和非缺血性扩张型心肌病;② 心室功能正常或接近正常的持续室性心动过速患者;③ 伴随 1 个或以上心脏性猝死主要危险因子(心脏骤停史、自发性持续性室速、猝死家族史、不明原因晕厥、左心室壁厚度≥30 mm、异常的运动后血压反应、自发性非持续性室性心动过速)的肥厚型心肌病患者;④ 伴随 1 个或以上心脏性猝死主要危险因子(心脏骤停史、室速引起的晕厥、广泛右心室受累的证据、左心室累及、存在多形性室速和心尖室壁瘤)的致心律失常性右心室心肌病患者;⑤ 服用 β 受体阻滞剂期间有晕厥和(或)室速史的长 QT 综合征患者;⑥ 等待心脏移植的非住院患者;⑦ 有晕厥史的 Brugada 综合征患者;⑧ 没有引起心脏骤停,但有明确室性心动过速记录的 Brugada 综合征患者;⑨ 服用 β 受体阻滞剂期间有晕厥和(或)记录到持续室速的儿茶酚胺敏感的多形性室性心动过速患者。

(3) Ⅱb 类适应证:① LVEF≤0.35 且心功能Ⅰ级的非缺血性心肌病患者;② 有 SCD 危险因素的长 QT 综合征患者;③ 合并严重器质性心脏病的晕厥患者,有创和无创检查不能明确病因;④ 有猝死史的家族性心肌病患者;⑤ 左心室致密化不全患者。

(八) 心肺复苏远期预后

心脏骤停复苏的患者,及时评估左心室功能非常重要。左室功能减退患者心脏骤停复发的可能性较大。急性心肌梗死早期的非血流动力学异常引起的原发性室颤易获复律成功。急性下壁心肌梗死并发的缓慢性心律失常预后良好,而急性前壁心肌梗死合并房室传导阻滞预后往往不良。继发于急性大面积心肌梗死及血流动力学异常的心脏骤停患者,预后较差,病死率高达 59%～89%。

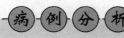

男性,60 岁,有高血压病 10 余年,冠心病、心肌梗死病史 5 年余。晨起散步中突然摔倒,意识不清,呼吸断续,颈动脉、搏动消失。

【问题】

(1)抢救措施是什么?

(2)试述具体程序。

【分析与解答】

该患者有明确冠心病病史,突然出现意识障碍,心跳呼吸骤停。抢救措施为应立即启动心肺复苏 CAB 即人工胸外按压、开通气道、人工呼吸和非同步除颤,继之行高级心肺复苏。

(顾　翔　孙　磊　李春云　顾艺筍)

第十二章　主动脉与周围血管病

主动脉病最主要的有主动脉夹层和主动脉瘤。心脑血管病以外的血管疾病统称为周围血管病，包括周围动脉闭塞病、血管炎、血管痉挛、静脉血栓、静脉功能不全和淋巴系统疾病。若长期不愈，病情将呈进行性发展，重者将导致截肢致残，甚至危及生命。本章重点叙述主动脉夹层，闭塞性周围动脉粥样硬化和静脉血栓症。

第一节　主动脉夹层

学习要点

- **掌握**：主动脉夹层的临床表现、分类、预后。
- **熟悉**：主动脉夹层的病因、病理及发病机制，以及诊断与鉴别诊断。
- **了解**：主动脉夹层的流行病学、治疗。

主动脉夹层（aortic dissection）是指主动脉腔内的血液从主动脉内膜撕裂口进入主动脉中膜，形成真、假两腔，并沿主动脉长轴扩展，而呈瘤样改变，故又称为主动脉夹层动脉瘤。

常表现为胸背部急性剧烈疼痛、休克和血肿压迫主动脉分支血管时出现的脏器缺血症状。如不及时诊治，48 h 内死亡率高达 50%。AHA2006 年报道发病率为（25～30）/100 万，近年来有增加趋势。

一、病因、病理与发病机制

主动脉夹层是主动脉异常中膜结构和异常血流动力学相互作用的结果，常见中膜结构原因包括 Marfan 综合征、先天性心血管畸形、特发性主动脉中膜退行性变化、主动脉粥样硬化、主动脉炎性疾病等。常见异常动力学原因有高血压，约 3/4 的主动脉夹层患者都有高血压。妊娠是另外一个高发因素，在 40 岁前发病的女性中，50% 发生于孕期。主动脉夹层的男女发病率之比为（2～5）∶1；常见的发病年龄在 45～70 岁。此外，医源性损伤如主动脉内球囊反搏，主动脉内造影剂注射误伤内膜等也可导致本病。基础病理变化为遗传或代谢性异常导致主动脉中层囊样退行性变。囊性中层退行性变、原纤维基因突变、基质金属蛋白酶活性增高等致中层弹力纤维断裂、平滑肌局灶性丧失和中层空泡变性并充满黏液样物质。

二、临床表现

临床表现取决于主动脉夹层动脉瘤的部位、范围、程度、分支受累情况、有无主动脉瓣关闭不全以及向外破溃等，包括：疼痛是本病最主要和常见的表现，一般位于胸背部可放射到肩胛间区、腹部及下肢等处，呈搏动、撕裂、刀割样。极少数病例如 Marfan 综合征、长期大剂量激素治疗可以无疼痛。绝大多数表现为高血压，且上肢或上下肢间压差较大。但出现心脏压塞、血胸或心肌梗死等并发症时血压会降低，甚至休克。

1. 并发症

（1）主动脉关闭不全：由于累及主动脉瓣，使瓣环和瓣叶扩张、下移、撕脱，常致心力衰竭。

（2）心肌梗死：因夹层的内膜遮盖冠状窦口所致，多数为右冠状窦，引起下壁心肌梗死。注意严禁溶栓和抗凝。

（3）心脏压塞：夹层累及主动脉根部破裂，易引起颈静脉怒张、心音遥远、休克等心包填塞表现。

（4）脏器或肢体缺血：波及颈动脉可引起头晕、晕厥，甚至昏迷；脑梗死时可引起偏瘫、同侧视物模糊或失明、感觉障碍；压迫喉返神经出现声音嘶哑；压迫交感神经节引起 Horner 综合征；累及到髂动脉引起急性下肢缺血，肢体发凉和发绀、脉搏减弱和消失；累及周围神经，可出现肢体麻木、感觉异常、肌张力减弱或完全麻痹等；累及腹主动脉及其分支，表现为剧烈腹痛，恶心、呕吐；压迫食管、纵隔、迷走神经可引起吞咽困难，破入食管引起呕血；累及肠系膜上动脉可引起肠坏死、便血；破入腹腔可出现腹膜刺激征；累及肾动脉可出现肾梗死；压迫支气管导致呼吸困难。破入胸腔出现血胸，表现为胸痛、呼吸困难、咳嗽或咯血，甚至休克等。

2. 分期　　急性期小于 2 周内；亚急性期 2 周～2 个月；慢性期大于 2 个月。

3. 分类　　目前根据主动脉夹层内膜裂口位置和夹层累及范围，有 DeBakey 和 Stanford 两种分类法。DeBakey 分为 3 型：Ⅰ型，起源于升主动脉，扩展超过主动脉弓到降主动脉，甚至腹主动脉，此型最多见；Ⅱ型：局限于升主动脉；Ⅲ型：起源于降主动脉左锁骨下动脉开口远端，并向远端扩展。Stanford 分为 2 型：A 型，累及升主动脉，相当于 De Bakey Ⅰ 型和Ⅱ型；Stanford B 型：病变不累及升主动脉，相当于 DeBakeyⅢ型。

三、辅 助 检 查

1. 胸片　　可有主动脉增宽。

2. 心电图　　可出现非特异性 ST - T 改变。

3. 主动脉 CTA　　最常用的影像学检查，其敏感性与特异性接近 98％。

4. 主动脉 MRA　　敏感性和特异性与 CTA 接近，增强剂无肾毒性，但扫描时间较长。禁用于病情危重、有磁性金属植入物的患者。

5. 数字剪影血管造影（DSA）　　可以确定夹层开口部位。

6. 超声检查　　经胸超声有一定参考价值，敏感性和特异性不如经食管超声，后者可能加重病情。

四、诊断与鉴别诊断

根据高血压病史、突然胸背部剧痛即应考虑该诊断。应与急性心肌梗死、急性心包炎、急性肺栓塞、自发性气胸、其他原因引起的主动脉瓣关闭不全、主动脉窦动脉瘤破裂、急腹症、脑血管意外、肾动脉狭窄、多发性大动脉炎、下肢动脉缺血等疾病相鉴别。

五、治　　疗

1. 强化内科药物治疗　　应进行严密监测，一般治疗和强化的内科药物治疗。一般治疗包括绝对卧床休息，镇静与镇痛，可用吗啡或冬眠治疗。强化药物治疗包括降压，迅速将收缩压降至小于 100～120 mmHg，可静滴硝普钠。β受体阻滞剂减慢心率至 60～70 次/分及降低左心室张力和收缩力，以防止夹层进一步扩展。

2. 介入及外科治疗　　Stanford B 通常以介入治疗为主。夹层持续扩大，范围迅速增加、胸腔出血、疼痛无法控制，或累及肠系膜上动脉、肾动脉为外科手术适应证。

六、预　　后

本病病死率高，Ⅲ型相当于Ⅰ、Ⅱ型预后较好。

第二节 闭塞性周围动脉粥样硬化

学习要点

- **掌握**：闭塞性周围动脉粥样硬化的临床表现、诊断、治疗、预后。
- **熟悉**：闭塞性周围动脉粥样硬化的病因、病理及发病机制。
- **了解**：闭塞性周围动脉粥样硬化的流行病学。

闭塞性周围动脉粥样硬化系指周围的大、中动脉粥样硬化致肢体血供受阻,产生肢体缺血症状与体征。多在 60 岁以后发病,男性明显多于女性,下肢动脉粥样硬化的发病率远远超过上肢。有报道狭窄病变位于主-髂动脉者占 30%;侵犯股-腘动脉者 80%～90%;胫、腓动脉受侵犯者为 40%～50%。典型症状是间歇性跛行。指在持续活动后出现下肢肌肉的疼痛、痉挛或无力,短时休息可缓解,表现为典型的"行动-疼痛-休息-缓解"的重复规律,每次能行走的距离亦大致相等。

一、病因、病理及发病机制

高血压、糖尿病、吸烟、高脂血症、高半胱氨酸血症为本病的主要危险因素。吸烟使发病增加 2～5 倍,糖尿病使发病增加 2～4 倍。动脉粥样斑块形成,使管腔狭窄、闭塞,也可因斑块内出血、表面血栓形成而使血流突然中断。

二、临 床 表 现

（一）症状

最典型的症状为间歇性跛行,表现为典型的"行动-疼痛-休息-缓解"的重复规律,每次能行走的距离亦大致相等。临床上最多见的是股骨-腘动脉狭窄所致的腓肠肌性间歇性跛行。进一步发展时,肢体在休息状态下也可出现疼痛,称为静息痛,多见于夜间肢体处于平放状况时,可能与丧失了重力性血液灌注作用有关,若将肢体下垂可使症状减轻,更严重对肢体下垂也不能缓解症状,患者丧失行走能力,并可出现缺血性溃疡。

（二）体征

阻塞远端的动脉搏动减弱或消失,患肢呈苍白或斑驳状,趾端凉。肌肉萎缩、软组织丧失致骨质突出;皮肤变薄、毛脱落、趾甲增厚、萎缩等患肢发生组织营养障碍。当肢体下垂时,可继发性充血而发红、水肿。缺血性神经炎可致肢体麻木和腱反射减弱,晚期在骨凸出易磨损部位可见缺血性溃疡。

三、辅 助 检 查

1. **节段性血压测量** 在下肢不同节段采用 Doppler 装置检查压力。正常情况下,各节段血压不应有压力阶差,上下肢压力基本相等,踝部血压略高于肱动脉压,踝动脉压与肱动脉压的比值 0.9～1.3,如小于 0.9,提示有缺血;如小于 0.5,则提示明显狭窄、严重缺血。

2. **运动平板试验** 以患者出现肢体缺血症状为观察终点的负荷量来客观评价患肢的功能状态。

3. **脉搏容积描记** 一般做两侧肢体的比较,如有动脉狭窄则搏入量减少,与健侧肢体比较有明显差距。

4. **多普勒血流速率曲线分析与多普勒超声显像** 随着动脉狭窄程度的加重,血流速率曲线进行性趋于平坦。

5. **动脉造影** 可直接显示动脉闭塞的部位和程度以及侧支循环形成情况。

6. **磁共振血管造影(MRIA)和 CT 血管造影(CTA)** 具有确诊价值。

四、诊断与鉴别诊断

间歇性跛行伴有肢体脉搏减弱或消失,结合性别、年龄及一些危险因素,本病的诊断并不困难,实验室检查为进一步确诊定位提供可靠证据。主要应与多发性大动脉炎累及腹主动脉-髂动脉者及血栓闭塞性动脉炎(Buerger 病)相鉴别。前者多见于年轻女性,活动期有全身症状,发热、血沉增高及免疫指标异常,病变部位多发。后者主要见于 30 岁以下男性重度吸烟者,累及中、小动脉且上肢动脉亦经常同时受累,病程长、发展慢,常有浅表静脉炎和雷诺现象病史。下肢缺血性溃疡应与神经病变或下肢静脉曲张所致溃疡相鉴别。此外,应鉴别假性跛行如骨关节病。

五、治　　疗

1. 一般治疗　　如戒烟、节食、控制高血压、高脂血症、糖尿病等。对患肢精心护理、清洁、保湿、防外伤。对已有静息痛的患者,可采用抬高床头的斜坡床,以增加下肢血流灌注。对有间歇性跛行的患者,应有规律地步行 20～30 分/次,坚持每次步行至出现症状为止,长此下去,可延长步行距离,促进侧支循环建立。

2. 药物治疗　　抗血小板药阿司匹林或氯吡格雷对防止动脉闭塞性病变的进展有效,有报告可降低本病合并心血管病死亡率 25%。对于严重肢体缺血的患者,静脉滴注前列腺素,可减轻疼痛并有利于缺血性溃疡的愈合。血管扩张剂无明显疗效。抗凝药无效,溶栓剂仅在急性血栓时。

3. 血运重建　　包括导管介入治疗和外科手术治疗。前者有经皮血管腔内成形术、支架植入和激光血管成形术,外科手术治疗有人造血管、自体血管旁路移植术及截肢术。适用于经内科治疗缺血性症状急剧加重,出现静息痛、组织坏疽并有致残危险者。

六、预　　后

间歇性跛行患者 5 年生存率为 70%,10 年生存率为 50%,大多死于合并存在的心血管事件,糖尿病、吸烟患者预后较差。

第三节　静脉血栓症

下肢浅静脉包括大隐静脉、小隐静脉及其分支;下肢深静脉与大动脉伴行。深静脉血栓形成(deep venous thrombosis, DVT)是血液在深静脉内不正常凝结所致,多发生在下肢,血栓脱落可引起肺栓塞(pulmonary embolism, PE),合称为静脉血栓栓塞症(venous thromboembolism, VTE)。

一、病因、病理与发病机制

静脉血流迟缓、血液高凝状态和静脉壁损伤为静脉血栓形成的三要素。原发因素包括抗凝血酶缺乏、先天性异常纤维蛋白原血症、高同型半胱氨酸血症、Ⅶ因子缺乏等。继发因素包括肥胖、吸烟、骨折、手术、制动、口服避孕药、妊娠、产后、肾病综合征、糖尿病、心力衰竭、恶性肿瘤化疗、中心静脉置管、脑卒中、脊髓损伤、长途航空航行等。绝大多数静脉血栓形成发生在盆腔及下肢的深静脉,下肢静脉有较多的静脉瓣,人体站立或坐位时,下肢的静脉压远高出身体其他部位,静脉回流缓慢。无静脉内膜损害时血栓形成常常发生在静脉瓣膜袋里,血栓与血管壁无紧密粘连,易于脱落并可导致肺栓塞。

二、临床表现

多见于下肢肿胀、疼痛、站立后加重,抬高患肢好转。皮肤可呈正常、轻度淤血、甚至青紫色。有时髂、股静脉血栓形成后腿部明显水肿使组织内压超过微血管灌注压而导致局部皮肤发白。当发病后期血栓机化后,可出现静脉功能不全、浅静脉曲张、色素沉着、溃疡、肿胀等,称为血栓栓塞后综合征(post-thrombosis syndrome,PTS)。浅静脉血栓的表现为沿浅静脉走行突然发生红肿、灼热、疼痛或压痛,出现条索状物或硬结。急性期后,索条状物变硬,局部皮肤色素沉着。随着介入诊疗迅速增加,锁骨下静脉穿刺导致的上肢静脉血栓形成病例日渐增多。偶有发热、心率加快。

三、诊断与鉴别诊断

结合临床表现,诊断一般不困难,可用以下的诊断方法:

1. 静脉压测定 患肢静脉压升高,提示测压处近心端静脉有阻塞。

2. 超声波检查 二维超声显像可直接观察静脉直径及腔内情况,可了解栓塞的所在部位。用彩色血流多普勒实时显像法对近端深静脉血栓形成的诊断阳性率可达 95%,对于远端深静脉血栓形成的诊断敏感性仅为 50%～70%,但特异性可达 95%。

3. 放射性核素检查 多用 ^{125}I 纤维蛋白原扫描。

4. CT 或 MRI 静脉造影 无创,准确,直观。

5. 深静脉造影 能准确判断血栓的大小、位置、形态及侧支循环情况。

四、治 疗

(一)治疗深静脉血栓

1. 卧床 抬高患肢,直至水肿及压痛消失。

2. 抗凝 肝素和华法林是临床上常用的抗栓药物,目前指南推荐新型抗凝药物达比加群酯和利伐沙班可替代华法林,且无须监测。

3. 溶栓 目前限用于某些较严重的髂-股静脉血栓患者。

4. 下腔静脉滤器放置术 适用于有出血倾向而不宜抗凝治疗患者,或深静脉血栓进展迅速已达膝关节以上者。

5. 预防 在邻近四肢或盆腔静脉周围的操作应轻巧,避免内膜损伤,避免术后在小腿下垫枕,以影响小腿深静脉回流;鼓励患者的足和趾经常主动活动,并嘱多作深呼吸及咳嗽动作,尽可能早期下床活动;必要时下肢穿医用弹力长袜,特别对年老癌症或心脏病患者,在胸腔腹腔或盆腔大于手术后,股骨骨折后,以及产后妇女更为重视。若无明显禁忌症可以使用阿司匹林等抗血小板药物治疗。

(二)浅静脉血栓

多发生于持久、反复静脉输液,尤其是输入刺激性较大的药物时,通常不引起肺栓塞和慢性静脉功能不全,诊断:沿静脉走向部位疼痛、发红,局部有条索状压痛区。一般治疗以预防为主,病后及手术后应尽早进行肢体活动,避免长期卧床,长期静脉输液应定期更换注射静脉,输液完了以后要用毛巾热敷,下肢出现水肿时,要抬高肢体,至疼痛及水肿消失。一般不需要抗凝治疗,广泛或进行性浅静脉炎及深静脉血栓应给予抗凝治疗,疼痛严重者可给予止痛剂治疗,有炎症者可给予抗生素治疗。

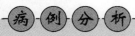

女性,72 岁,高血压病史 10 余年,脑梗死病史 6 年,3 年来稍长距离步行后感右小腿疼痛,肌肉抽搐而跛行,稍休息后症状消失,且有逐渐加重趋势,伴右足发凉,怕冷,麻木感。查体右足背动脉搏动明显减弱。

【问题】

(1)该患者初步诊断为什么病?

(2)进一步诊治措施是什么?

【分析与解答】

根据老年女性,有高血压病、脑梗死病史,存在典型的下肢"行动-疼痛-休息-缓解"重复规律,初步诊断应考虑血栓闭塞性脉管炎。进一步可做右下肢动脉CTA检查以确诊。治疗上可以采取控制高血压、患肢精心护理、清洁、防外伤、抬高床头、有规律运动等一般措施,加强抗血小板药物治疗,如药物治疗无效,根据CTA结果可行血运重建。

（顾　翔　孙　磊　李春云　顾艺荀）

第十三章　心血管神经症

心血管神经症是指有类似心血管疾病的相关症状而无器质性心脏病证据的临床综合征。多发生在中、青年,女性多于男性,尤其是更年期的妇女。病因尚不清楚,可能与神经类型、环境因素、性格、遗传等有关。

一、临　床　表　现

1. 症状

（1）心悸。

（2）胸闷,呼吸不畅,常通过深呼吸或叹息样呼吸来缓解症状,甚至导致过度换气、呼吸性碱中毒。

（3）心前区疼痛:疼痛部位不固定,通常与劳力活动无关,常为针刺样,时间长短不一,含服硝酸甘油难以缓解。

（4）其他症状:多汗、手足发冷、双手震颤、尿频、大便次数增多或便秘,失眠、多梦、急躁易怒、心烦、食欲不振、头晕、耳鸣等。

2. 体征　　阳性体征少,无特征性,可有心率快,心音强,血压高,腱反射活跃等。

3. 辅助检查　　无异常。

二、诊断与鉴别诊断

根据心血管系统症状多,体征少,辅助检查无异常通常可以做出心血管神经症的诊断。但需注意器质性心脏病可以同时伴有心血管神经症,心血管疾病合并精神心理问题者有明确的心血管疾病如心绞痛、心力衰竭的临床表现,应注意仔细鉴别。需要与心绞痛、甲状腺功能亢进症、心肌炎等心血管疾病鉴别。

三、治　　疗

本症以心理治疗为主,药物治疗为辅。帮助患者解除顾虑,鼓励患者调整心态,安排好作息时间,适量进行文娱、旅游和体育活动。过度换气患者可辅导其采用腹式呼吸帮助放松;鼓励患者进行必要的心理咨询,消除思想障碍;焦虑症状较明显患者可选用抗焦虑药物治疗,如苯二氮䓬类药物。伴有精神抑郁症的患者可选用三环类抗抑郁药,如阿米替林、多塞平等,失眠严重患者可酌情使用咪达唑仑,绝经期妇女可以短阶段使用雌激素替代疗法,但对并发冠心病的患者慎用。

四、预　　后

本症预后良好,但重症患者可影响正常生活和工作。

（顾　翔　孙　磊　李春云　顾艺苟）

第三篇

消化系统疾病总论

第一章　总　　论

消化系统疾病是指食管、胃、肠、肝、胆、胰以及腹膜、肠系膜、网膜等脏器的疾病，是多发病和常见病。近年来胃癌、结肠癌、食管癌和肝癌的发病率和病死率增加，已成为我国恶性肿瘤排前几位的肿瘤。及时就诊无并发症的消化性溃疡是通过药物即可达到治愈不再需要手术治疗。对常见的乙型病毒性肝炎和肝硬化已有了强有力长期有效的抗病毒药物治疗，酒精相关性的肝病和肝硬化近年亦渐见增多。炎症性肠病以往属西方国家常见病，近年来在我国报道不断增加，且治疗仍然有困难。随着生活水平和环境的不断改善，胃食管反流病和功能性胃肠病明显示地影响中青年人群；有明显的躯体症状，但各种检查均不能发现与之相符的器质性疾病，或虽有器质性疾病，但不足以解释其症状称为医学难以解释的症状的患者亦日益增多，消化病学的研究领域随着年代的不同而不断变化。

第一节　消化系统疾病的诊断

内镜、B超、CT、MR等检查在消化系统疾病的诊断中起着关键性的作用，病史、症状、体征及常规实验室检查依然十分重要，在全面分析临床资料的基础上，针对性地选择恰当的检查，以求既能尽快做出正确的诊断，又能减少各种检查给患者带来的精神和经济负担并节省医疗资源。

病史与症状病史采集在消化系统疾病诊断中占有相当重要的地位，不少疾病的症状通过详细的问诊可以为诊断提供重要线索乃至做出临床诊断。首先要重视主诉，让患者充分地表诉不适，其次要根据患者的表诉所设及到的可能病种的症状进行追加问诊，伴有或不伴有什么症状，分层次有条理的问诊对临床鉴别诊断和选择相关检查至关重要。此外，对患者的病情变化、诊疗经过、职业、经济状况、精神状态、饮食及生活习惯、烟酒嗜好、接触史以及家族史等详细问诊对诊断亦有相当意义。

体格检查既要重视腹部检查，又要注意全身系统检查。观察面部表情可了解腹痛的严重程度；口腔溃疡及关节炎可能与炎症性肠病有关；皮肤黏膜的表现如色素沉着、黄疸、淤点、淤斑、蜘蛛痣、肝掌等是肝病的重要线索，左锁骨上淋巴结肿大见于食管、胃和肠道癌转移，一旦发现通常失去手术机会。腹部膨隆提示腹水或肠胀气；腹壁静脉曲张提示门静脉高压；胃肠型和蠕动波提示肠梗阻等。腹壁紧张度、压痛和反跳痛对腹痛的提示腹腔炎症；肝脏的触诊是体检中最重要的环节，一定要有规范的手法。触到腹部包块时应详细检查其位置、大小、形状、表面情况、硬度、活动情况、触痛及搏动感等。移动性浊音提示已有中等量的腹水。肠鸣音的听诊对急腹症的鉴别诊断及消化道活动性出血的诊断有帮助；腹部的血管杂音有时会有特殊的诊断价值。肛门直肠指检对便血、腹泻、便秘、下腹痛的患者更是必须的，能发现直肠肿瘤及恶性肿瘤的盆腔转移。

实验室检查：血液常规检查可反映贫血、脾功能亢进程度等。粪便显微镜下检查可为诊断提供重要资料，对肠道感染、某些寄生虫病有确诊价值，细菌培养可确定致病菌；隐血试验阳性是筛选器质性疾病的重要证据。血沉、超C反应蛋白和降钙素原等可作为炎症性肠病、肠或腹膜结核的活动性指标。血生化胆红素检查可了解黄疸性质和程度。丙氨酸氨基转移酶和天门冬氨酸氨基转移酶是肝细胞破坏的指标；谷氨酰转肽酶和碱性磷酸酶是胆管梗阻的早期指示酶；淀粉酶测定对急性胰腺炎诊断有重要价值。血清HBV-DNA是反映肝炎病毒复制活动的标志；甲胎蛋白对于原发性肝细胞癌有较特异的诊断价值，而癌胚抗原等肿瘤标志物对结肠癌和胰腺癌具有辅助诊断和估计疗效的价值。某些血清自身抗体测定对恶性贫血、原发性胆汁性肝硬化、自身免疫性肝炎等有重要的辅助诊断价值。消化道激素如胃泌素测定对某些胃肠内分泌细胞肿瘤引起的消化系疾病有诊断价值。腹水常规检查可判断出腹水性质，结合生化、细胞学及细菌培养对腹水鉴别诊断提供线索；幽门螺杆菌的检测可采用血清学抗体法、内镜下胃黏膜快速尿素酶试验、以及^{13}C和^{14}C尿素呼气试验等检查。

内镜诊疗技术近 30 年历经了很大进展,内镜进入电子和光学结合的新时代,现已成为消化系疾病诊断常规检查手段。应用内镜可直接观察消化道腔内的各类病变,并可取活组织做病理学检查。根据不同部位检查的需要分为胃镜、十二指肠镜、小肠镜、结肠镜、腹腔镜、胆道镜、胰管镜等。其中,以胃镜和结肠镜最为常用,可检出大部分的常见胃肠道疾病。超声内镜(EUS)成为内镜医师的"第三只眼";逆行胰胆管造影技术(ERCP)成为胆道疾病诊疗的主要手段;放大内镜和染色内镜使得内镜技术进入微观新阶段;胶囊内镜及小肠镜的出现和问世解决了小肠诊治的"盲区";目前在日本,内镜下早期胃癌的诊断率已超过 60%,而我国只有不到 10%;美国的早期大肠癌筛查工作开展最早,政府支持力度也最大,目前大肠癌早期诊断率达到 20%,5 年生存率超过 60%。反观中国,大肠癌的早期诊断率只有不到 10%,5 年生存率更低于 35%。

超声检查:B 超用于腹腔内实体脏器检查,无创性且检查费用较低,我国仍作为首选的初筛检查。B 超可显示肝、脾、胆囊、胰腺等脏器的肿瘤、囊肿、脓肿、结石等病变,并可了解自腹水及腹水量,对腹腔内实质性肿块的定位、大小、性质等的判断也有一定价值。B 超对靠近腹壁的结构观察较理想,如胆囊结石诊断的敏感度可达 90% 以上,但 B 超信号受腹壁脂肪及胃肠气体影响,对肥胖者、胃肠胀气明显者检查准确性受影响,尤其对腹膜后结构如胰腺影响最大。此外,B 超引导下进行各种经皮穿刺,进行诊断和治疗。彩色多普勒超声可观察肝静脉、门静脉、下腔静脉,有助于门静脉高压的诊断与鉴别诊断。

X 线检查:腹部平片可通过发现腹腔内游离气体,钙化的结石或组织以及肠曲内气体和液体的情况。胃肠钡剂造影、小肠钡灌造影、钡剂灌肠造影等整体观察全胃肠道形态;气-钡双重对比造影技术能更清楚地显示黏膜表面的细小结构,从而提高微小病变的发现率。口服及静脉注射 X 线胆系造影剂因显影不佳,临床少用。经皮肝穿刺胆管造影术在肝外梗阻性黄疸时可鉴别胆管的梗阻部位和病因,尤其适用于黄疸较深者。门静脉、下膝静脉造影有助于门静脉高压的诊断及鉴别诊断;选择性腹腔动脉造影用于肝和胰腺肿瘤和不明原因消化道出血的诊断和鉴别诊断,同时进行介入治疗。

电子计算机 X 线体层显像(CT)和磁共振显像(MRI):敏感度和分辨力高,通过轻微的密度改变用于腹腔病灶的定位和定性。随着 CT 技术的普及已成为各种不明原因腹腔病变的常规诊断工具。对腹腔脏器的恶性肿瘤性病变,CT 能发现其壁内病变与腔外病变并明确有无转移病灶,对肿瘤分期也有一定价值。MRI 因所显示的图像反映组织的结构而不仅是密度的差异,因此对占位性病变的定性诊断尤佳。应用螺旋 CT 图像后处理可获得类似内镜在管腔脏器观察到的三维和动态图像,称为仿真内镜;MRI 图像后处理可进行磁共振胰胆管造影术(MRCP)已成为一项成熟的技术,临床上可代替侵入性的逆行胰胆管造影(ERCP)用于胰胆管病变的诊断。

放射性核素检查:正电子发射体层显像(PET)反映生理功能而非解剖结构,通过示踪剂的摄取水平能将生理过程形象化和数量化,显示肿瘤的全身变化,对诊断、分级、分期和鉴别诊断均有重要价值,可与 CT 和 MRI 互补提高诊断的准确性。其他放射核素检查可临床用于了解骨转移、研究胃肠运动如胃排空、肠转运时间等。

病理检查:消化系统的活组织检查主要是内镜窥视下直接取材,如胃镜或结肠镜下对食管、胃、结直肠黏膜病变组织,或腹腔镜下对病灶取材。超声或 CT 引导下细针穿刺取材也是常用的方法,如对肝、胰或腹腔肿块的穿刺。也可较盲目地穿刺取材,如采用 1 秒穿刺吸取法做肝穿刺活检,经口导入活检囊盲目钳取小肠黏膜等。手术标本的组织学检查也属此范畴。在内镜直视下冲洗或擦刷胃肠道、胆道和胰管,检查所收集的脱落细胞和收集腹水找癌细胞,有利于发现该处的癌瘤。

脏器功能试验如胃液分泌功能检查、小肠吸收功能检查、胰腺外分泌功能检查、肝脏储备功能检查等分别用于有关疾病的辅助诊断。胃肠动力学检查对胃肠道动力障碍性疾病的诊断有相当价值。目前临床上常做的有包括食管、胃、胆道、直肠等处的压力测定、食管 24 h pH 监测、胃排空时间及胃肠经过时间测定等。

剖腹探查:对疑似重症器质性疾病而各项检查又不能肯定诊断者可考虑剖腹探查,是困难消化系统疾病诊断的最后选择。

第二节　消化系统疾病的防治原则

消化系统疾病病因、发病机制、病理生理改变复杂,因此,疾病的治疗有些有特效治疗,有些仅是对症治疗;有些是异病同治疗,有些是同病异治。消化系统疾病的治疗一般分为一般治疗、药物治疗、手术或介入治疗三大方面。

一般治疗:消化系统是食物摄取、转运、消化、吸收及代谢的场所,消化系统病变受食物因素的影响较大,不清洁饮食、刺激性食物、不耐受食物、不合理的饮食习惯、烟酒等均能引起消化系统疾病,同样不同的消化系统疾病限制饮食甚至禁食、胃肠减压;消化系疾病引起食欲下降、呕吐、腹泻、消化吸收不良会导致营养障碍以及水电解质、酸碱平衡紊乱,因此食物和营养的调整、营养的支持相当重要。胃肠运动和分泌功能极易受到气温变化、工作压力、睡眠等因素的影响,注意冷暖变化、劳逸结合、合理安排作息生活、适中的睡眠均是非常重要的。不少器质性消化系统疾病在疾病过程中会产生功能性症状,而精神紧张或生活紊乱又会诱发或加重器质性疾病。因此,精神心理治疗相当重要,措施包括向患者耐心解释病情、良好的沟通、消除紧张心理,必要时予心理治疗,适当使用镇静药等。不要盲目地服用保健品和药物,注意保健品和药物对消化系统的影响。

针对病因或发病环节的药物治疗有明确病因的疾病如细菌胃肠道炎症、胆系炎症、幽门螺杆菌相关性慢性胃炎等,予以抗菌药物可被彻底治愈,近年来规范使用的抗乙型肝炎病毒药物明显延缓了病情的发展。病因未明的大多数消化系统疾病,治疗上主要针对发病的不同病因,阻断病情发展环节,病情缓解、改善症状和预防并发症。如抑酸药物或促胃肠动力药治疗胃食管反流病、抑酸药或黏膜保护剂治疗消化性溃疡、抑制炎症反应药物治疗炎症性肠病、抗纤维化药物治疗早期肝硬化、血管活性药物治疗门静脉高压引起的食管胃底静脉曲张出血、生长抑素治疗消化道出血和胰腺炎等。目前消化系统药物品种很多,尤其是老龄化患者增多和合用药情况多见,合理选用药物、合理联合用药应当引起高度重视。

许多消化系统疾病的症状如腹痛、呕吐、腹泻等症状在病因尚未明确时应先予以对症治疗,否则会导致机体功能及代谢紊乱,从而进一步加剧病情发展。镇痛药、止吐药、止泻药及抗胆碱能药物是常用的对症治疗药物。应注意药物酌情使用,否则会病情加重,如过强的止泻药用于急性胃肠感染会影响肠道有毒物质的排泄加重毒血症状,重症溃疡性结肠炎应用肌松剂时会诱发中毒性巨结肠。要注意对症治疗有时因掩盖疾病的主要临床表现而影响临床判断,甚至延误治疗,如急腹症病因诊断未明者用强力镇痛药、结肠癌用止泻药等可能导致漏诊。

手术治疗或介入治疗:手术治疗是消化系统疾病治疗的重要手段。对经内科治疗无效、疗效不佳或出现严重并发症的疾病,手术切除病变部位常常是疾病治疗的根本办法或最终途径,如肿瘤应及早切除,合并穿孔、严重大出血不止、器质性梗阻的消化道疾病常需要手术治疗,各种晚期肝病可考虑肝移植等。手术指征的掌握,应从病情出发,结合患者手术耐受的能力,考虑手术可能引起并发症和术后复发的风险,权衡利弊,综合考虑。近年在消化内镜下进行的治疗内镜发展迅速,涉及食管狭窄扩张术及食管支架放置、消化道息肉切除术、食管胃底静脉曲张止血(硬化剂注射及皮圈套扎术)以及非静脉曲张上消化道出血止血治疗(局部药物喷洒、局部药物注射、微波、激光、热探头止血、血管夹钳夹等)、早期胃癌和早期食管癌黏膜剥离术、十二指肠乳头括约肌切开术、胆道碎石和取石术、胆管内、外引流术、经皮胃造瘘术等。内镜隧道内镜技术日趋成熟,经自然腔道内镜手术(NOTES)技术应用有了理性发展,内镜技术的发展变革了消化疾病的诊疗模式。血管介入技术如经颈静脉肝内门体静脉分流术治疗门静脉高压及狭窄血管支架置入术治疗 Budd - Chiari 综合征、肝动脉栓塞化疗治疗肝癌等。B超引导下穿刺进行引流术或注射术治疗囊肿、脓肿及肿瘤亦得到广泛应用。

以往需外科手术的许多消化系统疾病可用创伤较少的介入治疗替代,或与外科手术互相配合,从而大大开拓了消化系统疾病治疗的领域。近年来国内外特别强调多学科 MDT 协作模式对患者进行诊治,不同临床专科的专家一起对患者进行会商讨论,进一步明确病因,选择最合理的治疗方案,让患者和家属能够享受到一站式医疗诊治,大大缩短了患者的就诊时间和最优化了治疗方案。

(朱海杭)

第二章　胃食管反流病

胃食管反流病(gastroesophageal reflux disease,GERD)是指胃、十二指肠内容物反流入食管引起泛酸、胃灼痛等症状和食管黏膜的损害,以及口咽、喉、气道等食管邻近的组织损害。包括反流性食管炎(reflux esophagitis,RE)和内镜下可无食管炎表现,即内镜阴性的胃食管反流病或称非糜烂性反流病(nonerosive reflux disease,NERD)。胃食管反流病在西方国家人群中7%～15%有胃食管反流症状,发病率随年龄增加而增加,40～60岁为高峰发病年龄,男女发病无差异,但反流性食管炎中,男性多于女性[(2～3)∶1]。胃食管反流病在北京、上海两地的患病率为5.77%,反流性食管炎为1.92%,低于西方国家,病情亦较轻。

一、病因与发病机制

GERD的病理生理机制主要是抗反流防御机制减弱和反流物对食管黏膜攻击作用增强的结果。

(1)抗反流机制减弱:① 胃食管交界处抗反流屏障减弱;② 一过性下食管括约肌松弛(tLESR);③ 食管裂孔疝;④ 食管酸清除能力降低;⑤ 近端胃扩张及胃排空功能延缓;⑥ 食管壁抵抗力下降。

(2)反流物的攻击作用。

(3)自主神经功能异常。

(4)心理因素。

二、临　床　表　现

(一)症状及体征

临床上GERD的表现不一,包括反流症状、反流物引起的食管和食管外的刺激症状及有关并发症。

(1)反流症状如嗳气、泛酸、反食。

(2)食管刺激症状如胃灼痛、胸痛、吞咽困难。

(3)食管外刺激症状如咳嗽、气喘、咽喉炎、口腔溃疡、副鼻窦炎。

(4)并发症:① 上消化道出血;② 食管狭窄食管炎;③ Barrett食管:Barrett食管内镜下的表现为正常呈现均匀粉红带灰白的食管黏膜出现胃黏膜的橘红色,分布可为环形、舌形或岛状。Barrett食管可发生在反流性食管炎的基础上,亦可不伴有反流性食管炎。Barrett食管是食管腺癌的癌前病变,其腺癌的发生率较正常人高30～50倍。

(二)辅助检查

1. 钡餐检查　对不愿接受或不能耐受内镜检查者行该检查,其目的主要是排除食管癌等其他食管疾病。

2. 胃镜检查　是诊断反流性食管炎最准确的方法,并能判断反流性食管炎的严重程度和有无并发症,结合活检可与其他原因引起的食管炎和其他食管病变(如食管癌等)相鉴别。内镜下无反流性食管炎不能排除胃食管反流病。根据内镜下所见食管黏膜的损害程度进行反流性食管炎分级,有利于病情判断及指导治疗。目前多采用洛杉矶分级法:

正常:食管黏膜没有破损。

A级:一个或一个以上食管黏膜破损,长径小于5 mm。

B级:一个或一个以上黏膜破损,长径大于5 mm,但没有融合性病变。

C级:黏膜破损有融合,但小于75%的食管周径。

D级：黏膜破损融合，至少达到75%的食管周径。

3. 24 h食管pH监测常用的观察指标　24 h内pH<4的总百分时间、pH<4的次数、持续5分钟以上的反流次数以及最长反流时间等指标。

酸灌注试验、食管测压、胃食管反流的核素检查、食管胆汁反流监测、试验性诊断。

三、诊　　断

1. 诊断标准

（1）拟诊标准符合下列条件之一，临床可考虑为GERD：① 有典型的反流症状，而无继发因素；② 试验性诊断阳性（应用足量的质子泵抑制剂1～2周后反流症状减轻或消失）。

（2）确诊标准符合下列条件之一，可确诊为GERD：① 有典型的反流症状，加上内镜下反流性食管炎累及远端食管，缺乏食管炎其他病因的证据；② 有典型的反流症状，虽内镜检查无反流性食管炎、但有过多的胃食管反流的客观证据至少一项；③ 无明显反流症状，内镜下无食管炎，宜至少具备一项胃食管反流的客观检查阳性结果。

2. 鉴别诊断　临床上应与其他病因的食管病变（如真菌性食管炎、药物性食管炎、食管癌和食管贲门失弛缓症等）、消化性溃疡、胆道疾病等相鉴别。胸痛为主要表现者，应与心源性胸痛及其他原因引起的非心源性胸痛进行鉴别。还应注意与功能性疾病如功能性烧心、功能性胸痛、功能性消化不良相鉴别。

四、治　　疗

胃食管反流病的治疗目的是控制症状、治愈食管炎、减少复发和防治并发症。

（1）一般治疗：改变生活方式与饮食习惯。避免进食使LES压降低的食物、药物及引起胃排空延迟的药物。

（2）药物治疗：促胃肠动力药、抑酸药。

（3）维持治疗。

（4）抗反流手术治疗。

（5）并发症的治疗：内镜下食管扩张术或手术切除治疗食管狭窄；使用PPI治疗及长程维持治疗Barrett食管。

（陈　磊　朱海杭）

第三章 食管癌

食管癌(carcinoma of the esophagus)是原发于食管的恶性肿瘤,以鳞状上皮癌多见。临床上以进行性吞咽困难为其最典型的症状。中国是世界上食管癌的高发国家,也是世界上食管癌高死亡率的国家之一。本病的流行病学有以下特点:① 地区性分布;② 男性高于女性,其比例为(1.3～3):1;③ 中老年易患。

一、病因与发病机制

食管癌的确切病因不清,可能与以下因素有关:① 亚硝胺类化合物和真菌毒素;② 饮食刺激与食管慢性刺激;③ 营养因素;④ 遗传因素;⑤ 癌基因;⑥ 人乳头状病毒。食管癌的病变部位以中段居多,下段次之,上段最少。部分胃贲门癌延伸至食管下段,常与食管下段癌在临床上不易区别,故又称食管贲门癌。早期食管癌从病理形态分:隐伏型(充血型)、糜烂型、斑块型和乳头型。中晚期食管癌从病理形态分:髓质型、蕈伞型、溃疡型、缩窄型和未定型。从组织学分类鳞状上皮癌约占 90%,腺癌占 3.8%～8.8%和较少见的未分化癌。食管癌的扩散和转移方式:直接扩散、淋巴转移、血行转移。

二、临床表现

(一)症状与体征
食管癌症状与病理变化紧密关联。

1. 早期症状　　早期食管癌症状多不典型,易被忽略。主要症状为胸骨后不适、烧灼感、针刺样或牵拉样痛,进食通过缓慢并有滞留的感觉或轻度哽噎感。早期症状时轻时重,症状持续时间长短不一,甚至可无症状。

2. 中期症状　　进行性吞咽困难、进食呕吐、胸背疼痛、体重减轻。

3. 晚期症状

(1)呼吸系统症状癌肿压迫气管引起咳嗽、呼吸困难。癌组织穿破气管致食管气管瘘时可有进食呛咳、肺炎、肺脓肿等。

(2)神经麻痹症状:侵犯喉返神经,发生声音嘶哑,侵犯膈神经致膈肌麻痹。

(3)远处转移的现象。

(4)恶病质。

(二)诊断方法
食管黏膜脱落细胞检查、内镜检查与活组织检查、食管 X 线检查、食管 CT 扫描检查及超声内镜。

三、诊断

(一)诊断
胃镜及病理结果可以明确诊断。

(二)鉴别诊断
(1)食管贲门失弛缓症:临床表现为间歇性咽下困难、食物反流和下端胸骨后不适或疼痛,病程较长,多无进行性消瘦。X线吞钡检查见贲门梗阻呈漏斗或鸟嘴状,边缘光滑,食管下段明显扩张,吸入亚硝酸异戊酯或口服、舌下含化硝酸异山梨酯 5～10 mg 可使贲门弛缓,钡剂随即通过。

(2) 胃食管反流病：表现为烧心、吞咽性疼痛或吞咽困难。内镜检查可有黏膜炎症、糜烂或溃疡，但无肿瘤证据。

(3) 食管良性狭窄一般由腐蚀性或反流性食管炎所致，也可因长期留置胃管、食管手术或食管胃手术引起。X线吞钡可见食管狭窄、黏膜消失、管壁僵硬，狭窄与正常食管段过渡、边缘整齐、无钡影残缺征。内镜检查可确定诊断。

(4) 其他尚需与食管平滑肌瘤、食管裂孔疝、食管静脉曲张、纵隔肿瘤、食管周围淋巴结肿大、左心房明显增大、主动脉瘤外压食管造成狭窄而产生的吞咽困难、癔球症相鉴别。

四、治　疗

本病的根治关键在于对食管癌的早期诊断。治疗方法包括手术、放疗、化疗、内镜下治疗和综合治疗。

(1) 手术治疗。

(2) 放射治疗：主要适用于手术难度大的上段食管癌和不能切除的中、下段食管癌。手术前放疗可使癌块缩小，提高切除率和存活率。

(3) 化疗：一般用于食管癌切除术后，以顺铂配平阳霉素(或博来霉素)、氟尿嘧啶(5-氟尿嘧啶)、甲氨蝶呤、长春地辛(长春花碱酰胺)或丝裂霉素等二联或四联等组合，相继用于临床。联合化疗比单药疗效有所提高，但总的化疗现状是不令人满意的。

(4) 综合治疗：通常是放疗加化疗，两者可同时进行也可序贯应用，能提高食管癌的局部控制率，减少远处转移，延长生存期。

(5) 内镜介入治疗：早期食管癌局限于黏膜内可行内镜黏膜切除术(EMR)或内镜黏膜下剥离术(ESD)。进展期食管癌：① 单纯扩张；② 食管内支架置放术；③ 内镜下实施癌肿消融术等。

早期食管癌及时根治预后良好，症状出现后未经治疗的食管癌患者一般在1年内死亡。食管癌位于食管上段、病变长度超过5cm、已侵犯食管肌层、癌细胞分化程度差及已有转移者，预后不良。

(陈　磊　朱海杭)

第四章 胃 炎

- ● **掌握**：慢性胃炎的分类、临床表现。
- ● **熟悉**：急性胃炎的病因及临床表现。
- ● **了解**：急、慢性胃炎的治疗及特殊类型胃炎。

第一节 急 性 胃 炎

急性胃炎是由各种病因引起的急性胃黏膜炎症。常急性发病，有明显上腹部症状。多数有明确的发病原因可查，主要胃镜下表现为胃黏膜充血、水肿、渗出、糜烂和出血等一过性的急性病变。有明显糜烂或出血时又称为急性糜烂性胃炎或急性出血性胃炎。有特殊病因引起者，根据病因又可分为腐蚀性胃炎、化脓性胃炎、应激性胃炎、药物性胃炎等。

一、病因和发病机制

（一）外源性因子

（1）药物最常见的是非甾体类抗炎药（NSAIDs），如阿司匹林、吲哚美辛、布洛芬等，以及皮质类固醇、氯化钾、洋地黄等。

（2）乙醇和刺激性饮料。

（3）生物因子细菌及其毒素造成食物中毒，常见致病菌为沙门菌、嗜盐菌和葡萄球菌。

（4）机械性和物理性。损伤留置胃管、胃内异物、胃柿石、食管裂孔疝可机械性损伤胃黏膜。

（5）腐蚀性化学物质。

（二）内源性因子

1. 各种严重疾病　如严重创伤、大手术、大面积烧伤、颅内病变、败血症及其他严重脏器病变或多器官功能衰竭等均可引起胃黏膜缺血、缺氧和胃黏膜屏障破坏，严重者发生急性溃疡并大量出血，如烧伤所致者称 Curling 溃疡、中枢神经系统病变所致者称 Cushing 溃疡。

2. 缺血性或瘀血性损伤　主要见于腹腔动脉栓塞治疗后、动脉硬化老年患者或肝硬化门静脉高压患者。

3. 急性蜂窝组织炎或化脓性胃炎　很少见，全身感染性疾病、败血症时细菌通过血流或淋巴管播散至胃壁，致病菌常为溶血性链球菌、葡萄球菌、大肠埃希菌、肺炎链球菌。

胃黏膜屏障的正常保护功能是维持胃腔与胃黏膜内氢离子高梯度状态的重要保证，当上述因素导致胃黏膜屏障破坏，则胃腔内氢离子便会反弥散进入胃黏膜内，从而进一步加重胃黏膜的损害，最终导致胃黏膜糜烂和出血。上述各种因素亦可能导致增加十二指肠液反流入胃腔，其中的胆汁和各种胰酶，参与了胃黏膜屏障的破坏。

二、临床表现

常有上腹痛、胀满、恶心呕吐和食欲不振等，重者可有呕血、发热、酸中毒甚至休克。临床上，急性糜烂出血性胃炎患者多以突然发生呕血和(或)黑粪的上消化道出血症状而就诊。据统计在所有上消化道出血病例中由急性糜烂出血性胃炎所致者占 10%～25%,是上消化道出血的常见病因之一。有近期服用 NSAID 史、严重疾病状态或大量饮酒患者,如发生呕血和(或)黑便,应考虑急性糜烂出血性胃炎的可能。

三、诊　断

确诊有赖急诊胃镜检查。内镜可见以弥漫分布的多发性糜烂、出血灶和浅表溃疡为特征的急性胃黏膜病损,一般应激所致的胃黏膜病损以胃体、胃底为主,而 NSAID 或乙醇所致者则以胃窦为主。强调内镜检查宜在出血发生后 24～48 h 内进行,因病变(特别是 NSAID 或乙醇引起者)可在短期内消失,延迟胃镜检查可能无法确定出血病因。

四、治　疗

首先应去除病因,给予安静、禁食、补液、解痉、止吐等对症支持治疗,以后可予流质或半流质饮食,因频繁呕吐等引起水和电解质紊乱者,应静脉输液纠正。对处于急性应激状态的上述严重疾病患者,除积极治疗原发病外,应常规给予抑制胃酸分泌的 H_2 受体拮抗剂或质子泵抑制剂、黏膜保护作用的硫糖铝;对服用 NSAID 的患者应视情况应用 H_2 受体拮抗剂、质子泵抑制剂或米索前列醇预防。对已发生上消化道大出血者,按上消化道出血治疗原则采取综合措施进行治疗,质子泵抑制剂或 H_2 受体拮抗剂静脉给药。

第二节　慢　性　胃　炎

慢性胃炎是胃黏膜受到多种因素长期损伤后,引起的慢性炎症,最常见的病因是胃黏膜幽门螺杆菌感染,发病率随年龄而增加,多数是以胃窦为主的全胃炎,后期以胃黏膜固有腺体萎缩和肠腺化生为主要病理特点。

慢性胃炎的分类方法很多,我国 2006 年起采纳了国际上新悉尼系统(Update Sydney system)的分类方法,根据病理组织学改变和病变在胃的分布部位,结合可能病因,将慢性胃炎分成非萎缩性(以往称浅表性、non-atrophic)、萎缩性(atrophic)和特殊类型(special forms)三大类。慢性萎缩性胃炎又可再分为多灶萎缩性(rnultifocal atrophic)胃炎和自身免疫性(autoimmune)胃炎两大类。根据炎症分布的部位,可再分为胃窦胃炎、胃体胃炎和全胃炎。幽门螺杆菌感染首先发生胃窦胃炎,然后逐渐向胃近端扩展为全胃炎,自身免疫引起的慢性胃炎主要表现为胃体胃炎。前者萎缩性改变在胃内呈多灶性分布,以胃窦为主,多由幽门螺杆菌感染引起的慢性非萎缩性胃炎发展而来;后者萎缩改变主要位于胃体部,多由自身免疫引起的胃体胃炎发展而来。特殊类型胃炎种类很多,详见本章第三节。

自身免疫性胃炎在北欧多见,在我国仅有少数报道。由幽门螺杆菌引起的慢性胃炎流行情况则因不同国家、不同地区幽门螺杆菌感染的流行情况而异。我国属幽门螺杆菌高感染率国家,估计人群中幽门螺杆菌感染率为 40%～70%。一般认为通过人与人之间密切接触的口口或粪口传播是幽门螺杆菌的主传播途径。流行病学研究资料显示经济落后、居住环境差及不良卫生习惯与幽门螺杆菌感染率呈正相关。

一、病因及发病机制

(一)幽门螺杆菌感染

幽门螺杆菌是慢性胃炎的主要病因,幽门螺杆菌具有鞭毛,能在胃内穿过黏液层移向胃黏膜,其所分泌的黏附素能使其贴紧上皮细胞,其释放尿素酶分解尿素产生 NH_3 从而保持细菌周围中性环境,这些生物学特性,是它能在胃内长期定居繁殖,造成慢性感染。幽门螺杆菌通过上述产氨作用、分泌空泡毒素 A(Vac A)等物质而引起细胞损害;其细胞毒素相关基因(cag A)相关的 IL-8 诱导因子使上皮细胞释放 IL-8,产生剧烈炎症;其菌体胞壁还可作为抗原诱导免疫反应。这些因素的长期存在导致胃黏膜的慢性炎症。

(二) 饮食和环境因素

长期幽门螺杆菌感染,在部分患者可发生胃黏膜萎缩和肠化生,即发展为慢性多灶萎缩性胃炎。但幽门螺杆菌感染者胃黏膜萎缩和肠化生的发生率存在很大的地区差异,慢性萎缩性胃炎的发生和发展还涉及幽门螺杆菌感染之外的其他因素。流行病学研究显示,饮食中高盐和缺乏新鲜蔬菜水果与胃黏膜萎缩、肠化生以及胃癌的发生密切相关。

(三) 自身免疫

胃体萎缩为主的萎缩性胃炎患者血液中存在自身抗体如壁细胞抗体(parietal cell antibody,PCA)和内因子抗体(intrinsic factor antibody,IFA);本病可伴有其他自身免疫病如桥本甲状腺炎、白癜风等。上述表现提示本病属自身免疫病。自身抗体使壁细胞破坏,导致胃酸和内因子分泌减少或丧失,最后引起维生素 B_{12} 吸收不良从而导致恶性贫血。

(四) 其他因素

内源性或外源性胃黏膜损伤因子的长期持续存在均可以是慢性胃炎的病因。其中含胆汁和胰液的十二指肠液反流是常见原因。其他外源因素,如酗酒、服用 NSAID 等药物、某些刺激性食物等均可反复损伤胃黏膜。理论上这些因素均可各自或与幽门螺杆菌感染协同作用而引起或加重胃黏膜慢性炎症,但目前尚缺乏系统研究的证据。

慢性胃炎的过程是胃黏膜损伤与修复的慢性过程,主要组织病理学特征是炎症、萎缩和肠化生。炎症表现为黏膜层以淋巴细胞和浆细胞为主的慢性炎症细胞浸润,幽门螺杆菌引起的慢性胃炎常见淋巴滤泡形成。当见有中性粒细胞浸润时显示有活动性炎症,称为慢性活动性胃炎。慢性炎症过程中出现胃黏膜萎缩,主要表现为胃黏膜固有腺体(幽门腺或泌酸腺)数量减少甚至消失,组织学上有两种萎缩类型:① 非化生性萎缩:胃黏膜固有腺体被纤维组织或纤维肌性组织代替或炎症细胞浸润引起固有腺体数量减少;② 化生性萎缩:胃黏膜固有腺体被肠化生或假幽门腺化生所替代。慢性胃炎进一步发展,胃上皮或化生的肠上皮在再生过程中发生发育异常,可形成异型增生(dysplasia),表现为细胞异型性和腺体结构的紊乱,异型增生是胃癌的癌前病变。

二、临床表现

(一) 症状与体征

慢性胃炎的症状无特异性,有中上腹痛或不适、食欲不振、嗳气、反酸、恶心等功能性消化不良症状,症状常与进食或食物有关,而相当一部分患者无任何症状。有胃糜烂者可有少量或大量上消化道出血,长期少量出血可引起缺铁性贫血。恶性贫血者常有全身衰弱、疲软、神情淡漠、隐性黄疸,消化道症状一般较少。体征多不明显,有时上腹轻压痛,胃体胃炎严重时可有舌炎和贫血。

(二) 辅助检查

1. 胃镜检查 胃镜检查并同时取活组织作病理组织学检查是诊断慢性胃炎的最可靠方法。内镜下非萎缩性胃炎可见红斑(点、片状或条状)、黏膜粗糙不平、出血点/斑、黏膜水肿、渗出等基本表现。内镜下萎缩性胃炎有两种类型,即单纯萎缩性胃炎和萎缩性胃炎伴增生。前者主要表现为黏膜红白相间/白相为主、血管显露、色泽灰暗、皱襞变平甚至消失;后者主要表现为黏膜呈颗粒状或结节状。内镜下非萎缩性胃炎和萎缩性胃炎皆可见伴有糜烂(平坦或隆起)、出血、胆汁反流。由于内镜所见与活组织检查的病理表现不尽一致,因此诊断时应两者结合,在充分活检基础上以组织病理学诊断为准。为保证诊断的准确性及对慢性胃炎进行分类,活组织检查宜在多部位取材且标本要够大(达到黏膜肌层),取材多少示病变情况和需要,一般 2~5 块,胃窦小弯、大弯、胃角及胃体下部小弯是常用的取材部位。

2. 幽门螺杆菌检测 可分侵入性或非侵入性检查,有关检查方法详见本篇消化性溃疡章。

3. 自身免疫性胃炎的相关检查 疑为自身免疫性胃炎者应检测血 PCA,对诊断有一定参考价值,血清 IFA 阳性率比 PCA 低,但如胃液中检测到 IFA,对诊断恶性贫血帮助很大。

4. 血清胃泌素 G17、胃蛋白酶原 I 和 II 测定 属于无创性检查,有助判断萎缩是否存在及其分布部位和程度,近年国内已开始在临床试用。胃体萎缩者血清胃泌素 G17 水平显著升高、胃蛋白酶原 I 和

（或）胃蛋白酶原Ⅰ/Ⅱ比值下降；胃窦萎缩者血清胃泌素G17水平下降、胃蛋白酶原Ⅰ和胃蛋白酶原Ⅰ/Ⅱ比值正常；全胃萎缩者则两者均低。

三、诊　　断

确诊必须依靠胃镜检查及胃黏膜活组织病理学检查。幽门螺杆菌检测有助于病因诊断。怀疑自身免疫性胃炎应检测相关自身抗体及血清胃泌素。

四、治　　疗

（一）关于根除幽门螺杆菌

成功根除幽门螺杆菌可改善胃黏膜组织学、可预防消化性溃疡及可能降低胃癌发生的危险性、少部分患者消化不良症状也可取得改善。2006年中国慢性胃炎共识意见，建议根除幽门螺杆菌特别适用于：① 伴有胃黏膜糜烂、萎缩及肠化生、异型增生者；② 有消化不良症状者；③ 有胃癌家族史者。

（二）关于消化不良症状的治疗

有消化不良症状而伴有慢性胃炎的患者，症状与慢性胃炎之间并不存在明确的关系，因此症状治疗事实上属于功能性消化不良的经验性治疗，抑酸或抗酸药、促胃肠动力药、胃黏膜保护药、中药均可试用，这些药物除对症治疗作用外，对胃黏膜上皮修复及炎症也可能有一定作用。

（三）自身免疫性胃炎的治疗

目前尚无特异治疗，有恶性贫血时注射维生素B_{12}后贫血可获纠正。

（四）异型增生的治疗

异型增生是胃癌的癌前病变，应予高度重视。对轻度异型增生除给予上述积极治疗外，关键在于定期随访。对肯定的重度异型增生则才有内镜下黏膜切除术（EMR）或黏膜下剥离术（ESD）。

第三节　特殊类型胃炎

一、感 染 性 胃 炎

但当机体免疫力下降时，如艾滋病患者、长期大量使用免疫抑制剂者、严重疾病晚期等，可发生各种细菌（非特异性细菌和特异性细菌如结核、梅毒）、真菌和病毒（如巨细胞病毒）所引起的感染性胃炎。其中急性化脓性胃炎（acute purulent gastritis）病情凶险，该病常见致病菌为甲型溶血性链球菌、金黄色葡萄球菌或大肠杆菌，化脓性炎症常源于黏膜下层，并扩展至全层胃壁，可发生穿孔，内科治疗多无效而需紧急外科手术。

二、化学性胃炎（病）

胆汁反流、长期服用NSAID或其他对胃黏膜损害的物质，可引起以胃小凹增生为主且炎症细胞浸润很少为特征的反应性胃黏膜病变。胃大部分切除术后失去了幽门的功能，含胆汁、胰酶的十二指肠液长期大量反流入胃，由此而引起的残胃炎和吻合口炎是典型的化学性胃炎（病）改变，治疗上可予促胃肠动力药和吸附胆汁药物（如硫糖铝、铝碳酸镁或考来烯胺）。

三、Ménétrier病

Ménétrier病又称巨大胃黏膜肥厚症（giant hypertrophic gastropathy）。本病特点是：① 胃体、胃底皱

襞粗大、肥厚,扭曲呈脑回状;② 胃黏膜组织病理学见胃小凹延长扭曲、深处有囊样扩张,伴壁细胞和主细胞减少,胃黏膜层明显增厚;③ 胃酸分泌减少;④ 低蛋白血症(由蛋白质从胃液丢失引起)。本病多见于 50 岁以上的男性。诊断时注意排除胃黏膜的癌性浸润、胃淋巴瘤及淀粉样变性等。因病因未明,目前无特效治疗,有溃疡形成时予抑酸药,伴有幽门螺杆菌感染者宜根除幽门螺杆菌,蛋白质丢失持续而严重者可考虑胃切除术。

四、其 他

嗜酸细胞性胃炎、淋巴细胞性胃炎、非感染性肉芽肿性胃炎(如胃克罗恩病、结节病)、放射性胃炎(放射治疗引起)、充血性胃病(如门静脉高压性胃病)等。疣状胃炎(verrucosal gastritis)表现为内镜下见胃体或(及)胃窦有多发性的小隆起,其中央呈脐样凹陷,凹陷表面常有糜烂,活组织病理学检查见胃黏膜以淋巴细胞浸润为主。疣状胃炎多与幽门螺杆菌感染或服用 NSAID 有关,但亦有病因不明者。

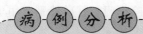 病 例 分 析

患者,男,45 岁,汉族。患者诉近 20 年来自觉上腹部不适,伴有烧灼、嗳气现象、饭后加重。曾服用"奥美拉唑"治疗有效。近两年来上述症状加重,食欲明显减退,体重下降约 20 公斤。1 年前曾在外院就诊,诊断"慢性萎缩性胃炎",给予对症治疗,疗效欠佳。病程中患者无吞咽困难、呕吐、黑便等现象,夜间睡眠较差,大小便正常。体格检查:体温 37℃,脉搏 104 次/分,呼吸 30 次/分,血压 100/70 mmHg,体重 70 公斤,神志清楚,语言流利,查体合作。全身皮肤黏膜无黄染。胸廓对称,双肺呼吸音清,未闻及干湿性啰音。心率 104 次/分,律齐,无杂音。腹部平软,无明显压痛,全腹未触及包块,肝脾肋下未触及,移动性浊音阴性。双下肢无水肿,生理反射存在,病理反射未引出。

【问题】

(1)请提出该患者可能的诊断?

(2)请提出诊断依据?

(3)进一步确诊需要的检查项目。

(4)请提出鉴别诊断?

(5)请提出治疗方案?

(6)预后及预防措施有哪些?

【分析与解答】

(1)诊断:慢性浅表性胃炎。

(2)诊断依据:

1)患者中年男性。上腹部不适,伴有烧灼、嗳气现象、饭后加重。

2)2004 年曾在外院就诊,诊断"慢性萎缩性胃炎",给予对症治疗,疗效欠佳。

3)查体:腹部平软,无明显压痛,全腹未触及包块,肝脾肋下未触及。

(3)进一步需行胃镜及尿素呼气酶试验检查。

(4)鉴别诊断① 消化性溃疡:多有典型的慢性上腹疼痛,呈周期性和节律性表现。但有时表现亦不典型,胃镜检查有助于确诊。② 胃癌:病情多进行性加重,可表现有食欲不振、上腹疼痛、消瘦等症状。大便潜血有时阳性,胃镜检查加病理活检有助于确诊。

(5)治疗方案① 根除 Hp 感染;② 抑酸或抗酸治疗;③ 增强胃黏膜防御功能;④ 促进胃肠动力;⑤ 其他:抗抑郁药、镇静药、维生素 B_{12}、维生素 C、维生素 E、β 胡萝卜素等。

(6)预后慢性胃炎是消化内科的常见病和多发病,主要是由 HP 感染引起的胃黏膜慢性炎症性病变,临床表现无特异性,要注意与其他疾病的鉴别。极少数慢性胃炎可发展为胃癌,幽门螺旋杆菌感染引起的胃炎 15%~20%会发生消化性溃疡。由于内科治疗的进展,预后远较过去为优。死亡主要见于高龄患者。死亡的主要原因是并发症。

(陈 磊 朱海杭)

第五章 消化性溃疡

学习要点

- **掌握：**消化性溃疡的临床表现、并发症及治疗。
- **熟悉：**消化性溃疡的发病机制、良恶性溃疡的鉴别。
- **了解：**消化性溃疡的病理。

消化性溃疡（peptic ulcer）主要指发生在胃和十二指肠的慢性溃疡，即胃溃疡（gastric ulcer，GU）和十二指肠溃疡（duodenal ulcer，DU），本病也可发生在与酸性胃液接触的其他胃肠道部位，包括食管下端，胃肠吻合口及其附近肠袢和含有异位胃黏膜的 Meckel 憩室，因溃疡形成与胃酸/胃蛋白酶的消化作用有关而得名。溃疡的黏膜缺损超过黏膜肌层，不同于糜烂。

消化性溃疡是全球性常见病。我国临床统计资料提示，消化性溃疡患病率在近十多年来亦开始呈下降趋势。本病可发生于任何年龄，但中年最为常见，DU 多见于青壮年，而 GU 多见于中老年，后者发病高峰比前者约迟 10 年。男性患病比女性较多。临床上 DU 比 GU 为多见，两者之比为（2～3）：1，但有地区差异，在胃癌高发区 GU 所占的比例有增加。

一、病因与发病机制

消化性溃疡的病因及发病机制非常复杂，每位患者的病因及发病机制可能各有不同，但其临床表现大体相似。通常认为消化性溃疡的发生是指对胃黏膜的损害因素与防御因素之间的失衡。

损害因素是指：① 胃酸、胃蛋白酶；② 幽门螺杆菌（Helicobacter pylori，Hp）感染；③ 药物因素，如阿司匹林等非甾体类药物（NSAIDs）；④ 乙醇；⑤ 胆盐。

胃黏膜防御因素系指：① 胃黏膜-黏液屏障；② 碳酸氢盐；③ 细胞再生；④ 前列腺素和表皮生长因子；⑤ 黏膜血流等。

当对胃黏膜的损害因素大于防御因素时，则溃疡病就可能形成，当然还有精神因素、遗传因素及其他一些因素的参与，而构成溃疡病发生的复杂的致病机制。胃溃疡和十二指肠溃疡在发病机制上有不同之处，前者主要是防御因素的削弱，而后者主要是损害因素的增强，也可能两者皆有。

（一）胃酸和胃蛋白酶

消化性溃疡的最终形成是由于胃酸/胃蛋白酶对黏膜自身消化所致。早在 1910 年，Schwartz 提出"无酸，无溃疡"的名言。因胃蛋白酶活性是 pH 依赖性的，在 pH>4 时便失去活性，因此无酸情况下罕有溃疡发生以及抑制胃酸分泌药物能促进溃疡愈合的事实均确证胃酸在溃疡形成过程中的决定性作用，是溃疡形成的直接原因。胃酸的这一损害作用一般只有在正常黏膜防御和修复功能遭受破坏时才能发生。

正常人的基础胃酸排量（BAO）<5 mmol/h，若>10 mmol/h 则认为是高酸分泌。约 2/3 十二指肠溃疡患者 BAO>10 mmol/h。十二指肠溃疡患者的胃酸增高其原因有：① 壁细胞数量增多；② 壁细胞对刺激物的敏感性增强；③ 胃酸分泌的正常反馈机制发生缺陷；④ 迷走神经张力过高；GU 患者基础酸排量（BAO）及 MAO 多属正常或偏低，对此，可能解释为 GU 患者多伴多灶萎缩性胃炎，因而胃体壁细胞泌酸功能已受影响，而 DU 患者多为慢性胃窦炎，胃体黏膜未受损或受损轻微因而仍能保持旺盛的泌酸能力。少见的特殊情况如胃泌素瘤患者，极度增加的胃酸分泌的攻击作用远远超过黏膜的防御作用，而成为溃疡形成的起始因素。

（二）幽门螺杆菌感染

幽门螺杆菌是消化性溃疡的主要病因已得到胃肠病工作者的普遍认可，并已达成共识，其理由有以下几点：① 消化性溃疡患者的幽门螺杆菌检出率显著高于对照组的普通人群，在 DU 的检出率约为 90%、GU 为 70%～80%，在未应用非甾体类抗炎药的十二指肠溃疡患者中，Hp 阴性者非常少见；② 大量临床研究肯定，成功根除幽门螺杆菌后溃疡复发率明显下降，用常规抑酸治疗后愈合的溃疡年复发率 50%～70%，而根除幽门螺杆菌可使溃疡复发率降至 5% 以下，这就表明去除病因后消化性溃疡可获治愈。

幽门螺杆菌感染导致消化性溃疡发病的确切机制尚未阐明。目前认为幽门螺杆菌的致病机制包括：幽门螺杆菌的定植、毒素引起的胃黏膜损害，宿主的免疫应答介导的胃黏膜损伤及幽门螺杆菌感染后所致的胃酸分泌和调节异常等。目前主要有 5 种假说：

漏屋顶学说（"leaking roof"hypothesis）：有学者将炎症的胃黏膜比喻漏雨的屋顶，意思是说无胃酸（雨）就无溃疡。再给予抑酸药后，溃疡愈合，但只能获短期疗效，因为没有改变溃疡的自然病程，只有针对炎症及溃疡有关的幽门螺杆菌治疗，则溃疡不易复发，所以只有通过黏膜修复即修好漏屋顶才能长期防雨，即达到溃疡治愈的目的。

胃泌素-胃酸相关学说（gastrin-acid theory）即幽门螺杆菌周围的氨云可使胃窦部 pH 增高，胃窦部胃泌素反馈性释放增加，因而胃酸分泌增加，在十二指肠溃疡的形成中起重要作用。

胃上皮化生学说（gastric metaplasia theory）：幽门螺杆菌通过定植于十二指肠内的胃化生上皮，引起黏膜损伤并导致十二指肠溃疡形成。

介质冲洗学说（mediater wash down theory）：Hp 感染导致多种炎症介质的释放，这些炎症介质在胃排空时冲至十二指肠导致十二指肠黏膜损伤。

免疫损伤学说（immunologic damage theory）：Hp 通过免疫损伤机制导致溃疡形成。此学说认为胃黏膜损伤 1 是未能根除 Hp 引发的持续免疫反应的结果。

以上学说都不是彼此孤立的，只能从不同角度阐明机制的某一部分。

（三）非甾体抗炎药

非甾体抗炎药（non-steroidal anti-inflammatory drug，简称 NSAID）是引起消化性溃疡的另一个常见病因。NSAID 引起的溃疡以 GU 较 DU 多见。溃疡形成及其并发症发生的危险性除与服用 NSAID 种类、剂量、疗程有关外，尚与高龄、同时服用抗凝血药、糖皮质激素等因素有关。

NSAID 通过削弱黏膜的防御和修复功能而导致消化性溃疡发病，主要是通过抑制环氧合酶（COX）而起作用。COX 是花生四烯酸合成前列腺素的关键限速酶，COX 有两种异构体，即结构型 COX-1 和诱生型 COX-2。COX-1 在组织细胞中恒量表达，催化生理性前列腺素合成而参与机体生理功能调节；COX-2 主要在病理情况下由炎症刺激诱导产生，促进炎症部位前列腺素的合成。传统的 NSAID 如阿司匹林、吲哚美辛等旨在抑制 COX-2 而减轻炎症反应，但特异性差，同时抑制了 COX-1，导致胃肠黏膜生理性前列腺素 E 合成不足。后者通过增加黏液和碳酸氢盐分泌、促进黏膜血流增加、细胞保护等作用在维持黏膜防御和修复功能中起重要作用。

（四）其他因素

下列因素与消化性溃疡发病有不同程度的关系：① 吸烟、② 遗传、③ 急性应激、④ 胃十二指肠运动异常；病理 DU 主要见于球部，多在前壁，占 50%，约 5% 见于球部以下部位，称球后溃疡，球部前壁和后壁均发生溃疡称对吻溃疡；GU 多在胃角和胃窦小弯。溃疡一般为单个，也可多个，呈圆形或椭圆形。DU 直径多小于 10 mm，GU 要比 DU 稍大。亦可见到直径大于 2 cm 的巨大溃疡。溃疡边缘光整、底部洁净，由肉芽组织构成，上面覆盖有灰白色或灰黄色纤维渗出物。活动性溃疡周围黏膜常有炎症水肿。溃疡浅者累及黏膜肌层，深者达肌层甚至浆膜层，溃破血管时引起出血，穿破浆膜层时引起穿孔。溃疡愈合时周围黏膜炎症、水肿消退，边缘上皮细胞增生覆盖溃疡面，其下的肉芽组织纤维转化，变为瘢痕，瘢痕收缩使周围黏膜皱襞向其集中。

二、临床表现

（一）症状

本病的临床表现不一，部分患者可无症状就出现溃疡的并发症如出血和穿孔，但90%以上溃疡患者有腹痛。腹痛有其特点，典型病例可根据其腹痛特点做出诊断。

1. 腹痛

（1）慢性过程，病史可达数年至数十年。

（2）周期性发作，发作与自发缓解相交替，发作常有季节性，多在秋冬或冬春之交发病，可因精神情绪不良或过劳而诱发。

（3）疼痛部位常位于中上腹部偏左或偏右，其范围直径为5 cm左右。

（4）腹痛呈节律性，表现为空腹痛或（及）午夜痛，腹痛多为进食或服用抗酸药所缓解，典型节律性表现在DU多见。

（5）程度和性质：常为隐痛、饥饿痛、烧灼痛、胀痛等，一般可忍受，如溃疡深达浆膜层，则疼痛可能很剧烈。

2. 其他症状 包括反酸、嗳气、胃灼痛、上腹饱胀、恶心呕吐、食欲减退等，少数患者可出现失眠等神经衰弱的症状。

（二）体征

溃疡活动时上腹部可有局限性轻压痛，缓解期无明显体征。反复慢性失血者可有贫血。

（三）特殊类型的消化性溃疡

1. 复合溃疡 指胃和十二指肠同时发生的溃疡。DU往往先于GU出现。幽门梗阻发生率较高。

2. 幽门管溃疡 幽门管位于胃远端，与十二指肠交界，长约2 cm。幽门管溃疡与DU相似，胃酸分泌一般较高。幽门管溃疡上腹痛的节律性不明显，对药物治疗反应较差，呕吐较多见，较易发生幽门梗阻、出血和穿孔等并发症。

3. 球后溃疡 发生在球部远段十二指肠的溃疡称球后溃疡。多发生在十二指肠乳头的近端。具DU的临床特点，但午夜痛及背部放射痛多见，对药物治疗反应较差，较易并发出血。

4. 巨大溃疡 指直径大于2 cm的溃疡。胃的巨大溃疡注意与恶性溃疡鉴别。

5. 老年人消化性溃疡 近年老年人发生消化性溃疡的报道增多。临床表现多不典型，GU多位于胃体上部甚至胃底部，溃疡常较大，易误诊为胃癌。

6. 无症状性溃疡 约15%消化性溃疡患者可无症状，有学者将之称为"沉默的溃疡（innocent ulcer）"，部分以出血、穿孔等并发症为首发症状。可见于任何年龄，以老年人较多见；NSAID引起的溃疡近半数无症状。

（四）并发症

1. 出血 溃疡侵蚀周围血管可引起出血。出血是消化性溃疡最常见的并发症，也是上消化道大出血最常见的病因（约占所有病因的50%）。

2. 穿孔 溃疡病灶向深部发展穿透浆膜层则并发穿孔。溃疡穿孔临床上可分为急性、亚急性和慢性三种类型，以第一种常见。急性穿孔的溃疡常位于十二指肠前壁或胃前壁，发生穿孔后胃肠内容物漏入腹腔而引起急性腹膜炎。十二指肠或胃后壁的溃疡深至浆膜层时已与邻近的组织或器官发生粘连，穿孔时胃肠内容物不流入腹腔，称为慢性穿孔，又称为穿透性溃疡。这种穿透性溃疡改变了腹痛规律，变得顽固而持续，疼痛常放射至背部。邻近后壁的穿孔或游离穿孔较小，只引起局限性腹膜炎时称亚急性穿孔，症状较急性穿孔轻而体征较局限，易漏诊。

3. 幽门梗阻 主要是由DU或幽门管溃疡引起。溃疡急性发作时可因炎症水肿和幽门部痉挛而引起暂时性梗阻，可随炎症的好转而缓解；慢性梗阻主要由于瘢痕收缩而呈持久性。幽门梗阻临床表现为：餐后上腹饱胀、上腹疼痛加重，伴有恶心、呕吐，大量呕吐后症状可以改善，呕吐物含发酵酸性宿食。体检可见胃型和胃蠕动波，清晨空腹时检查胃内有振水声。进一步做胃镜或X线钡剂检查可确诊。

4. 癌变 少数 GU 可发生癌变,DU 则否。GU 癌变发生于溃疡边缘,据报道癌变率在 1% 左右。长期慢性 GU 病史、年龄在 45 岁以上、溃疡顽固不愈者应提高警惕。对可疑癌变者,在胃镜下取多点活检做病理检查;在积极治疗后复查胃镜,直到溃疡完全愈合;必要时定期随访复查。

三、辅 助 检 查

(一) 胃镜检查

是确诊消化性溃疡首选的检查方法。胃镜检查不仅可对胃十二指肠黏膜直视、摄像,还可取活组织作病理学检查及幽门螺杆菌检测。内镜下消化性溃疡多呈圆形或椭圆形,也有呈线形,边缘光整,底部覆有灰黄色或灰白色渗出物,周围黏膜可有充血、水肿,可见皱襞向溃疡集中。内镜下溃疡可分为活动期(A)、愈合期(H)和瘢痕期(S)三个病期,其中每个病期又可分为 1 和 2 两个阶段。

(二) X 线钡餐检查

X 线钡餐检查适用于对胃镜检查有禁忌或不愿接受胃镜检查者。溃疡的 X 线征象有直接和间接两种:龛影是直接征象,对溃疡有确诊价值;局部压痛、十二指肠球部激惹和球部畸形、胃大弯侧痉挛性切迹均为间接征象,仅提示可能有溃疡。

(三) 幽门螺杆菌检测

检测方法分为侵入性和非侵入性两大类。前者需通过胃镜检查取胃黏膜活组织进行检测,主要包括快速尿素酶试验、组织学检查和幽门螺杆菌培养;后者主要有 ^{13}C 或 ^{14}C 尿素呼气试验、粪便幽门螺杆菌抗原检测及血清学检查(定性检测血清抗幽门螺杆菌 IgG 抗体)。

(四) 胃液分析和血清胃泌素测定

溃疡病患者的胃酸排出量有很大个体差异,与正常人之间有明显重叠,所以胃酸测定对溃疡病患者临床诊断无重要意义,一般仅在疑有胃泌素瘤时做鉴别诊断之用。

四、诊 断

(一) 诊断

慢性病程、周期性发作的节律性上腹疼痛,且上腹痛可为进食或抗酸药所缓解的临床表现是诊断消化性溃疡的重要临床线索。但单纯依靠病史难以做出可靠诊断。确诊有赖胃镜检查。X 线钡餐检查发现龛影亦有确诊价值。

(二) 鉴别诊断

本病主要需与其他有上腹痛症状的疾病如肝、胆、胰、肠疾病和胃的其他疾病相鉴别。功能性消化不良临床常见且临床表现与消化性溃疡相似,应注意鉴别。

1. 胃癌 溃疡型早期胃癌单凭内镜所见与良性溃疡鉴别有困难,放大内镜和染色内镜对鉴别有帮助,但最终必须依靠直视下活检病理鉴别。恶性溃疡的内镜特点为:① 溃疡形状不规则,一般较大;② 底凹凸不平、苔污秽;③ 边缘呈结节状隆起;④ 周围皱襞中断;⑤ 胃壁僵硬、蠕动减弱。活组织检查可以确诊,但对于怀疑胃癌而活检阴性者,必须在短期内复查胃镜并再次活检;即使内镜下诊断为良性溃疡且活检阴性,仍有漏诊胃癌的可能,因此对初诊为胃溃疡者,必须在完成正规治疗的疗程后进行胃镜复查,胃镜复查溃疡缩小或愈合不是鉴别良、恶性溃疡的最终依据,必须重复活检加以证实。

2. 胃泌素瘤 亦称 Zollinger-Ellison 综合征,是胰腺非 β 细胞瘤分泌大量胃泌素所致。肿瘤往往很小(<1 cm),生长缓慢,半数为恶性。大量胃泌素可刺激壁细胞增生,分泌大量胃酸,使上消化道经常处于高酸环境,导致胃、十二指肠球部和不典型部位(十二指肠降段、横段、甚或空肠近端)发生多发性溃疡。胃泌素瘤与普通消化性溃疡的鉴别要点是该病溃疡发生于不典型部位,具难治性特点,有过高胃酸分泌(BAO 和 MAO 均明显升高,且 BAO/MAO>60%)及高空腹血清胃泌素(>200 pg/mL,常>500 pg/mL)。

五、治　疗

治疗的目的是消除病因、缓解症状、愈合溃疡、防止复发和防治并发症。主要包括抑制胃酸、保护胃黏膜及根除幽门螺杆菌。

（一）一般治疗

生活要有规律，避免过度劳累和精神紧张。注意饮食规律，戒烟、酒。服用 NSAID 者尽可能停用。

（二）抑制胃酸

（1）制酸剂：直接中和胃酸，并使胃蛋白酶不能被激活，迅速缓解溃疡的疼痛症状，常用的如氢氧化铝凝胶、铝碳酸镁等。

（2）抗分泌药

1）H_2 受体拮抗剂（H_2RA）：通过竞争性抑制胃壁细胞上组织胺第 II 型受体，达到抑制胃酸分泌、迅速愈合溃疡的目的。常用的有雷尼替丁、西咪替丁、法莫替丁等。

2）质子泵抑制剂（PPI）：作用于壁细胞胃酸分泌终末步骤中的关键酶 H^+-K^+ ATP 酶，使其不可逆失活，因此抑酸作用比 H2RA 更强且作用持久，特别适用于难治性溃疡或 NSAID 溃疡患者不能停用 NSAID 时的治疗，常用药物奥美拉唑、兰索拉唑、雷贝拉唑、泮托拉唑等。

3）胃泌素受体拮抗剂、乙酰胆碱受体拮抗剂目前均已较少用于消化性溃疡的治疗。

（三）保护胃黏膜药物

硫糖铝和胶体铋目前已少用作治疗消化性溃疡的一线药物。米索前列醇具有抑制胃酸分泌、增加胃十二指肠黏膜的黏液及碳酸氢盐分泌和增加黏膜血流等作用，主要用于 NSAID 溃疡的预防，腹泻是常见副反应，因会引起子宫收缩故孕妇忌服。

（四）根除幽门螺杆菌治疗

对治疗 Hp 有以下共识：① 溃疡病患者合并 Hp 感染时不论初发还是复发均需对 Hp 治疗；② 判断治疗是否成功应在停止抗 Hp 治疗后至少 4 周复查 Hp 才肯定；③ 一个根除方案只有当其根除率达到 80％以上且不引起重要的临床副反应和细菌耐药性才被认可在临床采用。已证明在体内具有杀灭幽门螺杆菌作用的抗生素有克拉霉素、阿莫西林、甲硝唑（或替硝唑）、四环素、呋喃唑酮、某些喹喏酮类如左氧氟沙星等。PPI 及胶体铋体内能抑制幽门螺杆菌，与上述抗生素有协同杀菌作用。目前尚无单一药物可有效根除幽门螺杆菌，因此必须联合用药。常采用 PPI 联合 2 种抗生素的三联疗法作为首选，疗程 7～14 日，一旦首次根除失败需经原因分析后进行第二次根除，大都选四联疗法，PPI＋2 种有效抗生素＋铋剂，并增加疗程。

（五）溃疡复发的预防

有效根除幽门螺杆菌及彻底停服 NSAID，可消除消化性溃疡的两大常见病因，因而能大大减少溃疡复发。下列情况则需用长程维持治疗来预防溃疡复发：① 不能停用 NSAID 的溃疡患者，无论 Hp 阳性还是阴性；② Hp 相关溃疡，Hp 感染未被根除；③ Hp 阴性的溃疡（非 Hp、非 NSAID 溃疡）；④ Hp 相关溃疡，幽门螺杆菌虽已被根除，但曾有严重并发症的高龄或有严重伴随病患者。长程维持治疗一般以 PPI 常规剂量的半量维持，而 NSAID 溃疡复发的预防多用 PPI 或米索前列醇。

（六）外科手术指征

由于内科治疗的进展，目前外科手术主要限于少数有并发症者，包括：① 大量出血经内科治疗无效；② 急性穿孔；③ 瘢痕性幽门梗阻；④ 胃溃疡癌变；⑤ 严格内科治疗无效的顽固性溃疡。

由于内科有效治疗的发展，预后远较过去为佳，死亡率显著下降。死亡主要见于高龄患者，死亡的主要原因是并发症，特别是大出血和急性穿孔。

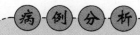

男性，40 岁，因劳累后突感中上腹隐痛，后解柏油样便 2 次，共 500 g，呕吐咖啡色样液体 1 次约 200 mL，伴头晕、出冷汗、面色苍白。追问病史，既往有阵发性的中上腹不适，伴泛酸，本次发病前无

特殊药物服用史,否认肝炎病史。查体:T:37℃,BP:10.6/8 Kpa,HR:108 次/分,R:24 次/分。神清,皮肤巩膜无黄染,全身浅表淋巴结未及肿大,两肺呼吸音清,腹软,中上腹轻压痛,无反跳痛,肝脾肋下未及,移浊(一),肠鸣音亢进。实验室检查:大便 OB(+++) Hb 10.6 g/L。

【问题】 请根据病史、体征及实验室检查,写出该患者的诊断、诊断依据、鉴别诊断和治疗原则。

【分析与解答】

(1)诊断:消化性溃疡伴出血、失血性贫血。

(2)诊断依据:① 呕血、黑便、大便隐血(+);② 既往阵发性中上腹不适伴反酸;③ 查体:中上腹轻压痛,肠鸣音活跃。

(3)鉴别诊断:① 胃癌;② 肝硬化,食管胃底静脉曲张破裂出血;③ 出血性胃炎。

(4)治疗原则:① 对症治疗,补液;② 抗溃疡病药物治疗;③ 内镜止血,必要时手术治疗。

(陈 磊 朱海杭)

第六章 胃 癌

胃癌在我国是仅次于肺癌的常见恶性肿瘤,每年有近 20 万新发胃癌,占全部恶性肿瘤发病的 17.2%,胃癌的发病率和死亡率男女之比约为 2:1。发病年龄以中老年居多,55~70 岁为高发年龄段,全国平均年死亡率约为 16/10 万。

一、病因与发病机制

胃癌的发生是一个多步骤、多因素进行性发展的过程。包括环境和饮食因素、幽门螺杆菌感染、遗传因素、癌前疾病(慢性萎缩性胃炎、胃息肉、胃溃疡、残胃炎)、癌前病变(肠型化生、异型增生)。

根据胃癌的进程可分为早期胃癌和进展期胃癌。早期胃癌是指病灶局限且深度不超过黏膜下层的胃癌,不论有无局部淋巴结转移。进展期胃癌深度超过黏膜下层,已侵入肌层者称中期,侵及浆膜或浆膜外者称晚期胃癌。早期胃癌及进展期胃癌大体分型见内镜诊断。根据腺体的形成及黏液分泌能力,可分为:管状腺癌、黏液腺癌、髓样癌、弥散型癌;根据癌细胞分化程度可分为高分化、中度分化和低分化三大类。根据肿瘤起源将胃癌分为肠型胃癌、弥漫型胃癌;根据肿瘤生长方式将胃癌分为:膨胀型、浸润型;胃癌有四种扩散方式:直接蔓延、淋巴结转移、血行播散、种植转移。癌细胞侵及浆膜层脱落入腹腔,种植于肠壁和盆腔,如种植于卵巢,称为 Krukenberg 瘤;也可在直肠周围形成一明显的结节状板样肿块(Blumer's shelf)。

二、临 床 表 现

(一)症状与体征

胃癌早期常无特异的症状,甚至毫无症状;进展期胃癌常表现为上腹痛,食欲减退、消瘦、乏力,恶心呕吐、呕血、黑便等。早期胃癌无明显体征,进展期在上腹部可扪及肿块,有压痛。肿块多位于上腹偏右相当于胃窦处。如肿瘤转移至肝脏可致肝脏肿大及出现黄疸,甚至出现腹水。腹膜有转移时也可发生腹水,移动性浊音阳性。侵犯门静脉或脾静脉时有脾脏增大。有远处淋巴结转移时可扪及 Virchow 淋巴结,质硬不活动。直肠指检在直肠膀胱凹陷可扪及一板样肿块。

一些胃癌患者可以出现副癌综合征(Paraneoplastic syndromes),包括反复发作的表浅性血栓静脉炎(Trousseau 征)及过度色素沉着;黑棘皮症,皮肤褶皱处有过度色素沉着,尤其是双腋下;皮肌炎、膜性肾病、累及感觉和运动通路的神经肌肉病变等。

(二)辅助检查

(1)缺铁性贫血:较常见,系长期失血所致。粪便隐血实验常呈持续阳性,有辅助诊断意义。肿瘤血清学检查,一般常用的有 CEA、CA199、CA742、CA125 等,但对胃癌的识别率为 20%~69%,但阳性者常见于肿瘤较大或已有远处转移的进展期胃癌,对早期胃癌的阳性率仅为 5%左右。其中 CEA、CA199 水平的变化常反映肿瘤对化疗的有效性。

(2)内镜检查:内镜检查结合黏膜活检,是目前最可靠的诊断手段。对早期胃癌,内镜检查更是最佳的诊断方法。早期胃癌的分型由日本内镜学会 1962 年首先提出,并沿用至今,即 I 型(息肉型):病灶隆起呈小息肉状,基底宽无蒂,常大于 2 cm,占早期胃癌的 15%左右。II 型(浅表型):癌灶表浅,分 3 个亚型,共占 75%。II a 型(浅表隆起型):病变稍高出黏膜面,高度不超过 0.5 cm,表面平整。II b 型(浅表平坦型):病变与黏膜等平,但表面粗糙呈细颗粒状。II c 型(浅表凹陷型):最常见,凹陷不超过 0.5 cm,病变底面粗糙不平,可见聚合黏膜皱襞的中断或融合。III 型(溃疡型):约占早期胃癌的 10%,黏膜溃烂较

Ⅱc深,但不超过黏膜下层,周围聚合皱襞有中断、融合或变形成杵状。进展期胃癌内镜可见肿瘤表面多凹凸不平,糜烂,有污秽苔,活检易出血;也可呈深大溃疡,底部覆有污秽灰白苔,溃疡边缘呈结节状隆起,无聚合皱襞,病变处无蠕动。大体形态类型仍沿用 Borrmann 提出的分类法。Ⅰ型:又称息肉型或蕈伞型,Ⅱ型:又称溃疡型。Ⅲ型:又称溃疡浸润型。Ⅳ型:又称弥漫浸润型。病变如累及胃窦,可造成狭窄;如累及全胃,可使整个胃壁增厚、变硬,称为皮革胃(linitis plastica)。

超声内镜(endoscopic ultrasonography,EUS)能判断胃内或胃外的肿块,观察肿瘤侵犯胃壁的深度,对肿瘤侵犯深度的判断准确率可达 90%,有助于区分早期和进展期胃癌;还能了解有无局部淋巴结转移,可作为 CT 检查的重要补充。此外,超声内镜还可以引导对淋巴结的针吸活检,进一步明确肿瘤性质。

(3) X 线钡餐检查。

(4) CT 检查:胃癌的基本 CT 征象:胃壁增厚、腔内肿块、溃疡、环堤、胃腔狭窄、黏膜皱襞改变,胃壁异常强化。同时 CT 可协助明确有无淋巴结转移或浆膜及邻近器官受侵。

三、诊　　断

胃癌的诊断主要依据内镜检查加活检。早期诊断是根治胃癌的前提。对下列情况应及早和定期胃镜检查:① 40 岁以上,特别是男性,近期出现消化不良、呕血或黑粪者;② 慢性萎缩性胃炎伴胃酸缺乏,有肠化或不典型增生者;③ 良性溃疡但胃酸缺乏者;④ 胃溃疡经正规治疗 2 个月无效,X 线钡餐提示溃疡增大者;⑤ X 线发现大于 2 cm 的胃息肉者;⑥ 胃切除术后 10 年以上者。

四、治　　疗

(一)手术治疗

外科手术切除加区域淋巴结清扫是目前治疗胃癌的手段。手术效果取决于胃癌的分期、浸润的深度和扩散范围。

(二)内镜下治疗

早期胃癌可在内镜下行电凝切除或剥离切除术(EMR 或 ESD)。由于早期胃癌可能有淋巴结转移,故需对切除的癌变息肉进行病理检查,如癌变累及到根部或表浅型癌肿侵袭到黏膜下层,需追加手术治疗。

(三)化学治疗

早期胃癌且不伴有任何转移灶者,手术后一般不需要化疗。化疗分为术前、术中、术后化疗:① 术前化疗即新辅助化疗可使肿瘤缩小,增加手术根治及治愈机会;② 术后辅助化疗术后化疗方式主要包括静脉化疗、腹腔内化疗、持续性腹腔温热灌注和淋巴靶向化疗等。常用药物有氟尿嘧啶(5-FU)、替加氟(FT-207)、丝裂霉素(MMC)、阿霉素(ADM)、顺铂(DDP)、亚硝脲类(CCNU,MeCCNU)、足叶乙苷(VP-16)等。联合化疗指采用两种以上化学药物的方案,一般只采用 2~3 种联合,以免增加药物毒副反应。

(四)其他治疗

体外实验及动物体内实验表明,生长抑素类似物及 COX-2 抑制剂能抑制胃癌生长。其对人类胃癌的治疗尚需进一步的临床研究。

全球胃癌治疗的最佳临床证据表明,胃癌的预后直接与诊断时的分期有关。迄今为止,手术仍然是胃癌的最主要治疗手段,但由于胃癌早期(0~Ⅰ)诊断率低(约 10%),大部分胃癌在确诊时已处于中晚期,5 年生存率较低(为 7%~34%)。

(陈　磊　朱海杭)

第七章　肠结核和结核性腹膜炎

- **掌握**：肠结核和结核性腹膜炎的临床表现及治疗。
- **熟悉**：肠结核和结核性腹膜炎的病理、鉴别诊断。
- **了解**：肠结核和结核性腹膜炎的发病机制。

第一节　肠　结　核

肠结核（intestinal tuberculosis）是结核分枝杆菌侵犯肠道引起的慢性特异性炎症。过去在我国比较常见，近几十年来，随着生活及卫生条件改善，结核患病率下降，本病已逐渐减少。发病年龄以中青年居多，女性多于男性。

一、病因及发病机制

肠结核主要由人型结核分枝杆菌引起。少数地区有因饮用未经消毒的带菌牛奶或乳制品而发生牛型结核分枝杆菌肠结核。

（一）感染途径

结核杆菌侵犯肠道的途径如下。

1. 经口感染　　排菌的肺结核患者经常吞咽含有结核分枝杆菌的痰液可使肠道发病。

结核分枝杆菌进入肠道后，多在回盲部引起结核病变，原因可能是肠内容物在通过回盲瓣之前，由于生理性潴留时间较长，使结核菌与该部位肠黏膜接触时间较久，以及该处淋巴组织丰富，容易使结核菌生长所致。

2. 血行播散　　肠外结核病变经血行播散侵犯肠道。

3. 直接蔓延　　邻近器官的结核病灶，如女性的盆腔结核，可以直接蔓延至肠道。

结核病的发病是人体和结核分枝杆菌相互作用的结果。经上述途径而获得感染仅是致病的条件，只有当侵入的结核分枝杆菌数量较多、毒力较大，并有人体免疫功能低下、肠功能紊乱引起局部抵抗力削弱时，才会发病。

（二）分型

结核菌数量和毒力与人体对结核菌的免疫反应程度影响本病的病理性质。按大体病理，肠结核可分为以下3型：

1. 溃疡型肠结核　　约占60％，肠壁的淋巴组织呈充血、水肿及炎症渗出性病变，进一步发展为干酪样坏死，随后形成溃疡。溃疡边缘不规则，深浅不一，可深达肌层或浆膜层，并累及周围腹膜或邻近肠系膜淋巴结。因溃疡基底多有闭塞性动脉内膜炎，故较少发生肠出血。因在慢性发展过程中，病变肠段常与周围组织紧密粘连，所以溃疡一般不发生急性穿孔，因慢性穿孔而形成腹腔脓肿或肠瘘亦远较克罗恩病少见。在病变修复过程中，大量纤维组织增生和瘢痕形成可导致肠管变形和狭窄。

2. 增殖型肠结核　　约占10％，病变多局限在回盲部，可有大量结核肉芽肿和纤维组织增生，使局部肠壁增厚、僵硬，亦可见瘤样肿块突入肠腔，上述病变均可使肠腔变窄，引起梗阻。

3. 混合型肠结核　　约占30％，兼有这两种病变，称为混合型或溃疡增生型肠结核。

二、临床表现

(一)症状与体征

肠结核大都起病缓慢,早期症状不明显,容易被忽略。

1. 腹痛　80%～90%肠结核患者有慢性腹痛,多在右下腹,少数在脐周或全腹。性质一般为隐痛,有时为绞痛,如合并肠梗阻或急性肠穿孔时,腹痛会突然加剧。进食会诱发或加重疼痛,这与胃结肠反射使肠蠕动加强和肠痉挛有关。腹泻和呕吐后疼痛可暂时缓解。

2. 腹泻和便秘　肠结核病变可以引起肠功能紊乱,表现为腹泻和便秘交替。排便次数因病变严重程度和范围不同而异,一般每日 2～4 次,重者每日达 10 余次。粪便呈糊样,一般不含脓血,不伴有里急后重。腹泻是溃疡型肠结核的主要临床表现之一。增生型肠结核可以便秘为主要表现。

3. 腹部肿块　多位于右下腹,较深、相对固定、质地硬,有压痛。主要见于增生型肠结核,也可见于溃疡型肠结核,病变肠段和周围组织粘连,或同时有肠系膜淋巴结结核。

4. 全身症状　可有结核毒血症表现如低热、盗汗、消瘦、食欲不振和乏力等。不少患者有营养不良,如同时存在肠外结核,会有相应症状,甚至因该症状突出而掩盖肠结核。

5. 并发症　见于晚期患者,以肠梗阻多见,瘘管和腹腔脓肿远较克罗恩病少见,肠出血较少见,少有急性肠穿孔。可因合并结核性腹膜炎而出现相关临床表现。

(二)辅助检查

1. 实验室检查　贫血、血沉增快;粪便结核菌检查,阳性率不高;结核菌素试验强阳性,提示体内有结核菌感染。

2. X 线检查　X 线小肠钡剂造影对肠结核的诊断具有重要价值。在溃疡型肠结核,钡剂于病变肠段呈现激惹征象,排空很快,充盈不佳,而在病变的上、下肠段则钡剂充盈良好,称为 X 线钡影跳跃征象。病变肠段如能充盈,则显示黏膜皱襞粗乱、肠壁边缘不规则,有时呈锯齿状,可见溃疡。也可见肠腔变窄、肠段缩短变形、回肠盲肠正常角度消失。

3. 结肠镜检查　内镜下病变肠黏膜充血、水肿、环形溃疡,溃疡边缘呈鼠咬状,可伴有大小和形态各异的炎性息肉,肠腔多有狭窄,如活检找到干酪样坏死性肉芽肿或结核菌,则可以确诊。

三、诊断与鉴别诊断

(一)诊断

只要符合以下任一条标准,都可以确诊为肠结核: ① 肠壁或肠系膜淋巴结找到干酪样坏死性肉芽肿; ② 病变组织的病理切片找到结核菌; ③ 从病变处取材做动物接种有结核改变; ④ 从病变处取材培养结核菌结果阳性;一般病例根据临床症状体征和 X 线(肠镜)有典型结核改变,肠外找到结核灶,抗结核菌试验治疗 6 周病情有明显改善,便可做出肠结核的临床诊断。

(二)鉴别诊断

1. 克罗恩病(Crohn)　两者无论临床表现或病理都十分相似,但两者仍有一些不同之处相鉴别:

(1)肠结核多伴有肠外结核灶,妇女常有闭经。

(2)肠结核伴有肠瘘、出血、肠壁或器官脓肿的机会比 Crohn 病少。

(3)X 线检查结核造成肠狭窄病变较短,肠道的缩短比 Crohn 病更明显,病变单纯累及盲肠的多考虑为结核,单纯累及回肠的多见于 Crohn 病。

(4)内镜检查肠结核的溃疡呈环形,而 Crohn 病的溃疡呈纵行,铺路石征多见于 Crohn 病。

(5)病理检查肠结核可在肠壁或肠系膜淋巴结找见结核菌或干酪样坏死,而 Crohn 病则否。

(6)抗结核治疗肠结核有效,而 Crohn 病效果差。

(7)肠结核手术切除病变后复发几率比 Crohn 病低。

2. 右侧结肠癌　比肠结核发病年龄大,常在 40 岁以上。一般无发热、盗汗等结核毒血症表现。结肠镜检查及活检可确定结肠癌诊断。

3. 阿米巴病或血吸虫病性肉芽肿 既往有相应感染史。脓血便常见。粪便常规或孵化检查可发现有关病原体。结肠镜检查多有助于鉴别诊断。相应特效治疗有效。

4. 其他肠结核 有时还应与肠恶性淋巴瘤、耶尔森杆菌肠炎及上些少见的感染性肠病如非典型分枝杆菌（多见于艾滋病患者）、性病性淋巴肉芽肿、梅毒侵犯肠道、肠放线菌病等鉴别。以发热为主要表现者需与伤寒等长期发热性疾病鉴别。

四、治 疗

肠结核的治疗目的是消除症状、改善全身情况、促使病灶愈合及防治并发症。

1. 一般治疗 休息、加强营养，适当补充维生素 A、D 和钙剂。

2. 抗结核化学药物治疗 详见结核性腹膜炎章节。

3. 对症治疗 腹痛可用抗胆碱能药物。摄入不足或腹泻严重者应注意纠正水、电解质与酸碱平衡紊乱。对不完全性肠梗阻患者，需进行胃肠减压。

4. 手术治疗 适应证包括：① 完全性肠梗阻；② 急性肠穿孔，或慢性肠穿孔瘘管形成经内科治疗而未能闭合者；③ 肠道大量出血经积极抢救不能有效止血者；④ 诊断困难需剖腹探查者。

本病的预后取决于早期诊断与及时治疗。当病变尚在渗出性阶段，经治疗后可以痊愈，预后良好。合理选用抗结核药物，保证充分剂量与足够疗程，也是决定预后的关键。

第二节 结核性腹膜炎

结核性腹膜炎（tuberculous peritonitis）是由结核分枝杆菌引起的腹膜慢性弥漫性炎症。本病可见于任何年龄，以中青年多见，女性较多见，男女之比为 1∶（1.4～1.77）。生活贫困、酗酒、使用激素或免疫抑制剂、慢性肾衰竭作腹膜透析患者、艾滋病患者易患本病。

一、病因和发病机制

结核杆菌感染腹膜的途径以腹腔内的结核病灶直接蔓延为主，肠系膜淋巴结结核、输卵管结核、肠结核等为常见的原发病灶。少数病例由血行播散引起，常可发现活动性肺结核（原发感染或粟粒性肺结核）、关节、骨、睾丸结核，并可伴结核性多浆膜炎、结核性脑膜炎等。

根据本病的病理解剖特点，可分为渗出、粘连、干酪三型，以前两型为多见。在本病发展的过程中，上述两种或三种类型的病变可并存，称为混合型。

（一）渗出型

渗出型又称腹腔积液型，腹膜充血、水肿，和浆液纤维素渗出，有许多黄白色或灰白色细小结节，可融合成较大的结节或斑块。腹水少量至中等量，呈草黄色，有时可为淡血性，偶见乳糜性腹水。

（二）粘连型

有大量纤维组织增生，腹膜、肠系膜明显增厚。肠袢相互粘连，并和其他脏器紧密缠结在一起，肠管常因受到压迫与束缚而发生肠梗阻。大网膜也增厚变硬，卷缩成团块。本型常由渗出型在腹水吸收后逐渐形成，但也可因起病隐袭，病变发展缓慢，病理变化始终以粘连为主。

（三）干酪型

干酪型以干酪样坏死病变为主，肠管、大网膜、肠系膜或腹腔内其他脏器之间相互粘连，分隔成许多小房，小房腔内有混浊积液，干酪样坏死的肠系膜淋巴结参与其中，形成结核性脓肿。小房可向肠管、腹腔或阴道穿破而形成窦道或瘘管。本型多由渗出型或粘连型演变而来，是本病的重型，并发症常见。

二、临 床 表 现

症状与体征

结核性腹膜炎由于其原发病灶、感染途径、病理类型不同,病变活动性和机体反应性不一,从而使临床表现有很大差异。一般起病缓慢,少数起病急骤,以急性腹痛或骤起高热为主要表现;有时起病隐袭,无明显症状,仅因和本病无关的腹部疾病在手术进入腹腔时,才被意外发现。

1. 全身症状 结核毒血症常见,主要是午后低热或不规则热、盗汗、乏力、食欲减退。高热伴有明显毒血症者,主要见于渗出型、干酪型,或见于伴有粟粒型肺结核、干酪样肺炎等严重结核病的患者。后期有营养不良,表现为消瘦、水肿、贫血、舌炎、口角炎等。

2. 腹痛 早期腹痛不明显,以后可出现持续性隐痛或钝痛,也可始终没有腹痛。疼痛多位于脐周、下腹,有时在全腹。当并发不完全性肠梗阻时,有阵发性绞痛。偶可表现为急腹症,系因肠系膜淋巴结结核或腹腔内其他结核的干酪样坏死病灶溃破引起,也可由肠结核急性穿孔所致。

3. 腹部触诊 腹壁柔韧感系腹膜遭受轻度刺激或有慢性炎症的一种表现,是结核性腹膜炎的常见体征。腹部压痛一般轻微;少数压痛严重,且有反跳痛,常见于干酪型结核性腹膜炎。

4. 腹水 腹水以少量至中量多见,少量腹水在临床检查中不易察出,因此必须认真检查。患者常有腹胀感,可由结核毒血症或腹膜炎伴有肠功能紊乱引起,不一定有腹水。

5. 腹部肿块 多见于粘连型或干酪型,常位于脐周,也可见于其他部位。肿块多由增厚的大网膜、肿大的肠系膜淋巴结、粘连成团的肠曲或干酪样坏死脓性物积聚而成,其大小不一,边缘不整,表面不平,有时呈结节感,活动度小。

6. 其他 腹泻常见,一般每日不超过 3～4 次,粪便多呈糊样。腹泻主要由腹膜炎所致的肠功能紊乱引起,偶可由伴有的溃疡型肠结核或干酪样坏死病变引起的肠管内瘘等引起。有时腹泻与便秘交替出现。同时存在结核原发病灶者,有结核原发病灶相应症状、体征及相关检查表现。

并发症以肠梗阻为常见,多发生在粘连型。肠瘘一般多见于干酪型,往往同时有腹腔脓肿形成。

三、辅 助 检 查

(一)血象、红细胞沉降率与结核菌素(PPD)试验

轻度至中度贫血。白细胞计数多正常,有腹腔结核病灶急性扩散或在干酪型患者,白细胞计数可增高。病变活动时血沉增快,病变趋于静止时逐渐正常。PPD 试验呈强阳性有助本病诊断。

(二)腹水检查

对鉴别腹水性质有重要价值。本病腹水为草黄色渗出液,静置后有自然凝固块,少数为淡血色,偶见乳糜性,比重一般超过 1.018,蛋白质含量在 30 g/L 以上,白细胞计数超过 500×10^6/L,以淋巴细胞为主。但有时因低白蛋白血症,腹水蛋白含量减少,检测血清-腹水白蛋白梯度有助诊断。结核性腹膜炎的腹水腺苷脱氨酶活性常增高,有一定特异性。本病的腹水普通细菌培养结果为阴性,结核分枝杆菌培养的阳性率很低。腹水细胞学检查目的是排除癌性腹水,宜作为常规检查。

(三)腹部 B 型超声检查

少量腹水需靠 B 型超声检查发现,并可为穿刺抽腹水定位。对腹部包块性质鉴别有一定帮助。

(四)X 线检查

腹部 X 线平片检查有时可见到钙化影,提示钙化的肠系膜淋巴结结核。胃肠 X 线钡餐检查可发现肠粘连、肠结核、肠瘘、肠腔外肿块等征象,对本病诊断有辅助价值。

(五)腹腔镜检查

对诊断有困难者具确诊价值。一般适用于有游离腹水的患者,可窥见腹膜、网膜、内脏表面有散在或集聚的灰白色结节,浆膜失去正常光泽,呈混浊粗糙。活组织检查有确诊价值。腹腔镜检查在腹膜有广泛粘连者属禁忌。

四、诊　　断

（一）诊断

有以下情况应考虑本病：① 中青年患者，有肺结核或腹膜外结核病史；② 发热、盗汗、血沉加快、PPD 试验强阳性等活动性结核表现；③ 腹痛、腹胀、腹腔积液征、柔韧感、黏连性包块等典型的腹部症状和体征；④ 腹水为渗出液性质，以淋巴细胞为主，ADA 明显增高，普通细菌培养阴性；⑤ X 线胃肠钡餐检查发现肠粘连等征象；⑥ 腹腔镜活检发现干酪样肉芽肿、腹膜组织结核菌培养阳性；⑦ 短期内抗结核治疗有效。

（二）鉴别诊断

1. 以腹水为主要表现者

（1）腹腔恶性肿瘤：包括腹膜转移癌、恶性淋巴瘤、腹膜间皮瘤等。腹水细胞学检查如果方法得当，阳性率较高且假阳性少，如腹水找到癌细胞，腹膜转移癌可确诊。可同时通过 B 超、CT、内镜等检查寻找原发癌灶（一般以肝、胰、胃肠道及卵巢癌肿常见）。原发性肝癌或肝转移癌、恶性淋巴瘤在未有腹膜转移时，腹水细胞学检查为阴性，此时主要靠 B 超、CT 等检查寻找原发灶。对腹水细胞学检查未找到癌细胞而结核性腹膜炎与腹腔肿瘤鉴别有困难者，腹腔镜检查多可明确诊断。

（2）肝硬化腹水：为漏出液，且伴失代偿期肝硬化典型表现，鉴别无困难。肝硬化腹水合并感染（原发性细菌性腹膜炎）时腹水可为渗出液性质，但腹水细胞以多形核为主，腹水普通细菌培养阳性。肝硬化腹水合并结核性腹膜炎时容易漏诊或不易与原发性细菌性腹膜炎鉴别，如患者腹水白细胞计数升高但以淋巴细胞为主，普通细菌培养阴性，特别是有结核病史、接触史或伴其他器官结核病灶；应注意肝硬化合并结核性腹膜炎的可能，必要时行腹腔镜检查。

（3）其他疾病引起的腹水，如结缔组织病、Meigs 综合征、Budd-Chiari 综合征、缩窄性心包炎等。

2. 以腹部包块为主要表现者　　腹部出现包块应与腹部肿瘤及克罗恩（Crohn）病等鉴别。

3. 以发热为主要表现者　　结核性腹膜炎有时以发热为主要症状而腹部症状体征不明显，需与引起长期发热的其他疾病如伤寒鉴别。

4. 以急性腹痛为主要表现者　　结核性腹膜炎可因干酪样坏死灶溃破而引起急性腹膜炎，或因肠梗阻而发生急性腹痛，此时应与常见外科急腹症鉴别。注意询问结核病史、寻找腹膜外结核病灶、分析有否结核毒血症等，尽可能避免误诊。

五、治　　疗

本病一旦确诊，应早期综合治疗。

（一）支持治疗

在急性发作期或病情严重时应卧床休息，加强营养，注意维生素、电解质的补充，同时要纠正低蛋白血症。

（二）抗结核治疗

抗结核治疗应遵循早期、联合、规律、足量、全程的治疗原则，结核性腹膜炎更强调联合（三联或四联）、规律（不间断连续用药）、全程（足够疗程）的治疗。治疗过程中应注意耐药性和副反应，根据疗效和机体反应，适时调整用药。可选方案：

（1）异烟肼（INH）＋利福平（RFP）＋吡嗪酰胺（PZA），可用乙胺丁醇（EMB）或链霉素（SM）替代其中之一，成人剂量：INH 300 mg/d，RFP450 mg/d，PZA 1～2 g/d EMB 750 mg/d，SM 0.75～1 g/d，连续用药9～12个月。

（2）INH＋RFP＋PZA，服用2个月，再以 INH＋RFP 维持1年。

（3）四联 INH＋RFP＋PZA＋EMB/SM 治疗1年。

（三）腹水的治疗

如有大量腹水，可适当放腹水以减轻症状。

（四）激素的应用

一般认为对高热、中毒症状严重的病例，在联合、足量、规律治疗的同时，为控制中毒症状和炎性渗出、防止将来纤维化黏连等并发症，可予以肾上腺皮质激素治疗。

（五）手术治疗

手术适应证包括：① 并发完全性肠梗阻或有不全性肠梗阻经内科治疗而未见好转者；② 急性肠穿孔，或腹腔脓肿经抗生素治疗未见好转者；③ 肠瘘经抗结核化疗与加强营养而未能闭合者；④ 本病诊断有困难，与急腹症不能鉴别时，可考虑剖腹探查。

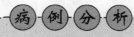

患者周某，男，20 岁，工人；主诉：腹痛、腹胀半月，伴低热；现病史：半月来无诱因感腹部胀痛不适，伴有发热，体温 38℃ 左右，午后尤著，无畏寒，偶有恶心，未呕吐，大小便正常。既往有"胆囊炎"史，无肝炎、伤寒史，否认药物过敏史。查体：T37.8℃，P96 次/分；R16 次/分；血压 13.3/10.6 kPa

一般状况：神志清楚，皮肤、巩膜无黄染，浅表淋巴结不肿大。胸部：心脏：心率：96 次/分，率齐，各瓣区未闻及病理性杂音。肺部：双肺呼吸音粗，无干湿啰音。腹部：腹膨胀，腹部柔韧感，移浊（＋），肠鸣音不清，肝脾肋下未触及。实验室及其他检查　血常规：WBC 8.6×10^9/L，N91% 腹水常规：黄，有凝块，细胞数 $1\,200 \times 10^6$/L，分叶 12%，单核 88%。

【问题】

（1）简述该患者的诊断及诊断依据。

（2）说出结核性腹膜炎鉴别诊断。

（3）试述结核性腹膜炎的治疗。

【分析与解答】

（1）诊断：结核性腹膜炎诊断依据：青年男性，临床表现为腹痛、腹胀，伴有低热等毒血症状，查体有腹部柔韧感，腹水征阳性，腹水常规提示为渗出液，结合 PPD 皮试可以诊断。

（2）结核性腹膜炎鉴别诊断

1）以腹水为主要表现者：① 腹腔恶性肿瘤　包括腹膜转移癌，恶性淋巴瘤，腹膜间皮瘤等。腹水细胞学检查是鉴别良恶性腹水的主要方法。原发性肝癌或肝转移癌，恶性淋巴瘤在未有腹膜转移时，腹水检查阴性，此时主要靠 B 超，CT 等检查寻找原发灶。② 肝硬化腹水　单纯肝硬化腹水为漏出液切伴肝硬化失代偿期典型表现。若肝硬化腹水合并结核性腹膜炎时，腹水可接近漏出液。患者腹水以淋巴细胞为主，一般细菌培养为阴性。必要时行腹腔镜检查；③ 其他疾病引起的腹水　如结缔组织炎，Meigs 综合征，Budd‐Chiari 综合征，缩窄性心包炎等。

2）以腹部肿块为主要表现者：应与腹部肿瘤，Crohn 病鉴别。干酪型肿块 B 超检查为非实质性包块，穿刺见干酪样坏死物。粘连型发病年轻，病程长而一般情况较好，质地不甚硬。

3）以发热为主要表现者：结核性腹膜炎有时以发热为主要症状而腹部体征不明显，需与某些长期发热性疾病鉴别，如败血症、淋巴瘤、系统性红斑狼疮者。

4）已急性腹痛为主要表现者：结核性腹膜炎可因干酪样坏死灶破溃引起急性腹膜炎，或因肠梗阻发生急性腹痛，此时应与常见外科急腹症鉴别。询问结合病史寻找腹膜外病灶。

（3）结核性腹膜炎的治疗　抗结核化学药物治疗；如有大量腹水，可适当放腹水以减轻症状；手术治疗。

（陈　磊　朱海杭）

第八章 炎症性肠病

第一节 溃疡性结肠炎

学习要点

● **掌握**：溃疡性结肠炎的临床表现及分型。
● **熟悉**：溃疡性结肠炎的鉴别诊断及药物治疗。
● **了解**：溃疡性结肠炎的病理及内镜、钡灌肠表现。

溃疡性结肠炎（ulcerative colitis，UC）亦称"非特异性溃疡性结肠炎"，归属于炎症性肠病（inflammatory bowel disease，IBD）。病变主要限于大肠黏膜与黏膜下层。临床表现为腹泻、黏液脓血便、腹痛。病情轻重不等，多呈反复发作的慢性病程。本病可发生在任何年龄，多见于20～40岁，亦可见于儿童或老年。男女发病率无明显差别。近年患病率有明显增加，重症也常有报道。

一、病因与发病机制

（一）遗传素质

炎症性肠病患者亲属的发病率明显高于普通人群，溃疡性结肠炎约高15倍，国内外研究表明，溃疡性结肠炎的遗传易感性涉及多处染色体的位点，是由复杂的多基因所调控。

（二）免疫学说

本病认为是自身免疫性疾病，当抗原（细菌、病毒或食物抗原）反复攻击人结肠上皮后，即与肠上皮细胞膜的HLA分子融合，改变组织抗原的构型，此时机体对自身抗原便逐渐丧失免疫耐受性，免疫系统就会将自身细胞当成靶细胞进行攻击。

（三）精神因素的影响

生活中的应激事件或精神因素可诱发本病或使之加重，但精神因素在本病发病中的作用仍有待进一步研究。

（四）吸烟

有研究表面，吸烟对溃疡性结肠炎有保护作用，机制可能与以下因素有关：① 吸烟可使肠黏膜分泌黏液增加；② 吸烟增加肠黏膜血流；③ 吸烟降低肠黏膜的通透性。

二、病　　理

病变主要侵犯大肠，呈连续性弥漫性分布。由远端向近端发展，全结肠被侵时可累及末段回肠。活动期黏膜呈弥漫性炎症反应。固有膜内弥漫性淋巴细胞、浆细胞、单核细胞等细胞浸润是UC的基本病变，活动期并有大量中性粒细胞和嗜酸性粒细胞浸润。大量中性粒细胞浸润发生在固有膜、隐窝上皮（隐窝炎）、隐窝内（隐窝脓肿）及表面上皮。当隐窝脓肿融合溃破，黏膜出现广泛的小溃疡，并可逐渐融合成大片溃疡。肉眼见黏膜弥漫性充血、水肿，表面呈细颗粒状，脆性增加、出血、糜烂及溃疡。由于结肠病变一般限于黏膜与黏膜下层，很少深入肌层，所以并发结肠穿孔、瘘管或周围脓肿少见。少数暴发型或重症患者病变涉及结肠全层,可发生中毒性巨结肠,肠壁重度充血、肠腔膨大、肠壁变薄,溃疡累及肌层至浆膜层,常并发急性穿孔。结肠炎症在反复发作的慢性过程中,黏膜不断破坏和修复,致正常结构破坏。显微镜下见隐窝结构紊乱,表现为腺体变形、排列紊乱、数目减少等萎缩改变,伴杯状细胞减少和潘氏细胞化生。可形成炎性息肉。由于溃疡愈合、瘢痕形成、黏膜肌层及肌层肥厚,使结肠变形缩短、结肠袋消失,甚至肠腔缩窄。少数患者发生结肠癌变。

三、临 床 表 现

(一)症状与体征

本病的临床表现多样化,轻重不一,发病可渐缓或突发,多数患者反复发作,发作后症状可缓解,少数患者症状持续,病情活动而不缓解,也有少数患者首次发作后病情长期缓解。主要症状是腹泻伴脓血便,腹泻次数可因病变的严重程度和广泛程度而不同,重症患者可因频繁腹泻而出现水电解质紊乱,腹痛为本病另一重要症状,其部位多在左侧腹和下腹部。直肠受累可有里急后重感,其他症状还有腹胀、乏力、消瘦、发热等。本病可伴有肠道以外其他系统的病变,最多见为关节病变,其他依次为肝胆病变包括原发性胆管炎、皮肤病变、口、眼病变等。腹部体检:轻、中型患者仅有左下腹轻压痛,有时可触及痉挛的降结肠或乙状结肠。重型和暴发型患者常有明显压痛和鼓肠。若有腹肌紧张、反跳痛、肠鸣音减弱应注意中毒性巨结肠、肠穿孔等并发症。

(二)临床分型

按本病的病程、程度、范围及病期进行综合分型。

1. 临床类型 ① 初发型,指无既往史的首次发作;② 慢性复发型,临床上最多见,发作期与缓解期交替;③ 慢性持续型,症状持续,间以症状加重的急性发作;④ 急性暴发型,少见,急性起病,病情严重,全身毒血症状明显,可伴中毒性巨结肠、肠穿孔、败血症等并发症。上述各型可相互转化。

2. 临床严重程度 轻度:腹泻每日 4 次以下,便血轻或无,无发热、脉速,贫血无或轻,血沉正常;重度:腹泻每日 6 次以上,并有明显黏液脓血便,体温>37.5℃、脉搏>90 次/分,血红蛋白<100 g/L,血沉>30 mm/h;中度:介于轻度与重度之间。

3. 病变范围 可分为直肠炎、直肠乙状结肠炎、左半结肠炎(结肠脾曲以远)、广泛性或全结肠炎(病变扩展至结肠脾曲以近或全结肠)。

4. 病情分期 分为活动期和缓解期。

(三)并发症

1. 中毒性巨结肠(toxic megacolon) 多发生在暴发型或重症溃疡性结肠炎患者,发生率为 1%～5%。此时结肠病变广泛而严重,累及肌层与肠肌神经丛,肠壁张力减退,肠内容物与气体大量积聚,引起急性结肠扩张,肠内压增高可使细菌和肠内容物经溃疡进入肠壁血流,造成菌血症或毒血症,一般以横结肠为最严重。常因低钾、钡剂灌肠、使用抗胆碱能药物或阿片类制剂而诱发。临床表现为病情急剧恶化,有脱水与电解质平衡紊乱,出现鼓肠、腹部压痛,肠鸣音消失。血常规白细胞计数显著升高。X 线腹部平片可见结肠扩大,结肠袋形消失。本并发症预后差,易引起急性肠穿孔。

2. 直肠结肠癌变 多见于广泛性结肠炎、幼年起病而病程漫长者。国外有报道起病 20 年和 30 年后癌变率分别为 7.2% 和 16.5%。

3. 其他并发症 肠大出血在本病发生率约 3%。肠穿孔多与中毒性巨结肠有关。肠梗阻少见,发生率远低于克罗恩病。

四、辅 助 检 查

(一)实验室检查

粪便外观呈黏液脓血样,显微镜检查有多量红、白细胞。患者可因长期慢性失血而出现贫血;白细胞可有增高,但在应用皮质激素过程中的增高则难以评价。血沉增速、C 反应蛋白增高常反映病变的活动性。近年有把 pANCA 当作 UC 的血清标志物探讨,有人观察到抗体滴度在病情缓解期或结肠切除后相当长一段时期后下降,但目前对其在诊断中的参考价值意见尚不一致。

(二) 结肠镜检查

结肠镜下病变多从远端直肠开始,呈连续性、弥漫性分布。内镜下可见:① 黏膜血管纹理模糊、紊乱或消失、充血、水肿、易脆、出血及脓性分泌物附着,并常见黏膜粗糙,呈细颗粒状;② 病变明显处见弥漫性糜烂和多发性浅溃疡;③ 慢性病变见假息肉及桥状黏膜,结肠袋往往变浅、变钝或消失。结肠镜下黏膜活检组织学见弥漫性慢性炎症细胞浸润,活动期表现为表面糜烂、溃疡、隐窝炎、隐窝脓肿;慢性期表现为隐窝结构紊乱、杯状细胞减少和潘氏细胞化生。

(三) X 线钡剂灌肠检查

所见 X 线征主要有:① 黏膜粗乱和(或)颗粒样改变;② 多发性浅溃疡,表现为管壁边缘毛糙呈毛刺状或锯齿状以及见小龛影,亦可有炎症性息肉而表现为多个小的圆或卵圆形充盈缺损;③ 肠管缩短,结肠袋消失,肠壁变硬,可呈铅管状。结肠镜检查比 X 线钡剂灌肠检查准确,有条件宜做结肠镜全结肠检查,检查有困难时辅以钡剂灌肠检查。重型或暴发型病例不宜做钡剂灌肠检查,以免加重病情或诱发中毒性巨结肠。

五、诊断与鉴别诊断

(一) 诊断

具有持续或反复发作腹泻和黏液脓血便、腹痛、里急后重,伴有(或不伴)不同程度全身症状者,在排除细菌性痢疾、阿米巴痢疾、慢性血吸虫病、肠结核等感染性结肠炎及结肠克罗恩病、缺血性结肠炎、放射性肠炎等基础上,具有上述结肠镜检查重要改变中至少 1 项及黏膜活检组织学所见可以诊断本病(没条件进行结肠镜检查,而 X 线钡剂灌肠检查具有上述 X 线征象中至少 1 项,也可以拟诊本病)。临床表现不典型而有典型肠镜或钡灌肠改变者也可临床拟诊本病,并观察发作情况。临床有典型症状或典型既往史而结肠镜或钡灌肠检查无典型改变者,应列为疑诊对象进行随访。初发病例、临床表现、结肠镜改变不典型者,暂不做出诊断,须随访 3~6 个月,观察发作情况。一个完整的诊断应包括其临床分型、临床严重程度、病变范围、病情分期及并发症。应强调,本病并无特异性改变,各种病因均可引起类似的肠道炎症改变,故只有在认真排除各种可能有关的病因后才能做出本病诊断。

(二) 鉴别诊断

1. 急性感染性结肠炎 各种细菌感染,如痢疾杆菌、沙门菌、耶尔森菌、空肠弯曲菌等。急性发作时发热、腹痛较明显,粪便检查可分离出致病菌,抗生素治疗有良好效果,通常在 4 周内痊愈。

2. 阿米巴肠炎 病变主要侵犯右侧结肠,也可累及左侧结肠,结肠溃疡较深,边缘潜行,溃疡间的黏膜多属正常。粪便或结肠镜取溃疡渗出物检查可找到溶组织阿米巴滋养体或包囊。血清抗阿米巴抗体阳性。抗阿米巴治疗有效。

3. 血吸虫病 有疫水接触史,常有肝脾大,粪便检查可发现血吸虫卵,孵化毛蚴阳性。直肠镜检查在急性期可见黏膜黄褐色颗粒,活检黏膜压片或组织病理检查发现血吸虫卵。免疫学检查亦有助于鉴别。

4. 克罗恩病(Crohn 病) 鉴别见表 3-8-1。少数情况下,临床上会遇到两病一时难于鉴别者,此时可诊断为结肠 IBD 类型待定(colonic IBD type unclassifled, IBDU),观察病情变化。

表 3-8-1 溃疡性结肠炎和结肠克罗恩病的鉴别

	溃疡性结肠炎	结肠克罗恩病
起 病	缓渐或突然	缓渐、隐匿
症 状	脓血便多见	有腹泻,但脓血便少见
病变分布	连续	呈节段性
直肠受累	绝大多数受累	少见
末端回肠受侵	少见	多见

（续表）

	溃疡性结肠炎	结肠克罗恩病
瘘管形成	罕见	较多见
内镜表现	溃疡浅，充血出血明显，黏膜脆，有假息肉	分散的溃疡，周围黏膜有鹅卵石样改变
病　理	病变主要在黏膜和黏膜下层，有浅溃疡、隐窝脓肿、杯状细胞减少等	节段性全壁炎、裂隙状溃疡、肉芽肿、黏膜下层血管扩张、淋巴细胞聚集

5. 大肠癌 多见于中年以后，经直肠指检常可触到肿块，结肠镜或 X 线钡剂灌肠检查对鉴别诊断有价值，活检可确诊。须注意溃疡性结肠炎也可发生结肠癌变。

6. 肠易激综合征 粪便可有黏液但无脓血，显微镜检查正常，隐血试验阴性。结肠镜检查无器质性病变证据。

六、治　疗

治疗目的是控制急性发作，维持缓解，减少复发，防治并发症。

（一）一般治疗

强调休息、饮食和营养。对活动期患者应有充分休息，以减少精神和体力负担。给予流质或半流饮食，待病情好转后改为富营养少渣饮食。重症或暴发型患者应入院治疗，及时纠正水、电解质平衡紊乱，贫血者可输血，低蛋白血症者输注入血清白蛋白。病情严重应禁食，并予完全胃肠外营养治疗。对腹痛、腹泻的对症治疗，使用抗胆碱能药物或止泻药如地芬诺酯（苯乙哌啶）或洛哌丁胺宜慎重，在重症患者应禁用，因有诱发中毒性巨结肠的危险。抗生素治疗对一般病例并无指征。但对重症有继发感染者，应积极抗菌治疗，给予广谱抗生素，静脉给药，合用甲硝唑对厌氧菌感染有效。

（二）药物治疗

1. 氨基水杨酸制剂 柳氮磺吡啶（SASP）是治疗本病的常用药物。该药口服后大部分到达结肠，经肠菌分解为 5-氨基水杨酸（5-ASA）与磺胺吡啶，前者是主要有效成分，其滞留在结肠内与肠上皮接触而发挥抗炎作用，而磺胺吡啶则与药物副反应关系较大。该药副反应分为两类，一类是剂量相关的副反应如恶心、呕吐、食欲减退、头痛、可逆性男性不育等，餐后服药可减轻消化道反应。另一类副反应属于过敏，有皮疹、粒细胞减少、自身免疫性溶血、再生障碍性贫血等，因此服药期间必须定期复查血象，一旦出现此类副反应，应改用其他药物。口服 5-ASA 新型制剂可避免在小肠近段被吸收，而在结肠内发挥药效，这类制剂有各种控释剂型的美沙拉嗪（mesalamine）、奥沙拉嗪（olsalazine）和巴柳氮（balsalazide）。口服 5-ASA 新型制剂疗效与 SASP 相仿，优点是副反应明显减少，缺点是价格昂贵，因此对 SASP 不能耐受者尤为适用。5-ASA 的灌肠剂适用于病变局限在直肠乙状结肠者，栓剂适用于病变局限在直肠者。

2. 糖皮质激素 其作用机制主要是非特异性抗炎作用。对急性发作期有较好疗效。适用于对氨基水杨酸制剂疗效不佳的轻、中度患者，特别适用于重度患者及急性暴发型患者。减量期间加用氨基水杨酸制剂逐渐接替激素治疗。病变局限在直肠乙状结肠者，可用琥珀酸钠氢化可的松（不能用氢化可的松醇溶制剂）作保留灌肠。病变局限于直肠者如有条件也可用布地奈德（budesonine）泡沫灌肠剂保留灌肠，该药是局部作用为主的糖皮质激素，故全身副反应较少。

3. 免疫抑制剂 硫唑嘌呤或巯嘌呤可适用于对激素治疗效果不佳或对激素依赖的慢性持续型病例，加用这类药物后可逐渐减少激素用量甚至停用，近年国外报道，对严重溃疡性结肠炎急性发作静脉用糖皮质激素治疗无效的病例，应用环孢素（cyclosporine）静脉滴注，60%～80%患者可取得暂时缓解而避免急症手术。

4. 治疗方案

（1）轻型：可先用 SASP，通常剂量 3～4 g/d，分 3～4 次口服。也可以 5-ASA，2～4 g/d，对直肠炎者可用栓剂，比上述剂量略小。如上述剂量无效，病变范围较小，可改用皮质激素保留灌肠，通常用氢化可的松琥珀酸钠 50～100 mg，1～2 次/日。

（2）中型：如上述治疗无效，则口服泼尼松或泼尼松龙 30～40 mg/d，一般 7～14 日见效，症状控制后剂量再逐渐递减。在轻型或中型,必要时可适当应用解痉剂,或抗腹泻药以减轻症状,但不要长期使用。

(3)重型:首先要注意改善全身状况,纠正水电解质平衡紊乱、低蛋白血症和贫血,注意补充维生素,患者腹泻和脓血便严重时可短期禁食,必要时用完全胃肠外营养支持。本型通常用大剂量糖皮质激素治疗,宜采用短效或中效激素,如静脉滴注氢化可的松琥珀酸钠 300 mg/d,或口服相应剂量的糖皮质激素,如静滴激素有效,在症状好抓后可改为相应剂量的口服激素并渐进流质饮食。对于多数患者,皮质激素的治疗是有效的。若激素治疗 7～10 日反应不好时,应考虑手术治疗或应用环孢素。有继发感染时加用广谱抗生素治疗。对可能发生中毒性肠扩张的患者,最好不用解痉剂和抗腹泻药,治疗期间要密切观察生命体征和腹部胀气,警惕并发症的发生,积极治疗效果不好时,应考虑早期手术。

(4)维持巩固期治疗:各类溃疡性结肠炎应用皮质激素或 SASP 出现疗效后应最少维持 2 周后开始逐渐减量,维持剂量的大小和减量间隔时间长短要个体化,视病情和治疗反应而定。通常激素维持量泼尼松 10 mg/d,SASP 维持量维持量 1～2 g/d,对于初发、治疗顺利患者维持治疗时间最少 1 年,对于反复发作的患者,则应长期维持。再减量过程中一旦复发,药物用量要迅速提到较高档次,按急性期治疗。在激素减量过程中,可加用 SASP 或免疫抑制剂硫唑嘌呤来替代激素。

(三)手术治疗

紧急手术指征为:并发大出血、肠穿孔、重型患者特别是合并中毒性巨结肠经积极内科治疗无效且伴严重毒血症状者。择期手术指征:① 并发结肠癌变;② 慢性持续型病例内科治疗效果不理想而严重影响生活质量,或虽然用糖皮质激素可控制病情但糖皮质激素副反应太大不能耐受者,青少年患者,病情活动,经积极内科治疗不能有效控制,影响生长发育者。一般采用全结肠切除加回肠肛门小袋吻合术。

本病呈慢性过程,大部分患者反复发作,轻度及长期缓解者预后较好。急性暴发型、有并发症及年龄超过 60 岁者预后不良,但近年由于治疗水平提高,病死率已明显下降。慢性持续活动或反复发作频繁,预后较差,但如能合理选择手术治疗,亦可望恢复。病程漫长者癌变危险性增加,应注意随访,推荐对病程 8～10 年以上的广泛性或全结肠炎和病程 30～40 年以上的左半结肠炎、直肠乙状结肠炎患者,至少 2年 1 次行监测性结肠镜检查。

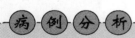

患者石某,男,45 岁,主诉:反复腹痛、腹泻三年,加重半月;现病史:三年来反复下腹部隐痛,伴大便次数增多,每日 5～6 次,夹有黏液、胶冻,偶有少许脓血,泻后腹痛减轻,食欲不振,肠鸣不已,里急后重,小便正常。既往有"胆囊炎"史,无肝炎、伤寒史,否认药物过敏史。查体:T36.8℃,P96 次/分钟;R16 次/分,BP13.3/10 kpa。一般状况:神志清楚,皮肤、巩膜无黄染,浅表淋巴结不肿大。胸部:心脏:心率:96 次/分,率齐,各瓣区未闻及病理性杂音。肺部:双肺呼吸音粗,无干湿啰音。腹部:软,左下腹部轻压痛,无肌卫及反跳痛,肝、脾肋下未触及。

实验室及其他检查血常规:血 WBC 8.6×10^9/L,N91%,L19%。

【问题】

(1)简述该患者的诊断及诊断依据,尚需完善那些检查。

(2)说出该病鉴别诊断。

(3)试述该病的治疗。

【分析与解答】

(1)诊断:溃疡性结肠炎。诊断依据:中年男性,长期腹痛、腹泻病史,解黏液脓血便,腹痛症状于便后可以缓解,查体左下腹部有压痛;尚需完善检查:电子结肠镜

(2)溃疡性结肠炎鉴别诊断:① 慢性细菌性痢疾;② 阿米巴肠炎;③ 血吸虫病;④ 克罗恩病;⑤ 大肠癌;⑥ IBS。

(3)治疗:① 一般治疗:强调休息,饮食和营养。活动期流质饮食。纠正水电解质酸碱平衡紊乱。腹泻、腹痛者给予阿托品。须注意大量给予抗胆碱药或止泻药有诱发中毒性结肠扩张的危险;② 药物治疗:氨基水杨酸制剂;糖皮质激素对急性发作有较好疗效;免疫抑制剂对糖皮质激素治疗效果不佳的或糖皮质激素依赖;③ 手术治疗紧急手术指征:并发大出血、肠穿孔。

第二节 克罗恩病

克罗恩病(Crohn's disease,Crohn病,CD)是一种原因不明的非特异性胃肠道肉芽肿性炎症,与溃疡性结肠炎合称炎症性肠病(inflammatory bowel disease,IBD)。病变可侵犯胃肠道任何部位,而以末段回肠和邻近结肠为多见,呈节段性或跳跃式分布。临床上以腹痛、腹泻、腹块、瘘管形成和肠梗阻为特点,可伴有发热、营养障碍等全身表现以及关节、皮肤、眼、口腔黏膜等肠外损害。本病有终生复发倾向,重症患者迁延不愈,预后不良。发病年龄多在15～30岁,男女患病率近似。本病在欧美多见,我国本病发病率不高,且有增多趋势。

一、病因与发病机制

本病病因迄今未明,发病机制亦不甚清楚,考虑与环境因素(感染)、遗传因素(有种族差异和家族聚集性)和免疫反应异常有关。克罗恩病病变主要累及回肠末段与邻近右侧结肠,单独回肠、结肠受累次之,口腔、食管、胃、十二指肠、空肠等处受累者更少见。

大体形态上,克罗恩病特点为:① 病变呈节段性或跳跃性;② 黏膜溃疡的特点:早期呈鹅口疮样溃疡;随后溃疡增大、融合,形成纵行溃疡和裂隙溃疡,将黏膜分割呈鹅卵石样外观;③ 病变累及肠壁全层,肠壁增厚变硬,肠腔狭窄。

组织学上,克罗恩病的特点为:① 非干酪性肉芽肿;② 裂隙溃疡,可深达黏膜下层甚至肌层;③ 肠壁各层炎症,伴固有膜底部和黏膜下层淋巴细胞聚集、黏膜下层增宽、淋巴管扩张及神经节炎等。肠壁全层病变致肠腔狭窄,可发生肠梗阻。溃疡穿孔引起局部脓肿,或穿透至其他肠段、器官、腹壁,形成内瘘或外瘘。肠壁浆膜纤维素渗出、慢性穿孔均可引起肠粘连。

二、临 床 表 现

症状与体征

本病多为青壮年发病,男性稍多于女性,起病隐匿、渐缓,发病至确诊平均35个月,临床表现随病变严重度而异,病变累及末端回肠者常出现典型症状。

1. 腹痛 为最常见症状,可因肠壁发炎、痉挛、狭窄引起。多位于右下腹或脐周,间歇性发作,常为痉挛性阵痛伴腹鸣。常于进餐后加重,排便或肛门排气后缓解。出现持续性腹痛和明显压痛,提示炎症波及腹膜或腹腔内脓肿形成。全腹剧痛和腹肌紧张,提示病变肠段急性穿孔。

2. 腹泻 亦为本病常见症状,主要由病变肠段炎症渗出、蠕动增加及继发性吸收不良引起。粪便多为糊状,一般无脓血和黏液。病变涉及下段结肠或肛门直肠者,可有黏液血便及里急后重。

3. 腹块 见于10%～20%患者,由于肠粘连、肠壁增厚、肠系膜淋巴结肿大、内瘘或局部脓肿形成所致。多位于右下腹与脐周。固定的腹块提示有粘连,多已有内瘘形成。

4. 瘘管形成 是克罗恩病的特征性临床表现,因透壁性炎性病变穿透肠壁全层至肠外组织或器官而成。瘘分内瘘和外瘘,前者可通向其他肠段、肠系膜、膀胱、输尿管、阴道、腹膜后等处,后者通向腹壁或肛周皮肤。

5. 肛门周围病变 包括肛门周围瘘管、脓肿形成及肛裂等病变。

6. 发热 为常见的全身表现之一,多为低热或中度热,可为弛张热或间歇热,与肠道炎症活动和继发感染有关。

7. 营养障碍 由慢性腹泻、食欲减退及慢性消耗等因素所致。主要表现为体重下降,可有贫血、低蛋白血症和维生素缺乏等表现。青春期前患者常有生长发育迟滞。

8. 其他肠外表现 可有关节炎、结节性红斑、皮肤溃疡、肝脏肿大、虹膜睫状体炎、杵状指、口腔溃疡等。

9. 癌变问题 不如溃疡性结肠炎常见,发生率3%。

10. 临床分型 以主要临床表现分为狭窄型、穿通型(有瘘管形成)和非狭窄非穿通型(炎症型)。

三、辅 助 检 查

1. 实验室检查 贫血,合并感染外周血白细胞增高,血沉增快、C反应蛋白增高,血清白蛋白降低、球蛋白升高,大便隐血试验阳性。

2. X线检查 小肠病变行胃肠钡剂造影,结肠病变行钡剂灌肠检查。X线可见黏膜皱襞粗乱、纵行性溃疡或裂沟、鹅卵石征、假息肉、多发性狭窄或肠壁僵硬、瘘管形成等X线征象,病变呈节段性分布。由于肠壁增厚,可见填充钡剂的肠襻分离。

3. 内镜检查 见大体形态特点,特征是右半结肠受累为主、直肠通常正常、节段性损害、慢性穿壁性炎症。

四、诊 断 与 鉴 别

(一) 诊断

WHO推荐6个诊断要点:① 非连续性或节段性病变;② 铺路石样表现或纵向溃疡;③ 全壁性炎症;④ 非干酪样肉芽肿;⑤ 裂沟、瘘管;⑥ 肛门部病变。

具有诊断要点1、2、3者为疑诊,再加上4、5、6中任一项为确诊。

有4者,加上1、2、3中任2项确诊。

根据临床表现,若影像学、内镜和病理符合,可诊断本病。

初发病例、临床与影像或内镜和活检改变难以确诊时,应随访3～6个月,如与肠结核混淆不清者,应以肠结核诊断性治疗,以观后效。

(二) 鉴别诊断

1. 肠结核 鉴别诊断见表3-8-2。

表3-8-2 克罗恩病与肠结核鉴别诊断

		克罗恩病	肠 结 核
临床要点	便血	多见	少见
	肠瘘	少见	少见
	肛门病变	约1/2	少见
	器官脓肿	多见	少见
	复发率	高	低
病理要点	裂隙样溃疡	常见	少见
	黏膜下层	增宽	闭锁,伴肌层断裂
	肉芽肿	非干酪性,小	干酪性,大
		多见	不定

2. 溃疡性结肠炎 见本章第一节。

3. 肠道恶性淋巴瘤 鉴别要点见表3-8-3。

表3-8-3 克罗恩病与肠道淋巴瘤的鉴别要点

		克罗恩病	肠道淋巴瘤
临床要点	病程	漫长,反复发作	短促进行性经过,进展快
	一般情况	稍好	差
	便血	相对不多	较多,量大
	发热	低、中度	中、高度

（续表）

		克罗恩病	肠道淋巴瘤
病理要点	溃疡	裂隙状	癌性，大而不规则
	分布	节段性	弥漫或多灶性
	病变	伴有慢性纤维化	多行性，不规则性
	肉芽肿	非干酪性，小	无
	淋巴细胞	聚集	癌样，单克隆增殖

五、治　疗

克罗恩病的治疗原则及药物应用与溃疡性结肠炎相似，但具体实施有所不同。治疗目标主要是控制发作，维持缓解，防止并发症。

（一）一般治疗

强调营养支持。腹痛、腹泻必要时可酌情使用抗胆碱能药物或止泻药，合并感染者静脉途径给予广谱抗生素。

（二）药物治疗

（1）氨基水杨酸制剂：适用于轻度回结肠型及轻、中度结肠型患者，也是维持缓解最有效的药物。

（2）糖皮质激素：适用于各型中至重度患者、活动期病例控制发作的主药，以及上述对氨基水杨酸制剂无效的轻至中度患者。

（3）免疫抑制剂：硫唑嘌呤或巯嘌呤适用于对激素治疗无效或对激素依赖的患者，加用这类药物后可逐渐减少激素用量乃至停用。该类药显效时间需 3～6 个月，维持用药可至 3 年或以上。对硫唑嘌呤或巯嘌呤不耐受者可试换用甲氨蝶呤。

（4）抗菌药物：某些抗菌药物如硝基咪唑类、喹诺酮类药物应用于本病有一定疗效。甲硝唑对肛周病变、环丙沙星对瘘有效，有并发症如腹腔、肛周脓肿的患者应积极抗菌治疗。

（5）生物制剂：英夫利昔（infliximab）是一种抗 TNF-α 的人鼠嵌合体单克隆抗体，为促炎性细胞因子的拮抗剂，临床试验证明对传统治疗无效的活动性克罗恩病有效，重复治疗可取得长期缓解。

（三）手术治疗

主要指征为穿孔、出血、梗阻、瘘管、脓肿形成和中毒性巨结肠等并发症，以及顽固性病例内科治疗无效者。术前术后均应配合药物治疗以控制疾病活动性或复发。

本病可经治疗好转，也可自行缓解。但多数患者反复发作，迁延不愈，其中部分患者在其病程中因出现并发症而手术治疗，预后较差。

（陈　磊　朱海航）

第九章　大　肠　癌

大肠癌包括结肠癌与直肠癌，是我国常见的九类癌症之一。虽然在全世界范围内我国大肠癌发病属中低发病率国家，但近年发病率上升趋势十分明显。

一、病因与发病机制

大肠癌的病因尚未完全清楚，主要与以下因素有关：① 饮食因素：高脂饮食、维生素与蔬菜摄入低、煎炸腌制食品和啤酒、长期饮用不洁水；② 职业因素与体力活动；③ 遗传因素；④ 疾病因素：肠道腺瘤性息肉、炎症性肠病、胆囊切除术后。

大肠癌可发生于自盲肠到直肠的任何部位，我国以左半结肠癌发病率为高，其中以直肠癌发病率最高，占66.9%，其他肠段的大肠癌依次为乙状结肠（10.8%）、盲肠（6.5%）、升结肠（5.4%）、横结肠（3.5%）、降结肠（3.4%）、肝曲（2.7%）、脾曲（0.9%）。

1. 病理形态　　分早期大肠癌和进展期大肠癌，前者是指癌瘤局限于大肠黏膜及黏膜下层，后者指肿瘤已侵入固有肌层。进展期大肠癌病理大体分为肿块型、浸润型和溃疡型3型。

2. 组织学分类　　有腺癌、黏液癌和未分化癌，以腺癌最多见。

3. 临床病理分期　　临床上习惯使用简明实用的Dukes大肠癌临床病理分期 A期癌瘤浸润深度未穿出肌层，且无淋巴结转移。B期癌瘤已穿出深肌层，并可侵入浆膜层、浆膜外或直肠周围组织尚能完整切除，但无淋巴结转移。C期癌瘤伴有淋巴结转移，C1期癌瘤伴肠旁和系膜淋巴结转移，C2期癌瘤伴有系膜动脉结扎处淋巴结转移。D期癌瘤伴远处器官转移，或因局部广泛浸润或淋巴结广泛转移而切除后无法治愈或无法切除者。

二、临　床　表　现

症状与体征

大肠癌起病隐匿，早期常仅见粪便隐血试验阳性，随后出现下列临床表现。

1. 排便习惯与粪便性状改变　　常为本病最早出现的症状。多以血便为突出表现，或有痢疾样脓血便伴里急后重。有时表现为顽固性便秘，大便形状变细。也可表现为腹泻与糊状大便，或腹泻与便秘交替，粪质无明显黏液脓血，多见于右侧大肠癌。

2. 腹痛　　也是本病的早期症状，多见于右侧大肠癌。表现为右腹钝痛，或同时涉及右上腹、中上腹。因病变可使胃结肠反射加强，可出现餐后腹痛。大肠癌并发肠梗阻时腹痛加重或为阵发性绞痛。

3. 腹部肿块　　肿块位置取决于癌的部位，提示已属中晚期。

4. 直肠肿块　　直肠指检是临床上不可忽视的诊断方法。多数直肠癌患者经指检可以发现直肠肿块，质地坚硬，表面呈结节状，有肠腔狭窄，指检后的指套上有血性黏液。

5. 全身情况　　可有贫血、低热等全身症状多见于右侧大肠癌；左侧大肠癌则以便血、腹泻、便秘和肠梗阻等症状为主。并发症见于晚期，主要有肠梗阻、肠出血及癌肿腹腔转移引起的相关并发症。左侧大肠癌有时会以急性完全性肠梗阻为首次就诊原因。

三、辅　助　检　查

（1）粪便隐血实验可作为普查筛检或早期诊断的线索。

（2）结肠镜检查及活检病理对大肠癌具有确诊价值。

（3）X线钡剂灌肠：最好采用气钡双重造影，可发现充盈缺损、肠腔狭窄、黏膜皱襞破坏等征象。对结肠镜检查因肠腔狭窄等原因未能继续进镜者，钡剂灌肠对肠镜未及肠段的检查尤为重要。

（4）其他影像学检查：CT主要用于了解大肠癌肠外浸润及转移情况，有助于进行临床病理分期，以制订治疗方案，对术后随访亦有价值。

（5）血清癌胚抗原（CEA）：对本病的诊断不具有特异性，但定量动态观察，对大肠癌手术效果的判断与术后复发的监视，均有价值。

四、诊断与鉴别诊断

（一）诊断

要求做到早期诊断本病。熟悉结肠癌临床症状，提高对结肠癌的警惕性，及早进行X线钡剂灌肠或结肠镜检查，是早期诊断的关键。对40岁以上具有下列高危因素者：大肠腺瘤、有家族史如大肠息肉综合征或家族遗传性非息肉大肠癌或一级血缘亲属中有大肠癌者、溃疡性结肠炎等，应进行长期随访，可定期肠镜检查。

（二）鉴别诊断

右侧大肠癌应注意和肠阿米巴病、肠结核、血吸虫病、阑尾病变、克罗恩病等鉴别。左侧大肠癌则需和痔、功能性便秘、慢性细菌性痢疾、血吸虫病、溃疡性结肠炎、克罗恩病、直肠结肠息肉、憩室炎等鉴别。结肠镜检查可资鉴别。还要注意，对年龄较大者近期出现症状或症状发生改变，切勿未经检查而轻易下肠易激综合征的诊断，以免漏诊大肠癌。

五、治　疗

（一）外科治疗

大肠癌的唯一根治方法是癌肿的早期切除。对有广泛癌转移者，如病变肠段已不能切除，则应进行捷径、造瘘等姑息手术。

（二）经结肠镜治疗

结肠腺瘤癌变和黏膜内的早期癌可经结肠镜用高频电凝切除或黏膜下剥离术。切除后的息肉回收做病理检查，如癌未累及基底部则可认为治疗完成；如累及根部或脉管浸润需追加手术，彻底切除有癌组织的部分并淋巴结清扫。对晚期结、直肠癌形成肠梗阻，患者一般情况差不能手术者，可内镜下结肠支架置入或用激光打通肿瘤组织。

（三）化学药物治疗

主要用于术前、术中和术后的辅助治疗机对不能手术的患者作姑息治疗，早期癌术后一般不需化疗。常用的化疗方案是以5-FU或其衍生物为基础的联合化疗。

（四）放射治疗

主要用于直肠癌，术前放疗可提高手术切除率和降低术后复发率；术后放疗仅用于手术未达根治或术后局部复发者。但放疗有发生放射性直肠炎的危险。

（五）手术后的肠镜随访

鉴于术后可发生第二处原发大肠癌（异时癌），术中可能漏掉同时存在的第二处癌，故主张在术后3~6个月即行首次结肠镜检查。

本病预后取决于早期诊断与手术根治。结肠癌预后较好，经根治手术治疗后，Dukes A、B和C期的5年生存率分别约达80%、65%和30%。

（陈　磊　朱海杭）

第十章　功能性肠病

第一节　功能性消化不良

一般将消化不良(dyspepsia)定义为一组持续或反复发作的、包括上腹痛或不适、上腹饱胀、早饱、嗳气、恶心、呕吐等的临床综合征。经检查排除可引起这些症状的器质性疾病时,这以临床综合征称为功能性消化不良 (functional dyspepsia, FD),是临床上最常见的一种功能性胃肠病,我国发病率为19%~37%。

一、病因与发病机制

FD 发病的原因和发病机制尚未完全清楚,一般认为与多种因素有关。关于 FD 发病的病理生理基础有: ① 动力障碍; ② 内脏感觉过敏; ③ 胃底对食物的容受性舒张功能下降; ④ 精神社会因素; ⑤ 幽门螺杆菌感染。

二、临床表现

FD 的主要症状包括上腹痛、上腹灼热感、餐后饱胀和早饱之一种或多种,可同时存在上腹胀、嗳气、食欲不振、恶心、呕吐等。常以某一个或某一组症状为主,在病程中症状也可发生变化。起病多缓慢,病程经年累月,呈持续性或反复发作。不少患者有饮食、精神等诱发因素,表现为餐后痛,亦有表现为饥饿痛、进食后缓解,亦可无规律性。不少患者同时伴有失眠、焦虑、抑郁、头痛、注意力不集中等精神症状。部分患者表现为上腹灼热感。餐后饱胀和早饱是另一类常见症状,可单独或以一组症状出现。

三、诊断与鉴别诊断

（一）诊断

诊断标准:罗马Ⅲ标准在诊断前至少 6 个月有症状发作,近 3 个月来符合标准:下列一项或多项: ① 令人讨厌的餐后胀满; ② 早饱; ③ 上腹疼痛; ④ 上腹烧灼感;以及没有可用于解释症状的结构性病变的证据(包括上消化道内镜检查)。根据症状群可分为餐后不适综合征(PDS)和上腹痛综合征(EPS)2 个亚组。

消化不良诊断程序(图 3-10-1)。

（二）鉴别诊断

FD 需要鉴别的疾病包括:食管、胃和十二指肠的各种器质性疾病如消化性溃疡、胃癌等;各种肝胆胰疾病;由全身性或其他系统疾病引起的上消化道症状如糖尿病、肾脏病、结缔组织病及精神病等;药物引起的上消化道症状如服用非甾体类消炎药;其他功能性胃肠病和动力障碍性疾病如胃食管反流病、肠易激综合征等。应注意,不少 FD 患者常同时有胃食管反流病、肠易激综合征及其他功能性胃肠病并存,临床上称之为症状重叠。

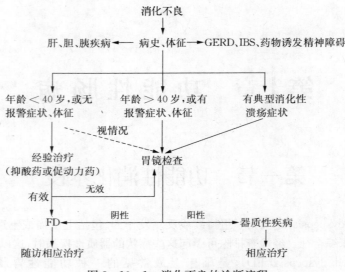

图 3-10-1　消化不良的诊断流程

四、治　　疗

主要是对症治疗,遵循综合治疗和个体化治疗的原则。

(一)一般治疗

建立良好的生活习惯,避免烟、酒及服用非甾体抗炎药。无特殊食谱,避免个人生活经历中会诱发症状的食物。注意根据患者不同特点进行心理治疗。失眠、焦虑者可适当予以镇静药。

(二)药物治疗

根据其作用机制,药物可分为抗酸剂、抑酸剂、促动力药、调节感觉药物、黏膜保护剂、抗抑郁药、根除幽门螺杆菌治疗等。

第二节　肠易激综合征

肠易激综合征(irritable bowel syndrome,IBS)是一种以腹痛或腹部不适伴排便习惯改变为特征的功能性肠病,腹部症状与排便习惯改变有明确的相关性,症状可持续或间歇发作,但各种检查未发现生化学和形态学异常。IBS 是一种十分常见的疾病,欧美发病率为 $10\%\sim22\%$,我国患病率约为 7.26% ,以中青年多见,女性发病率是男性的 $1.1\sim2.6$ 倍。

一、病因与发病机制

IBS 的病因及发病机制尚不清楚,目前公认与心理障碍、内脏感觉过敏、胃肠运动紊乱、急性胃肠道感染、食物不耐受、家庭和遗传因素等有关。

二、临　床　表　现

肠易激综合征患者无特异性临床表现,病程长,可长达数年至数十年,常反复发作,症状时轻时重,以腹部不适、腹痛、排便异常为主,常伴有不同程度的精神症状。

1. 腹痛和腹部不适　几乎所有 IBS 患者都有不同程度的腹痛和腹部不适。部位不定,以下腹和左下腹多间。多于排便或排气后缓解。睡眠中痛醒者极少。

2. 排便改变　表现为性状和(或)次数异常,患者可有腹泻、便秘、腹泻和便秘交替,有些伴有排便过程不适(费力、急迫、排便不尽感)。腹泻一般每日 3~5 次,少数严重发作期可达十数次。大便多呈稀糊状,也可为成形软便或稀水样。多带有黏液,部分患者粪质少而黏液量很多,但绝无脓血。排便不干扰睡眠。部分患者腹泻与便秘交替发生。便秘表现为排便困难,粪便干结、量少,呈羊粪状或细杆状,表面可附黏液。

3. 其他症状　　相当部分患者可有失眠、焦虑、抑郁、头昏、头痛等精神症状及餐后饱胀、厌食、嗳气、呃逆等消化不良症状。

4. 体征　　无明显体征,可在相应部位有轻压痛,部分患者可触及腊肠样肠管,直肠指检可感到肛门痉挛、张力较高,可有触痛。

三、诊断与鉴别诊断

(一) 诊断

1. 最新的罗马Ⅲ诊断标准

(1) 病程半年以上且近 3 个月来持续存在腹部不适或腹痛,并伴有下列特点中至少 2 项:① 症状在排便后改善;② 症状发生伴随排便次数改变;③ 症状发生伴随粪便性状改变。

(2) 以下症状不是诊断所必备,但属常见症状,这些症状越多越支持 IBS 的诊断:① 排便频率异常(每天排便>3 次或每周<3 次);② 粪便性状异常(块状/硬便或稀水样便);③ 粪便排出过程异常(费力、急迫感、排便不尽感);④ 黏液便;⑤ 胃肠胀气或腹部膨胀感。

(3) 缺乏可解释症状的形态学改变和生化异常。

2. 排除器质性疾病

(1) 报警症状与体征:发热、体重下降>3 kg、便血或黑便、贫血、腹部包块以及不能用功能性疾病解释的症状与体征;新近出现持续的大便习惯改变或发作形式发生改变或症状逐步加重;有大肠癌家族史;年龄>40 岁;短期内科治疗无效。

(2) 排除器质性疾病的检查:全结肠镜检查、钡灌肠、血尿粪常规、粪培养、血沉、血生化等。

3. 分型　　肠易激综合征便秘型(IBS-C)、肠易激综合征腹泻型(IBS-D)、肠易激综合征混合型(IBS-M)、不定型肠易激综合征。

(二) 鉴别诊断

腹痛为主者应与引起腹痛的疾病鉴别。腹泻为主者应与引起腹泻的疾病鉴别,其中要注意与常见的乳糖不耐受症鉴别。以便秘为主者应与引起便秘的疾病鉴别,其中功能性便秘及药物副反应引起的便秘常见,应注意详细询问病史。

四、治　疗

治疗主要是对症处理,矫正与症状相关的病理生理异常,如改善胃肠动力、解除痉挛、减少肠内产气、并辅以必要的心理治疗和饮食治疗。

(一) 一般治疗

详细询问病史以求发现促发因素,并设法予以去除。加强与患者沟通,以解除患者顾虑和提高对治疗的信心,是治疗最重要的一步。调整生活方式、鼓励锻炼、按规律的时间排便。饮食上避免诱发症状的食物,因各人而异,一般而言宜避免产气的食物如乳制品、大豆等。高纤维食物有助改善便秘。对失眠、焦虑者可适当给予镇静药。

(二) 药物治疗

1. 解痉剂　　抗胆碱药物可作为缓解腹痛的短期对症治疗。匹维溴胺(pinaverium bromide)为选择性作用于胃肠道平滑肌的钙拮抗药,对腹痛亦有一定疗效且副反应少,用法为 50 mg/次,3 次/日。

2. 止泻药　　洛哌丁胺(loperamide)或地芬诺酯止泻效果好,适用于腹泻症状较重者,但不宜长期使用。轻症者宜使用吸附止泻药如蒙脱石、药用炭等。

3. 导泻药　　对便秘型患者酌情使用泻药,常用的有渗透性轻泻剂如聚乙二醇、乳果糖或山梨醇,容积性药如欧车前制剂和甲基纤维素等也可选用。

4. 抗抑郁药　　对腹痛症状重,上述治疗无效且精神症状明显者可试用。

5. 益生菌　　临床试验发现可改善患者症状。

（三）治疗的选择

确定无报警症状和体征后的治疗选择应以个体化为准,特别要注意心理治疗,临床症状分型、病理生理改变有助于药物的选用,有些患者病情间断发生,不需长期服药,可在出现症状时用药。

（陈　磊　朱海杭）

第十一章　慢性腹泻和便秘

第一节　慢性腹泻

正常人每日排便 1 次,粪便成形,表面附少许黏液,也有些人每日排便 2～3 次或每 2～3 日排便一次,成形,无脓血,这些均属正常。腹泻是指每日排便次数明显增多,粪便不成形,呈稀薄状或水样,或含未消化食物、脂肪甚至脓血。慢性腹泻则指病程在 2 个月以上的腹泻或间歇期在 2～4 周内的复发性腹泻。

一、病因与发病机制

腹泻常见病因如下。

1. 胃肠道疾病　　如胃癌、萎缩性胃炎、胃切除术后、慢性菌痢、肠结核、IBS、肠道菌群失调、IBD、嗜酸性粒细胞性胃肠炎、结肠息肉、结肠癌、回盲部切除术后、慢性阿米巴结肠炎、放射性肠炎、肠淋巴瘤、类癌、盲袢综合征、原发性小肠吸收不良、Whipple 病、结肠血吸虫病。

2. 肝、胆道、胰腺疾病　　如慢性肝炎、长期阻塞性黄疸、肝硬化、慢性胰腺炎、肝癌、胆管癌、胰腺癌、APUD 瘤。

3. 全身性疾病　　如甲状腺功能亢进症、糖尿病、尿毒症、系统性红斑狼疮、结节性多动脉炎、混合性风湿免疫疾病、动脉粥样硬化、食物过敏、慢性肾上腺皮质功能减退、甲状旁腺功能减退、腺垂体功能减退、烟酸缺乏。

二、临床表现

（一）症状与体征

1. 腹泻　　小肠性腹泻多在 10 次以内,结肠性腹泻次数可以更多。病变在直、乙状结肠者多伴里急后重感,而小肠性腹泻则无。肠结核、IBS、糖尿病性植物神经病变者常有腹泻、便秘交替。IBS 腹泻常发生于清晨,也可在餐后,糖尿病性腹泻主要发生在晚间,夜间腹泻使患者从睡梦中惊醒,常提示腹泻由器质性疾病引起。

2. 腹痛　　病变位于直肠或乙状结肠者腹痛多为持续性,位于下腹或左下腹,便后腹痛缓解。腹泻伴腹痛,位于脐周或右下腹痉挛性痛,便后不缓解,餐后诱发,病变多在小肠;腹泻伴持续性上腹痛和背痛,提示胰腺疾病。

3. 其他　　IBD、肠结核、阿米巴病常伴有发热、贫血、体重下降。IBS 常伴有神经官能症状,小肠吸收不良常致显著消瘦和营养不良。

（二）临床分型

腹泻根据病理生理分为以下四类。

1. 渗透性腹泻　　是由于肠腔内存在大量高渗食物或药物,体液水分大量进入高渗状态的肠腔而致。摄入难吸收物、食物消化不良及黏膜转运机制障碍均可致高渗性腹泻。渗透性腹泻有两大特点:
① 禁食 48 h 后腹泻停止或显著减轻;② 粪便渗透压差(stool osmotic gap)扩大。

2. 分泌性腹泻　　是由于肠黏膜受到刺激而致水、电解质分泌过多或吸收受抑所引起的腹泻。

3. 渗出性腹泻 是由于肠黏膜的完整性受到炎症、溃疡等病变的破坏而大量渗出所致。渗出性腹泻可分为感染性和非感染性两类。其特点是粪便含有渗出液和血。结肠特别是左半结肠病变多有肉眼脓血便。小肠病变渗出物及血均匀地与粪混在一起,除非有大量渗出或蠕动过快,一般无肉眼脓血,需显微镜检查发现。

4. 运动性腹泻 部分药物、疾病和胃肠道手术可改变肠道正常的运动功能,促进肠蠕动,使肠内容物过快地通过肠腔,与黏膜接触时间过短,从而影响消化与吸收,发生腹泻。

三、辅 助 检 查

（一）实验室检查

1. 粪便检查 常用检查有大便隐血实验、涂片查白细胞、脂肪、寄生虫及虫卵,大便培养细菌等。

2. 血液检查 测血红蛋白、白细胞及其分类(嗜酸粒细胞)、血浆蛋白、电解质、血浆叶酸和维生素 B_{12} 浓度、肾功能及血气分析等对慢性腹泻的诊断很重要。

3. 小肠吸收功能试验

（1）粪脂测定:粪脂量超过正常时反映小肠吸收不良。检测方法有:① 苏丹Ⅲ染色;② 脂肪平衡试验。

（2）糖类吸收试验:① 右旋木糖(D-xylose)吸收试验:该实验结果阳性反应空肠疾患或小肠细菌过度生长引起的吸收不良。② H_2 呼气试验:该方法最常用来检测乳糖吸收不良,也可用于少见的蔗糖吸收不良或葡萄糖和半乳糖转运缺陷。

（3）蛋白质吸收试验。

（4）维生素 B_{12} 吸收试验(Schilling 试验)。

（5）胆盐吸收试验。

4. 血浆胃肠多肽和介质测定 对于各种 APUD 肿瘤引起的分泌性腹泻有重要诊断价值,多采用放射免疫法检测。

（二）影像学检查

1. B超 是了解有无肝胆胰疾病的最常用方法。

2. X线检查 包括腹部平片、钡餐、钡灌肠、CT 以及选择性血管造影等。

3. 内镜检查 结肠镜检查和活检对于结肠的肿瘤、炎症等病变具有重要诊断价值。小肠镜可观察十二指肠和空肠近端病变,并可取活检及吸取空肠液做培养。ERCP 有助于胆、胰疾病的诊断。近年问世的胶囊内镜提高了小肠病变的检出率。

4. 小肠黏膜活检 有助于胶原性乳糜泻、热带性乳糜泻、某些寄生虫感染、Crohn 病、小肠淋巴瘤等的诊断。

四、诊断与鉴别诊断

1. 小肠性腹泻与结肠性腹泻的鉴别见表 3-11-1。

表 3-11-1 小肠性腹泻与结肠性腹泻的鉴别要点

	小肠性腹泻	结肠性腹泻
腹 痛	脐周	下腹部或左下腹
粪 便	量多、稀薄、可含脂肪	量少、有脓血及黏液
大便次数	2~10 次/日	次数更少
里急后重	无	有
体重减轻	常见	少见

2. 伴有腹泻的回盲部病变的鉴别见表 3-11-2。

表3-11-2　伴有腹泻的回盲部病变的鉴别要点

	肠　结　核	克　罗　恩　病
年　龄	青壮年	青壮年
发　热	多见	多见
瘘　管	很少见	少见
急性阑尾炎症状	无	不少见
X线钡餐或钡灌肠检查	大多累及回盲部	回肠末端狭窄而僵直

3. 腹泻常伴有脓血便的几种疾病的鉴别见表3-11-3。

表3-11-3　腹泻常伴有脓血便的几种疾病的鉴别

	菌　痢	阿米巴痢疾	溃疡性结肠炎	血吸虫病性结肠炎
流行病学	区域流行或散发	常散发	散发	区域流行,有疫水接触史
大便次数	十至数十次	数至十数次	数至十数次	数至十数次
粪便性质	量少、脓血便、粪质少	有脓血及粪质	有脓血及粪质	可有脓血及黏液
镜　检	脓细胞多,红细胞多少不一	粪便中夹暗红色血及少量脓液	有红、白细胞	有红、白细胞及血吸虫卵
培　养	痢疾杆菌(+)	红细胞多,可发现滋养体	(—)	孵化阳性
结肠镜检查	弥漫性炎症,溃疡浅表,大小不一	溃疡细深,溃疡间黏膜正常	弥漫性炎症,触之易出血,溃疡较深	黏膜充血、水肿,有黄色或白色小颗粒

五、治　疗

腹泻是症状,治疗应针对病因。但相当部分的腹泻需根据其病理生理特点给予对症和支持治疗。

(一)病因治疗

感染性腹泻需根据病原体进行治疗。乳糖不耐受症和麦胶性乳糜泻需分别剔除食物中的乳糖或麦胶类成分。高渗性腹泻应停食高渗的食物或药物。胆盐重吸收障碍引起的结肠腹泻可用考来烯胺吸附胆汁酸而止泻。治疗胆汁酸缺乏所致的脂肪泻,可用中链脂肪代替日常食用的长链脂肪。

(二)对症治疗

(1)纠正腹泻所引起的失水、电解质紊乱和酸碱平衡失调。
(2)对严重营养不良者,应给予营养支持。
(3)严重的非感染性腹泻可用止泻药,如复方苯乙哌啶、易蒙停等。

第二节　便　秘

便秘(constipation)是指排便困难或费力、排便不畅、排便次数减少、粪便干结量少。我国老年人便秘高达15%～20%,女性多于男性,随年龄的增长,患病率明显增加。便秘按有无器质性疾病可分为器质性和功能性便秘,按病程或起病方式可分为急性和慢性便秘,一般认为便秘时间大于12周为慢性便秘。

一、病因与发病机制

1. 器质性

(1)肠管器质性病变:肿瘤、炎症或其他原因引起的肠腔狭窄或梗阻。
(2)直肠、肛门病变:直肠内脱垂、痔疮、直肠前膨出、耻骨直肠肌肥厚、耻直分离、盆底病等。
(3)内分泌或代谢性疾病:糖尿病、甲状腺功能低下、甲状旁腺疾病等。

（4）系统性疾病：硬皮病、红斑狼疮等。

（5）神经系统疾病：中枢性脑部疾患、脑卒中、多发硬化、脊髓损伤以及周围神经病变等。

（6）肠管平滑肌或神经源性病变。

（7）结肠神经肌肉病变：假性肠梗阻、先天性巨结肠、巨直肠等。

（8）神经心理障碍。

（9）药物性因素：铁剂、阿片类药、抗抑郁药、抗帕金森病药、钙通道拮抗剂、利尿剂以及抗组胺药等。

2. 功能性　功能性便秘病因尚不明确，其发生与多种因素有关，包括：

（1）进食量少或食物缺乏纤维素或水分不足，对结肠运动的刺激减少。

（2）因工作紧张、生活节奏过快、工作性质和时间变化、精神因素等干扰了正常的排便习惯。

（3）结肠运动功能紊乱所致，常见于肠易激综合征，系由结肠及乙状结肠痉挛引起，除便秘外同时具有腹痛或腹胀，部分患者可表现为便秘与腹泻交替。

（4）腹肌及盆腔肌张力不足，排便推动力不足，难于将粪便排出体外。

（5）滥用泻药，形成药物依赖，造成便秘。

（6）老年体弱、活动过少、肠痉挛导致排便困难，或由于结肠冗长所致。

二、临　床　表　现

便秘常表现为：便意少，便次也少；排便艰难、费力；排便不畅；大便干结、硬便，排便不净感；便秘伴有腹痛或腹部不适。部分患者还伴有失眠、烦躁、多梦、抑郁、焦虑等精神心理障碍。

三、辅　助　检　查

（1）内镜检查。

（2）胃肠道 X 线检查：钡餐检查对了解胃肠运动功能有参考价值。钡灌肠可发现结肠扩张、乙状结肠冗长和肠腔狭窄等病变，有助于便秘病因诊断；

（3）结肠传输实验有助于评估便秘是慢传输型还是出口梗阻型。

（4）肛管直肠压力测定。

（5）排粪造影检查。

（6）肛门肌电图检查。

四、诊断与鉴别诊断

凡有排便困难费力，排便次数减少，粪便干结、量少，可以诊断为便秘。但要区别器质性便秘和功能性便秘，需仔细询问患者病史、症状、体格检查和相关辅助检查。

五、治　　疗

根据不同类型的便秘选择不同的治疗方法。

（一）器质性便秘

主要针对病因治疗，也可临时选用泻药缓解便秘症状。

（二）功能性便秘

1. 一般治疗

重视生活治疗，加强对患者的教育，采取合理的饮食习惯，如增加膳食纤维含量，增加饮水量以加强对结肠的刺激，并养成良好的排便习惯，如晨起排便、有便意及时排便，同时应增加活动。积极调整心态，这些对获得有效治疗均极为重要。

2. 药物治疗

（1）泻药：容积性泻剂、润滑性泻剂、盐类泻剂、渗透性泻剂、刺激性泻剂。

（2）促动力剂：莫沙必利、伊托必利有促胃肠动力作用，普卢卡比利可选择性作用于结肠，可根据情况选用。

3. 生物反馈疗法　生物反馈治疗可训练患者在排便时松弛盆底肌肉，使排便时腹肌、盆底肌群活动协调；而对便意阈值异常的患者，应重视对排便反射的重建和调整对便意感知的训练。对于盆底功能障碍患者，应优先选择生物反馈治疗，而不是手术。

4. 手术治疗　对严重顽固性便秘上述所有治疗均无效，若为结肠传输功能障碍型便秘、病情严重者可考虑手术治疗，但手术的远期效果尚仍存在争议，病例选择一定要慎重。

（陈　磊　朱海杭）

第十二章　脂　肪　肝

脂肪性肝病是指脂肪(主要是三酰甘油)在肝脏过度沉积的临床病理综合征。随着生活水平的改善和生活方式的改变,脂肪性肝病的发病率不断升高,据报道其发病率可高达 10％左右,在我国已经成为仅次于病毒性肝炎第二大肝病。临床上脂肪性肝病则有非酒精性脂肪性肝病和酒精性脂肪性肝病之分。

第一节　非酒精性脂肪性肝病

非酒精性脂肪性肝病(NAFLD)是指除外乙醇和其他明确的肝损害因素所致。

以弥漫性肝细胞大泡性脂肪变为主要特征的临床病理综合征,包括单纯性脂肪性肝病以及由其演变的脂肪性肝炎和肝硬化。

胰岛素抵抗和遗传易感性与其发病关系密切。

一、病因与发病机制

肥胖、2 型糖尿病、高脂血症等单独或共同成为 NAFLD 的易感因素。肝脏是机体脂质代谢的中心器官,肝细胞内脂质特别是三酰甘油沉积是形成 NAFLD 的一个先决条件。

NAFLD 形成,目前机制主要是"二次打击"学说:第一次打击主要是胰岛素抵抗,引起良性的肝细胞内脂质沉积;第二次打击主要是氧应激和脂质过氧化,是疾病进展的关键。非酒精性脂肪性肝病的发病与代谢综合征密切相关,代谢综合征是指伴有胰岛素抵抗的一组疾病(肥胖、高血糖、高血脂、高血压、高胰岛素血症等)的聚集。NAFLD 多伴有中心性肥胖、2 型糖尿病以及脂质代谢紊乱等。因此,胰岛素抵抗被认为是导致肝脏脂质过度沉积的原发病因。

NAFLD 的病理改变以大泡性或以大泡性为主的肝细胞脂肪变性为特征。根据肝内脂肪变、炎症和纤维化的程度,将 NAFLD 分为:

1. 单纯性脂肪性肝病　肝小叶内＞30％的肝细胞发生脂肪变,以大泡性脂肪变性为主,肝细胞无炎症、坏死。

2. 脂肪性肝炎　腺泡出现气球样肝细胞,腺泡点灶状坏死,门管区炎症伴(或)门管区周围炎症,可扩展到门管区及周围,出现局灶性或广泛的桥接纤维化。

3. 脂肪性肝硬化　肝小叶结构完全毁损,代之以假小叶形成和广泛纤维化,大体为小结节性肝硬化。

二、临床表现

(一)症状和体征

(1) NAFLD 起病隐匿,发病缓慢,常无症状。

(2) 少数患者可有乏力、右上腹轻度不适、肝区隐痛或上腹胀痛等非特异症状。

(3) 严重脂肪性肝炎可出现黄疸、食欲不振、恶心、呕吐等症状。

体征:常规体检部分患者可发现肝脏肿大。发展至肝硬化失代偿期则其临床表现与其他原因所致肝硬化相似。

（二）辅助检查

1. 血清学检查 血清转氨酶和 γ-谷氨酰转肽酶水平正常或轻、中度升高（小于 5 倍正常值上限）。

2. 影像学检查

（1）B 超声检查：是诊断脂肪性肝病重要而实用的手段，其诊断脂肪性肝病的准确率高达 70%～80%。

（2）CT 平扫：肝脏密度普遍降低，肝/脾 CT 平扫密度比值≤1 可明确脂肪性肝病的诊断，根据肝/脾 CT 密度比值可判断脂肪性肝病的程度。

3. 病理学检查 肝穿刺活组织检查仍然是确诊 NAFLD 的主要方法，对鉴别局灶性脂肪性肝病与肝肿瘤、某些少见疾病如血色病、胆固醇酯贮积病和糖原贮积病等有重要意义，也是判断预后的最敏感和特异的方法。

三、诊断与鉴别诊断

对疑有 NAFLD 的患者，结合临床表现、实验室检查、影像学检查，排除过量饮酒以及病毒性肝炎等特定疾病，即可诊断。临床诊断标准为：凡具备下列第 1～5 项和第 6 或第 7 项中任何一项者即可诊断为 NAFLD。① 无饮酒史或饮酒折合乙醇量男性每周<140 g，女性每周<70 g。② 除外病毒性肝炎、药物性肝病、全胃肠外营养、肝豆状核变性等可导致脂肪性肝病的特定疾病。③ 除原发疾病的临床表现外，可有乏力、消化不良、肝区隐痛、肝脾肿大等非特异性症状及体征。④ 可有体重超重和（或）内脏性肥胖、空腹血糖增高、血脂代谢紊乱、高血压等代谢综合征相关组分。⑤ 血清转氨酶和 γ-谷氨酰转肽酶水平可有轻至中度增高（小于 5 倍正常值上限），通常以 ALT 增高为主。⑥ 肝脏影像学表现符合弥漫性脂肪性肝病的影像学诊断标准。⑦ 肝活体组织检查组织学改变符合脂肪性肝病的病理学诊断标准。

四、治 疗

1. 病因治疗 妊娠急性脂肪肝应早期诊断、终止妊娠；与糖尿病有关者，应积极治疗糖尿病等。

2. 基础治疗 行为治疗、调整饮食及运动。

3. 减少其他危险因素 如饮酒、吸烟、慢性缺氧状态和肠道菌群紊乱等。

4. 药物辅助治疗 目前尚无特效药物。

（1）抗氧应激及抑制脂质过氧化：还原型谷胱甘肽、多不饱和卵磷脂、水飞蓟素等。

（2）改善胰岛素抵抗：可选用二甲双胍和噻唑烷二酮类药物等。

（3）抑制肿瘤坏死因子 α 活性。

（4）抑制炎症及纤维化。

（5）减少肝脏脂质含量。

疗效判定：显效：症状消失，ALT 正常，B 超或 CT 肝脏形态学正常；有效：症状消失或明显减轻，ALT 正常，B 超肝大及肝波型后平均回声衰减好转；无效：未达上述标准。

第二节 酒 精 性 肝 病

酒精性肝病是由于长期大量饮酒所致的肝脏疾病。初期通常表现为脂肪肝，进而可发展成酒精性肝炎、酒精性肝纤维化和酒精性肝硬化。本病在欧美等国多见，近年我国的发病率也有上升，据一些地区流行病学调查发现我国成人的酒精性肝病患者患病率为 4% 左右。

一、病因与发病机制

1. 发病机制 饮酒后乙醇 90% 以上在肝内代谢，乙醇对肝损害的机制可能涉及下列多种机制：

① 乙醇的中间代谢物乙醛能与蛋白质结合形成乙醛-蛋白加合物,后者对肝细胞有直接损伤作用;② 乙醇代谢的耗氧过程导致小叶中央区缺氧;③ 乙醇在代谢过程中产生活性氧对肝组织的损害;④ 乙醇肝内代谢的紊乱可能导致高脂血症;⑤ 肝脏微循环障碍和低氧血症,长期大量饮酒患者血液中乙醇浓度过高,肝内血管收缩、血流减少、血流动力学紊乱、氧供减少,以及乙醇代谢氧耗增加,进一步加重低氧血症,导致肝功能恶化。

增加酒精性肝病发生的危险因素:

(1) 饮酒量及时间:平均每日摄入乙醇 80 g 达 10 年以上会发展为酒精性肝硬化,但短期反复大量饮酒可发生酒精性肝炎。

(2) 遗传易感因素:被认为与酒精性肝病的发生密切相关。

(3) 性别:同样乙醇摄入量女性比男性易患酒精性肝病,与女性体内 ADH 含量较低有关。

(4) 其他肝病(如乙型或丙型肝炎病毒感染):可增加酒精性肝病发生的危险性,并可使酒精性肝损害加重。

2. 病理改变　　酒精性肝病病理学改变主要为大泡性或大泡性为主伴小泡性的混合性肝细胞脂肪变性。可分为:

(1) 酒精性脂肪肝:根据脂肪变性范围可分为轻、中和重度。肝细胞无炎症、坏死,小叶结构完整。

(2) 酒精性肝炎、肝纤维化:肝细胞坏死、中性粒细胞浸润、小叶中央区肝细胞内出现酒精性透明小体(Mallory 小体)为酒精性肝炎的特征,严重的出现融合性坏死和(或)桥接坏死。部分出现局灶性或广泛的桥接纤维化。

(3) 酒精性肝硬化:肝小叶结构完全毁损,代之以假小叶形成和广泛纤维化,大体为小结节性肝硬化。

二、临 床 表 现

(一) 症状和体征

患者的临床表现因饮酒的方式、个体对乙醇的敏感性以及肝组织损伤的严重程度不同而有明显的差异。

(1) 症状:一般与饮酒的量和酗酒的时间长短有关,患者可在长时间内没有任何肝脏的症状和体征。

(2) 酒精性脂肪肝一般情况良好,常无症状或症状轻微,可有乏力、食欲不振、右上腹隐痛或不适。肝脏有不同程度的肿大。

(3) 酒精性肝炎临床表现与组织学损害程度相关。常发生在近期(数周至数月)大量饮酒后,出现全身不适、食欲不振、恶心呕吐、乏力、肝区疼痛等症状。可有发热(一般为低热),常有黄疸,肝大并有触痛。

(4) 酒精性肝硬化发生于长期大量饮酒者,其临床表现与其他原因引起的肝硬化相似,可以门静脉高压为主要表现。可伴有慢性乙醇中毒的其他表现如精神神经症状、慢性胰腺炎等。

(二) 辅助检查

1. 血象及生化检查

(1) 酒精性脂肪肝:可有血清 AST、ALT 轻度升高。

(2) 酒精性肝炎:具有特征性的酶学改变,即 AST 升高比 ALT 升高明显,AST/ALT 常大于 2,但 AST 和 ALT 值大于 500 IU/L 应考虑是否合并有其他原因引起的肝损害。γ - GT、TSB、凝血酶原时间(PT)等指标也可有不同程度的改变。

2. 影像学检查

(1) B 型超声检查:可见肝实质脂肪浸润的改变,多伴有肝脏体积增大。

(2) CT 平扫检查:可准确显示肝脏形态改变及分辨密度变化。重度脂肪肝密度明显降低,肝脏与脾脏的 CT 值之比小于 1。

(3) 病理学检查:肝活组织检查是确定酒精性肝病及分期分级的可靠方法。

三、诊断与鉴别诊断

（一）诊断

饮酒史是诊断酒精性肝病的必备依据,应详细询问患者饮酒的种类、每日摄入量、持续饮酒时间和饮酒方式等。

酒精性肝病的诊断思路为:① 是否存在肝病;② 肝病是否与饮酒有关;③ 是否合并其他肝病;④ 如确定为酒精性肝病,则其临床病理属哪一阶段;可根据饮酒史、临床表现及有关实验室及其他检查进行分析。必要时肝穿刺活组织检查可确定诊断。

（二）鉴别诊断

本病应与非酒精性脂肪性肝病、病毒性肝炎、药物性肝损害、自身免疫性肝病等其他肝病及其他原因引起的肝硬化进行鉴别。慢性乙型、丙型肝炎患者对乙醇敏感度增高,容易发生酒精性肝病。

四、治　疗

1. 戒酒　　是治疗酒精性肝病的关键。如仅为酒精性脂肪肝,戒酒4～6周后脂肪肝可停止进展,最终可恢复正常。彻底戒酒可使轻、中度的酒精性肝炎临床症状、血清氨基转移酶升高乃至病理学改变逐渐减轻。一旦发展至肝硬化阶段,戒酒已无法逆转病情。

2. 营养支持　　长期嗜酒者,多蛋白质和维生素摄入不足引起营养不良。因此在戒酒的基础上应给予高热量、高蛋白、低脂饮食,并补充多种维生素(尤其维生素 B、维生素 K 及叶酸)。

3. 药物治疗　　多烯磷脂酰胆碱可稳定肝窦内皮细胞膜和肝细胞膜。美他多辛有助于改善乙醇中毒。糖皮质激素对重症酒精性肝炎可缓解症状,改善生化指标。

4. 肝移植　　严重酒精性肝硬化患者可考虑肝移植。

疗效判定:显效:症状消失,ALT 正常,B 超或 CT 肝脏形态学正常;有效:症状消失或明显减轻,ALT 正常,B 超肝大及肝波型后平均回声衰减好转;无效:未达上述标准。

（刘　军　朱海杭）

第十三章 自身免疫性肝病

自身免疫性肝病是以肝脏为相对特异性免疫病理损伤器官的一类自身免疫性疾病,主要包括自身免疫性肝炎(AIH)、原发性胆汁性肝硬化(PBC)和原发性硬化性胆管炎(PSC)以及这三种疾病中任何两者之间的重叠综合征,常同时合并肝外免疫性疾病。其诊断主要依据特异性血生化异常、自身抗体及肝组织学特征。

第一节 自身免疫性肝炎

自身免疫性肝炎(AIH)是一种病因不明的肝脏慢性炎症,以高免疫球蛋白血症、循环自身抗体和组织学上有界面性肝炎及汇管区浆细胞浸润为特征。

此病多见于女性,男女比例约为1:4,任何年龄都可发病。

常同时合并肝外自身免疫性疾病,免疫抑制剂治疗有效。

一、病因与发病机制

1. 遗传易感性　　目前认为遗传易感性是主要因素。在遗传易感的基础上,其他因素(病毒感染、药物和环境)引起机体免疫耐受机制破坏,产生针对肝脏自身抗原的免疫反应,从而破坏肝细胞导致肝脏炎症坏死,并可进展为肝纤维化、肝硬化。体液免疫和细胞免疫反应均参与AIH的自身免疫。

2. 病理改变　　AIH最主要的组织学改变是界面性肝炎,汇管区大量浆细胞浸润,并向周围肝实质侵入形成界面炎症。

(1) 肝小叶内可见肝细胞形成玫瑰花结(多个肝细胞围绕胆小管)和(或)点状、碎片状坏死。

(2) 病情进展时也可出现桥接坏死甚至多小叶坏死,但汇管区炎症一般不侵犯胆管系统,无脂肪变性及肉芽肿。

(3) 几乎所有AIH都存在不同程度的纤维化,严重病例可出现肝硬化。

上述病理改变有一定特征,但并非特异性,有时不易与慢性病毒性肝炎、酒精性肝炎、药物性肝炎、PBC、PSC等相鉴别。肝活检组织学结合血清免疫学检查有助于AIH与这些疾病相鉴别。

二、临 床 表 现

(一) 症状和体征

(1) 女性多见,在10~30岁及40岁呈2个发病高峰,一般起病缓慢。

(2) 症状轻重不一,轻者可无症状。一般表现为疲劳、上腹不适、瘙痒、食欲不振等。早期肝大,通常还有脾大、黄疸、蜘蛛痣等。晚期发展为肝硬化,可有腹水、肝性脑病。

(3) 肝外表现:可有持续发热伴急性、复发性、游走性大关节炎;女性患者通常有闭经;可有牙龈出血、鼻出血;满月面容、痤疮、多体毛、皮肤紫纹;还可以有甲状腺炎和肾小球肾炎等表现。合并肝外表现时,多提示疾病处于活动期。

(二) 辅助检查

1. 肝功能检查　　几乎所有患者都有血清氨基转移酶升高,氨基转移酶水平与肝坏死程度相关。胆红素和碱性磷酸酶多数轻到中度升高。

2. 免疫学检查

(1) AIH 患者血清 γ-球蛋白和 IgG 升高,其水平可反映患者对治疗的反应。

(2) 自身抗体[包括抗核抗体(ANA)、抗平滑肌抗体(SMA)、抗肝肾微粒体抗体(LKM1)、抗 1 型肝细胞溶质抗原抗体、抗可溶性肝抗原抗体/抗肝胰抗体(SLA/LP)、抗去唾液酸糖蛋白受体抗体、抗中性粒细胞胞浆抗体]动态水平变化有助于评价病情、临床分型及指导治疗。

3. 组织学检查 肝活检组织学检查有助于明确诊断及与其他疾病相鉴别。

三、诊断与鉴别诊断

(一)诊断

根据临床表现、实验室检查和肝穿刺活检可诊断 AIH,基本要点包括:① 排除病毒性肝炎、酒精、药物和化学物质的肝毒性作用及遗传性肝脏疾病;② 转氨酶显著异常;③ 高球蛋白血症;④ 血清自身抗体阳性,ANA、SMA 或 LKM1 抗体滴度≥1∶80(儿童 1∶20);⑤ 肝组织学见界面性肝炎及汇管区大量浆细胞浸润,而无胆管损害、肉芽肿;⑥ 女性患者、伴有其他免疫性疾病及糖皮质激素治疗有效有助诊断。

根据血清自身抗体可将 AIH 分为 3 型,Ⅰ 型 AIH 最为常见,相关抗体为 ANA 和(或)SMA;Ⅱ 型 AIH 的特征为抗-LKM1 阳性;Ⅲ 型 AIH 的特征为血清抗-SLA/LP 阳性。

(二)鉴别诊断

(1) 原发性胆汁性肝硬化:血清抗线粒体抗体 M2 为疾病特异性抗体,病理上出现胆管上皮损伤炎症、胆管消失及汇管区肉芽肿有助于该病的诊断。

(2) 原发性硬化性胆管炎:是以肝内、外胆道系统广泛炎症和纤维化为显著特点。

(3) 急、慢性病毒性肝炎:检测血清病毒抗原、抗体对鉴别很有帮助。

(4) 药物性肝损害:多有服用特殊药物史,停药后肝脏异常可完全消失。

四、治 疗

(一)药物治疗

单独应用糖皮质激素或联合硫唑嘌呤治疗是目前 AIH 的标准治疗方案。

1. 治疗指征

(1) 绝对指征:血清 AST≥10 倍正常值上限,或血清 AST≥5 倍正常值上限伴 γ-球蛋白≥2 倍正常值上限;组织学检查示桥接坏死或多小叶坏死。

(2) 相对指征:有乏力、关节痛、黄疸等症状,血清 AST 和(或)γ-球蛋白水平异常但低于绝对指征标准,组织学检查示界面性肝炎。

2. 初始治疗方案

(1) 单用泼尼松疗法:适合于白细胞明显减少、妊娠、伴发肿瘤或硫嘌呤甲基转移酶缺陷者,或仅需短程治疗者(≤6 个月)。第 1 周:泼尼松 60 mg/d;第 2 周:40 mg/d;第 3 周:30 mg/d;第 4 周:30 mg/d;第 5 周起:20 mg/d,维持到治疗终点。

(2) 泼尼松与硫唑嘌呤联合疗法:适用于绝经后妇女、骨质疏松、脆性糖尿病、肥胖、痤疮、心理不稳定或有高血压者。泼尼松剂量为第 1 周:30 mg/d;第 2 周:20 mg/d;第 3 周:15 mg/d;第 4 周:15 mg/d;第 5 周起:10 mg/d。第 1 周开始即同时服用硫唑嘌呤 50 mg/d,维持到治疗终点。

3. 初始治疗的终点及对策 成人 AIH 应持续治疗至缓解,所以通常需要治疗 12 个月以上才可能达到完全缓解。同时需要维持治疗以防止复发。

4. 复发及其对策 对首次复发者可重新选用初治方案,复发 2 次者则调整治疗方案,原则是采用更低剂量以及更长时间的维持治疗,以缓解症状并使转氨酶控制在正常值 5 倍以下。

5. 替代治疗 在高剂量糖皮质激素治疗下仍无组织学缓解,或出无法耐受药物相关副反应的患者可考虑应用其他药物作为替代方案。如环孢素 A、布地奈德等可能对糖皮质激素抵抗的成人患者有效。此外,也可试用熊去氧胆酸、甲氨蝶呤、环磷酰胺等。

（二）肝移植

肝移植是治疗终末期 AIH 肝硬化的有效方法。

疗效判断：① 缓解：经治疗后患者临床症状基本消失，ALT≤2×ULN，肝活检无界面炎症。② 不完全应答：不完全应答是指经标准治疗后，患者症状缓解而又没有达到完全缓解。③ 治疗失败：在标准治疗期间，尽管患者依从性好，但临床症状、实验室检查结果或肝脏组织学没有明显改善，甚至可能出现恶化，则表示治疗失败。④ 复发：病情缓解的患者停止治疗后一段时间内氨基转移酶升高至 3×ULN 以上，同时乏力、关节痛等症状重现，组织学检查常伴有中度到重度的界面性肝炎，表示已经复发。

第二节　原发性胆汁性肝硬化

原发性胆汁性肝硬化(PBC)是一种病因未明的慢性进行性胆汁淤积性肝脏疾病。其病理改变主要以肝内细小胆管的慢性非化脓性破坏、汇管区炎症、慢性胆汁淤积、肝纤维化为特征，最终发展为肝硬化和肝衰竭。

多见于中年女性，男女比例约为 1∶9。

一、病因与发病机制

1. 发病机制　一般认为本病是一种自身免疫性疾病，细胞免疫和体液免疫均发生异常。体液免疫异常主要表现为抗线粒体抗体的出现，90％以上的原发性胆汁性肝硬化患者抗线粒体抗体阳性。另外，环境因素也参与 PBC 的发生，病毒、细菌、化学物质等可通过分子模拟打破机体对线粒体抗原的自身耐受，启动自身免疫反应。PBC 患者一级亲属的患病率明显增加，提示该病可能具有遗传易感性。

2. 病理改变　PBC 典型病理表现为非化脓性胆管炎或肉芽肿性胆管炎，以小胆管破坏为主。肝脏病理改变可分为四期，各期表现可有交叉。

Ⅰ期（胆小管炎期）：主要表现为小叶间胆管或中隔胆管的慢性非化脓性炎症。

Ⅱ期（胆小管增生期）：特点为小胆管不典型增生，肉芽肿形成，可有淤胆现象。

Ⅲ期（纤维化期）：表现为进展性纤维化和瘢痕，胆汁淤积更严重。

Ⅳ期（肝硬化期）：汇管区的纤维间隔延伸、相互连接，纤维组织向小叶内伸展分割形成假小叶和大小不等的再生结节。

二、临　床　表　现

（一）症状和体征

PBC 90％发生于女性，特别多见于 40～60 岁的妇女，男∶女为 1∶8。

1. 早期症状　仅有轻度疲乏和间歇发生的瘙痒，血清碱性磷酸酶及 γ-GT 升高常是唯一的阳性发现，此类患者常有肝脾肿大，可有肝掌、蜘蛛痣。

2. 无黄疸期　少数患者血清胆固醇可高达 8g/L，掌、跖、胸背皮肤有结节状黄疣，杵状指，长骨骨膜炎可伴有疼痛与压痛。

3. 黄疸期　临床黄疸的出现标志着黄疸期的开始，黄疸加深预示着病程进展到晚期，寿命短于 2 年，此时常伴有骨质疏松、骨软化、椎体压缩，甚至发生肋骨及长骨骨折，这些与维生素 D 代谢障碍有关。

4. 终末期　血清胆红素直线上升，肝脾明显肿大，瘙痒，疲乏感加重。慢性肝病征象日趋加重，伴食管胃底静脉曲张破裂出血及腹水的患者增多。最后为肝功能衰竭，曲张静脉破裂、肝性脑病、腹水、水肿伴深度黄疸，往往是终末期表现。

伴随疾病及其相关表现，2/3 有结缔组织病，自身免疫性甲状腺炎也常见，还可伴硬皮病，钙质沉着，雷诺现象，75％有干性角膜结膜炎，35％有无症状性菌尿，肥大性骨关节病，1/3 有色素性胆结石，另外还可有膜型肾小球肾炎及肾小管性酸中毒。

（二）辅助检查

1. 尿、粪检查　尿胆红素阳性，尿胆原正常或减少，粪色变浅。

2. 肝功能试验　主要为胆汁淤积性黄疸的改变。

（1）血清胆红素一般中度增高，以直接胆红素增高为主。

（2）碱性磷酸酶（ALP）与 γ-谷氨酰转移酶（γ-GT）在黄疸及其他症状出现前多已增高。

（3）血清白蛋白含量晚期减少，球蛋白增加，白、球比例下降，甚至倒置。

（4）肝氨基转移酶可以轻度增高。

（5）凝血酶原时间延长。

3. 免疫学检查　血清免疫球蛋白增加，特别是 IgM；90％～95％以上患者血清抗线粒体抗体阳性，滴度＞1：40 有诊断意义，AMA 的特异性可达 98％；约 50％的患者抗核抗体阳性，抗 GP210S 和抗 SP100 阳性，具有一定特异性。

4. 影像学检查　B超、CT 和 MRI 可排除肝外胆道阻塞、肝恶性变、发现肝硬化发展程度。

5. 组织学检查　肝活检组织学检查有助于明确诊断和分期，也有助于与其他疾病相鉴别。

三、诊断与鉴别诊断

（一）诊断

诊断依据：① 中年以上妇女，皮肤明显瘙痒、肝大、黄瘤；② 血清总胆固醇明显增高，血清胆红素轻、中度升高，碱性磷酸酶增高，胆酸浓度增加；③ IgM 升高，抗线粒体抗体阳性且滴度高。如能穿刺取得组织学证据，则更有助于确诊。

（二）鉴别诊断

首先应排除肝内外胆管阻塞引起的继发性胆汁性肝硬化，可采用各种影像学检查如超声、经皮肝穿刺胆管造影、ERCP 等，明确肝内外胆管有无阻塞。此外，还要和原发性硬化性胆管炎、药物性肝内胆汁淤积、肝炎后肝硬化以及其他类型肝硬化等鉴别。

四、治　疗

本病无特效治疗，主要是对症和支持治疗。饮食以低脂肪、高热量、高蛋白为主。补充维生素 A、维生素 D_3、维生素 K。瘙痒严重者可试用离子交换树脂考来烯胺（消胆胺）。

熊去氧胆酸（UDCA）对本病的疗效已得到肯定；该药可减少内源性胆汁酸的肝毒性，保护肝细胞膜，增加内源性胆汁酸的分泌，且可减少 HLA Ⅰ 类和 Ⅱ 类抗原分子在肝细胞膜上的异常表达，而兼有免疫调节作用。该药对部分患者能改善临床症状和实验室指标，延迟疾病进展，对有效病例宜长期服用。

对熊去氧胆酸无效病例可视病情试用糖皮质激素、甲氨蝶呤、硫唑嘌呤、环孢素、秋水仙碱等，但这些药物疗效均未肯定。

进展到肝硬化阶段则治疗同肝硬化，晚期患者施行肝移植手术。

疗效判断：病情缓解是指临床症状消失、肝功能检查黄疸指数、血清转氨酶及 ALP、γ-GT 基本恢复正常、组织学无明显活动性炎症。

（刘　军　朱海杭）

第十四章 药物性肝病

药物性肝病简称药肝,是指由于药物和(或)其代谢产物引起的肝脏损害。可以发生在以往没有肝病史的健康者或原来就有严重疾病的患者。目前至少有 600 多种药物可引起药肝,可以表现为肝细胞坏死、胆汁淤积、细胞内微脂滴沉积或慢性肝炎、肝硬化等。

一、病因与发病机制

(一)发病机制

药物在肝脏内进行代谢,药物引起肝脏损伤的机制可能为:① 药物及其中间代谢产物对肝脏的直接毒性作用,这类药肝可以预知;② 机体对药物的过敏反应或对药物特异质反应生成的中间代谢产物的过敏反应,这类药肝是不可预知的。

(二)病理改变

药物性肝损害的程度差别很大,其临床病理分型如下:

1. 急性型

(1)肝细胞型:① 肝炎型,轻者肝细胞呈点状或灶性坏死,重者可呈急性或亚急性重型肝炎。见于异烟肼、氟烷和对乙酰氨基酚等药物引起。② 脂肪肝型,肝细胞脂肪性变。大量静脉滴注四环素、门冬酰胺酶等药物可导致此型。

(2)肝内淤胆型:① 单纯淤胆型,病理变化主要为肝小叶中心区的肝内淤胆。以甲睾酮所致的黄疸为多,口服避孕药亦可出现黄疸。② 淤胆伴炎症,病理变化为有胆汁淤积,伴有汇管区炎性细胞浸润及坏死。如氯丙嗪等。

(3)混合型:病理改变以肝实质损害为主,有灶性、中央区、甚至带状或大片坏死等,有时可伴有轻度淤胆。

2. 慢性型

(1)慢性肝炎型:其病理变化与自身免疫性活动性肝炎相似,包括肝小叶周围碎片状坏死,汇管区和肝小叶炎性细胞浸润,小叶界板破坏,纤维组织增生等。见于异烟肼、磺胺、氟烷、丙硫氧嘧啶等药物引起。

(2)肝硬化:甲氨蝶呤、无机砷剂等,可发生肝细胞脂肪变性、肝纤维化或小结节性肝硬化。

(3)慢性淤胆型:肝脏病理显示毛细胆管内胆栓,小胆管增生和假小胆管形成。

(4)其他:长期口服避孕药可引起肝脏局灶性结节增生性改变;睾酮衍生物可导致良性和恶性肝肿瘤;保泰松、苯妥英钠等可引起肝脏肉芽肿;有些药物可引起肝内静脉闭塞及肝静脉血栓形成。

二、临床表现

药肝的临床表现之一,与损肝药物的种类及引起肝病的机制不同有关。

(1)急性肝细胞损害中,急性药物性肝炎最为多见,临床表现酷似急性病毒性肝炎,常有发热、乏力、纳差、黄疸和血清氨基转移酶升高(2~30 倍),ALP 和白蛋白受影响较小,高胆红素血症和凝血酶原时间处长与肝损严重度相关。病情较轻者,停药后短期能恢复(数周至数月),重者发生肝功能衰竭,出现进行性黄疸、出血倾向和肝性脑病,常发生死亡。

(2)以过敏反应为主的急性药肝,常有发热、皮疹、黄疸、淋巴结肿大,伴血清氨基转移酶、胆红素和ALP 中度升高,药物接触史常较短(4 周以内)。

(3)以胆汁淤积为主的药肝,其临床与实验室表现与肝内淤胆、肝外胆道梗阻、急性胆管炎相似,有发热、黄疸、上腹痛、瘙痒、右上腹压痛及肝肿大伴血清氨基转移酶较度升高、ALP明显升高（2～10倍），结合胆红素明显升高（34～500μmol/L），而抗线粒体抗体阴性。一般于停药后3个月至3年恢复，少数出现胆管消失伴慢性进展性过程。

（4）药物引起的慢性肝炎与自身免疫慢性肝炎的临床表现相似，可以轻到无症状，而重到发生伴肝性脑病的肝功能衰竭。生化有血清转氨酶、γ-GT的升高，进展型导致肝硬化伴低蛋白血症及凝血功能障碍。

三、诊断与鉴别诊断

（一）诊断

诊断药物性肝病前应了解：① 用药史：任何一例肝病患者均必须询问发病前3个月内服过的药物，包括剂量、用药途径、持续时间及同时使用的其他药物。② 原来有无肝病，有无病毒性肝炎和其他肝病；③ 原发病是否有可能累及肝脏；④ 以往有无药物过敏史或过敏性疾病史，除用药史外，发现任何有关的过敏反应如皮疹和嗜酸粒细胞增多对诊断药肝是十分重要的。

药物性肝病诊断标准为：① 服药开始后1～4周，出现肝功能障碍；② 首发症状主要为发热、皮疹、皮肤瘙痒和黄疸等；③ 发病初期外周血嗜酸粒细胞上升（达6%以上）或白细胞增加；④ 药物敏感试验（淋巴细胞培养试验、皮肤试验）为阳性；⑤ 偶然再次用药时可再引起肝病。具①④或①⑤者可以确诊；具①②或①③者可以拟诊。在疾病早期进行肝活检有助于鉴别病变类型和了解受损程度。

（二）鉴别诊断

诊断药肝时应与以下疾病相鉴别：病毒性肝炎、全身性细菌感染、术后肝内汁淤积、胆总管炎伴（或）急性胰腺炎、胆管损害、充血性心力衰竭、慢性肝病肝功能恶化。

四、治 疗

1. 立即停药 一旦确诊或怀疑与药有关，应立即停用一切可疑的损肝药物。

2. 支持治疗

（1）注意休息、对重症患者应绝对卧床，这有助于肝细胞修复和再生。

（2）补充足量热量、足量的蛋白质、维生素以利肝细胞修复和再生。

（3）补充肝用氨基酸输液（支链氨基酸）：药物性肝病可伴有氨基酸代谢障碍。

（4）补充多种维生素如维生素C、维生素E、维生素B等。

3. 解毒治疗 ① 水飞蓟宾：其对部分肝毒性物质，如药物、乙醇及毒素等所致的肝损害有保护作用。② 谷胱甘肽：谷胱甘肽（还原型谷胱甘肽TAD）对细胞具有多种生化作用。TAD是一种细胞内的重要调节代谢物质，当外源性（病毒、药物）和内源性毒物在体内产生有毒代谢产物时，其TAD能通过其结合毒性基团作用以保护肝细胞的完整性。

4. 降酶治疗 ① 联苯双酯；② 齐墩果酸。

5. 稳定肝细胞膜

（1）门冬氨酸钾镁：剂量成人20mL/d，溶于5%或10%葡萄糖液250～500mL中缓慢静脉滴注，1次/日。重度黄疸及低血钾者可适当增加剂量。

（2）糖皮质激素：泼尼松可减轻毛细胆管的炎症，增加胆汁流量。泼尼松（强的松）剂量为20～45mg/d，分次口服用药5～7日后，如效果明显，即血清胆红素比用药前下降约50%，则将剂量减半，逐步减量，用药半月。

6. 肝移植 重症患者导致肝功能衰竭或重度胆汁淤积，进展到肝硬化时，应考虑做肝移植。

疗效判定：临床症状消失：治疗1周内主要症状消失或显著改善；改善：主要症状在2周内消失或明显改善；无变化：症状改善程度小如以上明显或症状在2周以上才好转者。肝功能指标显效：2周各项指标均恢复正常；有效：4周各项指标均恢复正常；无效：4周后仍有1项指标异常。

（刘 军 朱海杭）

第十五章 肝 硬 化

● **掌握：**肝硬化的临床表现、并发症和诊断要点。
● **熟悉：**肝硬化的主要病因、鉴别诊断和防治原则。
● **了解：**肝硬化的病理特点及其发展过程。

肝硬化是以肝组织弥漫性纤维化、假小叶和再生结节形成为特征的慢性肝病；以肝功能损害和门静脉高压为主要表现；晚期常出现消化道出血、肝性脑病、继发感染等严重并发症。

是我国常见疾病和主要死亡原因之一；发病高峰年龄在壮年 35～48 岁，男：女比例为(3.6～8)：1。

一、病因与发病机制

（一）病因

引起肝硬化病因很多，在我国以病毒性肝炎为主，欧美国家以慢性乙醇中毒多见。① 病毒性肝炎：主要为乙型、丙型和丁型肝炎病毒感染，甲型和戊型病毒性肝炎不发展为肝硬化；② 慢性乙醇中毒：长期大量饮酒（一般为每日摄入乙醇 80 g 达 10 年以上），乙醇及其代谢产物（乙醛）引起酒精性肝炎，继而可发展为肝硬化；③ 非酒精性脂肪性肝炎：约 20% 的非酒精性脂肪性肝炎可发展为肝硬化；④ 胆汁淤积：持续肝内淤胆或肝外胆管阻塞时，高浓度胆酸和胆红素可损伤肝细胞，引起胆汁性肝硬化；⑤ 肝静脉回流受阻：慢性充血性心力衰竭、缩窄性心包炎、Budd - Chiari 综合征、肝小静脉闭塞病等引起肝脏长期淤血缺氧；⑥ 遗传代谢性疾病：先天性酶缺陷疾病，如肝豆状核变性（铜沉积）、血色病（铁沉积）、α_1 - 抗胰蛋白酶缺乏症等，致使某些物质不能被正常代谢而沉积在肝脏；⑦ 工业毒物或药物：长期接触某些工业毒物或药物等可引起中毒性或药物性肝炎而演变为肝硬化；⑧ 自身免疫性肝炎可演变为肝硬化；⑨ 血吸虫病：引起纤维组织增生；⑩ 隐源性肝硬化：病因仍不明者占 5%～10%。

（二）病理

1. 大体形态改变　肝脏变形、变硬，晚期明显缩小，表面大小不等结节和塌陷区。

2. 组织学改变　正常肝小叶结构消失和破坏，被假小叶取代，汇管区结缔组织增生增宽，内有炎细胞和假胆管。

（三）肝硬化演变发展过程

(1) 广泛肝细胞变性坏死，肝小叶纤维支架塌陷。

(2) 残存肝细胞无序再生，再生结节形成。

(3) 汇管区形成纤维间隔，肝小叶结构改建，假小叶形成。

(4) 肝内血液循环紊乱，肝内门静脉、肝静脉和肝动脉小支相互出现交通吻合支，导致门静脉高压症，加重肝细胞营养障碍，促进肝硬化进一步发展。

（四）肝硬化时其他器官改变

(1) 门体侧支循环开放：门静脉系统与腔静脉之间存在许多交通支，门静脉高压时门静脉回流受阻导致这些交通支开放。主要侧支循环有：① 食管和胃底静脉曲张，是肝硬化合并上消化道出血的重要原因。② 腹壁静脉曲张。③ 痔静脉扩张。

(2) 脾大、脾髓增殖：血细胞减少，出血倾向及贫血。

(3) 门静脉高压性胃病：马赛克或蛇皮样变。

· 254 ·

（4）肝肺综合征：低氧血症。

（5）睾丸或卵巢、甲状腺、肾上腺皮质常有萎缩和退行改变。

二、临床表现

一般起病隐匿，发展缓慢。代偿期症状较轻，缺乏特异性，可有肝脾肿大，肝功能可有轻度异常。失代偿期症状显著，肝功能减退（失代偿）和门静脉高压是肝硬化发展的两大后果，临床上表现为由此而引起的多系统、多器官受累所产生的症状和体征，进一步发展可产生一系列并发症。

（一）失代偿期肝功能减退的表现

1. 全身症状　乏力、体重下降、肌肉萎缩、水肿等。

2. 消化系统表现　食欲减退、腹胀、腹泻、腹痛等。

3. 出血倾向　牙龈、鼻腔出血、皮肤黏膜紫癜等。

4. 内分泌紊乱相关表现　肝病面容和皮肤色素沉着（黑色素生成增加）；蜘蛛痣、肝掌、性功能减退、男性乳房发育、闭经、不孕（肝对雌激素灭活减少）；糖尿病患病率增加（肝对胰岛素灭活减少）；易发生低血糖（肝糖原储备减少）等。

5. 黄疸。

（二）失代偿期门脉高压症临床表现

1. 门体侧支循环开放　门静脉系统与腔静脉之间存在许多交通支，门静脉高压时门静脉回流受阻导致这些交通支开放。主要侧支循环有：① 食管和胃底静脉曲张，是肝硬化合并上消化道出血的重要原因；② 腹壁静脉曲张；③ 痔静脉扩张。

2. 脾大及脾功能亢进　血细胞减少，出血倾向及贫血。

3. 腹水　最突出的临床表现，先有腹胀，后出现腹水。大量腹水呈蛙腹，可有脐疝。部分患者有胸腔积液，多见于右侧。

肝硬化腹水形成是门静脉高压和肝功能减退共同作用的结果，腹水形成机制主要有：① 门静脉压力升高：门静脉高压时肝窦压升高，造成肝脏淋巴液生成增加，当超过胸导管引流能力时，淋巴液从肝包膜直接漏入腹腔而形成腹水。② 血浆胶体渗透压下降：肝脏合成白蛋白能力下降而发生低蛋白血症，血浆胶体渗透压下降，至血管内液体进入组织间隙，在腹腔可形成腹水。③ 有效血容量不足：肝硬化时机体呈高心输出量、低外周阻力的高动力循环状态，导致有效循环血容量下降，从而激活交感神经系统、肾素-血管紧张素-醛固酮系统等，导致肾小球滤过率下降及水钠重吸收增加，发生水钠潴留。④ 其他因素：心房钠尿肽（ANP）相对不足及机体对其敏感性下降、抗利尿素分泌增加可能与水钠潴留有关。

体征：呈肝病病容，面色黧黑而无光泽。晚期患者消瘦、肌肉萎缩。皮肤可见蜘蛛痣、肝掌、男性乳房发育。腹壁静脉以脐为中心显露至曲张。黄疸提示肝功能储备已明显减退，黄疸呈持续性或进行性加深提示预后不良。腹水伴或不伴下肢水肿是失代偿期肝硬化最常见表现，部分患者可伴肝性胸腔积液，以右侧多见。

肝脏早期肿大可触及，质硬而边缘钝；后期缩小，肋下常触不到。半数患者可触及肿大的脾脏，常为中度，少数重度。

（三）肝硬化并发症

1. 食管胃底静脉曲张破裂出血　为最常见并发症。多突然发生呕血和（或）黑便，常为大量出血，引起出血性休克。部分肝硬化患者上消化道出血可由其他原因如消化性溃疡、门脉高压性胃病引起。

2. 感染　肝硬化患者免疫功能低下，常并发自发性细菌性腹膜炎（SBP），是肝硬化常见的一种严重的并发症，其发病率颇高。病原菌多为来自肠道的革兰阴性菌。临床表现为发热、腹痛、短期内腹水迅速增加，体检发现轻重不等的全腹压痛和腹膜刺激征。腹水检查、腹水细菌培养有助确诊。

3. 肝性脑病　是本病最严重的并发症，亦是最常见的死亡原因，主要临床表现为性格行为失常、意识障碍、昏迷。

4. 电解质和酸碱平衡紊乱　肝硬化患者常见的电解质和酸碱平衡紊乱有：① 低钠血症：钠摄入不足、利尿或大量放腹水导致钠丢失。② 低钾低氯血症：钾的摄入不足、呕吐腹泻、长期应用利尿剂或高渗葡萄糖液、继发性醛固酮增多等，均可促使或加重血钾和血氯降低。③ 酸碱平衡紊乱：最常见的是呼吸性碱中毒或代谢性碱中毒,其次是呼吸性碱中毒合并代谢性碱中毒。

5. 原发性肝细胞癌 肝硬化发生肝细胞癌的危险性增高。当患者出现肝区疼痛、肝大、血性腹水、无法解释的发热时要考虑此病,血清甲胎蛋白升高及 B 超提示肝占位性病变时应高度怀疑,CT 可确诊。

6. 肝肾综合征(HRS) HRS 是指发生在严重肝病基础上的肾衰竭,肾脏本身并无器质性损害,故又称功能性肾衰竭。发病机制主要是全身血流动力学的改变,表现为内脏血管床扩张,心输出量相对不足和有效血容量不足,肾小球滤过率下降。HRS 临床表现为自发性少尿或无尿,氮质血症和血肌酐升高,稀释性低钠血症,低尿钠。

7. 肝肺综合征(HPS) HPS 是指发生在严重肝病基础上的低氧血症,主要与肺内血管扩张相关而过去无心肺疾病基础。临床特征为严重肝病、肺内血管扩张、低氧血症/肺泡-动脉氧梯度增加的三联征。本症无有效治疗,预后差。

8. 门静脉血栓形成 近年发现该并发症并不少见。如果血栓缓慢形成,可无明显的临床症状。如发生门静脉急性完全阻塞,可出现剧烈腹痛、腹胀、血便、休克,脾脏迅速增大和腹水迅速增加。

三、辅 助 检 查

1. 肝功能试验 反映肝脏失代偿的损害程度。
(1) 胆红素升高。
(2) 氨基转移酶轻、中度升高。
(3) 血清白蛋白降低、球蛋白升高。
(4) 凝血酶原时间(PT)延长。

2. 免疫功能检查 T 细胞数、CD4、CD3、CD8 细胞降低;IgG,IgA 升高,以 IgG 增高为著。

3. 有关肝硬化病因的检查
(1) 病毒性肝炎:乙型、丙型和丁型肝炎病毒标记。
(2) 自身免疫性肝炎:非特异性自身抗体(抗核抗体,抗平滑肌抗体,抗线粒体抗体)。
(3) 肝豆状核变性:血清铜兰蛋白降低。

4. 内镜检查 直接观察食管静脉曲张的部位和程度;门静脉高压性胃病的胃黏膜改变;判明上消化道出血的部位和病因。

5. 肝穿刺活组织活检 具确诊价值,尤适用于代偿期肝硬化的早期诊断、肝硬化结节与小肝癌鉴别及鉴别诊断有困难的其他情况者。

6. 腹腔镜检查 直接观察肝脏外形等改变,还可穿刺活组织检查。

7. 影像学检查
(1) X 线检查:X 线检查食管静脉曲张时显示虫蚀样或蚯蚓状充盈缺损。
(2) 腹部 B 型超声:可提示肝硬化,B 超常示肝脏表面不光滑、肝叶比例失调的超声图像,以及脾大、门静脉扩张等提示门静脉高压的超声图像,还能检出体检难以检出的少量腹水。是否合并原发性肝癌的重要初筛检查。
(3) CT 和 MRI:CT 对肝硬化的诊断价值与 B 超相似,但对肝硬化合并原发性肝癌的诊断价值则高于 B 超,当 B 超筛查疑合并原发性肝癌时常需 CT 进一步检查。

8. 腹水检查 新近出现腹水者、原有腹水迅速增加原因未明者及疑似合并 SBP 者应做腹腔穿刺,抽腹水做常规检查、腺苷脱氨酶(ADA)测定、细菌培养及细胞学检查。腹水呈血性应高度怀疑癌变,细胞学检查有助于诊断。

9. 门静脉压力测定 经颈静脉插管测定肝静脉楔入压与游离压,两者之差为肝静脉压力梯度(HVPG),反映门静脉压力。正常多小于 5 mmHg,大于 10 mmHg 则为门脉高压症。

四、诊断与鉴别诊断

（一）诊断
失代偿期肝硬化诊断依据下列各点可做出临床诊断:① 病史:病毒性肝炎、饮酒史,可提供病因根据；② 有肝功能减退和门静脉高压的临床表现；③ 肝功能试验有血清白蛋白下降、血清胆红素升高及凝血酶原时间延长等指标提示肝功能失代偿；④ B 超或 CT 提示肝硬化以及内镜发现食管胃底静脉曲张。肝活组织检查见假小叶形成是诊断本病的金标准。

完整的诊断应包括病因、病期、病理和并发症，如"乙型病毒性肝炎肝硬化（失代偿期），大结节性，合并食管静脉曲张破裂出血"的诊断。同时，对肝脏储备功能的评估不但有助预后估计，且对治疗方案的选择具有重要意义，临床常用 Child－Pugh 分级来评估（表 3－15－1）。

表 3－.15－1　肝硬化患者 Child－Pugh 分级标准

临床生化指标	1 分	2 分	3 分
肝性脑病（级）	无	1～2	3～4
腹水	无	轻度	中、重度
总胆红素（umol/L）	<34	34～51	>51
白蛋白（g/L）	>35	28～35	<28
凝血酶原时间延长（秒）	<4	4～6	>6

总分：A 级≤6 分，B 级 7～9 分，C 级≥10 分

（二）鉴别诊断

1. 肝脾肿大的鉴别诊断　　如血液病、代谢性疾病引起的肝脾肿大，必要时可做肝穿刺活检。

2. 腹水的鉴别诊断　　腹水有多种病因，如结核性腹膜炎、缩窄性心包炎、慢性肾小球肾炎等。根据病史及临床表现、有关检查及腹水检查，与肝硬化腹水鉴别并不困难，必要时做腹腔镜检查常可确诊。

3. 肝硬化并发症的鉴别诊断　　如上消化道出血、肝性脑病、肝肾综合征等的鉴别诊断见有关章节。

五、治　　疗

（一）治疗原则

（1）无特效疗法和药物。

（2）早期诊断，针对病因和加强一般治疗。

（3）针对失代偿期的症状对症治疗、改善肝功能和抢救并发症。

（二）一般治疗

1. 休息　　代偿期患者宜适当减少活动、避免劳累、保证休息，失代偿期尤当出现并发症时患者需卧床休息。

2. 饮食　　高热量，高蛋白，高维生素，易消化食物；戒酒；避免损伤肝脏的药物；腹水者低盐饮食，肝性脑病先兆者限制和禁蛋白。

3. 支持治疗　　补充热量、氨基酸、血浆、白蛋白，维持酸碱平衡。

（三）抗纤维化治疗

抗纤维化目前尚无有肯定作用的药物。通过治疗原发病，以防止肝脏炎症坏死，即可一定程度上起到防止肝纤维化发展的作用。对病毒复制活跃的病毒性肝炎肝硬化患者可予以抗病毒治疗。

1. 慢性乙型肝炎　推荐治疗方案如下：

（1）肝功能较好、无并发症的乙型肝炎肝硬化患者 HBeAg 阳性者的治疗指征为：HBV DNA≥10^5拷贝/mL，HBeAg 阴性者为 HBV DNA≥10^4拷贝/mL，ALT 正常或升高。① 拉米夫定：无固定疗程，需长期应用。② 阿德福韦酯：对出现 YMDD 变异后病情加重的患者有较好效果，需长期应用。③ 干扰素：宜从小剂量开始，根据患者的耐受情况逐渐增加到预定的治疗剂量。

（2）肝功能失代偿乙型肝炎肝硬化患者，治疗指征为 HBV DNA 阳性，ALT 正常或升高。治疗目标是通过抑制病毒复制，改善肝功能。可选用拉米夫定治疗，以改善肝功能，但不可随意停药。一旦发生耐药变异，应及时加用其他能治疗耐药变异病毒的核苷类似物，干扰素治疗可导致肝衰竭，因此，肝功能失代偿患者禁忌使用。

2. 慢性丙型肝炎　积极抗病毒治疗可以减轻肝损害，延缓肝硬化的发展。推荐治疗方案：

（1）肝功能代偿的肝硬化（Child-Pugh A 级）患者，建议在严密观察下给予抗病毒治疗。方案如下：① PEG-IFNα 联合利巴韦林治疗方案：PEG-IFNα-2a 180 μg 每周 1 次皮下注射，联合口服利巴韦林 1 000 mg/d，② 普通干扰素联合利巴韦林治疗方案：IFNα3～5MU，隔日 1 次肌内或皮下注射，联合口服利巴韦林 1 000 mg/d，③ 不能耐受利巴韦林副反应者的治疗方案：可单用普通 IFNα、复合 IFNα 或 PEG-IFN，每 12 周复查检测 HCV RNA；持续使用 24～48 周。

（2）肝功能失代偿肝硬化患者，多难以耐受 IFNα 治疗的副反应，有条件者应行肝脏移植术。

（四）中医药治疗

一般常用活血化瘀药为主。

（五）腹水的治疗

治疗腹水不但可减轻症状，且可防止在腹水基础上发展的一系列并发症如 SBP、肝肾综合征等。

1. 基础治疗

（1）卧床休息。

（2）限钠饮食限钠是最重要的基础治疗。轻者摄入钠盐 1 000 mg/d，重者 500 mg/d。

（3）限制供液进水量限制 1 000 mL/d，显著低钠血症时，进水量＜500 mL/d。

2. 利尿治疗　对上述基础治疗无效或腹水较大量者应使用利尿剂。增加水钠排出。

第一步螺内酯（安体舒通）100 mg/d。

第二步加用呋塞米（速尿）40 mg/d。

第三步先用螺内酯，4～5 日后视利尿效果加用呋塞米以后再视利尿效果逐渐按比例加大两种药的剂量，最大剂量为螺内酯 400 mg/d＋呋塞米 160 mg/d。

前者为潴钾利尿剂，后者为排钾利尿剂。目前主张两药合用，既可加强疗效，又可减少副反应。

利尿剂量不宜过大，利尿速度不宜过猛，过猛的利尿会导致水电解质紊乱，严重者诱发肝性脑病和肝肾综合征，逐渐减量。

提高血浆胶体渗透压每周定期输注白蛋白、血浆/新鲜血。

3. 难治性腹水的治疗　难治性腹水定义为使用最大剂量利尿剂（螺内酯 400 mg/d 加上呋塞米 160 mg/d）而腹水仍无减退。对于利尿剂使用虽未达最大剂量，腹水无减退且反复诱发肝性脑病、低钠血症、高钾血症或高氮质血症者亦被视为难治性腹水。难治性腹水的治疗可选择下列方法：① 大量排放腹水加输注白蛋白：在 1～2 h 内放腹水 4～6 L，同时输注白蛋白 8～10 g/L 腹水，对部分难治性腹水患者有效。不宜用于有严重凝血障碍、肝性脑病、上消化道出血等患者。② 自身腹水浓缩回输：将抽出腹水经浓缩处理后再经静脉回输，对难治性腹水有一定疗效。③ 经颈静脉肝内门体分流术（TIPS）：是一种以血管介入的方法在肝内的门静脉分支与肝静脉分支间建立分流通道。易诱发肝性脑病，不宜作为治疗的首选。④ 肝移植：顽固性腹水是肝移植优先考虑的适应证。

（六）并发症的治疗

1. 食管胃底静脉曲张破裂出血

（1）急性出血的治疗：死亡率高，急救措施包括积极的止血、防治失血性休克等措施。

（2）预防再次出血：在第一次出血后，70％的患者会再出血，且死亡率高，因此在急性出血控制后，应采取措施预防再出血。

（3）内镜治疗：可以在内镜下对曲张静脉进行套扎；也使用硬化剂注射；对胃底静脉曲张宜采用组织胶注射治疗。

（4）药物预防：首选药物为 β 阻滞剂普萘洛尔，该药通过收缩内脏血管，降低门静脉血流而降低门静脉压力，普萘洛尔由 10 mg/d 开始，逐渐加量至静息心率降为基础心率 75％左右，心率不低于 55 次/min。

（5）预防首次出血：普萘洛尔是目前最佳选择之一，如果普萘洛尔无效、不能耐受或有禁忌证者，可以考虑采取内镜下食管曲张静脉套扎术、硬化剂注射治疗。

2. 自发性细菌性腹膜炎　应早诊、早治。① 抗生素治疗：应选择对肠道革兰阴性菌有效、腹水浓度高、肾毒性小的广谱抗生素，静脉给药，要足量、足疗程，至腹水白细胞恢复正常数日后停药。② 静脉输注白蛋白，可提高生存率。③ SBP 的预防：急性曲张静脉出血或腹水蛋白低于 1 g/L 为发生 SBP 高危因素,宜给予喹诺酮类药物口服或静脉用药。

3. 肝性脑病　详见本篇第十七章。

4. 肝肾综合征　积极防治 HRS 的诱发因素如感染、上消化道出血、水电解质紊乱、大剂量利尿剂等和避免使用肾毒性药物,是预防 HRS 发生的重要措施。

肝移植是唯一能使患者长期存活的疗法。

5. 肝肺综合征　本症目前无有效内科治疗,给氧只能暂时改善症状但不能改变自然病程。肝移植为唯一治疗选择。

(七)门静脉高压症的手术治疗

手术治疗的目的主要是降低门静脉压力、消除脾功能亢进。有各种断流术、分流术和脾切除术等。

(八)肝移植

肝移植是对晚期肝硬化治疗的最佳选择。

疗效判断:① 治愈:达到临床治愈的患者腹水、黄疸完全消失,临床症状消失或基本消失,肝脾明显回缩变软或稳定不变,肝功能恢复正常,体力明显恢复,且停药后半年内均未复发。② 显效:治疗显效的患者腹水、黄疸消退,主要临床症状消失,体力明显恢复,肝脾稳定不变,肝功能亦得到明显改善,治愈后的患者如果半年内出现复发,也被认为是显效。③ 有效:经过治疗后患者的腹水、黄疸明显消退,临床症状减轻,肝功能得到改善,表示肝硬化治疗取得效果。④ 无效:接受规范治疗半个月后患者的症状、体征、肝功能均无明显改善,甚至发生进一步恶化或死亡,提示治疗无效。

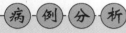

男,40 岁。15 岁时发现有乙肝病毒感染,无饮酒史,近 10 日食欲不振、上腹饱胀、发热、腹痛、牙龈易出血,体检:消瘦,神清,巩膜黄染,面颈部有蜘蛛痣,肝脏剑下 2 cm,质硬,脾肋下 2 cm,全腹轻度压痛,腹壁静脉曲张,移动性浊音阳性,化验检查:血清白蛋白 20 g/L,胆红素 50 μmol/L,凝血酶原时间延长 6 秒。腹水白细胞数 600×10^6/L,多形核细胞 70%。

【问题】

(1)该患者的临床表现是否符合肝硬化征象?

(2)该患者发热、腹痛的原因是什么?

(3)为明确诊断和鉴别诊断,尚需做哪些检查?

(4)如何制定合理的治疗方案?

【分析与解答】

(1)患者有乙肝史,有失代偿期肝硬化肝功能减退的临床表现和肝功能试验异常征象,有腹水、脾大、腹壁静脉曲张门脉高压症,肝脏质硬,符合肝硬化临床表现

(2)患者出现发热、腹痛,提示并发自发性腹膜炎。

(3)为明确诊断和鉴别诊断,需做下列检查。

1)腹水常规检查和细菌培养。

2)血清 AFP 和乙肝病毒标志物检查。

3)血清电解质测定。

4)X 线钡餐检查或胃镜检查。

(4)治疗方案

1)休息,低盐半流饮食,静脉补充白蛋白,纠正电解质和酸碱平衡紊乱。

2)螺内酯 100 mg/d,数日后加用呋塞米 40 mg/d,维持尿量 1 000～2 000 mL/d。

3)选择对肠道革兰阴性菌有效、腹水浓度高的广谱抗生素,如头孢噻肟钠 2～4 g/d,待腹水细菌培养药敏试验报告或根据治疗反应调整抗菌药物。

(刘　军　朱海杭)

第十六章 原发性肝癌

学习要点

- **掌握**：原发性肝癌的临床表现、并发症、辅助检查和诊断要点。
- **熟悉**：原发性肝癌的病理分型及转移途径。
- **了解**：原发性肝癌的病因和防治原则。

原发于肝细胞或肝内胆管的癌肿，与继发性肝癌的原发部位不同；我国常见占全球肝癌死亡数的45%；高发区有地域性，发病率有上升趋势；本病可发生于任何年龄，以40~49岁为多，男女之比为(3~5)：1。

一、病因与发病机制

(一)原发性肝癌的病因和发病机制

病因和发病机制尚未完全明确，多认为与多种因素综合作用有关。

1. 病毒性肝炎　在我国，慢性病毒性肝炎是原发性肝癌最主要的病因。肝癌患者HBsAg阳性率可达90%，提示乙型肝炎病毒(HBV)与肝癌高发有关。肝细胞癌中5%~8%患者抗HCV抗体阳性，提示丙型病毒性肝炎与肝癌的发病可能有关。

2. 肝硬化原发性肝癌　合并肝硬化的发生率50%~90%。

3. 黄曲霉毒素　粮食受到黄曲霉毒素污染严重的地区，人群肝癌发病率高，而黄曲霉毒素的代谢产物黄曲霉毒素B_1有强烈的致癌作用。它可能通过影响ras、$c-foc$、$P53$、$Survivin$等基因的表达而引起肝癌的发生。

4. 饮用水污染　根据肝癌高发地区池塘中生长的蓝绿藻产生的藻类毒素可污染水源，可能与肝癌有关。

5. 遗传因素　常有家族聚集现象，但是否与遗传有关，还待进一步研究。

6. 其他　一些化学物质如亚硝胺类、偶氮芥类、有机氯农药、乙醇等均是可疑的致肝癌物质。肝小胆管中的华支睾吸虫感染可刺激胆管上皮增生，为导致原发性胆管细胞癌的原因之一。

(二)肝癌病理改变

1. 大体分型

(1)巨块型：最多见。癌块直径>5cm，呈膨胀性生长，易坏死，引起肝破裂。

(2)结节型：较多见。大小和数目不等的癌结节，癌块直径≤5cm，常伴有肝硬化。

(3)弥漫型：最少见。有米粒至黄豆大的癌结节散布全肝，肝脏肿大不显著，甚至反可缩小。易因肝功能衰竭而死亡。

(4)小癌型：孤立癌结节的直径或两个癌结节直径之和≤3cm称小肝癌。直径小于1cm者称微小肝癌。

2. 细胞分型

(1)肝细胞型：最为多见，约占肝癌的90%。

(2)胆管细胞型：较少见。

(3)混合型：少见。

3. 浸润和转移途径

(1)血行转移：肝内血行转移最早，最常见。易侵犯门静脉分支后引起多发性转移灶。肝外转移中最常见的是肺转移率最高,尚可引起脑、肾上腺、肾及骨等部位的转移。

(2) 淋巴转移:转移至肝门淋巴结最常见,也可转移至胰、脾、主动脉旁及锁骨上淋巴结。

(3) 种植转移:少见,偶可种植在腹膜、膈、胸腔等处。引起血性腹水、胸腔积液。女性可在卵巢形成较大的癌块。

二、临 床 表 现

(一)症状及体征

症状及体征:① 起病隐匿,早期缺乏典型症状;② 经甲胎蛋白普查早期发现的病例可无任何临床症状和体征,称为亚临床肝癌;③ 一旦出现典型临床表现,则多属中晚期肝癌。

1. 中晚期肝癌的临床表现

(1) 肝区疼痛 50%以上多为持续性钝痛或胀痛,疼痛部位与病变部位相关,肝包膜下癌结节破裂出血伴腹膜刺激征:突然发生剧烈腹痛,癌结节腹腔内破溃引起腹腔内出血及腹膜刺激所致。

(2) 肝脏肿大:进行性肿大,质坚硬如石,表面凹凸不平,有大小不等的结节或巨块,边缘钝而整齐,触诊有压痛,有时可在肝区听到吹风样血管杂音。如癌肿位于肝的横膈面,则主要表现横膈局限性抬高而肝下缘可不肿大。

(3) 黄疸:常在晚期出现,癌肿或肿大的淋巴结压迫胆管引起胆道梗阻所致;肝细胞癌可侵犯胆道而致梗阻性黄疸及胆道出血;黄疸亦可因肝细胞损害而引起。

(4) 肝硬化征象:肝癌多伴有肝硬化门脉高压症,脾大,腹水,食管静脉曲张。

(5) 恶性肿瘤的全身性表现:进行性消瘦、乏力、食欲不振、腹胀、腹泻、发热,营养不良和恶病质等,发热多为持续性低热,一般在 37.5～38℃,也可呈不规则或间歇性及持续性高热。表现可似肝脓肿,但发热前不伴有寒战,应用抗生素治疗无效。

(6) 转移灶症状:肺转移;胸腔转移,右侧胸水多见;骨骼或脊柱转移,可有局部压痛或神经受压症状;颅内转移,可有神经定位体征。

(7) 伴癌综合征:伴癌综合征系指原发性肝癌患者由于癌肿本身代谢异常或癌组织对机体影响而引起内分泌或代谢异常的一组综合征。主要表现为自发性低血糖症、红细胞增多症;其他罕见的有高钙血症、高脂血症、类癌综合征等。

2. 肝癌常见并发症

(1) 上消化道出血:约占死亡原因的 15%。

1) 食管中下段/胃底静脉曲张裂破出血:因肝硬化或门静脉、肝静脉癌栓而发生门静脉高压,导致食管胃底静脉曲张破裂出血。

2) 胆道出血:肝细胞癌侵犯胆管所致。

3) 胃黏膜糜烂:可因胃肠道黏膜糜烂合并凝血功能障碍而有广泛出血。

4) 消化性溃疡。

5) 门静脉高压性胃病。

(2) 肝性脑病:约占死亡原因的 1/3,常为肝癌终末期的表现,消化道出血、大量利尿剂、电解质紊乱及继发感染等常可诱发肝昏迷。

(3) 肝癌结节破裂出血:约 10%的肝癌患者因癌结节破裂致死,为肝癌最紧急而严重的并发症。少量出血表现为血性腹水,大量出血则可导致休克死亡。

(4) 感染:原发性肝癌患者易并发各种感染,如肺炎、肠道感染、霉菌感染和败血症等。

(二)辅助检查

1. 肿瘤标记物检查

(1) 甲胎蛋白(AFP)

1) 是特异性最强的标记物和诊断肝癌的主要指标。

2) 肝细胞癌 AFP 阳性率 70%～90%。

3) 在孕妇,部分睾丸或卵巢胚胎性癌及部分肝硬化、慢性活动性肝病患者中可呈假阳性。

4）动态观察 AFP 的含量，可在症状出现以前 8 个月或更早发现肝癌，并可与其他假阳性病例相鉴别。

5）AFP 检查原发性肝癌诊断标准：① AFP 定量＞500 μg/L 持续 4 周；② AFP 定量＞200 μg/L 的中等水平持续 8 周；③ AFP 定量由低浓度逐渐升高；

6）AFP 异质体：LCA 结合型和 LCA 非结合型两种，根据两型比值可鉴别良恶性肝病。肝癌血清中结合型比值高于 25％，良性肝病中结合型低于 25％。对肝癌诊断率为 87％，假阳性 2.5％，且诊断不受 AFP 浓度、肿瘤大小和病期早晚影响。

（2）其他肿瘤标记物检查

1）r-谷氨酰转肽酶同功酶Ⅱ(r-GT2)：提高对 AFP 低浓度/阴性的肝癌，亚临床肝癌，小肝癌的诊断。

2）异常凝血酶原（AP）：意义同上。

3）α-L-岩藻糖苷酶（AFU）：意义同上。

4）其他乳酸脱氢酶、碱性磷酸酶、醛缩酶、5-核苷酸磷酸二酯酶等同功酶的测定，对甲胎蛋白的阴性患者可起辅助诊断作用。但不能取代 AFP 的地位，必要时可联合检测。

2. 影像学检查

（1）超声波检查

1）B 型超声可测出 2 cm 以上的肝癌，对肝癌定位诊断有价值，癌灶呈光团或实性暗区，当肝癌坏死液化时则呈液性暗区。

2）结合 AFP 检测已广泛用于肝癌的普查，成为早期诊断的主要手段之一。

3）无创性检查，价格低廉，易为患者接受最常用临床影像学诊断手段。

（2）放射性核素肝扫描

1）目前核素扫描仅能显示直径在 3～5 cm 以上的肝癌。

2）常用放射性同位素有^{99}锝、^{131}碘玫瑰红等，静脉注射后进行肝扫描，在病灶处显示稀疏缺损区，称为阴性扫描。r-闪烁照相及 ECT，可使图像清晰，分辨率提高。

（3）计算机断层扫描（CT）

1）能较灵敏地分辨组织密度的差异，显示直径 2 cm 以上的肿瘤，阳性率 90％以上。

2）肝癌的 CT 图像通常表现为边缘模糊大小不等的低密度区，但也有少数肝癌密度与正常肝组织相似。

3）肝动脉造影（CTA）：注射碘油的肝动脉造影对 1 cm 以下肿瘤的检出率可达 80％以上，是目前诊断小肝癌的最佳方法。

（4）磁共振图像（MRI）：MRI 能清楚显示肝细胞癌的内部结构特征，对显示子瘤及门静脉瘤栓有价值。

（5）X 线肝血管造影

1）肝动脉造影可显示 1 cm 以上的癌结节，阳性率达 87％。

2）结合 AFP 阳性结果，常用于诊断小肝癌。

3）数字减影肝动脉造影（DSA），将与血管无关的阴影减除，可清楚显示 1.5 cm 小肝癌。

（6）肝穿刺活体组织检查：有一定的局限性和危险性，故过去的活检在临床上已很少使用，近来可在超声引导下用细针穿刺病变部位吸取组织、并发症少。

三、诊断与鉴别诊断

有乙、丙型病毒性肝炎病史或酒精性肝病的中年尤其是男性患者，有不明原因的肝区疼痛、消瘦、进行性肝脏肿大者，应考虑肝癌的可能，做血清 AFP 测定和有关影像学检查，必要时行肝穿刺活检，可获诊断。有典型临床症状的就诊患者，往往已经晚期，所以争取对肝癌进行早诊、早治，应对高危人群（肝炎史 5 年以上，乙型或丙型肝炎病毒标记物阳性，35 岁以上）进行肝癌普查。

对原发性肝癌的临床诊断及对普查发现的亚临床肝癌的诊断可参考以下标准：

（一）非侵入性诊断标准

1. 影像学标准　　两种影像学检查均显示有＞2 cm 的肝癌特征性占位性病变。

2. 影像学结合 AFP 标准　　一种影像学检查显示有≥2 cm 的肝癌特征性占位性病变,同时伴有 AFP≥400 μg/L(排除妊娠、生殖系胚胎源性肿瘤、活动性肝炎及转移性肝癌)。

(二)组织学诊断标准

肝组织学检查证实原发性肝癌。对影像学尚不能确定诊断的≤2 cm 的肝内结节应通过肝穿刺活检以证实原发性肝癌的组织学特征。

原发性肝癌常需与继发性肝癌、肝硬化、肝脓肿等疾病进行鉴别。

1. 继发性肝癌

(1)一般病情发展相对缓慢,多数有原发癌的临床表现,AFP 检测为阴性。

(2)许多肿瘤可能转移至肝脏。继发于胃癌者最为多见,其次为肺、胰、结肠和乳腺。

(3)与原发性肝癌的鉴别,关键在于查明原发癌灶。

2. 肝硬化　　若肝硬化患者出现肝区疼痛,肝脏较前增大,甲胎蛋白增高,发生癌变的可能极大。

3. 肝脓肿　　肝脓肿有发热、白细胞增多等炎性反应,局部压痛及右上腹肌紧张等改变。

4. 其他　　肝脏良恶性肿瘤或病变肝血管瘤、肝囊肿、肝包虫病、肝腺瘤及局灶性结节性增生、肝内炎性假瘤等易与原发性肝癌混淆,可定期行超声、CT、MRI 等检查帮助诊断,必要时在超声引导下做肝穿刺组织学检查有助于诊断。

四、治　疗

甲胎蛋白普查为肝癌的早期治疗创造了有利条件,早期手术切除的机会增多,加上新技术的应用使疗效已有很大提高;亚临床肝癌及小肝癌术后 5 年存活率已达 70% 左右;对肝癌应改变过去消极、姑息治疗的态度,采取早期彻底、积极、综合治疗。

(一)手术治疗

手术切除仍是目前根治原发性肝癌的最好手段,凡有手术指征者均应积极争取手术切除。手术适应证:① 诊断明确,估计病变局限于一叶或半肝,未侵及第一、第二肝门和下腔静脉者;② 肝功能代偿良好,凝血酶原时间不低于正常的 50%;③ 无明显黄疸、腹水或远处转移者;④ 心、肺、肾功能良好,能耐受手术者;⑤ 术后复发,病变局限于肝的一侧者;⑥ 经肝动脉栓塞化疗或肝动脉结扎、插管化疗后,病变明显缩小,估计有可能手术切除者。

由于手术切除仍有很高的复发率,因此术后宜加强综合治疗与随访。

(二)局部治疗

1. 肝动脉化疗栓塞治疗(TACE)　　TACE 经皮穿刺超选择性肝动脉插管造影,同时注入化学药物及吸收性明胶海绵、碘油等栓塞材料,可以达到手术结扎与插管化疗的同样效果,且可反复进行,对中晚期患者待肿瘤缩小后,可获得手术切除的机会。

2. 无水乙醇注射疗法(PEI)　　PEI 是在 B 超引导下,将无水乙醇直接注入肝癌组织内,使癌细胞脱水、变性,产生凝固性坏死。PEI 对小肝癌可使肿瘤明显缩小,甚至可以达到肿瘤根治的程度,对晚期肝癌可以控制肿瘤生长的速度,延长患者的生存期。目前已被推荐为肿瘤直径小于 3 cm,结节数在 3 个以内不能手术治疗的主要治疗方法。

3. 物理疗法　　局部高温疗法不仅可以使肿瘤细胞变性、坏死,而且还可以增强肿瘤细胞对放疗的敏感性,常见的方法有微波组织凝固技术、射频消融、高功率聚焦超声治疗等。

(三)放射治疗

本病对放疗不甚敏感。

(四)全身化疗

全身化学治疗较其他癌肿更不敏感,疗效不够满意,对肝癌较有效的药物以 CDDP 方案为首选。

(五)生物和免疫治疗

在手术切除、放疗或化疗后,可应用免疫治疗。目前多用卡介苗,短小棒状杆菌,可增强细胞的免疫活性,其他如干扰素、转移因子、免疫核糖核酸、左旋咪唑、胸腺素等疗效均不肯定。

（六）中医药治疗

采用活血化瘀、软坚散结、清热解毒等治则。中药与化疗、放疗合用时，以扶正滋阴为主，可调动机体免疫功能，改善症状，减轻化疗及放疗的毒副反应，从而提高疗效。

疗效判断：原发性肝癌的疗效评价标准有以下三种。

（1）以肿瘤的体积的变化作为衡量疗效的标准其规定如下。① 完全缓解：可见肿瘤消失并持续 1 个月以上。② 部分缓解：肿瘤两个最大的相互垂直的直径乘积缩小 50％以上并持续 1 个月以上。③ 稳定：肿瘤两个最大的相互垂直的直径乘积缩小不足 50％，增大不超过 25％并持续 1 个月以上。④ 恶化：肿瘤两个最大的相互垂直的直径乘积增大不超过 25％。

（2）以甲胎蛋白的含量变化作为衡量疗效的标准。术后 AFP 降至正常为手术属根治的依据。

（3）以治疗后生存期为衡量疗效的标准。治疗后患者生存期的长短反映了治疗的最终效果，所以是最有价值的疗效标准。

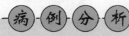

男，45 岁。有乙肝后肝硬化史 10 年，无胆道疾病和嗜酒史，右上腹持续隐痛伴低热 3 月余，突发右上腹剧痛继而全腹痛 1 h，体检：血压 90/60 mmHg，心率 120 次/分，消瘦，巩膜微黄，腹壁有抵抗感，肝肋下 5 cm，质硬不平，表面触及结节，腹部有弥漫性压痛并有可疑移动性浊音，试验性腹腔穿刺抽出少量血性液体，不凝固。

【问题】

（1）该患者的临床表现有哪些特点？

（2）造成患者腹痛和血性腹水的原因是什么？

（3）为明确诊断和鉴别诊断，需做哪些检查？

（4）可采取哪些治疗措施？

【分析与解答】

（1）该患者有乙肝病史，近 3 个月出现肝区疼痛，肝肿大、质硬不平，符合中晚期肝癌的临床表现。

（2）患者突然右上腹痛加剧，延及全腹，血性腹水，低血压状态，提示并发肝癌结节破裂。

（3）应检测血清 AFP 浓度、B 超和 CT 检查，进一步明确诊断和鉴别诊断。

（4）应考虑肝动脉结扎、大网膜包裹填塞、喷洒止血药或紧急肝动脉栓塞等治疗。

（刘 军 朱海杭）

第十七章 肝性脑病

学习要点

- **掌握：**肝性脑病的临床表现和诊断要点。
- **熟悉：**肝性脑病的诱因和防治原则。
- **了解：**肝性脑病的发病机制。

严重肝病引起的、以代谢紊乱为基础、中枢神经系统功能失调的综合征；主要临床表现是意识障碍、行为失常和昏迷，过去称为肝昏迷(hepatic coma)特殊定义：门体分流性脑病(PSE)亚临床或隐性肝性脑病(SHE)

一、病因与发病机制

导致 HE 的肝病可为肝硬化、重症肝炎、暴发性肝功能衰竭、原发性肝癌、严重胆道感染及妊娠期急性脂肪肝。确定这些病因通常并不困难，但临床上常需在肝病基础上寻找诱发 HE 的因素。

（一）病因

1. 肝性脑病的病因

(1) 大部分由各型肝硬化(病毒性肝炎最多见)，亦可由门-体分流手术引起。

(2) 小部分见于重症病毒性肝炎、中毒性肝炎、药物性肝炎。

(3) 更少见的病因有原发性肝癌、妊期急性脂肪肝、严重胆道感染。

2. 肝性脑病的诱因

(1) 蛋白饮食、含氮药物、上消化道出血→肠内产氨增多。

(2) 进食少、呕吐、腹泻、利尿排钾、放腹水、继发性醛固酮增多症→低钾性碱中毒→促使 NH_3 透过血脑屏障。

(3) 上消化道出血、大量放腹水、利尿→低血容量与缺氧→肾前性氮质血症、降低脑对氨的耐受性。

(4) 便秘→有利于结肠内毒物吸收。

(5) 感染→加重肾前性氮质血症、增加氨毒性、肠道产氨增多。

(6) 低血糖→脑内去氨活动减弱，氨的毒性增加。

(7) 镇静、催眠药→抑制大脑和呼吸中枢，麻醉和手术→增加肝、肾、脑的功能负担。

（二）发病机制

1. 氨中毒学说

(1) 血氨主要来自肠道，亦可由肾和骨骼肌产生。NH_4 与 NH_3 的互相转化受 pH 梯度的改变。

(2) 机体通过尿素合成、利用和消耗氨、肾排泄氨和肺部呼出的途径，清除血氨。

(3) 在肝功能衰竭时，肝合成尿素的能力减退，门体分流又使肠道的氨未经肝脏解毒而直接进入体循环，致使血氨升高。

(4) 肝性脑病的诱因影响血氨进入脑组织的量，和(或)改变脑组织对氨的敏感性。

(5) 氨干扰脑的能量代谢，干扰神经传导。

2. γ-氨基丁酸/苯二氮䓬(GABA/BZ)复合体学说

(1) GABA 是大脑的抑制性神经递质，由肠道细菌产生。

(2) 暴发性肝衰竭和肝性脑病的动物模型中，大脑突触后神经元的 GABA 受体显著增多。

（3）这种受体不仅能与 GABA 结合，也能与巴比妥类和苯二氮䓬类药物结合，故称为 GABA/BZ 复合体。

（4）上述任何一种物质与受体结合后，都能促使氯离子传导进入突触后神经元，引起神经传导抑制。

肝硬化患者体内存在内源性或天然的 BZ 样物质；肝性脑病程度与血浆 GABA 浓度平行；部分患者经 BZ 受体拮抗剂治疗后，症状减轻，VEP 恢复正常。

3. 硫醇和短链脂肪酸的协同毒性作用

（1）甲基硫醇及其二甲基亚砜可诱导出实验性肝性脑病。

（2）肝臭可能是甲基硫醇和二甲基二硫化物挥发的气味。

（3）严重肝病患者中甲基硫醇血浓度增高，伴脑病者增高更明显。

（4）短链脂肪酸能诱发实验性肝性脑病，在肝性脑病患者的血液和脑脊液中也明显升高。

（5）联合使用较小剂量的胺、硫醇、短链脂肪酸能引起脑部症状。

4. 假神经递质学说

（1）蟑胺和苯乙醇胺的化学结构与正常兴奋性神经递质去甲肾上腺素相似，称为假神经递质。

（2）当假神经递质被脑细胞摄取并取代了突触中的正常兴奋性神经递质，则使大脑皮质产生异常抑制。

5. 氨基酸代谢不平衡学说

（1）肝硬化失代偿患者血浆芳香氨基酸增多而支链氨基酸减少，两者的克分子比值由正常的（3～3.5）∶1 降至 1 或更低。

（2）因而进入脑中的芳香氨基酸增多，可进一步形成假神经递质。

（3）代谢障碍和血浆白蛋白降低，致血清色氨酸增多，脑中色氨酸可衍生 5-羟色胺，后者是中枢神经的抑制性递质，有拮抗去甲肾上腺素的作用。

（三）病理

（1）急性肝功能衰竭所致的肝性脑病常无明显的解剖异常，但大多有继发性脑水肿。

（2）慢性肝性脑病可出现大脑和小脑灰质以及皮质下组织的原浆性星形细胞肥大和增多，病程较长者则大脑皮质变薄，神经元和神经纤维消失，皮质深部有片状坏死。

二、临 床 表 现

（一）症状及体征

肝性脑病发生在严重肝病和（或）广泛门体分流的基础上，临床上主要表现为高级神经中枢的功能紊乱（如性格改变、智力下降、行为失常、意识障碍等）以及运动和反射异常（如扑翼样震颤、肌阵挛、反射亢进和病理反射等）。根据意识障碍程度、神经系统体征和脑电图改变，可将肝性脑病的临床过程分为四期。

一期（前驱期）焦虑、欣快激动、淡漠、睡眠倒错、健忘等轻度精神异常，可有扑翼样震颤。此期临床表现不明显，易被忽略。

二期（昏迷前期）嗜睡、行为异常（如衣冠不整或随地大小便）、言语不清、书写障碍及定向力障碍。有腱反射亢进、肌张力增高、踝阵挛及 Babinski 征阳性等神经体征，有扑翼样震颤。

三期（昏睡期）昏睡，但可唤醒，各种神经体征持续或加重，有扑翼样震颤，肌张力高，腱反射亢进，锥体束征常阳性。

四期（昏迷期）昏迷，不能唤醒。由于患者不能合作，扑翼样震颤无法引出。浅昏迷时，腱反射和肌张力仍亢进；深昏迷时，各种反射消失，肌张力降低。

亚临床性肝性脑病（SHE）最近已被更名为轻微肝性脑病，是指临床上患者虽无上述症状和体征，可从事日常生活和工作，但用精细的智力测验和（或）电生理检测可发现异常。

（二）辅助检查

1. 血氨　慢性肝性脑病尤其是门体分流性脑病患者多有血氨升高，急性肝性脑病患者血氨可以正常。

2. 脑电图 脑电图是大脑细胞活动时所发出的电活动,正常人的脑电图呈 α 波。肝性脑病患者的脑电图表现为节律变慢。Ⅱ～Ⅲ期患者表现为 δ 波或三相波,昏迷时表现为高波幅的 δ 波。脑电图的改变特异性不强。

3. 诱发电位 诱发电位是大脑皮质或皮质下层接收到由各种感觉器官受刺激的信息后所产生的电位,可用于轻微肝性脑病的诊断和研究。

4. 心理智能测验 一般将木块图试验、数字连接试验及数字符号试验联合应用,适合于肝性脑病的诊断和轻微肝性脑病的筛选。

5. 影像学检查 急性肝性脑病患者进行头部 CT 或。MRI 检查时可发现脑水肿。慢性肝性脑病患者则可发现有不同程度的脑萎缩。还有近来使用的磁共振波谱分析(MRS)。

三、诊断与鉴别诊断

(1) 严重肝病(或)广泛门体分流:客观上肝病必须达到一定程度。

(2) 意识障碍:根据程度分期 警惕隐性和前驱期肝性脑病。

(3) 积极寻找诱因。

(4) 肝功能试验、血氨、EEG 仅供参考,关键在临床表现。

(5) 对肝硬化患者,心理智能测验可发现亚临床肝性脑病。

(6) 排除其他引起意识障碍的可能原因:精神病、糖尿病、低血糖、尿毒症、脑血管意外、脑部感染、镇静剂过量。

四、治　疗

去除 HE 发作的诱因、保护肝脏功能免受进一步损伤、治疗氨中毒及调节神经递质是治疗 HE 的主要措施。

1. 消除诱因

(1) 慎用镇静剂:镇静、催眠、镇痛药及麻醉剂可诱发肝性脑病。

(2) 及时控制上消化道出血和感染:上消化道出血是肝性脑病的重要诱因之一。清除肠道积血可采取以下措施:乳果糖、乳梨醇或 25% 硫酸镁口服或鼻饲导泻,生理盐水或稀醋酸溶液清洁灌肠。

(3) 慎用利尿剂和放腹水治疗:利尿过度及大量排放腹水后的内环境紊乱,是诱发或加重肝性脑病的常见原因之一。

(4) 纠正水、电解质和酸碱平衡失调:HE 患者应经常检测血清电解质、血气分析等,及时纠正低血钾或碱中毒等。缺钾者补充氯化钾;碱中毒者可用精氨酸溶液静脉滴注。

2. 减少肠内毒物的生成和吸收

(1) 禁食蛋白质,神志清楚后给予植物蛋白,限制蛋白质饮食的同时应尽量保证热能供应和各种维生素补充。

(2) 提供足够热量,保持水电酸碱平衡。

(3) 清洁肠道,弱酸性液体保留灌肠,特别适用于上消化道出血或便秘患者。

(4) 乳果糖口服或灌肠 乳果糖是一种合成的双糖,口服后在小肠不会被分解,到达结肠后可被乳酸杆菌、粪肠球菌等细菌分解为乳酸、乙酸而降低肠道的 pH。肠道酸化后对产尿酸氧化酶的细菌生长不利,但有利于不产尿酸氧化酶的乳酸杆菌的生长,使肠道细菌所产的氨减少;此外,酸性的肠道环境可减少氨的吸收,并促进血液中的氨渗入肠道排出。乳果糖的疗效确切,可用于各期肝性脑病及轻微肝性脑病的治疗。

(5) 抑制细菌生长:给予新霉素、甲硝唑、万古霉素。

3. 促进有毒物质的代谢消除,纠正氨基酸代谢紊乱

(1) 降氨药物:① L-鸟氨酸-L-门冬氨酸(OA)是一种鸟氨酸和门冬氨酸的混合制剂,能促进体内的尿素循环(鸟氨酸循环)而降低血氨。每日静脉注射 20 g 的 OA 可降低血氨,改善症状;② 鸟氨酸-α-旷酮戊二酸 其降氨机制与 OA 相同,但其疗效不如 OA;③ 其他:谷氨酸钠或钾、精氨酸等药物理论上具降血氨作用,以往曾在临床上广泛应用,但至今尚无证据肯定其疗效,且这类药物对水电解质、酸碱平衡有较大影响,故近年临床已很少使用。

(2)支链氨基酸:减少或拮抗假神经递质,支链氨基酸制剂是一种以亮氨酸、异亮氨酸、缬氨酸等为主的复合氨基酸。其机制为竞争性抑制芳香族氨基酸进入大脑,减少假神经递质的形成,其疗效尚有争议。

(3)GABA/BZ复合体受体拮抗药:荷包牡丹碱、氟马西尼,可以拮抗内源性苯二氮卓所致的神经抑制。

(4)人工肝:用分子吸附剂再循环系统可清除肝性脑病患者血液中部分有毒物质、降低血胆红素浓度及改善凝血酶原时间,对肝性脑病有暂时的、一定程度的疗效,尤适用于急性肝功能衰竭患者。

4. 肝移植　　是治疗终末期肝病的有效方法。

5. 对症治疗

(1)限水,纠正低钾碱中毒。

(2)冰帽,保护脑细胞功能。

(3)保持呼吸道通畅,必要时气管切开排痰给氧。

(4)静脉滴注脱水剂,防治脑水肿。

疗效判断:根据患者的神志、精神状态、清醒时间、肝功能、血氨水平等制定疗效判定标准。判定标准分显效、有效、无效三级。① 显效,用药12~24 h后神志及精神状态明显改善,血氨降低<45 mmol/L,由昏迷状态减轻2级或2级以上,甚至已完全清醒。② 有效:用药24~48 h后神志及精神症状改善,血氨降低,<45 mmol/L,由昏迷状态减轻1级而未完全清醒者。③ 无效:用药48 h后神志及精神状态均无改善或进一步加重,血氨仍高于45 mmol/L。

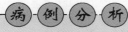

男,30岁,患有乙肝后肝硬化腹水,在当地经大量利尿后,近1天言语增多,易激动,随地便溺,体检:应答尚准确,但吐词不清且较缓慢,上肢有扑击样震颤,呼吸14次/分,腹水征阳性,颈软,未引出病理反射化验:血 pH7.6,K^+ 3 mmol/L,Cl^- 90 mmol/L,HCO_3^- 34 mmol/L

【问题】

(1)患者意识障碍的原因?

(2)患者意识障碍目前处于什么状态?

(3)尚需作那些检查?

(4)如何治疗?

【分析与解答】

(1)根据有肝硬化腹水、大量利尿后出现低钾性碱中毒、精神紊乱、扑击样震颤,诊断肝硬化合并肝性脑病、低钾性碱中毒。

(2)患者有轻度性格改变和行为失常,但尚可准确应答,符合前驱期肝性脑病。

(3)应进一步检测肝功能、血氨、血糖、尿素氮和肌酐。

(4)应停用利尿剂、禁食蛋白质、清洁灌肠,口服乳果糖和甲硝唑,静脉滴注氯化钾、精氨酸、支链氨基酸和支持治疗。

(刘　军　朱海杭)

第十八章　胰　腺　炎

第一节　急性胰腺炎

学习要点

- **掌握：**急性胰腺炎的临床表现和诊断要点。
- **熟悉：**急性胰腺炎的病理分型、鉴别诊断和防治原则。
- **了解：**急性胰腺炎的病因和发病机制。

急性胰腺炎是胰酶在胰腺内被激活引起胰腺组织自身消化的化学性炎症；为消化系常见急腹症之一，可累及胰腺周围组织以及远处器官及系统；本病可以是轻微的自限性疾病，严重的可引起严重的并发症，甚至死亡。

一、病因与发病机制

（一）常见病因

胆道疾病、大量酗酒、暴饮暴食。

（1）胆道疾病最常见病因：胆道结石、蛔虫、感染。共同通道学说胆道梗阻/括约肌痉挛，胆管压力升高，胆汁反流入胰管，Oddi 括约肌松弛十二指肠内容物反流入胰管。

胆道胰腺共同的淋巴管细菌毒素、胆酸、非结合胆红素、溶血卵磷脂经过交通支进入胰腺。

（2）胰管阻塞：胰管结石、蛔虫、狭窄、肿瘤。胰腺管流出道梗阻，胰管压力增高，胰管破裂和胰液外溢入胰腺实质。

（3）酗酒和暴饮暴食

1）乙醇可致胰腺外分泌增加，大量饮酒刺激 Oddi 括约肌痉挛，十二指肠乳头水肿，胰液排出受阻。

2）酗酒者易引起胰液蛋白沉淀，蛋白栓子阻塞胰管。

3）暴饮暴食引起胰液分泌旺盛，十二指肠乳头水肿，括约肌痉挛，胰管压力增高。

（4）手术与创伤。

（5）内分泌与代谢障碍。

（6）感染。

（7）药物。

（8）其他少见因素：有十二指肠球后穿透性溃疡、邻近乳头的十二指肠憩室炎、胃部手术后输入袢综合征、肾或心脏移植术后、血管性疾病及遗传因素等。多数可找到致病因素，但仍有 5%～25% 的急性胰腺炎病因不明，称之为特发性胰腺炎。

（二）发病机制

急性胰腺炎的发病机制尚未完全阐明。已有共识的是上述各种病因，虽然致病途径不同，但有共同的发病过程，即胰腺自身消化的理论（图 3-18-1）。

（三）病理

急性胰腺炎的病理变化一般分为两型。

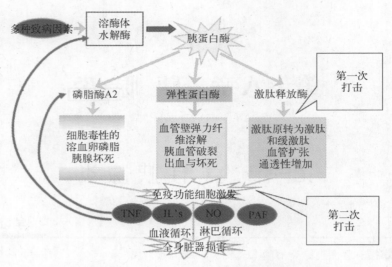

图 3-18-1　急性胰腺炎发病机制

1. 急性水肿型　　大体上见胰腺肿大、水肿，分叶模糊、质脆，病变累及部分或整个胰腺，胰腺周围有少量脂肪坏死。组织学检查见间质水肿、充血和炎症细胞浸润，可见散在的点状脂肪坏死，无明显胰实质坏死和出血。

2. 急性坏死型　　大体上表现为红褐色或灰褐色，并有新鲜出血区，分叶结构消失。有较大范围的脂肪坏死灶，散落在胰腺及胰腺周围组织如大网膜，称为钙皂斑。病程较长者可并发脓肿、假性囊肿或瘘管形成。显微镜下胰腺组织的坏死主要为凝固性坏死，细胞结构消失。坏死灶周围有炎性细胞浸润包绕。常见静脉炎、淋巴管炎、血栓形成及出血坏死。

由于胰液外溢和血管损害，部分病例可有化学性腹水、胸腔积液和心包积液，并易继发细菌感染。发生急性呼吸窘迫综合征时可出现肺水肿、肺出血和肺透明膜形成，也可见肾小球病变、肾小管坏死、脂肪栓塞和弥散性血管内凝血等病理变化。

二、临床表现

急性胰腺炎常在饱食、脂餐或饮酒后发生。部分患者无诱因可查。其临床表现和病情轻重取决于病因、病理类型和诊治是否及时。

（一）症状

1. 腹痛　　为本病的主要表现和首发症状，突然起病，程度轻重不一，可为钝痛、刀割样痛、钻痛或绞痛，呈持续性，可有阵发性加剧。疼痛部位多在中上腹，可向腰背部呈带状放射，取弯腰抱膝位可减轻疼痛。水肿型腹痛 3～5 日即缓解。坏死型病情发展较快，腹部剧痛延续较长，由于渗液扩散，可引起全腹痛。

腹痛的机制主要是：① 胰腺的急性水肿，炎症刺激和牵拉其包膜上的神经末梢；② 胰腺的炎性渗出液和胰液外溢刺激腹膜和腹膜后组织；③ 胰腺炎症累及肠道，导致肠胀气和肠麻痹；④ 胰管阻塞或伴胆囊炎、胆石症引起疼痛。

2. 恶心、呕吐及腹胀　　多在起病后出现，有时颇频繁，吐出食物和胆汁，呕吐后腹痛并不减轻。同时有腹胀，甚至出现麻痹性肠梗阻。

3. 发热　　多数患者有中度以上发热，持续 3～5 日。持续发热 1 周以上不退或逐日升高、白细胞升高者应怀疑有继发感染，如胰腺脓肿或胆道感染等。

4. 低血压或休克　　重症胰腺炎常发生。患者烦躁不安、皮肤苍白、湿冷等；有极少数休克可突然发生，甚至发生猝死。主要原因为有效血容量不足，缓激肽类物质致周围血管扩张，并发消化道出血。

5. 水、电解质、酸碱平衡及代谢紊乱　　多有轻重不等的脱水，低血钾，呕吐频繁可有代谢性碱中毒。重症者尚有明显脱水与代谢性酸中毒，低钙血症（<2 mmol/L），部分伴血糖增高，偶可发生糖尿病

酮症酸中毒或高渗性昏迷。

（二）体征

1. 轻症急性胰腺炎　患者腹部体征较轻，往往与主诉腹痛程度不十分相符，可有腹胀和肠鸣音减少，无肌紧张和反跳痛。

2. 重症急性胰腺炎　患者上腹或全腹压痛明显，并有腹肌紧张，反跳痛。肠鸣音减弱或消失，可出现移动性浊音，并发脓肿时可扪及有明显压痛的腹块。伴麻痹性肠梗阻且有明显腹胀，腹水多呈血性，其中淀粉酶明显升高。少数患者因胰酶、坏死组织及出血沿腹膜间隙与肌层渗入腹壁下，致两侧胁腹部皮肤呈暗灰蓝色，称 Grey-Turner 征；可致脐周围皮肤青紫，称 Cullen 征。在胆总管或壶腹部结石、胰头炎性水肿压迫胆总管时，可出现黄疸。患者因低血钙引起手足搐搦者，为预后不佳表现，系大量脂肪组织坏死分解出的脂肪酸与钙结合成脂肪酸钙，大量消耗钙所致。

（三）并发症

1. 局部并发症　① 急性胰周液体积聚（APFC）：发生于病程早期，表现为胰周或胰腺远隔间隙液体积聚，并缺乏完整包膜，可以单发或多发。② 急性坏死物积聚（ANC）：发生于病程早期，表现为混合有液体和坏死组织的积聚，坏死物包括胰腺实质或胰周组织的坏死。③ 包裹性坏死（WON）：是一种包含胰腺和（或）胰周坏死组织且具有界限清晰炎性包膜的囊实性结构，多发生于 AP 起病 4 周后。④ 胰腺假性囊肿：常在病后 3～4 周形成，系由胰液和液化的坏死组织在胰腺内或其周围包裹所致。多位于胰体尾部，大小几毫米至几十厘米，可压迫邻近组织引起相应症状。囊壁无上皮，仅见坏死肉芽和纤维组织。

以上每种局部并发症存在无菌性及感染性两种情况。其中 ANC 和 WON 继发感染称为感染性坏死。

2. 全身并发症　重症胰腺炎常并发不同程度的多器官功能衰竭（MOF）：① 急性呼吸衰竭：即急性呼吸窘迫综合征，突然发作、进行性呼吸窘迫、发绀等，常规氧疗不能缓解；② 急性肾衰竭：表现为少尿、蛋白尿和进行性血尿素氮、肌酐增高等；③ 心力衰竭与心律失常：心包积液、心律失常和心力衰竭；④ 消化道出血：上消化道出血多由于应激性溃疡或黏膜糜烂所致，下消化道出血可由胰腺坏死穿透横结肠所致；⑤ 胰性脑病：表现为精神异常（幻想、幻觉、躁狂状态）和定向力障碍等；⑥ 败血症及真菌感染：早期以革兰阴性杆菌为主，后期常为混合菌，且败血症常与胰腺脓肿同时存在；严重病例机体的抵抗力极低，加上大量使用抗生素，极易产生真菌感染；⑦ 高血糖：多为暂时性；⑧ 慢性胰腺炎：少数演变为慢性胰腺炎。

三、辅 助 检 查

1. 白细胞计数　多有白细胞增多及中性粒细胞核左移。

2. 血、尿淀粉酶测定　超过正常值 3 倍可确诊。起病后 6～8 h 开始升高，24 h 达高峰，48 h 开始下降，如消化性溃疡穿孔、胆石症、胆囊炎、肠梗阻等都可有血清淀粉酶升高。

（1）淀粉酶升高还可见于其他急腹症，如消化性溃疡穿孔、胆石症、胆囊炎、肠梗阻等都可有血清淀粉酶升高，但一般不超过正常值 2 倍。

（2）淀粉酶的高低不一定反映病情轻重，血淀粉酶升高程度与病情轻重并不一致，急性水肿型可以明显升高，而出血坏死型可正常或降低。

（3）胰源性胸腹水的淀粉酶含量明显增高。

3. 血清脂肪酶测定　常在病后 24～72 h 开始升高，持续 7～10 日。对病后就诊较晚的急性胰腺炎有诊断价值。

4. C-反应蛋白（CRP）　CRP 是组织损伤和炎症的非特异性标志物。有助于评估与监测急性胰腺炎的严重性，在胰腺坏死时 CRP 明显升高。

5. 生化检查

（1）血糖升高：多为暂时性。其发生与胰岛细胞破坏，胰岛素释放减少，胰高血糖素增加及肾上腺皮质的应激反应有关，持久的空腹血糖高于 10 mmol/L 反映胰腺坏死，提示预后不良。

(2) 高胆红素血症可见于少数患者，多于发病后 4~7 日恢复正常。

(3) 血清 AST、LDH 可增加。

(4) 血钙降低：发生在出血坏死型，常见于重症急性胰腺炎，低血钙程度与临床严重程度平行，若血钙低于 1.5 mmol/L 以下提示预后不良。

(5) 急性胰腺炎时可出现高三酰甘油血症，这种情况可能是病因或是后果，后者在急性期过后可恢复正常。

6. 影像学检查

(1) 腹部 X 线片：可排除其他急腹症，如内脏穿孔等，可发现肠麻痹或麻痹性肠梗阻征。

(2) 腹部 B 超：作为常规初筛检查。急性胰腺炎 B 超可见胰腺肿大，胰内及胰周围回声异常；亦可了解胆囊和胆道情况；后期对脓肿及假性囊肿有诊断意义。但因患者腹胀常影响其观察。

(3) 腹部 CT：对急性胰腺炎的诊断和鉴别诊断、评估其严重程度，特别是对鉴别轻和重症胰腺炎，以及附近器官是否累及具有重要价值。增强 CT 是诊断胰腺坏死的最佳方法，疑有坏死合并感染者可行 CT 引导下穿刺。

四、诊断与鉴别诊断

根据典型的临床表现和实验室检查，常可做出诊断。轻症的患者有剧烈而持续的上腹部疼痛，恶心、呕吐、轻度发热、上腹部压痛，但无腹肌紧张，同时有血清淀粉酶和(或)尿淀粉酶显著升高，排除其他急腹症者，即可以诊断。重症除具备轻症急性胰腺炎的诊断标准，且具有局部并发症(胰腺坏死、假性囊肿、脓肿)和(或)器官衰竭。可以根据疾病严重程度及病程进行分级及分期。对临床治疗也具有重要意义。

（一）严重程度分级

1. 轻症急性胰腺炎(MAP)　占 AP 的多数，不伴有器官功能衰竭及局部或全身并发症，通常在 1~2 周内恢复，病死率极低。

2. 中重症急性胰腺炎(MSAP)　伴有一过性(<48 h)的器官功能障碍。早期死亡率低，后期如坏死组织合并感染，死亡率增高。

3. 重症急性胰腺炎(SAP)　占 AP 的 5%~10%，伴有持续(>48 h)的器官功能衰竭。SAP 早期病死率高，如后期合并感染则病死率更高。

（二）病程分期

区别轻症与重症胰腺炎十分重要，因两者的临床预后截然不同。

1. 早期(急性期)　发病至 2 周，此期以 SIRS 和器官功能衰竭为主要表现，此期构成第一个死亡高峰，治疗的重点是加强重症监护、稳定内环境及器官功能保护治疗。

2. 中期(演进期)　发病 2~4 周，以胰周液体积聚或坏死后液体积聚为主要变现。此期坏死灶多为无菌性，也可能合并感染。此期治疗的重点是感染的综合防治。

3. 后期(感染期)　发病 4 周以后，可发生胰腺及胰周坏死组织合并感染、全身细菌感染、深部真菌感染等，继而可引起感染性出血、消化道瘘等并发症。此期构成重症患者的第二个死亡高峰，治疗的重点是感染的控制及并发症的外科处理。

（三）鉴别诊断

1. 消化性溃疡急性穿孔　有较典型的溃疡病史，腹痛突然加剧，腹肌紧张，肝浊音界消失，X 线透视见膈下有游离气体等可资鉴别。

2. 胆石症和急性胆囊炎　常有胆绞痛史，疼痛位于右上腹，常放射到右肩部，Murphy 征阳性，血及尿淀粉酶轻度升高。B 超及 X 线胆道造影可明确诊断。

3. 急性肠梗阻　腹痛为阵发性，腹胀、呕吐、肠鸣音亢进，有气过水声，无排气，可见肠型。腹部 X 线可见液气平面。

4. 心肌梗死　有冠心病史，突然发病，有时疼痛限于上腹部。心电图显示心肌梗死图像，血清心肌酶升高。血、尿淀粉酶正常。

五、治 疗

大多数急性胰腺炎属于轻症急性胰腺炎,经 3~5 日积极治疗多可治愈。治疗措施:① 禁食;② 胃肠减压:必要时置鼻胃管持续吸引胃肠减压,适用于腹痛、腹胀、呕吐严重者;③ 静脉输液,积极补足血容量,维持水电解质和酸碱平衡,注意维持热能供应;④ 止痛:腹痛剧烈者可予以哌替啶;⑤ 抗生素:由于急性胰腺炎是属化学性炎症,抗生素并非必要;然而,我国急性胰腺炎发生常与胆道疾病有关,故临床上习惯应用;如疑合并感染,则必须使用;⑥ 抑酸治疗:临床习惯应用 H_2 受体拮抗剂或质子泵抑制剂静脉给药,认为可通过抑制胃酸而抑制胰液分泌,兼有预防应激性溃疡的作用。

重症胰腺炎必须采取综合性措施,积极抢救治疗,除上述治疗措施还应:

(一) 内科治疗

1. 监护 如有条件应转入重症监护病房(ICU)。针对器官功能衰竭及代谢紊乱采取相应的措施。

2. 体复苏及重症监护治疗 液体复苏、维持水电解质平衡和加强监护治疗是早期治疗的重点,由于 SIRS 引起毛细血管渗漏,导致血液成分大量渗出,造成血容量丢失与血液浓缩。复苏液首选乳酸林格液,对于需要快速复苏的患者可适量选用羟乙基淀粉制剂。扩容治疗需避免液体复苏不足或过度,可通过动态监测中心静脉压或肺毛细血管楔压、心率、血压、尿量、红细胞比容及混合静脉血氧饱和度等作为指导。

3. 营养支持 重症胰腺炎患者尤为重要,早期一般采用全胃肠外营养(TPN);如无肠梗阻,应尽早进行空肠插管,过渡到肠内营养(EN)。营养支持可增强肠道黏膜屏障,防止肠内细菌移位引起胰腺坏死合并感染。谷氨酰胺制剂有保护肠道黏膜屏障作用,可加用。

4. 抗菌药物 重症胰腺炎常规使用抗生素,有预防胰腺坏死合并感染的作用。抗生素选用应考虑:对肠道移位细菌敏感,且对胰腺有较好渗透性的抗生素。以喹诺酮类或亚胺培南为佳,并联合应用对厌氧菌有效的药物如甲硝唑。病程后期应密切注意真菌感染。

5. 减少胰液分泌 生长抑素具有抑制胰液和胰酶分泌,抑制胰酶合成的作用。虽疗效尚未最后确定,但目前国内学者多推荐尽早使用。

6. 抑制胰酶活性 仅用于重症胰腺炎的早期,但疗效尚有待证实。包括抑肽酶、氟尿嘧啶、加贝脂等。

7. 器官功能的维护治疗

(1) 针对呼吸衰竭的治疗:给予鼻导管或面罩吸氧,必要时应用机械通气。

(2) 针对急性肾功能衰竭的治疗:早期预防急性肾衰竭主要是容量复苏等支持治疗;治疗急性肾衰竭主要是连续肾脏替代疗法(CRRT)。

(3) 其他器官功能的支持:如出现肝功能异常时可予以保肝药物,急性胃黏膜损伤需应用质子泵抑制剂或 H_2 受体拮抗剂。

(二) 内镜下 Oddi 括约肌切开术(EST)

EST 适用于胆源性胰腺炎合并胆道梗阻或胆道感染者,行 Oddi 括约肌切开术及(或)放置鼻胆管引流。

(三) 中医中药

中医中药对急性胰腺炎有一定疗效,清胰汤。

(四) 外科治疗

1. 腹腔灌洗 通过腹腔灌洗可清除腹腔内细菌、内毒素、胰酶、炎性因子等。

2. 手术 近年主张尽量避免手术治疗。

适应证:① 诊断未明,疑有穿孔;② 胰腺脓肿,假性囊肿;③ 胆道梗阻,黄疸加深;④ 化脓性腹膜炎,内科治疗无效者。

疗效判定:轻型:1 周内自限、恢复,预后好;重型:病情凶险,预后差,病死率 20%~40%。治疗显效:5 天内腹痛、发热、恶心、呕吐,腹部压痛等症状和体征均消失,血清淀粉酶恢复正常;有效:5~7 日内上述症状和体征缓解,血清淀粉酶恢复正常;无效:>7 日上述症状和体征改善不明显或加重,血清淀粉酶未恢复正常,或需改变治疗方案。

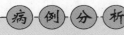

　　女性,28 岁,既往史:身体健康,无任何传染病史。突然左上腹部疼痛伴恶心呕吐 6 h。发病前进食过多脂肪食物,突然感左上腹部疼痛不适并逐渐加剧,间歇性向左肩放射,伴频繁恶心、呕吐,吐出食物残渣及胆汁胃液等。查体:T38.5℃,P102 次/分,R25 次/分,BP15.5/9kPa,呈急性病容,表情痛苦,强迫体位,弯腰捧腹体态,头额出汗,呼吸稍快,面容略显潮红,皮肤巩膜无黄染,头颅五官无异常,局部肌紧张及反跳痛,肠鸣音活跃,实验室检查:RBC3.5×10^{12}/L, Hb 100 g/L,WBC 12×10^9/L,N90%,L 10%,血清淀粉酶 1 200 U(正常 110 U)。

　　【问题】
　　(1) 诊断及主要依据?
　　(2) 处理原则?
　　【分析与解答】
　　(1) 诊断:急性水肿型胰腺炎。主要依据:① 28 岁女性,既往体健,突然发作的左上腹部疼痛伴恶心、呕吐。② 病史:有进食过多脂肪食物史。③ 血清淀粉酶 1 200 U,大大超过诊断标准(<110 U)。
　　(2) 处理原则:① 抑制胰腺分泌:短暂禁食;抑制胰腺分泌的药物:酌情使用胰酶抑制剂。② 解痉镇痛。③ 酌情使用抗生素。④ 纠正水、电解质及酸碱平衡失调。⑤ 对症支持治疗。

第二节 慢性胰腺炎

　　慢性胰腺炎是指由于各种不同原因所致的胰腺局部、节段性或弥漫性的慢性进展性炎症,导致胰腺组织和(或)胰腺功能不可逆的损害。

　　临床表现为反复发作性或持续性腹痛、腹泻或脂肪泻、消瘦、黄疸、腹部包块和糖尿病等。

　　慢性胰腺炎无规律性地分布于世界各地区,不同地区的发病率相差较大。我国的发病率虽低于西方国家,但呈上升的趋势,我国慢性胰腺炎多见于中年男性,以 30~60 岁,男:女为 2.6:1,与西方国家基本相似。

一、病因与发病机制

　　慢性胰腺炎的发病原因受多种因素影响,常见的原因是乙醇过量和胆系疾病(主要是胆石),导致慢性胰腺炎其他的原因尚有:创伤与手术、代谢障碍、营养障碍、遗传因素、内分泌异常等。

(一)常见病因及机制

　　1. 胆系疾病　　主要为胆管结石造成 Oddi 括约肌炎症水肿致十二指肠乳头部梗阻。反复的梗阻导致胰腺反复的炎症,最终纤维化造成慢性胰腺炎。

　　2. 酗酒　　乙醇致慢性胰腺炎的原因尚不完全清楚。主要可能有以下几个原因。

　　(1) 乙醇刺激胃酸分泌增多,激发十二指肠分泌胰泌素及促胰酶素,致胰液分泌增加。

　　(2) 造成 Oddi 括约肌痉挛,导致胰管内压增高。

　　(3) 乙醇致胰液中蛋白质形成蛋白栓子,造成胰管的狭窄和梗阻。

　　(4) 乙醇直接造成腺泡细胞质的退行性变。

　　3. 外伤与手术　　腹部钝性损伤或手术损伤主胰管、胰腺组织广泛挫伤后可导致慢性胰腺炎。

　　4. 代谢障碍　　高脂血症时胰毛细血管内有较高浓度的乳糜微粒及游离脂肪酸,造成栓塞并损伤毛细血管内膜所致。血液黏滞度增高,微静脉及小静脉中的血流阻力增大,导致胰腺组织缺血,形成慢性胰腺炎。

　　5. 营养障碍　　低蛋白饮食可导致慢性胰腺炎。

　　6. 遗传因素　　遗传性胰腺炎较少见,属染色体显性遗传。

（二）病理改变

（1）基本病变是胰腺腺泡萎缩，有弥漫性纤维化或钙化。

（2）腺管有多发性狭窄和囊状扩张，管内有结石、钙化和蛋白栓。

（3）胰管阻塞区可见局灶性水肿、炎症和坏死，也可合并假性囊肿。

上述病理过程具有不可逆、进行性的特点。后期胰腺变硬，表面苍白呈不规则结节状，体积缩小，胰岛亦可萎缩。

二、临 床 表 现

（一）症状及体征

慢性胰腺炎临床表现为无症状期与症状轻重不等的发作期的交替出现，典型病例可出现五联征：腹痛、胰腺钙化、胰腺假性囊肿、脂肪泻及糖尿病。

1. 腹痛　最突出的症状，90％以上的患者有程度不等的腹痛。初为间歇性，后转为持续性腹痛，性质可为隐痛、钝痛、钻痛甚至剧痛。患者取坐位，膝屈曲位时疼痛可有所缓解；躺下或进食时疼痛加剧。腹痛的发病机制可能主要与胰管梗阻与狭窄等原因所致的胰管内高压有关，其次是胰腺本身的炎症。

2. 胰腺功能不全的表现　可出现内、外分泌功能障碍的表现。由于胰腺外分泌功能障碍引起腹胀、食欲减退、厌食油腻、消瘦、腹泻甚至脂肪泻。约半数的慢性胰腺炎患者可因胰腺内分泌功能不全发生糖尿病。

3. 体征　腹部压痛与腹痛不相称，多数仅有轻度压痛。当并发假性囊肿时，腹部可扪及表面光整的包块。当胰头肿大和纤维化肿块及胰腺囊肿压迫胆总管，可出现黄疸。

（二）辅助检查

1. 胰腺外分泌功能试验

（1）直接刺激试验　静脉注射胰泌素 1 U/kg，其后收集十二指肠内容物，测定胰液分泌量及碳酸氢钠浓度。80 min 内胰液分泌正常＞2 mL/kg，碳酸氢钠浓度正常＞90 mmol/L，慢性胰腺炎患者异常。

（2）间接刺激试验　① Lundh 试验：标准餐后十二指肠液中胰蛋白酶浓度＜6 IU/L 为胰功能不全；② 胰功肽试验：由于弹力蛋白酶在肠道不被破坏，其粪便中的浓度高于其在胰液中的浓度，当粪便中弹力蛋白酶＜200 μg/g 时为异常。

2. 吸收功能试验

（1）粪便（72 h）脂肪检查：慢性胰腺炎粪便中性脂肪、肌纤维和氮含量增高。给予 80 g 脂肪的食物后，72 h 粪便的脂肪排泄量，正常人平均应低于 6 g/d。

（2）维生素 B_{12} 吸收试验：维生素 B_{12} 的吸收障碍与胰分泌不足有关。

3. 胰腺内分泌测定

（1）血清缩胆囊素（CCK）：慢性胰腺炎显著升高，与胰外分泌减少，对 CCK 的反馈抑制作用减弱有关。

（2）血浆胰多肽：主要由胰腺 PP 细胞分泌，而慢性胰腺炎患者血浆胰多肽明显下降。

（3）空腹血浆胰岛素水平：口服葡萄糖、甲苯磺丁脲（D860）或静注胰高血糖素后血浆胰岛素不上升者，反映胰腺内胰岛素储备减少。

4. 影像学检查

（1）X 线腹部平片：胰腺区钙化或结石，对诊断有意义。

（2）B 超和 CT 检查：可见胰腺增大或缩小、边缘不清、密度异常、钙化斑或结石、囊肿等改变。

（3）经十二指肠镜逆行胰胆管造影（ERCP）对诊断慢性胰腺炎有重要价值。可显示主胰管口径增大而不规则，可呈串珠状，胰管扭曲变形，可有胰管不规则狭窄或胰管中断，胰管小分支有囊性扩张。并可显示胆管系统病变。

（4）磁共振胰胆管成像（MRCP）：是无创性、无须造影剂即可显示胰胆系统的检查手段，在显示主胰管病变方面，效果与 ERCP 相同。

（5）超声内镜（EUS）：是无创性、无须造影剂即可显示胰胆系统的检查手段，在显示主胰管病变方面，效果基本与 ERCP 相同；对于胰腺实质病变的判断优于 ERCP。

（6）经超声/超声内镜引导或手术探查：做细针穿刺活检。或经 ERCP 收集胰管分泌液做细胞学染色检查对慢性胰腺炎和胰腺癌的鉴别有重要价值。

三、诊断与鉴别诊断

慢性胰腺炎的诊断标准：① 有明确的胰腺炎组织学诊断；② 有明确的胰腺钙化；③ 有典型慢性胰腺炎症状体征，有明显的胰腺外分泌障碍和 ERCP 等典型慢性胰腺炎影像学特征，除外胰腺癌；④ EUS 有典型的慢性胰腺炎影像学特征。目前尚无慢性胰腺炎的早期诊断检查手段。

慢性胰腺炎与胰腺癌鉴别尤为重要，且有一定的难度，需进行细针穿刺活体组织检查，甚至剖腹手术探查。慢性胰腺炎的腹痛与脂肪泻需注意与其他疾病鉴别。

四、治　疗

（一）内科治疗

1. 病因治疗　包括去除病因，如戒酒，积极治疗胆道疾病。

2. 对症治疗　① 腹痛：胰酶制剂替代治疗有一定止痛作用；对顽固性疼痛进行腹腔神经丛阻滞或内脏神经切除术；② 胰腺外分泌功能不全症状：可用足量的胰酶制剂替代；③ 合并糖尿病者可给予胰岛素治疗。应注意补充营养、脂溶性维生素及维生素 B_{12}、叶酸及多种微量元素。

3. 内镜治疗　通过内镜排除胰管结石，对狭窄的胰管可放置内支架引流。

（二）手术治疗

手术适应证为：① 内科治疗不能缓解腹痛，发生营养不良者；② 合并胰腺脓肿或胰腺假性囊肿者；③ 不能排除胰腺癌者；④ 瘘管形成者；⑤ 胰腺肿大压迫胆总管引起阻塞性黄疸者；⑥ 有脾静脉血栓形成和门静脉高压症引起出血者。

手术方式可采用：① 胰切除术；② 胰管减压及引流术；③ 迷走神经、腹腔神经节切除术；④ 针对胆道疾病和门静脉高压的手术。

疗效判断：显效：腹痛消失，体重增加，无腹胀，大便正常，实验室检查血、尿淀粉酶正常；有效：腹痛明显减轻，饮食好转，大便较前好转；无效：腹痛不减，体重减少，大便，CT、B 超影像等无改变。

（刘　军　朱海杭）

第十九章 胰腺癌

胰腺癌主要指胰外分泌腺的恶性肿瘤,发病率近年来明显上升,恶性程度高、发展较快、预后较差。临床上主要表现为腹痛、食欲不振、消瘦和黄疸等。发病年龄以 45～65 岁最多见,男女之比为1.58∶1,早期诊断十分困难,治疗效果也不理想,死亡率很高,各国统计 5 年生存率仅 2%～10%。

一、病因与发病机制

病因与发病机制至今未明。可能是多种因素长期共同作用的结果。
(1) 吸烟、饮酒、饮咖啡者,糖尿病患者,慢性胰腺炎发病率较高。
(2) 胰腺癌与内分泌有关,女性在绝经期后则发病率上升。
(3) 长期接触某些化学物质如 F-萘酸胺、联苯胺、烃化物等可能对胰腺有致癌作用。
(4) 遗传因素与胰腺癌的发病也似有一定关系。

二、病理改变

胰腺癌可发生于胰腺任何部位,胰头癌约占 60%,胰体尾癌约占 20%,弥漫性的约占 10%。

胰腺癌大多起源于腺管上皮细胞,称为导管细胞癌,占胰腺癌的 90% 以上,为白色多纤维易产生粘连的硬癌;少数是起源于胰腺腺泡细胞的腺泡细胞腺癌,质地较软,易出血坏死,又称髓样癌。

胰腺癌发展较快,易发生早期转移;转移的方式有直接蔓延、淋巴转移、血行转移和沿神经鞘转移四种。确诊时大多已有转移。癌可直接蔓延至胆总管末端、胃、十二指肠、左肾、脾及邻近大血管;经淋巴管转移至邻近器官、肠系膜及主动脉周围等处的淋巴结;血循环转移至肝、肺、骨、脑和肾上腺等器官;也常沿神经鞘浸润或压迫腹腔神经丛,引起顽固剧烈的腹痛和腰背痛。

三、临床表现

早期无特殊表现,可诉上腹不适,食欲减退,乏力等。出现明显症状时,病程多已进入晚期。整个病程短、病情发展快、迅速恶化。

（一）症状

1. 腹痛 多数患者有腹痛并常为首发症状,典型的胰腺癌腹痛为:① 位于中上腹深处,腹痛剧烈者常有持续腰背部剧痛;② 常为持续性进行性加剧的钝痛或钻痛,用解痉止痛药难以奏效;③ 夜间和(或)仰卧与脊柱伸展时加剧,俯卧、蹲位、弯腰坐位或蜷膝侧卧位可使腹痛减轻。

2. 体重减轻 90% 的患者有迅速而明显的体重减轻,晚期常呈恶病质状态。

3. 黄疸 肝外阻塞性黄疸是胰头部癌的突出症状。大多数病例的黄疸因胰头癌压迫或浸润胆总管引起。

4. 其他症状 胰腺癌有不同程度的各种消化道症状,最常见的是食欲不振和消化不良。少数胰腺癌患者可因病变侵及胃、十二指肠壁而发生上消化道出血。部分患者有持续或间歇性低热。

（二）体征

(1) 早期一般无明显体征。

(2) 典型胰腺癌可见消瘦,上腹压痛和黄疸。梗阻性黄疸可扪及囊状、无压痛、表面光滑并可推移的肿大胆囊,称 Courvoisier 征,是诊断胰腺癌的重要体征。

（3）胰腺肿块多见于上腹部，呈结节状或硬块，肿块可以是肿瘤本身，也可是腹腔内转移的淋巴结。

（4）晚期患者可有腹水，多因腹膜转移所致。

（三）辅助检查

1. 血生化试验

（1）黄疸呈梗阻性改变，血清胆红素升高，以结合胆红素为主。血清碱性磷酸酶、GGT等可增高。重度黄疸时尿胆红素阳性，尿胆原阴性，粪便可呈灰白色，粪胆原减少或消失。

（2）胰管梗阻或并发胰腺炎时，血清淀粉酶和脂肪酶可升高。

2. 肿瘤标志物检测

（1）糖抗原（CA199）联合监测可提高对于胰腺癌诊断的特异性与准确性。

（2）从粪便、血液、胰液中突变K-ras基因检测为胰腺癌的诊断提供了新的辅助性检查手段。

3. 影像学检查

（1）腹部B超：B超对晚期胰腺癌的诊断阳性率可达90%，可显示胰腺局肿块，胰管扩张或中断，胆囊肿大，作为首选筛查方法。

（2）经十二指肠镜逆行胰胆管造影（ERCP）：能直接观察十二指肠和壶腹有无癌肿浸润情况外，造影显示：胰胆管受压以及主胰管充盈缺损、移位、瘤腔形成，胰管阻塞、突然变细或中断等。收集胰液做细胞学检查及壶腹部活检做病理检查，可提高诊断率。必要时可同时放置胆道内支架引流减轻黄。

（3）磁共振胰胆管成像（MRCP）：是无创性胰胆系统的检查手段，显示主胰管与胆总管病变的效果基本与ERCP相同。

（4）CT可显示＞2 cm的肿瘤：可见胰腺局限性肿大、胰管扩张或狭窄、大血管受压、淋巴结或肝转移等，诊断准确率可达80%以上。

（5）选择性动脉造影：经腹腔动脉做肠系膜上动脉、肝动脉、脾动脉选择性动脉造影，对显示胰体尾癌可能比B超和CT更有效。

（6）超声内镜检查：超声胃镜在胃内检查，可见胃后壁外有局限性低回声区，凹凸不规整的边缘，内部回声的不均匀；并可行穿刺活检，胰腺癌检出率将近100%。

4. 组织病理学和细胞学检查　　在CT、B超定位和引导下，或在剖腹探查中用细针穿刺做多处细胞学或活体组织检查，确诊率高。

四、诊断与鉴别诊断

本病的早期诊断困难，出现明显食欲减退、上腹痛、进行性消瘦和黄疸，上腹扪及肿块；影像学胰腺有占位时，诊断胰腺癌并不困难，一旦属晚期，绝大多数已丧失手术的时机。因此，对40岁以上近期出现下列临床表现时应重视：① 持续性上腹不适，进餐后加重伴食欲下降；② 不能解释的进行性消瘦；③ 不能解释的糖尿病或糖尿病突然加重；④ 多发性深静脉血栓或游走性静脉炎；⑤ 有胰腺癌家族史、大量吸烟、慢性胰腺炎者应密切随访检查。

应与慢性胰腺炎、壶腹癌、胆总管癌等相鉴别。

五、治　疗

胰腺癌的治疗仍以争取手术根治为主。对不能手术者常作姑息性短路手术、化学疗法、放射治疗。

（一）外科治疗

应争取早期切除癌，但因早期诊断困难，一般手术切除率不高。国内报道手术根治率为21.2%～55.5%，且手术死亡率较高，5年生存率亦较低。

（二）内科治疗

晚期或手术前后病例均可进行化疗、放疗和各种对症支持治疗。

（1）化疗常选用氟尿嘧啶、吉西他滨、替吉奥等联合化疗，但疗效不佳。

（2）随着放疗技术不断改进，胰腺癌的放疗效果有所提高。联合放疗和化疗，可延长存活期。

（3）对有顽固性腹痛者可给予镇痛及麻醉药，必要时可用50％乙醇或神经麻醉剂做腹腔神经丛注射（CPN）或行交感神经节阻滞疗法，腹腔神经切除术。

（4）应用各种支持疗法对晚期胰腺癌及术后患者均十分重要，可选用静脉高营养和氨基酸液输注，改善营养状况；可给予胰酶制剂治疗消化吸收功能障碍。

（三）疗效判定

（1）WHO肿瘤评价标准：病变完全消失超过1个月为完全缓解（CR），肿块缩小50％以上超过1个月为部分缓解（PR），肿块缩小不及50％或增大未超过25％为稳定（NC），一个或多个病变增大25％以上或出现新病变为进展（PD）。

（2）临床受益反应的定义：是对疼痛、身体状态及体重做出综合评估，符合以下一条超过4周者，呈临床受益。① 疼痛强度降低超过50％；② 止痛剂用量减少50％为阳性，③ 身体状态评分（KPS）较治疗前提高20分为阳性；④ 非体液滞留性体重增加超过7％。

（刘　军　朱海杭）

第二十章　消化道出血

学习要点

- **掌握**：上消化道出血临床表现及治疗。
- **熟悉**：消化道出血病因、诊断。
- **了解**：下消化道出血临床表现及治疗。

第一节　上消化道出血

上消化道出血是以 Treitz 韧带以上的消化道，包括食管、胃、十二指肠以及胆道、胰管等的出血，临床上还把胃切除手术后的吻合口、上段空肠出血也包括在内。是临床常见急症，约占内科住院患者的 3%，虽然近年诊断及治疗水平已有很大提高，但在高龄、有严重伴随病患者中病死率仍相当高，临床应予高度重视。

一、病因与发病机制

以消化性溃疡、食管-胃底静脉曲张、应激性病变和胃肿瘤四大病因占 90% 以上，随着急诊内镜的普及，其他病因发现率亦有增加。

1. 消化性溃疡　为上消化道出血病因的首位，约 50%，其中十二指肠溃疡比胃溃疡多见，青壮年 DU 较多，而老年人 GU 较多。出血系溃疡基底或边缘血管受侵破溃所致。出血量和速度取决于受累血管种类、大小、硬度和患者凝血机制等因素。

2. 食管-胃底静脉曲张破裂出血　约占 20%，出血系门静脉高压引起，出血量大，起病急、预后差。是肝硬化的常见并发症，少数患者亦可有肝静脉阻塞综合征、门静脉阻塞等所致。应注意，在少数食管-胃底静脉曲张患者中，有出血并非曲张静脉破裂所致，而是门静脉高压性胃肠病引起的胃黏膜糜烂、溃疡和食管炎等引起。

3. 应激性病变　在应激状态时神经、内分泌调节紊乱，破坏消化道黏膜的保护因子和攻击因子的平衡，导致黏膜糜烂、溃疡并发出血和穿孔。应激病因包括：颅脑疾病和严重创伤（Cushing 溃疡），严重烧伤（Curling 溃疡）、败血症、休克、多脏器功能衰竭、药物。

4. 胃肿瘤　以胃癌多见，亦见胃息肉、平滑肌瘤、平滑肌肉瘤等，出血机制是肿瘤缺血坏死，发生糜烂和溃疡侵蚀血管。

5. 食管-贲门黏膜撕裂症（Mallory‐Weiss 综合征）　由于呕吐、剧烈干呕、腹内压剧增造成贲门和食管远端黏膜和黏膜下层撕裂而致出血，出血量多少和裂伤数多少、大小以及是否侵及动脉相关。

6. 食管疾病　严重的胃食管反流病因弥漫性食管炎和食管溃疡而出血，食管癌因肿瘤坏死、侵及血管而出血。

7. 十二指肠疾患　除十二指肠溃疡外，十二指肠炎、憩室、肿瘤、钩虫病等均可引起出血。

8. 胃血管性疾患　包括血管瘤、动-静脉畸形等如胃黏膜下恒径动脉畸形破裂（称为 Dieulafoy 溃疡）出血。

9. 上胃肠道邻近器官疾病　胆管或胆囊结石，胆道蛔虫病，胆囊或胆管癌，术后胆总管引流管造成的胆道受压坏死，肝癌、肝脓肿或肝血管瘤破入胆道致胆道出血。胰腺疾病累及十二指肠、胰腺癌，急性胰腺炎并发脓肿溃破。主动脉瘤破入食管、胃或十二指肠。纵隔肿瘤或脓肿破入食管。

10. 全身性疾病　　血液病包括血友病、白血病、恶性组织细胞增多症、再障、DIC 等及其他凝血机制障碍（如重症肝炎、败血症、流行性出血热）、血管性疾病：遗传性毛细血管扩张症、血管性假性血友病等；尿毒症，风湿性疾病如 SLE、Behcet 病等。

二、临 床 表 现

上消化道出血的临床表现主要取决于出血量及出血速度。

（一）呕血与黑粪

呕血与黑粪是上消化道出血的特征性表现。上消化道大量出血之后，均有黑粪。出血部位在幽门以上者常伴有呕血。若出血量较少、速度慢亦可无呕血。反之，幽门以下出血如出血量大、速度快，可因血反流入胃腔引起恶心、呕吐而表现为呕血。

呕血多为棕褐色呈咖啡渣样，如出血量大，未经胃酸充分混合即呕出，则为鲜红或有血块。黑粪呈柏油样，黏稠而发亮，当出血量大，血液在肠内推进快，粪便可呈暗红甚至鲜红色。

（二）失血性周围循环衰竭

急性大量失血由于循环血容量迅速减少而导致周围循环衰竭。一般表现为头昏、心慌、乏力，突然起立发生晕厥、肢体冷感、心率加快、血压偏低等。严重者呈休克状态。

（三）贫血和血象变化

急性大量出血后均有失血性贫血，但在出血的早期，血红蛋白浓度、红细胞计数与血细胞比容可无明显变化。在出血后，组织液渗入血管内，使血液稀释，一般需经 3～4 h 以上才出现贫血，出血后 24～72 h 血液稀释到最大限度。贫血程度除取决于失血量外，还和出血前有无贫血基础、出血后液体平衡状况等因素有关。急性出血患者为正细胞正色素性贫血，在出血后骨髓有明显代偿性增生，可暂时出现大细胞性贫血，慢性失血则呈小细胞低色素性贫血。出血 24 h 内网织红细胞即见增高，出血停止后逐渐降至正常。上消化道大量出血 2～5 h，白细胞计数轻至中度升高，血止后 2～3 日才恢复正常。但在肝硬化患者，如同时有脾功能亢进，则白细胞计数可不增高。

（四）发热

上消化道大量出血后，多数患者在 24 h 内出现低热，持续 3～5 日后降至正常。引起发热的原因尚不清楚，可能与周围循环衰竭，导致体温调节中枢的功能障碍等因素有关。

（五）氮质血症

在上消化道大量出血后，由于大量血液蛋白质的消化产物在肠道被吸收，血中尿素氮浓度可暂时增高，称为肠源性氮质血症。一般于一次出血后数小时血尿素氮开始上升，24～48 h 可达高峰，大多不超出 14.3 mmol/L（40 mg/dL），3～4 日后降至正常。

三、诊断与鉴别诊断

（一）上消化道出血诊断的确立

根据呕血、黑粪、呕吐物或黑粪隐血试验呈强阳性即可做出上消化道出血的诊断，但必须注意以下情况：

1. 排除消化道以外的出血因素

（1）排除来自呼吸道的出血。

（2）排除口、鼻、咽喉部出血。

（3）排除进食引起的黑粪：如动物血、炭粉、铁剂或铋剂等药物。

2. 判断上消化道还是下消化道出血　　呕血提示上消化道出血，黑粪大多来自上消化道出血，而血便大多来自下消化道出血。但是，上消化道短时间内大量出血亦可表现为暗红色甚至鲜红色血便，此时如不伴呕血，常难与下消化道出血鉴别，应在病情稳定后即做急诊胃镜检查。高位小肠乃至右半结肠出血，如血在肠腔停留时间久亦可表现为黑粪，这种情况应先经胃镜检查排除上消化道出血后，再行下消化道出血的有关检查。

（二）出血严重程度的估计和周围循环状态的判断

据研究，成人每日消化道出血5～10 mL粪便隐血试验出现阳性，每日出血量50～100 mL可出现黑粪。胃内储积血量在250～300 mL可引起呕血。一次出血量不超过400 mL时，因轻度血容量减少可由组织液及脾脏储血所补充，一般不引起全身症状。出血量超过400～500 mL，可出现全身症状，如头昏、心慌、乏力等。短时间内出血量超过1 000 mL，可出现周围循环衰竭表现。对急性消化道大出血患者，应将对周围循环状态的有关检查放在首位，并据此做出相应的紧急处理。血压和心率是关键指标，需进行动态观察，综合其他相关指标加以判断。如收缩压低于90 mmHg、心率大于120次/分，伴有面色苍白、四肢湿冷、烦躁不安或神志不清则已进入休克状态，属严重大量出血，需积极抢救。

（三）出血是否停止的判断

临床上出现下列情况应考虑继续出血或再出血：① 反复呕血，或黑粪次数增多、粪质稀薄，伴有肠鸣音亢进；② 周围循环衰竭的表现经充分补液输血而未见明显改善，或虽暂时好转而又恶化；③ 血红蛋白浓度、红细胞计数与血细胞比容继续下降，网织红细胞计数持续增高；④ 补液与尿量足够的情况下，血尿素氮持续或再次增高。

（四）出血的病因

1. 临床与实验室检查提供的线索 慢性、周期性、节律性上腹痛多提示出血来自消化性溃疡，特别是在出血前疼痛加剧，出血后减轻或缓解，更有助于消化性溃疡的诊断。有服用非甾体抗炎药等损伤胃黏膜的药物或应激状态者，可能为急性糜烂出血性胃炎。过去有病毒性肝炎、血吸虫病或酗酒病史，并有肝病与门静脉高压的临床表现者，可能是食管胃底静脉曲张破裂出血。此外，对中年以上的患者近期出现上腹痛，伴有厌食、消瘦者，应警惕胃癌的可能性。肝功能试验结果异常、血常规白细胞及血小板减少等有助于肝硬化诊断。

2. 胃镜检查 是目前诊断上消化道出血病因的首选检查方法。多主张在出血后24～48 h内进行检查，称急诊胃镜检查（emergency endoscopy）。一般认为这可大大提高出血病因诊断的准确性，因为有些病变如急性糜烂出血性胃炎可在短短几天内愈合而不留痕迹；有些病变如血管异常在活动性出血或近期出血期间才易于发现；对同时存在2个或多个病变者可确定其出血所在。急诊胃镜检查还可根据病变的特征判断是否继续出血或估计再出血的危险性，并同时进行内镜止血治疗。在急诊胃镜检查前需先纠正休克、补充血容量、改善贫血。如有大量活动性出血，可先插胃管抽吸胃内积血，并用生理盐水灌洗，以免积血影响观察。

3. X线钡餐检查 本法不易区分出血病灶、察知小病变，一般要求在病情稳定和出血停止后才实施。因其可检查全胃肠道，对胃镜检查阴性的病例有一定价值。

4. 其他检查 选择性腹腔动脉造影、放射性核素扫描、胶囊内镜及小肠镜检查等主要适用于不明原因消化道出血。

四、治 疗

应针对病情选用个体化治疗，80%的消化性溃疡出血可自行止血，不需特殊治疗，而食管胃底静脉曲张出血一般难以止血，各病因出血治疗对策应有区别。

（一）一般急救措施

患者应卧位休息，保持呼吸道通畅，避免呕血时血液吸入引起窒息，必要时吸氧。活动性出血期间禁食。严密监测患者生命体征，如心率、血压、呼吸、尿量及神志变化；观察呕血与黑粪情况；定期复查血红蛋白浓度、红细胞计数、血细胞比容与血尿素氮；必要时行中心静脉压测定；对老年患者根据情况进行心电监护。

（二）积极补充血容量

尽快建立有效的静脉输液通道，尽快补充血容量。下列情况为紧急输血指征：① 改变体位出现晕厥、血压下降和心率加快；② 失血性休克；③ 血红蛋白低于70 g/L或血细胞比容低于25%。输血量视患者周围循环动力学及贫血改善而定，尿量是有价值的参考指标。应注意避免因输液、输血过快、过多而引起肺水肿，原有心脏病或老年患者必要时可根据中心静脉压调节输入量。

（三）止血措施

1. 食管、胃底静脉曲张破裂大出血

（1）药物止血：① 血管加压素（vasopressin）：通过对内脏血管的收缩作用，减少门静脉血流量，降低门静脉压。血管加压素的推荐疗法是 0.2 U/min 静脉持续滴注，视治疗反应，可逐渐增加剂量至 0.4 U/min，副反应常见的有腹痛、血压升高、心律失常、心绞痛，严重者可发生心肌梗死。因此，应同时使用硝酸甘油，以减少血管加压素引起的副反应，有冠状动脉粥样硬化性心脏病、高血压者忌用。② 生长抑素及其拟似物：可明显减少门静脉及其侧支循环血流量，止血效果肯定，因不伴全身血流动力学改变，故短期使用几乎没有严重副反应。14 肽天然生长抑素（somatostatin），用法为首剂 250 μg 静脉缓注，继以 250 μg/h 持续静脉滴注。本品半衰期极短，应注意滴注过程中不能中断，若中断超过 5 min，应重新注射首剂。奥曲肽（octreotide）是 8 肽的生长抑素拟似物，该药半衰期较长，常用量为首剂 100 μg 静脉缓注，继以 25～50 μg/h 持续静脉滴注。

（2）气囊压迫止血：经鼻腔或口插入三腔二囊管，注气入胃囊（囊内压 50～70 mmHg），向外加压牵引，用以压迫胃底，若未能止血，再注气入食管囊（囊内压为 35～45 mmHg），压迫食管曲张静脉。用气囊压迫过久会导致黏膜糜烂，故持续压迫时间最长不应超过 24 h，放气解除压迫一段时间后，必要时可重复充盈气囊恢复牵引。气囊压迫止血效果肯定，但缺点是患者痛苦大、并发症多（如吸入性肺炎、窒息、食管炎、食管黏膜坏死、心律失常等），其应用宜限于药物不能控制出血时作为暂时止血用，以赢得时间去准备其他更有效的治疗措施。

（3）内镜治疗：内镜直视下注射硬化剂或组织黏合剂至曲张的静脉（前者用于食管曲张静脉、后者用于胃底曲张静脉），或用皮圈套扎曲张静脉，不但能达到止血目的，而且可有效防止早期再出血，是目前治疗食管胃底静脉曲张破裂出血的重要手段。一般经药物治疗（必要时加气囊压迫）大出血基本控制，患者基本情况稳定，在进行急诊内镜检查同时进行治疗。并发症主要有局部溃疡、出血、穿孔、瘢痕狭窄等，注意操作及术后处理可使这些并发症大为减少。

（4）外科手术或经颈静脉肝内门体静脉分流术。

2. 非曲张静脉上消化道大出血

（1）抑制胃酸分泌的药物：血小板聚集及血浆凝血功能所诱导的止血作用需在 pH＞6.0 时才能有效发挥，而且新形成的凝血块在 pH＜5.0 的胃液中会迅速被消化。因此，抑制胃酸分泌，提高胃内 pH 具有止血作用。临床上，对消化性溃疡和急性胃黏膜损害所引起的出血，常规予以 H$_2$ 受体拮抗剂或质子泵抑制剂，后者在提高及维持胃内 pH 的作用优于前者。急性出血期应静脉途径给药。

（2）内镜治疗：内镜如见有活动性出血或暴露血管的溃疡应进行内镜止血。证明有效的方法包括热探头、高频电灼、激光、微波、注射疗法或上止血夹等。

（3）手术治疗：内科积极治疗仍大量出血不止危及患者生命，需不失时机行手术治疗。

（4）介入治疗：患者严重消化道大出血在少数特殊情况下，既无法进行内镜治疗，又不能耐受手术，可考虑在选择性肠系膜动脉造影找到出血灶的同时进行血管栓塞治疗。

第二节　下消化道出血

指 Treitz 韧带以下的消化道，包括空肠、回肠、盲肠、结肠、直肠和肛门的出血，发生率较上消化道低，但肠道长，传统的结肠镜只能到达回盲部或回肠末端，小肠成了传统内镜检查的空白，故诊治受到一定的限制。近年新型小肠镜问世填补了空白，但价格贵、操作困难，故尚难推广。由于肠道内容物和积血难以清除，故对下消化道出血做出及时诊断和开展内镜治疗远比上消化道出血困难。

一、病因与发病机制

1. 肿瘤　　主要病因之一，结肠癌多见，小肠以平滑肌瘤、平滑肌肉瘤、淋巴瘤多见，其他还有血管瘤、类癌等，出血原因是表面糜烂坏死累及血管。

2. 息肉　　占消化道出血病因的 1/3 左右，多分布在结直肠。

3. 肠道感染　细菌、真菌、寄生虫感染均可引起肠溃烂出血。

4. 炎症性肠病和免疫疾病　炎症性肠病约20%并发出血，肠道单纯性溃疡和Behcet病偶有发现并出血者。

5. 血管畸形　先天性血管畸形、遗传性毛细血管扩张症、老年人黏膜下血管退行性变所致血管扩张和畸形等。

6. 其他肠道疾病　包括肠憩室、缺血性肠病、肠套叠门静脉高压性肠病。内、外痔等肛门疾病。

7. 全身性疾病　包括各种血液病、凝血机制障碍、血管性疾病、尿毒症等。

二、临 床 表 现

（一）症状与体征

主要表现为便血，按出血量大小可分为隐性出血、少量显性出血和大出血三型，粪便的色泽和性状取决于出血部位、出血量、出血速度和肠道内停留时间。出血量大患者可出现头晕、心悸、出汗甚至晕厥、休克等失血性周围循环障碍症状，以及发热、氮质血症和血象变化等，类似于上消化道出血。

（二）辅助检查

1. 粪便检查与肛门指检　观察粪便颜色性状和隐血检查以确定出血，肛门指检可发现距肛缘10 cm的病变。

2. 内镜检查

（1）结肠镜检查：是诊断大肠及回肠末端病变的首选检查方法。其优点是诊断敏感性高、可发现活动性出血、结合活检病理检查可判断病变性质。

（2）胶囊内镜或双气囊小肠镜检查：十二指肠降段以下小肠病变所致的消化道出血一直是传统检查的"盲区"。近年发明了胶囊内镜，患者吞服胶囊内镜后，内镜在胃肠道拍摄的图像通过无线电发送至体外接收器进行图像分析。该检查对小肠病变诊断阳性率为60%～70%。近年发展起来的双气囊小肠镜具有插入深度好，诊断率高的特点，不但可以在直视下清晰观察病变，且可进行活检和治疗，因此已逐渐成为诊断小肠病变的重要手段。胶囊内镜或双气囊小肠镜检查适用于常规内镜检查和X线钡剂造影不能确定出血来源的不明原因出血，出血活动期或静止期均可进行。

3. X线钡剂造影　对肿瘤、憩室诊断率高，对小病灶、血管畸形则不易发现，诊断阳性率受技术水平和X线设备影响，一般仅为10%～20%，在活动性出血时不宜过早进行，以免加重出血或引起再出血。

4. 放射性核素扫描或选择性腹腔动脉造影：必须在活动性出血时进行，主要用于内镜检查（特别是急诊内镜检查）和X线钡剂造影不能确定出血来源的不明原因出血。放射性核素扫描是静脉推注用^{99m}锝标记的患者自体红细胞或胶体硫进行腹部扫描，出血速度＞0.1 mL/min时，标记红细胞在出血部位溢出形成浓染区，由此可判断出血部位。对持续大出血患者则宜及时做选择性腹腔动脉造影，在出血量＞0.5 mL/min时，可以发现造影剂在出血部位溢出，有比较准确的定位价值。

三、诊断与鉴别诊断

多数下消化道出血有明显血便，结合临床及必要实验室检查，通过结肠镜全结肠检查，必要时配合X线小肠钡剂造影检查，确诊一般并不困难。

四、治　　疗

与上消化道出血者相似。可用去甲肾上腺素8～16 mL加入冷生理盐水200 mL中灌肠，可反复进行，有一定止血效果，又可为肠镜前肠道准备。药物治疗中血管加压素、生长抑素及其类似物有效。内镜治疗是控制出血的有效手段，方法包括药物喷洒、电凝、激光、微波、局部注射等。但因肠道准备困难、紧急肠镜治疗的机会较少。发现出血性息肉可电凝摘除。出血量大、内科、内镜治疗无效者亦考虑外科手术。

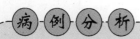

患者陈某，男，28岁，工人；主诉：间歇性上腹痛3年，黑便2天。现病史：患者3年前起反复出现上腹部疼痛，饥饿时明显，餐后可缓解，有时午夜痛醒，每次发作1周左右，2天前起解黑色柏油样大便，无呕血，无畏寒、发热，小便正常。既往有"胃病"史，无肝炎、伤寒史，否认药物过敏史。查体：T36.3 ℃ P 82次/分，R18次/分，BP110/65 mmHg；神志清楚，轻度贫血貌，皮肤、巩膜无黄染，浅表淋巴结不肿大。

胸部：心脏：心率：82次/分，率齐，各瓣区未闻及病理性杂音。肺部：双肺呼吸音粗，无干湿啰音。

腹部：腹软，剑突下压痛，无肌卫及反跳痛，肝脾肋下未触及。实验室检查：血常规：Hb90 g/L，WBC 4.2×10^9/L，N 0.72，大便常规隐血（＋）。

【问题】：

(1) 简述该患者的诊断、诊断依据及需完善的检查。

(2) 试述消化性溃疡鉴别诊断。

(3) 上消化道出血的常见病因有哪些？

【分析与解答】：

(1) 诊断：十二指肠球部溃疡并上消化道出血依据：青年男性，有反复发作上腹部疼痛病史，饥饿痛，餐后可缓解，查体上腹部剑下压痛明显，结合胃镜检查可以确诊。

(2) 鉴别诊断：① 慢性胃炎：本病亦有慢性上腹部不适或疼痛，其症状可类似消化性溃疡，但发作的周期性与节律性一般不典型。胃镜检查是主要的鉴别方法。② 胆囊炎胆石症：多见于中年女性，常呈间歇性、发作性右上腹痛，常放射到右肩胛区，可有胆绞痛、发热、黄疸、Murphy征。进食油腻食物常可诱发。B超检查可以做出诊断。③ 胃泌素瘤：本病又称 Zollinger - Ellison 综合征，有顽固性多发性溃疡，或有异位性溃疡，胃次全切除术后容易复发，多伴有腹泻和明显消瘦。患者胰腺有非β细胞瘤或胃窦G细胞增生，血清胃泌素水平增高，胃液和胃酸分泌显著增多。④ 胃癌：多见于中年以上患者，病情进行性持续性发展，消瘦显著，胃镜下溃疡呈不规则形凹凸不平，肿瘤状突起，较硬而脆，病理检查可以确诊。

(3) 上消化道出血常见原因：消化性溃疡，肝硬化食管胃底静脉曲张破裂出血，急性胃黏膜病变，胃癌、贲门黏膜撕裂综合征等。

（陈　磊　朱海杭）

第四篇

泌尿系统疾病

第一章 泌尿系统疾病总论

学习要点

- **掌握**：肾脏生理功能，了解肾脏生理功能与泌尿系统疾病的关系。
- **掌握**：肾脏疾病的主要症状。
- **掌握**：肾脏疾病常见肾功能检查方法，肾脏病的诊断要求与方法及防治原则。
- **了解**：肾脏疾病本学科的进展状态。

泌尿系统由肾脏、输尿管、膀胱、尿道及有关的血管、神经等组成。主要功能是生成和排泄尿液，并以此排泄人体代谢废物，维持机体内环境的稳定。肾脏也是一个内分泌器官，主要作用是调节血压、红细胞生成和骨骼生长等。本篇讨论内科范畴内的常见肾脏疾病。

一、肾脏的基本结构

肾脏是腹膜后器官，位于脊柱两侧，左右各一个。左肾上极平第 11 胸椎，下极与第 2 腰椎下缘齐平。右肾上方与肝脏毗邻，位置比左肾稍低 0.5～1.0 个椎体。临床上因位置异常如肾下垂及游走肾而出现血尿等症状。中国成人肾脏的长、宽及厚度分别为 10.5～11.5 cm，5～7.2 cm 和 2～3 cm。男性一个肾脏重量为 100～140 g，女性略轻。

肾脏由肾单位、肾小球旁器、肾间质、血管和神经组成。肾单位是肾脏的结构和功能单位，每个肾脏由约 100 万个（80 万～110 万）肾单位组成。肾单位包括肾小体和肾小管两部分，肾小体由肾小球和肾小囊两部分组成。肾小球毛细血管壁由内皮细胞、基底膜和脏层上皮细胞（足细胞）构成，形成具有半透膜性质的滤过膜。

1. 内皮细胞 作为全身血管内皮的延续呈扁平状覆盖于毛细血管壁腔侧，胞体布有 50～100nm 的隙孔。

2. 肾小球基底膜（glomerular basement membrane，GBM） 厚度为 310～370nm，由内外疏松层、中间致密层组成，富有带负电荷的涎酸蛋白、硫酸肝素等。Ⅳ型胶原形成基底膜基本构架，其间充填着层粘连蛋白、纤连蛋白、巢蛋白、硫酸类肝素蛋白聚糖等物质。由于滤过膜的纤维及蛋白的变异或抗原性的改变或遗传性蛋白缺陷，临床出现抗基底膜病、遗传性肾病等疾病。

3. 足细胞 是终末分化细胞，通过稀疏的足突附着于基底膜上，而足突间裂隙孔由一层裂隙膜所封闭。研究显示足细胞有多种裂隙膜蛋白的表达，包括 NePhrin、Podocin 等，这些蛋白质分子相互插入构成了肾小球滤过屏障的分子筛，是防止中、大分子量蛋白质漏出的重要分子屏障。这些裂隙膜蛋白的缺乏或改变可引起大量蛋白尿。由于足细胞的凋亡，而导致肾小球硬化。

4. 肾小球毛细血管间有系膜组织 包括系膜细胞和基质，起支撑肾小球毛细血管丛、调节肾小球滤过率修补基底膜、清除异物和基底膜代谢产物等作用。

肾小管分为近端小管、细段、远端小管以及连接小管（位于远端肾小管和集合管之间）四部分，其中，近端小管直部、细段和远端小管直部连接成 U 字形，称为髓袢。肾小管不同的节段由高度分化、形态和功能截然不同的各种上皮细胞构成，主要是排泄代谢产物及调节水电解质和酸碱平衡，维持体内环境稳定。

（一）肾小球滤过功能

肾小球滤过是代谢产物排泄的主要方式，体内含氮类废物如尿素、肌酐及机酸如马尿酸、苯甲酸各种胺类和尿酸等经肾小球滤过。肾小球滤过率（glomeruIarfihrationrate，GFR）主要取决于肾小球内毛细血管和肾小囊内的静水压、胶体渗透压、滤过膜面积以及滤过膜通透性等因素。

（二）肾小管重吸收和分泌功能

肾小球每日滤过的原尿可达 180L，仅有不到 1% 形成终末尿排出体外。原尿中 99% 的水、全部的葡萄糖和氨基酸、大部分的电解质及碳酸氢根等被肾小管和集合管重吸收回血液。

近端肾小管是重吸收的主要部位，原尿中的葡萄糖、氨基酸几乎 100% 被重吸收；Na^+ 通过 Na^+-K^+-ATP 酶主动重吸收，主要阴离子 HCO_3^-、Cl^- 随同一起转运。

髓襻升支与降支平行排列成 U 形反折，是逆流倍增机制形成的解剖基础。亨氏襻在髓质渗透压梯度形成中起重要作用。其主要作用为吸收钠与水。

远端肾小管，特别是连接小管是调节尿液最终成分的主要场所，可重吸收 Na^+，排出 K^+ 以及分泌 H^+ 和 NH_3^+，醛固酮及抗利尿激素可调节上述作用。

（三）肾脏的内分泌功能

肾脏具有重要的内分泌功能，也是激素作用的靶器官及激素的灭活的器官。肾脏分泌的激素包括血管活性肽和非血管活性激素。前者主要调节肾的血流动力学和水盐代谢，包括肾素、血管紧张素、前列腺素、激肽释放酶-激肽系统；后者包括 1-羟化酶和促红细胞生成素等。

二、肾脏疾病的检查

（一）尿液检查

尿液检查常为诊断有无肾脏疾病的主要依据。

1. 蛋白尿　24 h 尿蛋白定量超过 150 mg 或尿蛋白/肌酐>200 mg/（g·cr），或尿蛋白定性试验持续阳性（超过 2 次）称蛋白尿。24 h 尿白蛋白排泄在 30～300 mg 间称为微量白蛋白尿，在糖尿病肾病的早期诊断中有着重要作用。产生蛋白原因很多，常可分为以下四类。

（1）生理性蛋白尿：无器质性病变，常见于以下两种情况：① 功能性蛋白尿，见于剧烈运动、紧张、高热等应激状态所导致的一过性蛋白尿，多见于青少年，定性试验尿蛋白不超过（+）；② 体位性蛋白尿，常见于青春发育期青少年无力体型者，于直立脊柱前凸压迫肾静脉致回流障碍出现，卧位时尿蛋白消失，尿蛋白定量<1 g/24 h。

（2）肾小球性蛋白尿：肾小球滤过膜受损或电荷屏障缺失所致，通透性增高，血浆蛋白质滤出并超过肾小管重吸收能力所致。尿蛋白的分子量大小与肾脏病变成正比，尿中出现以白蛋白为主的中小分子量蛋白质，称为选择性蛋白尿；当病变加重，尿中除排泄中小分子蛋白质外，还排泄大分子量蛋白质，如 IgG 等，称为非选择性蛋白尿。

（3）肾小管性蛋白尿：当肾小管结构或功能受损时，肾小管对正常滤过的小分子量蛋白质（如 β_2 微球蛋白、溶菌酶等）重吸收障碍，导致蛋白质从尿中排出，称为肾小管性蛋白尿，其特点是分子量小、尿蛋白定量<2.0 g/24 h。

（4）溢出性蛋白尿：血中存在异常小分子蛋白质，如多发性骨髓瘤轻链蛋白、血红蛋白、肌红蛋白等异常增多，从肾小球滤出，超过了肾小管重吸收阈值所致的蛋白尿。

2. 血尿　新鲜尿离心沉渣检查每高倍视野红细胞超过 3 个，12 h 计数>50 万或 3 h 计数>12 万，称血尿。分为肉眼血尿和显微镜下血尿两种。尿外观呈洗肉水样、血样、酱油样或有血凝块时，称为肉眼血尿。

3. 管型尿　尿中蛋白质及细胞成分在肾小管内凝固、聚集成管型称管型尿，其形成与尿蛋白的性质和浓度、尿液酸碱度以及尿比重有密切关系。生理状态下如发热及运动后、肾小球或肾小管性疾病均可引起管型尿。

4. 白细胞尿、脓尿和细菌尿　新鲜尿离心沉渣检查每个高倍镜视野白细胞超过 5 个，称为白细胞尿。因蜕变的白细胞称为脓细胞，故白细胞尿亦称脓尿。清洁外阴后无菌技术下采集的中段尿标本，如涂片每个高倍镜视野均可见细菌，或培养菌落计数超过 10^5/mL 时，称为细菌尿，是诊断尿路感染的重要证据。

（二）肾小球滤过率测定

单位时间内两肾生成原尿的量称为肾小球滤过率。GFR 尚不能直接测定,临床上运用肌酐清除率的方法来评估 GFR,肌酐体内生成相对稳定、能完全从肾小球滤过又不被肾小管重吸收、体外检测方便。正常值平均在 100 ± 10 mL/(min·1.73 m^2),女性较男性略低。以上方法评估 GFR 繁琐,不适用于门诊长期随访患者,目前多采用血清肌酐值代入公式,估计 GFR(estimated GFR,eGFR)。

（三）影像学检查

影像学检查包括超声显像、静脉尿路造影、CT、MRI、肾血管造影、放射性核素检查等。

（四）肾活检

为了明确诊断、指导治疗或判断预后,无禁忌证时可行肾穿刺活检。肾活检对明确各种原发性肾小球疾病的组织病理学诊断很有帮助;不明原因的蛋白尿、小球性血尿及肾功能减退为肾穿刺活检术的适应证;系统性红斑狼疮、系统性血管炎等继发性肾病、遗传性肾脏疾病、急性肾损伤和移植肾排斥的诊断及鉴别诊断均具有重要价值。

三、肾脏疾病常见综合征

肾脏疾病会同时出现一组临床症状和体征,临床上称为综合征。识别患者属于哪一种综合征对疾病诊断很有帮助。

（一）肾病综合征

各种原因所致的大量蛋白尿(>3.5 g/d),低白蛋白血症(<30 g/L),明显水肿和(或)高脂血症的临床综合征。

（二）肾炎综合征

以血尿、蛋白尿、水肿和高血压为特点的综合征。按起病急缓和转归,可分为急性肾炎综合征、急进性肾炎综合征(肾功能急性进行性恶化,于数周至数月内发展为少尿或无尿的肾衰竭)和慢性肾炎综合征。

（三）无症状尿检异常

无症状尿检异常包括无症状性蛋白尿和(或)血尿,是指轻、中度蛋白尿和(或)血尿,不伴有水肿、高血压、肾功能减退等症状。常见的肾小球疾病如肾小球轻微病变、IgA 肾病和肾小管-间质病变。

（四）急性肾衰竭综合征

各种原因引起的血肌酐在 48 h 内绝对值升高 26.44 mmol/L 或较基础值升高多 50% 或尿量<0.5 mL/(kg·h),持续超过 6 h,称为急性肾损伤(acute kidney injury,AKI)。AKI 主要临床表现为少尿、无尿、含氮代谢产物在血中潴留、水电解质及酸碱平衡紊乱等。

（五）慢性肾衰竭综合征

慢性肾脏病(chronic kidney disease,CKD)是指肾脏损伤或肾小球滤过率<60 mL/(min·1.73 m^2)时间持续 3 个月以上。慢性肾衰竭是 CKD 的最终阶段,临床主要表现为消化系症状、心血管并发症及贫血、肾性骨病等。

四、肾脏疾病的诊断

肾脏疾病的诊断应尽可能做出病因诊断、病理诊断、功能诊断和并发症诊断以确切反映疾病的性质和程度,为选择治疗方案和判定预后提供依据。

（一）病因诊断

首先区别是原发性还是继发性肾脏疾病。原发性肾脏病包括免疫反应介导的肾炎、泌尿系感染性疾病、肾血管疾病、肾结石、肾肿瘤及先天性肾病等;继发性肾脏病可继发于肿瘤、代谢、自身免疫等疾病,也可见于各种药物、毒物等对肾脏造成的损害。

（二）病理诊断

对肾炎、肾病综合征、急性肾损伤及原因不明的蛋白尿和(或)血尿,可通过肾穿刺活检明确病理类型。

（三）功能诊断

临床上对于诊断急性肾损伤和慢性肾脏病的患者，还要进行肾功能的分期诊断。根据血肌酐和尿量的变化，AKI分为1~3期。根据肾小球滤过率下降程度将CKD分为1~5期。

（四）并发症诊断

肾脏病特别是急、慢性肾衰竭可引起全身各个系统并发症，包括中枢神经、呼吸及循环系统等。

五、肾脏疾病防治原则

肾脏疾病依据其病因、发病机制、病变部位、病理和功能诊断的不同，选择个体化治疗方案。其治疗原则包括去除诱因，一般治疗针对病因和发病机制的治疗，合并症及并发症的治疗和肾脏替代治疗。

（一）一般治疗

饮食治疗慢性肾脏病治疗的基础，避免劳累，去除感染等诱因避免接触肾毒性药物或毒物，采取健康的生活方式以及合理的饮食。

（二）针对病因和发病机制的治疗

针对免疫发病机制在众多肾脏疾病的作用，免疫调节成为重要治疗手段，目前常用药物包括糖皮质激素及免疫抑制剂治疗。新型免疫调节剂的使用增添更多选择，常用的有环磷酰胺、环孢素A、他克莫司和霉酚酸酯等。

针对非免疫发病机制的治疗高血压、高血脂、高血糖、高尿酸血症、肥胖、蛋白尿以及肾内高凝状态、肾素-血管紧张素系统（RAS）激活、氧化应激等都是肾脏病发生和发展的促进因素，针对这些非免疫因素的治疗也是肾脏病治疗的重要组成部分。使用血管紧张素转换酶抑制剂或血管紧张素Ⅱ受体拮抗剂抑制肾内过度活跃的RAS，既能降低系统血压又能够降低肾小球内压，降低尿蛋白排泄，是延缓肾脏病进展重要的治疗措施。

（三）合并症及并发症的治疗

肾脏病患者常存在多种合并症与并发症，如感染、凝血功能异常、肾性高血压与贫血、水和电解质及酸碱平衡紊乱、心功能不全等，合并症与并发症可导致原发病的加重，形成恶性循环严重影响患者预后，应该积极治疗。

（四）肾脏替代治疗

肾脏替代治疗是终末期肾衰竭患者唯一有效治疗方法，包括血液净化（血液透析与腹膜透析）与肾移植。

1. 血液净化治疗 血液透析与腹膜透析为不同的透析方式，两者优缺点各异，但两者间作用互补，成为一体化治疗。

（1）腹膜透析：包括连续性和间歇性腹膜透析两种。其有居家治疗操作简便，安全有效以及较好保护残存肾功能的特点。

（2）血液透析：通过半透膜的扩散、对流及吸附清除体内积聚的毒性代谢产物，清除体内潴留的水分，纠正酸中毒，达到治疗目的。

2. 肾移植 如能成功，可以使患者恢复正常的肾功能包括内分泌和代谢功能。肾移植后需要长期使用免疫抑制剂，以防止排斥反应。近年来随着新型免疫抑制剂的应用，肾移植的存活率明显改善。

（五）中西医结合治疗

中医学的辨证施治为肾脏病提供了又一治疗手段，大黄、雷公藤总苷、黄芪等制剂具有免疫调节、降蛋白尿及延缓肾衰竭作用。

六、进 展 和 展 望

近年来随着分子生物学、细胞遗传学、表观遗传学以及基因组学、蛋白质组学、代谢组学和生物信息学等技术广泛应用于肾脏病学领域，肾脏疾病在病因及发病机制方面取得了长足的进展。

在肾脏疾病诊断方面,分子病理技术的引入为揭示肾脏病的临床亚型、发生机制提供有效方法。特发性膜性肾病与抗磷脂酶 A2 受体抗体(PLA2R)相关性的认识,为膜性肾病的诊断和鉴别诊断、治疗效果、判断缓解和复发提供了有效的手段。MRI、CT 等影像学诊断技术的发展不断提高了肾脏病相关血管性及梗阻性病变的诊断敏感性;急性肾损伤生物标志物 KIM－1、NGAL 的临床应用也为早期诊断 AKI 和判断预后提供了重要指标。

肾脏疾病的治疗取得了长足的进步。抗 CD20 单克隆抗体、补体抑制剂等新型免疫抑制治疗提高了难治性肾病的控制率和缓解率;多囊肾病等遗传性肾病的药物出现曙光;基于循证医学证据的多中心随机对照临床试验,其肾脏病诊治的结论正在普及推广;慢性肾衰竭肾脏替代治疗技术不断进步,高通量透析、夜间长时透析、家庭透析等新型模式应运而生,减少透析的长期并发症,生存质量不断提升;透析设备改进如微型化血透和腹透装置、佩戴式人工肾已从梦想成为现实;床边血液净化与人工肝、膜肺等多脏器支持系统的联合应用大大提高危重急症肾损伤患者的治疗成功率;干细胞治疗在急性肾损伤和肾脏纤维化领域开始了有益的尝试和临床应用前景值得进一步探索。

【思考题】
简述肾脏疾病常见肾功能检查方法及临床意义。

(刘昌华)

第二章 肾小球疾病概述

学习要点

- **掌握：**原发性肾小球疾病的现行分类方法。
- **掌握：**肾小球肾病及急、慢性肾小球肾炎的典型临床表现，诊断、鉴别诊断及治疗原则。
- **熟悉：**肾小球肾病及急、慢性肾小球肾炎的发病机制。

肾小球疾病是指病变主要累及双肾肾小球的疾病，临床表现多样，可表现为血尿、蛋白尿、水肿、高血压、肾功能减退等，其病因、发病机制、病理改变、病程和预后不尽相同。肾小球疾病可分为原发性、继发性和遗传性：原发性肾小球疾病系指病因不明者；继发性肾小球疾病系指系统性疾病（如系统性红斑狼疮、糖尿病等）中的肾小球损害；遗传性肾小球疾病为遗传基因变异所致的肾小球疾病，如 Alport 综合征等。

原发性肾小球疾病是我国终末期肾衰竭最主要的原因，本章着重介绍原发性肾小球疾病。

一、原发性肾小球疾病的分类

（一）原发性肾小球疾病的临床分型
  （1）急性肾小球肾炎。
  （2）急进性肾小球肾炎。
  （3）慢性肾小球肾炎。
  （4）无症状性血尿和（或）蛋白尿，过去曾称为隐匿性肾小球肾炎。
  （5）肾病综合征。
（二）原发性肾小球疾病的病理分型
  现多采用世界卫生组织（WHO）1995 年修订的肾小球疾病病理学分类标准。
  （1）肾小球轻微病变。
  （2）局灶/节段性肾小球病变，包括局灶性肾小球肾炎。
  （3）弥漫性肾小球肾炎。
  1）膜性肾病。
  2）增生性肾炎：① 系膜增生性肾小球肾炎；② 毛细血管内增生性肾小球肾炎；③ 系膜毛细血管性肾小球肾炎，又称为膜增生性肾小球肾炎；④ 新月体性和坏死性肾小球肾炎；
  3）硬化性肾小球肾炎。
  （4）未分类的肾小球肾炎。

  肾小球疾病组织形态学改变是由多种病因造成，并非所有病因与病变存在对应关系，同一病理类型可呈现多种不同临床表现，而相同的一种临床表现可来自多种不同的病理类型。因此，需结合肾活检结果及临床表现，综合指导治疗。

二、原发性肾小球疾病的发病机制

肾小球疾病病因和发病机制复杂，有多种因素参与，如感染、自身免疫、药物、遗传、环境等，其中免疫损伤是多数肾小球疾病发生过程中的共同环节,同时有炎症机制(如补体、细胞因子、活性氧等)的参与,此外非免疫、非炎症机制在肾小球疾病慢性进展过程中也有重要作用。

(一) 免疫反应

1. 体液免疫

(1) 循环免疫复合物:又称可溶性免疫复合物,由于某些外源性抗原或内源性抗原刺激机体产生相应的抗体,后者与抗原在血液循环中形成免疫复合物,沉积于肾脏,引发多种肾小球肾炎。

(2) 原位免疫复合物:指血液循环中游离抗体与肾小球固有抗原或种植于肾小球的外源性抗原相结合,在肾脏局部形成免疫复合物,并导致肾炎。原位免疫复合物的沉积部位取决于肾小球抗原表达部位或种植抗原的种植部位,可位于内皮下、上皮侧或系膜区。

(3) 自身抗体:如抗中性粒细胞胞质抗体可以通过与中性粒细胞、血管内皮细胞以及补体活化的相互作用造成肾小球的免疫炎症反应,引起典型的少免疫沉积性肾小球肾炎。

2. 细胞免疫　细胞毒性的 T 细胞可直接攻击肾小球固有细胞,辅助 T 细胞在辅助抗体产生过程中起重要作用,CD4$^+$T 细胞可分泌大量炎性因子,参与肾脏损伤。

3. 肾脏固有细胞参与的免疫损伤　血管内皮细胞参与细胞增生、释放血管活性因子,促进凝血;系膜细胞增生,促进细胞外基质合成增加;足细胞合成补体调节蛋白、前列腺素等炎性介质参与损伤。

(二) 炎症反应

炎症细胞主要包括单核-巨噬细胞、中性粒细胞、嗜酸粒细胞及血小板等炎症细胞,产生多种炎性介质参与肾脏损伤,如白细胞介素(interleukin, IL),包括 IL-1、IL-4、IL-6、IL-8、IL-10、IL-18;肿瘤坏死因子;转化生长因子等。

(三) 非免疫、非炎症反应

早期凝血机制的参与及后期蛋白尿,肾脏血液动力学改变亦为肾小球疾病发展的重要机制。

三、临 床 表 现

(一) 蛋白尿

正常的肾小球滤过膜允许分子质量<2 万~4 万 Da 的蛋白质顺利通过,原尿中主要为小分子蛋白(如溶菌酶、β2 微球蛋白、轻链蛋白等)、白蛋白(分子质量 6.9 万)及分子质量更大的免疫球蛋白含量较少。原尿中蛋白质 95% 以上的被近端小管重吸收,故正常人终尿中蛋白质含量低(<150 mg/d),临床上尿常规蛋白定性试验不能测出,尿蛋白定量超过 150 mg/d,尿蛋白定性阳性,称为蛋白尿。

肾小球滤过膜由肾小球毛细血管内皮细胞、基底膜和脏层上皮细胞(足细胞)所构成滤过屏障(分子屏障),仅允许较小的蛋白质分子通过;内皮及足细胞膜富含带负电荷的涎蛋白、硫酸类肝素构成电荷屏障,阻止带负电荷的血浆蛋白滤过。滤过屏障的损伤引起蛋白尿,尿蛋白分子量大小与小球损伤的轻重成正比。如电荷屏障损伤小分子蛋白尿,而分子屏障破坏时,出现分子量大的血浆蛋白。

(二) 血尿

新鲜尿离心后沉渣镜检每高倍视野红细胞超过 3 个称为血尿,1 L 尿中含 1 mL 血液即呈现肉眼血尿。

肾小球疾病所致血尿常为无痛性、全程性血尿,可伴蛋白尿、管型尿。临床上常用以下两项检查帮助区分血尿来源:① 新鲜尿沉渣相差显微镜检查。变形红细胞尿为肾小球源性,均一形态正常红细胞尿为非肾小球源性;② 尿红细胞容积分布曲线。肾小球源性血尿常呈非对称曲线,其峰值红细胞容积小于静脉脉峰值血细胞比容;非肾小球源性血尿常呈对称性曲线,其峰值红细胞容积大于静脉峰值红细胞容积。

小球源性血尿产生的主要原因为肾小球基底膜(GBM)断裂,红细胞通过该裂缝时受血管内压力挤压受损,破损的红细胞通过肾小管各段受不同渗透压和 pH 作用影响所致。

(三) 水肿

肾性水肿的发病机制主要为水、钠潴留,可分两大类:

1. 肾病性水肿　主要由于血浆蛋白过低,血浆胶体渗透压降低,液体从血管内渗入组织间隙,产生水肿;继发性水钠潴留加重水肿。

2. 肾炎性水肿 主要是由于肾小球滤过率下降,而肾小管重吸收功能基本正常造成"球-管失衡",导致水、钠潴留。肾炎性水肿时毛细血管通透性增加使水肿持续和加重。

（四）高血压

肾小球疾病常伴高血压,持续存在的高血压会加速肾功能恶化。肾性高血压的发生机制:① 水钠潴留、血容量增加;② 肾素分泌增多,激活肾素-血管紧张素-醛固酮系统,小动脉收缩,外周阻力增加致肾素依赖性高血压;③ 肾实质损害后肾内降压物质如激肽释放酶-激肽、前列腺素等分泌减少。近年发现肾脏局部交感神经过度兴奋也能引起难治性高血压。

（五）肾功能异常

肾小球疾病常合并不同程度的肾功能减退,可为肾脏储备功能或明显肾功能减退,临床表现为急性或慢性肾衰竭,终末期尿毒症为肾小球疾病最终结局。

【思考题】

(1) 血尿及蛋白尿的定义? 何谓微量白蛋白尿? 蛋白尿的分类?

(2) 全程血尿的鉴别诊断? 小球性血尿的发生机制?

（刘昌华）

第三章 肾小球肾炎

学习要点

- 掌握：原发性肾小球疾病的临床分类方法。
- 掌握：急进性肾炎、慢性肾小球肾炎的典型临床表现，诊断、鉴别诊断及治疗原则。
- 熟悉：急、慢性肾小球肾炎的发病机制。

第一节 急性肾小球肾炎

一、病因与发病机制

1. 病因 急性肾小球肾炎多发生在感染（尤其是溶血性链球菌感染）后，故临床上多称为急性链球菌感染后肾炎，好发于儿童，青年次之，中年及老年较少见。

2. 病理表现

（1）光镜：弥漫性内皮及系膜细胞增生伴炎性细胞浸润，上皮下可见嗜复红蛋白沉积。

（2）免疫荧光：以 IgG 及 C3 为主的颗粒状物质沉积于肾小球毛细血管袢。

（3）电镜检查：上皮下电子致密物形成驼峰及膜内沉积。

二、临床表现

1. 潜伏期 多有前驱感染（咽部或皮肤），呼吸道感染潜伏期为 6～12 日，皮肤感染潜伏期为 14～21 日。

2. 血尿 常为首发症状，几乎全部患者均有血尿，肉眼血尿出现率 30%～40%，呈洗肉水样。

3. 水肿 见于 60% 以上病例，轻者为晨起眼睑水肿，严重时可延及全身。

4. 高血压 见于约 80% 病例，多为中等度的高血压，与水钠潴留、血容量扩张有关。

5. 其他 部分患者出现蛋白尿，尿量减少，氮质血症、腰痛、乏力、恶心等症状。

三、相关检查

1. 尿常规 红细胞尿、蛋白尿、红细胞管型、颗粒管型等。

2. 血液化验 血清补体 C3 明显下降，8 周内可恢复正常。ASO 于链球菌感染后 3 周滴度上升（>1：200），3～5 周达高峰，以后渐渐下降。

四、诊断及鉴别诊断

短期内发生血尿、蛋白尿、尿少、水肿、高血压，病前 1～3 周咽部感染或皮肤感染、链球菌培养及血清学检查阳性、血清补体下降等，可帮助临床确诊本病。必要时肾活检病理诊断。

该病需与 IgA 肾病、非 IgA 系膜增生性肾炎、新月体肾炎Ⅱ型、系膜毛细血管性肾炎、系统性红斑狼疮肾炎及过敏性紫癜肾炎进行鉴别。

五、治　　疗

该病是一种自限性疾病,治疗上主要以休息、限盐限蛋白摄入、利尿、控制血压、防治并发症等治疗。在有明确感染病灶或细菌培养阳性时,可用抗生素治疗,但不主张长期使用。

第二节　急进性肾小球肾炎

急进性肾小球肾炎又称为新月体肾炎,其共同的病理特点为肾穿刺标本中 50% 以上的肾小球有大新月体(新月体体积占肾小球体积 50% 以上)形成。临床上多表现为急进性肾炎综合征,即在肾炎综合征(血尿、蛋白尿、水肿和高血压)基础上短期内出现少尿、无尿,肾功能急骤下降的一组临床综合征。

一、病因与病理改变

急进性肾炎病因多样。根据肾脏免疫病理将其分为三型:Ⅰ型,即抗肾小球基膜抗体型,免疫荧光可见 IgG 呈线条状沿肾小球基膜均匀沉积,光镜下新月体形成数量多,电镜下肾小球内基本无电子致密物沉积,GBM 和包曼氏囊可见断裂,血清中可测到抗肾小球基膜抗体,预后最差。Ⅱ型,即免疫复合物型,免疫荧光可见 IgG 及 C3 呈颗粒状沉积于肾小球基膜及系膜区,电镜下可见电子致密物在基膜内皮下及系膜区沉积,血清免疫复合物呈阳性,预后较Ⅰ型好。Ⅲ型,无或微量免疫球蛋白沉积型,免疫荧光镜检肾小球没有或仅有微量免疫沉积物,光镜下肾小球病变新旧不等,电镜下无电子致密物,可见广泛 GBM 破坏,该型多数是由原发性小血管炎所致,血清中性粒细胞胞浆抗体多为阳性,预后较Ⅰ型为好。

二、临 床 表 现

1. 抗 GBM 抗体型　　表现为典型的急进性肾炎综合征,部分患者可出现肺出血而诊断为 Goodpasture 综合征。该型患者较少出现肾病综合征范围的蛋白尿。血清抗 GBM 抗体多为阳性。

2. 免疫复合物型　　临床表现为急进性肾炎综合征,也可隐匿发病。在免疫复合物性肾小球肾炎基础上出现的新月体性肾炎还同时具有基础肾脏病各自的特点,该型患者可出现肾病综合征范围的蛋白尿。

3. 少免疫沉积型　　该型既可为肾脏局限的小血管炎,也可为 ANCA 相关小血管炎全身多系统受累的一部分。多累及中老年,虽多表现为急进性肾炎综合征,但部分小血管炎患者肾功能减退较为缓慢,尿沉渣可仅有少量红细胞或轻度蛋白尿。肾病综合征范围蛋白尿和少尿相对少见。

三、辅 助 检 查

1. 一般实验室检查　　血尿、蛋白尿和血肌酐进行性上升;多有贫血,且其程度可与肾损害不平行。少免疫沉积型可见血沉增快和 C 反应蛋白强阳性。

2. 血清自身抗体　　血清抗 GBM 抗体阳性为诊断抗 GBM 病的必要条件之一。ANCA 阳性则支持少免疫沉积型;免疫复合物型可见 ANA 和类风湿因子阳性,但也有少数免疫复合物型患者 ANCA 阳性。

3. 肾脏 B 超　　双肾增大或大小正常。

四、诊　　断

(1) 临床多急性起病,表现为急进性肾炎综合征。

（2）肾脏病理：肾穿刺标本中 50％以上的肾小球有大新月体形成。

（3）鉴别诊断：需与血栓性微血管病、急性间质性肾炎和严重的毛细血管内增生性肾小球肾炎等进行鉴别。

五、治　　疗

（一）强化免疫抑制疗法

对于以细胞或细胞纤维性新月体为主者需要强化免疫抑制疗法快速控制急性炎症反应。

1. 甲泼尼龙冲击疗法　　适用于所有 3 种类型。甲泼尼龙（7～15）mg/（kg·d）（0.5～1.0 g）连续或隔日静脉滴注，3 次为 1 个疗程。必要时可重复上述治疗。

2. 血浆置换疗法　　为抗 GBM 抗体型的首选疗法，但出现少尿和依赖透析者则疗效欠佳。血浆置换也可用于治疗肺出血，疗效肯定。对于发病时表现为急性肾衰竭而依赖透析的 ANCA 相关小血管炎患者，血浆置换可有助于患者脱离透析。

（二）一般免疫抑制疗法

在强化免疫抑制疗法基础上，可继续口服泼尼松联合环磷酰胺。三种类型的新月体肾炎均可应用口服泼尼松 1 mg/（kg·d）4～6 周，然后逐步减量。环磷酰胺既可采用口服疗法，也可采用静脉疗法。

（三）维持缓解治疗

维持缓解治疗多用于 ANCA 相关小血管炎和狼疮肾炎。

（四）肾脏替代治疗

肾功能严重受累者需行透析治疗，急性期未能脱离透析者需接受长期维持透析或肾移植。抗 GBM 抗体型患者需要在血清抗 GBM 抗体阴转后半年方能考虑肾移植。

六、预　　后

本病病情危重、预后差，其中抗 GBM 抗体型预后最差，免疫复合物型和少免疫沉积型如能早期诊断、及时治疗，预后相对较好。

第三节　慢性肾小球肾炎

慢性肾小球肾炎简称慢性肾炎，是指以蛋白尿、血尿、高血压、水肿为基本临床表现，起病方式各有不同，病情迁延，可有不同程度的肾功能减退，最终发展为慢性肾衰竭的一组肾小球病。由于本组疾病的病理类型及病期不同，主要临床表现各不相同，可发生于任何年龄，但以中青年为主，男性多见。

一、病因、发病机制及病理

仅少数慢性肾炎是由急性肾炎发展所致。慢性肾炎病因、发病机制和病理类别各异，但起始因素多为免疫介导炎症。

慢性肾炎可见多种病理类型，包括系膜增殖性肾炎、膜性肾病、膜增殖性肾炎、局灶性节段性肾小球硬化及硬化性肾小球肾炎等。疾病晚期肾脏体积缩小、肾皮质变薄，病理类型均为硬化性肾小球肾炎。病理组织学类型与肾小球肾炎的病因及临床表现之间并无一一对应的关系。

二、临　床　表　现

慢性肾炎多起病缓慢隐匿，临床表现多样，个体差异大，蛋白尿、血尿、高血压、水肿为其基本临床表现，可有不同程度肾功能减退，病情迁延，逐渐发展为慢性肾衰竭。

早期可无任何症状,部分患者感乏力、腰部疼痛、纳差。水肿可有可无。实验室检查多为尿检异常,尿蛋白常在 1~3 g/d 之间,可见尿红细胞增多及管型。血压可正常或升高,血压严重升高者可有眼底出血、渗出、视盘水肿。肾功能正常或轻度受损,部分患者可因感染、劳累或使用肾毒性药物后出现急性发作或急性加重,及时去除诱因、适当治疗后病情可一定程度缓解,但也可能由此进入不可逆的慢性肾衰竭。多数慢性肾炎患者肾功能呈慢性渐进性损害,逐渐恶化并出现贫血、钙磷代谢紊乱等相应的临床表现,最后进入终末期肾衰竭。肾脏病理类型是决定肾功能进展的重要因素,但也与治疗是否合理等相关。

三、诊　　断

凡尿检异常、伴或不伴水肿及高血压,病史达 3 个月以上,无论有无肾功能损害均应考虑此病,在除外继发性及遗传性肾小球肾炎后,临床上可诊断为慢性肾炎。

但需与下列疾病鉴别:

1. 继发性肾小球疾病　　如狼疮性肾炎、过敏性紫癜肾炎、糖尿病肾病等,依据相应的系统表现及特异性实验室检查可行鉴别。

2. Alport 综合征　　常起病于青少年,可有眼、耳、肾等器官的异常,并有家族史(多为 X 连锁显性遗传)。

3. 其他原发性肾小球疾病

(1) 无症状性血尿和(或)蛋白尿:临床上轻型慢性肾炎应与该病相鉴别,后者主要表现为无症状的尿检异常,无水肿、高血压和肾功能减退。

(2) 感染后急性肾炎:有前驱感染并以急性发作起病的慢性肾炎需与此病相鉴别。两者的潜伏期不同,血清 C3 的动态变化有助于鉴别;此外,慢性肾炎无自愈倾向,呈慢性进展,可资鉴别。

4. 原发性高血压肾损害　　血压明显增高的慢性肾炎需与原发性高血压引起的继发性肾损害鉴别,后者先有较长期高血压,其后再出现肾损害,远曲小管功能损伤多较肾小球功能损伤早,尿蛋白常低于1 g/d,多有高血压其他靶器官(心、脑)损害。

5. 慢性肾盂肾炎　　多有反复发作的泌尿系统感染史,并有影像学及肾功能异常,尿沉渣中常有白细胞,尿细菌学阳性可资鉴别。

四、治　　疗

慢性肾炎的治疗应以延缓肾功能进行性恶化、改善或缓解临床症状及防治心脑血管并发症为主要目的,而不以消除尿红细胞或蛋白尿为目标。

(1) 积极控制高血压,减少尿蛋白:高血压和蛋白尿是加速肾小球硬化和肾功能恶化的重要因素,故建议将血压控制在 130/80 mmHg 以内,尿蛋白降至 1 g/d 以下。血压升高患者应限盐(NaCl<6 g/d),可适当选用噻嗪类或袢利尿剂。肾功能不全患者应行优质低蛋白<0.6 g/(kg·d)低磷饮食。ACEI 或 ARB 除具有降低血压作用外,还可减少蛋白尿,延缓肾功能恶化,是治疗慢性肾炎的首选药物,但血肌酐大于 3 mg/dL 时需在严密观察下谨慎使用。

(2) 糖皮质激素和细胞毒药物:慢性肾炎是否使用免疫抑制剂,应视其病因、病理类型及其程度、临床表现和肾功能而定。

(3) 避免感染、劳累、妊娠及肾毒性药物。

第四节　隐匿性肾炎

隐匿型肾炎又称为无症状性血尿或(和)蛋白尿,系指无水肿、高血压及肾功能损害,仅表现为小球源性血尿或(和)蛋白尿的一组肾小球疾病。

本组疾病病理类型多样,但病变均较轻,主要见于肾小球轻微病变、轻度系膜增生性肾炎、局灶节段性增生性肾炎等病理类型。据免疫病理表现,又可将它们分为 IgA 肾病及非 IgA 肾病。以单纯性血尿表现者多为 IgA 肾病。

　　本病无水肿及高血压等临床症状,仅表现为尿检异常,实验室检查可见轻度蛋白尿(尿蛋白量少于 1.0 g/d,以白蛋白为主),或见肾小球源性的镜下血尿,或两者兼有。

　　本病诊断要点是:患者仅呈轻度蛋白尿(< 1 g/d,白蛋白为主)和(或)肾小球源血尿(镜下血尿为主,可偶见肉眼血尿);无高血压、水肿及肾功能损害;已除外生理性蛋白尿及功能性血尿;已除外继发性、遗传性肾小球疾病及急、慢性肾小球肾炎。因此,在确诊本病前,要仔细进行鉴别诊断。

　　隐匿性肾炎无须特殊治疗。适当休息,避免感冒、劳累及肾毒性药物。如有反复发作的扁桃体炎,可待急性期过后行扁桃体摘除术。定期检查血压、尿常规及肾功能尤为重要。

　　隐匿性肾炎可长期迁延,也可呈间歇性,时而轻微时而加重,绝大多数患者可长期保持肾功能正常。仅少数患者疾病转归与此不符,或逐渐自发痊愈,或尿蛋白渐多,出现水肿及高血压转成慢性肾炎。

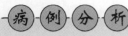

　　女性,30 岁,工人,因 2 年来间断颜面及下肢水肿,加重 1 周入院。

　　患者 2 年前无诱因出现面部水肿,以晨起明显,伴双下肢轻度水肿、尿少、乏力、食欲不振。曾到医院看过有血压高(150/100 mmHg),化验尿蛋白(+1)~(+2),间断服过中药治疗。1 周前着凉后咽痛,水肿加重;尿少,尿色较红,无发热和咳嗽,无尿频、尿急和尿痛,进食和睡眠稍差,无恶心和呕吐。发病以来无关节痛和光过敏,大便正常,体重似略有增加(未测量)。既往体健,无高血压病和肝肾疾病史,无药物过敏史。个人和月经史无特殊,家族中无高血压病患者。

　　查体:T 36.8℃,P 80 次/分,R 18 次/分,BP 160/100 mmHg。一般状况可,无皮疹,浅表淋巴结无肿大,双眼睑水肿,巩膜无黄染,结膜无苍白,咽稍充血,扁桃体(-)。心肺(-),腹平软,肝脾肋下未触及,双肾区无叩击痛,下肢轻度凹陷性水肿。

　　实验室检查:Hb112 g/L,WBC 8.8×10⁹ g/L,N 72%,L 28%,PLT 240×10⁹ g/L;尿蛋白(++),WBC 0~1/HP,RBC 10~20/HP,颗粒管型 0~1/HP,24 小时尿蛋白定量 1.2 g;血 BUN 8.3 mmol/L,Cr 156 μmol/L,ALB 36 g/L。

　　【问题】

　　(1) 该患者的诊断及诊断依据?

　　(2) 如何治疗?

　　【分析与解答】

　　(1) 年轻女性,慢性病程,临床表现为蛋白尿、高血压、镜下血尿、水肿及肾功能减退,实验室检查表现为中等量蛋白尿、Scr 升高,且无继发性肾炎的表现,故诊断为慢性肾小球肾炎,慢性肾功能不全(CKD3 期)。

　　(2) 其治疗重点

　　1) 低盐低蛋白饮食。

　　2) 平稳降压,优选 ACEI/ARB 类降血压。

　　3) 降低蛋白尿治疗:良好地降压的前提下,可选用雷公藤等药物。

　　4) 可选择中成药进行保护肾功能治疗。

(王　荣　刘昌华)

第四章 肾病综合征

学习要点

- **掌握：** 肾病综合征概念、临床特点、诊断及治疗。
- **熟悉：** 肾病综合征病理生理、病理类型。
- **了解：** 肾病综合征并发症及鉴别诊断。

肾病综合征（nephrotic syndrome，NS）是肾小球疾病的常见表现，对治疗的反应和预后差异甚大。NS分为原发性和继发性。

一、病因与发病机制

（一）NS的分类及常见病因

NS分类及常病因详见表4-4-1。

表4-4-1 肾病综合征的分类及常见病因

分　类	儿　童	青　少　年	中·老·年
原发性	微小病变型肾病	系膜增生性肾小球肾炎 微小病变型肾病 局灶节段性肾小球硬化 系膜毛细血管性肾小球肾炎	膜性肾病
继发性	过敏性紫癜肾炎 乙型肝炎病毒相关性肾炎 系统性红斑狼疮肾炎	系统性红斑狼疮肾炎 过敏性紫癜肾炎 乙型肝炎病毒相关性肾炎	糖尿病肾病 肾淀粉样变性 骨髓瘤性肾病 淋巴瘤或实体肿瘤性肾病

（二）病理生理与发病机制

1. 大量蛋白尿　肾小球滤过膜的分子屏障及电荷屏障作用受损，致使原尿中蛋白增多，当超过近曲小管回吸收量时，形成蛋白尿。此外，引起肾小球高灌注、高滤过、高压力的因素均可加重尿蛋白。

2. 血浆蛋白变化　当肝脏白蛋白合成增加不足以克服尿中丢失和肾小管分解时，则出现低白蛋白血症。此外，NS患者因胃肠道黏膜水肿导致食欲减退、蛋白质摄入不足、吸收不良或丢失，也是重要原因。血浆中的某些免疫球蛋白、补体成分、抗凝及纤溶因子、金属结合蛋白及内分泌激素结合蛋白也可减少，易产生感染、高凝、微量元素缺乏、内分泌紊乱和免疫功能低下等并发症。

3. 水肿　低白蛋白血症、血浆胶体渗透压下降，使水分从血管腔内进入组织间隙，是造成NS水肿的基本原因。后肾灌注不足，激活RAAS系统，促进水钠潴留亦起一定作用。在静水压正常、渗透压减低的末梢毛细血管，易发生跨毛细血管性液体渗漏和水肿。

4. 高脂血症　高胆固醇和（或）高三酰甘油血症、血清中LDL、VLDL浓度增加，常与低蛋白血症并存。与肝脏合成脂蛋白增加和脂蛋白分解减少相关。

（三）病理类型

NS并非独立疾病，肾活检病理类型在临床诊治中尤为重要。原发性肾小球肾炎所致的NS常见的病理类型分为：

1. 微小病变型(MCD) 光镜下肾小球基本正常,近端肾小管上皮细胞可见脂肪变性,故又被称为"类脂性肾病"。免疫荧光阴性,电镜下特征性表现为弥漫性足突融合,肾小球内一般无电子致密物沉积。

2. 系膜增生性肾小球肾炎(MsPGN) 光镜可见肾小球弥漫性系膜细胞增生伴系膜基质增多,而毛细血管壁和基底膜正常。按免疫荧光结果可分为 IgA 肾病和非 IgA 系膜增生性肾小球肾炎。电镜下显示系膜增生,在系膜区可见到电子致密物。

3. 局灶节段性硬化(FSGS) 其病理特征为局灶损害,以系膜基质增多、血浆蛋白沉积、球囊粘连、玻璃样变性为特征,伴或不伴球性硬化。根据硬化部位及细胞增殖特点,分为经典型、塌陷型、顶端型、细胞型、非特殊型。免疫荧光呈现 IgM 和 C3 沉积。电镜可见弥漫性足细胞足突消失。

4. 膜性肾病(MN) 以局限于肾小球基膜的免疫复合物沿肾小球基底膜外侧(上皮下)沉积,刺激基底膜增殖,致使"钉突"形成、基底膜弥漫增厚为特征。免疫病理示 IgG 和 C3 细颗粒状沿肾小球毛细血管壁沉积。电镜下早期可见 GBM 上皮侧有排列整齐的电子致密物,常伴有广泛足突融合。

5. 膜增生性肾小球肾炎(MPGN) 肾小球基底膜增厚、系膜细胞增生及系膜基质扩张,毛细血管襻呈"双轨征"为其典型特征性病理改变。免疫病理检查常见 IgG 和 C3 呈颗粒状系膜区及毛细血管壁沉积。电镜下系膜区和内皮下可见电子致密物沉积。

二、临 床 表 现

(一) MCD

MCD 约占儿童原发性 NS 的 80%～90%,成人原发性 NS 为 10%～20%。男性多于女性,儿童高发。典型的临床表现为 NS,仅 15% 左右患者伴镜下血尿。本病 30%～40% 病例可在发病后数月内自发缓解。90% 病例对糖皮质激素治疗敏感,治疗 2 周左右开始利尿,尿蛋白可在数周内迅速减少至阴性,血清白蛋白逐渐恢复正常,最终可达临床完全缓解。但本病复发率高达 60%,若反复发作或长期蛋白尿未控制,可能转变为 MsPGN,进而转变为 FSGS。成人的治疗缓解率和缓解后复发率均较儿童低。

(二) MsPGN

MsPGN 约占原发性 NS 的 30%。男性多于女性,好发于青少年。约 50% 患者有上呼吸道等前驱感染,多急性起病,部分隐匿起病。本组疾病中,非 IgA MsPGN 约 50% 表现为 NS,约 70% 伴血尿;而 IgA 肾病患者几乎均有血尿,约 15% 出现 NS。随病变加重,肾功能不全及高血压发生率也逐渐增加。本组疾病呈 NS 者对糖皮质激素及细胞毒药物的治疗反应与其病理改变轻重相关,轻者疗效好,重者疗效差。

(三) FSGS

FSGS 占我国原发性 NS 的 5%～10%,好发于青少年男性,多隐匿起病,部分病例可由 MCD 转变而来。大量蛋白尿及 NS 为其主要临床特点,约 3/4 患者伴血尿,部分可见肉眼血尿。半数患者伴高血压,约 30% 有肾功能减退。多数顶端型 FSGS 糖皮质激素治疗有效,预后良好。塌陷型治疗反应差,进展快,多于 2 年内进入终末期肾病,其余各型预后介于两者之间。糖皮质激素治疗 FSGS 起效较慢,平均缓解期为 4 个月。NS 能否缓解与预后密切相关,不缓解者 6～10 年超过半数进入终末期肾病。

(四) MN

MN 好发于中老年男性。起病隐匿,约 80% 表现为 NS,约 30% 可有镜下血尿。常在发病 5～10 年后出现肾功能损害。本病极易发生血栓栓塞,肾静脉血栓最常见。MN 约占我国原发性 NS 的 20%,有 20%～35% 患者临床表现可自发缓解。60%～70% 的早期膜性肾病患者(尚未出现钉突)经糖皮质激素和细胞毒药物治疗后可达临床缓解。但随疾病进展,病理变化加重,疗效则较差。

(五) MPGN

MPGN 约占我国原发性 NS 的 10%～20%。男性多于女性,好发于青壮年。1/4～1/3 患者常在上呼吸道感染后,表现为急性肾炎综合征;50%～60% 表现为 NS,几乎所有患者均有血尿,少数为发作性肉眼血尿;其余少数表现为无症状性血尿和蛋白尿。肾功能损害、高血压及贫血出现早,病情多持续进展。50%～70% 病例血清 C3 持续降低。本病所致的 NS 治疗困难,糖皮质激素及细胞毒药物治疗可能仅对部分儿童病例有效,成人疗效差。病变进展较快,发病 10 年后约有 50% 进展至慢性肾衰竭。

三、辅　助　检　查

1. 典型的 NS 实验室检查表现为　① 大量蛋白尿(尿蛋白定量＞3.5 g/d);② 低白蛋白血症(血浆白蛋白＜30 g/L);③ 高脂血症。

2. 尿沉渣镜检　红细胞可增多,可见管型,肾功能正常或受损,可伴免疫指标(抗核抗体、抗双链 DNA、ANCA、免疫球蛋白等)、肿瘤指标、病毒指标(HBV、HCV、HIV 等)、骨髓穿刺活检异常。肾穿刺活检可明确病理分型。

四、诊　　断

1. 诊断标准

① 大量蛋白尿(尿蛋白定量＞3.5 g/d);② 低白蛋白血症(血浆白蛋白＜30 g/L);③ 高度水肿;④ 高脂血症(血浆胆固醇、三酰甘油均明显增高)。

前 2 项是诊断的必要条件,后 2 项为次要条件。临床上只要满足上述 2 项必要条件,诊断即成立。应行肾活检明确病理类型,指导临床治疗。

2. 需与以下疾病鉴别诊断

(1) 过敏性紫癜性肾炎:好发于青少年,有典型的皮肤紫癜,可伴关节痛、腹痛及黑便,多在皮疹出现后 1～4 周出现血尿和(或)蛋白尿。

(2) 系统性红斑狼疮肾炎:好发于青少年和中年女性,依据多系统受损的临床表现和免疫学检查可检出多种自身抗体可鉴别。

(3) 乙型肝炎病毒相关性肾炎:多见于儿童及青少年,以蛋白尿或 NS 为主要临床表现,常见的病理类型为 MN,其次为 MPGN 等。

(4) 糖尿病肾病:好发于中老年,NS 常见于病程 10 年以上的糖尿病患者。早期可有微量白蛋白尿,以后逐渐发展成大量蛋白尿、甚至 NS 的表现。糖尿病病史及特征性眼底改变有助于鉴别诊断。

(5) 肾淀粉样变性:好发于中老年,是淀粉样变性全身多器官受累的一部分,常累及心、肾、消化道(包括舌)、皮肤和神经等器官,肾活检可确诊。

(6) 骨髓瘤性肾病:好发于中老年,有特征性表现:骨痛、血清单株蛋白增高、蛋白电泳 M 带及尿本周蛋白阳性,骨髓象示浆细胞异常增生(占有核细胞的 15% 以上),并伴有质的改变。

3. 并发症

(1) 感染:由于 NS 患者营养不良、免疫状态异常、激素及免疫抑制剂的应用,感染概率增加。感染部位多发生在呼吸道、泌尿系统和消化道。在严重 NS 伴大量腹水时,易发生自发性细菌性腹膜炎。

(2) 血栓栓塞:是 NS 常见的甚至严重致死的并发症之一。临床上以肾静脉和深静脉血栓最为常见,大多数肾静脉血栓患者表现为亚临床型。肾静脉血栓的发生率最高的为 MN,其次为 MPGN。

(3) 急性肾衰竭:是 NS 的主要并发症。可发生在 NS 不同阶段,以初期和肾病未获缓解时的发生率最高。合并急性肾衰竭的原因主要有:① 严重血容量不足所致的肾前性氮质血症;② 缺血、感染或药物引起的急性肾小管坏死;③ 感染、药物及过敏所致的急性间质性肾炎;④ 高凝所致的急性肾静脉血栓形成。⑤ 肾间质水肿。对合并急性肾衰竭者应积极寻找原因,及早给予对因治疗,肾功能大多可恢复正常。

(4) 代谢紊乱:长期低白蛋白血症、负氮平衡可造成患者营养不良、贫血、机体抵抗力下降、生长发育迟缓、甲状腺素水平低下、钙磷代谢紊乱、维生素 D 缺乏等。

五、治　　疗

(一) 病因治疗

有继发性原因者应积极治疗原发病,同时治疗基础疾病,包括手术或化疗治疗肿瘤;停用相关药物;抗肝炎病毒治疗;控制感染;有效控制自身免疫性疾病等。

（二）对症支持治疗

1. 一般治疗

（1）休息：有严重水肿及低白蛋白血症者应以卧床休息为主,病情稳定者可适当活动,以防止血栓形成。

（2）饮食：在严重低白蛋白血症时蛋白质摄入量为 $1.2 \sim 1.5$ g/(kg·d)。严重水肿或高血压应限制钠盐及水的摄入。少油、低胆固醇饮食。

2. 利尿消肿

（1）噻嗪类利尿剂：主要作用于远曲小管,通过抑制氯和钠在髓袢升支粗段及远端小管前段的重吸收而发挥利尿作用,使用时需注意低钠和低钾的发生,如氢氯噻嗪。

（2）袢利尿剂：主要作用于髓袢升支粗段,抑制钠、钾和氯的重吸收。利尿作用快速而强大,使用时注意低钠、低钾和低氯的发生,如呋塞米、托拉塞米。

（3）潴钾利尿剂：主要作用于远端小管后段,抑制钠和氯的重吸收,但有潴钾作用,其单独使用时利尿效果欠佳,与噻嗪类利尿剂合用能增强利尿效果,并减少电解质紊乱的发生。使用时注意高血钾的发生,肾功能不全者慎用,如螺内酯。

（4）补充白蛋白：可提高血浆胶体渗透压,促进组织间隙中的水分回吸收到血管内而发挥利尿作用。补充白蛋白的适应证为肾病综合征严重水肿、明显低白蛋白血症,使用利尿剂不能达到利尿消肿效果时。NS 治疗不应过度补充白蛋白而应强调针对原发病的治疗。

3. 降压治疗　严格控制血压,降压靶目标应低于 130/80 mmHg,虽 ACEI 和 ARB 能有效控制血压、降低蛋白尿、延缓肾衰竭进展、降低心血管并发症的发病率和死亡率等,但在严重水肿,存在肾血流量相对不足时,应避免使用,以免引起肾前性急性肾衰竭。可在 NS 部分缓解或稳定后开始应用。

4. 糖皮质激素　原发性 NS 治疗的最基本药物为糖皮质激素。激素使用的原则为:

（1）起始剂量要足。成人泼尼松 1 mg/(kg·d),最大剂量不超过 $60 \sim 80$ mg/d;儿童可用至 2 mg/(kg·d),最大剂量不超过 80 mg/d。足量治疗维持 $4 \sim 12$ 周,视病理类型而定。目前一般不主张膜性肾病采用足量激素治疗,而采用半量糖皮质激素联合免疫抑制剂治疗。

（2）NS 缓解后逐渐递减药物。

（3）激素治疗的总疗程一般在 $6 \sim 12$ 个月,对于常复发的患者,在激素减至 0.5 mg/(kg·d)或接近 NS 复发剂量时,维持足够长的时间,再逐渐减量。目前常用的激素是泼尼松,有肝功能损害的患者应选用泼尼松龙或甲泼尼龙口服。糖皮质激素治疗 NS 时要注意个体化,应尽可能采用每天一次顿服。长程糖皮质激素治疗时应注意药物副反应(如高血糖、高血压、股骨头无菌性坏死、消化性溃疡、感染等)。

根据患者对糖皮质激素的治疗反应,可将其分为激素敏感型(用药 $8 \sim 12$ 周内缓解)、激素依赖型(激素减量至一定程度即复发)和激素抵抗型(激素治疗无效)三类。

5. 免疫抑制治疗　对激素依赖或激素抵抗,或激素有反指征患者可考虑在激素基础上加用或单用免疫抑制剂治疗,但要密切注意药物的毒副反应。

（1）烷化剂：环磷酰胺(CTX)是临床应用最多的烷化剂。CTX 的一般剂量为 2 mg/(kg·d),口服 $2 \sim 3$ 个月;或每次 $0.5 \sim 0.75$ g/m^2,静脉滴注,每月 1 次。病情稳定后减量,累积剂量不超过 $10 \sim 12$ g。主要副反应为骨髓抑制、肝功能损害、性腺抑制、脱发、出血性膀胱炎、感染加重及消化道反应。

（2）环孢素 A(CsA)：是神经钙调酶抑制剂,可通过选择性抑制 T 辅助细胞及细胞毒效应而起作用。起始剂量为 $3 \sim 5$ mg/(kg·d),大部分患者在治疗 1 个月内起效。起效后逐渐减量,维持剂量≥6 个月。血药浓度应维持在谷浓度 $100 \sim 200$ ng/mL,峰浓度 800 ng/mL 左右。环孢素 A 的副反应主要为齿龈增生、多毛、肝、肾毒性等。肾功能不全及小管间质病变严重的患者慎用。

（3）其他：吗替麦考酚酯(MMF)、他克莫司(FK506)对激素抵抗和激素依赖型患者有一定疗效。主要抑制 T、B 细胞增殖。

（三）并发症治疗

1. 抗凝和抗血小板黏附治疗　NS 患者处于高凝状态,血栓栓塞发生率较高,建议在血浆白蛋白低于 20 g/L 时常规抗凝,常用的药物有普通肝素、低分子量肝素、双香豆素、抗血小板黏附药、磷酸二酯酶抑制药等。

2. 降脂治疗 根据血脂异常情况选择不同降脂药物,胆固醇升高为主者选用 HMGCoA 还原酶抑制剂;三酰甘油升高为主者选用纤维酸类药物。其主要副反应是肝毒性和横纹肌溶解,使用过程中注意监测肝功能和肌酶,避免两类降脂药物同时使用。

其他并发症(感染、急性肾衰竭、代谢紊乱等)的诊疗。

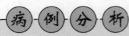

男,17 岁,学生,面部及双下肢水肿伴泡沫尿 1 周,尿量减少,每日 500 mL 左右,今晨起神萎、四肢厥冷。既往体健,无高血压病和肝肾疾病史,无药物过敏史。个人无特殊,家族中无高血压病患者。

查体:T 36℃,R 18 次/分,BP 80/50 mmHg。双眼睑水肿,巩膜无黄染,结膜无苍白,咽稍充血,两肺呼吸音粗。P 120 次/分,律齐,腹平软,肝脾肋下未触及,双肾区无叩击痛,双下肢重度凹陷性水肿。

实验室检查:Hb140 g/L,尿蛋白(++++),24 小时尿蛋白定量 10 g;血 BUN 12.3 mmol/L,Cr 128 μmol/L,ALB 16 g/L。

【问题】

(1)临床诊断及诊断依据?

(2)如何治疗?

【分析与解答】

(1)临床诊断及诊断依据:患者青少年男性,起病急,病程短。临床表现为水肿、尿少、低血压休克,实验室检查示大量蛋白尿、严重低血浆蛋白,诊断肾病综合征,低血容量休克。

(2)治疗重点

1)补充白蛋白或羟乙基淀粉,适当运用利尿剂。

2)运用足量激素。

3)防治并发症。

（王　荣　刘昌华）

第五章　IgA 肾病

　　IgA 肾病是指肾小球系膜区以 IgA 或 IgA 沉积为主的原发性肾小球疾病,是肾小球源性血尿最常见的病因,也是目前我国和世界范围内最常见的原发性肾小球疾病。目前研究表明 IgA 肾病与黏膜免疫、骨髓源性 IgA 异常增多、IgA 异常糖基化、补体活化等相关。

　　IgA 肾病病理变化多样,可涉及肾小球肾炎几乎所有病理类型,免疫荧光以 IgA 为主呈颗粒样或团块样在肾小球系膜区分布,常伴有 C3 沉积。电镜下可见电子致密物主要沉积于系膜区,有时呈巨大团块样。

一、临 床 表 现

　　IgA 肾病起病前多有黏膜或皮肤感染,可表现为孤立性血尿、反复发作性肉眼血尿、无症状性血尿和蛋白尿,也可合并水肿、高血压、肾功能减退,表现为肾炎综合征或肾病综合征,其中血尿最常见,感染控制后肉眼血尿减轻或消失。少数患者肾功能进行性恶化,肾活检呈弥漫性新月体形成。

二、诊 　 断

　　本病诊断依靠肾活检免疫病理学检查,但需排除以下疾病:链球菌感染后急性肾小球肾炎、薄基底膜病、过敏性紫癜、慢性酒精性肝硬化。

三、治 　 疗

　　IgA 肾病是免疫病理一致,但临床表现、病理改变和预后迥异的原发性肾小球疾病,其治疗原则应根据不同的临床表现、病理类型和程度等综合制定:单纯镜下血尿一般无特殊治疗,避免劳累、预防感冒、避免使用肾毒性药物,预后较好;蛋白尿患者建议给予 ACEI 或 ARB 治疗,必要时使用糖皮质激素、免疫抑制剂治疗;急性肾衰竭患者肾脏病理多有新月体形成及血管袢坏死,可给予糖皮质激素及免疫抑制剂治疗,如有透析指征,需透析治疗,预后较差。

(王　荣　刘昌华)

第六章 继发性肾小球疾病

继发性肾病是指由全身系统性疾病导致的肾脏损害,包括肾小球疾病、肾小管间质疾病及肾血管疾病等。临床表现除原发病表现外,可出现血尿和(或)蛋白尿、水肿、高血压,伴或不伴肾功能受损。

第一节 狼疮性肾炎

狼疮性肾炎(lupus nephritis, LN)是系统性红斑狼疮(systemic lupus erythematosus, SLE)的肾脏损害,SLE好发于育龄期女性,与遗传、自身免疫、环境、性腺功能等多因素相关,肾活检显示SLE肾脏受累几乎100%,LN临床表现多样化,轻重不一,对治疗的反应和预后相差悬殊。

LN肾活检病理类型是治疗方案制定的基础,目前多沿用2003年国际肾脏病学会/肾脏病理学会制定的LN病理分型:

Ⅰ型 系膜轻微病变型LN,光镜下正常,免疫荧光可见系膜区免疫复合物沉积。

Ⅱ型 系膜增生性LN,系膜细胞增生或系膜基质增多,伴系膜区免疫复合物沉积。

Ⅲ型 局灶性LN,累及<50%的肾小球(局灶)。

Ⅲ(A) 活动性病变,局灶增殖性。

Ⅲ(A/C) 活动伴慢性病变,局灶增殖硬化性。

Ⅲ(C) 局灶硬化性。

Ⅳ型 弥漫性LN,受累肾小球≥50%。S(A)节段增生性;G(A)球性增生性;S(A/C)节段增生和硬化性;G(A/C)球性增生和硬化性;S(C)节段硬化性;G(C)球性硬化性。

Ⅴ型 膜性LN,可合并发生Ⅲ型或Ⅳ型,也可伴有终末期硬化性LN。

Ⅵ型 终末期硬化性LN,指90%以上肾小球球性硬化。

LN也可累及肾小管间质和血管,典型的LN免疫荧光表现为IgG、IgA、IgM、C3、C4、C1q染色均阳性,即"满堂亮"。

LN的临床表现差异很大,可为无症状蛋白尿和(或)血尿、高血压、肾病综合征、急性肾炎综合征或急进性肾炎综合征等,病情逐渐进展至尿毒症期,LN肾外表现详见SLE章节。

不同病理类型LN,免疫损伤性质不同,治疗方法不一。Ⅰ型及轻症Ⅱ型LN患者无须针对LN的特殊治疗措施,一般给予中、小剂量糖皮质激素治疗;当有严重肾外表现时,则按肾外情况给予相应治疗。对于较重的Ⅱ型和轻症Ⅲ型LN,可给予单纯的糖皮质激素治疗,待病情控制后逐渐减量并维持。如单纯激素治疗反应不佳或激素治疗禁忌时,可给予免疫抑制剂治疗。重症Ⅲ型及Ⅳ、Ⅴ型(包括Ⅴ+Ⅳ、Ⅴ+Ⅲ),治疗一般包括诱导阶段及维持阶段。诱导阶段主要针对急性严重的活动性病变,迅速控制免疫性炎症及临床症状,诱导时间一般6~9个月;维持阶段重在稳定病情,防止复发,减轻组织损伤及随后的慢性纤维化病变。

第二节 糖尿病肾病

糖尿病肾病(diabetic nephropathy, DN)是糖尿病最常见的微血管并发症之一,2007年美国出版的糖尿病及慢性肾脏病临床实践指南,建议将糖尿病肾病改为糖尿病肾脏疾病(diabetic kidney disease, DKD)。糖尿病引起的肾脏病变,如果肾脏穿刺病理检查证实为糖尿病肾病,则称为糖尿病肾小球病。

目前研究表明DN发病与遗传、糖代谢异常、肾脏高灌注/高压力/高滤过、氧化应激、炎症因子、细胞因子、足细胞损伤相关。

DN 的基本病理特征是肾小球系膜基质增多、基底膜增厚和肾小球硬化,包括弥漫性病变(弥漫性系膜基质增多、系膜区增宽、肾小球基底膜增厚)、结节性病变(系膜区扩张,基底膜增厚,形成直径为 20～200nm 的致密结节,称之为 K～W 结节)和渗出性病变(纤维素样帽状沉积和肾小囊滴状病变),其中渗出性病变提示 DN 进展。DN 早期表现为肾小球体积增大。

DN 临床表现根据疾病所处的不同阶段有所差别,主要表现为不同程度的蛋白尿及肾功能进行性减退,其临床分期如下:

早期:临床无肾病表现,仅有血流动力学改变,此时肾小球滤过率升高,肾脏体积增大,小球和小管肥大,出现持续性微量白蛋白尿。

中期:有明显的临床表现,蛋白尿/白蛋白尿明显增加,部分患者可有轻度血压升高,GFR 开始下降。

晚期:出现肾病综合征程度蛋白尿并出现相关症状;肾功能持续减退直至终末期肾衰竭。高血压明显加重。同时合并糖尿病其他微血管并发症,如视网膜病变、周围血管病。

DN 其他临床表现可有:Ⅳ型肾小管酸中毒;易发生尿路感染;单侧/双侧肾动脉狭窄;梗阻性肾病(神经源性膀胱);肾乳头坏死等。

DN 诊断依据如下:确诊糖尿病时间超过 5 年或有糖尿病视网膜病变;持续白蛋白尿;临床和实验室检查排除其他肾脏或尿路疾病;肾脏病理可见 DN 典型表现。

早期 DN 的治疗主要为干预各种危险因素,包括饮食治疗,控制血压、血糖,调脂等,并治疗动脉粥样硬化、心脑血管病、神经病变等并发症,发展至终末期肾病患者需行肾脏替代治疗。

（王　荣　刘昌华）

第七章　间质性肾炎

间质性肾炎是由多种病因引起的肾脏间质小管病变为主要表现的临床综合征。肾间质炎症与肾小管的损害一同发生,故通常统称为小管间质性肾病。

第一节　急性间质性肾炎

急性间质性肾炎(acute interstitial nephritis,AIN)也称急性小管间质肾炎,是由多种原因导致短时间内发生肾间质炎性细胞浸润、间质水肿及肾小管不同程度受损为主要病理表现的急性肾脏病。该病是导致急性肾损伤常见的原因之一。导致 AIN 的病因多样,包括药物因素、感染因素和系统性疾病等。病因不同,发病机制也不相同。

一、病理表现

病理学上光镜检查可见肾间质水肿,弥漫性炎性细胞浸润,肾小管上皮细胞呈严重空泡及颗粒变性,刷毛缘脱落,管腔扩张,无明显肾小球及肾血管损害,免疫荧光检查多阴性。

二、临床表现

(一)全身过敏表现

可有突然发作的持续性腰痛,两肋脊角压痛、肾区叩击痛,血压多正常,部分患者出现尿量进行性减少。药物相关性者常伴发热、皮疹、嗜酸粒细胞增多三联征,有时还可出现关节痛或淋巴结肿大。但是由非甾类抗炎药引起者全身过敏表现常不明显。

(二)尿化验异常

常出现无菌性白细胞尿(可伴白细胞管型,早期还可出现嗜酸粒细胞尿)、镜下血尿及小到中等量的蛋白尿(蛋白尿多小于 1 g/24 h,很少超过 2 g/24 h)。但是,非甾类抗炎药引起肾小球微小病变时,可出现大量蛋白尿,乃至肾病综合征。

(三)肾功能损害

常出现少尿或非少尿性急性肾衰竭,血肌酐、尿素氮异常升高,可出现酸碱、电解质紊乱,并常因肾小管功能损害出现肾性糖尿、低比重及低渗透压尿。

三、诊　　断

病理学检查为诊断急性间质性肾炎的金标准。除急性肾盂肾炎感染所致外,其余类型均应积极行肾穿刺检查,以区别肾间质浸润细胞的类型及纤维化的程度,从而有助于治疗方案的制订和预后判断。典型病例有:近期用药史;药物过敏表现;尿检异常;肾小管及小球功能损害。一般认为有上述表现中前两条,再加上后两条中任何一条,即可临床诊断本病。但是,非典型病例(尤其是由非甾类抗炎药致病者)常无第二条,必须依靠肾穿刺病理检查确诊。

四、治　疗

（一）一般治疗

去除病因、控制感染、及时停用致敏药物、处理原发病是急性间质性肾炎治疗的第一步。去除过敏原后，多数轻症病例即可自行缓解。

（二）免疫抑制治疗

药物过敏性 AIN 重症病例可服用糖皮质激素，如泼尼松 0.5～1.0 mg/(kg·d)口服，病情好转后逐渐减量，共服 2～3 个月。自身免疫性疾病、药物变态反应等免疫因素介导的间质性肾炎，可给予激素及免疫抑制剂治疗。

（三）透析治疗

血肌酐明显升高或合并高血钾、心力衰竭、肺水肿等有血液净化指征者应行血液净化治疗。

第二节　慢性间质性肾炎

慢性间质性肾炎(chronic interstitial nephritis,CIN)又称慢性肾小管间质肾炎，是一组以肾间质纤维化及肾小管萎缩为主要病理表现的慢性肾脏病。CIN病因多种多样，常见病因包括中毒性、尿路梗阻、感染性、免疫性、代谢性疾病等。

光镜下肾间质呈不同程度的纤维化，伴或不伴淋巴及单核细胞浸润，肾小管萎缩乃至消失，严重时可见肾小球周围纤维化和肾小球硬化，免疫荧光检查阴性。

一、临床表现

本病多缓慢隐袭进展，早期多无症状，常首先出现肾小管功能异常。以远端肾小管受累为主，出现夜尿增多、低比重及低渗透压尿、失钾；近端肾小管重吸收功能障碍出现肾性糖尿、氨基酸尿、磷酸盐尿；晚期可出现肾小球功能受损，肌酐清除率下降，随之血清肌酐逐渐升高，直至进入尿毒症。患者尿常规变化轻微，仅有轻度蛋白尿，少量红、白细胞及管型。随肾功能恶化，患者肾脏缩小(两肾缩小程度可不一致)，出现肾性贫血及高血压。

二、诊　断

主要根据病史、实验室检查可高度疑诊，但是确诊仍常需病理检查。

三、治　疗

CIN 早期应积极去除致病因素、解除尿路梗阻、停用中毒药物、改善代谢紊乱。如出现慢性肾功能不全应给予非透析保守治疗，以延缓肾损害进展；若已进入尿毒症给予透析或肾移植治疗。对并发的肾小管酸中毒、肾性贫血及高血压也应行相应处理。

（毕光宇　刘昌华）

第八章 尿路感染

学习要点

- **掌握**：尿路感染临床表现、诊断依据、鉴别诊断及治疗原则。
- **熟悉**：尿路感染的病因、发病机制。
- **熟悉**：尿路感染的主要实验室诊断方法。

尿路感染（urinary tract infection，UTI），是指各种病原微生物在尿路中生长、繁殖而引起的炎症性疾病。好发于育龄妇女、老人、免疫力低下及尿路畸形者。根据感染部位可分为上尿路感染和下尿路感染，前者为肾盂肾炎，后者主要为膀胱炎。根据有无尿路结构或功能的异常还可分为复杂性尿感和非复杂性尿感。

一、病因、发病机制

（一）病原菌

病原菌可以是细菌、真菌、支原体、衣原体、病毒、结核杆菌等。革兰阴性杆菌是常见的致病菌，其中以大肠埃希菌最为常见，是 90% 以上的门诊患者和 50% 以上的住院患者的主要致病菌，其次为克雷伯杆菌、变形杆菌、柠檬酸杆菌等。另外 5%～15% 的尿路感染是由革兰阳性菌引起。

（二）发病机制

1. 感染途径

（1）上行感染：绝大多数尿感是由细菌上行感染引起，即细菌由尿道上行至膀胱、输尿管，乃至肾盂引起感染。正常情况下，尿道口周围定居着少量细菌，并不致病。某些因素如尿流不畅、医源性操作和性生活等可导致上行感染的发生。

（2）血行感染：细菌从体内的感染灶侵入血流，到达肾脏和尿路其他部位引起感染。这种感染途径少见，多为金黄色葡萄球菌、沙门菌和白色念珠菌等。

（3）直接感染：外伤或泌尿系统周围脏器发生感染时，细菌可直接侵入泌尿系统引起感染。

（4）淋巴道感染：如患者有盆腔器官炎症、阑尾炎或结肠炎时，细菌可能通过下腹部和盆腔脏器与肾毛细淋巴管的吻合支，由淋巴道侵入泌尿系统导致感染，但极罕见。

2. 易感因素

（1）尿路梗阻：是最重要的易感因素。各种尿路结构或功能异常，如结石、肿瘤、前列腺增生、狭窄或神经源性膀胱均可导致尿液潴留，细菌在局部大量繁殖引起感染。

（2）尿路畸形和结构异常：如膀胱输尿管反流、肾盂及输尿管畸形、多囊肾、马蹄肾等。

（3）医源性因素：各种尿路器械检查均可增加感染的机会，如导尿、留置导尿管、膀胱镜和输尿管镜检查、逆行性尿路造影等。

（4）尿道内或尿道口周围有炎症病灶。

（5）遗传因素：反复发作的尿路感染也可能与遗传有关。

（6）其他：妊娠、性生活、机体免疫力差，如重症肝病、晚期肿瘤、长期卧床的严重慢性疾病以及长期使用免疫抑制剂者也是尿路感染的易感因素。

二、病　理　学

（一）急性膀胱炎

主要表现为膀胱黏膜充血、上皮细胞肿胀、黏膜下组织充血、水肿和炎性细胞浸润，严重者有点状或片状出血，甚至出现黏膜溃疡。

（二）急性肾盂肾炎

病变可为单侧或双侧，局限或广泛的肾盂肾盏黏膜充血水肿，黏膜下可有细小脓肿。

（三）慢性肾盂肾炎

肾脏体积变小，表面凹凸不平，双侧肾脏病变常不一致。可出现肾盂扩大、畸形，肾乳头瘢痕形成，肾皮质髓质变薄，肾小管萎缩，肾间质炎性细胞浸润，严重时肾实质广泛萎缩形成固缩肾。

三、临　床　表　现

（一）膀胱炎

膀胱炎占尿路感染的 60% 以上，分为急性单纯性膀胱炎和反复发作性膀胱炎。病变局限于膀胱，表现为尿频、尿急、尿痛、排尿不适和耻骨上方膀胱区疼痛，偶有血尿，甚至肉眼血尿。一般无全身感染症状，少数患者可有腰痛，低热（一般不超过 38℃），血白细胞计数常不增高。尿常规可见脓尿。尿细菌培养阳性，致病菌多为大肠埃希菌。

（二）肾盂肾炎

1. 急性肾盂肾炎　　育龄妇女最多见。通常起病较急，畏寒、发热，体温多在 38℃ 以上，伴全身酸痛、乏力、恶心呕吐等症状。严重者可发生革兰阴性杆菌败血症。常有尿频、尿急、尿痛、排尿困难、下腹疼痛、腰痛等症状。体检有肋脊角、输尿管压痛点和肾区叩痛。

2. 慢性肾盂肾炎　　半数以上患者可有急性肾盂肾炎病史，其后出现程度不同的低热、乏力、腰酸、尿频及肾小管功能损害表现，如夜尿增多、低比重、低渗透压尿等。病情持续可发展为慢性肾衰竭。急性发作时患者症状可类似急性肾盂肾炎。

（三）无症状性细菌尿

无症状细菌尿是指患者有真性菌尿，而无尿路感染的症状，可无急性尿路感染病史或由症状性菌尿演变而来。老年女性及男性发病率为 40%～50%。致病菌多为大肠埃希菌，患者可长期无症状，尿常规无明显异常，但尿细菌培养阳性，也可在病程中出现急性尿路感染症状。

（四）并发症

1. 肾乳头坏死　　是指肾乳头及其邻近肾髓质缺血坏死，表现为高热、剧烈腰痛或腹痛、血尿等，尿中可有坏死组织排出，可同时伴革兰阴性杆菌败血症和（或）急性肾衰竭。静脉肾盂造影可见特征性肾乳头区"环形征"，常发生于糖尿病或尿路梗阻的患者。治疗主要是积极抗感染和解除梗阻。

2. 肾周围脓肿　　多由肾盂肾炎直接扩展而致，致病菌常为革兰阴性杆菌，尤其是大肠埃希菌。多有糖尿病、尿路结石等易感因素。患者可有明显的单侧腰痛，且向健侧弯腰时疼痛加剧。超声波、CT、磁共振等检查有助于诊断。治疗主要是抗感染治疗和（或）局部切开引流。

四、辅　助　检　查

（一）尿液检查

1. 尿常规检查　　尿沉渣镜检白细胞>5 个/HP 称为白细胞尿，对诊断尿路感染诊断有意义；部分尿感患者有镜下或肉眼血尿，尿沉渣镜检红细胞>3 个/HP，为均一性红细胞尿，可伴微量或轻度蛋白尿。肾盂肾炎时尿中可见白细胞管型。

2. 尿白细胞排泄率　　收集患者 3 h 尿液，立即进行白细胞计数，所得白细胞数按每小时折算，正常人白细胞计数<20 万个/h，白细胞计数>30 万个/h 为阳性，介于 20～30 万个/h 为可疑。

3. 尿细菌学检查

(1) 涂片细菌学检查：新鲜清洁中段尿沉渣进行革兰染色后油镜下检查，若平均每个视野下可见 1 个或更多细菌，提示尿路感染，检出率达 80%～90%。可初步确定是杆菌或球菌、是革兰阴性还是革兰阳性细菌，对及时选择有效抗生素有重要参考价值。

(2) 尿细菌培养：新鲜清洁中段尿细菌培养菌落计数 $\geqslant 10^5$ 个/mL 为有意义的菌尿，细菌培养菌落计数 $10^4 \sim 10^5$ 个/mL 为可疑阳性，需要复查。留取中段尿时应无菌操作并及时送检。耻骨上膀胱穿刺尿细菌定性培养有细菌生长为真性菌尿。

4. 硝酸盐还原试验 原理为大肠埃希菌等革兰阴性细菌可使尿内硝酸盐还原为亚硝酸盐，此法诊断尿路感染的敏感性为 70% 以上，特异性为 90% 以上，可作为尿感的过筛试验。

(二) 血液检查

急性肾盂肾炎时可出现血常规白细胞升高，中性粒细胞增多，核左移，血沉增快。慢性肾盂肾炎患者肾功能受损时可出现肾小球滤过率下降，血肌酐升高。

(三) 影像学检查

B超、腹部平片或静脉肾盂造影等检查可了解尿路情况，及时发现有无尿路结石、尿路解剖或功能的异常。

五、诊 断

(一) 诊断

一般根据尿路刺激症状、感染中毒症状、尿液改变及尿液细菌学检查可对典型尿路感染做出诊断。无症状性细菌尿主要根据尿细菌学检查诊断，要求两次细菌培养均为同一菌种的真性菌尿。上尿路感染与下尿路感染，需进行定位：除尿路刺激症状外，上尿路感染常伴有畏寒发热、腰痛、肾区叩击痛、尿白细胞管型、血白细胞增高。而下尿路感染多无发热和全身感染症状，以膀胱刺激征为突出表现。

(二) 鉴别诊断

1. 尿道综合征 常见于女性患者，可有尿频、尿急、尿痛等尿路刺激征，但反复尿细菌学阴性。可分为感染性和非感染性。

2. 肾结核 膀胱刺激症状明显，以血尿为主；有结核中毒症状；有肾外结核病灶；一般抗生素治疗无效；尿普通细菌培养为阴性；尿结核菌培养阳性；尿沉渣可找到抗酸杆菌；IVP 可发现肾实质虫蚀样缺损等表现。

3. 慢性肾小球肾炎 慢性肾盂肾炎出现肾功能减退、高血压时需与慢性肾小球肾炎鉴别。后者为双侧肾脏受累，肾小球功能受损较肾小管突出，伴尿蛋白、血尿及水肿，前者常有尿路刺激征，尿细菌学检查阳性，影像学检查表现为双肾不对称缩小。

六、治 疗

(一) 一般治疗

多饮水，勤排尿，发热者注意休息，给予易消化、高热量、富含维生素食物。膀胱刺激征和血尿明显者，可口服碳酸氢钠片 1 g，每日 3 次，以碱化尿液、缓解症状、抑制细菌生长、避免形成血凝块。

(二) 抗感染治疗

选用抗生素原则：在获得尿细菌学检查结果前，首选针对革兰阴性杆菌的抗生素；抗生素浓度在尿液和肾脏内要高；选用肾毒性小，副反应少的抗生素；严重感染、混合感染、出现耐药菌株和单药治疗无效时应联合用药；不同类型的尿路感染给予不同抗感染疗程。

1. 急性膀胱炎 可用单剂量疗法：常用磺胺甲噁唑(SMZ)2.0 g、甲氧苄啶(TMP)0.4 g、碳酸氢钠 1.0 g，1 次顿服(简称 STS 单剂)；也可选用氧氟沙星 0.4 g 或阿莫西林 3.0 g，一次顿服。另可用短疗程疗法：可选用磺胺类、喹诺酮类、半合成青霉素或头孢菌素类等抗生素任一种，连服 3 日，疗程完成 7 日后，复查尿细菌定培养。如结果阴性停药；阳性则继续给予 2 周抗生素治疗。对于妊娠妇女、老年患者、糖尿病患者、机体免疫力低下及男性患者不宜使用单剂量及短程疗法,应采用较长疗程抗感染治疗。

2. 急性肾盂肾炎 在留取尿细菌检查标本后应立即开始治疗,首选针对革兰阴性杆菌的药物。72 h 显效者无须换药,否则应按药敏结果更改抗生素。对于初发及全身中毒症状不明显者,可在门诊口服药物治疗,疗程 7~14 日。常用药物有喹诺酮类(如氧氟沙星 0.2 g,每日 2 次或环丙沙星 0.25 g,每日 2 次)、半合成青霉素类(如阿莫西林 0.5 g,每日 3 次)、头孢菌素类(如头孢呋辛 0.25 g,每日 2 次)等。

严重感染有明显全身中毒症状者需静脉给药。常用药物,如氨苄西林 1.0~2.0 g,每 4 小时 1 次;头孢噻肟钠 2.0 g,每 8 小时 1 次;头孢曲松钠 1.0~2.0 g,每 12 小时 1 次;左氧氟沙星 0.2 g,每 12 小时 1 次,完成 2 周疗程。治疗 72 h 症状无好转,应按药敏结果更换抗生素,疗程不少于 2 周。疗程结束后第 2、6 周复查尿细菌培养。

3. 慢性肾盂肾炎 治疗的关键是积极寻找并去除易感因素。急性发作时治疗同急性肾盂肾炎。

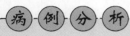

38 岁女性,尿频、排尿不尽感 2 周,加重伴发冷、发热 4 天。

患者 2 周前劳累后出现尿频、排尿不尽感,有时伴有下腹部不适、腰部酸痛和乏力,未诊治。4 天前开始,上述症状加重,伴寒战发热,体温达 39℃。发病以来,尿色无变化,量不少,大便正常。既往无类似发作史,无高血压病史,有真菌性阴道炎史。

查体:T39℃,P、R、BP 正常,神清,面部潮红,颜面部无水肿,心肺腹(一),右肾区叩痛阳性。双下肢不肿。

辅助检查:Hb125 g/L,WBC10×10^9/L,N86%,PLT180×10^9/L;尿蛋白(+),尿白细胞 10~20/HP,红细胞 4~6/HP,可见白细胞管型。

【问题】

(1) 诊断和诊断依据?

(2) 进一步需要做哪些检查?

(3) 治疗原则。

【分析与解答】

(1) 诊断为急性肾盂肾炎;诊断依据中年女性,尿频、排尿不尽等尿路刺激症状,伴寒战发热,下腹部不适、腰部酸痛,右肾区叩痛阳性,WBC 10×10^9/L,N 86%;尿白细胞 10~20/HP,可见白细胞管型。

(2) 尿细菌培养、尿白细胞排泄率、硝酸盐还原试验、泌尿系彩超等。

(3) 在留取尿细菌检查标本后应立即开始治疗,首选针对革兰阴性杆菌的药物。72 h 显效者无须换药,否则应按药敏结果更改抗生素。辅以对症支持治疗。

(毕光宇)

第九章 肾小管疾病

第一节 肾小管酸中毒

肾小管性酸中毒(renal tubular acidosis,RTA)是由于各种病因导致肾脏酸化功能障碍而产生的一种临床综合征,主要表现为:高氯性、正常阴离子间隙性代谢性酸中毒;电解质紊乱;骨病;尿路症状。多数患者无肾小球异常。

按病变部位、病理生理和临床表现可分为:Ⅰ型,远端 RTA,由远端肾小管泌氢障碍引起;Ⅱ型,近端 RTA,由近端肾小管 HCO_3^- 重吸收障碍引起;Ⅲ型,兼有Ⅰ型和Ⅱ型 RTA 的特点;Ⅳ型,高血钾性 RTA,由远端肾小管醛固酮排泌 H^+、K^+ 作用减弱所致。

一、低血钾型远端肾小管酸中毒

低血钾型远端肾小管酸中毒又称Ⅰ型(经典型远端)RTA,为我国最常见的 RTA。此型患儿常为先天遗传性,成人常为后天获得性,最终导致远端肾小管酸化功能障碍。

(一)临床表现

1. 高血氯性代谢性酸中毒　患者尿中可滴定酸及铵离子减少,尿液 pH>5.5,血 pH 下降,血清氯离子增高,但 AG 正常,此与其他代谢性酸中毒不同。

2. 低血钾症　由于皮质集合管 H^+ 泵功能减退致低血钾,重度可引起低钾性麻痹、心律失常及低钾性肾病(呈现多尿及尿浓缩功能障碍)。

3. 钙磷代谢障碍　酸中毒抑制肾小管对钙的重吸收,并使 $1,25-(OH)_2D_3$ 生成减少,出现高尿钙、低血钙,继发甲状旁腺功能亢进,导致高尿磷、低血磷。严重者可引起骨病(骨痛、骨质疏松及骨畸形)、肾结石及肾钙化。

(二)诊断

出现 AG 正常的高血氯性代谢性酸中毒、低钾血症,化验尿中可滴定酸及 NH_4^+ 减少,尿 pH>5.5,远端 RTA 诊断即成立。对不完全性远端 RTA 患者,可行氯化铵负荷试验,尿 pH 不能降至 5.5 以下则本病成立。另外尿 PCO_2/血 PCO_2 比值、中性磷酸钠或硫酸钠试验及呋塞米试验等,对确诊远端 RTA 均有帮助。

(三)治疗

(1)去除病因。

(2)对症治疗:纠正酸中毒(枸橼酸合剂或碳酸氢钠);补充钾盐(枸橼酸钾或枸橼酸合剂,不可用氯化钾,以免加重高氯性酸中毒);防治肾结石、肾钙化及骨病。

二、近端肾小管性酸中毒

近端肾小管性酸中毒又称Ⅱ型 RTA,由近端肾小管 HCO_3^- 重吸收障碍引起。

该型与Ⅰ型 RTA 相比有以下临床特点:虽均为 AG 正常的高血氯性代谢性酸中毒,但是尿液可滴定酸及 $NH4^+$ 正常,HCO_3^- 增多。酸中毒加重时尿液 pH 可在 5.5 以下;低钾血症较明显;该型患者尿路结石及肾钙化发生率低。

出现 AG 正常的高血氯性代谢性酸中毒、低钾血症，尿中 HCO_3^- 增多，近端 RTA 诊断即成立。疑诊病例可行碳酸氢盐重吸收试验。

该型应同时予以病因治疗及对症治疗（纠正酸中毒、补充钾盐、防治骨病等）。

三、高血钾型远端肾小管酸中毒

高血钾型远端肾小管酸中毒又称Ⅳ型 RTA，由远端肾小管醛固酮排泌 H^+、K^+ 作用减弱所致，多见于某些轻、中度肾功能不全患者，以 AG 正常的高血氯性代谢性酸中毒及高钾血症为主要特征，其酸中毒及高血钾严重度与肾功能不全严重度不成比例。血清醛固酮水平降低或正常。诊断依据为轻、中度肾功能不全患者出现 AG 正常的高血氯性代谢性酸中毒及高钾血症，化验尿 NH_4^+ 减少。治疗需去除病因，同时予纠正酸中毒、降低高血钾、适当补充肾上腺盐皮质激素治疗。

第二节　Fanconi 综合征

Fanconi 综合征是遗传性或获得性近端肾小管复合性功能缺陷疾病。儿童多为遗传性；成人多为后天获得性，后者常继发于慢性间质性肾炎、干燥综合征、移植肾、重金属肾损害等。发病机制尚未完全阐明。

该疾病可有多种近端小管功能障碍，临床可出现肾性糖尿、全氨基酸尿、磷酸盐尿、尿酸盐尿及碳酸氢盐尿等，并相应出现低磷血症、低尿酸血症及近端肾小管酸中毒，后期并发骨病，晚期可出现肾衰竭。

具备上述典型表现即可诊断，其中肾性糖尿、全氨基酸尿、磷酸盐尿为基本诊断条件。

治疗上主要予病因治疗及对症治疗，严重低磷血症可补充中性磷酸盐及骨化三醇。

（王　荣　刘昌华）

第十章 肾血管疾病

肾血管疾病是指肾动脉或肾静脉病变引起的疾病,包括肾动脉狭窄、栓塞、血栓形成、肾小动脉硬化症及肾静脉血栓形成等。

肾动脉狭窄常由动脉粥样硬化、纤维肌性营养不良、大动脉炎引起,前者最常见,可表现为肾血管性高血压、缺血性肾脏病等。肾血管性高血压多由于肾缺血激活 RAAS 系统、外周血管收缩、水钠潴留引起,临床表现为血压值较基础值明显升高。缺血性肾脏病多因肾缺血引起肾小球硬化、肾小管萎缩、肾间质纤维化所致,表现为肾功能缓慢进行性减退。肾动脉血管造影是诊断金标准。目前治疗方法有经皮球囊扩张血管成形术、安放支架、外科手术、内科药物治疗等。

肾动脉栓塞和血栓形成较少见,栓塞的栓子多为心源性栓子,血栓形成多在肾动脉病变及血液凝固性增高的基础上发生,临床表现不一,主要取决于肾动脉阻塞的程度及范围,可表现为无症状到剧烈腰痛、血尿、蛋白尿,甚至肾功能减退等。最直接可靠的诊断方法为选择性肾动脉造影,并可同期进行介入治疗。

小动脉性肾硬化症可分为良性和恶性两种,前者由良性高血压引起,侵犯肾小球前小动脉,造成动脉管腔狭窄,继发缺血性肾实质损害,临床首先出现肾小管浓缩功能障碍,后出现蛋白尿、血尿、肾功能减退等肾小球受累表现;后者由恶性高血压引起,病变程度较前者重,可见血管洋葱皮样改变,病情险恶,表现为尿检异常,肾功能进行性恶化,数周或数月后出现少尿,进入 ESRD 期。两者治疗均以积极控制血压为关键。

肾静脉血栓常发生在血液高凝、肾静脉受压、血管壁受损等情况,临床表现取决于被阻塞血管大小、血栓形成快慢、血流阻断程度及血流有无侧支形成等,确诊依靠选择性肾静脉造影,治疗多采用静脉肝素抗凝后续口服华法林。

(王 荣 刘昌华)

第十一章　遗传性肾病

遗传性肾病是指明确与遗传缺陷有关并主要累及肾脏的一类疾病,常伴其他器官受累,种类繁多,遗传方式不一,按发病率从高到低排列为遗传性肾囊肿疾病、遗传性肾小球疾病和遗传性肾小管疾病等。

第一节　常染色体显性多囊性肾病

常染色体显性多囊性肾病(autosomal dominant polycystic kidney disease,ADPKD)是一种常见的遗传性肾病,患病率为1‰～2‰,主要表现为双侧肾脏出现大小不一的囊肿,囊肿进行性增大,最终破坏肾脏结构和功能,导致终末期肾衰竭,多伴有心瓣膜病、脑动脉瘤,肝、胰及脾等器官囊肿。60%患者有家族遗传史,其余40%系自身基因突变所致,目前已明确的突变基因主要有PKD1和PKD2。

ADPKD肾脏累及临床多表现为:双肾多发性大小不一的肾囊肿,随病程进展而逐渐增加。背部或肋腹部疼痛是最常见的症状,急性疼痛或疼痛突然加剧常提示囊肿破裂出血、结石或血块引起的尿路梗阻或合并感染,慢性疼痛多为增大的肾脏或囊肿牵拉肾包膜、肾蒂,压迫邻近器官引起。90%以上的患者有囊内出血或肉眼血尿,引起血尿的原因有囊肿壁血管破裂、结石、感染或癌变等。肾功能正常的年轻ADPKD患者中,50%伴有高血压,而发展至ESRD患者中几乎100%有高血压。患者早期肾脏浓缩功能下降,大部分在囊肿增长的40～60年间可维持正常肾功能,一旦肾功能开始下降,其肾小球滤过率下降速度每年为4.4～5.5 mL/min。20%ADPKD患者合并肾结石,多为尿酸和(或)草酸钙结石。泌尿道和囊肿感染是常见并发症,逆行感染为主要途径。部分患者可并发肾细胞癌。

ADPKD肾外累及可分为囊性和非囊性两类:囊性病变是指囊肿累及肝、胰、脾、卵巢、蛛网膜及松果体等器官,其中以肝囊肿发生率最高。非囊性病变包括心脏瓣膜异常、结肠憩室、颅内动脉瘤等,其中颅内动脉瘤是导致患者早期死亡的主要病因。

ADPKD主要依据家族史、临床表现及辅助检查确立诊断,其中辅助检查包括:基因连锁分析、微卫星DNA检测和直接检测基因突变。超声检查是ADPKD首选诊断方法,表现为肾体积增大、肾内多个大小不等的囊肿与肾实质回声增强。CT和MRI也可检出0.3～0.5 cm的囊肿。

ADPKD目前尚缺乏特异性的干预措施和治疗药物,治疗重点在于治疗并发症,缓解症状,保护肾功能。进入终末期肾衰竭时需进行肾脏替代治疗。

第二节　Alport综合征

Alport综合征是一种表现为血尿、肾功能进行性减退、感音神经性耳聋和眼部异常的遗传性肾小球疾病,主要由于编码肾小球基底膜Ⅳ型胶原的基因发生突变所致。有三种遗传方式:X连锁显性遗传、常染色体隐性遗传和常染色体显性遗传,其中X连锁显性遗传最常见。

肾活检组织光镜改变及免疫荧光不具特征性。电镜下肾小球基底膜不规则增厚、变薄或厚薄相间,致密层分裂;肾组织中Ⅳ型胶原a3链、a4链和a5链染色缺失或不完全表达为其特征性改变。

Alport综合征肾脏表现:几乎所有患者均有血尿,疾病早期常无蛋白尿或仅少量,少数随疾病进展可出现大量蛋白尿。后随疾病进展逐渐发展至终末期肾病及出现相关并发症。

Alport综合征肾外表现:进行性感音性耳聋是最常见,两侧不完全对称。15%～30%的患者可出现眼部损害,前锥形是特征性改变,表现为进行性近视,甚至有前极性白内障或前囊自发穿孔。部分患者还可表现为血小板减少性紫癜、弥漫性平滑肌瘤和甲状腺病变等。

Alport 综合征有 10 条标准：

(1) 肾炎家族史，或先证者的一级亲属或女方的男性亲属中有不明原因的血尿。

(2) 持续性血尿，无其他遗传性肾脏病的证据。

(3) 双侧 2 000～8 000 Hz 的感音神经性耳聋，呈进行性，婴儿早期没有，多于 30 岁前出现。

(4) COL4An(n＝3，4 或 5) 基因突变。

(5) 免疫荧光检查示肾小球和（或）皮肤基底膜完全不表达或部分表达 Ⅳ 型胶原 a3 链、a4 链和 a5 链。

(6) 肾小球基底膜超微结构示广泛异常，尤其是增厚、变薄和分层。

(7) 眼部病变，包括前圆锥形晶状体、后囊下白内障和视网膜斑点等。

(8) 先证者或至少两名家系成员逐渐发展至终末期肾病。

(9) 巨血小板减少疲或白细胞包涵体。

(10) 食管和（或）女性生殖道弥漫性平滑肌瘤。

若诊断 Alport 综合征家系，直系家庭成员需符合 4 条标准；当判断 Alport 综合征家系中家庭成员是否受累时，如果该个体符合相位遗传类型，且符合标准 2～10 条中的 1 条，可拟诊，符合 2 条便可诊断；对于无家族史患者的诊断，至少成符合其中 4 条。

目前无特异性治疗方法，积极治疗高血压、控制蛋白尿可有效延缓肾病进展。进展至 ESRD 时行血液透析或者肾移植。

（王　荣　刘昌华）

第十二章 急性肾损伤

急性肾损伤(acute renal injury，ARI)以往称为急性肾衰竭(acute renal failure，ARF)，是指各种病因引起肾功能快速下降而出现的临床综合征。包括肾前性、肾后性及肾性 AKI。本章主要讨论狭义的急性肾损伤，即急性肾小管坏死(acute tubular necrosis，ATN)。

(一)病因

根据 AKI 病因发生的部位可分为：肾前性、肾性和肾后性。肾前性 AKI 的常见病因包括心排血量急剧减少、有效血容量减少和肾内血流动力学改变等。肾性 AKI 有肾实质损伤，包括肾小管、肾间质、肾血管和肾小球性疾病导致的损伤。肾小管性 AKI 的常见病因是肾缺血和肾毒性物质(包括外源性毒素，如生物毒素、化学毒素、药物中毒、造影剂等和内源性毒素，如血红蛋白、肌红蛋白等)损伤肾小管上皮细胞，可引起 ATN。肾后性 AKI 源于急性尿路梗阻。

(二)发病机制

1. 肾前性 AKI 最常见。常由于有效血容量不足、心排血量降低、全身血管扩张、肾动脉收缩、肾自主调节受损导致肾脏血流灌注不足引起。如果肾灌注量减少能在 6 h 内得到纠正，则肾功能可迅速恢复。若低灌注持续，则可发生肾小管上皮细胞受损，继而发展为 ATN。

2. 肾性 AKI 按损伤部位可分为小管性、间质性、血管性和小球性。其中以 ATN 最常见。不同病因导致的 ATN，可有不同的始动因素和持续发展因素。中毒性 ATN 与年龄、是否糖尿病等易患因素有关，也可有缺血因素参与。中毒性和缺血性损害也可引起 ATN。

(1)肾血流动力学异常：由于肾内肾素-血管紧张素系统的兴奋、血管舒张因子合成减少及血管收缩因子产生过多、交感神经兴奋及管-球反馈过强等变化引起血流动力学异常，肾血流量下降，肾内血流量重新分布，肾皮质血流量减少，肾髓质充血，这些均可引起肾小球滤过率下降。

(2)肾小管因素：缺血/再灌注、肾毒性物质可引起近端肾小管损伤，导致小管对钠重吸收减少，管-球反馈增强。坏死的肾小管上皮细胞脱落、肌红蛋白、血红蛋白等阻塞肾小管管腔，管内压增加，造成 GFR 下降。肾小管严重受损时可导致肾小球滤过液通过受损的上皮或小管基底膜反渗，引起肾间质水肿，压迫肾单位，进一步降低肾小球滤过率。

(3)炎性因子的参与：缺血性 AKI 实际是一种炎症性疾病，肾缺血可通过炎症反应直接损伤血管内皮细胞，也可通过小管细胞产生炎症介质(IL-6、IL-18、TNFα、TGFβ 等)使内皮细胞受损，导致肾组织的进一步损伤。

3. 肾后性 AKI 尿路梗阻时，尿路内反向压力传导到肾小球囊腔，由于肾小球入球小动脉扩张，早期肾功能能暂时维持正常。如果梗阻持续发生，肾皮质大量区域出现无灌注或低灌注状态，肾小球滤过率将逐渐降低。

(三)病理

由于病因、疾病严重程度及病理损害部位和程度不同可有显著差异。一般肉眼检查见肾脏肿大、苍白、重量增加，切面皮质苍白，髓质暗红色。典型 ATN 光镜检查可见肾小管上皮细胞变性、坏死、脱落。脱落的上皮细胞与细胞碎片、Tamm-Horsfall 蛋白和色素等构成管型，引起小管管腔堵塞。随着病程发展，坏死的小管上皮细胞开始再生，重新覆盖于基底膜上，肾小管形态逐渐恢复正常。肾缺血严重者，肾小管基底膜可发生断裂、破溃，上皮细胞往往不能再生。

一、临床表现

典型 ATN 临床病程可分为三期，但有些患者并不一定出现三个时期。有些患者 24 h 尿量持续在

400 mL 以上,称为非少尿型 AKI,大多预后较好。

(一)起始期

起始期患者常遭受低血压、缺血、脓毒血症和肾毒素等因素影响,未发生明显的肾实质损伤,在此阶段 AKI 是可预防的。

(二)维持期

维持期又称少尿期。多数患者出现少尿(<400 mL/d)或无尿(<100 mL/d)。该期一般持续 7~14 日,也可短至数天,长至 4~6 周,少尿期越长,病变越严重。随着肾功能减退,可出现一系列临床表现。

1. AKI 的全身症状

(1)消化系统:症状出现最早,常有厌食、恶心、呕吐、腹胀、腹泻等,严重者可发生消化道出血。

(2)循环系统:根据体液平衡情况而不同。多因少尿及入液量未控制,导致体液过多,出现高血压及气促、端坐呼吸等心力衰竭表现;也可因毒素蓄积、电解质紊乱、贫血及酸中毒引起各种心律失常及心肌病变。

(3)呼吸系统:可因感染、容量负荷增加等诱发急性肺水肿,表现为呼吸困难、咳嗽、胸闷等症状。

(4)神经系统:可有意识障碍、谵妄、抽搐、昏迷等尿毒症脑病症状。

(5)血液系统:可有出血倾向及轻度贫血表现,严重者甚至发生弥散性血管内凝血(DIC)。

2. 水电解质和酸碱平衡紊乱

(1)水钠潴留:全身水肿、血压升高、肺水肿、脑水肿和心力衰竭常危及生命。

(2)电解质紊乱:包括高钾血症、稀释性低钠血症、低钙血症和高磷血症等。高钾血症为少尿期死亡主要原因之一,除肾排泄钾减少外,酸中毒、组织分解过快也是原因之一。在严重创伤、烧伤等所致横纹肌溶解引起的 AKI,每日血钾可上升 1.0~2.0 mmol/L。

(3)代谢性酸中毒:为酸性代谢产物在体内蓄积所致,感染和组织破坏可加重酸中毒。表现为恶心、呕吐、疲乏、嗜睡、深大呼吸等,严重者可出现血压下降及休克。

(三)恢复期

GFR 逐渐恢复正常。少尿型患者可出现多尿,在不使用利尿剂的情况下,每日尿量可达 3 000~5 000 mL 甚至更多。通常持续 1~3 周逐渐恢复。与 GFR 相比,肾小管上皮细胞功能的恢复常需数月。

二、辅 助 检 查

(一)血液检查

可有轻度贫血、血肌酐和尿素氮进行性升高,血钠正常或偏低,血钙降低,血钾、血磷升高,血 pH 和碳酸氢根离子浓度降低。

(二)尿液检查

尿沉渣检查可见肾小管上皮细胞管型和颗粒管型及少许红、白细胞等,尿蛋白多为±~+1,常以小分子蛋白为主。尿比重低且较固定,多在 1.015 以下;尿渗透压低于 350 mOsm/(kg·H_2O),尿钠多在 20~60 mmol/L,肾衰竭指数和钠排泄分数常大于 1。

(三)影像学检查

泌尿系 B 超对排除尿路梗阻有帮助。CT、MRI 或放射性核素对发现血管病变有帮助,但明确诊断仍需肾血管造影。

(四)肾活检

是重要的诊断手段。当出现 AKI 合并严重蛋白尿或持续的肾小球性血尿、AKI 合并全身疾病或肾外疾病的症状、体征、少尿期延长超过 3 周,或与慢性肾衰竭不能鉴别时(肾脏大小正常)、非梗阻性肾病的无尿、疑有肾小球、肾间质或肾小血管病变时、鉴别移植肾急性功能衰竭的病因时,需行肾活检明确诊断。

三、诊 断

(一)诊断

AKI 诊断标准为:肾功能在 48 小时内突然减退,血清肌酐绝对值升高≥0.3 mg/dL,或一周内血清肌酐增至≥1.5倍基础值,或尿量<0.5 mL/(kg·h),或持续时间>6小时。根据血清肌酐和尿量进一步分期(见表4-12-1)。

表4-12-1 AKI的分期标准

分　期	Scr标准	尿量标准
1期	Scr增加≥26.5 μmol/L(0.3 mg/dL) 或增至基础值的1.5~1.9倍	<0.5 mL/(kg·h),持续6~12 h
2期	增至基础值的2~2.9倍	<0.5 mL/(kg·h),时间≥12 h
3期	增至基础值的3倍 或升高≥353.6 μmol/L(4 mg/dL) 或开始肾替代治疗 或<18岁患者 eGFR<35 mL/(min·1.73 m²)	<0.3 mL/(kg·h),时间≥24 h或无尿≥12 h

(二)鉴别诊断

1. ATN与肾前性少尿 肾前性少尿患者常有血容量不足、心力衰竭或肝病病史,体检发现皮肤和黏膜干燥、体位性低血压、颈静脉不充盈。可进行补液试验,补液后血压正常,尿量增加,则支持肾前性少尿的诊断。结合尿液检查:尿钠浓度<20 mmol/L;尿比重>1.020;尿渗透压>500 mOsm/(kg·H₂O);尿尿素氮与血尿素氮比值>20,尿肌酐与血肌酐比值>40,肾衰指数及钠排泄分数均小于1为肾前性ATN。

2. ATN与肾后性AKI 患者突然无尿,伴肾绞痛或结石、前列腺癌、盆腔肿瘤及腹膜后疾病。功能性梗阻可见于神经源性膀胱。超声显像和X线检查等可帮助确诊。

3. ATN与其他肾性AKI 通常根据各种疾病所具有的特殊病史、临床表现、实验室检查等可做出鉴别诊断,如急进性肾小球肾炎、急性间质性肾炎以及全身性疾病的肾损害如狼疮性肾炎、系统性血管炎、过敏性紫癜肾炎等。肾活检常可帮助鉴别。

四、治 疗

1. 纠正可逆病因 包括纠正血容量不足、抗休克及感染、停用肾毒性药物及解除尿路梗阻等。

2. 维持体液平衡 按照"量入为出"原则补液。即24 h补液量为前一日尿量+粪便、呕吐物、引流量及创面渗出量+500 mL,同时参考体温、室温等酌情加减。

3. 营养治疗 摄入足够的热量,每日35 kcal/(kg·d),主要由碳水化合物和脂肪供给,蛋白质摄入量限制为0.8 g/(kg·d)。

4. 高钾血症 血钾>6.5 mmol/L,心电图表现为QRS波群增宽等变化时,应予以紧急处理。包括:10%葡萄糖酸钙10~20 mL稀释后缓慢静脉注射(5 min)、11.2%乳酸钠或5%碳酸氢钠100~200 mL静脉滴注,纠正酸中毒同时促进钾离子向细胞内流动;50%葡萄糖溶液100 mL加胰岛素6~12 U缓慢地静脉注射;口服阳离子交换树脂。以上措施无效,或为高分解代谢型ATN的高钾血症患者,及时血液透析治疗。

5. 代谢性酸中毒 当二氧化碳结合力<15 mmol/L,可予5%碳酸氢钠治疗,对严重的酸中毒患者,应立即予以血液透析治疗。

6. 感染 是AKI患者死亡的主要原因之一。常见感染部位为呼吸道、尿路、胆道等,应尽早使用抗生素,不提倡预防使用抗生素。根据细菌培养及药敏选择无肾毒性的抗生素,并按照GFR调整药物剂量。

7. 肾替代治疗 严重高钾血症(>6.5 mmol/L)、代谢性酸中毒(pH<7.15)、容量负荷过重对利尿剂治疗无效、心包炎和严重脑病等都是透析治疗指征。对非高分解型、无少尿患者,可试行内科综合治疗。重症患者倾向于早期透析。

AKI的透析治疗可选择腹膜透析(PD)、间歇性血液透析(IHD)或连续性肾脏替代(CRRT)。腹膜透析适用于于血流动力学不稳定患者,但其透析效率较低,且有发生腹膜炎的危险,在重症AKI患者中很少采用。血液透析的优点是代谢废物的清除率高、治疗时间短,但易有心血管功能不稳定和低血压发生,治疗过程中需要应用抗凝药,对有出血倾向的患者增加治疗风险。CRRT 对血流动力学影响较小,适用于多器官衰竭患者,但要注意监护及肝素用量。

五、预　　后

　　AKI 预后与病因及并发症严重程度有关。肾前性、肾后性因素导致的 AKI 如能早期诊断和治疗,肾功能多可恢复。肾性 AKI 预后存在较大差异。CKD 患者发生 AKI 后易加快进入终末期肾病。

（毕光宇）

第十三章 慢性肾衰竭

学习要点

- **掌握**：慢性肾衰竭基本概念、发病机制的诊断根据和治疗原则。
- **熟悉**：慢性肾衰竭的病理改变，各种临床症状产生原理及肾功能不全的分期标准。
- **了解**：预防肾功能不全的重要性，透析疗法及肾移植的原理、疗效和适应证。

慢性肾衰竭(chronic renal failure,CRF)是指慢性肾脏病引起的肾小球滤过率(glomerular filtration rate,GFR)下降及与此相关的代谢紊乱和临床症状组成的综合征,简称慢性肾衰竭。慢性肾脏病(chronic kidney disease, CKD)是指各种原因引起的肾脏结构和功能障碍≥3个月,包括肾小球滤过率GFR正常和不正常的病理损伤、血液或尿液成分异常,及影像学检查异常;或不明原因GFR下降(<60 mL/min)超过3个月。CKD囊括了肾脏疾病的整个过程,CRF则代表CKD中GFR下降至失代偿期的那一部分。CKD分期见表4-13-1。本章节重点介绍CRF。

表4-13-1 CKD分期及建议

分 期	特 征	GFR[mL/(min·1.73 m²)]	防治目标与措施
1	GFR正常或升高	≥90	CKD诊治;缓解症状;保护肾功能
2	GFR轻度降低	60～89	评估、延缓CKD进展;降低CVD(心血管病)风险
3a	GFR轻到中度降低	45～59	延缓CKD进展;评估、治疗并发症
3b	GFR中到重度降低	30～44	综合治疗;透析前准备
4	GFR重度降低	15～29	大致相当于CKD5期
5	ESRD	<15或透析	如出现尿毒症,需及时替代治疗

一、病因与发病机制

(一)病因

任何能破坏肾脏正常结构和功能的泌尿系统疾病均可引起慢性肾衰竭。CRF的病因主要有原发性与继发性肾小球肾炎(如糖尿病肾病、高血压肾小动脉硬化、狼疮性肾炎等)、肾小管间质病变(慢性肾盂肾炎、慢性尿酸性肾病、梗阻性肾病、药物性肾病等)、肾血管病变、遗传性肾病(如多囊肾、遗传性肾炎)等。在发达国家,是CRF的主要病因。在我国原发性肾小球肾炎是CRF最常见的病因,但近年来糖尿病肾病、高血压肾病有明显增高趋势。

(二)发病机制

1. 慢性肾衰竭进展的机制 尚未完全阐明,目前认为可能与以下因素有关。

(1)肾单位高滤过:慢性肾衰竭时残余肾单位肾小球出现"三高现象",即毛细血管高压力、高灌注和高滤过,造成肾小球系膜细胞增殖和基质增加;损伤内皮细胞和增加血小板集聚;导致微动脉瘤形成;引起炎性细胞浸润、系膜细胞凋亡增加等,是导致肾小球硬化和残余肾单位进一步丧失的重要原因。

(2)肾单位高代谢:慢性肾衰竭时残余肾单位肾小管高代谢状况,是肾小管萎缩、间质纤维化和肾单位进行性损害的重要原因之一。

(3)肾组织上皮细胞表型转化的作用:在某些生长因子(如TGF-β_1)或炎症因子的诱导下,肾小管上皮细胞、肾小球上皮细胞、肾间质成纤维细胞等均可转 分化为肌成纤维细胞(myofibmblast,MyoF),在肾间质纤维化及肾小球硬化过程中起重要作用。

(4) 细胞因子和生长因子的作用:慢性肾衰竭肾组织内一些细胞因子和生长因子(如 TGF-β_1、白细胞介素-1、内皮素-1 等)参与了肾小球和肾小管间质的损伤过程,并对细胞外基质的产生起重要的促进作用。

2. 尿毒症症状的发生机制 尿毒症症状及体内各器官系统损害的原因主要有:

(1) 肾脏排泄和代谢功能下降,导致水、电解质和酸碱平衡失调。

(2) 尿毒症毒素的毒性作用:尿毒症毒素是由于功能肾单位减少,不能充分排泄体内代谢废物或降解某些激素、肽类等而在体内蓄积并引起各种症状和体征的物质。尿毒症为小分子物质(分子质量<500 Da),如尿素氮、胍类、胺类等、中分子物质(分子质量 500~5 000 Da)如甲状旁腺激素(PTH)和大分子物质(分子质量>5 000 Da)如 β_2 微球蛋白、溶菌酶等。上述各种物质在体内蓄积,是引起尿毒症症状、代谢紊乱和多系统功能失调的主要原因之一。

(3) 肾脏的内分泌功能障碍,如促红细胞生成素(EPO)的分泌减少引起肾性贫血,骨化三醇[1,25-$(OH)_2D_3$]产生不足导致肾性骨病,以及由于肾脏降解能力下降导致内分泌激素如胰高血糖素、胃泌素、肾素等在体内潴留。

(4) 其他:持续炎症状态、营养素的缺乏也可导致尿毒症症状的加重。

二、临床表现

CRF 代偿期和失代偿早期,患者可无症状,或仅有乏力、腰酸、夜尿增多等;少数患者可有食欲减退、代谢性酸中毒及轻度贫血。CRF 中期以后,上述症状更明显。在尿毒症期,可出现急性心力衰竭、严重高钾血症、消化道出血、中枢神经系统障碍等并发症,甚至有生命危险。

(一)水、电解质代谢紊乱

1. 代谢性酸中毒 在部分轻中度 CRF(GFR>25 mL/min 或血肌酐<350 μmol/L)患者中,由于肾小管泌氢障碍或对 HCO_3^- 重吸收能力下降,可发生正常阴离子间隙的高氯血症性代谢性酸中毒,即肾小管性酸中毒。当 GFR 降低至<25 mL/min(血肌酐>350 μmol/L)时,肾衰竭时代谢产物如磷酸、硫酸等酸性物质因肾的排泄障碍而潴留,可发生高氯血症性(或正氯血症性)高阴离子间隙性代谢性酸中毒,即"尿毒症性酸中毒"。轻度慢性酸中毒时,多数患者症状较少,但如动脉血 HCO_3^-<15 mmol/L,则可出现明显食欲不振、呕吐、虚弱无力、呼吸深长等。

2. 水钠代谢紊乱 主要表现为水钠潴留,或低血容量和低钠血症。水钠潴留可表现为不同程度的皮下水肿和(或)体腔积液,血压升高,甚至合并左心功能不全和脑水肿。低血容量主要表现为低血压和脱水。低钠血症的原因,既可因缺钠引起(真性低钠血症),也可因水过多或其他因素所引起(假性低钠血症),而以后者更为多见。

3. 钾代谢紊乱 当 GFR 降至 20~25 mL/min 或更低时,肾脏排钾能力逐渐下降,易出现高钾血症,尤其在钾摄入过多、酸中毒、感染、创伤、消化道出血等情况时更易发生。血清钾>6.5 mmol/L 需及时治疗抢救。有时由于钾摄入不足、胃肠道丢失过多、应用排钾利尿剂等因素,也可出现低钾血症。

4. 钙磷代谢紊乱 主要表现为磷过多和钙缺乏。钙缺乏主要与钙摄入不足、活性维生素 D 缺乏、高磷血症、代谢性酸中毒等多种因素有关。血磷由肠道对磷的吸收及肾的排泄来调节。当肾小球滤过率下降、尿内排出减少,血磷浓度逐渐升高。在肾衰竭早期,血钙、磷仍能维持在正常范围,通常不引起临床症状,只在肾衰竭的中、晚期(GFR<20 mL/min)时才会出现高磷血症、低钙血症,可诱发继发性甲状旁腺功能亢进和肾性骨营养不良。

5. 镁代谢紊乱 当 GFR<20 mL/min 时,由于肾排镁减少,常有轻度高镁血症。患者常无任何症状;如使用含镁药物(抗酸药、泻药等),则更易于发生。低镁血症也偶可出现,与镁摄入不足或过多应用利尿剂有关。

(二)蛋白质、糖类、脂肪和维生素的代谢紊乱

CRF 患者蛋白质代谢紊乱主要与蛋白质分解增多和(或)合成减少、负氮平衡、肾脏排出障碍等因素

有关。一般表现为蛋白质代谢产物蓄积,可有血清白蛋白水平下降、血浆和组织必需氨基酸水平下降等。

糖代谢异常主要表现为糖耐量减低和低血糖,前者多见,后者少见。高脂血症较常见,多数患者表现为轻中度高三酰甘油血症,少数患者表现为轻度高胆固醇血症,或两者兼有。维生素代谢紊乱常见,如血清维生素 A 水平增高、维生素 B_6 及叶酸缺乏等。

(三) 心血管系统表现

心血管病变是 CKD 患者的主要并发症之一和最常见的死因。较常见的心血管病变主要有高血压和左心室肥厚、心力衰竭、尿毒症性心肌病、心包积液、心包炎、血管钙化和动脉粥样硬化等。

(四) 呼吸系统症状

体液过多或酸中毒时均可出现气短、气促等。体液过多、心功能不全可引起肺水肿或胸腔积液。由尿毒症毒素诱发的肺泡毛细血管渗透性增加、肺充血可引起"尿毒症肺水肿",此时肺部 X 线检查可出现"蝴蝶翼"征,及时利尿或透析上述症状可迅速改善。

(五) 胃肠道症状

主要表现为食欲不振、恶心、呕吐、口腔有尿味。消化道出血也较常见,多是由于胃黏膜糜烂或消化性溃疡引起。

(六) 血液系统表现

CRF 患者血液系统异常主要表现为肾性贫血和出血倾向。大多数患者有轻、中度贫血,其原因主要由于促红细胞生成素缺乏,故称为肾性贫血。晚期 CRF 患者有出血倾向,如皮下或黏膜出血点、淤斑、胃肠道出血、脑出血等。

(七) 神经肌肉系统症状

早期可有失眠、注意力不集中、记忆力减退等。尿毒症时可有反应淡漠、谵妄、惊厥、幻觉、昏迷、精神异常等。周围神经病变常见,感觉神经障碍更显著,最常见的是肢端袜套样分布的感觉丧失,也可有肢体麻木、烧灼或疼痛感、深反射迟钝或消失,并可有神经肌肉兴奋性增加,如肌肉震颤、痉挛、不宁腿综合征等。初次透析患者可能发生透析失衡综合征,出现恶心、呕吐、头痛、惊厥等,主要由于血透后细胞内外液渗透压失衡和脑水肿、颅内压增高所致。

(八) 内分泌功能紊乱

1. 肾脏本身内分泌功能紊乱　如 $1,25(OH)_2$ 维生素 D_3、促红细胞生成素不足和肾内肾素-血管紧张素Ⅱ过多。

2. 下丘脑-垂体内分泌功能紊乱　如泌乳素、促黑色素激素、促黄体生成激素、促卵泡激素、促肾上腺皮质激素等水平增高。

3. 外周内分泌腺功能紊乱　如血 PTH 升高,部分患者有轻度甲状腺素水平降低,胰岛素受体障碍、性腺功能减退等。

(九) 骨骼病变

肾性骨营养不良相当常见,包括纤维囊性骨炎(高周转性骨病)、骨生成不良、骨软化症(低周转性骨病)及骨质疏松症,早期诊断要靠骨活检。

纤维囊性骨炎主要由于 PTH 过高引起,易发生骨盐溶化、肋骨骨折,X 线检查可见骨骼囊样缺损(如指骨、肋骨)及骨质疏松(如脊柱、骨盆等)。骨生成不良的发生,主要与血 PTH 浓度相对偏低、某些成骨因子不足有关,因而不足以维持骨的再生;透析患者如长期过量应用活性维生素 D、钙剂等药或透析液钙含量偏高,则可能使血 PTH 浓度相对偏低。

三、诊　断

(一) 诊断要点

(1) 慢性肾脏病病史超过 3 个月。

(2) 不明原因的或单纯的 GFR 下降<60 mL/min(老年人 GFR<50 mL/min)超过 3 个月。

(3) 在 GFR 下降过程中出现与肾衰竭相关的各种代谢紊乱和临床症状。

以上三条中,第一条是诊断的主要依据。根据第二条做诊断时宜慎重或从严掌握。如第三条同时具备,则诊断依据更为充分。

(二)鉴别诊断

1. CRF 与肾前性氮质血症的鉴别　　有效血容量补足 24～72 h 后肾前性氮质血症患者肾功能即可恢复,而 CRF 则难以恢复。

2. CRF 与急性肾衰竭的鉴别　　根据患者的病史可鉴别。在患者病史欠详时,可借助于影像学检查(如 B 超,CT 等)或肾图检查结果进行分析,如双肾明显缩小,或肾图提示慢性病变,则支持 CRF 的诊断。

3. CRF 伴发急性肾衰竭　　如果 CRF 较轻,而急性肾衰竭相对突出,且其病程发展符合急性肾衰竭演变过程,则可称为"慢性肾衰竭合并急性肾衰竭",其处理原则基本上与急性肾衰竭相同。如慢性肾衰竭本身已相对较重,或其病程加重过程未能反映急性肾衰竭演变特点,则称之为"慢性肾衰竭急性加重"。

四、治　疗

(一)延缓或逆转早中期 CRF 进展

对已有的肾脏疾患或可能引起肾损害的疾患(如糖尿病、高血压病等)进行及时有效的治疗,防止 CRF 的发生,称为初级预防。对轻、中度 CRF 及时进行治疗,延缓、停止或逆转 CRF 的进展,防止尿毒症的发生,称为二级预防。二级预防基本对策是:

1. 坚持病因治疗　　如对高血压病、糖尿病肾病、肾小球肾炎等坚持长期合理治疗。

2. 避免或消除 CRF 急剧恶化的危险因素　　肾脏基础疾病的复发或急性加重、严重高血压未能控制、急性血容量不足、肾脏局部血供急剧减少、重症感染、组织创伤、尿路梗阻、其他器官功能衰竭(如严重心力衰竭、严重肝衰竭)、肾毒性药物的使用不当等。

3. 阻断或抑制肾单位损害渐进性发展的各种途径,保护健存肾单位。对患者血压、血糖、尿蛋白定量、GFR 下降幅度等指标,都应当控制在"理想范围"(表 4-13-2)。

表 4-13-2　CKD-CRF 患者血压、血糖、HbA1C、蛋白尿、GFR 变化的治疗目标

项　　　目	目　　　标
血压	
CKD 第 1～4 期(GFR≥15 mL/min)	<130/80 mmHg
尿蛋白>1 g/d 或糖尿病肾病	<125/75 mmHg
尿蛋白<1 g/d	<135/85 mmHg
CKD 第 5 期(GFR<15 mL/min)	<140/90 mmHg
血糖(糖尿病患者)	空腹 90～130 mg/dL,睡前 110～150 mg/dL
HbA1C(糖尿病患者)	<7%
蛋白尿	<0.5 g/d
GFR 下降速度	<0.3 mL/(min·mon)<4 mL/(min·year)
Scr 升高速度	<50 μmol/(L·year)

(二)早中期慢性肾衰竭的治疗措施

1. CRF 的营养治疗　　CRF 患者蛋白摄入量一般为 0.6～0.8 g/(kg·d),磷摄入量一般应<600～800 mg/d;严重高磷血症患者应给予磷结合剂。热卡摄入一般为 30～35 kcal/(kg·d)[125.6～146.5 kJ/(kg·d)]。

2. 纠正酸中毒和水、电解质紊乱

(1)纠正代谢性酸中毒:轻者口服碳酸氢钠 1.5～3.0 g/d 即可;中、重度患者 3～15 g/d,必要时可静脉输入。

(2)水钠代谢紊乱的防治:限制钠摄入量,不超过 6～8 g/d。有明显水肿、高血压者,钠摄入量一般 2～3 g/d。也可根据需要适当应用袢利尿剂。对严重肺水肿急性左心衰竭者,需及时血液透析或持续性

血液滤过。

（3）高钾血症的防治：当 GFR＜25 mL/min 时，应限制钾的摄入（一般为 1.5～2 g/d）。当 GFR＜10 mL/min 或血清钾水平＞5.5 mmol/L 时，钾摄入应低于 1 g/d。同时应及时纠正酸中毒，适当应用袢利尿剂。对已有高钾血症的患者，应积极降钾。

3. 高血压的治疗　　ACEI、ARB、钙通道拮抗剂、袢利尿剂、β受体阻滞剂、血管扩张剂等均可应用，以 ACEI、ARB、CCB 的应用较为广泛。透析前 CRF 患者的血压应＜130/80 mmHg，维持透析患者血压一般不超过 140/90 mmHg。

4. 贫血的治疗　　如排除缺铁等因素，Hb＜100～110 g/L 或 HCT＜30％～33％，可开始用重组人红细胞生成素（rHuEPO）治疗。一般开始用量为每周 50～100 U/kg，分 2～3 次注射。直至 Hb 上升至 120 g/L（女）～130 g/L（男）或 HCT 上升至 33％～36％，为达标。在维持达标后，适当减少 EPO 的用量。在应用 rHuEPO 时，应同时口服或静脉补充铁剂。

5. 低钙血症、高磷血症和肾性骨病的治疗　　当 GFR＜30 mL/min 时，除限制磷摄入外，可口服磷结合剂治疗。对明显低钙血症患者，可口服 $1,25(OH)_2D_3$（钙三醇）。

6. 防治感染　　抗生素的选择和应用原则，与一般感染相同，但应选用肾毒性小的药物，剂量要调整。

7. 高脂血症的治疗　　透析前 CRF 患者与一般高血脂者治疗原则相同，维持透析患者，高脂血症的标准宜放宽，血胆固醇水平保持在 250～300 mg/dL，血三酰甘油水平保持在 150～200 mg/dL 为好。

8. 口服吸附疗法和导泻疗法　　口服氧化淀粉或活性炭制剂、大黄制剂或甘露醇等。

（三）肾脏替代治疗

详见肾替代治疗章节。

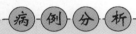

患者男，40 岁，因乏力纳差伴双下肢水肿入院。6 岁前曾患急性肾小球肾炎，后"治愈"。2 年前发现血压升高，尿蛋白 2＋，未治疗。查体 BP190/120 mmHg，贫血貌，两肺呼吸音粗，心率 70 次分，律齐。双下肢轻度可凹形水肿。尿常规：蛋白（＋＋），血红蛋白 79 g/L，血浆白蛋白 31 g/L，血肌酐 580 μmol/L。

【问题】

（1）诊断和诊断依据？

（2）进一步需要做哪些检查？

（3）治疗原则。

【分析与解答】

（1）诊断为慢性肾衰竭。诊断依据：中年男性，慢性病程，幼年有急性肾小球肾炎病史，临床有乏力纳差，双下肢水肿，血压高，查体 BP190/120 mmHg，贫血貌，双下肢轻度可凹性水肿，尿蛋白（＋＋），血红蛋白 79 g/L，血浆白蛋白 31 g/L，血肌酐 580 μmol/L。

（2）尿蛋白定量、电解质、血 pH、血脂、甲状旁腺激素、铁四项、心电图、超声心动图、泌尿系彩超、骨密度测定等。

（3）针对病因治疗。避免或消除 CRF 急剧恶化的危险因素，如控制血压、尿蛋白等。阻断或抑制肾单位损害渐进性发展的各种途径，保护健存肾单位。防治并发症。

（王　荣　刘昌华）

第十四章　肾脏替代治疗

肾脏替代治疗包括血液透析、腹膜透析和肾移植。前两者可替代肾脏部分排泄功能,后者的成功可完全恢复肾脏的功能。

一、血　液　透　析

血液透析(hemodialysis,HD)简称血透,是指利用半透膜原理,通过溶质交换清除血液内的代谢废物、维持电解质和酸碱平衡,同时清除过多的液体,其溶质清除主要依靠弥散和对流。可通过动静脉瘘、经皮双腔深静脉导管创造血管通路。急性肾损伤和慢性肾衰竭应适时开始血液透析(参见相应章节),此外,血液透析可用于治疗急性药物或毒物中毒、难治性充血性心力衰竭、急性肺水肿、严重水、电解质、酸碱平衡紊乱等。目前连续性肾脏替代治疗(持续、缓慢清除溶质和水分的血液净化治疗技术总称)在临床中的运用越来越广泛。

二、腹　膜　透　析

腹膜透析(peritoneal dialysis,PD)简称腹透,是指利用患者自身腹膜为半透膜的特性,通过向腹腔内灌注透析液,实现血液与透析液之间溶质交换以清除血液内的代谢废物,维持电解质和酸碱平衡,同时清除过多的液体。主要通过弥散转运溶质,通过超滤清除水分。腹透前需手术将腹透管置入。较血透而言,腹透具备无须特殊设备、对血流动力学及残肾功能影响小、无须抗凝等优势。

三、肾　移　植

肾移植是将供体肾脏通过手术植入受者体内,从而恢复肾脏功能。成功的肾移植相比于透析患者,生活质量佳,维持治疗费用低,存活率高,已成为终末期肾病患者首选的治疗方式。肾移植后需常规使用免疫抑制剂抑制排斥反应(糖皮质激素、钙调神经蛋白抑制剂、霉酚酸酯、硫唑嘌呤、抗胸腺细胞球蛋白、抗淋巴细胞球蛋白、抗 CD3/CD25 单克隆抗体等)。

(毕光宇)

第五篇

血液系统疾病

第一章 总 论

学习要点

- **掌握**：血液系统疾病的概念。
- **熟悉**：血液系统疾病的分类、诊断方法和治疗。
- **了解**：血液系统结构和功能。

血液系统由血液和造血器官组成。血液有四种成分组成，即血浆、红细胞、白细胞及血小板。出生后的造血器官包括骨髓、胸腺、脾脏以及淋巴结。血液系统疾病是指原发或主要累及血液和造血器官的疾病，简称血液病。另外，血液病学（hematology）除了血液系统疾病外，还包括输血医学（transfusion medicine），这属于血液病的治疗方法之一，故本篇也包含输血与输血反应这部分内容。

一、造血器官与血细胞生成

造血器官和组织包括骨髓、脾、淋巴结以及分布在全身各处的淋巴组织和单核-吞噬细胞系统，主要由一些干细胞聚集形成。胚胎期及出生后造血器官是不同的，胚胎期依次由血岛、肝脏及骨髓造血，而出生后的造血器官包括骨髓、胸腺、淋巴结以及脾脏。骨髓是最主要的造血器官，婴幼儿时期，造血功能活跃，所有骨髓均为红骨髓，随着年龄增长，红骨髓逐渐转变为黄骨髓（脂肪组织），当机体需要大量血细胞时，黄骨髓可转变为红骨髓参与造血。

造血干细胞（hemapoietic stem cell，HSC）是一种多能干细胞，是各种血液细胞与免疫细胞的起始细胞。造血干细胞具有自我更新、多项分化与增殖的能力。大部分 HSC 处于静止期，部分进入增殖状态，正常造血干细胞只进行不对称性有丝分裂，即每次有丝分裂产生两个子细胞，只有一个分化为早期祖细胞，而另一个仍然保持为干细胞，增殖时自我复制与多向分化之间保持动态平衡。这样，HSC 在体内形成数量和特性稳定的 HSC 池，同时还能分化成各种血细胞。HSC 经过分化后，其自我复制能力下降，多向分化能力向定向分化发展，此时多能 HSC 过渡成为定向干细胞，即祖细胞（progenitor）。一旦干细胞分化为早期祖细胞时，就可以进行对称性有丝分裂，而大量扩增。祖细胞只能分化成某些细胞，而且自我复制能力减弱，因此只能短期维持造血。长期维持完整造血则依赖具有多向分化能力的 HSC。

可以根据表面抗原的特征来识别 HSC。髓系的祖细胞有 CD34、CD33 等抗原，淋巴系的祖细胞除 CD34 外还有 CD38 和 HLA－DR 等抗原。多潜能 HSC 的表面有 CD34 抗原，但缺乏属于各系细胞特有的抗原（Lin 抗原），用多参数流式细胞术方法，分选出 CD34$^+$/CD33$^-$/HLA$^-$DR$^-$，CD34$^+$/CD38$^-$/Lin$^-$ 等细胞群，认为是富集了干细胞和早期祖细胞。现在了解到 CD34$^+$ 细胞占骨髓有核细胞的 1%，在外周血中大约是 0.05%。

由基质细胞（包括骨髓中的网状细胞、内皮细胞、成纤维细胞、吞噬细胞和脂肪细胞）、基质细胞分泌的细胞外基质和各种细胞因子构成的造血微环境（hemopoietic microenvironment），为 HSC 提供营养和黏附的场所，同时还调节 HSC 的增殖与分化。

淋巴系统是免疫系统的一部分，由中枢淋巴器官和周围淋巴器官组成。中枢淋巴器官包括胸腺、胚胎肝及出生后骨髓；周围淋巴器官指淋巴结、扁桃体、脾及沿消化道、呼吸道分布的淋巴组织等。淋巴细胞的生成与造血干细胞的分化有关。其中 T 细胞在胸腺中成熟，参与细胞免疫；B 细胞在骨髓中成熟，又称抗体形成细胞，组成体液免疫的主要部分。在免疫应答过程中，淋巴细胞在周围淋巴器官中增殖和分化，成为形态与功能特殊的各种免疫细胞，如浆细胞、具有免疫功能的 T 细胞亚群等。淋巴器官和组织通过血液循环和淋巴循环相互联系形成整体。

单核-巨噬细胞来源于骨髓中造血干细胞分化产生的粒、单系祖细胞,在不同的组织中该系统的细胞各具特点,血液中为单核细胞,血中的单核细胞游走至组织即成为巨噬细胞,又称组织细胞。淋巴结、脾和结缔组织的固定和游走巨噬细胞,肺泡巨噬细胞,肝的 Kupffer 细胞以及神经系统的小神经胶质细胞等也属于单核-巨噬细胞系统。单核-巨噬细胞系统参与免疫过程,还参与铁、脂肪和蛋白质代谢,并通过清除被激活的凝血因子而成为抗凝系统的重要组成部分。

二、血液系统疾病的分类

血液系统疾病一般分为以下几类:
(1) 红细胞疾病:如各类贫血、溶血、红细胞增多症等。
(2) 白细胞疾病:如各种原因所致的白细胞减少、粒细胞缺乏;白细胞增多(中性粒细胞增多症、嗜酸粒细胞增多症,传染性单核细胞和传染性淋巴细胞增多症等);白细胞质量异常(如粒细胞功能异常、白血病、淋巴瘤、多发性骨髓瘤及恶性组织细胞病等)。
(3) 造血干细胞疾病:如再生障碍性贫血、骨髓增殖性肿瘤、骨髓增生异常综合征、阵发性睡眠性血红蛋白尿、急性白血病等。
(4) 出血性及血栓性疾病:如过敏性紫癜、毛细血管扩张症、血小板减少性紫癜、凝血障碍性疾病、血栓性疾病、弥散性血管内凝血等。
(5) 脾功能亢进。

三、血液系统疾病的诊断方法

详细的病史询问和体格检查是获得血液病诊断的重要线索,除需询问贫血、出血倾向、发热、骨痛等血液病常见的临床表现外,还必须了解有无家族史,服用药物情况,有无毒物或放射性物质接触史。体格检查时重点注意肝、脾及淋巴结肿大。

血液病的诊断常依赖于实验室检查。外周血细胞质和量的改变,常可反映骨髓造血的病理变化,正确的血细胞计数以及血细胞形态学的详细观察是最基本的诊断方法。骨髓穿刺液涂片检查是血液病诊断的重要手段,骨髓活检与骨髓细胞学相互配合和补充,因而具有重要的临床应用价值。除骨髓活检外还有淋巴结活检、体液细胞学病理检查等,是淋巴瘤等病的确诊依据。流式细胞术(flow cytometry)目前主要用于白血病和淋巴增殖性疾病的免疫分型、微小残留病灶监测等。染色体检查、免疫荧光原位杂交技术、基因检测可用于协助白血病等疾病的分型诊断及评估预后。

其他检查手段,包括血液生化检查,如血清铁蛋白、血清铁、总铁结合力、叶酸、维生素 B_{12} 测定,溶血试验、血红蛋白电泳、红细胞酶测定,尿酸、乳酸脱氢酶检测;血浆凝血因子、纤溶及抗凝系统活力测定;造血细胞的培养;放射性核素检查;影像学诊断如 X 线淋巴造影、正电子发射计算机断层显像(PET)、磁共振成像(MRI)等均可用于血液病诊断。

血液病的实验检查项目繁多,应综合分析,全面考虑,从中选择恰当的检查来达到确诊的目的。

四、血液系统疾病的治疗

(一) 去除病因

应使患者脱离致病因素的影响,如电离辐射、化学物质(如苯)、某些药物等。

(二) 保持正常血液成分及其功能

补充造血所需营养;刺激造血;切脾,减少血细胞的破坏与阻留;过继免疫;成分输血及使用抗生素。

(三) 去除异常血液成分和抑制异常功能

1. 化疗和放疗 联合使用作用于不同细胞周期的化学药物杀灭肿瘤细胞,使用 γ 射线、X 射线等电离辐射杀灭白血病或淋巴瘤细胞。但由于化疗和放疗会损害正常细胞及脏器功能,同时具有导致第二肿瘤的风险,需谨慎使用。

2. 诱导分化、促进凋亡　　如采用全反式维 A 酸、三氧化二砷对急性早幼粒细胞白血病(APL)有极高的缓解率和肯定的疗效,其作用机制为诱导早幼粒白血病细胞凋亡并使其分化成正常成熟的粒细胞。

3. 治疗性血液成分单采　　应用血细胞分离机选择性地去除血液中某一成分,可用以治疗各种原因所致血细胞增多。用血浆置换术可治疗巨球蛋白症、某些自身免疫病等。

4. 免疫抑制　　使用糖皮质激素、环孢素及抗淋巴细胞球蛋白等治疗自身免疫性溶血性贫血、再生障碍性贫血及异基因造血干细胞移植时发生的移植物抗宿主病等。

5. 抗凝及溶栓治疗　　可给予肝素等药物抗凝预防血栓发生,一旦血栓形成,可使用尿激酶、t-PA 等溶栓药物治疗。

6. 靶向治疗　　选择各类抗体对良恶性血液病进行靶向治疗和小分子药物的治疗。如抗 CD20 的利妥昔单抗治疗 B 细胞疾病;伊马替尼等药物治疗慢性粒细胞白血病。

（四）造血干细胞移植

造血干细胞移植(Hematopoietic stem cell transplantation,HSCT)是指对患者进行大剂量放化疗及免疫抑制预处理,清除异常造血与免疫系统后,将自体或供体造血干细胞(HSC)经血管输注到受者体内,使受者重建正常造血及免疫系统。是一种可能根治血液系统恶性肿瘤和遗传性疾病的治疗方法。

【思考题】

简述血液系统的组成、血液系统疾病的概念、分类。

（孙　梅　顾　健）

第二章 贫血概述

学习要点

● **掌握**：掌握贫血的定义、分类、临床表现。
● **熟悉**：贫血的病因与发病机制及实验室检查。
● **了解**：贫血的诊断、治疗要点。

贫血（anemia）是指循环血液中单位血红蛋白浓度（Hb）、红细胞数（RBC）和血细胞比容（HCT）低于相同年龄、性别和地区的正常标准。一般认为在平原地区，成年男性 Hb<120 g/L、RBC<4.5×10^{12}/L 和（或）HCT<42%；女性（非妊娠）Hb<110 g/L、RBC<4.0×10^{12}/L 和（或）HCT<37%；孕妇 Hb<100 g/L，就可以诊断贫血。临床上常以血红蛋白浓度降低作为贫血诊断及严重程度判断的依据。但血容量的变化，特别是血浆容量的变化如脱水、妊娠、低蛋白血症、充血性心力衰竭等，可影响 Hb 浓度，临床判断中应予以注意。

一、分 类

贫血有多种分类方法，综合了解与使用贫血分类方法，有助于了解疾病病因、评估病情，也有助于指导临床治疗，判断预后。

（一）根据贫血的红细胞形态分类

主要是根据患者的红细胞平均体积（MCV）及红细胞平均血红蛋白浓度（MCHC）将贫血分为 3 类（表 5-2-1）；

表 5-2-1 贫血的红细胞形态分类

类 型	MCV(fL)	MCHC(%)	常 见 疾 病
大细胞性贫血	>100	32~35	巨幼细胞贫血、伴网织红细胞大量增生的溶血性贫血、骨髓增生异常综合征、肝疾病
正常细胞性贫血	80~100	32~35	再生障碍性贫血、纯红细胞再生障碍性贫血、溶血性贫血、骨髓病性贫血、急性失血
小细胞低色素性贫血	<80	<32	缺铁性贫血、铁粒幼细胞性贫血、珠蛋白生成障碍性贫血

（二）根据血红蛋白浓度分类

根据血红蛋白浓度可将贫血按严重度分为 4 类（表 5-2-2）；

表 5-2-2 贫血的严重度划分标准

	血红蛋白浓度 g/L			
	<30	30~	60~	90~
贫血严重程度	极重度	重度	中度	轻度

（三）根据病因和发病机制分类

可将贫血分为红细胞生成减少性贫血、红细胞破坏过多性贫血和失血性贫血三大类（表 5-2-3）。

表 5-2-3 贫血的病因及发病机制分类

病因及发病机制	常 见 疾 病
一、红细胞生成减少	
1. 造血干细胞异常	再生障碍性贫血、纯红细胞再生障碍性贫血、骨髓增生异常综合征、白血病等
2. 造血微环境异常	骨髓坏死、骨髓纤维化、大理石病、骨髓转移癌、慢性肾功能不全、垂体或甲状腺功能低下、肝病等
3. 造血原料不足或利用障碍	叶酸和维生素 B_{12} 缺乏或利用障碍所致巨幼细胞贫血缺铁和铁利用障碍性贫血
二、红细胞破坏过多	
1. 红细胞内在缺陷	
红细胞膜异常	遗传性红细胞增多症、遗传性椭圆形红细胞增多症、阵发性睡眠性血红蛋白尿
血红蛋白异常	血红蛋白病、珠蛋白生成障碍性贫血
卟啉代谢异常	遗传性红细胞生成性卟啉病等
2. 红细胞外在因素	
免疫性溶血	自身免疫性、新生儿免疫性、药物性、血型不合性输血
机械性溶血	人工瓣膜、微血管病性、行军性血红蛋白尿
其他	化学、物理、生物因素及脾亢等
三、失血	急性失血性贫血
	慢性失血性贫血

二、临 床 表 现

贫血的临床表现与贫血的病因、严重程度、贫血发生发展的速度、个体代偿能力及其对缺氧的耐受能力等有关。

（一）一般表现

疲乏、困倦、无力常为贫血最早出现的症状，皮肤黏膜苍白是贫血最突出的体征。

（二）神经系统表现

由于脑组织缺氧，患者常出现头昏、耳鸣、头痛、眩晕、失眠、多梦、记忆力减退、注意力不集中等。肢端麻木可由贫血并发的末梢神经炎所致，多见于维生素 B_{12} 缺乏的巨幼细胞贫血。小儿贫血时可哭闹不安、躁动甚至影响智力发育。

（三）呼吸循环系统表现

轻度贫血无明显表现，仅活动后引起呼吸加快加深并有心悸、心率加快。贫血愈重，活动量愈大，症状愈明显。重度贫血时，即使平静状态也可能有气短甚至端坐呼吸。长期贫血，心脏超负荷工作且供氧不足，会导致贫血性心脏病，此时不仅有心率变化，还可有心律失常和心功能不全。除了贫血本身对呼吸循环系统的影响以外，贫血的并发症和引起贫血的原发病也可能影响呼吸循环系统。长期贫血后多次输血因为铁的组织沉积而导致"含铁血黄素肺"等，均可引起相应的呼吸循环系统表现。

（四）消化系统表现

胃肠黏膜缺血缺氧可导致消化液分泌减少和胃肠功能紊乱，患者可有食欲不振、恶心、胃肠胀气、腹泻、便秘、舌炎、口腔黏膜炎等表现。

（五）泌尿生殖内分泌系统

血管外溶血出现无胆红素的高尿胆原尿；血管内溶血出现血红蛋白尿和含铁血黄素尿，重者甚至可发生游离血红蛋白堵塞肾小管，进而引起少尿、无尿、急性肾衰竭。长期贫血影响性激素的分泌，男性患者可出现性功能减退，女性患者可导致月经异常。

三、诊　　断

贫血诊断分两个步骤：第一步骤是明确贫血存在与否，第二步骤是查明贫血的发病机制、病因或原发病。

应详细询问现病史和既往史、家族史、营养史、月经生育史及危险因素暴露史等。要注意了解贫血发生的时间、速度、程度、并发症、可能诱因、干预治疗的反应等。耐心寻找贫血的原发病线索或发生贫血的遗传背景。营养史和月经生育史对铁、叶酸或维生素 B_{12} 等造血原料缺乏所致的贫血有辅助诊断价值。射线、化学毒物、药物、病原微生物等暴露史对造血组织受损和感染相关性贫血的诊断至关重要。

体检时特别注意：① 发热，心率，呼吸频度；② 有无营养不良，特殊面容，端坐呼吸，步态不稳等；③ 皮肤、黏膜有无苍白、黄疸、溃疡和瘀点，紫癜或瘀斑；毛发有无干燥、有无舌乳头萎缩、匙状甲、下肢有无凹陷性水肿等；④ 淋巴结有无肿大；⑤ 有无心界扩大，杂音等；⑥ 有无肝大，脾大或胆道炎症；⑦ 有无神经病理反射和深层感觉障碍等。

四、辅 助 检 查

（一）血常规检查

有无贫血及贫血严重程度，是否伴白细胞或血小板数量的变化。据红细胞参数（MCV、MCH 及 MCHC）可对贫血进行红细胞形态分类，为诊断提供相关线索。网织红细胞计数间接反映骨髓红系增生及代偿情况。

（二）骨髓穿刺检查

骨髓细胞涂片反映骨髓细胞的增生程度、细胞成分、比例和形态变化。骨髓活检反映骨髓造血组织的结构、增生程度、细胞成分和形态变化。骨髓检查对某些贫血、白血病、骨髓坏死、骨髓纤维化或大理石病、髓外肿瘤细胞浸润等具有诊断价值。骨髓检查必须包括铁染色，以确诊或排除缺铁性贫血和铁粒幼细胞贫血。

（三）贫血的发病机制检查

如缺铁性贫血的铁代谢及引起缺铁的原发病检查；巨幼细胞贫血的血清叶酸和维生素 B_{12} 水平测定及导致此类造血原料缺乏的原发病检查；失血性贫血的原发病检查；溶血性贫血可发生游离血红蛋白增高、结合珠蛋白降低、间接胆红素增高等。有时还需进行红细胞膜、酶、珠蛋白、血红素、自身抗体、同种抗体或 PNH 克隆等检查；骨髓造血细胞的染色体、抗原表达、细胞周期、基因等检查；以及 T 细胞亚群及其分泌的因子或骨髓细胞自身抗体检查等。

临床医师需要综合分析贫血患者的病史、体格检查和实验室检查结果，明确贫血的病因或发病机制，从而做出贫血的疾病诊断。

五、治　　疗

（一）病因治疗

贫血的性质决定了贫血的治疗效果，因此，消除贫血的病因是治疗的首要原则。针对不同原发病和并发症采取不同的治疗方案。如给予缺铁性贫血补铁及治疗导致缺铁的原发病；巨幼细胞贫血补充叶酸或维生素 B_{12}；自身免疫性溶血性贫血采用糖皮质激素或脾切除术；范可尼贫血（fanconi anemia，FA）采用造血干细胞移植等。

（二）对症治疗

虽然输血能有效纠正贫血，但由于输血可能发生严重输血反应，应严格掌握输血适应证。重度贫血患者、老年或合并心肺功能不全的贫血患者应输红细胞，纠正贫血，改善体内缺氧状态；急性大量失血患者应迅速恢复血容量并输红细胞纠正贫血。对贫血合并的出血，感染，脏器功能不全应施予不同的支持治疗；多次输血并发血色病者应给予去铁治疗。

【思考题】

简述贫血的概念、病因及发病机制分类。

（孙　梅　顾　健）

第三章 缺铁性贫血

学习要点

- **掌握：**缺铁性贫血的概念、临床表现、诊断、治疗要点。
- **熟悉：**缺铁性贫血的病因和发病机制。
- **了解：**正常体内铁代谢过程。

缺铁性贫血（iron deficient anemia，IDA）是当体内储存铁缺乏时，血红蛋白合成减少引起的小细胞低色素性贫血。其疾病特点是骨髓及其他组织中缺乏可染性铁，血清铁蛋白、血清铁浓度和转铁蛋白饱和度均降低。铁缺乏症包括开始时体内贮铁耗尽（iron depletion，ID），继之缺铁性红细胞生成（irondeficient erythropoiesis，IDE），最终引起缺铁性贫血。

本病是贫血中最常见的一种类型，全世界有 6 亿～7 亿人患有缺铁性贫血。2002 年，中国调查结果显示，我国贫血的发病率为 15.2%，其中生长发育期儿童和育龄妇女的发病率最高。

对婴幼儿及时添加富含铁的食品，如蛋类、肝等；对青少年纠正偏食，定期查、治寄生虫感染；对孕妇、哺乳期妇女可补充铁剂；对月经期妇女应防治月经过多措施均可有效预防 IDA 的发生。本病总体预后较好，单纯营养不足者，易恢复正常，继发于其他疾病者，则取决于原发病能否根治。

一、病因与发病机制

1. 铁的代谢

（1）铁的分布：铁在体内分布较广，大致可分为两种，其一为功能状态铁，包括血红蛋白铁（占体内铁 67%）、肌红蛋白铁（占体内铁 15%）、转铁蛋白铁（3～4 mg）以及乳铁蛋白、酶和辅因子结合的铁；其二为储存铁，包括铁蛋白和含铁血黄素。正常成人体内含铁总量，男性为 50～55 mg/kg，女性为 35～40 mg/kg。

（2）铁的来源和吸收：

正常人每天用于造血的需铁量为 20～25 mg，主要来自衰老红细胞破坏后释放的铁，但食物中的铁也是重要来源。为维持体内铁平衡需每天从食物摄铁 1～1.5 mg，孕妇、哺乳期妇女 2～4 mg。铁吸收部位主要在十二指肠及空肠上段。食物铁状态（三价、二价铁）、胃肠功能（酸碱度等）、体内铁储量、骨髓造血状态及某些药物（如维生素 C）均会影响铁吸收。

（3）铁的转运和利用：吸收入血的亚铁（Fe^{2+}）经铜蓝蛋白氧化成高铁（Fe^{3+}），与转铁蛋白结合后转运到组织或通过幼红细胞膜转铁蛋白受体胞饮入细胞内，再与转铁蛋白分离并还原成二价铁，参与形成血红蛋白。

（4）铁的储存与排泄：人体的铁除身体能利用的量外，多余的铁以铁蛋白和含铁血黄素形式储存于肝、脾、骨髓等器官的单核巨噬细胞系统。正常男性的储存铁约 1 000 mg，而女性仅为 300～400 mg。正常情况下成人每天铁的排泄总量不超过 1 mg，主要通过肠黏膜脱落细胞随粪便排出，少量通过尿、汗液，哺乳期妇女还通过乳汁排出。

2. 病因

（1）铁的需要量增多及摄入不足：多见于婴幼儿、青少年、妊娠和哺乳期妇女。人工喂养婴幼儿而不及时添加蛋类、肉类等含铁量较高的辅食，易导致缺铁。青少年偏食易缺铁。女性月经过多、妊娠或哺乳，需铁量增加，若不补充高铁食物，易造成 IDA。长期食物缺铁也可在其他人群中引起 IDA。

（2）铁吸收障碍：胃大部切除术后，胃酸分泌不足且食物快速进入空肠，绕过铁的主要吸收部位（十二指肠），使铁吸收减少。此外，多种原因造成的胃肠道功能紊乱，如长期不明原因腹泻、慢性肠炎、Crohn病等均可因铁吸收障碍而发生 IDA。转运障碍（无转铁蛋白血症、肝病）也是引起 IDA 的少见病因。

（3）铁丢失过多：慢性失血是成人缺铁性贫血最常见和最重要的病因。反复多次或出血的少量失血，使储存铁消耗过多，如慢性胃肠道失血、食管裂孔疝、食管或胃底静脉曲张破裂、胃十二指肠溃疡、消化道息肉、肿瘤、寄生虫感染和痔疮等；咯血和肺泡出血，如肺含铁血黄素沉着症、肺出血肾炎综合征、肺结核、支气管扩张和肺癌等；月经过多，如宫内放置节育环、子宫肌瘤及月经失调等；血红蛋白尿，如阵发性睡眠性血红蛋白尿、冷抗体型自身免疫性溶血、人工心脏瓣膜、行军性血红蛋白尿等；其他如反复血液透析、多次献血等。

3. 发病机制

（1）严重缺铁时血红蛋白的合成减少，血液中血红蛋白携氧能力降低，导致全身组织器官的缺氧性损害。

（2）缺铁时各种重要的含铁酶或含铁蛋白质如细胞色素 C、琥珀酸脱氢酶、黄嘌呤氧化酶、髓过氧化酶和肌红蛋白等的活性明显降低，导致许多组织器官发生细胞呼吸障碍、代谢及功能紊乱，并易发感染。

（3）红细胞内含铁酶活性降低，影响脂肪、蛋白质和糖代谢导致红细胞异常、红细胞寿命缩短。

二、临 床 表 现

1. 主要表现　　本病多呈慢性经过，其临床表现包括原发病和贫血两个方面：

（1）缺铁原发病表现：如消化性溃疡、肿瘤或痔疮导致的黑便、血便或腹部不适，肠道寄生虫感染导致的腹痛或大便性状改变，妇女月经过多，肿瘤性疾病的消瘦，血管内溶血的血红蛋白尿等。

（2）一般贫血共有的表现：常见倦怠乏力、食欲减退、恶心、嗳气、头昏、头痛、耳鸣、心悸、气促等，甚至晕厥，稍事活动即感气急、心悸不适。

（3）缺铁性贫血的特殊表现：精神行为异常，如烦躁、易怒、注意力不集中、异食癖；肌肉代谢异常，如体力、耐力下降；发育异常，如儿童生长发育迟缓、智力低下；免疫功能下降，易感染；口腔炎、舌炎、舌乳头萎缩、口角炎、缺铁性吞咽困难（称 Phammer - vinson 征）；毛发干枯、脱落；皮肤干燥、皱缩；指（趾）甲缺乏光泽、脆薄易裂，重者指（趾）甲变平，甚至凹下呈勺状（反甲或称为匙状甲）（图 5 - 3 - 1）。

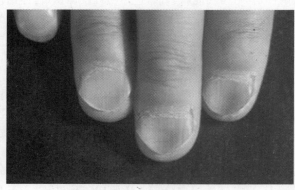
图 5 - 3 - 1　反甲

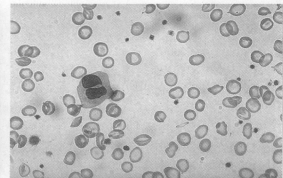
图 5 - 3 - 2　缺铁性贫血的外周血象

2. 相关检查

（1）外周血象：红细胞和血红蛋白减少，呈小细胞低色素性贫血。白细胞正常，血小板可正常或轻度增高。外周血细胞形态可见红细胞体积小、中央淡染区扩大（图 5 - 3 - 2）。网织红细胞计数大多正常或轻度增高。

（2）骨髓象：骨髓增生活跃或明显活跃；以红系增生为主，粒系、巨核系无明显异常；红系中以中、晚幼红细胞为主，其体积小、核染色质致密、胞质少偏蓝色、边缘不整齐，血红蛋白形成不良，呈"核老浆幼"现象。骨髓涂片细胞铁染色是检测骨髓储存铁最有效和简便的方法，诊断铁缺乏症的"金指标"。骨髓涂片用亚铁氰化钾染色（普鲁士蓝反应）后，在骨髓小粒中无深蓝色的含铁血黄素颗粒，幼红细胞内铁小粒减少或消失，铁粒幼红细胞少于 15%（图 5 - 3 - 3）。

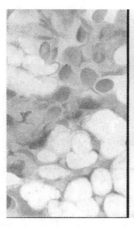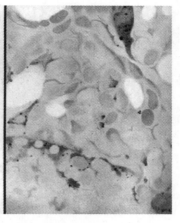

图 5-3-3　骨髓铁染色左(一)右(十)

（3）铁代谢的生化检查：血清铁低于 8.95 μmol/L，总铁结合力升高，大于 64.44 μmol/L；转铁蛋白饱和度降低，小于 15％，sTfR 浓度超过 8 mg/L。血清铁蛋白低于 12 μg/L。

（4）红细胞游离原卟啉＞0.9 μmol/L。

（5）其他检查：主要涉及与缺铁性贫血原因或原发病诊断相关的检查。如尿常规、肝肾功能、出凝血检查、粪便潜血、纤维胃镜或肠镜检查、妇科 B 超等。

三、诊　　断

应强调寻找引起缺铁性贫血的病因诊断，明确缺铁性病因比诊断贫血本身更重要。

1. 缺铁性贫血（IDA）的诊断标准

（1）小细胞低色素性贫血：男性 Hb＜120 g/L，女性 Hb＜110 g/L，孕妇 Hb＜100 g/L；MCV＜80 fl，MCH＜27 pg，MCHC＜32％。

（2）有缺铁的实验室依据。

（3）有明显的缺铁病因及临床表现，铁剂治疗有效。

2. 贮铁耗尽（ID）或缺铁性红细胞生成（IDE）的诊断依据

（1）ID：符合下列任一条即可诊断。① 血清铁蛋白＜12 μg/L；② 骨髓铁染色显示骨髓小粒可染铁消失，铁粒幼红细胞少于 15％。

（2）IDE：① 符合 ID 诊断标准；② 血清铁低于 8.95 μmol/L，总铁结合力升高，大于 64.44 μmol/L；转铁蛋白饱和度降低，小于 15％；③ FEP/Hb＞4.5 μg/gHb。

3. 应与下列小细胞性贫血鉴别

（1）珠蛋白生成障碍性贫血：如 β 地中海贫血，属遗传性疾病，常有家族史。血片中可见多量靶形红细胞，血红蛋白电泳异常，可见胎儿血红蛋白（hemoglobin，HbF）或血红蛋白 A（hemoglobinα，HbA）增多。该病属溶血性贫血，有脾肿大、黄疸、网织红细胞升高，血清铁、运铁蛋白饱和度、骨髓可染铁不低且常增高。

（2）慢性病性贫血：属铁代谢异常性贫血，为小细胞正色素或小细胞低色素改变，储铁增加，血清铁降低，血清转铁蛋白饱和度、总铁结合力减低或正常。常由慢性炎症、感染或肿瘤等引起。

（3）铁粒幼细胞性贫血：为铁利用障碍性疾病。本病分为获得性和遗传性。特征为小细胞低色素贫血，可见幼红细胞、网织红细胞正常或轻度升高。骨髓中环形铁粒幼细胞≥15％。血清铁和转铁蛋白饱和度增高，总铁结合力不低。

（4）铅中毒：铅中毒时，卟啉的代谢紊乱直接影响到血红素合成。贫血程度大多轻至中度，但在儿童中较重。红细胞呈正常色素或低色素特征，网织红细胞轻度增多，红细胞的寿命比正常缩短 20％，外周血片嗜碱性点彩细胞多。

（5）其他：慢性肝病性贫血、慢性肾性贫血、运铁蛋白缺乏症、继发于慢性感染的贫血等。

四、治　疗

治疗原则是：病因治疗：① 尽可能除去引起缺铁和缺铁性贫血的原因；② 补充足够量的铁以供机体合成血红蛋白，补充体内铁的储存量至正常水平。

（一）病因治疗

病因诊断是治疗 IDA 的前提，只有明确诊断后方可去除病因。多数发病原因是饮食不当，故必须改善饮食、合理喂养，增加含铁丰富的食物。对胃、十二指肠溃疡伴慢性失血或胃癌术后残胃癌、寄生虫感染、月经量过多等所致的 IDA，在纠正贫血的同时应行外科手术和驱虫治疗。

（二）补铁治疗

1. 口服铁剂　　常用的药物有琥珀酸亚铁 0.1 g，每日 3 次；多糖铁复合物（力蜚能）0.15 g，每日 2 次。为减少药物副反应，铁剂需在饭后 1 h 服用。进食谷类、乳类和茶等会抑制铁剂的吸收，鱼、肉类、维生素 C 可加强铁剂的吸收。一般口服铁剂后 5 日外周血网织红细胞增多，7～10 日达到高峰，2 周后血红蛋白浓度上升，一般 2 个月左右恢复正常。铁剂治疗在血红蛋白恢复正常后至少持续 4～6 个月，或直至血清铁蛋白恢复到 50ng/mL，以补足储存铁。连服铁剂 2～3 周无效者，应查明原有诊断是否准确、是否按医嘱用药、病因是否去除、是否存在胃肠道吸收障碍等原因，采取相应措施。

2. 注射铁剂　　注射铁剂主要用于胃肠道吸收障碍、不耐受口服铁剂、大量失血、长期缺铁或口服补铁不能满足机体需要等患者。常用注射铁剂有：① 右旋糖酐铁（iron dextran）肌内注射，每次 50 mg，每日或隔日 1 次，缓慢注射，注意过敏反应；② 蔗糖铁，需与 0.9% 生理盐水混合，以静脉滴注的方式静脉给药。根据血红蛋白水平每周用药 2～3 次，剂量为成年人和老年人 5～10 mL/次（100～200 mg 铁），儿童为每次 0.15 mL/kg。

注射用铁的总需量(mg)：(需达到的血红蛋白浓度－患者的血红蛋白浓度)×0.33×患者体重(kg)。

五、预　后

本病总体预后良好，但如原发病不能根治，则预后不佳。

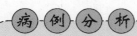

女性，36 岁，面色苍白伴头昏乏力半年。活动后感明显心慌不适。长期素食，平素月经量多。体检可见皮肤黏膜苍白。实验室检查：Hb 67 g/L，RBC 3.15×10^{12}/L，WBC 5.6×10^{9}/L，BPC 280×10^{9}/L，MCV 72fL、MCHC 0.29。骨髓检查提示增生性贫血，骨髓铁染色显示骨髓小粒可染铁消失。血清铁蛋白 8 μg/L。

【问题】

(1) 该患者患的是什么病？诊断依据？

(2) 需要与哪些病鉴别？

【分析与解答】

(1) 该患者诊断缺铁性贫血，依据为有贫血症状、月经过多病史，发现贫血体征，血常规提示小细胞低色素性贫血，骨髓铁染色显示骨髓小粒可染铁消失。血清铁蛋白 8 μg/L。

(2) 应与珠蛋白生成障碍性贫血、慢性病性贫血、铁粒幼细胞性贫血、铅中毒等疾病相鉴别。

（孙　梅　顾　健）

第四章　巨幼细胞贫血

巨幼细胞贫血(megaloblastic anemina,MA)是由于脱氧核糖核酸(DNA)合成障碍导致的一种贫血，主要是体内缺乏叶酸或维生素 B_{12} 所致，也可因遗传性或药物等获得性 DNA 合成障碍所致。本病常表现为全血细胞减少及伴胃肠道症状。

巨幼细胞贫血的发病原因主要是由于叶酸和(或)维生素 B_{12} 缺乏。摄入不足、需要增加、利用障碍均可导致叶酸和(或)维生素 B_{12} 缺乏。叶酸和(或)维生素 B_{12} 缺乏可导致细胞内 DNA 合成障碍，造成细胞体积增大，胞核发育滞后于胞质，形成巨幼变。骨髓中红系、粒系和巨核系细胞均可发生巨幼变，分化成熟异常，导致无效造血和全血细胞减少。DNA 合成障碍也累及黏膜上皮组织，影响口腔和胃肠道功能。维生素 B_{12} 缺乏还可引起神经精神异常。

在我国，叶酸缺乏者多见于河南、陕西、山西等地，恶性贫血在我国极为罕见，在欧美，恶性贫血率约 1%。多数患者预后良好。

一、临床表现

1. 贫血　　起病隐匿，特别是维生素 B_{12} 缺乏者常需数月，临床上一般表现为中度至重度贫血，常有面色苍白、乏力、头昏、活动后心悸气短，严重者可有轻度黄疸，同时有白细胞、血小板减少，偶有反复感染和出血倾向。

2. 消化系统表现　　表现为反复发作的舌炎，口腔黏膜、舌乳头萎缩，呈"镜面舌"，伴食欲不振，甚至味觉消失。偶见腹胀、腹泻或便秘。

3. 神经系统症状　　维生素 B_{12} 缺乏常有神经系统症状，后脊髓侧束和后束出现亚急性联合变性，可出现对称性远端肢体麻木，步态不稳、行走困难等症状。

二、诊　　断

根据营养史或特殊用药史、贫血表现、消化道及神经系统症状、体征，结合特征性血象和骨髓象，血清维生素 B_{12} 及叶酸水平测定等可做出诊断。

1. 血象　　大细胞性贫血，MCV、MCH 均增高，MCHC 正常。网织红细胞计数可正常。重者全血细胞减少。

2. 骨髓象　　增生程度活跃或明显活跃，各系细胞均出现巨幼变，以红系细胞最为显著，呈"核幼浆老"。粒系可见巨晚幼粒细胞，巨杆状核粒细胞，成熟粒细胞分叶过多。

3. 生化　　血清维生素 B_{12} 低于 74 pmol/L(100 ng/mL)，血清叶酸低于 6.8 nmol/L(3ng/mL)。胃酸降低、恶性贫血时内因子抗体及 Schilling 试验阳性。血清高半胱氨酸水平升高。血清间接胆红素轻度增多。乳酸脱氢酶常增高。

4. 应与下列疾病鉴别：

(1) 造血系统肿瘤性疾病：如骨髓增生异常综合征、急性红白血病等。均表现为大细胞性贫血，骨髓中可见幼红细胞巨幼样改变，但叶酸、维生素 B_{12} 水平不低，且补充治疗无效。

(2) 有红细胞自身抗体的疾病：如温抗体型自身免疫性溶血性贫血等，MCV 变大，易与单纯叶酸、维生素 B_{12} 缺乏引起的贫血混淆，但前者有其他自身免疫病的特征，不难鉴别。

三、治　疗

（一）原发病的治疗

应积极治疗原发病，去除病因，如改变饮食习惯。

（二）补充叶酸、维生素 B_{12}

（1）叶酸缺乏：每次 5～10 mg，每日 2～3 次口服，用至血红蛋白恢复正常。若无原发病，不需维持治疗。

（2）维生素 B_{12} 缺乏：每次 500 μg，每周 2 次，肌内注射，血红蛋白恢复正常后，无吸收障碍者可改为口服维持。若有神经系统表现，治疗维持半年到 1 年；恶性贫血或胃全切除者，需终生维持治疗。

（3）对老年患者和有心血管疾病、纳差者应特别注意同时补充钾盐。

补充治疗 24～48 h 后，骨髓幼红细胞形态就恢复正常，3 日后网织红细胞数开始上升，7 日达高峰，血小板、白细胞计数也开始逐渐恢复正常，血红蛋白在 3～6 周后恢复正常。

（孙　梅　顾　健）

第五章　再生障碍性贫血

学习要点

● **掌握**：再障的分型、病因和发病机制、急性再障和慢性再障的临床表现及实验室检查、诊断与鉴别诊断和治疗。

再生障碍性贫血（aplastic anemia，AA，简称再障），是指由化学、物理、生物因素或不明原因引起的以造血干细胞数量减少和质的缺陷为主的骨髓造血衰竭综合征，其红骨髓总容量减少，代以脂肪髓，骨髓中无恶性细胞浸润，无广泛网硬蛋白纤维增生。主要表现为骨髓造血功能低下，全血细胞减少，出现贫血、出血及感染，免疫抑制治疗有效。

再生障碍性贫血分先天性和获得性两大类，获得性再障可分为原发性和继发性。根据患者的病情、血象、骨髓象及预后，可分为重型（severe aplastic anemia，SAA）和非重型（non-severe aplastic anemia，NSAA）。从重型中分出极重型（very severe aplastic anemia，VSAA）。

一、病因与发病机制

1. 病因　　约半数以上患者无明确病因可寻，称为原发性再障。以下所述为继发性再障的可能病因。

（1）化学因素：包括化学物质和药物。化学因素所致的再障有两种类型：① 和剂量有关，一般是可逆的，如各种抗肿瘤药；② 和剂量关系不大，多系药物的特异质反应，常导致持续性再障，常见的是氯霉素、保泰松、吡罗昔康、磺胺等。

（2）物理因素：X线、γ线或中子可穿过或进入细胞，阻止 DNA 复制，直接损害造血干细胞和骨髓微环境。全身照射超过 $700 \sim 1\,000$ cGy 可致再障，$>4\,000$ cGy 骨髓微环境被破坏。

（3）生物因素：再障发病可能与多种病毒感染有关。病毒性肝炎和再障发病的关系已较肯定，称为病毒性肝炎相关性再障，发生率不到 1.0%。其他病毒如人类微小病毒 B19、巨细胞病毒、EB 病毒等也有报道。

2. 发病机制

（1）造血干祖细胞缺陷：包括量和质的异常。AA 患者骨髓 $CD34^+$ 细胞较正常人明显减少，减少程度与病情相关；其 $CD34^+$ 细胞中具有自我更新及长期培养启动能力的"类原始细胞（blast-like cell）"明显减少。骨髓祖细胞的体外培养显示粒单系集落形成单位（CFU-GM）、红系爆式集落形成单位（BFU-E）、红系集落形成单位（CFU-E）与混合集落形成单位（CFU-GEMM）的集落形成均显著减少，长期培养起始细胞（long term culture-initiating cell，LTC-IC）只有正常的 1%。AA 造血干祖细胞体外对造血生长因子（HGFs）反应差，免疫抑制治疗后恢复造血不完整。临床和实验研究证实再障造血干细胞具有质的缺陷，其造血干细胞端粒长度缩短，部分 AA 可向 PNH、骨髓增生异常综合征（MDS）甚至白血病转化。

（2）造血微环境异常：AA 患者骨髓活检发现造血细胞减少，伴有骨髓"脂肪化"、静脉窦壁水肿、出血、毛细血管坏死；部分 AA 骨髓基质细胞体外培养生长情况差，分泌的各类造血调控因子明显不同于正常人；骨髓基质细胞受损的 AA 造血干细胞移植不易成功。

（3）免疫异常：AA 患者外周血及骨髓淋巴细胞比例增高，T 细胞亚群失衡，T 辅助细胞 I 型（Thl）、$CD8^+$ T 抑制细胞、$CD25^+$ T 细胞和 $\gamma\delta TCR^+$ T 细胞比例增高，细胞毒性 T 细胞分泌穿孔素直接杀伤造血干细胞而使髓系造血功能衰竭。由于骨髓中 IFN-γ 和 TNF-α 产生过多，诱导 $CD34^+$ 细胞上调 Fas

抗原的表达,通过 Fas/FasL(Fas 配体)启动凋亡,使骨髓 CD34$^+$ 细胞大量凋亡,从而引起造血干细胞减少,多数患者用免疫抑制治疗有效。

以往认为,AA 可能通过三种机制发病:原发、继发性造血干祖细胞(种子)缺陷、造血微环境(土壤)及免疫(虫子)异常。近年来认为 AA 的主要发病机制是免疫异常,是 T 细胞异常活化介导的自身免疫性疾病。T 细胞功能异常亢进,免疫攻击的特定靶细胞是骨髓造血干/祖细胞,细胞毒性 T 细胞直接杀伤和淋巴因子介导的造血干细胞过度凋亡而导致骨髓衰竭。目前对于再障异常免疫攻击的始动阶段以及造血细胞的受击靶点仍所知甚少。造血微环境与造血干祖细胞量的改变是异常免疫损伤的结果,所谓造血干祖细胞质异常性"AA"实乃部分与 AA 相似,未能鉴别出来的 PNH、MDS、Fanconi 贫血等。

二、临床表现

1. 主要表现　　再障临床表现主要为贫血、出血和感染。临床表现的轻重取决于血红蛋白、白细胞和血小板减少的程度,也与骨髓衰竭和外周血细胞减少发生的急缓程度有关。

(1)重型再生障碍性贫血:起病急,进展迅速,常以出血和感染、发热为主要表现。病初贫血常不明显,但随着病程发展呈进行性进展。几乎均有出血倾向,皮肤、黏膜出血、内脏出血广泛而严重,主要表现为消化道出血、血尿、眼底出血和颅内出血,后者常危及患者的生命。病程中几乎均有发热,系感染所致,以呼吸道感染最常见,其次有消化道、泌尿生殖道及皮肤、黏膜感染等,感染菌种以革兰阴性杆菌、金黄色葡萄球菌和真菌为主。感染往往加重出血,常导致患者死亡。

(2)非重型再生障碍性贫血:起病缓慢,以贫血为主要表现;出血多限于皮肤黏膜,且不严重;可并发感染,但常以呼吸道为主,容易控制。若治疗得当、坚持不懈,不少患者可获得长期缓解以至痊愈,但也有部分患者迁延多年不愈,甚至病程长达数十年,少数到后期出现 SAA 的临床表现。

2. 相关检查

(1)血象:多数患者就诊时呈三系细胞减少,贫血属正常细胞型,亦可呈轻度大红细胞,但 MCV 大多<110fl。网织红细胞绝对值减少。

(2)骨髓象:SAA 呈多部位增生减低或重度减低,造血细胞明显减少;非造血细胞增多,尤为淋巴细胞增多。NSAA 不同部位穿刺所得的骨髓象很不一致,可从增生不良到增生象,但至少要有一个部位增生不良,巨核细胞明显减少。骨髓涂片肉眼观察油滴增多,骨髓小粒镜检非造血细胞和脂肪细胞增多,一般在 60% 以上。

(3)骨髓活检:骨髓活组织检查评估增生情况优于涂片,可提高诊断的准确性。骨髓活检至少取 2 cm 骨髓组织(髂骨)标本,主要特点是骨髓脂肪变和有效造血面积减少(<25%),无纤维化表现。

(4)其他检查:如 CD4$^+$/CD8$^+$ 比值减低,Th1/Th2 型细胞比值增高,CD8$^+$T 抑制细胞、CD25$^+$T 细胞和 γδTCR$^+$T 细胞比例增高,血清 IFN-γ、TNF 水平增高等。骨髓细胞染色体核型正常,骨髓铁染色示贮铁增多,中性粒细胞碱性磷酸酶(NAP)染色强阳性。溶血检查均阴性。

三、诊　　断

(一)AA 诊断标准

(1)全血细胞减少,网织红细胞绝对值减少,淋巴细胞相对增多。

(2)一般无肝、脾肿大。

(3)骨髓检查显示至少有一个部位增生减低或重度减低(如增生活跃,巨核细胞应明显减少及淋巴细胞相对增多,骨髓小粒成分中应见非造血细胞增多)。

(4)能除外其他引起全血细胞减少的疾病,详见鉴别诊断。有条件的单位,应将骨髓活检作为再障诊断的必备条件。

(5)一般抗贫血治疗无效。

(二)AA 分型诊断标准

1. SAA　　发病急,贫血进行性加重,严重感染和出血。血象具备下述三项中两项:网织红细胞绝对值$<15\times10^9$/L；中性粒细胞$<0.5\times10^9$/L；血小板$<20\times10^9$/L，骨髓增生广泛重度减低。详见表5-5-1。

表 5-5-1　获得性再障的临床分型

特　征	NSAA	SAA	VSAA
临床症状	较轻	重	重
网织红细胞($\times10^9$/L)	≥15	<15	<15
中性粒细胞($\times10^9$/L)	≥0.5	<0.5	<0.2
血小板($\times10^9$/L)	≥20	<20	<20
骨髓象	增生低下	重度低下	重度低下
预后	较好	不良	不良

2. NSAA　达不到 SAA 诊断标准的 AA，即为 NSAA。

（三）鉴别诊断

1. 与其他类型的再障鉴别

（1）遗传性 AA：如 Fanconi 贫血（FA）、家族性增生低下性贫血（Estren-Dameshek 贫血）及胰腺功能不全性 AA（Schwachman-Diamond 综合征）等，家族史往往可以提供发生贫血的遗传背景。

其中 FA 又称先天性 AA，表现为一系或二系或全血细胞减少，可伴发育异常，如皮肤色素沉着、骨骼畸形（如拇指短小或缺如、多指、桡骨缩短、体格矮小、小头）、器官发育不全等，有可能发展为 MDS、急性白血病及其他各类肿瘤性疾病。实验室检查可发现"Fanconi 基因"。约 25% 的 FA 患者无躯体畸形，约 10% 的患者至成年才发病，故易误诊。

（2）继发性 AA：有明确诱因，各种电离辐射、化学毒物和药物等暴露史对继发性再障诊断至关重要。长期接触 X 射线、γ 射线及放射性核素等可影响 DNA 的复制，抑制细胞有丝分裂，干扰骨髓细胞生成，使造血干细胞数量减少。抗肿瘤化疗药物以及苯等对骨髓的抑制与剂量相关，是引起继发性再障比较肯定的因素。一些严重疾病如肾衰竭、败血症和肿瘤浸润骨髓的晚期也可呈现 AA。

2. 与其他全血细胞减少的疾病鉴别

（1）阵发性睡眠性血红蛋白尿（PNH）：部分再障患者有小的 PNH 克隆细胞群体（<5%）。PNH 患者出血和感染较少见，网织红细胞增高，骨髓幼红细胞增生，酸溶血试验（Ham 试验）、蛇毒因子溶血试验（CoF 试验）或微量补体溶血敏感试验（mCLST）阳性。流式细胞仪检测骨髓或外周血红细胞、中性粒细胞或淋巴细胞膜上的 CD55，CD59 表达明显下降。

（2）骨髓增生异常综合征（MDS）：MDS 虽有全血细胞减少，但骨髓三系细胞均增生，可见有病态造血，早期髓系细胞相关抗原（CD34、CD33、CD13）表达增多，造血祖细胞培养集簇增多而集落减少，染色体检查核型异常占 31.2%，骨髓组织切片检查可见"幼稚前体细胞异常定位"（ALIP）现象。

（3）自身抗体介导的全血细胞减少：包括 Evans 综合征和免疫相关性全血细胞减少。前者可测及外周成熟血细胞的自身抗体，后者可测及骨髓未成熟血细胞的自身抗体。这两类患者可有全血细胞减少并骨髓增生减低，但外周血网织红细胞或中性粒细胞比例往往不低甚或偏高，骨髓红系细胞比例不低且易见"红系造血岛"，Th1：Th2 降低（Th2 细胞比例增高）、CD5$^+$B 细胞比例增高，血清 IL-4 和 IL-10 水平增高，对糖皮质激素和大剂量静脉免疫球蛋白的治疗反应较好。

（4）急性造血功能停滞：本病常在溶血性贫血的患者中发生，全血细胞尤其是红细胞骤然下降，起病急，有明确诱因，去除后可自行缓解，网织红细胞可降至零，骨髓三系减少，与 SAA 相似。但骨髓涂片尾部可见巨大原始红细胞，病程呈自限性，约 1 个月后可自然恢复。

（5）低增生性白血病：多见于老年人，病程缓慢或急进，因早期肝、脾、淋巴结不肿大，外周二系或三系血细胞减少，未见或偶见少量原始细胞，易与 AA 混淆。仔细观察血象及多部位骨髓，可发现原始粒、单或原始淋巴细胞明显增多，如能发现白血病的融合基因对鉴别帮助更大。值得注意的是少数急性淋巴细胞白血病发病早期表现为类似再障的骨髓衰竭，造成诊断的困难，应予注意，患者在短期内会毫无例外地出现白血病的表现。

（6）间变性大细胞淋巴瘤和恶性组织细胞病：常有全血细胞减少，但是高热为非感染性，肝、脾、淋巴结肿大、黄疸、出血较重。多部位骨髓检查可找到异常淋巴细胞或组织细胞。

四、治　疗

（一）支持治疗

1. 保护措施　预防感染，SAA 需要保护性隔离；避免出血；不用对骨髓有损伤作用和抑制血小板功能的药物；必要的心理护理；异基因骨髓移植后需预防卡氏肺孢子菌感染。

2. 对症治疗

（1）纠正贫血：通常认为血红蛋白低于 60 g/L，可输注红细胞。准备做骨髓移植者，可输注辐照或过滤后的红细胞和血小板悬液。反复输血者如铁蛋白超过 1 000 μg/L 时，宜应用去铁胺祛铁治疗。

（2）控制出血：可用酚磺乙胺（止血敏），氨基己酸（泌尿生殖系统出血患者禁用）。女性子宫出血可肌注丙酸睾酮。血小板 $<20\times10^9$/L 或有明显出血倾向者应预防性输注血小板浓缩制剂，以减少致命性出血（颅内出血）的危险。

（3）控制感染：对有发热（>38.5℃）和感染征象者，应及时经验性应用广谱抗生素治疗，同时取感染部位的分泌物或尿、大便、血液等做细菌培养和药敏试验，药敏试验有结果后应换用敏感的抗生素，同时应注意真菌感染的预防和治疗。

（4）护肝治疗：AA 常合并肝功能损害，应酌情选用护肝药物。

（二）针对发病机制的治疗

1. 免疫抑制治疗

（1）抗淋巴/胸腺细胞球蛋白（ALG/ATG）：适用于年龄大于 40 岁或无合适供髓者的 SAA。其机制可能通过去除抑制性 T 细胞对骨髓造血的抑制。马 ALG/ATG 10～15 mg/(kg·d)；兔 ALG/ATG 3～5 mg/(kg·d)；猪 ALG 20～30 mg/(kg·d)，共 5 日。副反应有发热、寒战、皮疹等过敏反应，以及中性粒细胞和血小板减少引起的感染和出血，血清病在治疗后 7～10 日出现。

现代强化免疫抑制治疗（指 ALG/ATG 和 CsA 联合治疗）已成为 SAA 的标准治疗，有效率可达 70%～80%。

（2）环孢素：其机制主要通过阻断 IL-2 受体表达来阻止细胞毒性 T 细胞的激活和增殖，抑制产生 IL-2 和 γ 干扰素。剂量为 3～6 mg/(kg·d)，分 2 次口服。出现疗效后最好能维持治疗 2 年。副反应有肝肾毒性作用、多毛、牙龈肿胀、肌肉震颤，为安全用药宜采用血药浓度监测，安全有效谷浓度范围为成人 150～250 μg/L，儿童 100～150 μg/L。

（3）其他：免疫抑制剂治疗亦可用于 CAA 的治疗，包括单克隆抗 T 细胞抗体及吗替麦考酚酯等。大剂量静脉输注免疫球蛋白（HD-IVIg）适用于 SAA 有致命出血表现伴血小板同种抗体阳性、血小板输注无效时，以及病毒相关性严重再障的治疗。国外有应用大剂量环磷酰胺（CTX）45 mg/(kg·d)，连续 4 日治疗 SAA。

2. 促造血治疗

（1）雄激素：为治疗 NSAA 和先天性再障的首选药物。① 司坦唑醇（康力龙）2 mg，每日 3 次；② 十一酸睾酮（安雄）40～80 mg 每日 3 次；③ 达那唑 0.2 g，每日 3 次；④ 丙酸睾酮 100 mg/d 肌注。SAA 常无效，NSAA 有一定的疗效。红系疗效较好，一般治疗后 1 个月网织红细胞开始上升，随后血红蛋白上升，2 个月后白细胞开始上升，但血小板多难以恢复。

（2）造血生长因子：特别适用于 SAA。重组人粒系集落刺激因子（G-CSF），剂量为 5 μg/(kg·d)；重组人红细胞生成素（EPO），常用 50～100 U/(kg·d)。

3. 造血干细胞移植　对年轻、无感染及其他并发症、有合适供体的 SAA 患者，可考虑造血干细胞移植，是治疗 SAA 和 VSAA 的最佳方法，且能达到根治目的。2010 年国内再生障碍性贫血诊断治疗专家共识提出一旦确诊 SAA 或 VSAA，具有 HLA 配型相合的同胞供者，年龄<40 岁，应首选 HLA 相合同胞供者骨髓移植；如年龄>40 岁，在 ATG/ALG 联合 CSA 治疗失败后也可采用 HLA 相合同胞供者骨髓移植；HLA 相合的无关供者骨髓移植适用于年龄<50 岁、无 HLA 相合同胞供者、至少一次 ATG/ALG 和 CSA 治疗失败的 SAA 或 VSAA。

（三）治疗效果判断

1. 基本治愈　　贫血和出血症状消失，Hb 男性达 120 g/L、女性达 110 g/L，WBC 达 4×10^9/L，BPC 达 100×10^9/L，随访一年以上未复发。

2. 缓解　　贫血和出血症状消失，Hb 男性达 120 g/L、女性达 100 g/L，WBC 达 3.5×10^9/L，BPC 也有一定程度增加，随访 3 个月病情稳定或继续进步。

3. 明显进步　　贫血和出血症状明显好转，不输血，Hb 较治疗前 1 个月内增长 30 g/L，并能维持 3 个月。判断以上三项疗效标准者，均应 3 个月内不输血。

4. 无效　　经充分治疗后，症状、血常规未达明显进步。

五、预　　后

再障的预后依其分型而不同。如治疗得当，NSAA 患者多数可缓解甚至治愈，预后较好，只有部分患者的血小板难以完全恢复，仅少数进展为 SAA 型。SAA 发病急、病情重、以往病死率极高（＞90％）；近 10 年来，随着治疗方法的改进，SAA 的预后明显改善，但仍约 1/3 的患者死于感染和出血。再障治疗时间长，病情可出现反复且部分患者治疗效果不佳，故总体来说仍属于难治性血液病的范畴。

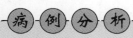

　　患者，男 18 岁，发热伴牙龈出血、头昏 1 周。1 周前有"上呼吸道感染"，自服"速效感冒胶囊"，体温为 39.5℃，伴畏寒。血常规：血红蛋白 92 g/L，白细胞 1.0×10^9/L，中性粒细胞 0.36×10^9/L，血小板 12×10^9/L。骨髓涂片：有核细胞增生重度减低，粒系 12％，红系 6％，淋巴细胞 78％，浆细胞 4％，巨核细胞未见。

【问题】

（1）该患者患的是什么病？如何确诊该病？

（2）治疗方案是什么？

【分析与解答】

（1）诊断为重型再障。

（2）HLA 相合同胞供者骨髓移植或免疫抑制治疗。

（何　斌　顾　健）

第六章　溶血性贫血

溶血(hemolysis)是一组由于后天或先天的各种原因使红细胞破坏增多,寿命缩短的过程。当溶血超过骨髓的代偿能力,引起的贫血即为溶血性贫血(hemolytic anemia,HA)。骨髓具有正常造血 6～8 倍的代偿能力,溶血发生而骨髓能够代偿时,可无贫血,称为溶血性疾病。若骨髓中的幼红细胞,在释入血循环之前已在骨髓内被破坏,称为"原位溶血"。

溶血性贫血的根本原因是红细胞遭到破坏,寿命缩短。红细胞本身内在缺陷(包括红细胞膜缺陷、红细胞酶缺陷、球蛋白异常等)和红细胞外部因素异常(包括免疫性因素、非免疫性因素)均可导致红细胞破坏加速。

红细胞破坏可发生在血循环中或单核-巨噬细胞系统,分别称为血管内溶血和血管外溶血。

一、临床表现

1. 急性 HA　　起病急骤,短期内在血管内大量溶血,临床表现为严重的腰背及四肢酸痛,伴头痛、呕吐、寒战,随后高热、面色苍白和血红蛋白尿、黄疸。严重者出现周围循环衰竭和急性肾衰竭。

2. 慢性 HA　　起病缓慢,有贫血、黄疸、脾大三个特征。长期高胆红素血症可并发胆石症和肝功能损害。慢性重度 HA 时,X 线摄片示骨皮质变薄,骨骼变形。髓外造血可致肝脾肿大。

二、诊　　断

(一)诊断

(1)具有家族性贫血史或有引起 HA 的物理、机械、化学、感染和输血等红细胞外部因素。

(2)有急性或慢性 HA 的临床表现。

(3)实验室检查:外周血出现大量网织红细胞,一般可达 5%～20%。血涂片检查可见有核红细胞,在严重溶血时尚可见到幼粒细胞。骨髓涂片检查显示骨髓增生,红系比例增高,以中幼和晚幼红细胞为主,粒红比例可以倒置。红细胞的寿命可以用放射性核素^{51}Cr 标记红细胞的方法进行测定。

1)血管内溶血过程的实验室检查如下:① 血清游离血红蛋白大于 40 mg/L;② 血清结合珠蛋白低于 0.5 g/L;③ 尿常规示隐血阳性,尿蛋白阳性,红细胞阴性;④ 含铁血黄素尿(Rous 试验)阳性,主要见于慢性血管内溶血。

2)血管外溶血的实验室检查如下:① 血清游离胆红素增高为主;② 尿常规示尿胆原增多,呈强阳性,而胆红素阴性;③ 24 h 粪胆原和尿胆原排出增多。

(二)分类

按发病机制,HA 的临床分类如下:

1. 红细胞自身异常所致

(1)红细胞膜异常:① 遗传性红细胞膜缺陷;② 获得性血细胞膜糖化肌醇磷脂(GPI)锚连膜蛋白异常。

(2)遗传性红细胞酶缺乏:① 戊糖磷酸途径酶缺陷;② 无氧糖酵解途径酶缺陷。

(3)遗传性珠蛋白生成障碍:① 珠蛋白肽链结构异常不稳定血红蛋白病,血红蛋白病 S、D、E 等;② 珠蛋白肽链数量异常地中海贫血。

(4)血红素异常。

2. 红细胞外部异常所致

（1）免疫性 HA。

（2）血管性 HA。

（3）生物因素。

（4）理化因素。

（三）鉴别诊断

以下几类临床表现易与 HA 混淆：① 贫血及网织红细胞增多：如失血性、缺铁性或巨幼细胞贫血的恢复早期；② 非胆红素尿性黄疸：如家族性非溶血性黄疸（Gilbert 综合征等）；③ 幼粒幼红细胞性贫血伴轻度网织红细胞增多：如骨髓转移瘤等。以上情况虽类似 HA，但本质不是溶血，缺乏实验室诊断溶血的三方面的证据，故容易鉴别。无效性红细胞生成时兼有贫血及非胆红素尿性黄疸，是一种特殊的血管外溶血，应予注意。

三、治　疗

（1）去除病因。

（2）糖皮质激素及其他免疫抑制剂。

（3）输血或成分输血。

（4）脾切除。

（5）其他治疗。

（孙　梅　顾　健）

第七章　白细胞减少和粒细胞缺乏症

白细胞计数 $<4.0\times10^9/L$ 时称为白细胞减少(leukopenia)。中性粒细胞绝对计数 $<2.0\times10^9/L$,在儿童≥10 岁低于 $1.8\times10^9/L$ 或 <10 岁低于 $1.5\times10^9/L$ 时,称为粒细胞减少(neutopenia)。

根据中性粒细胞减少的程度可分为轻度(粒细胞绝对值≥ $1.0\times10^9/L$)、中度(粒细胞绝对值 $0.5\sim1.0\times10^9/L$)和重度(粒细胞绝对值 $<0.5\times10^9/L$)。重度减少者即为粒细胞缺乏症(agranulocytosis),简称粒缺,极易发生严重的难以控制的感染。

一、临床表现

白细胞减少常继发于多种全身性疾病,临床表现以原发病为主。多数白细胞减少者病程短暂呈自限性,无明显的临床症状。粒细胞减少的临床症状主要是易有反复的感染。患者发生感染的危险性与中性粒细胞计数多少、减少的速率以及其他免疫系统受损的程度直接相关。

粒细胞缺乏症,起病急骤,突然畏寒、高热、周身不适。肺、泌尿系、口咽部和皮肤是最常见的感染部位,黏膜可有坏死性溃疡。由于介导炎症反应的粒细胞缺乏,所以感染的局部表现可不明显。如严重的肺炎在胸片上仅见轻微浸润,亦无脓液;严重的皮肤感染不形成脓液;肾盂肾炎不出现脓尿等。感染极易迅速播散发展为败血症。若不积极救治则病死率甚高。

二、诊　断

白细胞计数是最主要的实验诊断依据。根据白细胞和粒细胞绝对计数,即可确立本症的诊断和判断其严重程度。周围血片检查和白细胞分类是必需的。

需仔细追问病史,结合相应的辅助检查,以鉴别白细胞减少和中性粒细胞减少的病因。

三、治　疗

1. 病因治疗　　首先要治疗原发病,立即停止接触可疑的毒物或药品。继发性减少者应积极治疗原发病,急性白血病、自身免疫性疾病、感染等经过治疗病情缓解或控制后,粒细胞可以恢复正常。Felty综合征和脾功能亢进者可考虑脾切除。

2. 防治感染　　中性粒细胞计数在 $(1.0\sim1.5)\times10^9/L$ 范围的患者,一般不需要药物治疗;中性粒细胞计数在 $(0.5\sim1.0)\times10^9/L$ 之间,应减少出入公共场所,并注意保持皮肤和口腔卫生,去除慢性感染病灶;中性粒细胞 $<0.5\times10^9/L$,即粒细胞缺乏症,应急诊收入院治疗,采取无菌隔离措施,防止交叉感染。感染者应行血、尿、痰及感染病灶分泌物的细菌培养和药敏试验及影像学检查,以明确感染类型和部位。在致病菌尚未明确之前,可经验性应用广谱抗生素治疗,待病原学和药敏结果出来后再调整用药。若3～5 日无效,病情允许则停药重复进行各种病原学检查;病情严重者则应更换抗生素,并注意二重感染特别是真菌感染的防治。静脉用免疫球蛋白有助于重症感染的治疗。

3. 提高粒细胞的药物

(1) 重组人粒细胞集落刺激因子(rhG－CSF)和重组人粒细胞-巨噬细胞集落刺激因子(rhGM－CSF)。

(2) 升白细胞药物:如利血生、维生素 B_6、脱氧核苷酸等。

4. 免疫抑制剂　　自身免疫性粒细胞减少和免疫介导机制所致的粒细胞缺乏可用糖皮质激素、环孢素等免疫抑制剂治疗,对中性粒细胞抗体阳性和毒性 T 细胞介导的骨髓衰竭有良好疗效。其他原因引起的粒细胞减少,则不宜采用。

（何　斌　顾　健）

第八章 骨髓增生异常综合征

学习要点

- **掌握**：MDS 的定义、FAB 分型及病态造血表现。
- **熟悉**：临床表现、实验室检查、诊断与鉴别诊断和治疗。
- **了解**：MDS 的病因和发病机制。

骨髓增生异常综合征(myelodysplastic syndromes, MDS)是一组异质性疾病,以病态造血及存在向急性白血病转化风险为特征。起源于造血干细胞,骨髓无效造血,常同时或先后出现红细胞、粒细胞和巨核细胞的发育异常。临床主要表现为贫血、感染和(或)出血。任何年龄男、女均可发病,但以 50 岁以上中老年人居多。约 80% 患者大于 60 岁,中青年及儿童极少见。

一、病因与发病机制

原发性 MDS 的病因尚不明确,继发性 MDS 见于接触放射线、苯或接受烷化剂、拓扑异构酶 Ⅱ 抑制剂类化疗药物治疗有关。

在 MDS 的发生发展过程中,包含了骨髓细胞的凋亡、增殖及克隆扩张等多重机制。通过 G6PD 同工酶、限制性片段长度多态性分析等克隆分析技术研究发现,MDS 是起源于造血干细胞的克隆性疾病。异常克隆细胞在骨髓中分化、成熟障碍,出现病态造血,在骨髓原位或释放入血后不久被破坏,导致无效造血。Fas - FasL 系统及肿瘤坏死因子- α(TNF - α)在骨髓细胞凋亡过程中起重要作用。在 MDS 进展为急性髓细胞白血病的过程中,凋亡的功能则逐渐丧失。在 MDS 的患者中细胞遗传学异常较为常见,如 5q-、+8、-7 等,治疗相关性 MDS 多为复杂染色体异常。基因 *RAS*、*P53* 和 *FLT3* 的突变,涉及 DNA 甲基化及组蛋白去乙酰化等表观遗传学的改变等参与 MDS 的发生、发展。MDS 终末细胞的功能,如中性粒细胞超氧阴离子水平、碱性磷酸酶也较正常低下。

二、临床表现

(一)症状和体征

MDS 患者男性多于女性,多数患者起病隐匿,可无症状。

1. 贫血　　85% 以上的患者有贫血,如患者贫血较严重,可有头昏、乏力、全身不适、活动后心悸或气促,这种贫血可能在就诊前已存在数年,体检时才被发现。亦可有体重下降。

2. 发热　　原因不明的发热占 10%～15%,多数为低热,与感染无关。高热多由于白细胞减少,并发感染引起。由于同时存在中性粒细胞功能低下,使得 MDS 患者容易发生感染。约有 20% 的 MDS 死于感染。

3. 出血　　1/3 病例可因血小板减少出血,包括皮肤淤点、淤斑,牙龈出血,轻微损伤后发生血肿。如起病时即有严重的白细胞及血小板减少,则提示预后不良。

4. 其他　　少数患者可有关节疼痛或类似结缔组织病的症状,极少数病例可发生发热性中性粒细胞性皮炎(Sweet 综合征)或坏死性脓皮病。肝脾肿大,多数为轻度,见于 5%～20% 病例。淋巴结一般不肿大。

(二)临床分型

1. FAB 分型　　1982 年 FAB(法美英)协作组将 MDS 分为 5 型,见表 5 - 8 - 1。

表 5-8-1　骨髓增生异常综合征的 FAB 分型

MDS 分型	血　象	骨 髓 象
难治性贫血(RA)	原始细胞<1%	原始细胞<5%
难治性贫血伴环形铁粒幼细胞(RAS)	原始细胞<1%	原始细胞<5%,环形铁粒幼细胞>全髓有核细胞15%
难治性贫血伴原始细胞增多(RAEB)	原始细胞<5%	原始细胞5%～20%
难治性贫血伴原始细胞增多转变型(RAEB-t)	原始细胞≥5%	原始细胞20%～30%;幼稚粒细胞出现 Auer 小体
慢性粒-单核细胞白血病(CMML)	原始细胞<5%,单核细胞绝对值>1×10⁹/L	原始细胞5%～20%

2. WHO 分型　2001 年 WHO 结合细胞遗传学分析,2008 年又进行了若干补充和修改,见表 5-8-2。

表 5-8-2　骨髓增生异常综合征的 WHO 分类(2008)

MDS 分型	外 周 血	骨 髓
难治性血细胞减少伴单系发育异常(RCUD,包括 RA、RN、RT)	单系或两系血细胞减少 原始细胞<1%	单系发育异常(>10%系髓细胞) 原始细胞<5% 环状铁粒幼细胞<15%(幼红细胞)
难治性贫血伴环状铁粒幼细胞(RAS)	贫血 无原始细胞	仅有红系发育异常 环状铁粒幼细胞>15%(幼红细胞) 原始细胞<5%
难治性血细胞减少伴有多系发育异常(RCMD)	血细胞减少(两系减少或全血细胞减少) 原始细胞<1% 无 Auer 小体 单核细胞<1×10⁹/L	髓系中≥2 个细胞系中发育异常的细胞≥10% 原始细胞<5% 无 Auer 小体 环状铁粒幼细胞<15%或>15%(幼红细胞)
难治性贫血伴原始细胞增多-1(RAEB-1)	血细胞减少 原始细胞<5% 无 Auer 小体 单核细胞<1×10⁹/L	单系或多系发育异常 原始细胞5%～9% 无 Auer 小体
难治性贫血伴原始细胞增多-2(RAEB-2)	血细胞减少 原始细胞5%～19% 有或无 Auer 小体 单核细胞<1×10⁹/L	单系或多系发育异常 原始细胞10%～19% 有或无 Auer 小体
MDS,未能分类(MDS-U)	血细胞减少 原始细胞≤1%	单系或多系髓细胞发育异常(<10%)而具有细胞遗传学异常 原始细胞<5%
MDS 伴单纯 del(5q)(5q-综合征)	贫血 血小板计数正常或增高 原始细胞<1%	巨核细胞数正常或增加,伴有核分叶减少 原始细胞<5% 无 Auer 小体 孤立 del(5q)

(三)辅助检查

1. 血象和骨髓象　血象中有全血细胞减少的病例占半数以上,部分的病例仅为一系或两系血细胞减少。90%以上的病例骨髓有不同程度的病态造血,各系细胞形态的变化归纳如下,见表 5-8-3。

表 5-8-3　MDS 常见病态造血

	红 系	粒 系	巨 核 系
骨 髓	红系比例过多(>60%)或过少(<15%);奇数核、核出芽、核间桥、核碎裂;核浆发育不均衡;巨幼样变;成熟红细胞大小、染色不均,有点彩和多嗜性;RAS环形铁粒幼细胞>15%	原幼细胞比例增高;核分叶过多或过少,可见 Pelger-Huët 样畸形;核浆发育不均衡;粒系细胞颗粒过少	出现淋巴样小巨核细胞、单圆核小巨核细胞、多圆核小巨核细胞、大单圆核巨核细胞

（续表）

	红　系	粒　系	巨　核　系
外周血	可出现有核红细胞、巨大红细胞	出现幼稚粒细胞,并在骨髓中同样异常改变	巨大血小板

2. 细胞遗传学改变　　染色体异常见于 $30\% \sim 80\%$ MDS 病例,在 RAEB 型多见,常见的变化包括染色体全部或部分缺失,染色体数目增多,但易位少见。常见的染色体变化为 $-5,5q-,-7,7q-,+8$, 20q 等。染色体的变化对随访病情、估计预后有参考意义。

3. 病理检查　　MDS 骨髓活检组织中可见到原粒细胞及早幼粒细胞在小梁旁区或小梁间中央区形成集丛（$3 \sim 5$ 个细胞）或集簇（>5 个细胞）,称为"幼稚前体细胞异常定位"（abnormal localization of immature precursor,ALIP）。每张骨髓切片上都能看到至少 3 个集丛或集簇为 ALIP（+）,对诊断有特殊的意义,也有人认为出现 ALIP 的病例预后差。

4. 造血祖细胞体外集落培养　　粒-巨噬系集落形成单位（GM-CFU）集落的生长减少,集簇增多,细胞有成熟障碍,MDS 患者的体外集落培养常出现集落"流产",集簇/集落比值增高。

5. 免疫学检查　　本病患者免疫学检查可异常。许多患者可有多克隆性高 γ 球蛋白血症,约 12% 病例可有单克隆球蛋白。血液中的淋巴细胞减少,主要是 CD4$^+$ 细胞的减少,CD4/CD8 比值降低。

三、诊　　断

（一）诊断

临床上出现贫血或（和）伴有感染、出血;外周血有一系、两系或全血细胞减少;骨髓有一系或两系甚至三系血细胞的病态造血;骨髓活检有 ALIP 现象;染色体异常。除外其他全血细胞减少的疾病,可考虑诊断 MDS。由于骨髓血细胞病态造血并无特异性,许多非克隆性疾病包括遗传性、营养性、药物性、感染性、中毒性疾病等都可出现血细胞病态造血,WHO 规定髓系病态造血改变血细胞>10% 才有意义。

其诊断标准见表 5-8-4,包括主要诊断标准（两条）、次要诊断标准及辅助诊断标准。必须符合两条主要标准（缺一不可）和至少一个次要标准,方可诊断 MDS;符合两条主要标准,但没有达到次要标准,而临床表现高度疑似 MDS 者,应进行相关的辅助标准的检查,并长期随访,直至达到确定条件再诊断。

表 5-8-4　2007 维也纳 MDS 诊断标准

主要诊断标准	1. 持续（≥6 月）一系或多系血细胞减少:红细胞系（Hb<110 g/L）;中性粒细胞系（ANC<1.5×10^9/L）;巨核细胞系（PLT<100×10^9/L） 2. 排除其他可以导致血细胞减少或病态造血的造血及非造血系统疾患
次要诊断标准	1. 病态造血:骨髓涂片红细胞系、中性粒细胞系、巨核细胞系中任一系至少达 10%;环状铁粒幼细胞>15% 2. 原始细胞:骨髓涂片中达 $5\% \sim 19\%$ 3. 典型染色体异常（常规核型分析或 FISH）
辅助诊断标准	1. 流式细胞术显示骨髓细胞表型异常,提示红细胞系和（或）髓系存在单克隆细胞群 2. 单克隆细胞群存在明确的分子学标志:人雄激素受体基因分析（HUMARA）基因芯片谱型或点突变（如 RAS 突变） 3. 骨髓或（和）循环中祖细胞的 CFU 集落形成显著持久减少

（二）鉴别诊断

虽然病态造血是 MDS 的特征,但有病态造血不等于就是 MDS。MDS 的诊断尚无"金标准",是一个除外性诊断,常应与以下疾病鉴别:

1. 再生障碍性贫血（AA）　　慢性再障淋巴细胞相对增多,骨髓红系、粒系及巨核系形态无异常,且巨核细胞常减少或缺如,骨髓小粒主要是非造血细胞,染色体检查无异常。

2. 阵发性睡眠性血红蛋白尿（PNH）　　也可出现全血细胞减少和病态造血,但 PNH 检测可发现 CD55$^+$、CD59$^+$ 细胞减少,Ham 试验阳性及血管内溶血的改变。

3. 巨幼细胞贫血　　常是由于血清叶酸和（或）维生素 B$_{12}$ 减少,红、粒、巨核细胞均可巨幼变,幼红细胞 PAS 染色阴性,补充叶酸和(或)维生素 B_{12} 病情可以改善。而 MDS 的叶酸、维生素 B_{12} 不低,予叶酸、维生素 B_{12} 治疗无效。

4. 慢性粒细胞性白血病(CML)　　CML 的 Ph 染色体、BCR-ABL 融合基因检测为阳性,而 CMML 则无。

5. 红白血病(M6)　　MDS 骨髓红系比例可明显增加,有时可达>50%有核细胞,需注意和急性红白血病及 AML 伴 MDS 相关改变作鉴别,如外周血或骨髓原始细胞<20%,骨髓非红系细胞中原始细胞<20%应诊断为 MDS。

四、治　疗

本病除造血干细胞移植外,目前尚缺乏有效的根治疗法。治疗以降低疾病相关并发症、改善生存质量和延长生存期为主要目标。应根据病情的不同进行个体化的治疗。

MDS 国际预后积分系统(IPSS,表 5-8-5)是依据患者血细胞减少的数量、骨髓中原始细胞比例及染色体核型评价预后,是指导治疗的一个基本工具。低危 0 分;中危-1(Int-1)0.5~1 分;中危-2(Int-2)1.5~2 分;高危≥2.5 分。对于低危及 Int-1 级患者治疗主要是改善生活质量,采用支持治疗、促造血、诱导分化和生物反应调节剂等治疗;对于 Int-2 级和高危组 MDS 主要是提高存活率,采用 AML 的联合化疗方案和进行造血干细胞移植。

表 5-8-5　MDS 的国际预后积分系统(IPSS)

预 后 变 量	标　　准	积　分
骨髓原始细胞	<5%	0
	5%~10%	0.5
	11%~20%	1.5
	21%~30%	2.0
染色体核型	好[正常,-Y,del(5q),del(20q)]	0
	中度(其余异常)	0.5
	差[复杂(≥3 个异常)或第 7 号染色体异常]	1.0
血细胞减少	没有或 1 系	0
	2 系或 3 系	0.5

另一预后评价系统为 WHO 分型预后积分系统(WPSS,见表 5-8-6),其中包括了 WHO 标准的形态学特征、IPSS 细胞遗传学以及贫血程度作为评分系统。WPSS 将患者分成 5 个不同的亚群:极低危组(0 分)、低危组(1 分)、中危组(2 分)、高危组(3~4 分)、极高危组(5~6 分)。

表 5-8-6　WHO 分型预后积分系统(WPSS)

预 后 变 量	标　　准	积　分
WHO 分型	RCUD,RAS,5q-	0
	RCMD	1.0
	RAEB-1	2.0
	RAEB-2	3.0
染色体核型	好[可见正常,-Y,del(5q),del(20q)]	0
	中度(其余异常)	1.0
	差[复杂(≥3 个异常)或第 7 号染色体异常]	2.0
贫血(男性<9 g/L)	无	0
女性<8 g/L)	有	1.0

(一) 支持治疗

对大多数有较严重贫血的患者,可以输红细胞以改善贫血,但长期输血会导致体内铁超负荷,如铁蛋白>1 000 μg/L 以上时可予以祛铁治疗。部分 RAS 患者使用维生素 B₆。对血小板减少伴有明显出血倾向时输血小板悬液。有感染时应给予抗生素治疗,控制感染。

（二）促造血治疗

能使部分患者改善造血功能。可使用雄激素,如司坦唑醇、11-庚酸睾酮等;造血生长因子,如 G-CSF、红细胞生成素(EPO)等。低危组 MDS 的贫血治疗主要有 EPO 或 EPO 联合 G-CSF。

（三）诱导分化治疗

其作用机制为刺激 MDS 异常造血克隆转变为正常克隆及促进来源于异常克隆的各阶段幼稚细胞进一步分化为成熟细胞,适用于各型 MDS 患者。可予全反式维 A 酸、1,25-(OH)₂-D₃、砷剂治疗。

（四）免疫抑制及免疫调节治疗

1. 免疫抑制治疗(IST) 环孢素单用或联合抗胸腺细胞免疫球蛋治疗 MDS,约 1/3 患者贫血症状改善。这部分患者一般年龄较轻(<60 岁),多为低危组、骨髓增生减低、常表达 HLA-DR15(DR2)、细胞遗传学正常、HUMARA 多态性提示多克隆病变且常有 PNH 克隆。

2. 免疫调节治疗 来那度胺作为免疫调节药物,可抑制肿瘤坏死因子 TNF-α 等炎症因子的释放及血管新生,从而发挥细胞因子调节和改变骨髓微环境的作用。主要用于输血依赖性低危 MDS 及伴 5q-的 MDS 患者。

（五）去甲基化药物

MDS 抑癌基因启动子存在 DNA 高度甲基化,可以导致基因缄默。5-氮杂胞苷和地西他滨为 DNA 甲基转移酶抑制剂,解除抑癌基因的过度甲基化,从而促使细胞分化凋亡,二者均能引起骨髓抑制。

（六）联合化疗

对于脏器功能良好的 MDS 患者可考虑联合化疗。对于年龄<60 岁,一般情况良好的 RAEB 患者可考虑使用 AML 的联合化疗方案。但 MDS 患者较原发性 AML 化疗后骨髓抑制期长,相关死亡率较高,且化疗缓解率低。虽大剂量化疗在诱导缓解率上有所提升,但治疗相关死亡率高。对于年纪大、机体状况较差或伴有心肺等疾病者,小剂量化疗可以延长生存期,改善生活质量。

（七）造血干细胞移植

异基因造血干细胞移植是目前唯一能治愈 MDS 的疗法。由于 MDS 多为老年患者,移植相关死亡率偏高,低危患者既往较少移植。近来随着降低强度的非清髓性造血干细胞移植技术日益成熟,移植能用于更多低危 MDS 患者。IPSS-Int-2 和高危者,尤其是年轻、原始细胞增多和伴有预后不良染色体核型者首先应考虑是否移植。

1. 异基因骨髓移植 是目前可能治愈本病的一种治疗方法,适应证包括:IPSS 评分为中危-1、中危-2、高危 MDS;骨髓原始细胞<5%,但伴高危细胞遗传学异常或严重多系细胞减少;输血依赖者(即使 IPSS 评分较低)。移植首选同胞 HLA 相合供者;如无同胞相合供者,可以考虑 HLA 相合的非血缘供者,甚是不全相合的亲缘供者。如患者年龄<50 岁,一般条件好,可采取常规清髓性 HSCT,对年龄偏大或一般状态差的患者可以采取降低强度预处理 HSCT(RIC-HSCT),前者移植相关死亡率高于后者,但复发率低于后者。

2. 自身造血干细胞移植 缺乏合适供者时考虑,可用于经诱导化疗获得完全缓解且能采集到合适的自体干细胞的患者。年龄较异基因移植可适当放宽,移植相关死亡率低是其优点。但复发率高于异基因移植。

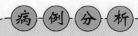 病 例 分 析

患者,男 67 岁,面色苍白伴皮肤瘀点 11 月余。初为头昏、面色苍白,近来活动后胸闷,接触油漆 15 年。脾肋下 4 cm。血常规:血红蛋白 52 g/L,白细胞 2.1×10⁹/L,血小板 12×10⁹/L。骨髓涂片:有核细胞增生活跃,原粒 8%,红系 35%,可见病态造血,巨核细胞 26 个。免疫分型:CD34、CD33、CMPO 阳性表达。

【问题】

(1) 该患者患的是什么病?如何确诊该病?

(2) 治疗方案是什么?

【分析与解答】

（1）MDS-RAEB-1。

（2）去甲基化药物联合化疗。

（何 斌 顾 健）

第九章 白 血 病

第一节 概 论

学习要点

● **掌握**：FAB 和 MIC 分类、临床表现、血象和骨髓象特征、细胞化学染色在分型中的意义、治疗原则、常用化疗方案、中枢神经系统白血病防治方法及骨髓移植指征。

白血病（leukemia）是起源于造血干、祖细胞的造血系统恶性肿瘤。具有增殖和生存优势的白血病细胞在体内无控性增生和积聚，逐渐取代了正常造血，并侵袭其他器官和系统，使患者出现贫血、出血、感染和浸润征象。

根据白血病细胞的成熟程度和自然病程，将白血病分为急性和慢性两大类。根据主要受累的细胞系列，急性白血病（AL）分为急性淋巴细胞白血病（acute lymphoblastic leukemia，ALL）和急性髓细胞白血病（acute myelogenous leukemia，AML），慢性白血病（CL）分为慢性淋巴细胞白血病（chronic lymphoblastic leukemia，CLL）、慢性髓细胞白血病（chronic myelogenous leukemia，CML）及少见类型的白血病。

白血病可发生于任何年龄，男性发病率略高于女性。在我国，AL 比 CL 多见，其中 ALL 多见于儿童及青少年，AML 多见于成年人。CML 多见于成年人及老年人，而 CLL 较少见。在恶性肿瘤所致的死亡率中，白血病居第 6 位（男性）和第 8 位（女性），而在儿童及 35 岁以下成人中则居第 1 位。

白血病的发病机制尚不完全清楚，其病因可能与以下因素有关：

（一）生物因素

1. 遗传 白血病在某些家族有聚集性，同一家族的白血病往往类型相同；单卵双胎中一个患白血病则另一人患同型白血病的机会相当高。

2. 感染 成人 T 细胞白血病/淋巴瘤（ATL）可由人类 T 细胞病毒 I 型（HTLV-I）所致。

3. 免疫 免疫缺陷或抑制可增加患白血病的风险。某些自身免疫性疾病（如类风湿关节炎、系统性红斑狼疮）患白血病的危险较高。淋巴瘤化疗后有 0.17%～2.4% 的患者发展为白血病；多发性骨髓瘤也可继发白血病。

（二）物理因素

母亲孕期、父亲孕前接受 X 线照射愈多愈增加小儿患白血病的机会。另外，电磁场与白血病也有一定联系。

（三）化学因素

与白血病有关的化学物质主要包括苯及某些药物（烷化剂、氯霉素、乙双吗啉、保泰松等）。苯与白血病的关系早已引起人们的关注，烷化剂与白血病的关系也比较肯定。

第二节 急 性 白 血 病

急性白血病（AL）主要特点是造血前体细胞的增殖失控和成熟分化障碍，致骨髓中异常的原始细胞及幼稚细胞大量增殖,并广泛浸润肝、脾、淋巴结等脏器。其主要临床表现为贫血、出血、感染和髓外浸润。

一、临 床 表 现

AL起病方式缓急不一。有的急性起病,可以出现高热,类似"感冒",或突然出现严重出血。有的起病缓慢,表现为皮肤苍白、皮肤紫癜、月经过多或拔牙后出血不止。

(一) 正常骨髓造血功能受抑制的表现

1. 贫血   半数患者就诊时已有严重贫血,特别是继发于MDS者。患者面色苍白,感乏力。

2. 发热   白血病本身亦可引起发热,多为低热。如出现高热,往往提示继发感染。感染以口腔炎、牙龈炎及咽峡炎最常见,其次为肺部感染、肛周炎及肛旁脓肿,严重时可发生败血症。最常见的致病菌为革兰阴性杆菌,近年来革兰阳性菌有所增加,长期使用抗生素可出现真菌感染,伴免疫缺陷者可发生病毒感染。

3. 出血   以皮肤淤斑淤点、鼻出血、牙龈出血及月经量过多等较多见。眼底出血会导致视力障碍,颅内出血可导致头痛、恶心、呕吐等表现,严重者可出现昏迷甚至死亡。急性早幼粒细胞白血病(APL)易并发凝血功能异常,发生弥散性血管内凝血,导致全身广泛性出血。

(二) 白血病细胞增殖并浸润其他器官的表现

1. 肝、脾及淋巴结   可有轻中度肝脏及脾脏的肿大,除CML急性变外,巨脾罕见。淋巴结肿大以ALL多见,其中纵隔淋巴结肿大常见于T细胞ALL。

2. 骨关节   常有胸骨压痛。骨和关节疼痛在ALL多于AML,尤以儿童ALL多见。与白血病细胞大量增殖致骨髓腔内压力增高和白血病侵蚀骨实质、骨膜和关节腔有关。

3. 眼部   粒细胞白血病形成的粒细胞肉瘤或绿色瘤常累及骨膜,以眼眶处最常见,导致眼球突出、复视或失明。

4. 口腔和皮肤   由于白血病细胞浸润,可以使牙龈增生肿胀(尤其多见于M4及M5),也可使皮肤出现蓝灰色斑丘疹,或皮肤隆起变硬呈紫蓝色结节。

5. 睾丸   可出现无痛性肿大,多为单侧性肿大,但活检时往往发现双侧均有白血病细胞的浸润。多见于ALL化疗缓解后的幼儿及青年,是较常见的白血病髓外复发的根源,仅次于中枢神经系统。

6. 中枢神经系统   血脑屏障使化疗药物难以渗透到脑脊液,从而为白血病细胞提供了"避难所",使隐藏在中枢神经系统的白血病细胞不易被杀死,使之成为最常见的白血病髓外复发根源。中枢神经系统白血病(CNSL)临床上轻者表现为头晕头痛,重者表现为呕吐及颈项强直,甚至抽搐及昏迷。

7. 其他部位   包括心、肺、消化道及泌尿生殖系统等均可受累,从而表现出相应等临床表现。

(三) 并发症

1. 代谢异常   高度恶性的原始细胞化疗后导致肿瘤溶解综合征,从而出现高血钾、高血磷、低血钙、高尿酸血症及代谢性酸中毒等,甚至急性肾衰竭,严重时需血液透析。

2. 白细胞淤滞症   当白细胞数$\geqslant 50 \times 10^9/L$时,可出现白细胞淤滞症表现,细胞数超过$100 \times 10^9/L$更易引发。患者出现精神症状、呼吸困难以及充血性心力衰竭是其主要的临床表现及特点。胸片表现为弥漫性渗出改变,动脉血气分析为低氧血症。

(四) 临床分型

1. FAB分型   主要根据骨髓形态学和细胞化学染色,将急性白血病分为AML、ALL。

AML分为以下8型:

M0(急性髓细胞白血病微分化型,minimally differentiated AML)

M1(急性粒细胞白血病未分化型,AML without maturation)

M2(急性粒细胞白血病部分分化型,AML with maturation)

M3(急性早幼粒细胞白血病,acute promyelocytic leukemia,APL)

M4(急性粒-单核细胞白血病,acute myelomonocytic leukemia,AMML)

M5(急性单核细胞白血病,acute monocytic leukemia,AMoL)

M6(红白血病,erythroleukemia,EL)

M7(急性巨核细胞白血病，acute megakaryoblastic leukemia，AMeL)

ALL 分为 L1、L2 和 L3，共 3 型。

L1：原始淋巴细胞和幼稚淋巴细胞以直径≤12μm 的小细胞为主；

L2：原始淋巴细胞和幼稚淋巴细胞以直径≥12μm 的大细胞为主；

L3：即 Burkitt 型，原始淋巴细胞和幼稚淋巴细胞以大细胞为主，细胞内有明显空泡，胞质嗜碱性，染色较深。

2. WHO 分型 2001 年，WHO 提出了一种新的分型系统，综合了上述分类方法的优点。例如，APL 的诊断更强调染色体核型及分子生物学分析的结果，有特定细胞遗传学异常及基因异常的 ALL 和 AML 被分为相应的亚群，如 AML 伴 t(8;21)，ETO 基因阳性，或 t(9;22)，BCR/ABL(Ph 染色体)阳性的 ALL。

FAB 分类法虽然被广泛使用，但其局限性是显而易见的，如不能区分 T 细胞和 B 细胞，没有提供染色体异常及基因重排等信息。随着实验室技术的进步，开展了 MICM 分型，即除了形态学(morphology)外，还做免疫学(immunology)、细胞遗传学(cytogenetics)和分子生物学(molecular biology)等方面的分析。

(五) 实验室检查

1. 外周血细胞计数 大多数患者都出现贫血和血小板减少，白细胞计数可以升高、正常或下降。血涂片中可见到原始细胞，Auer 小体是确诊 AML 的形态特征。

2. 骨髓细胞形态 是诊断 AL 的主要依据和必做的检查。FAB 协作组提出原始细胞占全部骨髓有核细胞(ANC)≥30％为诊断 AL 的标准。WHO 分类将骨髓原始细胞≥20％定为 AL 的诊断标准。

ALL 患者 PAS 反应呈阳性。特异性酯酶染色阳性多见于粒系分化的 AML，非特异性酯酶染色阳性多见于单核细胞分化的 AML。

3. 免疫表型 用流式细胞仪可对血液或骨髓细胞进行免疫表型检测，识别细胞谱系区分 ALL 和 AML(表 5-9-1、表 5-9-2)。

表 5-9-1 白血病免疫学积分系统(EGIL，1998)

分 值	B 系	T 系	髓 系
2	CD79a	CD3	CyMPO
	CyCD22	TCR-αβ	
	CyIgM	TCR-γδ	
1	CD19	CD2	CD13
	CD20	CD5	CD33
	CD10	CD8	CDw65
		CD10	
0.5	TdT	TdT	CD14
	CD24	CD7	CD15
		CD1a	CD64
			CD117

表 5-9-2 ALL 亚型

	免 疫 表 型	FAB 分型
B 系	TdT+，CD19+，HLA-DR+	
早前 B-ALL	CD10+	L1，L2
普通 B-ALL	CD10+	L/L2
前 B-ALL	CD10+，CyIg+	L1
成熟 B-ALL	TdT±，CD10±，SIg+	L3
T 系	TdT+，CyCD3+，CD7+	
前 T-ALL	CD2-，CD1a-，Scd3	L1，L2
T-ALL	CD2+，CD5±，CD8±，CD±	L1，L2

4. 细胞遗传学和分子生物学 白血病常伴有特异的染色体和基因改变(表5-9-3)。

表5-9-3 AML常见的染色体异常和预后

预 后	染 色 体 异 常	融 合 基 因	常见白血病亚型
低 危	t(8;21)(q22;q22)	AML1-ETO	M2
	t(15;17)(q22;q21)	PML-RARα	M3
	Inv(16)(p13;q22)	CBFβ-MYH11	M4Eo
	t(16;16)(p13;q22)	CBFβ-MYH11	M4Eo
	del(16)		
中 危	正常核型		
	t(9;11)(p22;q23)		
	del(9q)、del(11q)、del(20q)		
	-Y,+8,+11,+13,+21		
高 危	复杂核型		
	Inv(3)(q21;q23)		
	t(3;3)(q21;q26)		
	t(6;9)(p23;q34)		
	t(6;11)(q27;q23)		
	del(5q-)、-5,del(7q)、-7		

二、诊 断

(一)诊断

患者出现出血、贫血或感染,血常规幼稚细胞数目增多,须考虑急性白血病可能。进一步完善骨髓常规及免疫分型、染色体、基因检查。

(二)鉴别诊断

根据临床表现、血象和骨髓的MICM分型,诊断急性白血病不难,但需注意与以下疾病鉴别:

1. 类白血病反应 常见于各种感染,有原发疾病的相关症状。细胞以成熟细胞占多数,血红蛋白和血小板计数大多正常。NAP积分增高。

2. 骨髓增生异常综合征 区分骨髓增生异常综合征和AML,主要是骨髓中原始细胞的数目和病态造血。

3. 再生障碍性贫血 再生障碍性贫血往往表现为血三系下降,但肝脾一般不肿大,骨髓增生极度低下,骨髓中造血细胞减少,非造血细胞增多,骨髓小粒呈空网架结构。

4. 任何类型的骨髓抑制恢复期 各种原因(药物、感染等)引起骨髓抑制的恢复期,骨髓中出现一个短暂时期是以幼稚细胞占优势,随后血象渐恢复。

三、治 疗

(一)支持治疗

1. 注意休息 高热、严重贫血或有明显出血时,应卧床休息,进食高热量,高蛋白食物,维持水、电解质平衡。

2. 感染的防治 严重的感染是主要的死亡原因,因此防治感染甚为重要。病区中应设置"无菌"病室,以便将中性粒细胞计数低或进行化疗的人隔离。注意口腔、鼻咽部、肛门周围皮肤卫生,口服不吸收的抗生素如庆大霉素、黏菌素和抗真菌如制霉菌素等以杀灭或减少肠道的细菌和真菌。对已存在感染的患者,治疗前做细菌培养及药敏试验,并迅速经验性抗生素治疗。

3. 成分输血支持 严重贫血者可吸氧、输注红细胞;有严重的出血时可输血小板。急性早幼粒细胞白血病,易并发DIC,一经确诊要迅速用肝素治疗,当DIC合并纤维蛋白溶解时,在肝素治疗的同时,给予抗纤维蛋白溶解药(如对羧基苄胺、氨甲苯等),必要时可输注血浆。

4. 高尿酸血症的防治　对白细胞计数很高的患者在进行化疗时,可因大量白细胞被破坏、分解,使血尿酸增高,在治疗上除鼓励患者多饮水外,要给予嘌呤醇、大量输液和碱化尿液。

（二）化学疗法

1. ALL　其治疗通常分为三个阶段:诱导缓解、巩固和维持治疗。化疗方案应包括各类不同作用机制的药物,总疗程2～3年。中枢神经系统的治疗是一个必不可少的组成部分,即使没有明显的中枢神经系统受累,也要预防中枢神经系统复发。经典的诱导方案包括糖皮质激素(泼尼松或地塞米松)和长春新碱,加上左旋天门冬酰胺或一种蒽环类药物(高危儿童患者和成年患者)。

2. AML　其治疗分为诱导缓解和缓解后治疗。标准的治疗方案包括蒽环类和阿糖胞苷。蒽环类的代表药物是柔红霉素和去甲氧柔红霉素。常用的治疗方案是"3+7":3天柔红霉素或去甲氧柔红霉素加7天阿糖胞苷。缓解后治疗方案包括不同强度的化疗和异基因造血干细胞移植或大剂量化疗联合自体干细胞移植。

（三）造血干细胞移植

1. 异基因造血干细胞移植　缓解期间进行异基因造血干细胞移植是最有效的治疗,可减少急性白血病的复发。最常用于复发、危险度高的年轻患者。

2. 自体造血干细胞移植　患者完全缓解后采集的自体造血干细胞可用于第一次强化化疗后或保存起来复发时使用。

（四）特殊类型的急性白血病

1. 急性早幼粒细胞白血病(APL)　APL伴t(15;17)治疗:全反式维A酸和亚砷酸。全反式维A酸诱导早幼粒细胞分化,亚砷酸则诱导早幼粒细胞分化和凋亡,它们能够使大多数的APL患者获得完全血液学缓解。在诱导缓解阶段需联用细胞毒药物,缓解后的巩固治疗阶段也需要细胞毒药物合用。

2. Ph染色体阳性的ALL　Ph染色体[t(9;22)]阳性占成人ALL的20%～30%,但在儿童ALL<5%。对治疗反应差,缓解期短。现通常予以酪氨酸激酶抑制剂(tyrosine Kinase Inhibitor,TKI),如伊马替尼联合化疗(如hyper-CVAD)治疗。

第三节　慢性粒细胞白血病

慢性髓细胞白血病(CML)是起源于多能造血干细胞的克隆性疾病。最常见的体征是脾肿大。Ph染色体t(9;22)(q34;q11)和BCR/ABL融合基因是其发病的分子基础。靶向治疗(酪氨酸激酶抑制剂)可使大部分患者获得长期缓解。

一、临床表现

（一）症状

CML起病缓慢,早期常无自觉症状,随病情进展可出现乏力、低热、多汗、体重减轻等表现。由于脾肿大而出现左上腹饱胀不适感。白细胞极度增高时(如>100×10^9/L)可发生"白细胞淤滞",表现为呼吸窘迫、头晕、中枢神经系统出血、阴茎异常勃起等。慢性期一般3～5年,进入加速期后患者常有发热、脾进行性肿大、骨骼疼痛,出现贫血、出血。急变期临床表现与急性白血病类似。多数病例的急性变为急粒变,20%～30%为急淋变。CML急变预后极差。

（二）体征

90%患者有脾大,约半数患者有肝肿大,淋巴结肿大不常见。部分患者脾肿大较为突出(巨脾),质地坚实,无压痛。如果发生脾梗死则压痛明显,并有摩擦音。

（三）临床分期

1. 慢性期　无临床症状或有低热、乏力、多汗、体重减轻和脾大等。白细胞计数增高,主要为中性中幼、晚幼和杆状粒细胞,原始细胞<10%,嗜酸和嗜碱粒细胞增多。骨髓增生活跃,以粒系为主,中晚幼粒细胞和杆状核粒细胞增多,原始细胞<10%。有Ph染色体。

2. 加速期 具有下列之二者,可考虑本期:① 不明原因的发热,贫血和出血加重,可伴骨骼疼痛;② 脾进行性肿大;③ 非药物引起的血小板减少或增加;④ 原始细胞在血或骨髓中占 10%～20%;⑤ 嗜碱粒细胞在外周血中＞20%;⑥ 骨髓中有明显的胶原纤维增生;⑦ 出现 Ph 以外的其他染色体畸变;⑧ 既往所用药物治疗无效;⑨ CFU-GM 培养集簇增多,集簇和集落的比值增高。

3. 急变期 为 CML 的终末期,如具有下列之一即可诊断本期:① 骨髓中原始细胞或原淋巴细胞＋幼淋巴细胞,或原单＋幼单＞20%,原粒＋早幼粒细胞＞50%;② 外周血中原粒＋早幼粒细胞＞30%;③ 出现髓外原始细胞浸润。

(四)辅助检查

1. 血象 白细胞数明显增高,常超过 $20 \times 10^9/L$,甚至可达 $100 \times 10^9/L$ 以上。粒细胞显著增多,可见各阶段粒细胞,原始细胞不超过 10%。嗜酸、嗜碱粒细胞增多。约 1/3 患者血小板增多。如果疾病进展,原始细胞比例增高,血小板减少,出现贫血。

2. 骨髓 骨髓增生明显至极度活跃,以粒系为主,中性中、晚幼及杆状粒细胞明显增多。原始细胞不超过 10%。嗜酸、嗜碱粒细胞增多。红系细胞相对减少。巨核细胞正常或增多,晚期减少。中性粒细胞碱性磷酸酶(NAP)活性减低或呈阴性反应,合并细菌性感染时可稍升高。

3. 细胞遗传学及分子生物学改变 95% 以上的 CML 患者有费城染色体(Ph 染色体)即 t(9;22)(q34;q 11),因第 9 号染色体长臂上 *c-abl* 原癌基因易位至第 22 号染色体长臂的断裂点集中区(*bcr*),形成 *bcr-abl* 融合基因。慢粒急变过程中,尚可出现其他染色体畸变。

4. 血液生化 大量白细胞破坏可致血尿酸、LDH 增高。血清维生素 B_{12} 浓度及维生素 B_{12} 结合力显著增加,与白血病细胞增多程度呈正比。

二、诊 断

(一)诊断

根据脾大、白细胞增高、NAP 积分降低、Ph 染色体和(或)BCR-ABL 基因阳性可做出诊断。95% CML 具有典型的 t(9;22)(q34;q11)异常核型,可用 FISH、RT-PCR 技术证明骨髓细胞存在 BCR-ABL 融合基因。对于临床上诊断考虑慢粒而 Ph 染色体阴性者,应进一步做 BCR-ABL 融合基因检测。

(二)鉴别诊断

1. Ph 染色体阳性的其他白血病 Ph 染色体虽为慢粒的标记染色体,但在 2% 急粒、5% 儿童急淋及 20% 成人急淋白血病中也可出现,应注意鉴别。

2. 其他原因引起的脾大 血吸虫病、疟疾、黑热病、肝硬化、脾功能亢进等均有脾大,但均有其原发病的临床特点,血象及骨髓象亦无慢粒白血病的改变,Ph 染色体阴性。

3. 类白血病反应 类白血病反应常并发于严重感染、恶性肿瘤、急性溶血、急性失血、创伤等疾病。白细胞数可达 $50 \times 10^9/L$,但类白血病反应有各自的原发病表现,原发病控制后,类白血病反应亦随之消失。此外,脾大常不如慢粒显著,嗜酸粒细胞和嗜碱粒细胞不增多,NAP 反应强阳性。细胞中 Ph 染色体阴性。

4. 骨髓纤维化 原发性骨髓纤维化脾大显著,血象中白细胞增多,并出现幼粒细胞,可与慢粒白血病混淆。但骨髓纤维化病程较长,外周血白细胞数大多不超过 $30 \times 10^9/L$,NAP 阳性,幼红细胞持续出现于血中,泪滴状红细胞易见。Ph 染色体阴性。

三、治 疗

1. 治疗目标 治疗 CML 应取得细胞遗传学和(或)分子水平的缓解,即达到 Ph 染色体和 BCR-ABL 融合基因转为阴性。

2. 治疗策略

(1)酪氨酸激酶抑制剂治疗

第一代 TKI:甲磺酸伊马替尼(STI571,imatinib mesylate)是一种有效且特异的 bcr-abl 酪氨酸激酶抑制剂,目前已发现超过 200 种 BCR-ABL 基因突变,如 T315I、L248V、G250E/AF、Q252H/R、

Y253F/H和E255K/V等突变,是致伊马替尼临床耐药的主要突变类型。

第二代TKI:达沙替尼(dasatinib)也是一种有效的ABL激酶抑制剂,可抑制包括BCR-ABL、SRC家族在内的多种致癌酪氨酸激酶,它比STI571更有效抑制abl激酶且不易致耐药突变。尼洛替尼(nilotinib)是一种新型口服高选择性BCR-ABL酪氨酸激酶抑制剂,对酪氨酸激酶的抑制作用较伊马替尼提高了30倍,可抑制abl激酶、kit激酶、ARG激酶和PDGFR激酶,但对T315I突变没有活性。

达沙替尼和尼洛替尼对大部分BCR-ABL基因突变引起的伊马替尼耐药都有效,T315I除外,需注意的是达沙替尼治疗F315、F317突变患者无效,而尼洛替尼治疗Y253H、E255K、F359V突变患者无效。NCCN 2011年推荐,对于T315I突变患者,须选择HSCT、临床试验或第三代TKI;而对于V299L、F315A、F317L突变患者,须选择尼洛替尼;对于Y253H,E255K,F359V突变患者,可选择达沙替尼。

(2) 异基因造血干细胞移植:因伊马替尼在治疗CML中疗效显著,其动摇了异基因干细胞移植的一线治疗地位。NCCN指南关于异基因SCT治疗CML的推荐意见:① 伊马替尼治疗3个月后未达完全血液学缓解的患者,评估患者依从性和药物相互作用,行突变检测,根据情况选择二代TKI,并开始寻找HSCT供体;② 治疗6个月未获得任何CyR(细胞遗传学反应)者,或在伊马替尼治疗3个月后达血液学缓解、但在第6、12、18个月出现细胞遗传学复发的患者;③ 伊马替尼治疗期间疾病进展到加速期或急变期的患者。

(3) 干扰素治疗:遗传学有效率(CyR)仅5%～20%。国际上通常以治疗6个月不能达到血液学缓解、治疗12个月不能达到主要遗传学缓解(Ph+≤35%)作为判断IFN-α无效的界线。

3. 疗效判定

(1) 血液学缓解

1) 完全血液学缓解:外周血细胞数完全正常,白细胞数<10×10^9/L;血小板数<450×10^9/L;外周血无不成熟细胞;无疾病症状及体征,可触及的脾肿大消失。

2) 部分血液学缓解:基本同于完全血液学缓解,但外周血有不成熟细胞;血小板数较治疗前下降50%以上,但仍>450×10^9/L;持续脾肿大,但小于治疗前50%。

(2) 遗传学缓解(至少检测20个中期分裂相)

1) 完全细胞遗传学缓解:无Ph阳性分裂中期细胞。

2) 部分细胞遗传学缓解:1%～35%Ph阳性分裂中期细胞。

3) 主要细胞遗传学缓解:0%～35%Ph阳性分裂中期细胞。

4) 次要细胞遗传学缓解:36%～65%Ph阳性分裂中期细胞。

5)微小细胞遗传学缓解:66%～95%Ph阳性分裂中期细胞。

(3) 分子学缓解

1)完全分子学缓解:RT-PCR不能测出BCR-ABL mRNA;

2) 主要分子学缓解:BCR-ABL的mRNA较治疗前下降≥3log。

4. 治疗终点 CML治疗终点为达到完全分子学缓解,但是仍需定期检测患者骨髓细胞学、细胞遗传学及分子生物学,以便早期发现复发。进行异基因造血干细胞移植后的患者仅需短暂的格列卫维持治疗。进行格列卫治疗的患者需终生服药。

第四节　慢性淋巴细胞白血病

慢性淋巴细胞白血病是一种单克隆性小淋巴细胞低度恶性疾病,大量复制增殖积聚在血液、骨髓、淋巴结和其他器官,最终导致正常造血功能衰竭。60岁以上的人群最常见,男性比女性更常见。

一、临 床 表 现

1. 症状、体征 患者多系老年,起病缓慢,多无自觉症状。许多患者因其他疾病就诊时才被发现。早期症状可能有乏力、疲倦,而后出现食欲减退、消瘦、发热、盗汗等症状。晚期患者骨髓造血功能受损,可出现贫血、血小板减少和粒细胞减少。

60%～80%患者有淋巴结肿大,多见于颈部、锁骨上、腋窝、腹股沟。肿大的淋巴结较硬,无压痛,可移动。部分患者肺门、腹膜后、肠系膜淋巴结肿大。偶因肿大的淋巴结压迫胆道或输尿管而出现阻塞症状。50%～70%患者有轻至中度脾大,轻度肝大,但胸骨压痛少见。

由于免疫功能减退,常易并发感染。常出现自身免疫现象,如 Evans 综合征、自身免疫性溶血性贫血(AIHA)、免疫性血小板减少性紫癜(ITP)等。终末期可出现幼淋巴细胞白血病(PLL)、Richter 综合征(转化为弥漫大 B 细胞淋巴瘤等)和第二肿瘤。

2. 临床分期

(1) Rai 分期标准:① 0 期:淋巴细胞增多;② Ⅰ期:淋巴细胞增多＋淋巴结肿大;③ Ⅱ期:淋巴细胞增多＋肝和(或)脾脏肿大±淋巴结肿大;④ Ⅲ期:淋巴细胞增多＋贫血(血红蛋白＜110 g/L)±肝和(或)脾脏肿大、淋巴结肿大;⑤ Ⅳ期:淋巴细胞增多＋血小板减少(＜100×10⁹/L)±肝和(或)脾脏肿大、淋巴结肿大。

(2) Binet 分期:① A 期:＜3 个区域的淋巴组织肿大;② B 期:≥3 个区域的淋巴组织肿大;③ C 期:血红蛋白＜100 g/L 或血小板＜100×10⁹/L。用于评估的 5 个淋巴区域包括颈、腋下、腹股沟(单侧或双侧均计为 1 个区域)、肝和脾。

3. 辅助检查

(1) 血常规:持续淋巴细胞增多。白细胞＞10×10⁹/L,淋巴细胞占 50% 以上,绝对值≥5×10⁹/L(持续 4 周以上)。大多数患者白血病细胞形态与成熟小淋巴细胞相同;少数患者淋巴细胞形态异常,胞体较大,不成熟,胞核有深切迹(Reider 细胞);偶可见原始淋巴细胞。

(2) 骨髓常规:有核细胞增生明显活跃或极度活跃,淋巴细胞≥40%,以成熟淋巴细胞为主。红系、粒系及巨核系细胞均减少,伴有溶血时,幼红细胞可代偿性增生。

(3) 流式细胞仪检查:SmIg 弱阳性,CD5、CD19、CD23、CD43、CD79a 阳性,CD11c、CD20、CD22 弱阳性,FMC7、CD79p 阴性或弱阳性,CD10、cyclinDl 阴性。患者中 60% 有低丙球蛋白血症,20% 抗人球蛋白试验阳性,8% 出现 AIHA。

(4) 骨髓染色体检查:80% 的患者有染色体异常。预后较好的染色体核型为单纯 13q-(50%)和正常核型;预后较差的染色体核型包括第 12 号染色体三体(20%)、11q-(20%)和 17p-(10%)。FISH 技术能明显提高异常检出率。

(5) 基因突变检测:50%～60% 的 CLL 发生免疫球蛋白重链可变区(IgVH)基因体细胞突变。

(6) 免疫球蛋白检测,coombs 试验。

二、诊 断

1. 诊断 患者有发热、消瘦、全身淋巴结肿大的临床表现,外周血中持续性单克隆性淋巴细胞绝对值≥5×10⁹/L(持续 4 周以上)。骨髓中小淋巴细胞≥40%,免疫学标记 CD5、CD23 阳性的 B 细胞肿瘤排除套细胞淋巴瘤可以做出诊断和分类。

2. 鉴别诊断 以外周血淋巴细胞增多为主要线索,导致外周血淋巴细胞增多的主要疾病有:

(1) 病毒感染:淋巴细胞增多是多克隆性和暂时性的,淋巴细胞数随感染控制恢复正常。

(2) 淋巴瘤白血病:为淋巴瘤患者骨髓侵犯,骨髓常规提示:淋巴瘤细胞超过 20%。

(3) 幼淋细胞白血病:病程较 CLL 急,脾大明显,淋巴结肿大较少,白细胞数往往很高,血和骨髓涂片上有较多的(＞55%)带核仁的幼稚淋巴细胞。幼淋细胞高表达 FMC7、CD22 和 SmIg,CD5 阴性。

(4) 毛细胞白血病:毛细胞白血病细胞有纤毛状胞质突出物、抗酒石酸的酸性磷酸酶染色反应阳性、CD5 阴性、高表达 CD25、CD11c 和 CD103。

(5) 伴有循环绒毛淋巴细胞的脾淋巴瘤:为原发于脾脏的淋巴瘤,血和骨髓中出现数量不等的绒毛状淋巴细胞,CD5、CD25、CD11c 和 CD103 阴性;CD22 和 CD24 阳性。

三、治 疗

1. 治疗时机的选择 是否进行治疗应根据临床分期及患者的全身情况而定。一般来说,Binet A 期不需治疗,定期随访即可。对于 Binet B 期,如果有足够数量的正常外周白细胞,且无临床症状,也多不治疗,每 2～6 个月随访,随访内容包括血常规、临床症状及有无肝、脾、淋巴结的肿大等。如出现以下任何一种情况,即应开始治疗:① 进行性骨髓衰竭的证据,表现为血红蛋白和(或)血小板进行性减少;② 巨脾(如左肋缘下>6 cm),或进行性或有症状的脾脏肿大;③ 巨块型淋巴结肿大(如最长直径>10 cm),或进行性或有症状的淋巴结肿大;④ 进行性淋巴细胞增多,如 2 个月内增多 50%,或淋巴细胞倍增时间(LDT)<6 个月(当初始淋巴细胞<30×10⁹/L,不能单凭 LDT 作为治疗指征);⑤ 淋巴细胞数>200×10⁹/L,或存在白细胞淤滞症状;⑥ 自身免疫性溶血性贫血(AIHA)和(或)血小板减少(ITP),且对皮质类固醇或其他标准治疗反应不佳;⑦ 至少存在下列一种疾病相关症状:a. 在以前 6 个月内无明显原因的体重下降≥10%;b. 严重疲乏(如 ECOG 体能状态≥2,不能进行常规活动);c. 无感染证据,体温>38.0℃,持续 2 周以上;d. 无感染证据,夜间盗汗 1 个月以上。Binet C 期患者应进行化学治疗。

2. 化学治疗　根据 FISH 结果、年龄及身体适应性进行分层治疗。身体适应性好的患者(肌酐清除率≥70 mL/min 及患者的伴发疾病评分 CIRS≤6)建议选择一线标准治疗,其他患者则使用减低剂量或支持治疗。

(1) 治疗药物:包括苯丁酸氮芥、环磷酰胺、氟达拉滨、米托蒽醌、长春新碱、肾上腺糖皮质激素、阿霉素等化疗药物。

(2) 常用一线化疗方案有:苯丁酸氮芥、MP、氟达拉滨、FC、RFC、COP、CHOP 方案等。

3. 并发症治疗

(1) 并发自身免疫性溶血性贫血(AIHA)或免疫性血小板减少(ITP)时,可依次选择肾上腺糖皮质激素治疗;静脉丙种球蛋白(IVIG)。

(2) 并发感染的治疗:根据感染部位、病原学检查或经验性选择抗生素治疗。

4. 造血干细胞移植　不推荐常规采用。但异基因造血干细胞移植是 CLL 的唯一治愈手段。CLL 患者移植适应证:① 氟达拉滨耐药:对嘌呤类似物为基础的治疗无反应或治疗后 12 个月内复发;② 具有 *p53* 基因异常的患者;③ 伴 del(11q) 的患者,治疗达 PR 的患者;④ Richter 综合征患者。

5. 并发症治疗

(1) Richter 综合征:CLL 转化为弥漫大 B 细胞淋巴瘤的患者,大多数预后很差,中位生存期大多不超过 1 年,治疗建议参照侵袭性淋巴瘤的治疗方案。

(2) 自身免疫性血细胞减少症:激素是一线治疗。激素无效的患者可选择静脉注射丙种球蛋白(IVIG)、RTX、环孢素及脾切除等。

(3) 感染:感染的防治包括 CLL 化疗前后病毒、细菌、真菌感染的预防和治疗;乙肝病毒携带者治疗中的预防等方面。

6. 支持治疗

(1) CLL 患者存在较大感染风险,反复感染的患者推荐 IVIG 维持 IgG。

(2) 每年接种流感疫苗、每 5 年接种肺炎球菌疫苗。避免所有活疫苗的接种。

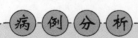

患者,57 岁,面色苍白、头晕、皮肤淤斑 1 周。查体:贫血貌,皮肤可见出血点,全身多发淋巴结肿大,胸骨压痛,脾脏轻度肿大。血常规:血红蛋白 62 g/L,白细胞 41.0×10⁹/L,血小板 16×10⁹/L。骨髓涂片可见 40% 幼稚细胞,POX 阴性,免疫分型 CD22、CD19、CD10 阳性表达。

【问题】

(1) 该患者患的是什么病?

(2) 该病要与哪些病鉴别?

【分析与解答】

(1) 该患者临床表现为贫血、出血,胸骨压痛,淋巴结肿大、脾肿大,骨髓涂片可见 40% 幼稚细胞,POX 阴性,免疫分型 CD22、CD19、CD10 阳性表达。诊断为急性淋巴细胞白血病。

(2) 与类白血病鉴别。

(何　斌　顾　健)

第十章 淋 巴 瘤

淋巴瘤(lymphoma)又称恶性淋巴瘤,是发生于淋巴结和(或)结外淋巴组织的恶性肿瘤,其发生多与免疫应答过程中淋巴细胞增殖分化过程中某种免疫细胞恶变有关,以无痛性淋巴结肿大和局部淋巴器官受累为主要临床表现。按组织病理学改变,淋巴瘤可分为两大类:霍奇金淋巴瘤(Hodgkin's lymphoma, HL)和非霍奇金淋巴瘤(non Hodgkin's lymphoma,NHL)。

一、临 床 表 现

(一)局部表现

无痛性进行性淋巴结肿大是淋巴瘤最常见的临床表现,多数患者因发现颈部、腋下或腹股沟浅表淋巴结肿大而就诊,淋巴结多数质地较硬,无局部皮温升高、疼痛及压痛。也有患者以深部淋巴结肿大引起压迫症状就诊的,如纵隔淋巴结肿大可引起刺激性干咳、气促,后腹膜淋巴结肿大可引起腹胀、腹痛等,淋巴结压迫输尿管,引起肾盂积水、肾功能不全。

淋巴瘤可累及体内任何脏器,出现相应的临床表现。如原发中枢神经系统表现可出现神经系统表现,鼻咽部、扁桃体淋巴瘤可出现鼻塞、咽部不适、吞咽困难、扁桃体肿大;胃肠道淋巴瘤以回肠部多见,其次为胃,结肠很少受累,可表现为中上腹痛、腹胀、腹部包块、肠梗阻、肠出血等并发症。皮肤淋巴瘤可表现为皮下结节、肿块、皮肤溃疡等。淋巴瘤侵犯肝脾可表现为肝脾肿大,淋巴瘤侵犯骨髓可引起骨髓造血功能衰竭,出现贫血、出血、感染等表现。

(二)全身表现

发热、盗汗及消瘦等全身症状较多见。约 1/6 HL 患者表现为周期性发热(Pel‐Ebstein 热)。部分HL 患者可出现皮肤瘙痒、饮酒后局部累及的淋巴结区域疼痛。

(三)HL 和 NHL 临床表现的区别

和 HL 比较,NHL 的临床表现特点为:① 随年龄增长而发病增多,除惰性淋巴瘤外,病情发展迅速。② NHL 易出现远处扩散和结外侵犯倾向,也可多中心发病。NHL 对各器官的压迫和浸润较 HL 多见,常以高热或各器官、系统症状为主要临床表现。

(四)淋巴瘤的病理分期、分组

按照 1996 年 Ann Arbor 提出的淋巴瘤分期方案进行分期,共分为四期,即 I～IV期。

I 期:病变累及单个淋巴结区;

I$_E$期:病变局限侵犯单个淋巴结外器官或部位。

II 期:病变累及横膈同侧 2 个或以上的淋巴结区。

II$_E$期:病变局限侵犯单个淋巴结外器官或部位和它的区域淋巴结,伴或不伴横膈同侧的其他淋巴结区受累。

III 期:病变累及横膈两侧淋巴结区。

III$_E$期:病变局限侵犯单个淋巴结外器官或部位,加横膈两侧淋巴结区受累。

III$_S$期:病变累及脾脏,加以横膈两侧淋巴结区受累。

III$_{E+S}$期:病变局限侵犯单个淋巴结外器官或部位和脾脏,加横膈两侧淋巴结区受累。

IV 期:弥漫性(多灶性)侵犯 1 个或以上淋巴结外器官,伴或不伴相关淋巴结受累;或侵犯单个结外器官伴远处(非区域)淋巴结受累。

根据有无全身症状将淋巴瘤患者分为 A、B 两组。无全身症状者为 A 组,有全身症状者为 B 组。全身症状包括三个方面:① 不能解释的发热,>38℃,且连续 3 日以上;② 6 个月内体重减轻>10%;③ 盗汗,即入睡后出汗。

二、诊 断

(一)诊断

淋巴瘤的诊断必须依赖于病理检查,淋巴结活检是最常用的手段,是确诊淋巴瘤的基本方法。多主张采用手术活检,而非细针穿刺,淋巴结活检部位多选择颈部、腋下、锁骨上、滑车等淋巴结,腹股沟淋巴结易受局部炎症影响,一般不作为首选。

(二)鉴别诊断

1. 局部感染引起的淋巴结炎 多存在感染病灶,常有局部淋巴结红肿热痛等炎症表现,抗感染治疗后可好转。

2. 传染性单核细胞增多症 由 EB 病毒感染所致,主要表现为不规则发热、咽峡炎、淋巴结肝脾肿大、血中淋巴细胞增多并有异常淋巴细胞出现,血清嗜异性凝集试验阳性。

3. 结核性淋巴结炎 多局限于颈的两侧,可彼此融合,与周围组织粘连,多伴发热、盗汗、体重减轻等结核中毒症状,PPD 试验多呈强阳性。

4. 其他实体肿瘤淋巴结转移 一般有原发实体肿瘤的临床表现,结合影像学、内镜、血清肿瘤标记物、淋巴结活检病理等检查可以明确诊断。

5. 结外淋巴瘤需与相应器官的其他恶性肿瘤相鉴别 RS 细胞对 HL 的病理组织学诊断有重要价值,但 RS 细胞除 HL 外,还可见于传染性单核细胞增多症、结缔组织病及其他恶性肿瘤。因此缺乏 HL 的其他组织学改变时,单独见到 RS 细胞不能确诊 HL。

三、治 疗

以化疗为主、结合放疗的综合治疗是淋巴瘤的基本治疗策略。治疗目的是根据患者分期和预后因素评估,选择合适的治疗方案,以期达到治愈肿瘤的目的,同时减少治疗相关并发症和远期死亡率。

(一)HL

1. 放射治疗 放疗主要采用扩大照射野放疗,横膈以上的病变经常采用斗篷式照野,横膈以下的病变经常采用倒"Y"字照射。

2. 化学治疗 MOPP 方案为早期治疗 HL 常用化疗方案,长期无病生存率达 50%。但是 MOPP 方案具有较高的致不孕症及治疗相关性急性髓细胞白血病的风险,目前已被 ABVD 方案取代。

(二)NHL

NHL 选择不同的治疗方法在很大程度上取决于淋巴瘤是惰性还是侵袭性的组织学类型,以及病变是局限期(Ⅰ~Ⅱ期)还是进展期(Ⅲ~Ⅳ期)。

1. 惰性 NHL 无症状患者可采取观察等待的策略。治疗指征包括明显的全身症状、淋巴结肿大引起的不适或损害、骨髓造血衰竭或压迫症状。治疗策略有:

(1)放疗:适用于Ⅰ期局部受累的患者,但少见。

(2)化疗:大多数患者对口服苯丁酸氮芥治疗有反应,但容易耐受而失去疗效。联合化疗可用 COP、CHOP、FC。

(3)单克隆抗体治疗:单用抗 CD20 单抗美罗华已经可以诱导 60% 以上的患者产生持久的临床反应,与化疗合用也有协同作用。R-CVP 方案推荐为一线治疗方案。

(4)移植:复发患者更多选择大剂量化疗,并结合自体造血干细胞移植。

2. 侵袭性 NHL 侵袭性 NHL 一旦确诊后就需立即开始治疗。

(1)化疗:CHOP 方案为侵袭性 NHL 的标准治疗方案,化疗前加用利妥昔单抗,即 R-CHOP 方案,可提高 B 细胞淋巴瘤疗效。

对于 CHOP 方案治疗无效或很快复发的患者,可试用挽救性或强烈化疗方案,如 MINE、ESHAP、m-BACOB、COP-BLAM、EPOCH-R、HyperCVAD 等方案,但强烈化疗方案因毒性大,不适于老年及脏器功能受损者。对于 Burkitt 淋巴瘤及血管原始免疫细胞性 T 细胞淋巴瘤,应采用强烈的化疗方案予以治疗,如 HyperCVAD 等方案。

(2) 放疗:少数 I 期无巨大占位病变的患者较适合,还适用于一些巨大淋巴结化疗后的残留病灶,脊髓及其他压迫症状的患者。

(3) 造血干细胞移植:自体造血干细胞移植有适于复发而对化疗敏感的患者。

(何 斌 顾 健)

第十一章 浆细胞病

浆细胞病是指产生免疫球蛋白的浆细胞不平衡地增生,并伴有单克隆免疫球蛋白或其多肽链亚单位合成及分泌异常增多的一组疾病。多发性骨髓瘤(multiple myeloma,MM)是恶性浆细胞病中最常见的一种类型。骨髓瘤细胞在骨髓内克隆性增殖,引起溶骨性骨骼破坏;骨髓瘤细胞分泌单株免疫球蛋白,正常的多株免疫球蛋白合成受抑,本周蛋白随尿液排出;常伴有贫血,肾衰竭和骨髓瘤细胞髓外浸润所致的各种损害。

一、临床表现

(一)骨髓瘤细胞对骨骼和其他组织器官的浸润与破坏

1. 骨骼破坏　　骨痛是本病的主要症状之一。疼痛剧烈或突然加剧常提示发生了病理性骨折。疼痛部位多在骶部,其次为胸廓和肢体。骨髓瘤细胞浸润引起胸、肋、锁骨连接处发生串珠样结节者为本病的特征之一。

2. 髓外浸润　　① 器官肿大如淋巴结、肾和肝脾肿大;② 神经损害 胸、腰椎破坏压迫脊髓所致截瘫较常见,其次为神经根受累。如同时有多发性神经病变、器官肿大、内分泌病、单株免疫球蛋白血症和皮肤改变者,称为 POEMS 综合征;③ 髓外骨髓瘤;④ 浆细胞白血病。

(二)骨髓瘤细胞分泌单株免疫球蛋白(monoclonal immunoglobulin,M 蛋白)引起的全身紊乱

1. 感染　　是导致死亡的第一位原因。因正常多株免疫球蛋白产生受抑及中性粒细胞减少,免疫力低下,容易发生各种感染。

2. 高黏滞综合征　　血中单克隆免疫球蛋白异常增多,尤以 IgA 易聚合成多聚体造成微循环障碍,引起一系列临床表现称为高黏滞综合征。

3. 出血倾向　　鼻出血、牙龈出血和皮肤紫癜多见。出血的机制:① 血小板减少;② 凝血障碍;③ 高免疫球蛋白血症和淀粉样变性损伤血管壁。

4. 淀粉样变性和雷诺现象　　尤其是 IgD 型,常见舌肥大、腮腺肿大、心脏扩大、腹泻便秘、皮肤苔藓样变、外周神经病变以及肝肾功能损害等。如 M 蛋白为冷球蛋白,则引起雷诺现象。

(三)肾功能损害

肾功能损害为仅次于感染的致死原因。临床表现有蛋白尿、管型尿和急、慢性肾衰竭。急性肾衰竭多因脱水、感染、静脉肾盂造影等引起。慢性肾衰竭的发病机制:① 游离轻链(本周蛋白)被肾近曲小管吸收后沉积在上皮细胞浆内,使肾小管细胞变性,功能受损;② 高血钙引起多尿,以致少尿;③ 尿酸过多,沉积在肾小管。

二、诊　　断

(一)诊断标准

诊断 MM 主要指标为:① 骨髓中浆细胞>30%;② 活组织检查证实为骨髓瘤;③ 血清中有 M 蛋白:IgG>35 g/L,IgA>20 g/L 或尿中本-周蛋白>1 g/24 h。次要指标为:① 骨髓中浆细胞 10%~30%;② 血清中有 M 蛋白,但未达上述标准;③ 出现溶骨性病变;④ 其他正常的免疫球蛋白低于正常值的 50%。诊断 MM 至少要有一个主要指标和一个次要指标,或者至少包括次要指标① 和② 的三条次要指标。明确 MM 诊断后应根据固定免疫电泳的结果按 M 蛋白的种类行 MM 分型诊断。

（二）鉴别诊断

MM须与下列病症鉴别：

1. MM以外的其他浆细胞病(plasma cell dyscrasia)

（1）巨球蛋白血症：血中有大量单克隆IgM，但骨髓中淋巴样浆细胞增多而非骨髓瘤细胞增多，且少有溶骨性损害或肾功能不全。

（2）意义未明的单株免疫球蛋白血症(MGUS)：单株免疫球蛋白一般少于10 g/L，且历经数年而无变化，既无骨骼病变，骨髓中浆细胞不增多。血清β_2微球蛋白正常。个别在多年后转化为骨髓瘤或巨球蛋白血症。

（3）继发性单株免疫球蛋白增多症：偶见于慢性肝炎、自身免疫病、B细胞淋巴瘤和白血病等；这些疾病均无克隆性骨髓瘤细胞增生。

（4）重链病：免疫电泳发现γ、α或μ重链，轻链缺如，无本-周蛋白尿，多无骨骼破坏。

（5）原发性淀粉样变性：病理组织学检查时刚果红染色阳性。

2. 反应性浆细胞增多症 可由慢性炎症、伤寒、系统性红斑狼疮、肝硬化、转移癌等引起。反应性浆细胞一般不超过15%且无形态异常，免疫表型为CD38＋、CD56－且不伴有M蛋白，IgH基因重排阴性。

3. 引起骨痛和骨质破坏的疾病 如骨转移癌，老年性骨质疏松症、肾小管性酸中毒及甲状旁腺功能亢进症等，因成骨过程活跃，常伴血清碱性磷酸酶升高。如查到原发病变或骨髓涂片找到成堆的癌细胞将有助于鉴别。

三、治 疗

对于无症状或无进展的骨髓瘤的患者，如冒烟性骨髓瘤(Smoldering myeloma)即其骨髓中瘤细胞的数量和M蛋白已达骨髓瘤诊断标准，但无溶骨性损害、贫血、肾衰竭和高钙血症等临床表现者，或惰性骨髓瘤(indolent myeloma)虽然有三个以下的溶骨病变，M蛋白达到中等水平(IgG＜70 g/L，IgA＜50 g/L)，但并无临床症状和进展者，均可不治疗，但如果疾病进展及有症状的患者则需要治疗。

（一）化学治疗

初治病例可选用MPT方案。VAD方案不含烷化剂，适用于MPT无效者。难治性病例，可使用DT-PACE方案，也可选用蛋白酶体抑制药(Velcade，万珂)和三氧化二砷。

（二）骨质破坏的治疗

二膦酸盐有抑制破骨细胞的作用。放射性核素内照射有控制骨损害、减轻疼痛的疗效。

（三）自身造血干细胞移植

化疗诱导缓解后进行移植，效果较好。年轻的患者可考虑同种异基因造血干细胞移植。为控制移植物抗宿主病的发生率，可对移植物做去T细胞处理。

（何 斌 顾 健）

第十二章 骨髓增生性疾病

第一节 真性红细胞增多症

真性红细胞增多症(polycythemia vera,PV)亦简称"真红",是一种以克隆性红细胞增多为主的骨髓增生性肿瘤,90%~95%病例有 JAK2V617F 或有其他相似 JAK2 基因突变。中老年发病,50~60 岁是发病高峰,男性多见。

一、临床表现

(一)症状

1. 血管神经系统症状 表现为头痛、眩晕、多汗、疲乏、健忘、耳鸣、眼花、视力障碍、肢端麻木与刺痛等症状。重者出现心绞痛,间歇性跛行。红斑性肢痛多发生在下肢。

2. 血栓形成和栓塞症状 常见于四肢、肠系膜、脑及冠状血管,严重时瘫痪。血栓性静脉炎主要发生肺部。

3. 出血症状 常见的有鼻出血、牙龈出血和皮肤黏膜淤点淤斑。

4. 组胺增高和高代谢表现 可出现消化性溃疡;刺激皮肤有明显瘙痒症。高尿酸血症可产生继发性痛风、肾结石及肾功能损害。

(二)体征

患者面颊、唇、舌、耳、鼻尖、颈部和四肢末端[指(趾)及大小鱼际]皮肤充血,呈紫红色。眼结膜及口腔黏膜显著充血。大部分患者可有脾脏肿大,亦可伴肝脏肿大。1/3 的患者有高血压,以收缩压升高为主要表现。

二、诊断

根据红细胞持续增多、临床多血症表现、脾大三项,需考虑真红诊断可能,需进一步排除继发性红细胞增多症,可确立诊断。

(一)诊断标准

美国血液学会推荐了最新的真红诊断标准,其条件包括两类,即 A 类和 B 类。符合如下标准者可做出诊断:A1+A2+另一项 A 类标准;或 A1+A2+任意两项 B 类标准。

A 类:① A1:红细胞数量比正常增加 25%,或血红蛋白>185 g/L(男性),或血红蛋白>165 g/L(女性);② A2:排除继发性因素,包括遗传性血红蛋白增多症、缺氧症(SaO$_2$<92%)、血红蛋白亲和力增加的疾病、EPO 受体减少、引起 EPO 水平增加的各种肿瘤性疾病;③ A3:临床可触及的脾肿大;④ A4:具有 JAK2V617F 点突变或其他细胞遗传学异常但不存在 Ph 染色体及 BCR/ABL 融合基因。

B 类:① B1:血小板计数>400×10^9/L;② B2:中性粒细胞>10×10^9/L 或>12.5×10^9/L(吸烟者);③ B3:影像学显示脾肿大;④ B4:内源性红细胞集落(EEC)生长或血清 EPO 水平减低。

(二)鉴别诊断

(一)继发性红细胞增多症

(1)组织缺氧或肾局部缺血缺氧所致 EPO 分泌增加,导致红细胞代偿性增多。

（2）肾肿瘤及其他内分泌性质肿瘤自主分泌红细胞生成素或红细胞生成素样物质所致的红细胞增多症。

（二）相对性红细胞增多症

相对性红细胞增多症是由于血浆容量减少，使红细胞容量相对增多所致。

三、治 疗

治疗目的是尽快使血容量及红细胞容量接近正常，抑制骨髓造血功能，从而缓解病情，减少并发症。

（1）静脉放血。

（2）化学治疗。

1）羟基脲。

2）烷化剂：环磷酰胺、白消安、马法仑。

3）三尖杉酯碱。

（3）α干扰素治疗。

（4）放射性核素治疗。

（何 斌 顾 健）

第二节 原发性血小板增多症

原发性血小板增多症（primary thrombocythemia，PT；或 essential thrombocythemia，ET）为造血干细胞克隆性增生性疾病，其主要特征是外周血小板显著增多但功能异常，骨髓中巨核细胞过度增殖，临床上常有脾大、出血倾向或血栓形成，50%～70%患者有 JAK2V617F 基因突变。

一、临 床 表 现

（一）症状

PT 起病缓慢，以血小板增多，脾大，出血或血栓形成为主要临床表现；可有疲劳、乏力、头痛、头晕、视物模糊、末梢麻木感等症状。

患者血小板虽多但功能缺陷，故可表现为出血或血栓形成。血栓好发于脾、肝、肠系膜静脉和下肢静脉、肢端动脉等。出血原因大多是由于血小板功能缺陷；此外，微循环中的小血栓形成及继发的纤溶亢进也可导致和增加出血。

（二）体征

主要体征是脾大，一部分患者可伴发脾梗死，导致脾萎缩。约半数患者肝轻度大，一般无淋巴结肿大。

二、诊 断

1. 诊断标准 原因不明的血小板持续性增高（≥450×10⁹/L）；骨髓以巨核系增生为主，巨核细胞显著增加，并有大量血小板形成；有脾大、出血或血栓形成等临床表现；并能除外继发性血小板增多症、骨髓增生异常综合征与其他骨髓增生性疾病者，即可诊断本病。

2. 鉴别诊断 应与下列疾病鉴别。

（1）继发性血小板增多症：可见于慢性炎症疾病、急性感染恢复期、肿瘤性疾病、大量出血后、脾切除术后或使用肾上腺素后等情况。

（2）其他骨髓增生性肿瘤：包括真性红细胞增多症、慢性粒细胞白血病、原发性骨髓纤维化等，根据各自的血象、骨髓象、染色体及基因等检查,可资鉴别。具体可参考各章节。

三、治　疗

(1) 血小板单采术:血小板单采术(plateletpheresis)常用于血小板显著升高或紧急情况下,如妊娠分娩前、手术前准备等,一般多与其他疗法并用。根据病情和需要来决定血小板置换次数和间隔期。

(2) 骨髓抑制药:年轻无血栓及出血者,不一定需用骨髓抑制药。血小板大于$1\,000\times10^9$/L,有反复血栓及出血的老年患者应积极治疗。羟基脲可长期间歇用药,白消安、^{32}P效果佳,但有引起继发性白血病的危险,现已少用。

(3) 阿那格雷(anagrelide)。

(4) α干扰素。

(5) 抗血小板治疗。

阿司匹林等有对抗血小板自发凝集的作用,可减少由于血小板增高导致的血栓形成。

(何　斌 顾　健)

第三节　原发性骨髓纤维化症

骨髓纤维化(症)(myelofibrosis, MF),简称骨纤,是一种起源于造血干细胞的克隆增生性疾病。本病病因尚不明确。以贫血和脾大为主要临床表现,出现泪滴形红细胞,骨髓穿刺常"干抽",骨髓活检证实骨髓纤维组织增生,在脾、肝、淋巴结等部位有髓样化生。

一、临床表现

(一)症状

临床表现不典型,起病多隐匿,进展缓慢,早期多数无症状;一些因偶然发现脾大、有些因体检发现脾大或血小板增多而就诊。临床症状多样,包括乏力、体重下降、食欲减退、左上腹疼痛、贫血、脾大引起的压迫症状或腹胀感,以及代谢增高所致的低热、出汗、心动过速等;病程中可合并感染、骨痛和出血,严重贫血和出血为本病的晚期表现。少数病例可因伴高尿酸血症而并发痛风及肾结石,有些合并有门静脉高压症等其他伴发病或并发症。

(二)体征

本病体征主要是脾大,巨脾是本病特征,质地多坚硬,表面光滑,无触痛。部分病例可出现轻至中度肝肿大,淋巴结肿大不明显。

二、诊　断

中老年患者出现巨脾,外周血象发现泪滴形红细胞及幼粒幼红细胞性贫血,Ph染色体阴性,多次骨髓"干抽",骨髓活检发现纤维组织增生,需考虑本病。进一步完善骨髓检查、分子生物学等检查协助诊断,其中最重要的是骨髓活检,是诊断的最重要依据。

对于中年以上的患者,必须具备以下第⑤项,再加其他4项中任何2项,同时能除外继发性MF,即可诊断。其诊断标准为:① 脾明显肿大;② 贫血,外周血可见幼稚粒细胞,有核红细胞及泪滴样红细胞;③ 骨髓穿刺多次"干抽"或呈"增生低下";④ 脾、肝、淋巴结病理检查示有造血灶;⑤ 骨髓活检病理切片显示胶原纤维和(或)网状纤维明显增生占1/3以上。

应与下列疾病鉴别:需要排除其他骨髓增殖性肿瘤、恶性肿瘤转移、感染等所致的继发性骨髓纤维化后,才可诊断本病。肝、脾及淋巴结穿刺可发现造血灶,提示髓样化生。

本病必须与各种原因引起的脾大相鉴别：恶性肿瘤骨髓转移，以及血液系统肿瘤如淋巴瘤、骨髓瘤等，均有可能引起继发性骨髓纤维组织局部增生。

三、治　疗

（一）纠正贫血

（1）雄激素。

（2）输血。

（二）化学治疗

化疗抑制了髓系克隆性增生和骨髓纤维细胞增生，减轻纤维化程度和髓外造血。多用于脾大、骨髓增生活跃的患者。

（三）α 干扰素

（四）脾切除术

脾切除术一般仅限于：① 巨脾有明显的压迫症状后出现反复脾梗死；② 由于脾功能亢进引起顽固性溶血或血小板减少；③ 伴有门静脉高压并发食管静脉破裂出血者。晚期骨髓纤维化合并活动性肝病者，术后死亡率高，不应考虑脾切除术。

（五）脾区照射

脾区照射仅用于脾脏显著增大，脾区疼痛剧烈，骨髓尚有部分造血功能，外周血象没有明显减低。药物等治疗无效患者可试用。但该疗法疗效短暂。

（六）骨髓移植

文献报道移植相关死亡率高，应慎重考虑。

（何　斌　顾　健）

第十三章　脾功能亢进

脾功能亢进(hypersplenism),简称脾亢,以脾肿大、一系或多系血细胞减少为主要临床特征,骨髓一系或多系造血细胞相应代偿性增生,脾切除后血象常基本恢复。脾功能亢进是一种综合征,并不是一种独立疾病的诊断名称。根据病因是否明确,脾亢分为原发性和继发性两类。临床所见的脾亢大多数为继发性。继发性脾亢的主要病因包括充血性脾肿大、感染性疾病、血液系统疾病、免疫性疾病等。

一、临床表现

(一)症状

脾亢的共同临床表现是脾大以及外周血细胞减少引起的相应临床症状与体征。脾大一般无症状,通常在体检时发现。巨脾患者时有腹胀等不适,合并脾梗死或脾周围炎时,可出现左上腹或左下胸疼痛。轻度血细胞减少时,临床表现常不明显。重度血细胞减少时出现出血、感染及贫血。另外,脾亢绝大多数为继发性,通常有原发病表现,如肝硬化合并脾亢患者,多有肝功能损害、黄疸及腹水等表现。

(二)体征

几乎大部分病例的脾脏均肿大。对于肋下未触到脾脏者,应进一步通过其他检查,证实是否肿大。

二、诊　　断

1. 诊断标准

(1)脾肿大:绝大多数患者的脾脏均肿大,程度不一,除依赖一般的体格检查外,还可借助 B 型超声、CT、磁共振显像(MRI)等检查明确。

(2)外周血细胞减少:白细胞、血小板或红细胞可以单一或同时减少。

(3)骨髓造血细胞增生活跃或明显活跃,部分病例可出现轻度成熟障碍表现。

(4)脾切除后可以使血细胞数接近或恢复正常。

(5)^{51}Cr 标记血小板或红细胞注入体内,脾区体表^{51}Cr 测定大于肝脏 2~3 倍,提示有血小板或红细胞在脾内过度破坏或阻留。

诊断时以前 3 项为主要条件。因为脾亢绝大多数为继发性,所以确诊后应尽量明确原发病。

2. 脾亢的鉴别诊断涉及两方面

(1)脾肿大:主要是各种继发性脾亢之间的鉴别。

(2)单系及多系血细胞减少:主要包括再生障碍性贫血、骨髓增生异常综合征、多发性骨髓瘤、巨幼细胞性贫血、阵发性睡眠性血红蛋白尿等,根据骨髓等相关检查容易鉴别。

三、治　　疗

1. 治疗原则　　① 治疗原发病;② 脾脏切除;③ 对症及支持疗法。治疗策略:继发性脾亢应首先治疗原发病。原发病控制后,部分患者脾亢可以改善。原发病本身难以治疗,或原发病已进入晚期,脾亢症状严重者,可考虑行脾切除术,术后继续治疗原发病。

2. 脾脏切除的指征有以下 4 点

(1)脾大显著,引起明显压迫症状。

(2)严重溶血性贫血。

（3）严重血小板减少引起出血。

（4）粒细胞缺乏并反复感染。

脾切除术后由于去除了对机体具有保护作用的过滤器官，幼年患者易发生血源性感染；同时术后血小板常快速升高，有时可达 $1\,000\times10^9/L$ 以上，对于卧床和老年患者极易并发血栓。另外，骨髓纤维化患者一般不宜做脾切除术，因该疾病的脾大是代偿造血的结果，切脾后肝脏代偿性造血，从而使肝脏迅速肿大、肝功能衰竭。因此，脾脏切除应慎重。

（何 斌 顾 健）

第十四章 出血性疾病概述

学习要点

- **掌握**：出血性疾病的分类。
- **熟悉**：出血性疾病诊断步骤。
- **了解**：出血性疾病的治疗原则。

在正常条件下，小血管破损后引起的出血几分钟内就会自行停止，这种现象称为生理性止血。生理性止血机制主要包括血管收缩、血小板止血栓形成及纤维蛋白凝块的形成与维持。出血性疾病（hemorrhagic disorders）指由于正常止血机制发生障碍，引起的自发性出血或轻微损伤后出血不止为特征的一类疾病。

一、病因与发病机制

根据病因及发病机制，可分为以下几种主要类型。

（一）血管病功能异常

由血管壁结构及其周围相关组织功能异常或损坏所致。

1. 遗传性 遗传性毛细血管扩张症、艾-唐综合征（Ehlers - Danlos 综合征）等。

2. 获得性 继发于免疫因素（如过敏性紫癜）、感染因素（如败血症）、化学因素（如青霉素、链霉素、磺胺类等药物所致药物性紫癜）、代谢因素、机械因素等。

3. 其他 如单纯性紫癜、老年性紫癜等。

（二）血小板异常

1. 血小板减少 血小板生成减少，如再生障碍性贫血、白血病、放疗或化疗后所致的骨髓抑制；血小板破坏或消耗过多，前者如特发性血小板减少性紫癜，后者如弥散性血管内凝血（DIC）。

2. 血小板增多 原发性出血性血小板增多症、伴发于脾切除术后、炎症、恶性肿瘤等继发增多等。

3. 血小板功能异常 遗传性疾病，如巨大血小板综合征、血小板无力症、血小板颗粒性疾病；获得性，见于尿毒症、异常球蛋白血症、肝病及药物影响等引起。

（三）凝血功能异常

1. 遗传性或先天性凝血因子异常 血友病、血管性假血友病、其他凝血因子（II、V、VII、X、XII、XIII）缺乏、低（无）纤维蛋白原血症、凝血因子结构异常等。

2. 获得性凝血因子减少 见于肝病、维生素 K 缺乏症、急性白血病、抗因子VIII抗体形成等。

（四）纤维蛋白溶解亢进

1. 先天性或遗传性纤溶亢进 先天性纤溶酶原激活抑制物（PAI - 1）缺乏症、遗传性 α_2 -纤溶酶（α_2 - PI）抑制物缺乏症。

2. 获得性纤溶亢进 各种血栓性疾病、DIC 及严重肝病。循环中抗凝物质增多。获得性凝血因子抑制物、狼疮样抗凝物质、抗凝药物治疗及类肝素抗凝物质。

二、临床表现

出血倾向是许多不同疾病及不同出血原因的共同的临床表现。血小板及有不同的出血的特点

(表 5-14-1)。

表 5-14-1　血小板及血管性疾病与凝血障碍性疾病出血的特点比较

临床表现	血小板及血管性疾病	凝血性疾病
性别	女性多见	男性多见
家族史	少见	多见
疾病过程	短暂、反复发作	常自幼发病
出血诱因	自发较多或外伤	外伤后多见，可自发
出血部位	皮肤黏膜、内脏较少	内脏和肌肉
淤点淤斑	多见	罕见
皮下出血	典型，小，多发	常见，较大，单个出现
深部组织血肿	少见	多见
关节血肿	罕见	多见

三、诊　断

对出血性疾病的患者要详细询问出血的诱因、过程及发作的情况。体检时特别注意出血的部位、性质及程度。为明确出血的性质和原因，应首先采用对血管异常、血小板异常和凝血功能障碍的筛选试验（表 5-14-2）。然后根据需要选择有诊断意义的特殊检查项目，如毛细血管镜、血小板形态、血小板黏附试验、血小板聚集试验、部分凝血活酶时间纠正试验、凝血酶原时间纠正试验、凝血酶时间、凝血因子含量及活性的测定。某些特殊、少见的出血性疾病，可能还需要进行一些特殊检查，如蛋白质结构分析、氨基酸测序、免疫病理学、分子生物学检查等。

表 5-14-2　常见出血性疾病的筛选试验

实验室检查项目	血管因素	血小板因素	凝血机制障碍		
			凝血活酶形成障碍	凝血酶形成障碍	纤维蛋白形成障碍
毛细血管脆性试验	阳性	阳性	阴性	阴性	阴性
出血时间	延长	延长	正常	正常	正常或延长
血小板计数	正常	正常、减少或增多	正常	正常	正常
血块退缩试验	正常	不良	正常	正常	不良
凝血时间(CT)	正常	正常	延长	延长	延长或不凝
活化部分凝血活酶时间(APTT)	正常	正常	延长	正常	延长或不凝
凝血酶原时间(PT)	正常	正常	正常	延长	延长或不凝

四、治　疗

1. 病因防治　对获得性出血性疾病，必须针对病因，进行积极治疗。血小板功能缺陷时，应避免使用阿司匹林、噻氯匹定等抗血小板药物；凝血障碍性疾病因慎用抗凝药物。遗传性出血性疾病，目前尚无根治方法，着重强调预防，防止外伤。

2. 输血及血液成分补充治疗　在病情危重或需手术时，应在短期内积极大量补充。补充新鲜冰冻血浆是一种可靠的替代治疗；单采血小板、纤维蛋白原、冷沉淀物等，也可根据病情予以补充。

3. 止血药物治疗　维生素 C、曲克芦丁、垂体后叶素能收缩血管、增加毛细血管致密度、改善其通透性；维生素 K 是治疗凝血因子合成障碍的重要药物；氨甲苯酸、氨基己酸能抑制纤溶；巴曲酶、凝血酶能局部止血。

4. 局部处理　局部加压包扎、固定及手术结扎局部血管等。

5. 其他治疗　血浆置换适用于血栓性血小板减少性紫癜。对于难治性特发性血小板减少性紫癜,可予以脾切除。中医中药亦对一些出血性疾病有治疗效果。

【思考题】
常见的出血性疾病有几类？如何鉴别？

（孙 梅 顾 健）

第十五章 紫癜性疾病

紫癜(purpura)性疾病约占出血性疾病的 1/3,临床上以皮肤、黏膜出血为主要表现,包括血管性紫癜(vascular purpura)和血小板性紫癜(thrombocytic purpura)。前者由血管壁结构或功能异常所致,后者由血小板疾病所致。

第一节 过敏性紫癜

过敏性紫癜(allergic purpura)是一种常见的微血管变态反应引起的出血性疾病,主要病变累及毛细血管壁,使其脆性和通透性增高,导致出血。因出血的部位和程度不同而出现不同的症状。

本病的病因尚不清楚,可能由于某种致敏原引起的变态反应所致。感染(细菌、病毒、寄生虫等)、药物(抗生素、解热镇痛药等)、食物(鱼虾、鸡蛋、牛奶等异性蛋白)、花粉吸入、寒冷、预防接种以及虫咬等均可诱发本病。

本病可发病于各年龄组,儿童及青少年较多见,平均年龄 5 岁。男性较女性多见,两者之比约为3∶2。以春秋季发病为多。本病大多预后良好。

一、临床表现

多为急性起病,一般多有发热、发力、咽痛等上呼吸道感染等前驱症状,多于发病前 1~3 周出现。典型表现为臀部以下对称性紫癜为主,可伴有关节痛、血尿、腹痛或黑便。根据受累部位及临床表现的不同,可分为单纯型、腹型、关节型、肾型、混合型。

二、诊　　断

临床表现符合,特别是非血小板减少性紫癜,可打及典型皮疹,能除外其他类型紫癜者,可以确定诊断。鉴别诊断确有困难的则可做病理检查。

本病需与特发性血小板减少性紫癜、急腹症、风湿性关节炎、急性肾小球肾炎等疾病鉴别。

三、治　　疗

1. 病因治疗　　除去致敏因素,如避免使用各种可能的致敏食物和药物等,消除感染病灶。

2. 药物治疗

(1) 肾上腺皮质激素。

(2) 抗组胺类药物。

(3) 免疫抑制剂。

(4) 降低血管通透性药物。

3. 对症及其他治疗

第二节　特发性血小板减少性紫癜

特发性血小板减少性紫癜亦称原发性免疫性血小板减少症(idiopathic thrombocytopenic purpura, immune thrombocytopenia，ITP)，是一种获得性自身免疫性出血性疾病，临床表现以皮肤黏膜出血为主，严重者可有内脏甚至颅内出血，伴有血小板减少、血小板生存时间缩短、血小板膜糖蛋白特异性抗体出现以及骨髓巨核细胞成熟障碍等。

ITP 的确切病因尚不明确，可能与其相关的发病因素包括感染、免疫因素、脾、药物(如肝素、利福平、青霉素类和头孢菌素类等)、雌激素等。该病的主要发病机制与体液与细胞免疫介导的血小板过度破坏；体液与细胞免疫介导的巨核细胞数量和质量异常，导致血小板生成不足有关。

ITP 约占出血性疾病总数 1/3，发病率为 5/10 万～10/10 万，育龄期女性多于男性，60 岁以上老年发病率呈上升趋势。

一、临床表现

临床以皮肤出血多见，表现为散在皮肤淤点和淤斑，持续数日后可自行消退。部分患者表现为广泛的皮肤出血，严重时可伴有黏膜出血，如鼻出血、牙龈出血、月经过多甚至消化道出血、血尿，部分严重患者可发生颅内出血。出血风险随年龄增高而增加。部分患者仅有血小板减少，没有出血症状。患者可有明显的乏力症状。

二、诊　　断

根据 2012 年版中国专家共识，ITP 诊断是临床排除性诊断，其诊断要点如下：

(1) 至少 2 次实验室检查血小板计数减少，血细胞形态无异常。

(2) 脾脏一般不增大。

(3) 骨髓检查：巨核细胞细胞数量增多或正常，有成熟障碍。

(4) 必须排除其他继发性血小板减少症。

如仍不能诊断诊断仍有困难，可选择特殊实验室检查，如血小板抗体检测、血小板生成素水平检测等。

三、治　　疗

治疗原则：若 PLT$\geqslant$30×10^9/L，无出血表现，且不从事增加出血风险的工作或活动的患者可给予观察和随访。若患者有出血症状，无论此时血小板数目如何均应积极治疗。

(一) 一线治疗

(1) 肾上腺糖皮质激素。

(2) 静脉注射免疫球蛋白。

(二) 二线治疗

(1) 脾切除。

(2) 药物：包括硫唑嘌呤、环孢素、达那唑、CD20 单克隆抗体、长春碱类、TPO 和 TPO 受体激动剂等。

一线二线治疗无效的患者，可选用环磷酰胺、联合化疗、霉酚酸酯、中药等，也可使用干细胞移植。

对重症 ITP 或需要急症手术患者，可选择血小板输注、静脉丙种球蛋白、大剂量甲泼尼龙(1 g/d×3 d)，必要时可考虑给予血浆置换、重组人活化因子Ⅶ。

(孙　梅　顾　健)

第十六章 凝血障碍性疾病

凝血障碍性疾病是凝血因子缺乏或功能异常引起的一组出血性疾病。分为遗传性和获得性两类。遗传性多为单因子缺陷,其中血友病和血管性血友病为最常见。获得性多为复合因子缺陷,主要包括维生素K缺乏症、严重肝病引起的凝血因子合成障碍、病理性的凝血因子抑制物,以及DIC引起的消耗性凝血因子缺乏等。

第一节 血 友 病

血友病(hemophilia)是一种X染色体连锁的隐性遗传性出血性疾病。包括血友病A(FⅧ缺乏)和血友病B(FⅨ缺乏)两型。有阳性家族史、自幼发病、自发或轻微外伤后出血不止、关节出血等均为血友病特征。

血友病A的发病基础是FⅧ凝血活性部分(FⅧ:C)缺乏。FⅧ:C基因位于X染色体长臂末端(Xq28),当其因遗传或突变发生缺陷时,人体不能合成足量的FⅧ:C,导致内源性凝血途径障碍及出血倾向。

血友病B是遗传性FⅨ缺乏症。FⅨ基因位于X染色体上(Xq26-q),遗传或突变造成缺陷时,不能合成足量的FⅨ,而致内源性凝血途径障碍及出血倾向。

血友病遗传规律见图5-16-1。

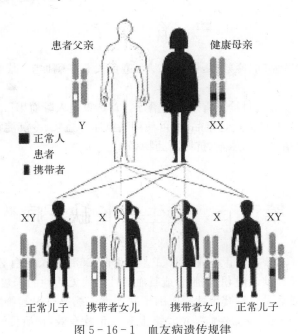

图5-16-1 血友病遗传规律

一、临 床 表 现

血友病A和血友病B的临床表现相同,主要表现为肌肉出血、关节腔出血、内脏出血,包括消化道出血、泌尿道出血和中枢神经系统出血等,也可表现为皮肤淤斑、皮下血肿、黏膜出血、鼻出血、口腔出血等。

一般自幼发病,伴随终身,若反复出血不及时治疗,可导致关节畸形和(或)假肿瘤形成,严重者可危及生命。

根据 FⅧ或 FⅨ活性水平可将血友病分为 3 型(表 5-16-1)。

表 5-16-1　血友病 A/B 的临床分型

临床分型	FⅧ或 FⅨ活性水平	出 血 表 现
重 型	<1%	肌肉或关节自发性出血
中间型	1%~5%	小手术或外伤可致严重出血,偶有自发性出血
轻 型	>5%,≤40%	大手术或外伤可致严重出血,罕见自发性出血

二、诊　断

依据男性发病的特点及阳性家族史,临床表现为自幼发病,以反复关节或深部肌肉出血为特点,血友病的临床诊断常不难做出,但需实验室检查以确诊。

(一)初筛试验

活化的部分凝血活酶时间(APTT)延长,血小板计数、凝血酶原时间(PT)、凝血酶时间(TT)、出血时间均正常,血块回缩时间正常,纤维蛋白原定量正常。

(二)确诊试验

确诊血友病依赖于血浆 FⅧ活性(FⅧ:C)、FⅨ活性(FⅨ:C)以及血管性血友病因子抗原(VWF:Ag)的测定。

临床上上述检测已可满足血友病的诊断,但对某些特殊病例或鉴定携带者,可进行基因诊断,如血友病 A 最常见 FⅧ内含子 22 倒位和内含子 1 倒位,约占重型患者 50%。

需要与本病鉴别的疾病有血管性血友病、获得性血友病、遗传性Ⅺ因子缺乏症以及其他凝血因子缺乏症。

三、治　疗

(1)一般治疗:局部给予制动、冷敷、压迫、抬高等,避免关节穿刺抽吸,禁肌内注射给药及使用阿司匹林。

(2)替代治疗:若有出血应及时给予有效替代治疗。首选重组人凝血因子Ⅷ/Ⅸ(rh FⅧ/ rh FⅨ)制品或血浆源性 FⅧ/FⅨ浓缩物,在无上述制品时,可使用新鲜冰冻血浆、冷沉淀物、凝血酶原复合物等。

(3)其他药物治疗:包括去氨加压素、抗纤溶药物等。

(4)预防治疗。

第二节　维生素 K 缺乏症

维生素 K 依赖凝血因子主要有 FⅡ、FⅦ、FⅨ、FⅩ和蛋白 C、蛋白 S、蛋白 Z。生理条件下,上述凝血因子由肝细胞合成。维生素 K 缺乏时,肝细胞合成凝血活性低或无活性的未羧基化相应蛋白质,导致凝血功能障碍。维生素 K 缺乏症是一种获得性凝血因子缺陷性疾病。有引起维生素 K 缺乏的基础疾病、出血倾向、上述凝血因子缺乏或减少为疾病特征。维生素 K 治疗有效,预后良好。

造成维生素 K 缺乏的原因包括:① 摄入不足;② 长期低脂饮食、胆道疾病、肠道疾病等导致吸收障碍;③ 肝脏疾病致合成障碍;④ 口服维生素 K 拮抗剂;⑤ 新生儿;⑥ 鼠药中毒等。

一、临 床 表 现

本病主要表现为出血,伴有原发病的症状和体征。表现为皮肤黏膜出血、内脏出血、外伤或手术后伤口出血,也可表现为新生儿脐带出血、消化道出血等。

二、诊　　断

有引起维生素 K 缺乏的基础疾病,临床以皮肤黏膜出血为主,结合实验室检查 APTT 和 PT 均延长,凝血因子 II、VII、IX、X 抗原及活性降低以及维生素 K_1 治疗有效,诊断不难确定,通过凝血因子活性测定也不难和其他遗传性凝血因子缺乏症相鉴别。

三、治　　疗

1. **一般治疗**　　治疗基础疾病,多食富含维生素 K 的食物,如绿叶蔬菜等。
2. **纠正凝血功能障碍**　　补充维生素 K;补充凝血因子,可选择输注新鲜冷冻血浆。

（孙　梅　顾　健）

第十七章 弥散性血管内凝血

学习要点

- **掌握：** 弥散性血管内凝血的临床表现、诊断。
- **熟悉：** 弥散性血管内凝血的病因、治疗。
- **了解：** 弥散性血管内凝血的发病机制。

弥散性血管内凝血（disseminated or diffuse intravascular coagulation, DIC）是一种全身性血栓-出血综合征，可发生在许多疾病病理过程中。致病因素损伤微血管体系，导致凝血活化，全身微血管血栓形成，凝血因子大量消耗并继发纤溶亢进，引起以出血及微循环衰竭为特征的临床综合征。

DIC 本身并不是一个独立的疾病，而是很多疾病发病的一个中间环节和病理过程。本综合征发展迅速，若不积极进行治疗，预后不良。

一、病因与发病机制

造成 DIC 的病因很多。根据资料分析，在中国以感染最常见，恶性肿瘤次之，两者占病因的 2/3。国外报道则以恶性肿瘤，尤其是有转移病变的占首位。广泛组织创伤、体外循环及产科意外也是 DIC 发病的常见病因。此外，其他全身系统疾病，如恶性高血压、肺心病、巨大血管瘤、急性胰腺炎、重症肝炎、系统性红斑狼疮等也是引起 DIC 的病因。

引起 DIC 的病因虽多，但其始动机制是各种因素导致组织损伤，组织因子或组织因子类物质进入血循环，凝血系统被激活，导致微血栓形成。其基本病理变化是在微小血管内形成微血栓，凝血功能异常，微循环障碍。

二、临床表现

DIC 的临床表现因原发病的不同而差异加大，与其病理生理过程相关的四大症状是出血、休克、微血栓栓塞及溶血。

1. 出血   是 DIC 最初及最常见的临床表现，发生率为 84%~95%。特点为自发性、多部位出血，常见于皮肤、黏膜、伤口及穿刺部位，严重可发生危及生命的出血。

2. 休克或微循环衰竭   发生率为 30%~80%。DIC 与休克之间是互为因果，可以形成恶性循环。DIC 引起的休克具有不能用原发病解释、顽固不易纠正、早期即出现肾、肺、大脑等器官功能不全的特点。

3. 微血管栓塞   DIC 的微血栓可能出现在各个器官，栓塞症状取决于受累脏器与受累程度。可表现为顽固的休克、呼吸衰竭、意识障碍、颅内高压和肾衰竭等，严重者可导致多脏器功能衰竭。

4. 微血管病性溶血   DIC 患者可伴有一种特殊类型的贫血，即微血管病性溶血性贫血。约见于 25% 的患者。可表现为进行性贫血，贫血程度与出血量不成比例，偶见皮肤、巩膜黄染。

三、诊   断

诊断 DIC 必须存在基础疾病，结合临床表现和实验室检查才能做出正确诊断。2012 年专家共识诊断标准如下：

（一）临床表现

（1）存在易引起 DIC 的基础疾病。

（2）有下列一项以上临床表现：① 多发性出血倾向；② 不易用原发病解释的微循环衰竭或休克；③ 多发性微血管栓塞的症状或体征。

（二）实验室检查指标

同时有下列三项以上异常可确诊。

（1）PLT$<100\times10^9$/L 或进行性下降。

（2）血浆纤维蛋白原含量<1.5 g/L 或进行性下降，或>4.0 g/L。

（3）血浆 FDP>20 mg/L，或 D-二聚体水平升高或阳性，或 3P 试验阳性。

（4）PT 缩短或延长 3 秒以上，或 APTT 缩短或延长 10 秒以上。

由于 DIC 是一个复杂和动态的病理变化过程，所以需动态监测实验室监测指标，并综合分析，及时修正诊断。疑难或者其他特殊患者，可考虑行抗凝血酶、凝血因子Ⅷ：C 及其他凝血、纤溶、血小板活化分子标记物等测定。

（三）鉴别诊断

DIC 诊断需与下列疾病鉴别。

1. 重症肝病　凝血因子合成减少及可能同时存在血小板减少而发生多发性出血，易与 DIC 混淆。但重症肝病时肝功能损害突出，但无血栓表现，Ⅷ：C 多数正常。

2. 血栓性血小板减少性紫癜　本病是在毛细血管广泛形成微血栓，具有微血管病性溶血、血小板减少性紫癜、肾脏及神经系统损害，极似 DIC。本病血浆中 ADAMTS13 活性常显著降低，但无消耗性凝血，凝血酶原时间及纤维蛋白原一般正常。

3. 原发性纤溶亢进　DIC 通常需与原发性纤溶亢进加以鉴别。后者无血管内凝血，不存在血小板活化表现，血小板数量一般无大改变，也无微血管溶血性贫血表现。

四、治　　疗

（一）去除病因和诱因

及时去除引起 DIC 的病因和诱因，是治疗 DIC 的基本措施和治疗成功的关键。如控制感染、治疗肿瘤、积极处理病理产科及外伤等。

（二）抗凝治疗

抗凝治疗的目的是阻断血管内凝血的进行，中断 DIC 病理过程。抗凝治疗适应证：DIC 早期；血小板及凝血因子呈进行性下降，微血管栓塞表现明显者；消耗性低凝期但病因短期内不能去除者，在补充凝血因子情况下使用；除外原发病因素，但休克仍不易纠正者。禁忌证：手术后或损伤创面未经良好止血者；近期有严重的活动性出血；蛇毒所致 DIC；严重凝血因子缺乏及明显纤溶亢进者。

1. 普通肝素　一般每 6 h 用量不超过 2 500 U，静脉或皮下注射，根据病情决定疗程。肝素治疗使得 APTT 延长正常值的 1.5～2.0 倍为合适剂量，过量可用鱼精蛋白中和。

2. 低分子肝素　常用剂量 3 000～5 000 U/d，皮下注射，根据病情决定疗程。常规剂量无须严格监测。

（三）替代治疗

替代治疗以控制临床出血为目的，可输注新鲜冰冻血浆、冷沉淀、纤维蛋白原、血小板悬液、Ⅷ因子及凝血酶原复合物等补充消耗的凝血因子和血小板。

（四）其他治疗

其他治疗如抗休克、纠正缺氧、酸中毒等对症支持治疗，可试用抗纤溶药物、重组凝血因子Ⅶ等。

五、预　　后

本病总体预后差，能去除病因者相对预后较好。

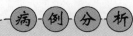

患者,女,29 岁。因妊娠 8 月余入院,分娩后出现阴道大量出血,无尿。查体:血压 80/50 mmHg,昏迷,全身湿冷,穿刺部位可见瘀斑。实验室检查:Hb 70 g/L,RBC 2.7×10^{12}/L,PLT 25×10^9/L,外周血见破碎红细胞;纤维蛋白原 0.78 g/L,凝血酶原时间 30.9 秒,3P 试验阳性。

【问题】

(1) 该患者患的是什么病?

(2) 如何确诊该病?

【分析与解答】

(1) 该患者诊断弥散性血管内凝血。

(2) 根据分娩后发病、阴道大量出血、休克、皮肤瘀斑、血小板减少、外周血见破碎红细胞、纤维蛋白原降低、凝血时间延长、3P 试验阳性,故诊断 DIC。

(孙 梅 顾 健)

第十八章　血栓性疾病

血液成分在心血管循环中形成血凝块称为血栓,血栓形成(thrombosis)是指在一定条件下,血液有形成分在血管内形成栓子的过程。血栓栓塞(thromboembolism)是血栓在形成部位脱落,脱落的栓子随血流移动过程中部分或全部堵塞某些血管,引起相应组织和(或)器官缺血、缺氧、坏死及淤血、水肿的病理过程。血栓形成和血栓栓塞两种病理过程所引起的疾病,临床上称为血栓性疾病。无论在我国还是在西方国家,血栓性疾病都已成为人口死亡与致残的第1位原因。

本类疾病的病因及发病机制复杂,迄今尚未完全阐明。目前认为其发病原因分为遗传性和获得性两类(表5-18-1)。血液高凝状态、血管壁损伤、血流淤滞、血小板数目增多、活性增强、抗凝活性减低、纤溶活性减低等均可诱发促进血栓性疾病的发生。

表5-18-1　血栓性疾病的常见病因

病　　　　因	常　见　疾　病
一、遗传性	
1. 抗凝蛋白缺陷	抗凝血酶缺陷症、蛋白C缺陷症、蛋白S缺陷症等
2. 凝血因子缺陷	活化蛋白C抵抗(因子V Leiden突变等)、凝血酶原G20210A突变、异常纤维蛋白原血症等
3. 纤溶蛋白缺陷	异常纤溶酶原血症、组织型纤溶酶原激活物缺陷症、纤溶酶原活化抑制物-1增多等
4. 代谢缺陷	高同型半胱氨酸血症等
5. 凝血因子水平增高	因子Ⅷ、Ⅸ或Ⅺ活性水平增高等
二、获得性	
获得性疾病	抗磷脂综合征、肿瘤性疾病、骨髓增殖性肿瘤、阵发性睡眠型血红蛋白尿、肾病综合征、急性内科疾病(严重、心肺、感染等)、糖尿病、高脂血症、血管疾病等
获得性因素	手术创伤、长期制动、高龄、妊娠及产褥期、口服避孕药及激素治疗、肿瘤治疗、留置导管等

一、临床表现

发生血栓及栓塞的血管类型、部位不同,其临床表现也不同,同时还与血栓形成的速度、血管堵塞程度及有无侧支循环有关。

(一)静脉血栓形成

病变部位可发生在浅静脉、深静脉,可表现为血栓局部肿胀、疼痛,血栓远端回流障碍导致水肿、皮肤颜色改变等。

静脉血栓栓子脱落后栓塞血管会导致相关脏器功能障碍。肺血栓栓塞症(PTE)是静脉血栓形成的重要并发症,是猝死的常见病因。

(二)动脉血栓形成

动脉血栓形成多发生于冠状动脉、脑动脉、肠系膜动脉及肢体动脉等,常发病突然,伴有局部剧烈疼痛,相关供血部位组织、器官因缺血缺氧致结构及功能异常,血栓脱落可引起脑、肾、脾等脏器栓塞。

(三)微血栓形成

微血栓形成常见于DIC、血栓性血小板减少性紫癜(TTP)及溶血尿毒症综合征(HLJS)等疾病。临床表现缺乏特异性,主要有皮肤黏膜坏死、微循环衰竭及器官功能障碍。

二、诊 断

根据患者的年龄、性别、家族遗传史、家族早发血栓性疾病病史,血压、血脂、血糖及其控制情况,吸烟史等。结合患者有器官和(或)组织缺血、缺氧、坏死的表现,动脉粥样硬化血栓形成性疾病的临床诊断常不难做出。但需实验室检查以确诊。

常用的血液学检查包括血常规、血小板数目及功能检测、凝血因子含量及活性检测、抗凝及纤溶指标等。常用的影像学检测包括血管造影、彩色多普勒超声、CT、MRI、ECT 及电阻抗体积描记法等。

本病仍需与急性动脉栓塞、急性下肢弥散性淋巴管炎、主动脉夹层、脑血管意外疾病相鉴别。

三、治 疗

治疗原则以预防为主,对症治疗。治疗目的是防止血栓扩大,阻止血栓脱落,降低肺栓塞的发生及死亡率。

(1) 治疗基础疾病。

(2) 一般对症治疗。

(3) 抗血栓药物治疗。

1) 溶栓治疗。

2) 抗凝治疗。

3) 抗血小板药物。

(4) 介入疗法及手术治疗。

(孙 梅 顾 健)

第十九章　输血和输血反应

输血(blood transfusion)是临床各科常用的补充血液成分的一种治疗方法。成分输血和自身输血是输血技术发展的必然趋势。

一、输　血　种　类

(一)按血源分类
(1)自体输血。
(2)异体输血。

(二)按血液成分分类
(1)输全血。
(2)成分输血。

(三)按输血方式分类
(1)加压输血。
(2)加氧输血。
(3)置换输血。
(4)常规输血。

二、输　血　程　序

输血程序包括知情同意、输血前检查、输血申请、受血者血样采集与送检、交叉配血、供血、输血、输血后评价等步骤。应严格执行卫生部颁布的《临床输血技术规范》。

三、输血副反应和处理

(一)过敏反应
输血过程中或之后,出现单纯荨麻疹、血管神经性水肿等反应,严重的出现喉头水肿、呼吸障碍、休克等。一旦发生过敏反应,应减慢甚至停止输血,使用抗过敏药物。

(二)非溶血性发热反应
输血后出现寒战、高热、皮肤发红、心跳呼吸加快,伴头痛、恶心、呕吐。体温持续 $1\sim2\,h$ 开始下降,数小时后恢复正常。出现该反应,首先要减慢输入速度或果断停止输血,同时给予以下处理:① 寒战期予以保暖,高热时给予物理降温;② 给予阿司匹林或抗组胺药物口服,必要时给予异丙嗪、哌替啶 25 mg肌内注射或糖皮质激素静脉注射。

(三)溶血反应
溶血反应表现为急性血管内溶血,轻者出现发热、茶色尿或轻度黄疸,血红蛋白稍有下降,重者寒战、发热、腰背疼痛、心悸、呼吸困难、酱油色尿,甚至发生肾衰竭和 DIC 表现等。一旦怀疑发生溶血,立即停止输血,然后应用大剂量糖皮质激素、碱化尿液、维持有效循环及水电解质平衡,积极纠正休克,保护肾脏及防治或纠正 DIC,严重者需行血液透析、血浆置换或换血治疗。

(四)细菌污染的输血反应
表现为输血后出现寒战、高热、呼吸困难、休克等。一旦发生,立即停止输血,将剩血作细菌培养,及时选广谱抗生素抗感染,维持有效循环及水电解质平衡,积极纠正休克等。

（五）大量输注血制品造成的副反应

（1）循环负荷过重。

（2）出血倾向。

（3）枸橼酸钠中毒。

（4）低温反应。

（六）输血性血色病

（七）其他输血反应

其他输血反应包括输血后紫癜、输血相关移植物抗宿主病、肺血管微栓塞、输血后感染肝炎病毒、艾滋病病毒、巨细胞病毒、梅毒、疟疾等。

（孙　梅　顾　健）

第二十章 造血干细胞移植

造血干细胞移植(Hematopoietic stem cell transplantation, HSCT)是指对患者进行大剂量放化疗及免疫抑制预处理,清除异常造血与免疫系统后,将自体或供体造血干细胞(HSC)经血管输注到受者体内,使受者重建正常造血及免疫系统。

一、分　类

1. 按造血干细胞来源分　可分为骨髓移植(bone marrow transplantation, BMT)、脐血移植(cord blood transplantation, CBT)、外周血造血干细胞移植(peripheral blood stem cell transplantation, PBSCT)。

2. 按供体类型分　可分为自体移植、同基因移植和同种异基因移植;后者又分为有血缘供者(related donor)和非血缘供者(unrelated donor)移植。

3. 根据供者与受者 HLA(human leukocyte antigens, HLA)配型相合程度　可分为 HLA 全相合、部分相合、单倍体相合(haploidentical)移植。

4. 根据移植前的预处理方案强度　可分为清髓性移植(myeloablative transplantation)和非清髓性移植(no-myeloablative transplantation)。

二、适 应 证

1. 血液系统恶性肿瘤　包括急慢性白血病、骨髓增生异常综合征、恶性淋巴瘤、多发性骨髓瘤、骨髓纤维化等。

2. 血液系统非恶性肿瘤　包括再生障碍性贫血、范可尼贫血、地中海贫血、镰状细胞贫血、骨髓纤维化、重型阵发性睡眠性血红蛋白尿症、无巨核细胞性血小板减少症等。

3. 其他实体瘤　如乳腺癌、卵巢癌、睾丸癌、神经母细胞瘤、小细胞肺癌等。

4. 免疫系统疾病　如重症联合免疫缺陷症、严重自身免疫性疾病等。

三、供 体 选 择

在进行 HSCT 时,需要根据患者的疾病种类、疾病状态及预后、HLA 配型结果及供者年龄等因素综合考虑来选择造血干细胞移植方式。

四、预 处 理 方 案

(一)清髓性预处理方案

1. 恶性血液病　① 全身照射+环磷酰胺(TBI+CTX);② 白消安+环磷酰胺(BU+CY)。

2. 再生障碍性贫血　多采用环磷酰胺+抗胸腺免疫球蛋白(CTX+ATG);

3. 恶性淋巴瘤自体干细胞移植　常用预处理方案包括:① CBV(环磷酰胺+卡莫司汀+依托泊苷);② BEAM(卡莫司汀+依托泊苷+阿糖胞苷+美法仑)。

4. 多发性骨髓瘤　预处理方案可用大剂量马法兰(或+硼替佐咪)。

(二)非清髓预处理方案

方案有多种,主要包括氟达拉滨的方案和(或)减少细胞毒性药物剂量增加免疫抑制剂的方案。

五、移植物植活证据

1. 直接证据　　包括：① 出现供者 HLA 抗原或供者血型；② 出现供者的性染色体；③ 分子学检查受者的限制性片段长度多态性分析、短串联重复序列多态性分析与供者一致。

2. 间接证据　　移植物抗宿主病（graft-versus-host disease，GVHD）的出现。

六、并　发　症

1. 感染　　包括细菌、病毒及真菌感染，是移植相关死亡的主要原因。

2. 移植物抗宿主病（GVHD）　　GVHD 是体内供者源免疫活性细胞介导的攻击宿主细胞和器官的一种过度的炎症反应，HLA 差异是引发 GVHD 的主要因素。

既往临床上依据发病时间将发生在移植后 100 日内的 GVHD 为急性 GVHD（aGVHD），100 日后为慢性 GVHD（cGVHD），涉及的靶器官主要包括免疫系统、皮肤、肝脏和消化道，病情轻重依据各靶器官受累的程度呈多样化。aGVHD 的诊断标准目前较常用的是 Glucksberg 分类（表 5 - 20 - 1、表 5 - 20 - 2），临床分级共四级，包括 Ⅰ～Ⅳ 级，即轻度、中度、重度及极重度。其中 Ⅰ 度不需治疗，Ⅱ～Ⅳ 度影响生存及预后，需迅速积极治疗。

表 5 - 20 - 1　aGVHD 的临床分期标准

分　期	皮　　肤	肝脏胆红素	肠　　道
+	斑丘疹＜25％体表面积	2～3 mg/dl	腹泻，500～1 000 mL/d，或持续恶心
++	斑丘疹 25％～50％体表面积	3～6 mg/dl	腹泻，1 000～1 500 mL/d
+++	全身红皮病	6～15 mg/dl	腹泻，＞1 500 mL/d
++++	脱皮和大泡	＞15 mg/dl	腹痛和（或）肠梗阻

表 5 - 20 - 2　aGVHD 的临床分级

分　级	皮　　肤	肝　　脏	肠　　道	功能丧失
Ⅰ（轻度）	+～++	0	0	0
Ⅱ（中度）	+～+++	+	+	+
Ⅲ（重度）	++～+++	++～+++	++～+++	++
Ⅳ（威胁生命）	+～++++	++～++++	++～++++	+++

3. 肝静脉闭塞病（veno-occlusive disease of the liver，VOD）　　高峰发病时间为移植后 16 日，一般都在 1 个月内发病。临床特征为不明原因的体重增加、黄疸、腹痛和腹水。

4. 其他　　包括黏膜炎、出血性膀胱炎、血栓性微血管病、白内障、白质脑病、内分泌紊乱、继发肿瘤等。

（孙　梅　顾　健）

第六篇

内分泌系统和营养代谢性疾病

第一章 总 论

学习要点

- **掌握：**内分泌系统概念、激素的分类，内分泌系统疾病的反馈调节。
- **熟悉：**内分泌系统疾病的分类及常见症状与体征。
- **了解：**内分泌系统疾病的诊断和治疗。

一、概 述

内分泌系统是由内分泌腺体和分布于各组织的激素分泌细胞以及它们所分泌的激素组成的体液调节系统。这些腺体和组织包括经典内分泌腺(垂体、甲状腺、甲状旁腺、胰岛、肾上腺和性腺)和分布在心血管、胃肠、肾脏、脑(尤其下丘脑)的内分泌组织及细胞。人体要保持体内环境的稳定，必须由内分泌系统、神经系统和免疫系统的网络共同调节，完成代谢、生长、发育、生殖等功能，抵御各种内外不良因素与病理变化的侵袭，维持人体健康。

内分泌激素是细胞分泌的微量活性物质，由血液输送至远处组织并与特异受体结合而发挥调节作用的化学信使物质。现代内分泌学已将激素的范围扩展到具有局部调节作用的旁分泌活性物质和具有细胞自身调节作用的自分泌活性物质。分子结构清楚者称为激素，结构尚不明确者称为因子。根据化学结构一般分为四类：① 肽类激素和蛋白质激素：属于含氮激素，如胰岛素、甲状旁腺激素。② 胺类激素：如肾上腺素、去甲肾上腺素、多巴胺。③ 氨基酸类激素：由氨基酸衍生而来，如甲状腺激素。④ 类固醇类激素：结构为环戊烷多氢菲，如糖皮质激素(皮质醇)、盐皮质激素(醛固酮)、雄激素、雌激素、孕激素。

人体内各种激素及其主要生理作用见表6-1-1、表6-1-2。

激素的作用可以通过内分泌(或称血分泌)、旁分泌(或称邻分泌)、自分泌、腔分泌、神经内分泌和神经分泌等六种方式发挥作用。激素首先必须转变为具有活性的激素，再与其特异性受体结合而发挥作用。

表6-1-1 下丘脑及垂体激素及其生理作用

下 丘 脑 激 素	垂 体 激 素	生 理 作 用
促肾上腺皮质激素释放激素(CRH)	促肾上腺皮质激素(ACTH)	促进肾上腺皮质分泌
促甲状腺激素释放激素(TRH)	促甲状腺激素(TSH)	促进甲状腺分泌
促性腺激素释放激素(GnRH)	促性腺激素(FSH、LH)	促进性腺分泌
生长激素释放激素(GHRH)	生长激素(GH)	促进全身某些组织细胞增生肥大，并调节物质代谢
生长激素释放抑制激素(GHRIH)		
催乳素释放因子(PRF)	催乳素(PRL)	促进乳腺生长及乳汁分泌
催乳素释放抑制因子(PIF)		
黑色素细胞刺激素释放因子(MRF)	黑色素细胞刺激素(MSH)	刺激黑色素细胞产生黑色素
促黑激素释放抑制因子(MIF)		
抗利尿激素(ADH)	ADH储存于垂体后叶	促肾远曲小管、集合管水分重吸收
催产素(OXT)	OXT储存于垂体后叶	促分娩子宫收缩

表6-1-2 靶腺(组织)激素及其生理作用

靶腺(组织)	激 素	生 理 作 用
肾上腺皮质	皮质醇(cortisol)	参与物质代谢并抗炎、抗免疫、抗毒、抗休克
	醛固酮(aldosterone)	促进肾远曲小管集合管保水保钠排钾
	性激素(少量 T 微量 E)	见性激素部分
肾上腺髓质	肾上腺素(E)	作用于心脏、血管、支气管,参与物质代谢
	去甲肾上腺素(NE)	
甲状腺	甲状腺激素(T_3、T_4)	促进智力及躯体发育,参与物质代谢等
	降钙素(CT)	降低血钙,调节钙、磷代谢
甲状旁腺	甲状旁腺激素(PTH)	升高血钙,调节钙、磷代谢
性腺	雌激素(estrogens,E)	促进女性器官发育,维持其第二性征等
	黄体酮(progesterone,P)	促进子宫内膜修复,维持妊娠等
	睾酮(testrone,T)	促进男性器官发育,维持其第二性征等
胰岛	胰高血糖素(glucagon)	升高血糖,促进蛋白质、脂肪分解
	胰岛素(insulin)	降低血糖,促进蛋白质、脂肪合成
	生长抑素(somatostatin)	抑制胰高血糖素及胰岛素分泌
其他	促胃液素、肠抑素、促胰液素	促进胃肠、胆道平滑肌收缩及腺体分泌等
	促红细胞生成素	刺激骨髓造血功能
	前列腺素	舒缩血管等多种功能
	1,25-二羟维生素 D_3	促进血钙升高,调节钙、磷代谢

内分泌、免疫和神经三个系统之间可通过相同的肽类激素和共有的受体相互作用,形成一个完整的调节环路。部分激素的合成与分泌既受神经系统调控,同时也受下丘脑-垂体-靶腺之间的调节机制所控制。下丘脑具有神经分泌细胞的功能,分泌多种肽类激素,控制垂体激素的合成与分泌,垂体的激素又调节靶器官激素的合成与分泌;反过来,靶器官所分泌的激素在血中的水平又对垂体及下丘脑相关激素的合成及分泌起反馈调节作用,这种反馈调节如果是起减弱作用,则称负反馈调节。负反馈调节是内分泌系统疾病最重要的机制。另外,神经内分泌系统对机体免疫有调节作用,免疫系统在接受神经内分泌系统调节的同时,亦有反向调节作用。

二、内分泌系统疾病分类

根据发病机制,内分泌系统疾病可分类如下:

(一)激素缺乏性疾病

1. 内分泌腺体功能减退 可以因外伤,肿瘤性破坏、感染、出血、自身免疫性损害等所致,即原发性内分泌腺功能减退。下丘脑或垂体激素缺乏,表现为靶器官(如甲状腺、肾上腺皮质、性腺)的功能低下,即继发性内分泌腺功能减退。先天性内分泌腺体的功能低下经常为激素合成障碍,或激素的结构异常,缺乏生物活性。

2. 激素的反应低下 在一部分内分泌腺体功能减退者,血激素水平正常,甚至偏高。可能是由于出现抗受体抗体,封闭了受体,减少激素与受体结合的机会。也可能是因受体结构异常或数量减少所致。例如,假性甲状旁腺功能减退症,血浆甲状旁腺激素显著增高,但临床甲状旁腺功能明显低下。

(二)激素过多性疾病

1. 内分泌腺体功能过高 可能由于各种原因所致的腺体增生或形成功能性肿瘤而分泌过多的相关激素。

2. 异位性产生激素的肿瘤 由于非内分泌组织肿瘤细胞能自主性分泌激素或有激素活性的类似化合物,引起相应的临床表现。多见于肺燕麦细胞癌、类癌、胸腺瘤等。

3. 医源性 在治疗疾病时使用激素或其衍生物超过生理剂量可以导致。

（三）不伴有激素紊乱的内分泌腺体病

内分泌激素水平正常，但有组织形态学的异常。包括非功能性肿瘤，癌、囊肿、炎症等。

三、内分泌系统疾病诊断原则

完整的内分病疾病诊断包括功能诊断、病理诊断和病因诊断三个方面。典型的患者具有特殊的面容（如甲亢面容、黏液性水肿面容、肢端肥大症面容、满月面容等）和病理特征（如甲状腺肿大、眼部特征、黑棘皮病、毛发分布异常、生殖器幼稚等），对于诊断可提供一定的线索，但是轻症不典型患者必须配合实验室检查，才能早期诊断、早期防治。

（一）功能诊断

1. 临床表现典型症状和体征　　对诊断内分泌疾病有重要参考价值，而有些表现与内分泌疾病关系比较密切，如闭经、月经过少、性欲和性功能改变、毛发改变、生长障碍或过度、体重减轻或增加、头痛、视力减退、精神兴奋、抑郁、软弱无力、皮肤色素改变、紫纹、多饮多尿、多血质、贫血、消化道症状（食欲减退、呕吐、腹痛、便秘、腹泻）等。应注意从非特异性临床表现中寻找内分泌功能紊乱和内分泌疾病的诊断线索。

2. 实验室检查

（1）代谢紊乱证据：各种激素可以影响不同的物质代谢，包括糖、脂质、蛋白质、电解质和酸碱平衡，可测定基础状态下血糖、血脂谱、血钠、钾、钙、磷、碳酸氢根等。

（2）激素水平测定：可通过测定激素和代谢产物的水平，对内分泌疾病的诊断起到关键作用。如测定垂体 ACTH 和肾上腺皮质醇两方面的激素水平来明确其功能状态和发病部位。因激素呈脉冲性分泌，单次测定激素水平不能反映其功能状态，可取平均值，如促性腺激素和性腺激素，最好相隔 15～30 分钟抽一次血，共 3 次，等量混合后，测定其值。尿液检查如测定 24 小时尿游离皮质醇（UFC），17-羟、17-酮类固醇，醛固酮，香草基杏仁酸（VMA）等，应同时测定肌酐量，使测定结果具有可比性。

（3）动态功能测定主要有兴奋试验和抑制试验两类。

1）兴奋试验：多适用于分泌功能减退的情况，可评估激素的储备功能，应用促激素试验探测靶腺的反应，如 ACTH、TSH、HCG、TRH、GnRH、CRH 兴奋试验，胰岛素低血糖兴奋试验，胰高血糖素兴奋试验，左旋多巴、精氨酸兴奋试验等。

2）抑制试验：多适用于分泌功能亢进的情况，观察有无自主性激素分泌过多，正常反馈调节是否消失，是否有功能性肿瘤存在，如地塞米松抑制试验。葡萄糖耐量试验可作为兴奋试验（了解胰岛素、C 肽释放功能）又可作为抑制试验（判断是否存在 GH 瘤）。

判断激素水平时，应考虑年龄、性别、营养状况、有无用药或是否处于应激状态以及取血时间等，并应结合临床状况，力求正确。

（二）病理诊断

包括病变性质和病变部位的确定，现有多种检查方法可帮助明确微小病变。包括影像学检查，细胞学检查细针穿刺细胞病理活检，选择性静脉导管在不同部位取血测定激素以明确垂体、甲状腺、肾上腺、胰岛病变部位，如岩下静脉窦（左、右）取血测定垂体激素对于判断垂体病变有价值。

（三）病因诊断

（1）自身抗体检测，如甲状腺球蛋白抗体（TGAb）、甲状腺过氧化物酶抗体（TPOAb）、促甲状腺激素受体抗体（TRAb）、胰岛自身抗体（IAA）、胰岛细胞抗体（ICA）、谷氨酸脱羧酶抗体（GADAb）、抗肾上腺抗体等，抗体测定有助于明确内分泌疾病的性质以及自身免疫病的发病机制，甚至可作为早期诊断和长期随访的依据。

（2）白细胞染色体检查有无畸变、缺失、增多等。

（3）HLA 鉴定。

四、内分泌系统疾病的防治原则

内分泌代谢疾病的治疗主要包括病因治疗、对症治疗和特殊治疗。

（一）病因治疗

任何疾病都应针对病因进行治疗。对于基因突变引起的内分泌疾病，基因治疗也属病因治疗。遗憾的是目前病因明确的内分泌疾病不多，有些即使病因明了但病变已不可逆。

（二）功能治疗

1. 内分泌功能亢进的治疗

（1）药物治疗：用药物抑制或阻滞激素的合成或分泌是治疗内分泌功能亢进症的常用方法。如奥曲肽抑制多种激素（GH、PRL、胰岛素等）的分泌；溴隐亭抑制 PRL、GH 的分泌并有缩小肿瘤的作用；赛庚啶和酮康唑治疗库欣综合征；咪唑类和硫脲类药物抑制甲状腺碘的氧化和有机结合，减少甲状腺激素的合成，治疗 Graves 病。还有针对激素受体的药物治疗，如米非司酮可以阻断糖皮质激素受体，缓解库欣综合征患者的症状；普洛萘尔可以缓解甲状腺激素过多引起的肾上腺素能受体活性增强，酚妥拉明和酚苄明可选择性阻断 α 肾上腺素能受体，从而缓解嗜铬细胞瘤分泌过多去甲肾上腺素所致高血压等。还有针对内分泌肿瘤的化疗，如米托坦治疗肾上腺皮质癌。

（2）核素治疗：某些内分泌腺有浓聚某种化合物的功能，故可用核素标记的该化合物达到治疗目的，常用于内分泌恶性肿瘤、良性肿瘤或内分泌腺功能亢进症的治疗，如用 ^{131}I 治疗甲亢等。

（3）放射治疗：深部 X 线、直线加速器、γ 刀、X 刀等可用于内分泌腺肿瘤的治疗，有些良性肿瘤如生长激素瘤，在手术切除后也可用放射治疗来根除残存的肿瘤组织。

（4）手术治疗：激素分泌性肿瘤和增生性病变（如 Graves 病、Cushing 病、垂体瘤、毒性甲状腺结节、甲状旁腺腺瘤、嗜铬细胞瘤等）可用手术治疗。近年来腔镜手术取得了良好效果。

（5）介入治疗：动脉栓塞的放射介入治疗肾上腺、甲状腺、甲状旁腺和胰岛肿瘤可取得一定疗效。

2. 内分泌腺功能减退的治疗

（1）激素替代治疗：对于病因不能根除的内分泌疾病可采取激素替代疗法。替代治疗要尽量模拟生理节律给药。还有抑制性替代治疗，可用于治疗先天性肾上腺皮质增生症。甲状腺癌患者术后长期服用甲状腺素，抑制垂体 TSH 的分泌，防止复发。

（2）器官、组织或细胞移植：一些内分泌腺功能减退症可用同种器官、组织或细胞移植治疗，如通过全胰腺或部分胰腺移植、胰岛或胰岛细胞移植治疗 1 型糖尿病，将甲状旁腺组织移植到前臂肌肉组织中治疗甲旁减等。

【思考题】

（1）内分泌系统的定义。内分泌激素分哪几类？

（2）什么是负反馈调节？

（3）内分泌疾病的功能诊断根据什么来确定？

（王 艳 张真稳）

第二章 垂 体 瘤

垂体瘤(pituitary tumours)是一组来自腺垂体和神经垂体及胚胎期颅咽管囊残余鳞状上皮细胞发生的肿瘤。

根据肿瘤细胞有无合成分泌有生物活性激素的功能将垂体肿瘤分为有功能和无功能肿瘤。具有分泌生物活性激素功能的垂体瘤可按其分泌的激素不同而命名,如 PRL 瘤、GH 瘤、ACTH 瘤、TSH 瘤、LH/FSH 瘤及混合瘤等。其中 PRL 瘤最常见,其次为 GH 瘤。不具备激素分泌功能的垂体瘤称为无功能垂体腺瘤。根据肿瘤的大小可分为微腺瘤(<10 mm)和大腺瘤(≥10 mm)两种。

一、临 床 表 现

1. 肿瘤压迫症状 垂体大腺瘤可有头痛、视野缺损、视力减退,甚至可出现眼睑下垂、眼外肌麻痹、复视等。巨大的腺瘤还可出现尿崩症、嗜睡、体温调节紊乱等一系列症状。肿瘤发展的基础上可有瘤内出血,称为垂体卒中,可引起严重头痛、视力急剧减退、眼外肌麻痹、昏睡、昏迷、脑膜刺激征及颅内压增高。

2. 激素分泌异常征群 由于不同的功能腺瘤分泌的垂体激素不同,临床表现各异。PRL 瘤女性可有闭经-溢乳综合征、不育,男性可有性功能减退、阳痿;GH 瘤可出现肢端肥大症、巨人症;ACTH 瘤有皮质醇增多症状;TSH 瘤有甲状腺功能亢进症。瘤体压迫正常的垂体组织可出现腺垂体功能减退症状。

二、诊 断

垂体瘤的诊断主要依据临床症状及体征、垂体影像学检查以及内分泌功能检查(包括相应靶腺功能检查)进行综合判断。MRI 在诊断垂体腺瘤时有优势。垂体瘤需与颅咽管瘤、淋巴细胞性垂体炎、颈内动脉瘤、脑膜瘤等做鉴别诊断。

三、治 疗

垂体瘤主要有手术、药物和放射治疗三种方法。治疗方法的选择主要依据垂体肿瘤的类型而定,一般 PRL 瘤首选药物(溴隐亭)治疗,大多数 GH 瘤、ACTH 瘤、TSH 瘤以及无功能大腺瘤则首选手术治疗。微腺瘤手术治愈率 70%～80%。术后 GH、IGF-1 水平仍持续升高的 GH 瘤患者应给予奥曲肽或多巴胺受体激动剂辅助治疗;对药物治疗效果不佳者可考虑辅以放射治疗。ACTH 瘤、TSH 瘤及无功能大腺瘤手术效果欠佳者也可辅以放射治疗。垂体瘤的治疗目标为:减轻和消除肿瘤占位病变的影响;纠正肿瘤分泌过多的激素;尽可能保存垂体功能。

(王 艳 朱 妍)

第三章　巨人症和肢端肥大症

巨人症(gigantism)和肢端肥大症(acromegaly)一般是由于生长激素(GH)持久过度分泌所引起的内分泌代谢疾病,GH过度分泌的原因主要为垂体GH瘤或垂体GH细胞增生。发生在青春期前、骨骺未融合者可表现为巨人症。发生在青春期后、骨骺已融合者表现为肢端肥大症,其发展慢,以骨骼、软组织、内脏的增生肥大为主要特征。

一、临床表现

肢端肥大症和巨人症患者的临床表现因性别、肿瘤大小、GH分泌情况以及对正常垂体和对邻近组织有无压迫等不同而异。除有GH分泌过多,又可有促性腺激素、促甲状腺素、促肾上腺皮质激素分泌不足,使得功能亢进与功能减退混杂。

在骨骼方面,肢端肥大症患者的外貌变化明显,面容粗陋,四肢长骨变粗,手脚掌骨宽厚如铲状,手指足趾增宽。

在皮肤及软组织方面,全身皮肤及软组织皆增生肥大,皮肤变厚变粗。汗腺肥大,患者大量出汗(为病情活动的重要指征)。

心血管系统病变是肢端肥大症患者的最主要死因之一。心血管疾病主要表现为心肌肥厚、间质纤维化、心脏扩大、左室功能减退、心力衰竭、冠心病、动脉粥样硬化。高血压发生率也较正常人高。

呼吸系统疾病发生率增高,可发生呼吸道感染、喘鸣和呼吸困难;可有睡眠呼吸暂停综合征,睡眠时可出现严重的呼吸困难和心律失常,增加患者死亡率。

在神经肌肉系统方面,患者表现为情绪不稳定、暴躁易怒、精神紧张、肌无力、神经肌肉疼痛及腕管综合征表现等。肢端肥大症患者常有多发性周围神经病变,导致肢体远端肌肉萎缩及明显肌无力,手足麻木。

肢端肥大症患者常伴有糖代谢异常或糖尿病,可伴有高三酰甘油血症。

垂体GH瘤多数为直径>10 mm的大腺瘤,可压迫邻近组织引发相关症状,如头痛、视物模糊、视野缺损、眼外肌麻痹、复视。

二、诊　　断

肢端肥大症和巨人症的诊断主要依据典型面貌、身高、肢端肥大、内脏增大、内分泌代谢紊乱证据和影像学检查异常。可测得肢端肥大症患者的GH基础值及血清IGF-1比正常人升高。血清IGF-1可反映24小时GH分泌总体水平,可作为筛选和疾病活动的指标,也可作为治疗是否有效的指标。口服葡萄糖抑制试验为临床确诊肢端肥大症和巨人症最常用的试验,多数肢端肥大症患者口服100 g葡萄糖后GH水平不降低,反而升高。蝶鞍区CT及MRI有助于发现垂体肿瘤,MRI更具优势。检测PRL、FSH/LH、TSH、ACTH及相应靶腺功能,来确定是否合并有腺垂体其他功能改变。

三、治　　疗

肢端肥大症和巨人症的治疗目标是GH<2.5 μg/L或糖负荷后的GH水平≤1 μg/L,IGF-1下降至相同年龄同性别的正常值。主要治疗方案是手术、放射、药物和联合治疗。手术是首选治疗方案,经蝶显微手术可完全切除蝶鞍内微腺瘤,治愈率达90%。手术后残余肿瘤行放射治疗,可以防止肿瘤的再生长,并降低GH的超量分泌。药物治疗主要用于不适宜或拒绝手术者及手术放疗失败者。临床上应用的

多巴胺能激动剂有溴隐亭、培高利特、卡麦角林。生长抑素类似物如奥曲肽、兰瑞肽也可降低血浆 GH 和 IGF-1 水平。还有 GH 受体拮抗剂培维索孟可减少 IGF-1。肢端肥大症患者为达到满意的治疗效果，往往需要多种治疗相互配合。

（王 艳 朱 妍）

第四章　腺垂体功能减退症

垂体或下丘脑病变可累及垂体的内分泌功能,当垂体分泌细胞全部或部分受累后,可产生一系列的内分泌腺功能减退的表现,主要累及的腺体为性腺、甲状腺及肾上腺皮质,临床上称为腺垂体功能减退症。最常见的病因为垂体腺瘤及产后垂体缺血性坏死(亦称 Sheehan 综合征)。

一、临 床 表 现

腺垂体多种激素分泌不足的现象大多逐渐出现,一般先出现 PRL、LH/FSH、GH 不足的症状,继而 TSH 不足的症状,最后 ACTH 不足的症状。

(1) PRL 分泌不足,表现为在分娩后乳腺不大,无乳汁分泌。

(2) GH 分泌不足,在成人主要表现为容易发生低血糖。

(3) LH/FSH 分泌不足,女性患者有闭经、性欲减退、乳腺及生殖器萎缩,丧失生育能力;男性患者可表现为第二性征退化。

(4) TSH 分泌不足,患者可有面色苍白,面容衰老,眉发稀疏,腋毛、阴毛脱落,皮肤干燥、细薄而萎缩,或为水肿,但较少有黏液性水肿者;表情淡漠,反应迟钝,音调低沉,智力减退,蜷缩畏寒,有时幻觉妄想,精神失常,甚而出现躁狂。心率缓慢,心电图示低电压,可出现 T 波平坦、倒置。

(5) ACTH 分泌不足,主要影响糖皮质激素的分泌,皮质醇减少,患者虚弱、乏力,食欲减退,恶心呕吐,体重下降,心音微弱,心率缓慢,血压降低,易出现低血糖表现,机体抵抗力差,易于发生感染,感染后容易发生休克、昏迷。

(6) MSH 分泌不足,MSH 和 ACTH 都有促使皮肤色素沉着的作用,本病由于两种激素均缺乏,故肤色较淡,乳晕、腹中线的颜色变淡更为显著。

本病如未获得及时诊断和治疗,发展至后期,往往可因各种诱因而发生垂体危象。这些诱因有:感染、胃肠紊乱、手术、使用镇静麻醉剂、饥饿、寒冷、急性心脑血管意外等应激因素。垂体危象的临床呈现这几型:① 高热型;② 低温型;③ 低血糖型;④ 低血压型;⑤ 水中毒型;⑥ 混合型。各型有相应症状,突出表现有高热、循环衰竭、休克、恶心呕吐、神志不清、谵妄、抽搐、昏迷等严重危急状态。

二、诊　　　断

本病的诊断主要依据腺垂体功能减退症的临床表现、内分泌功能检查,以及有关的病史及临床征象。患者有多个靶腺功能减退表现,结合垂体及靶腺激素检查低下则考虑本病。需与神经性厌食、自身免疫性多发性内分泌腺病及慢性消耗性疾病相鉴别。

三、治　　　疗

腺垂体功能减退症的治疗主要为激素替代治疗。

(1) 针对病因治疗:下丘脑部位肿瘤、垂体腺瘤可视情况予以手术或放射治疗,一般予以手术,其他炎症、肉芽肿病变等可作相应治疗。

(2) 激素替代治疗:腺垂体功能减退症主要是采用相应靶腺激素替代治疗。首先要补充肾上腺皮质激素,可使用氢化可的松或泼尼松。同时或随后补充甲状腺激素,由小剂量开始,在数周内逐渐增加剂量。最后根据需求补充性激素,男性患者可肌注丙酸睾酮或口服十一酸睾酮。女性患者可作人工周期月经治疗,妊马雌酮(结合型雌激素)联合甲羟孕酮(安宫黄体酮)。

（3）垂体危象治疗：首先给予静脉注射葡萄糖以纠正低血糖。同时静滴氢化可的松，以解除急性肾上腺功能减退危象。并予以抗感染治疗。有循环衰竭者抗休克治疗。水中毒者加强利尿，可给予泼尼松或氢化可的松。低温型者，可予以小剂量甲状腺激素口服或鼻饲，注意保温。禁用麻醉药、镇静药、催眠药或降糖药。

（王　艳　朱　妍）

第五章 生长激素缺乏性侏儒症

生长激素缺乏性侏儒症(GHD)又称垂体性侏儒症,是指在青春期以前,因垂体 GH 缺乏或 GH 生物效应不足所致的躯体生长障碍,其生长缓慢,身材矮小,但比例匀称。按病因可分为特发性和继发性两类;按病变部位可分为垂体性和下丘脑性两种;按受累激素的多少可分为单一性 GH 缺乏和伴垂体其他激素缺乏的不同类型。

一、临床表现

生长激素缺乏性侏儒症的主要临床表现为躯体生长迟缓、性器官不发育或第二性征缺乏、骨骼发育不全。X 线摄片可见长骨均较短,骨龄延迟 2 年以上。其智力与年龄相仿。

二、诊 断

生长激素缺乏性侏儒症主要依据其临床特点和血清 GH 明显降低作出诊断。测定随机血 GH 浓度对诊断无价值,临床上将 GH 激发试验中 GH 的峰值变化作为诊断 GHD 的一种主要手段,包括生理性激发(睡眠、禁食、运动)和药物激发(胰岛素低血糖、精氨酸、左旋多巴、可乐定)两种。如激发后血清 GH 仍无明显升高(<5 μg/L)则符合本病的诊断。另外,本病患者 IGF-1 的水平也低下。

生长激素缺乏性侏儒症需与全身性疾病所致的矮小症、呆小症(克汀病)、先天性卵巢发育不全综合征(Turner 综合征)、青春期延迟相鉴别。

三、治 疗

对 GHD 最理想的治疗是用 GH 替代治疗。早期应用可使生长发育恢复正常。重组的人 GH (rhGH)是常用药物,其他治疗药物还有生长激素释放激素(GHRH1-44)、胰岛素样生长因子-1、苯丙酸诺龙、人绒毛膜促性腺激素等,继发性生长激素缺乏性侏儒症应针对原发病治疗。

(王 艳 朱 妍)

第六章　尿　崩　症

尿崩症(diabetes insipidus)是由于下丘脑-神经垂体功能低下,精氨酸加压素(AVP)又称抗利尿激素(ADH)分泌和释放不足,或者肾脏对 AVP 反应缺陷,导致肾小管重吸收水的功能障碍,引起的一组临床综合征,主要表现为多尿、烦渴、多饮、低比重尿和低渗透压尿。病变在下丘脑-神经垂体者,称为中枢性尿崩症;病变在肾脏者,称为肾性尿崩症。

一、临　床　表　现

尿崩症是一种以低渗性多尿为特征的临床综合征,患者尿量可达 5～10 L/24 h,甚至更多。尿比重多在 1.001～1.005,尿渗透压常为 50～200 mOsm/L,尿色淡如清水。根据 AVP 缺乏的程度,可分为完全性尿崩症和部分性尿崩症。部分患者症状较轻,24 小时尿量仅为 2.5～5 L,如限制饮水,尿比重可超过 1.010,尿渗透压可超过血渗透压,可达 290～600 mOsm/L,称为部分性尿崩症。尿崩症起病缓慢,少数骤然发病,出现烦渴、多饮、喜食冷饮。多数患者除了因饮水、小便次数多影响生活质量外,可正常生活、学习和工作。但当病变累及下丘脑的口渴中枢时或因颅脑外伤、手术麻醉等原因而意识不清,不能及时补充水分,则可出现严重失水、高钠血症、高渗状态,表现为极度软弱、发热、精神症状、谵妄甚至昏迷死亡。

二、诊　　断

中枢性尿崩症诊断依据:① 尿量多;② 低渗尿,尿渗透压小于血渗透压一般低于 200 mOsm/L,尿比重多在 1.005 以下;③ 禁水试验不能使尿渗透压和尿比重增加,注射加压素后尿量减少,尿比重、尿渗透压增加;④ 加压素或去氨加压素(DDAVP)治疗有明显效果。尿崩症诊断确定后,应尽可能明确病因。可进行蝶鞍摄片、视野检查、CT 或 MRI 等检查明确有无垂体或附近肿瘤。

中枢性尿崩症需与精神性烦渴、肾性尿崩症及其他常见内科疾病所致的多尿如糖尿病、高钙血症、高尿钾症相鉴别。

三、治　　疗

1. 激素替代　　目前治疗尿崩症的首选药物的是去氨加压素(1-脱氨-8-右旋精氨酸血管加压素,DDAVP)为一种人工合成的精氨酸加压素的类似物。口服剂型弥柠(Minirin),此药抗利尿作用加强,而无升高血压副反应。还有长效尿崩停(鞣酸加压素油剂注射液)及垂体后叶素水剂也可作为激素替代药物。

2. 其他抗利尿药物　　如氢氯噻嗪适用于轻型或部分性尿崩症及肾性尿崩症。卡马西平也能刺激AVP 的分泌,使尿量减少。

3. 病因治疗　　继发性尿崩症尽量治疗其原发病。

(王　艳　朱　妍)

第七章 抗利尿激素分泌失调综合征

抗利尿激素分泌失调综合征(syndrome of inappropriate antidiuretic hormone secretion,SIADH)是指内源性抗利尿激素(ADH)分泌异常增多或其活性作用超常,导致以水潴留增加、尿排钠增多以及稀释性低钠血症等临床表现的一组综合征。SIADH 常见病因为恶性肿瘤、呼吸系统疾病、神经系统疾病、某些药物(如卡马西平、环磷酰胺、三环类抗抑郁药、长春新碱、秋水仙碱、氯磺丙脲等)、外科手术。

一、临 床 表 现

SIADH 临床上以低钠血症、低血浆渗透压、高尿钠、高尿渗透压为特点。临床表现与 ADH 分泌量有关。患者血清钠一般低于 130 mmol/L,尿钠排出相对增高,一般超过 30 mmol/L。当血清钠浓度低于 120 mmol/L 时,可出现食欲减退、恶心、呕吐、软弱无力、嗜睡,甚而精神错乱;当血清钠低于 110 mmol/L 时,出现肌力减退,腱反射减弱或消失、惊厥、昏迷,如不及时处理,可导致死亡。当体内钠缺失过多时,尿钠浓度也可降低。血浆渗透压常低于 270 mOsm/L,而尿渗透压常高于血浆渗透压。

二、诊 断

SIADH 的主要诊断依据:① 原发病病史或用药史;② 低钠血症;③ 低血浆渗透压;④ 尿钠增加并不受水负荷的影响;⑤ 高渗尿,尿渗透压高于血浆渗透压;⑥ 水负荷 ADH 活性不受抑制;⑦ 心脏、肾脏、肝脏、甲状腺及肾上腺皮质功能正常。明确 SIADH 诊断后尚需进行病因诊断,首先排除恶性肿瘤的可能性,特别是肺燕麦细胞癌,有时可先出现 SIADH,以后再出现肺癌的 X 线发现。其次应除外中枢神经系统疾病、肺部感染、药物等因素。

SIADH 要与引起低钠血症的其他病因进行鉴别,如胃肠消化液丧失、肾失钠所致低钠血症、甲状腺功能减退症、脑性盐耗综合征、顽固性心力衰竭、晚期肝硬化伴腹水或肾病综合征等。

三、治 疗

(1) 病因治疗:纠正基础疾病。

(2) 对症治疗:限制入水量对控制症状十分重要。每天摄入量限制在不显性丢失和尿液排出量的总和之下(0.8~1 L),可静脉输注 3%氯化钠溶液,也可同时注射呋塞米 20~40 mg。在应用利尿剂的同时,适量加服钠盐可使效果更佳。利尿剂治疗可产生低钾血症,可同时补钾。

(3) 使用拮抗抗利尿激素作用药物:常用选择性血管加压素Ⅱ型受体拮抗剂托伐普坦。

(王 艳 朱 妍)

第八章 甲 状 腺 肿

甲状腺肿(goiter)是指良性甲状腺上皮细胞增生形成的甲状腺肿大。单纯性甲状腺肿是指非炎症和非肿瘤原因,不伴有临床甲状腺功能异常的甲状腺肿。

如果一个地区儿童中单纯性甲状腺肿的患病率超过 10%,称之为地方性甲状腺肿(endemic goiter)。地方性甲状腺肿的最常见原因是碘缺乏病(iodine deficiency disorders,IDD)。多见于山区和远离海洋的地区。WHO 推荐的成年人每日碘摄入量为 150 μg。尿碘是监测碘营养水平的公认指标,尿碘中位数(MUI) 100~200 μg/L 是最适当的碘营养状态。散发性甲状腺肿原因复杂。其外源性因素包括食物中的碘化物、致甲状腺肿物质和药物等。

一、临 床 表 现

临床上一般无明显症状。甲状腺常呈现轻、中度肿大,表面平滑,质地较软。重度肿大的甲状腺可引起压迫症状,出现咳嗽、气促、吞咽困难或声音嘶哑等。胸骨后甲状腺肿可使头部、颈部和上肢静脉回流受阻。

二、诊 断

血清 T_4、T_3 正常,T_4/T_3 的比值常增高。血清甲状腺球蛋白(Tg)水平增高,增高的程度与甲状腺肿的体积呈正相关。血清 TSH 水平一般正常。早期的自身免疫甲状腺炎主要表现为甲状腺肿,长时期可以没有甲状腺功能的改变或表现为亚临床甲状腺功能减低和(或)血清甲状腺自身抗体阳性。

甲状腺肿可以分为三度:外观没有肿大,但是触诊能及者为Ⅰ度;既能看到,又能触及,但是肿大没有超过胸锁乳突肌外缘者为Ⅱ度;肿大超过胸锁乳突肌外缘者为Ⅲ度。B超是确定甲状腺肿的主要检查方法。

三、治 疗

地方性甲状腺肿重在预防,我国于 1996 年立法推行普遍食盐碘化防治碘缺乏病。2002 年修改食盐加碘浓度。食盐加碘应当根据地区的自然碘环境有区别地推行,并要定期监测居民的尿碘水平,碘充足和碘过量地区应当使用无碘食盐,具有甲状腺疾病遗传背景或潜在甲状腺疾病的个体不宜食用碘盐。

甲状腺肿一般不需要治疗。对甲状腺肿大明显者可以试用左甲状腺素,但是治疗效果不显著。治疗中必须监测血清 TSH 水平,血清 TSH 减低或者处于正常下限时不能应用;给予左甲状腺素时应当从小剂量开始,以避免诱发和加重冠心病。对甲状腺肿明显、有压迫症状者应采取手术治疗。

(王 艳 朱 妍)

第九章 甲状腺功能亢进症

学习要点

● **掌握:** Graves病发病机制、临床表现、诊断、药物治疗原则,甲状腺危象的诊治原则。
● **熟悉:** 甲亢病因分类,甲亢性心脏病、甲亢合并妊娠、浸润性突眼的诊断及治疗。
● **了解:** 放射碘和外科手术治疗甲亢的适应证、并发症。

一、概　　述

甲状腺毒症(thyrotoxicosis)是指血循环中甲状腺激素过多,引起以神经、循环、消化等系统兴奋性增高和代谢亢进为主要表现的一组临床综合征。根据甲状腺的功能状态,甲状腺毒症可分类为甲状腺功能亢进类型和非甲状腺功能亢进类型(表6-9-1)。甲状腺功能亢进症(hyperthyroidism,简称甲亢)是指甲状腺腺体本身产生甲状腺激素过多而引起的甲状腺毒症,其病因主要是弥漫性毒性甲状腺肿(Graves病)、多结节性毒性甲状腺肿和甲状腺自主高功能腺瘤;非甲状腺功能亢进类型包括破坏性甲状腺毒症和服用外源性甲状腺激素。由于甲状腺滤泡被炎症(如亚急性甲状腺炎、无症状性甲状腺炎、产后甲状腺炎等)破坏,滤泡内储存的甲状腺激素过量进入循环引起的甲状腺毒症称为破坏性甲状腺毒症,该类型甲状腺毒症的甲状腺功能并不亢进。本章主要讨论Graves病。Graves病(简称GD)是甲状腺功能亢进症的最常见病因,占全部甲亢的80%～85%。该病女性显著高发[女:男=(4～6):1],以20～40岁多见。

表6-9-1　甲亢病因分类

一、甲状腺功能亢进类型	二、非甲状腺功能亢进类型
1. 弥漫性毒性甲状腺肿伴甲亢(Graves病)	1. 亚急性甲状腺炎
2. 多结节性毒性甲状腺肿(多结节性甲状腺肿伴甲亢)	2. 无症状型甲状腺炎
3. 甲状腺自主高功能性腺瘤	3. 桥本甲状腺炎
4. 碘致甲状腺功能亢进症(碘甲亢)	4. 产后甲状腺炎(postpartum thyroiditis)
5. 桥本甲亢	5. 外源甲状腺激素替代
6. 新生儿甲亢	6. 异位甲状腺激素产生(卵巢甲状腺肿等)
7. 垂体TSH腺瘤	

二、病因、发病机制和病理

GD的确切病因目前还不完全清楚,现研究提示与自身免疫有关,属于器官特异性自身免疫病。它与自身免疫甲状腺炎等同属于自身免疫性甲状腺病(autoimmune thyroid diseases,AITD)。GD患者的血清中存在针对甲状腺细胞TSH受体的特异性自身抗体,称为TSH受体抗体(TRAb),也称为TSH结合抑制性免疫球蛋白(TBII)。TRAb有两种类型,即甲状腺刺激性抗体(TSAb)和甲状腺刺激阻断性抗体(TSBAb)。TSAb与TSH受体结合,激活腺苷酸环化酶信号系统,导致甲状腺细胞增生和甲状腺激素合成、分泌增加。因此,TSAb是GD的致病性抗体。95%未经治疗的GD患者TSAb阳性,母体的TSAb

也可以通过胎盘,导致胎儿或新生儿发生甲亢。TSBAb 与 TSH 受体结合,占据了 TSH 的位置,使 TSH 无法与 TSH 受体结合,所以产生抑制效应,甲状腺激素产生减少。Graves 眼病(Graves ophthalmopathy, GO)是本病的表现之一,也属自身免疫性病变。其病理基础是在眶后组织浸润的淋巴细胞分泌细胞因子(干扰素-γ 等)刺激成纤维细胞分泌黏多糖,堆积在眼外肌和眶后组织,导致突眼和眼外肌纤维化。

遗传因素也参与了 GD 的发病。GD 有显著的遗传倾向,目前发现它与组织相容性复合体(MHC)基因相关:高加索人与 HLA - B8 相关;非洲后裔的美国人与 DQA1 * 501 相关;日本人与 HLA - B35 相关;中国人与 HLA - BW46 相关。另外,环境因素也可能参与了 GD 的发生,如细菌感染、性激素、应激等都对本病的发生和发展有影响。

GD 病理上甲状腺呈不同程度的弥漫性肿大。甲状腺滤泡上皮细胞增生,呈高柱状或立方状,滤泡腔内的胶质减少或消失,滤泡间可见不同程度的与淋巴组织生发中心相关的淋巴细胞浸润。这些淋巴细胞的构成特点是以 T 细胞为主,伴少数的 B 细胞和浆细胞。Graves 眼病的眶后组织中有脂肪细胞浸润,纤维组织增生,大量黏多糖和糖胺聚糖(glycosaminoglycan, GAG)沉积,透明质酸增多,淋巴细胞和浆细胞浸润,同时眼肌纤维增粗,纹理模糊,肌纤维透明变性、断裂和破坏。胫前黏液性水肿者局部可见黏蛋白样透明质酸沉积,肥大细胞、巨噬细胞和成纤维细胞浸润。

三、临 床 表 现

临床主要表现有甲状腺毒症;弥漫性甲状腺肿;眼征;部分患者有胫前黏液性水肿。

(一)甲状腺毒症表现

1. 高代谢综合征 甲状腺激素分泌增多导致交感神经兴奋性增高和新陈代谢加速,患者常有疲乏无力、怕热多汗、多食善饥、体重显著下降等。

2. 精神神经系统 多言好动、紧张焦虑、焦躁易怒、失眠不安、思想不集中、记忆力减退,手和眼睑震颤。

3. 心血管系统 心悸气短、心动过速、第一心音亢进。收缩压升高、舒张压降低,脉压增大。合并甲状腺毒症心脏病时,可出现心律失常、心脏增大和心力衰竭。以心房颤动等房性心律失常多见,偶见房室传导阻滞。

4. 消化系统 稀便、排便次数增加。重者可以有肝大、肝功能异常,偶有黄疸。

5. 肌肉骨骼系统 主要是甲状腺毒症性周期性瘫痪(thyrotoxic periodic paralysis, TPP)。TPP 在 20~40 岁亚洲男性好发,发病诱因包括剧烈运动、高碳水化合物饮食、注射胰岛素等,病变主要累及下肢,有低钾血症。TPP 病程呈自限性,甲亢控制后可以自愈。少数患者发生甲亢性肌病,肌无力多累及近心端的肩胛和骨盆带肌群。另有 1% GD 伴发重症肌无力,该病和 GD 同属自身免疫病。

6. 造血系统 循环血淋巴细胞比例增加,单核细胞增加,但是白细胞总数减低。可以伴发血小板减少性紫癜。

7. 生殖系统 女性月经减少或闭经。男性阳痿,偶有乳腺增生(男性乳腺发育)。

(二)甲状腺肿大

多数患者有程度不等的甲状腺肿大。甲状腺肿为弥漫性、对称性,质地不等,无压痛。甲状腺上下极可触及震颤,闻及血管杂音。少数病例甲状腺可以不肿大。

(三)眼征

GD 的眼部表现分为两类:一类为单纯性突眼,病因与甲状腺毒症所致的交感神经兴奋性增高有关;另一类为浸润性眼征,发生在 GO,病因与眶周组织的自身免疫炎症反应有关。单纯性突眼包括下述表现:① 轻度突眼:突眼度 19~20 mm;② Stellwag 征:瞬目减少,炯炯发亮;③ 上睑挛缩,睑裂增宽;④ von Graefe 征:双眼向下看时,由于上眼睑不能随眼球下落,显现白色巩膜;⑤ Joffroy 征:眼球向上看时,前额皮肤不能皱起;⑥ Mobius 征:双眼看近物时,眼球辐辏不良。浸润性眼征患者自诉眼内异物感、胀痛、畏光、流泪、复视、斜视、视力下降;检查见突眼度超过正常值上限 3 mm(中国人突眼度女性 16 mm,男性 18.6 mm),眼睑肿胀,结膜充血水肿,眼球活动受限,严重者眼球固定,眼睑闭合不全、角膜外露而发生角膜溃疡、全眼炎、甚至失明。GO 男性多见,甲亢与 GO 发生顺序的关系是:43% 两者同时发生;44%

甲亢先于 GO 发生;有 5% 的患者仅有明显突眼而无甲亢症状,T_3、T_4 在正常范围,称之为甲状腺功能正常的 GO。诊断 GO 应行眶后 CT 或 MRI 检查,可见眼外肌肿胀增粗,同时排除球后占位性病变。美国甲状腺学会等国际四个甲状腺学会还联合提出了判断 GO 活动的评分方法(clinical activity score,CAS),即以下 7 项表现各为 1 分:① 自发性球后疼痛;② 眼球运动时疼痛;③ 结膜充血;④ 球结膜水肿;⑤ 泪阜肿胀;⑥ 眼睑肿胀;⑦ 眼睑发红。CAS 积分达到 3 分判断为疾病活动。积分越多,活动度越高。

（四）胫前黏液性水肿

胫前黏液性水肿与 GO 同属于自身免疫病,约 5% 的 GD 患者伴发本症。多发生在胫骨前下 1/3 部位,也见于足背、踝关节、肩部、手背或手术瘢痕处,偶见于面部,皮损为对称性,早期皮肤增厚、变粗,有广泛大小不等的棕红色或红褐色或暗紫红色突起不平的斑块或结节,边界清楚,直径 5~30 mm,大小不等。皮损周围的表皮可有感觉过敏或减退,或伴痒感。后期皮肤粗厚如橘皮或树皮样,下肢粗大似象皮腿。

（五）特殊的临床表现和类型

1. 甲状腺危象(thyroid crisis)　　也称甲亢危象,是甲状腺毒症急性加重的一个综合征,发生原因可能与循环内甲状腺激素水平过高有关。多发生于较重甲亢未予治疗或治疗不充分的患者。常见诱因有感染、手术、创伤、精神刺激等。临床表现有:高热、大汗、心动过速(140 次/分以上)、烦躁、焦虑不安、谵妄、恶心、呕吐、腹泻,严重患者可有心衰,休克及昏迷等。甲亢危象的诊断主要靠临床表现综合判断。甲亢危象的病死率在 20% 以上。

2. 甲状腺毒症性心脏病(thyrotoxic heart disease)　　甲状腺毒症性心脏病的心力衰竭分为两种类型。一类是心动过速和心脏排出量增加导致的心力衰竭。主要发生在年轻甲亢患者。此类心力衰竭非心脏泵衰竭所致,而是由于心脏高排出量后失代偿引起,称为"高排出量型心力衰竭",常随甲亢控制,心功能恢复。另一类是诱发和加重已有的或潜在的缺血性心脏病发生的心力衰竭,多发生在老年患者,此类心力衰竭是心脏泵衰竭。心房纤颤也是影响心脏功能的因素之一。甲亢患者中 10%~15% 发生心房纤颤。甲亢患者发生心力衰竭时,30%~50% 与心房纤颤并存。

3. 淡漠型甲亢(apathetic hyperthyroidism)　　多见于老年患者。起病隐袭,高代谢综合征、眼征和甲状腺肿均不明显。主要表现为明显消瘦、心悸、乏力、震颤、头晕、昏厥、神经质或神志淡漠、腹泻、厌食。可伴有心房颤动和肌病等,70% 患者无甲状腺肿大。临床中患者常因明显消瘦而被误诊为恶性肿瘤,因心房颤动被误诊为冠心病,所以老年人不明原因的突然消瘦、新发生心房颤动时应考虑到本病的可能。

4. T_3 型甲状腺毒症(T_3 toxicosis)　　甲状腺功能亢进时,产生 T_3 和 T_4 的比例失调,T_3 产生量显著多于 T_4 所致。发生的机制尚不清楚。Graves 病、毒性结节性甲状腺肿和自主高功能性腺瘤都可以发生 T_3 型甲亢。碘缺乏地区甲亢的 12% 为 T_3 型甲亢。老年人多见。实验室检查 TT_4、FT_4 正常,TT_3、FT_3 升高,TSH 减低,^{131}I 摄取率增加。

5. 亚临床甲亢(subclinical hyperthyroidism)　　本病主要依赖实验室检查结果诊断。血清 TSH 水平低于正常值下限,而 T_3、T_4 在正常范围,不伴或伴有轻微的甲亢症状。持续性亚临床甲亢的原因包括外源性甲状腺激素替代、甲状腺自主功能腺瘤、多结节性甲状腺肿、Graves 病等。本病的可能不良结果是:① 发展为临床甲亢;② 对心血管系统影响:全身血管张力下降、心率加快、心输出量增加、心房纤颤等;③ 骨质疏松:主要影响绝经期女性,加重骨质疏松,骨折发生频度增加。

6. 妊娠期甲亢　　妊娠期甲亢有其特殊性,需注意以下几个问题:① 妊娠期甲状腺激素结合球蛋白(TBG)增高,引起血清 TT_4 和 TT_3 增高,所以妊娠期甲亢的诊断应依赖血清 FT_4、FT_3 和 TSH;② 妊娠一过性甲状腺毒症(GTT):绒毛膜促性腺激素(HCG)在妊娠三个月达到高峰,它与 TSH 有相同的 α 亚单位、相似的 β 亚单位和受体亚单位,过量的 HCG 能够刺激 TSH 受体,产生 GTT;③ 新生儿甲状腺功能亢进:母体的 TSAb 可以透过胎盘刺激胎儿的甲状腺引起胎儿或新生儿甲亢;④ 产后由于免疫抑制的解除,GD 易于发生,称为产后 GD;⑤ 如果患者甲亢未控制,建议不要怀孕;如果患者正在接受抗甲状腺药物(ATD)治疗,血清 TT_4、TT_3 达到正常范围,停 ATD 或者应用 ATD 的最小剂量,可以怀孕;如果患者为妊娠期间发现甲亢,选择继续妊娠,则选择合适剂量的 ATD 治疗和妊娠中期甲状腺手术治疗。有效地控制甲亢可以明显改善妊娠的不良结果。

四、诊　　断

诊断的程序是：① 甲状腺毒症的诊断：测定血清 TSH 和甲状腺激素的水平；② 确定甲状腺毒症是否来源于甲状腺功能亢进；③ 确定引起甲状腺功能亢进的原因，如 GD、结节性毒性甲状腺肿、甲状腺自主高功能腺瘤等。

（一）甲亢的诊断

具备以下三项：① 高代谢症状和体征；② 甲状腺肿大；③ 血清 TT_4、FT_4 增高、TSH 减低；即诊断成立。应注意的是，淡漠型甲亢的高代谢症状不明显，仅表现为明显消瘦或心房颤动，尤其在老年患者；少数患者无甲状腺肿大；T_3 型甲亢仅有血清 T_3 增高。

（二）GD 的诊断

① 甲亢诊断确立；② 甲状腺弥漫性肿大（触诊和 B 超证实），少数病例可以无甲状腺肿大；③ 眼球突出和其他浸润性眼征；④ 胫前黏液性水肿；⑤ TRAb、TSAb、TPOAb、TgAb 阳性。以上标准中，①②项为诊断必备条件，③④⑤项为诊断辅助条件。TPOAb、TgAb 虽然不是本病致病性抗体，但是可以交叉存在，提示本病的自身免疫病因。

（三）甲亢的原因鉴别

GD、结节性毒性甲状腺肿和甲状腺自主高功能腺瘤分别约占病因的 80%、10% 和 5% 左右。伴浸润性眼征、TRAb 和（或）TSAb 阳性、胫前黏液性水肿等均支持 GD 的诊断。与多结节性毒性甲状腺肿、甲状腺自主高功能腺瘤鉴别的主要手段是甲状腺放射性核素扫描和甲状腺 B 超：GD 的放射性核素扫描可见核素均质性地分布增强；多结节性毒性甲状腺肿者可见核素分布不均，增强和减弱区呈灶状分布；甲状腺自主性功能性腺瘤则仅在肿瘤区有核素浓聚，其他区域的核素分布稀疏。甲状腺 B 超可以发现肿瘤。

五、治　　疗

目前尚不能对 GD 进行病因治疗。针对甲亢有三种疗法，即抗甲状腺药物（ATD）、^{131}I 和手术治疗。ATD 的作用是抑制甲状腺合成甲状腺激素，^{131}I 和手术则是通过破坏甲状腺组织、减少甲状腺激素的产生来达到治疗目的。

（一）抗甲状腺药物

ATD 治疗是甲亢的基础治疗，但是单纯 ATD 治疗的治愈率仅有 50% 左右，复发率高达 50%～60%。ATD 也用于手术和 ^{131}I 治疗前的准备阶段。常用的 ATD 分为硫脲类和咪唑类两类，硫脲类包括丙硫氧嘧啶（PTU）和甲硫氧嘧啶等；咪唑类包括甲巯咪唑（MMI）和卡比马唑等。普遍使用 MMI 和 PTU。两药比较：MMI 半衰期长，血浆半衰期为 4～6 小时，可以每天单次使用；PTU 血浆半衰期为 60 分钟，具有在外周组织抑制 T_4 转换为 T_3 的独特作用，所以发挥作用较 MMI 迅速，控制甲亢症状快，但是必须保证 6～8 小时给药一次。PTU 与蛋白结合紧密，通过胎盘和进入乳汁的量均少于 MMI，所以在妊娠伴发甲亢时优先选用。

1. 适应证　① 病情轻、中度患者；② 甲状腺轻、中度肿大；③ 孕妇、高龄或由于其他严重疾病不适宜手术者；④ 手术前和 ^{131}I 治疗前的准备；⑤ 手术后复发且不适宜 ^{131}I 治疗者。

2. 剂量与疗程　以 PTU 为例，如用 MMI 则剂量为 PTU 的 1/10。① 初治期：300～450 mg/d，分 3 次口服，持续 6～8 周，每 4 周复查血清甲状腺激素水平一次。由于 T_4 的血浆半衰期在一周左右，加之甲状腺内储存的甲状腺激素释放约需要两周时间，所以 ATD 开始发挥作用多在 4 周以上。临床症状缓解后开始减药。临床症状的缓解可能要滞后于激素水平的改善。② 减量期：每 2～4 周减量一次，每次减量 50～100 mg/d，3～4 个月减至维持量。③ 维持期：50～100 mg/d，维持治疗 1～1.5 年。近年来提倡 MMI 小量服用法。即 MMI 15～30 mg/d，治疗效果与 40 mg/d 相同。在治疗过程中出现甲状腺功能低下或甲状腺明显增大时可酌情加用左甲状腺素（L-T_4），同时减少 ATD 的剂量。

3. 副反应　① 粒细胞减少：ATD 可以引起白细胞减少，发生率约为 5% 左右，严重者可发生粒细胞缺乏症，发生率 0.37% 左右。主要发生在治疗开始后的 2～3 个月内，外周血白细胞 $<3\times10^9/L$ 或中

性粒细胞<$1.5×10^9$/L 时应当停药。由于甲亢本身也可以引起白细胞减少，所以要区分是甲亢所致，还是 ATD 所致。治疗前和治疗后定期检查白细胞是必需的，发现有白细胞减少时，应当先使用促进白细胞增生药。② 皮疹：发生率为 2%～3%。可先试用抗组胺药，皮疹严重时应及时停药，以免发生剥脱性皮炎。③ 中毒性肝病：发生率为 0.1%～0.2%，多在用药后 3 周发生，表现为变态反应性肝炎，转氨酶显著上升，肝脏穿刺可见片状肝细胞坏死，死亡率高达 25%～30%。PTU 还可以引起 20%～30%的患者转氨酶升高，升高幅度为正常值的 1.1～1.6 倍。另外甲亢本身也有转氨酶增高，所以在用药前需要检查基础的肝功能，以区别是否是药物的副反应。

4. 停药指标　主要依据临床症状和体征。目前认为 ATD 维持治疗 18～24 个月可以停药。下述指标预示甲亢可能治愈：① 甲状腺肿明显缩小；② TSAb(或 TRAb)转为阴性。

(二) ^{131}I 治疗

1. 治疗效果和副反应的评价　治疗机制是甲状腺摄取 ^{131}I 后释放出 β 射线，破坏甲状腺组织细胞。60 多年的历史，现已是欧美国家治疗成人甲亢的首选疗法。我国由 1958 年开始用 ^{131}I 治疗甲亢至今已数十万例，但欧美国家的使用频度明显高于我国和亚洲国家。现已明确：① 此法安全简便，费用低廉，效益高，总有效率达 95%，临床治愈率 85%以上，复发率小于 1%。第 1 次 ^{131}I 治疗后 3～6 个月，部分患者如病情需要可做第 2 次治疗。② 没有增加患者甲状腺癌和白血病等癌症的发病率。③ 没有影响患者的生育能力和遗传缺陷的发生率。④ ^{131}I 在体内主要蓄积在甲状腺内，对甲状腺以外的器官，如心脏、肝脏、血液系统等不造成急性辐射损伤，可以比较安全地用于治疗患有这些器官并发症的重度甲亢患者。

2. 适应证和禁忌证　2007 年，中华医学会内分泌分科学会和核医学分科学会制定的《中国甲状腺疾病诊治指南》达成了下述共识。适应证：① 成人 Graves 甲亢伴甲状腺肿大 II 度以上；② ATD 治疗失败或过敏；③ 甲亢手术后复发；④ 甲状腺毒症心脏病或甲亢伴其他病因的心脏病；⑤ 甲亢合并白细胞和(或)血小板减少或全血细胞减少；⑥ 老年甲亢；⑦ 甲亢合并糖尿病；⑧ 毒性多结节性甲状腺肿；⑨ 自主功能性甲状腺结节合并甲亢。相对适应证：① 青少年和儿童甲亢，用 ATD 治疗失败、拒绝手术或有手术禁忌证；② 甲亢合并肝、肾等器官功能损害；③ Graves 眼病，对轻度和稳定期的中、重度病例可单用 ^{131}I 治疗甲亢，对病情处于进展期患者，可在 ^{131}I 治疗前后加用泼尼松。禁忌证：妊娠和哺乳期妇女。

3. 并发症　^{131}I 治疗甲亢后的主要并发症是甲状腺功能减退。国外报告甲减的发生率每年增加 5%，5 年达到 30%，10 年达到 40%～70%。国内报告早期甲减发生率约 10%，晚期达 59.8%。核医学和内分泌学专家都一致认为，甲减是 ^{131}I 治疗甲亢难以避免的结果，选择 ^{131}I 治疗主要是要权衡甲亢与甲减后果的利弊关系。由于甲减并发症的发生率较高，在用 ^{131}I 治疗前需要患者知情并签字同意。其他并发症还有放射性甲状腺炎、诱发甲亢危象、加重活动性 GO。

(三) 手术治疗

1. 适应证　① 中、重度甲亢，长期服药无效，或停药复发，或不能坚持服药者；② 甲状腺肿大显著，有压迫症状；③ 胸骨后甲状腺肿；④ 细针穿刺细胞学检查(FNA)怀疑恶变；⑤ ATD 治疗无效或 ATD 过敏的妊娠患者，手术需在妊娠中期(孕 4～6 个月)施行。

2. 禁忌证　① 伴严重 Graves 眼病；② 合并较重心脏、肝、肾疾病，不能耐受手术；③ 妊娠初 3 个月和第 6 个月以后。

3. 手术方式　通常为甲状腺次全切除术，两侧各留下 2～3 g 甲状腺组织。手术治疗的治愈率 95%左右，复发率为 0.6%～9.8%。主要并发症是手术损伤导致甲状旁腺功能减退症和喉返神经损伤，有经验的医师操作时发生率为 2%，普通医院条件下的发生率达到 10%左右。

(四) 其他治疗

1. 碘剂　减少碘摄入量是甲亢的基础治疗之一。过量碘的摄入会加重和延长病程，增加复发的可能性，所以甲亢患者应当食用无碘食盐，忌用含碘药物。复方碘化钠溶液仅在手术前和甲状腺危象时使用。

2. β 受体阻断药　作用机制是：① 阻断甲状腺激素对心脏的兴奋作用；② 阻断外周组织 T_4 向 T_3 的转化，主要在 ATD 初治期使用，可较快控制甲亢的临床症状。通常应用普萘洛尔每次 10～40 mg，每天 3～4 次。对于有支气管疾病者，可选用 $β_1$ 受体阻断药，如阿替洛尔、美托洛尔等。

（五）甲状腺危象的治疗

临床高度疑似本症及有危象前兆者应按甲亢危象处理。甲状腺危象的治疗：① 针对诱因治疗。② 抑制甲状腺激素合成：首选 PTU 600 mg 口服或经胃管注入，以后给予 250 mg 每 6 小时口服，待症状缓解后减至一般治疗剂量。③ 抑制甲状腺激素释放：服 PTU 1 小时后再加用复方碘口服溶液 5 滴、每 8 小时一次，或碘化钠 1.0 g 加入 10％葡萄糖盐水溶液中静滴 24 小时，以后视病情逐渐减量，一般使用 3～7 日。如果对碘剂过敏，可改用碳酸锂 0.5～1.5 g/d，分 3 次口服，连用数日。④ 普萘洛尔 20～40 mg、每6～8 小时口服一次，或 1 mg 稀释后静脉缓慢注射。⑤ 氢化可的松 50～100 mg 加入 5％～10％葡萄糖溶液静滴，每 6～8 小时一次。⑥ 在上述常规治疗效果不满意时，可选用腹膜透析、血液透析或血浆置换等措施迅速降低血浆甲状腺激素浓度。⑦ 降温：高热者予物理降温，避免用乙酰水杨酸类药物。⑧ 其他支持治疗。

（六）Graves 眼病的治疗

GO 的治疗首先要区分病情程度。使用欧洲 GO 专家组（EUGOGO）提出的病情分级，轻度占 40％、中度占 33％、重度占 27％。

1. 轻度 GO　病程一般呈自限性，不需要强化治疗。治疗以局部和控制甲亢为主。① 畏光：戴有色眼镜；② 角膜异物感：人工泪液；③ 保护角膜：夜间遮盖；④ 眶周水肿：抬高床头；⑤ 轻度复视：棱镜矫正；⑥ 强制性戒烟；⑦ 有效控制甲亢是基础性治疗，因为甲亢或甲减都可以促进 GO 进展，所以甲状腺功能应当维持在正常范围之内；⑧ 告知患者轻度 GO 是稳定的，一般不发展为中度和重度 GO。

2. 中度和重度 GO　在上述治疗基础上强化治疗。治疗的效果要取决于疾病的活动程度。对处于活动期的病例（CAS≥3 分），治疗可以奏效，如新近发生的炎症、眼外肌障碍等。相反，对于长期病例、慢性突眼、稳定的复视治疗效果不佳，往往需要做眼科康复手术的矫正。视神经受累是本病最严重的表现，可以导致失明，需要静脉滴注糖皮质激素和眶减压手术的紧急治疗。

（1）糖皮质激素：可口服泼尼松，推荐每日起始剂量为 1 mg/kg，分次口服，随后根据眼病的临床评估结果逐渐减量，平均每周减少 5～10 mg，以最小维持量维持数月。静脉途径给药的治疗效果优于口服给药（前者有效率 80％～90％；后者有效率 60％～65％），局部给药途径不优于全身给药。常用的方法是甲泼尼龙 500 mg 加入生理盐水静滴冲击治疗，每周一次，共 6 周；以后改为 250 mg，每周一次，共 6 周；总剂量 4.5 g。但需注意已有甲泼尼龙引起严重中毒性肝损害和死亡的报道，发生率为 0.8％，可能与药物的累积剂量有关，所以糖皮质激素的总剂量不宜超过 4.5～6.0 g。早期治疗效果明显则提示疾病预后良好。

（2）放射治疗：适应证与糖皮质激素治疗基本相同。有效率在 60％，对近期的软组织炎症和近期发生的眼肌功能障碍效果较好。推荐的总照射剂量在 20 Gy，在 2 周内给予，2 Gy/d。糖尿病和高血压视网膜病变者是禁忌证。本疗法可以单独应用或者与糖皮质激素联合使用。联合应用可以增加疗效。

（3）眶减压手术：目的是切除眶壁和（或）球后纤维脂肪组织，增加眶容积。适应证：① 视神经病变可能引起视力丧失；② 复发性眼球半脱位导致牵拉视神经可能引起视力丧失；③ 严重眼球突出引起角膜损伤。手术并发症可引起复视或者加重复视，尤其在手术切除范围扩大者。

（4）控制甲亢：近期有 3 项临床研究证实甲亢根治性治疗可以改善 GO 的治疗效果。但是对甲亢做根治性治疗（[131]I 或者手术切除），还是应用 ATD 控制目前尚无定论。处于进展期的 GO 患者在糖皮质激素保护下对甲状腺实施[131]I 治疗。甲状腺功能低下可以加重 GO 以前已有报告，所以无论使用何种方法控制甲亢，使甲状腺功能维持正常对 GO 都是有益的。

（七）妊娠期甲亢的治疗

1. ATD治疗　妊娠时可以给予 ATD 治疗。因为 ATD 可以通过胎盘影响胎儿的甲状腺功能，尽可能地使用小剂量的 ATD 实现控制甲亢的目的。首选 PTU，因该药不易通过胎盘。PTU 初治剂量 300 mg/d，维持剂量 50～150 mg/d 对胎儿是安全的。需要密切监测孕妇的甲状腺激素水平，血清 TT_4、FT_4 应当维持在妊娠期正常范围的上限水平。不主张 ATD 治疗同时合用 L-T_4，因为后者可能增加 ATD 的治疗剂量。在妊娠的后 6 个月，由于妊娠的免疫抑制作用，ATD 的剂量可以减少。分娩以后，免疫抑制解除，GD 易于复发，ATD 的需要量也增加。

2. 手术治疗　发生在妊娠初期的甲亢，经 PTU 治疗控制甲亢症状后，可选择在妊娠 4～6 个月时做甲状腺次全切除。

3. 哺乳期的 ATD 治疗　　原先因为 PTU 通过胎盘和进入乳汁的比例均少于 MMI,推荐首选 PTU,但近年来由于观察到 PTU 的严重肝毒性发生率增多,故提出哺乳期还是以 MMI 首选。

(八) 甲状腺毒症心脏病的治疗

1. ATD 治疗　　立即给予足量抗甲状腺药物,控制甲状腺功能至正常。

2. ^{131}I 治疗　　经 ATD 控制甲状腺毒症症状后,尽早给予大剂量的 ^{131}I 破坏甲状腺组织。为防止放射性损伤后引起的一过性高甲状腺激素血症加重心脏病变,给予 ^{131}I 的同时需要给予 β 受体阻断药保护心脏;^{131}I 治疗后两周继续给予 ATD 治疗,等待 ^{131}I 发挥其完全破坏作用;^{131}I 治疗后 12 个月内,调整 ATD 的剂量,严格控制甲状腺功能在正常范围;如果发生 ^{131}I 治疗后甲减,应用尽量小剂量的 $L-T_4$ 控制血清 TSH 在正常范围,避免过量 $L-T_4$ 对心脏的副反应。

3. β 受体阻断药　　普萘洛尔可以控制心动过速,也可以用于由于心动过速导致的心力衰竭。为了克服普萘洛尔引起的抑制心肌收缩的副反应,需要同时使用洋地黄制剂。

4. 处理甲亢合并的充血性心力衰竭的措施与未合并甲亢者相同。但是纠正的难度加大。洋地黄的用量也要增加。

5. 心房纤颤可以被普萘洛尔和(或)洋地黄控制。控制甲亢后可以施行电转律。

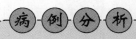

患者,女,29 岁,已婚。因心悸、多汗、易饥、消瘦、失眠一月余就诊。查体:皮肤温暖而潮湿,双眼轻度突出,眼裂增大,瞬目减少,无结膜红肿。甲状腺Ⅱ°肿大,质地软,无压痛,未触及结节,双侧上极可闻及血管杂音。心率 110 次/分,律齐。双手震颤阳性。双腿胫前下 1/3 处见皮肤增厚、变粗,可见棕红色突起不平的斑块。实验室器械检查:血清 FT_3、FT_4 增高、TSH 减低。TRAb、TPOAb 均阳性。甲状腺彩超示甲状腺弥漫性病变,其内血流丰富,呈火海征。

【问题】:

(1) 该患者诊断为什么病? 首选治疗方案是什么?

(2) 患者治疗 1 个月后复查血清 FT_3、FT_4 有所下降,但白细胞计数降为 2.8×10^9/L,中性粒细胞比例 49%,该如何处理?

【答案与分析】

(1) 该患者有典型高代谢综合征症状、甲状腺肿大伴血管杂音、胫前黏液性水肿结合甲状腺功能及抗体指标,诊断为弥漫性毒性甲状腺肿(Graves 病)。首选口服抗甲亢药(甲巯咪唑 30 mg/d,普萘洛尔 30 mg/d)。

(2) 患者 1 个月后白细胞计数降为 2.8×10^9/L,中性粒细胞比例 49%,当外周血粒细胞低于 1.5×10^9/L 时应当停药,遂停用甲巯咪唑,改为 ^{131}I 治疗。

（王　艳　朱　妍）

第十章　甲状腺功能减退症

甲状腺功能减退症(简称甲减),是由不同原因引起的甲状腺激素缺乏或生物效应不足,以机体的代谢紊乱和多系统功能减退为特征的一组内分泌疾病。根据病变发生的部位分为:原发性甲减,系由于甲状腺腺体本身病变引起的甲减,占全部甲减的绝大多数。中枢性甲减,系由下丘脑和垂体病变引起的甲减;下丘脑病变引起的甲减称为三发性甲减。甲状腺激素抵抗综合征,系由于甲状腺激素在外周组织实现生物效应障碍引起的综合征。根据病变的原因分为药物性甲减、手术后甲减、^{131}I治疗后甲减、特发性甲减。根据甲状腺功能减低的程度分为临床甲减和亚临床甲减。成人甲减的主要病因是:① 自身免疫损伤;② 甲状腺破坏;③ 碘过量;④ 抗甲状腺药物。

一、临　床　表　现

1. 症状体征　　症状包括乏力、声音改变、体重增加、水肿、肌痛、怕冷、便秘、月经增多、抑郁、记忆力下降,体征包括嗜睡、语速减慢、声音低沉、非凹陷性水肿、皮肤干燥、脱屑、脱发、心动过缓、心音遥远、心音低钝、深腱反射舒张延迟、手脚皮肤呈姜黄色。

2. 实验室检查

(1) 血红蛋白:多为轻、中度正细胞正色素性贫血。

(2) 生化检查:血清三酰甘油、总胆固醇、LDL - C 增高,HDL - C 降低,血清 CK、LDH 增高。

(3) 血清甲状腺激素和 TSH:血清 TSH 增高、TT_4、FT_4 降低。在严重病例血清 TT_3 和 FT_3 减低。亚临床甲减仅有血清 TSH 增高,但是血清 T_4 或 T_3 正常。

(4) 甲状腺自身抗体:血清 TPOAb 和 TGAb 阳性提示甲减是由于自身免疫性甲状腺炎所致。

(5) X 线检查:可见心脏向两侧增大,可伴心包积液和胸腔积液。部分患者有蝶鞍增大。

二、诊　　　断

1. 诊断　　有甲减症状体征,TSH 增高,FT_4 降低、TT_4 降低,可以诊断原发性甲减。

2. 鉴别诊断

(1) 本病引起的贫血应与其他原因的贫血鉴别。

(2) 蝶鞍增大应与垂体瘤鉴别。

(3) 心包积液需与其他原因的心包积液鉴别。

(4) 水肿主要与特发性水肿鉴别。

(5) 低 T_3 综合征也称为甲状腺功能正常的病态综合征,指非甲状腺疾病原因引起的伴有低 T_3 的综合征。严重的全身性疾病、创伤和心理疾病等都可导致甲状腺激素水平的改变。

三、治　　　疗

1. 左甲状腺素(L-T_4)治疗　　治疗的目标是将血清 TSH 和甲状腺激素水平恢复到正常范围内,需要终生服药。治疗的剂量取决于患者的病情、年龄、体重和个体差异。患缺血性心脏病者起始剂量宜小,调整剂量宜慢。

2. 亚临床甲减的处理　　在下述情况需要给予 L-T_4 治疗:高胆固醇血症、血清 TSH>10 mU/L。

3. 黏液水肿性昏迷的治疗　　① 补充甲状腺激素;② 保温、供氧、保持呼吸道通畅,必要时行气管切开、机械通气等；③ 氢化可的松 200～300 mg/d 持续静脉滴注，患者清醒后逐渐减量；④ 根据需要补液，但是入水量不宜过多；⑤ 控制感染，治疗原发疾病。

（陈　晖　张真稳）

第十一章　甲状腺炎

第一节　亚急性甲状腺炎

亚急性甲状腺炎又称为肉芽肿性甲状腺炎、巨细胞性甲状腺炎和 deQuervain 甲状腺炎,是一种与病毒感染有关的自限性甲状腺炎,一般不遗留甲状腺功能减退症。本病男女发生比例 1:(3~6),以 40~50 岁女性最为多见。本病病因与病毒感染有关。

一、临床表现

起病前 1~3 周常有病毒感染的症状。甲状腺区明显疼痛,可放射至耳部,吞咽时疼痛加重。可有全身不适、食欲减退、肌肉疼痛、发热、心动过速、多汗等。体格检查发现甲状腺轻至中度肿大,有时单侧肿大明显,甲状腺质地较硬,显著触痛。甲亢期 FT_3、FT_4 升高,TSH 下降,甲状腺摄碘率下降,呈分离现象。红细胞沉降率明显升高。

二、诊　断

诊断依据:① 急性炎症的全身症状;② 甲状腺轻、中度肿大,中等硬度,触痛显著;③ 典型患者实验室检查呈现甲状腺毒症期、甲减期和恢复期三期表现。需与化脓性甲状腺炎鉴别,颈部疼痛不明显伴发热者需与其他发热待查鉴别。

三、治　疗

本病为自限性病程,预后良好。轻型患者仅需应用非甾体抗炎药,中、重型患者可给予糖皮质激素。少数患者有复发,复发后糖皮质激素治疗仍然有效。针对甲状腺毒症表现可给予 β 受体阻滞剂;针对一过性甲减者,可适当给予左甲状腺素替代。发生永久性甲减者罕见。

第二节　自身免疫甲状腺炎

自身免疫甲状腺炎(AIT)主要包括四种类型:① 甲状腺肿型,过去称慢性淋巴细胞性甲状腺炎或桥本甲状腺炎;② 甲状腺萎缩型,即萎缩性甲状腺炎;③ 无症状性甲状腺炎,也称无痛性甲状腺炎,临床病程与亚急性甲状腺炎相似,但是无甲状腺疼痛;④ 产后甲状腺炎。AIT、Graves 病和 Graves 眼病都属于自身免疫性甲状腺病(AITD),病因都是源于甲状腺自身免疫。桥本甲状腺炎(HT)是公认的器官特异性自身免疫病,具有一定的遗传倾向,本病的特征是存在高滴度的甲状腺过氧化物酶抗体(TPOAb)和甲状腺球蛋白抗体(TgAb)。

一、临床表现

本病是最常见的自身免疫性甲状腺病。本病早期仅表现为 TPOAb 阳性,没有临床症状。病程晚期出现甲状腺功能减退的表现。多数病例以甲状腺肿或甲减症状首次就诊。HT 表现为甲状腺中度肿大，质地坚硬，而萎缩性甲状腺炎(AT)则是甲状腺萎缩。

二、诊　　断

凡是弥漫性甲状腺肿大，特别是伴峡部锥体叶肿大，不论甲状腺功能有否改变，都应怀疑 HT。如血清 TPOAb 和 TgAb 显著增高，诊断即可成立。AT 患者甲状腺无肿大，但是抗体显著增高，并且伴甲减的表现。部分病例甲状腺肿质地坚硬，需要与甲状腺癌鉴别。

三、治　　疗

限制碘摄入量在安全范围(尿碘 100～200 $\mu g/L$)。仅有甲状腺肿、无甲减者一般不需要治疗。左甲状腺素(L-T_4)治疗可以减轻甲状腺肿，但是尚无证据有阻止病情进展的作用。临床治疗主要针对甲减和甲状腺肿的压迫症状。针对临床甲减或亚临床甲减主要给予 L-T_4 替代治疗。甲状腺迅速肿大、伴局部疼痛或压迫症状时，可给予糖皮质激素治疗。压迫症状明显、药物治疗后不缓解者，可考虑手术治疗。

第三节　产后甲状腺炎

产后甲状腺炎是发生在产后的一种自身免疫性甲状腺炎。妊娠作为诱因促进疾病由亚临床形式转变为临床形式。我国学者报告的患病率是 11.9%。

一、临　床　表　现

本病典型病程分为三个阶段：① 甲状腺毒症期；② 甲减期；③ 恢复期。但是，有 20% 的病例发展为永久性甲减。

二、诊　　断

诊断依据：① 产后一年之内发生甲状腺功能异常(甲状腺毒症、甲状腺功能减退或两者兼有)；② 病程呈现甲亢和甲减的双相变化或自限性；③ 甲状腺轻、中度肿大，质地中度，但无触痛；④ 血清 TRAb 一般阴性。测定 TRAb 主要是与产后 Graves 病鉴别。因为分娩也是 Graves 病复发的诱因之一。

三、治　　疗

本病呈现自限性经过。甲状腺毒症期一般不需要抗甲状腺药物治疗，症状严重者可给予 β 受体阻滞剂对症治疗。甲减期可给予左甲状腺素(L-T_4)替代治疗。应当定期监测甲状腺功能 3～5 年，对发生永久性甲减患者给予 L-T_4 替代治疗。TPOAb 阳性孕妇 PPT 的发生率达到 60% 以上。

（陈　晖　张真稳）

第十二章　甲状腺结节与分化型甲状腺癌

第一节　甲状腺结节

　　甲状腺结节是临床常见病。检查甲状腺结节的目的是排除或发现甲状腺癌。甲状腺癌在甲状腺结节中的发现率是 5%～10%。良性甲状腺结节包括：良性腺瘤，局灶性甲状腺炎，多结节性甲状腺肿的突出部分，甲状腺、甲状旁腺和甲状腺舌管囊肿，单叶甲状腺发育不全导致对侧叶增生，手术后或 ^{131}I 治疗后甲状腺残余组织的瘢痕和增生等。主要对直径超过 1 cm 的结节做检查，对于直径<1 cm 的结节，如果 B 超有癌性征象、有头颈部放射治疗史和甲状腺癌的家族史时也要进一步检查。

一、临床表现

　　患者多数无症状，部分为自己或者他人发现，部分为医师体检发现。如果 TSH 减低，进一步做甲状腺核素扫描，恶性的可能性极小。如果血清 TSH 增高，提示存在桥本甲状腺炎伴甲减，需要进一步测定甲状腺抗体和甲状腺细针抽吸细胞学检查。甲状腺 B 超是必要检查。癌性征象包括：结节微钙化，实体结节的低回声和结节内血管增生。甲状腺核素扫描仅对甲状腺自主高功能腺瘤（热结节）有诊断价值，热结节是良性的。血清甲状腺球蛋白（Tg）诊断甲状腺癌缺乏特异性和敏感性。血清降钙素可以在疾病早期诊断甲状腺癌细胞增生和甲状腺髓样癌。甲状腺细针抽吸细胞学检查（FNAC）是诊断甲状腺结节最准确、最经济的方法。结果与手术病理结果有 90% 的符合率。

二、诊　　断

　　大的结节触诊能摸到，小的结节靠 B 超。诊断主要参考甲状腺 B 超。如果怀疑恶性，可行甲状腺细针抽吸细胞学检查（FNAC）。

三、治　　疗

　　FNAC 提示手术指征：① 恶性结节；② 实体结节，FNAC 多次取材不满意；③ 疑似恶性结节；④ 某些结节，特别是有囊样变者，标本取材总是不满意，手术往往证实是恶性。结节直径超过 2 cm、结节坚硬和年轻病例都提示是癌性结节。

　　不手术的甲状腺结节主张应用 B 超随访结节的增长情况。关于良性结节的治疗，在轻度碘缺乏地区，甲状腺激素替代治疗，TSH 低于正常可以减小结节的体积。

第二节　分化型甲状腺癌

　　根据肿瘤分化的程度，甲状腺癌可以分类为分化型和未分化型。根据组织学来源，分化型又可以分类为乳头状甲状腺癌和滤泡状甲状腺癌，前者占全部甲状腺癌的 75%，后者占 16%；另有甲状腺髓样癌，占 5%；未分化型仅占 3%。多见于中年女性和儿童。

一、临 床 表 现

多数无症状,部分自己或者他人发现颈部增大,少数有疼痛。B超发现甲状腺结节。

二、诊　　断

本病术前诊断主要依靠FANC确定。同时必须做颈部淋巴结B超,检查有否转移。MRI、PET、CT等检查对于诊断意义不大。需与结节性甲状腺肿、桥本甲状腺炎、甲状腺腺瘤、甲状腺囊腺瘤、亚急性甲状腺炎等鉴别。

三、治　　疗

(1) 手术治疗的原则:推荐对大多数分化型甲状腺癌采取甲状腺全部切除和近全部切除术式。

(2) 术后^{131}I扫描检查:目的是检查术后肿瘤残留和转移以及肿瘤复发的情况。

(3) 术后^{131}I治疗:目的是杀死残留的甲状腺癌细胞灶和转移病灶。大剂量^{131}I(30～200 mCi),也称为治疗性全身扫描。

(4) 术后复查。

(5) 抑制TSH治疗。

(6) 肿瘤复发的监测。

血清Tg对于检测分化型甲状腺癌复发具有高度的敏感性和特异性。

(陈　晖　张真稳)

第十三章 库欣综合征

库欣综合征（Cushing 综合征）为各种病因造成肾上腺分泌过多糖皮质激素（主要是皮质醇）所致病症的总称，其中最多见者为垂体促肾上腺皮质激素（ACTH）分泌亢进所引起的临床类型，称为库欣病（Cushing 病）。

Cushing 综合征的病因分类如下：

(1) 依赖 ACTH 的 Cushing 综合征包括：① Cushing 病最常见；② 异位 ACTH 综合征。

(2) 不依赖 ACTH 的 Cushing 综合征包括：① 肾上腺皮质腺瘤；② 肾上腺皮质癌；③ 不依赖 ACTH 的双侧肾上腺小结节性增生；④ 不依赖 ACTH 的双侧肾上腺大结节性增生。

一、临 床 表 现

Cushing 综合征典型病例的临床表现有向心性肥胖、满月脸、多血质、紫纹等，多为垂体性 Cushing 病、肾上腺腺瘤、异位 ACTH 综合征中的缓进型。重型病例的主要特征为高血压、水肿、低血钾性碱中毒，系由于癌肿所致重症，病情严重，进展迅速。

二、诊 断

（一）诊断依据

(1) 临床表现有典型症状体征者，从外观即可作出诊断，但早期的以及不典型病例，特征性症状不明显或未被重视，易漏诊。

(2) 各型 Cushing 综合征共有的皮质醇分泌增多，失去昼夜分泌节律，且不能被小剂量地塞米松抑制，即尿 17 -羟皮质类固醇、尿游离皮质醇、血浆皮质醇升高，且不能被小剂量地塞米松所抑制。

（二）病因诊断

甚为重要，不同病因患者的治疗不同，需熟悉掌握上述各型的临床特点，配合影像学检查，血、尿皮质醇增高程度，血 ACTH 水平（增高或仍处于正常范围提示为 ACTH 依赖型，如明显降低则为非 ACTH 依赖型）及动态试验结果往往可作出正确的病因诊断及处理。

Cushing 综合征尚需与肥胖症、酗酒兼有肝损害者（假性 Cushing 综合征）等疾病作鉴别诊断。

三、治 疗

应根据不同的病因作相应的治疗。

(1) Cushing 病：经蝶窦切除垂体微腺瘤为治疗本病的首选疗法，对垂体大腺瘤患者，需开颅手术治疗。

(2) 肾上腺腺瘤：手术切除可获根治，现多采用经腹腔镜切除患侧肿瘤。

(3) 肾上腺腺癌：应尽可能早期作手术治疗。未能根治或已有转移者用肾上腺皮质激素合成阻滞药物治疗，减少肾上腺皮质激素的产生量。药物有：① 米托坦（双氯苯二氯乙烷）；② 美替拉酮；③ 氨鲁米特；④ 酮康唑。

(4) 不依赖 ACTH 的小结节性或大结节性双侧肾上腺增生：双侧肾上腺切除术，术后激素替代治疗。

(5) 异位 ACTH 综合征：应治疗原发性恶性肿瘤，视具体病情做手术、放疗和化疗。

（王 艳 朱 妍）

第十四章　原发性醛固酮增多症

原发性醛固酮增多症(简称原醛症)是由于肾上腺皮质发生病变从而分泌过多的醛固酮,导致水钠潴留,血容量增多,临床表现为高血压、低血钾为主要特征的综合征。本病在高血压中的发生率超过10%。目前认为原醛症的病因以特发性醛固酮增多症及醛固酮瘤多见。

一、临 床 表 现

不论何种病因或类型的原醛症,其临床表现均是由过量分泌醛固酮所致。

(1)高血压:最常见的首发表现,可早于低钾血症数年出现,随着病程、病情的进展,血压亦逐渐升高,对降压药物常无明显疗效。

(2)低血钾:疾病早期血钾可正常或持续在正常低限,临床无症状,随着病情进展,病程延长,80%~90%患者有自发性低血钾。可以出现肌无力及周期性瘫痪、肢端麻木、手足搐搦等临床症状。

(3)肾脏表现:可引起多尿、夜尿增多;肾结石、泌尿系感染、肾盂肾炎、肾间质瘢痕形成;肾动脉硬化、蛋白尿、肾功能不全。

(4)心血管系统:易引起心律失常。心电图主要为低血钾改变。

(5)实验室检查:血浆醛固酮升高和肾素活性的降低是原醛症的特征性改变。大多数原醛患者有尿钾增多,如血钾<3.5 mmol/L,尿钾>30 mmol/24 h,则提示有不适当的尿钾增多。

二、诊　　断

原醛症的诊断分筛查、确诊、分型三个步骤。

(1)筛查试验:血浆醛固酮浓度(ng/dL)与血浆肾素活性[ng/(mL·h)]的比值(ARR)作为一项重要的筛查诊断指标,当ARR于20~40即筛查试验阳性,需进一步行确诊试验。

(2)确诊试验:包括口服钠负荷试验、9α-氟氢可的松试验、盐水静滴抑制试验和卡托普利抑制试验。

(3)分型诊断:原醛症确诊后还需行分型诊断,根据患者的生化指标、影像学结果及双侧肾上腺静脉采血(AVS)的结果进行综合分析。CT是影像学检查的首选手段,而AVS是公认的分型诊断的金标准,用于鉴别过多的醛固酮是来源于单侧还是双侧,对原醛症治疗方法的选择及判断预后转归有意义。

原醛症需与原发性高血压、继发性醛固酮增多症、低钾性肾病、Liddle综合征、肾素分泌瘤、皮质醇增多症、先天性肾上腺皮质增生等疾病做鉴别诊断。

三、治　　疗

原醛症的治疗取决于病因。单侧肾上腺醛固酮瘤或单侧肾上腺增生需及早行腹腔镜下肾上腺或肿瘤切除术,术后大部分患者可治愈。术前应补钾、使用醛固酮拮抗药及其他降压药以纠正电解质紊乱、低血钾及高血压。如不愿手术或双侧肾上腺增生则推荐长期使用醛固酮拮抗药,如螺内酯、依普利酮。对于GRA则使用小剂量糖皮质激素长期治疗。

(王　艳　朱　妍)

第十五章 原发性慢性肾上腺皮质功能减退症

原发性慢性肾上腺皮质功能减退症(chronic adrenocortical hypofunction),又称 Addison 病,由双侧肾上腺的绝大部分被毁所致。常见病因为感染(肾上腺结核最常见)和自身免疫性肾上腺炎。

一、临 床 表 现

最具特征性者为全身皮肤色素加深,暴露处、摩擦处、乳晕、瘢痕等处尤为明显,黏膜色素沉着见于齿龈、舌部、颊黏膜等处,系垂体 ACTH、黑素细胞刺激素(MSH)分泌增多所致。

其他症状包括:乏力、淡漠、疲劳;食欲减退,嗜咸食,恶心、呕吐、腹泻;血压降低,心脏缩小,心音低钝;低血糖、低血钠症状;对感染、外伤等各种应激的抵抗力减弱,在发生这些情况时,可出现肾上腺危象。

肾上腺危象:危象为本病急骤加重的表现。常发生于感染、创伤、手术、分娩、过劳、大量出汗、呕吐、腹泻、失水或突然中断肾上腺皮质激素治疗等应激情况下。表现为恶心、呕吐、腹痛或腹泻、严重脱水、血压降低、心率快、脉细弱、精神失常、常有高热、低血糖症、低钠血症,血钾可低可高。如不及时抢救,可发展至休克、昏迷、死亡。

实验室检查:可有低血钠、高血钾,空腹低血糖,糖耐量试验示低平曲线。常有正细胞正色素性贫血,基础血、尿皮质醇、尿 17-羟皮质类固醇测定常降低,血浆基础 ACTH 测定明显增高。ACTH 兴奋试验后血尿皮质醇及代谢产物不增加。

X 线片、CT 或 MRI 检查于结核病患者可示肾上腺增大及钙化阴影。其他感染、出血、转移性病变在 CT 扫描时也示肾上腺增大,而自身免疫病所致者肾上腺不增大。

二、诊 断

本病需与一些慢性消耗性疾病相鉴别。最具诊断价值者为 ACTH 兴奋试验,本病患者示储备功能低下,而非本病患者,经 ACTH 兴奋后,血、尿皮质类固醇明显上升。

三、治 疗

(1) 补充替代治疗:应终身使用肾上腺皮质激素(氢化可的松或可的松),在有应激状况下适当加量。食盐的摄入量应充分,每日 8～10 g,大部分患者在服用氢化可的松和充分摄盐下即可获满意效果。少数患者需加用盐皮质激素,可每日口服 9α-氟氢可的松。

(2) 病因治疗:如有活动性结核者,应积极给予抗结核治疗。如病因为自身免疫病者,则应检查是否有其他腺体功能减退,给予相应治疗。

(3) 肾上腺危象治疗:为内科急症,应积极抢救。① 补充液体:葡萄糖生理盐水每日 2 000～3 000 mL。② 糖皮质激素:立即静注氢化可的松或琥珀酸氢化可的松 100 mg,以后每 6 小时加入补液中静脉滴注 100 mg,如病情好转,渐减量并改为口服制剂。③ 维持电解质平衡,纠正低血糖。④ 积极治疗感染及其他诱因。

(王 艳 朱 妍)

第十六章 嗜铬细胞瘤

嗜铬细胞瘤(pheochromocytoma)起源于肾上腺髓质、交感神经节或其他部位的嗜铬组织,这种瘤持续或间断地释放大量儿茶酚胺,引起持续性或阵发性高血压和多个器官功能及代谢紊乱。

一、临床表现

以心血管症状及代谢紊乱为主。高血压为最主要症状,阵发性高血压为特征性表现。发作时血压骤升,伴剧烈头痛,面色苍白,大汗淋漓,心动过速。发作时间一般数分钟。随着病程演进,发作次数渐频,发作时间渐长。可有低血压、休克或出现高血压和低血压相交替的表现。可有心律失常,心脏扩大、心力衰竭及非心源性肺水肿。患者基础代谢增高,可引起发热、消瘦;肝糖原分解加速及胰岛素分泌受抑制可引起血糖过高,糖耐量减低;有脂肪分解加速、血游离脂肪酸增高;还可出现低钾血症、高钙血症。

二、诊　　断

对高血压患者有以下情况者,要考虑嗜铬细胞瘤的可能性:对常用降压药效果不佳,伴交感神经过度兴奋(多汗、心动过速),高代谢(低热、体重降低),头痛,焦虑,烦躁,伴直立性低血压或血压波动大。本病的早期诊断较为重要,对临床提示本病者,应做以下检查。

1. 血、尿儿茶酚胺及其代谢物测定　　持续性高血压型患者尿儿茶酚胺及其代谢物香草基杏仁酸(vanillylmandelicacid,VMA)及甲氧基肾上腺素(metanephrine,MN)和甲氧基去甲肾上腺素(normetanephrine,NMN)皆升高,其中MN、NMN的敏感性和特异性最高。阵发性者需测定发作后血或尿儿茶酚胺。

2. 药理试验　　对于阵发性者,如果一直等不到发作,可考虑作胰升糖素激发试验。

3. 影像学检查　　B超可发现直径1 cm以上的肾上腺肿瘤。CT扫描最常用,可将90%以上的肿瘤准确定位。MRI的优点为不需注射造影剂,患者不暴露于放射线,可显示肿瘤与周围组织的关系及某些组织学特征,有助于鉴别嗜铬细胞瘤和肾上腺皮质肿瘤,可用于孕妇。间碘苄胍(MIBG)闪烁扫描特别适用于转移性、复发性或肾上腺外肿瘤,并可显示其他的神经内分泌瘤。

嗜铬细胞瘤需与各种原因导致的高血压相鉴别,包括急进性高血压、肾源性高血压、肾血管疾病、原发性醛固酮增多症等疾病。

三、治　　疗

嗜铬细胞瘤的治疗包括内科治疗,发作期处理及手术治疗。

1. 内科治疗　　适用于控制症状、术前准备、不能手术摘除及恶性嗜铬细胞瘤术后复发者。常用的药物为α受体阻断药,如酚苄明、哌唑嗪、特拉唑嗪、多沙唑嗪。

2. 发作期处理　　患者骤发高血压危象时应积极抢救。立即静脉使用酚妥拉明。也可舌下含服钙拮抗剂硝苯地平以降低血压。

3. 手术治疗　　手术须在富有经验的外科医师和麻醉师主持下施行。嗜铬细胞瘤多为良性,切除肿瘤后大多数患者可恢复正常,而未被及时诊断治疗者有巨大的潜在危险,可在药物、麻醉、分娩、手术等情况下诱发高血压危象或休克,导致预后不良。

(王　艳　朱　妍)

第十七章　原发性甲状旁腺功能亢进症

甲状旁腺功能亢进症(简称甲旁亢)可分为原发性、继发性、三发性。原发者是由于甲状旁腺本身病变(肿瘤或增生)引起的甲状旁腺激素(PTH)合成与分泌过多,导致血钙增高和血磷降低。主要临床表现为反复发作的肾结石、消化性溃疡、精神改变与广泛的骨吸收。本病多见于20~50岁的成年人,40岁以后发病率显著增加,女性2倍于男性。甲旁亢患者可有家族史,常为多发性内分泌腺瘤的一部分。

一、临 床 表 现

主要临床表现为反复发作的肾结石、消化性溃疡、精神改变与广泛的骨吸收。高钙危象时重度高钙血症,伴明显脱水,威胁生命,应紧急处理。

血清总钙多次超过 2.75 mmol/L 或血清游离钙超过 1.28 mmol/L 应视为疑似病例。血清碱性磷酸酶常增高。血氯常升高,可出现代谢性酸中毒。尿钙常增加。尿磷常增高。尿 cAMP 增加,注射外源性PTH 后,尿 cAMP 不再进一步增加。尿羟脯氨酸常增加。血清 PTH 测定正常范围为 1~10 pmol/L,平均值为 3.42 pmol/L。本症患者血清 PTH 升高在 10 pmol/L 以上。

二、诊 　 断

如患者有典型临床表现,高血钙,血清碱性磷酸酶增高,尿钙增高,血清 PTH 升高,可以诊断。定性诊断确立之后,尚需颈部超声检查、MIBI、颈部和纵隔 CT 扫描等定位诊断。需与其他原因所致血钙增高鉴别,此时血清 PTH 常降低或不能测得。

三、治 　 疗

有症状或有并发症的原发性甲旁亢患者,外科手术是唯一有确切效果的措施。若高钙血症极轻微,或年老、体弱不能进行手术,可试用药物治疗。术后低钙血症者只需给予高钙饮食或口服钙剂。如血清钙持续在 2 mmol/L 以下,有手足搐搦,可静脉注射 10% 葡萄糖酸钙 10~20 mL。必要时,一日内可重复2~3 次。无症状性甲旁亢者,如血清钙<3 mmol/L,肾功能正常,可定期随访,必要时手术治疗。

甲旁亢患者血清钙>3.75 mmol/L 时称高钙危象,严重威胁生命,应予以紧急处理。① 大量滴注生理盐水。② 二膦酸盐,不可用含钙的液体,如林格氏液。③ 呋塞米 40~60 mg 静脉注射。④ 降钙素。⑤ 血液透析或腹膜透析降低血钙。⑥ 糖皮质激素静滴或静注。

血清钙水平是判断手术是否成功的指标。

(陈 　晖 　张真稳)

第十八章 甲状旁腺功能减退症

甲状旁腺功能减退症(简称甲旁减)是指甲状旁腺素(PTH)分泌过少和(或)效应不足而引起的一组临床综合征。其临床特点是手足搐搦、癫痫样发作、低钙血症和高磷血症。临床常见类型有特发性甲旁减、继发性甲旁减、低血镁性甲旁减,少见类型包括假性甲旁减等。

一、临床表现

可出现指端或嘴部麻木和刺痛,手足与面部肌肉痉挛,随即出现手足搐搦,典型表现为助产士样手。面神经叩击征(Chvostek 征)阳性,束臂加压试验(Trousseau 征)阳性。有些患者可出现惊厥或癫痫样全身抽搐。长期慢性低钙血症还可引起锥体外系症状。慢性甲旁减患者可出现精神症状。白内障常见,牙齿发育障碍,牙齿钙化不全。转移性钙化多见于脑基底节,常对称性分布。心电图检查可发现 QT 时间延长。

多次测定血清钙,若<2.2 mmol/L 者,存在低血钙。有症状者,血清总钙一般≤1.88 mmol/L,血清游离钙≤0.95 mmol/L。多数患者血清磷增高,部分正常。尿钙、尿磷排出量减少。血 PTH 多数低于正常也可在正常范围。

二、诊 断

本病常有手足搐搦反复发作史。Chvostek 征与 Trousseau 征阳性。实验室检查如有血钙降低(常低于 2 mmol/L)、血磷增高(常高于 2 mmol/L),且能排除肾功能不全者,诊断基本上可以确定。如血清 PTH 测定结果明显降低或不能测得,或滴注外源性 PTH 后尿磷与尿 cAMP 显著增加,诊断可以肯定。

特发性甲旁减需与下列疾病鉴别:① 假性甲状旁腺功能减退症(PHP)。② 严重低镁血症(血清镁低于 0.4 mmol/L)。③ 其他,如代谢性或呼吸性碱中毒,维生素 D 缺乏,肾功能不全,慢性腹泻、钙吸收不良等。

三、治 疗

1. 急性低钙血症的治疗 当发生手足搐搦、喉痉挛、哮喘、惊厥或癫痫样大发作时,即刻静脉注射 10%葡萄糖酸钙 10~20 mL,注射速度宜缓慢,必要时重复注射。若发作严重可短期内辅以地西泮肌内注射,以迅速控制搐搦与痉挛。

2. 间歇期处理

(1)钙剂:每日应长期口服钙剂。饮食中注意摄入高钙、低磷食物。

(2)维生素 D 及其衍生物:症状较重患者则须加用维生素 D 制剂。治疗的目标为减轻、控制临床症状,宜将血清钙保持在 2.0~2.25 mmol/L 之间。

(3)对伴有低镁血症者,应立即补充镁。

(4)甲状旁腺移植。

(陈　晖　张真稳)

第十九章　多发性内分泌腺瘤病

多发性内分泌腺瘤病（MEN）为一组遗传性多种内分泌组织发生肿瘤综合征的总称,有2个或2个以上的内分泌腺体病变。肿瘤可为良性或恶性,可为具功能性或无功能性,可同时出现或先后发生,间隔期可长可短,病情可重可轻,病程可缓可急。MEN可分为两种类型:MEN1及MEN2,后者又分为2种亚型:MEN2A,MEN2B。此外,还有混合型MEN。MEN1为一常染色体显性遗传疾病,又称Wermer综合征,在普通人群中患病率为2~20/10万。MEN1患者中约10%其基因突变属新出现的,称为散发性。MEN2为一常染色体显性遗传疾病。其患病率约占普通人群的(1~10)/10万。MEN2可分为两种独立的综合征:MEN2A,又称Sipple综合征,以及MEN2B。

一、临床表现

MEN1可有多种临床表现。甲状旁腺功能亢进症为MEN1中最常见并最早出现的病变。肠胰内分泌瘤可为功能性或无功能性,包括以下肿瘤:胃泌素瘤。MEN1中胰岛素瘤发生率约占起源于胰岛肿瘤的20%。垂体瘤发生率约为25%,大多为催乳素瘤,可伴或不伴生长激素分泌增多,其次为生长激素瘤、无功能瘤及ACTH瘤伴Cushing综合征。肾上腺腺瘤及其他病变包括分泌皮质醇的腺瘤可见于MEN1。在MEN1中甲状腺腺瘤及其他甲状腺疾病亦较为多见。

MEN2A的临床表现包括甲状腺髓样癌、嗜铬细胞瘤及甲状旁腺功能亢进症;MEN2B则包括甲状腺髓样癌、嗜铬细胞瘤及一些身体异常表现,但甲状旁腺功能亢进症少见。

二、诊　　断

对患MEN1者的家族成员应作全面的病史采集及体检。重要的实验室检查为血离子钙浓度测定,或作血总钙测定加血浆蛋白测定作校正,从15岁起开始定期检查。此外催乳素、胃泌素及空腹血糖测定也有助于诊断。menin基因突变检测由于过于复杂、昂贵,只有具备条件的研究室方可施行。由于RET基因突变的部位有限,对患MEN2者的家族成员应争取作基因检测,远较以往测定降钙素的筛查方法可靠。

三、治　　疗

诊断明确后,针对不同部位的瘤分别处理,随诊或者手术。

（陈　晖　张真稳）

第二十章 伴瘤内分泌综合征

恶性肿瘤可通过产生激素而导致相应临床表现的出现,称为伴瘤内分泌综合征,又称异位激素综合征,包括起源于非内分泌组织的肿瘤产生了某种激素,或是起源于内分泌腺的肿瘤除产生此内分泌腺正常时分泌的激素外,还释放其他激素。

一、临床表现

有高钙血症、低血钾、低钠血症、低血糖症、高血压、肢端肥大、催乳素升高、骨软化等不同临床表现。无骨转移而伴高钙血症的肿瘤最多见者为鳞状细胞肺癌、肾腺癌,其次为乳腺癌、子宫颈鳞状细胞癌、卵巢癌、胰腺肿瘤。异位 ACTH 综合征主要见于燕麦细胞支气管肺癌(约占半数)和不同部位的类癌。异位抗利尿激素综合征常见于肺癌,主要是燕麦细胞癌和未分化小细胞癌,鳞状细胞癌、腺棘皮癌也可引起。许多胰外肿瘤可伴发低血糖症。最常见的有两类,第一类为低度恶性或良性的结缔组织肿瘤,包括纤维肉瘤、间皮瘤、神经纤维瘤;第二类为原发性肝癌。产生异位 HCG 的肿瘤有肺部肿瘤、肝母细胞癌、肾癌、肾上腺皮质癌。分泌 GHRH 的肿瘤主要为类癌,其次为胰岛细胞瘤。非垂体肿瘤产生催乳素少见,肺癌、肾癌可产生催乳素。肾肿瘤(Wilm's 瘤)、小细胞肺癌、肺腺癌、肝癌、胰腺癌、卵巢癌可产生肾素引起高血压。间充质肿瘤,偶见前列腺癌、肺癌可引起骨软化症伴严重低血磷及肌无力。

二、诊　　断

诊断依据为:① 肿瘤和内分泌综合征同时存在,而肿瘤又非发生于正常时分泌该激素的内分泌腺;② 肿瘤伴血或尿中激素水平异常升高;③ 激素分泌呈自主性,不能被正常的反馈机制所抑制;④ 排除其他可引起有关综合征的原因;⑤ 肿瘤经特异性治疗后,激素水平下降,内分泌综合征症状缓解。

三、治　　疗

根据不同肿瘤选择不同治疗方案,多数需要手术。肿瘤经特异性治疗后激素水平下降,提示治疗有效。

(陈　晖　张真稳)

第二十一章 糖 尿 病

- **掌握**：糖尿病的基本概念、诊断标准、综合治疗原则,口服降糖药物的作用机制,胰岛素使用的适应证。
- **熟悉**：与糖尿病有关的实验室检查及临床意义,糖尿病的病因,常见急、慢性并发症的病理生理机制,临床表现及治疗原则。
- **了解**：糖代谢的生理,糖尿病的病理生理,糖、脂肪、蛋白质三大代谢紊乱的生化基础。

第一节 概 述

一、概 述

糖尿病是一组以慢性血葡萄糖(简称血糖)水平增高为特征的代谢性疾病,是由于胰岛素分泌和(或)作用缺陷所引起,可引起多系统损害,导致慢性进行性病变、功能减退及衰竭,病情严重或应激时可发生急性严重代谢紊乱。糖尿病是包括遗传及环境因素在内的多种因素共同作用的结果。估计我国现有糖尿病患者超过4千万,居世界第2位。2型糖尿病的发病正趋向低龄化,儿童中发病率逐渐升高。糖尿病已成为发达国家中继心血管病和肿瘤之后的第三大非传染性疾病,对社会和经济带来沉重负担,是严重威胁人类健康的世界性公共卫生问题(表6-21-1)。

表6-21-1 WHO糖尿病专家委员会提出的病因学分型标准(1999)

1. 1型糖尿病
   - A. 免疫介导型
   - B. 特发性
2. 2型糖尿病
3. 其他特殊类型糖尿病
   - A. 胰岛β细胞功能遗传性缺陷：MODY、线粒体糖尿病等
   - B. 胰岛素作用遗传性缺陷：A型胰岛素抵抗、矮妖精综合征、脂肪萎缩性糖尿病等
   - C. 胰腺外分泌疾病：胰腺炎、胰腺肿瘤、血色病等
   - D. 内分泌疾病：肢端肥大症、Cushing综合征、胰高糖素瘤、甲亢、嗜铬细胞瘤等
   - E. 药物或化学品所致的糖尿病：Vacor、喷他脒、烟酸、糖皮质激素等
   - F. 感染：先天性风疹、巨细胞病毒感染等
   - G. 不常见的免疫介导性糖尿病：僵人综合征、胰岛素自身免疫综合征、胰岛素受体抗体等
   - H. 其他与糖尿病相关的遗传综合征：Down综合征、Klinefelter综合征、Turner综合征、Wolfram综合征、卟啉病、Prader-Willi综合征等
4. 妊娠糖尿病

空腹血糖和(或)负荷后血糖升高,但尚未达到糖尿病诊断标准,称葡萄糖调节受损(IGR),包括空腹

血糖调节受损(IFG)和(或)IGT,两者可同时存在。IGR 代表了正常葡萄糖稳态和糖尿病高血糖之间的中间代谢状态,有称之为"糖尿病前期"。

(一)1 型糖尿病

绝大多数 T1DM 是自身免疫性疾病,遗传因素和环境因素共同参与其发病过程。某些外界因素作用于有遗传易感性的个体,激活 T 细胞介导的一系列自身免疫反应,引起选择性胰岛 β 细胞破坏和功能衰竭,体内胰岛素分泌不足进行性加重,导致糖尿病。

1. 多基因遗传因素　　T1DM 存在着遗传异质性,遗传背景不同的亚型其病因及临床表现不尽相同。

2. 环境因素

(1)病毒感染:病毒感染可直接损伤胰岛 β 细胞,迅速、大量破坏 β 细胞或使细胞发生微细变化、数量逐渐减少。病毒感染还可损伤胰岛 β 细胞而暴露其抗原成分、启动自身免疫反应,这是病毒感染导致胰岛 β 细胞损伤的主要机制。

(2)化学毒性物质和饮食因素:母乳喂养期短或缺乏母乳喂养的儿童 T1DM 发病率增高,认为血清中存在的与牛乳制品有关的抗体可能参与 β 细胞破坏过程。

3. 自身免疫　　在遗传的基础上,病毒感染或其他环境因素启动了自身免疫过程,造成胰岛 β 细胞破坏和 T1DM 的发生。

(1)体液免疫:已发现 90% 新诊断的 T1DM 患者血清中存在胰岛细胞抗体,比较重要的有胰岛细胞胞质抗体(ICA)、胰岛素自身抗体(IAA)、谷氨酸脱羧酶(GAD)抗体和胰岛抗原 2(IA-2)抗体等。胰岛细胞自身抗体检测可预测 T1DM 的发病及确定高危人群,并可协助糖尿病分型及指导治疗。GAD 抗体和 IA-2 抗体还可能通过"分子模拟"机制,导致胰岛 β 细胞损伤。

(2)细胞免疫:在 T1DM 的发病机制中,细胞免疫异常更为重要。T1DM 是 T 细胞介导的自身免疫性疾病,免疫失调体现在免疫细胞比例失调及其所分泌细胞因子或其他介质相互作用紊乱,其间关系错综复杂,现人为将其简单分为三个阶段:

1)免疫系统的激活。

2)免疫细胞释放各种细胞因子。

3)胰岛 β 细胞损伤。

4. 自然史　　T1DM 的发生发展经历以下阶段:① 个体具有遗传易感性,在其生命的早期阶段并无任何异常;② 某些触发事件如病毒感染引起少量胰岛 β 细胞破坏并启动自身免疫过程;③ 出现免疫异常,可检测出各种胰岛细胞抗体;④ 胰岛 β 细胞数目开始减少,仍能维持糖耐量正常;⑤ 胰岛 β 细胞持续损伤达到一定程度时(通常只残存 10% β 细胞),胰岛素分泌不足,糖耐量降低或出现临床糖尿病,需用胰岛素治疗;⑥ 最后胰岛 β 细胞几乎完全消失,需依赖胰岛素维持生命。

(二)2 型糖尿病

T2DM 也是复杂的遗传因素和环境因素共同作用的结果,目前对 T2DM 的病因仍然认识不足,T2DM 可能是一种异质性情况。

1. 遗传因素与环境因素　　T2DM 是由多个基因及环境因素综合引起的复杂病。环境因素包括人口老龄化、现代生活方式、营养过剩、体力活动不足、子宫内环境及应激、化学毒物等。

2. 胰岛素抵抗和 β 细胞功能缺陷　　在存在胰岛素抵抗的情况下,如果 β 细胞能代偿性增加胰岛素分泌,则可维持血糖正常;当 β 细胞功能有缺陷、对胰岛素抵抗无法代偿时,就会发生 T2DM。胰岛素抵抗和胰岛素分泌缺陷是 T2DM 发病机制的两个要素,不同患者其胰岛素抵抗和胰岛素分泌缺陷所具有的重要性不同,同一患者在疾病进展过程中两者的相对重要性也可能发生变化。

(1)胰岛素抵抗:指胰岛素作用的靶器官(主要是肝脏、肌肉和脂肪组织)对胰岛素作用的敏感性降低。胰岛素降低血糖的主要机制包括抑制肝脏葡萄糖产生(HGP)、刺激内脏组织(肝和胃肠道)对葡萄糖的摄取以及促进外周组织(骨骼肌、脂肪)对葡萄糖的利用。

(2)β 细胞功能缺陷:T2DM 的 β 细胞功能缺陷主要表现为:① 胰岛素分泌量的缺陷:随着空腹血糖浓度增高,最初空腹及葡萄糖刺激后胰岛素分泌代偿性增多(但相对于血糖浓度而言胰岛素分泌仍是不足的);但当空腹血糖浓度进一步增高时,胰岛素分泌反应逐渐降低。② 胰岛素分泌模式异常:静脉葡萄糖耐量试验(IVGTT)中第一时相胰岛素分泌减弱或消失;口服葡萄糖耐量试验(OGTT)中早期胰岛素分泌延迟、减弱或消失;胰岛素脉冲式分泌削弱;胰岛素原和胰岛素的比例增加等。

3. 葡萄糖毒性和脂毒性　　在糖尿病发生发展过程中所出现的高血糖和脂代谢紊乱可进一步降低胰岛素敏感性和损伤胰岛 β 细胞功能,分别称为"葡萄糖毒性"和"脂毒性",是糖尿病发病机制中最重要的获得性因素。

脂毒性还可能是 T2DM 发病机制中的原发性因素。血循环中 FFA 浓度过高以及非脂肪细胞(主要是肌细胞、肝细胞、胰岛 β 细胞)内脂质含量过多可通过各种有关途径导致胰岛素抵抗性的发生以及引起胰岛 β 细胞脂性凋亡和分泌胰岛素功能缺陷。

4. 自然史　　T2DM 早期存在胰岛素抵抗而胰岛 β 细胞可代偿性增加胰岛素分泌时,血糖可维持正常;当 β 细胞功能有缺陷、对胰岛素抵抗无法代偿时,才会进展为 IGR 和糖尿病。T2DM 的 IGR 和糖尿病早期不需胰岛素治疗的阶段较长,但随着病情进展,相当一部分患者需用胰岛素控制血糖或维持生命。

二、临 床 表 现

(一)基本临床表现

1. 代谢紊乱症状群　　血糖升高后因渗透性利尿引起多尿,继而口渴多饮;外周组织对葡萄糖利用障碍,脂肪分解增多,蛋白质代谢负平衡,渐见乏力、消瘦,儿童生长发育受阻;为了补偿损失的糖、维持机体活动,患者常易饥、多食,故糖尿病的临床表现常被描述为"三多一少",即多尿、多饮、多食和体重减轻。可有皮肤瘙痒,尤其外阴瘙痒。血糖升高较快时可使眼房水、晶状体渗透压改变而引起屈光改变致视力模糊。许多患者无任何症状,仅于健康检查或因各种疾病就诊化验时发现高血糖。

2. 并发症和(或)伴发病。

(二)常见类型糖尿病的临床特点

1. 1 型糖尿病

(1)自身免疫性 1 型糖尿病(1A 型):诊断时临床表现变化很大,多数青少年患者起病较急,症状较明显,当胰岛素严重缺乏或病情进展较快时,可出现 DKA,危及生命。某些成年患者,起病缓慢,早期临床表现不明显,经历一段或长或短的糖尿病不需胰岛素治疗的阶段,又称为"成人隐匿性自身免疫性糖尿病(LADA)"。一般很快进展到糖尿病需用胰岛素控制血糖或维持生命。这类患者很少肥胖,但肥胖不排除本病可能性。血浆基础胰岛素水平低于正常,葡萄糖刺激后胰岛素分泌曲线低平。胰岛 β 细胞自身抗体检查可以阳性。

(2)特发性 1 型糖尿病(1B 型):通常急性起病,胰岛 β 细胞功能明显减退甚至衰竭,临床上表现为糖尿病酮症甚至酸中毒,胰岛 β 细胞自身抗体检查阴性。在不同人种中临床表现可有不同。病因未明,其临床表型的差异反映出病因和发病机制的异质性。诊断时需排除单基因突变糖尿病和其他类型糖尿病。

暴发型糖尿病:现归类于 1B 型暴发性 1 型糖尿病的发病机制并不清楚,可能与 HLA 基因型、病毒感染和自身免疫有关。女性可能与妊娠有关系,大多数女性患者的发病时间为妊娠中晚期或刚分娩后。暴发性 1 型糖尿病应具备以下 3 点:① 血糖症状出现 1 周内即发展为酮症或酮症酸中毒;② 首诊时血糖等于或超过 16.0 mmol/L,糖化血红蛋白小于 8.5%;③ 尿 C 肽小于 10 μg/d 或空腹血清 C 肽少于 0.1 nmol/L 和刺激后(餐后或胰高血糖素)血清 C 肽小于 0.17 nmol/L。另外可有其他特征:① 胰岛相关抗体通常为阴性;② 发病常在 1 周之内,但也有患者在 1～2 周之内;③ 部分患者血清胰酶(包括淀粉酶)升高;④ 部分患者有发热、上呼吸道感染或胃肠道等前驱症状;⑤ 该病可发生在妊娠或分娩后。

2. 2 型糖尿病　　可发生在任何年龄,但多见于成人,常在 40 岁以后起病;多数发病缓慢,症状相对较轻,半数以上无任何症状;不少患者因慢性并发症、伴发病或仅于健康检查时发现。很少自发性发生 DKA,但在感染等应激情况下也可发生 DKA。T2DM 的 IGR 和糖尿病早期不需胰岛素治疗的阶段一般较长,随着病情进展,相当一部分患者需用胰岛素控制血糖、防治并发症或维持生命。常有家族史。临床上肥胖症、血脂异常、脂肪肝、高血压、冠心病、IGT 或 T2DM 等疾病常同时或先后发生,并伴有高胰岛素血症,目前认为这些均与胰岛素抵抗有关,称为代谢综合征。有的早期患者进食后胰岛素分泌高峰延迟,餐后 3～5 小时血浆胰岛素水平不适当地升高,引起反应性低血糖,可成为这些患者的首发临床表现。

3. 某些特殊类型糖尿病

(1) 青年人中的成年发病型糖尿病(MODY):是一组高度异质性的单基因遗传病。主要临床特征:① 有三代或以上家族发病史,且符合常染色体显性遗传规律;② 发病年龄小于 25 岁;③ 无酮症倾向,至少 5 年内不需用胰岛素治疗。

(2) 线粒体基因突变糖尿病:最早发现的是线粒体 tRNA 亮氨酸基因 3243 位点发生 A→G 点突变,引起胰岛 β 细胞氧化磷酸化障碍,抑制胰岛素分泌。临床特点为:① 母系遗传;② 发病早,β 细胞功能逐渐减退,自身抗体阴性;③ 身材多消瘦(BMI<24);④ 常伴神经性耳聋或其他神经肌肉表现。

4. 妊娠期糖尿病　　妊娠过程中初次发现的任何程度的糖耐量异常,均可认为是 GDM。GDM 不包括妊娠前已知的糖尿病患者,后者称为"糖尿病合并妊娠"。但二者均需有效处理,以降低围生期疾病的患病率和病死率。GDM 妇女分娩后血糖可恢复正常,但有若干年后发生 T2DM 的高度危险性;此外,GDM 患者中可能存在各种类型糖尿病,因此,应在产后 6 周复查,确认其归属及分型,并长期追踪观察。

(三) 并发症

1. 急性严重代谢紊乱　　指 DKA 和高血糖高渗状态。

2. 感染性并发症　　糖尿病患者常发生皮肤化脓性感染,可反复发生,有时可引起败血症或脓毒血症。皮肤真菌感染也常见。真菌性阴道炎和巴氏腺炎是女性患者常见并发症。糖尿病合并肺结核的发生率较非糖尿病者高。肾盂肾炎和膀胱炎多见于女性患者,反复发作可转为慢性。

3. 慢性并发症　　糖尿病的慢性并发症可遍及全身各重要器官,发病机制极其复杂,尚未完全阐明,认为与遗传易感性、胰岛素抵抗、高血糖、氧化应激等多方面因素的相互影响有关。高血糖引起的氧化应激是重要的共同机制,进一步引起多元醇途径激活、非酶糖化、蛋白激酶 C(PKC)激活以及己糖胺途径激活,导致组织损伤。

(1) 大血管病变:动脉粥样硬化的易患因素如肥胖、高血压、脂代谢异常等在糖尿病(主要是 T2DM)人群中的发生率均明显增高。动脉粥样硬化主要侵犯主动脉、冠状动脉、脑动脉、肾动脉和肢体外周动脉等,引起冠心病、缺血性或出血性脑血管病、肾动脉硬化、肢体动脉硬化等。

(2) 微血管病变:微血管病变是糖尿病的特异性并发症,其典型改变是微循环障碍和微血管基底膜增厚,微血管病变主要表现在视网膜、肾、神经和心肌组织,其中尤以糖尿病肾病和视网膜病为重要。

1) 糖尿病肾病:常见于病史超过 10 年的患者。是 T1DM 患者的主要死亡原因;在 T2DM,其严重性仅次于心、脑血管病。美国糖尿病协会(ADA)(2007 年)推荐筛查和诊断微量白蛋白尿采用测定即时尿标本的白蛋白/肌酐比值,<30 $\mu g/mg$、30～299 $\mu g/mg$ 和≥300 $\mu g/mg$ 分别为正常、微量白蛋白尿和大量白蛋白尿。

2) 糖尿病性视网膜病变:糖尿病病程超过 10 年,大部分患者合并程度不等的视网膜病变,是失明的主要原因之一。视网膜改变可分为六期,分属两大类。Ⅰ期:微血管瘤、小出血点;Ⅱ期:出现硬性渗出;Ⅲ期:出现棉絮状软性渗出。Ⅰ～Ⅲ期为背景性视网膜病变。Ⅳ期:新生血管形成、玻璃体积血;Ⅴ期:纤维血管增殖、玻璃体机化;Ⅵ期:牵拉性视网膜脱离、失明。Ⅳ～Ⅵ期为增殖性视网膜病变(PDR)。当出现 PDR 时,常伴有糖尿病肾病及神经病变。

3) 其他:心脏微血管病变和心肌代谢紊乱可引起心肌广泛灶性坏死,称为糖尿病心肌病,可诱发心力衰竭、心律失常、心源性休克和猝死。

(3) 神经系统并发症

1) 中枢神经系统并发症。

2) 周围神经病变:最为常见,通常为对称性,下肢较上肢严重,病情进展缓慢。先出现肢端感觉异常,可伴痛觉过敏、疼痛;后期可有运动神经受累,出现肌力减弱甚至肌萎缩和瘫痪。腱反射早期亢进、后期减弱或消失,音叉震动感减弱或消失。电生理检查可早期发现感觉和运动神经传导速度减慢。单一外周神经损害较少发生,主要累及脑神经。

3) 自主神经病变:也较常见,并可较早出现,影响胃肠、心血管、泌尿生殖系统功能。临床表现为瞳孔改变(缩小且不规则、光反射消失、调节反射存在)、排汗异常(无汗、少汗或多汗)、胃排空延迟(胃轻瘫)、腹泻(饭后或午夜)、便秘等,直立性低血压、持续心动过速、心搏间距延长等,以及残尿量增加、尿失禁、尿潴留、阳痿等。

(4) 糖尿病足：与下肢远端神经异常和不同程度周围血管病变相关的足部溃疡、感染和(或)深层组织破坏。轻者表现为足部畸形、皮肤干燥和发凉、胼胝(高危足)；重者可出现足部溃疡、坏疽。糖尿病足是截肢、致残主要原因。

(5) 其他糖尿病还可引起视网膜黄斑病(水肿)、白内障、青光眼、屈光改变、虹膜睫状体病变等其他眼部并发症。皮肤病变也很常见，某些为糖尿病特异性，大多数为非特异性，但临床表现和自觉症状较重。

(四) 实验室检查

1. 糖代谢异常严重程度或控制程度的检查

(1) 尿糖测定大多采用葡萄糖氧化酶法，测定的是尿葡萄糖，尿糖阳性是诊断糖尿病的重要线索。并发肾脏病变时，肾糖阈升高，虽然血糖升高，但尿糖阴性。妊娠期肾糖阈降低时，虽然血糖正常，尿糖可阳性。

(2) 血糖测定和 OGTT 血糖升高是诊断糖尿病的主要依据，又是判断糖尿病病情和控制情况的主要指标。血糖值反映的是瞬间血糖状态。常用葡萄糖氧化酶法测定。诊断糖尿病时必须用静脉血浆测定血糖，治疗过程中随访血糖控制程度时可用便携式血糖计(毛细血管全血测定)。

当血糖高于正常范围而又未达到诊断糖尿病标准时，须进行 OGTT。OGTT 应在清晨空腹进行，成人口服 75 g 无水葡萄糖或 82.5 g 含一分子水的葡萄糖，溶于 250～300 mL 水中，5～10 分钟内饮完，空腹及开始饮葡萄糖水后 2 小时测静脉血浆葡萄糖。儿童服糖量按每千克体重 1.75 g 计算，总量不超过 75 g。

(3) 糖化血红蛋白(GHbA1)和糖化血浆白蛋白测定：GHbA1 是葡萄糖或其他糖与血红蛋白的氨基发生非酶催化反应(一种不可逆的蛋白糖化反应)的产物，其量与血糖浓度呈正相关。GHbA1 有 a、b、c 三种，以 GHbA1C(A1C)最为主要。A1C 反映患者近 8～12 周总的血糖水平，为糖尿病控制情况的主要监测指标之一。美国 ADA 将 GHbA1 作为筛查糖尿病高危人群和诊断糖尿病的一种方法，但 GHbA1 检测在我国尚不普遍，检测方法的标准化程度不够，中国 2 型糖尿病防治指南暂未推荐在我国采用 HbAlc 诊断糖尿病。

血浆蛋白(主要为白蛋白)同样也可与葡萄糖发生非酶催化的糖化反应而形成果糖胺(FA)，其形成的量与血糖浓度相关，正常值为 1.7～2.8 mmol/L。由于白蛋白在血中浓度稳定，其半衰期为 19 天，故 FA 反映患者近 2～3 周内总的血糖水平，为糖尿病患者近期病情监测的指标。

2. 胰岛 β 细胞功能检查

(1) 胰岛素释放试验：正常人空腹基础血浆胰岛素为 35～145 pmol/L(5～20 mU/L)，口服 75 g 无水葡萄糖(或 100 g 标准面粉制作的馒头)后，血浆胰岛素在 30～60 min 上升至高峰，峰值为基础值 5～10 倍，3～4 h 恢复到基础水平。本试验反映基础和葡萄糖介导的胰岛素释放功能。胰岛素测定受血清中胰岛素抗体和外源性胰岛素干扰。

(2) C 肽释放试验方法同上。基础值不小于 400 pmol/L，高峰时间同上，峰值为基础值 5～6 倍。也反映基础和葡萄糖介导的胰岛素释放功能。C 肽测定不受血清中的胰岛素抗体和外源性胰岛素影响。

3. 其他检测 β 细胞功能的方法 如静脉注射葡萄糖-胰岛素释放试验可了解胰岛素释放第一时相，胰高糖素-C 肽刺激试验反映 β 细胞储备功能等，可根据患者的具体情况和检查目的而选用。

4. 并发症检查 急性严重代谢紊乱时的酮体、电解质、酸碱平衡检查，心、肝、肾、脑、眼科以及神经的各项辅助检查等。

5. 有关病因和发病机制的检查 GAD65 抗体、IAA 及 IA-2 抗体的联合检测；胰岛素敏感性检查；基因分析等。

三、诊 断

糖尿病诊断以血糖异常升高作为依据，应注意单纯空腹血糖正常不能排除糖尿病的可能性，应加验餐后血糖，必要时进行 OGTT。

1. 诊断线索 ① 三多一少症状。② 以糖尿病的并发症或伴发病首诊的患者；原因不明的酸中毒、失水、昏迷、休克;反复发作的皮肤感染、真菌性阴道炎、结核病等;血脂异常、高血压、冠心病、脑卒中、肾病、视网膜病、周围神经炎、下肢坏疽以及代谢综合征等。③ 高危人群:IGR[IFG 和(或)IGT]、年龄超过 45 岁、肥胖或超重、巨大胎儿史、糖尿病或肥胖家族史。

此外,30～40 岁以上健康体检或因各种疾病、手术住院时应常规排除糖尿病。

2. 诊断标准　　WHO 的诊断标准见表 6-21-2。

表 6-21-2　WHO 糖尿病专家委员会提出的诊断标准(1999)

糖尿病症状加随机血糖≥11.1 mmol/L(200 mg/dL)

　　(典型症状包括多饮、多尿和不明原因的体重下降;随机血糖指不考虑上次用餐时间,一天中任意时间的血糖)

或

空腹血糖≥7.0 mmol/L(126 mg/dL)

　　(空腹状态指至少 8 h 没有进食热量)

或

75 g 葡萄糖负荷后 2 h 血糖≥11.1 mmol/L(200 mg/dL)

注:无糖尿病症状者,需另日重复测定血糖明确诊断

糖耐量减低(IGT)指服糖后 2 h 血糖在 7.8～11.1 mmol/L 之间,空腹血糖调节受损(IFG)指空腹血糖在 6.1～6.9 mmol/L 之间。以上血糖均指静脉血浆血糖,如静脉全血和毛细血管血诊断标准不一样。

2003 年 11 月国际糖尿病专家委员会建议将 IFG 的界限值修订为 5.6～6.9 mmol/L。在急性感染、创伤或各种应激情况下可出现血糖暂时升高,不能以此诊断为糖尿病,应追踪随访。

3. 鉴别诊断　　注意鉴别其他原因所致尿糖阳性。肾性糖尿因肾糖阈降低所致,尿糖阳性,但血糖及 OGTT 正常。某些非葡萄糖的糖尿如果糖、乳糖、半乳糖尿,用班氏试剂(硫酸铜)检测呈阳性反应,用葡萄糖氧化酶试剂检测呈阴性反应。

甲状腺功能亢进症、胃空肠吻合术后,因碳水化合物在肠道吸收快,可引起进食后 1/2～1 h 血糖过高,出现糖尿,但 FPG 和 2 hPG 正常。弥漫性肝病患者,葡萄糖转化为肝糖原功能减弱,肝糖原储存减少,进食后 1/2～1 h 血糖过高,出现糖尿,但 FPG 偏低,餐后 2～3 h 血糖正常或低于正常。急性应激状态时,胰岛素拮抗激素分泌增加,可使糖耐量减低,出现一过性血糖升高、尿糖阳性,应激过后可恢复正常。

4. 分型　　有些患者暂时不能明确归为 T1DM 或 T2DM,可随访而逐渐明确分型(表 6-21-3)。

表 6-21-3

鉴 别 点	1 型	2 型
所占比例	5%～10%	90%～95%
主要病因	自身免疫或特发	遗传加环境
发病年龄	年轻	成年起病
肥胖	少见	多见
家族聚集性	少见	多见
临床症状	三多一少明显	不明显
GAD、ICA、IAA 等抗体	常阳性	阴性
漏诊率	低	高
胰岛素分泌	明显减少	减少或增加
胰岛素作用	不变	常明显减弱
自发性酮症酸中毒	常见	少见
合并代谢综合征异常组分	少见	常见

MODY 和线粒体基因突变糖尿病确诊有赖于基因分析。

许多内分泌病,如肢端肥大症(或巨人症)、库欣综合征、嗜铬细胞瘤可分别因生长激素、皮质醇、儿茶酚胺分泌过多,拮抗胰岛素而引起继发性糖尿病。还要注意药物和其他特殊类型糖尿病,一般不难鉴别。

5. 并发症和伴发病的诊断　　对糖尿病的各种并发症以及代谢综合征的其他组分也须进行相应检

查和诊断以便给予治疗。

四、治　疗

糖尿病强调治疗须早期和长期、积极而理性以及治疗措施个体化的原则。治疗目标为纠正代谢紊乱,消除症状、防止或延缓并发症的发生,降低病死率,而且要提高患者生活质量(表6-21-4)。

表6-21-4　中国2型糖尿病综合控制目标

指　　　标		目　标　值
血糖(mmol/L)*	空　腹	4.4~7.0 mmol/L
	非空腹	≤10.0 mmol/L
HbA1c(%)		<7.0
血压(mmHg)		<140/80
HDL-C(mmol/L)	男　性	>1.0
	女　性	>1.3
TG(mmol/L)		<1.7
LDL-C(mmol/L)	未合并冠心病	<2.6
	合并冠心病	<1.8
体重指数(BMI,kg/m²)		<24
尿白蛋白/肌酐比值(mg/mmol)	男　性	<2.5(22 mg/g)
	女　性	<3.5(31 mg/g)
尿白蛋白排泄率		<20 μg/min(30 mg/d)
主动有氧活动(分钟/周)		≥150

* 为毛细血管血糖。

1. 糖尿病健康教育　重要的基础治疗措施之一。

2. 医学营养治疗(MNT)　是另一项重要的基础治疗措施,应长期严格执行。对T1DM患者,在合适的总热量、食物成分、规则的餐次安排等措施基础上,配合胰岛素治疗有利于控制高血糖和防止低血糖。对T2DM患者,尤其是肥胖或超重者,医学营养治疗有利于减轻体重,改善糖、脂代谢紊乱和高血压以及减少降糖药物剂量。医学营养治疗方案包括:

(1)计算总热量:首先按患者性别、年龄和身高查表或用简易公式计算理想体重[理想体重(kg)=身高(cm)-105],然后根据理想体重和工作性质,参照原来生活习惯等,计算每日所需总热量。儿童、孕妇、乳母、营养不良和消瘦以及伴有消耗性疾病者应酌情增加,肥胖者酌减,使体重逐渐恢复至理想体重的±5%左右。

(2)营养物质含量:糖类占饮食总热量50%~60%,提倡用粗制米、面和一定量杂粮,忌食用葡萄糖、蔗糖、蜜糖及其制品(各种糖果、甜糕点饼干、冰淇淋、含糖饮料等)。蛋白质含量一般不超过总热量15%,成人每日每千克理想体重0.8~1.2 g,儿童、孕妇、乳母、营养不良或伴有消耗性疾病者增至1.5~2.0 g,伴有糖尿病肾病而肾功能正常者应限制至0.8 g,血尿素氮升高者应限制在0.6 g。

蛋白质应至少有1/3来自动物蛋白质,以保证必需氨基酸的供给。脂肪约占总热量30%,饱和脂肪、多价不饱和脂肪与单价不饱和脂肪的比例应为1:1:1,每日胆固醇摄入量宜在300 mg以下。

此外,各种富含可溶性食用纤维的食品可延缓食物吸收,降低餐后血糖高峰,有利于改善糖、脂代谢紊乱,并促进胃肠蠕动、防止便秘。每日饮食中纤维素含量不宜少于40 g,提倡食用绿叶蔬菜、豆类、块根类、粗谷物、含糖成分低的水果等。每日摄入食盐应限制在10 g以下。限制饮酒。

(3)合理分配:确定每日饮食总热量和糖类、蛋白质、脂肪的组成后,按每克糖类、蛋白质产热16.7 kJ(4 kCal),每克脂肪产热37.7 kJ(9 kCal),将热量换算为食品后制订食谱,并根据生活习惯、病情和配合药物治疗需要进行安排。可按每日三餐分配为1/5、2/5、2/5或1/3、1/3、1/3。

(4)随访。

3. 体育锻炼　应进行有规律的合适运动。根据年龄、性别、体力、病情及有无并发症等不同条件,循序渐进和长期坚持。T1DM 患者接受胰岛素治疗时,常可能处于胰岛素相对不足和胰岛素过多之间。在胰岛素相对不足时进行运动可使肝葡萄糖输出增加、血糖升高;在胰岛素相对过多时运动使肌肉摄取和利用葡萄糖增加,有可能诱发低血糖反应。故对 T1DM 患者,体育锻炼宜在餐后进行,运动量不宜过大,持续时间不宜过长。对 T2DM 患者(尤其是肥胖患者),适当运动有利于减轻体重、提高胰岛素敏感性,但如有心、脑血管疾病或严重微血管病变者,亦应按具体情况作妥善安排。

4. 病情监测　　定期监测血糖,并建议患者应用便携式血糖计进行自我监测血糖(SMBG);每 3～6 个月定期复查 A1C,了解血糖总体控制情况,及时调整治疗方案。每年 1～2 次全面复查,了解血脂以及心、肾、神经和眼底情况,尽早发现有关并发症,给予相应治疗。

5. 口服药物治疗

(1) 促胰岛素分泌剂——磺脲类(SUs):第一代 SUs 如甲苯磺丁脲(D860)、氯磺丙脲等已很少应用;第二代 SUs 有格列本脲、格列吡嗪、格列齐特、格列喹酮和格列苯脲等。

SUs 的主要作用为刺激胰岛 β 细胞分泌胰岛素,其作用部位是胰岛 β 细胞膜上的 ATP 敏感的钾离子通道 K_{ATP}。SUs 降血糖作用的前提条件是机体尚保存相当数量(30%以上)有功能的胰岛 β 细胞。

适应证:SUs 作为单药治疗主要选择应用于新诊断的 T2DM 非肥胖患者,用饮食和运动治疗血糖控制不理想时。年龄>40 岁、病程<5 年、空腹血糖<10 mmol/L 时效果较好。随着疾病进展,SUs 需与其他作用机制不同的口服降糖药或胰岛素联合应用。当 T2DM 晚期 β 细胞功能几乎消失殆尽时,SUs 及其他胰岛素促分泌剂均不再有效,而必须采用外源性胰岛素替代治疗。

禁忌证或不适应证:T1DM,有严重并发症或晚期 β 细胞功能很差的 T2DM,儿童糖尿病,孕妇、哺乳期妇女,大手术围手术期,全胰腺切除术后,对 SUs 过敏或有严重副反应者等。

副反应:① 低血糖反应:最常见而重要,常发生于老年患者(60 岁以上)、肝肾功能不全或营养不良者,药物剂量过大、体力活动过度、进食不规则、进食减少、饮含乙醇饮料等为常见诱因。严重低血糖可诱发心绞痛、心肌梗死或脑血管意外;反复或持续低血糖可导致神经系统不可逆损伤,甚至昏迷死亡,应予避免。② 体重增加:可能与刺激胰岛素分泌增多有关。③ 皮肤过敏反应:皮疹、皮肤瘙痒等。④ 消化系统:上腹不适、食欲减退等,偶见肝功能损害、胆汁淤滞性黄疸。⑤ 心血管系统:SUs 关闭心肌/血管平滑肌细胞膜上的 K_{ATP},可能妨碍缺血时的正常反应。不同 SUs 对不同类型 K_{ATP} 的亲和力不同、选择性结合的特异性不同,某些 SUs 可能对心血管系统带来不利影响。

临床应用:建议从小剂量开始,早餐前半小时一次服用,根据血糖逐渐增加剂量,剂量较大时改为早、晚餐前两次服药,直到血糖达到良好控制。格列吡嗪和格列齐特的控释药片,也可每天服药一次。应强调不宜同时使用各种 SUs,也不宜与其他胰岛素促分泌剂合用。

格列奈类:此类药物也作用在胰岛 β 细胞膜上的 K_{ATP},但结合位点与 SUs 不同,是一类快速作用的胰岛素促分泌剂,可改善早相胰岛素分泌。降血糖作用快而短,主要用于控制餐后高血糖。低血糖症发生率低、程度较轻而且限于餐后期间。较适合于 T2DM 早期餐后高血糖阶段或以餐后高血糖为主的老年患者。可单独或与二甲双胍、胰岛素增敏剂等联合使用。禁忌证和不适应证与 SUs 相同。于餐前或进餐时口服。有两种制剂:① 瑞格列奈:为苯甲酸衍生物,常用剂量为每次 0.5～4 mg。② 那格列奈:为 D-苯丙氨酸衍生物,常用剂量为每次 60～120 mg。③ 米格列奈:是苯丙氨酸的衍生物,常用剂量每次 5～10 mg。

(2) 双胍类:目前广泛应用的是二甲双胍。主要作用机制为抑制肝葡萄糖输出,也可改善外周组织对胰岛素的敏感性、增加对葡萄糖的摄取和利用。近年来认为二甲双胍可能通过激活单磷酸腺苷激活的蛋白激酶(AMPK)信号系统而发挥多方面的代谢调节作用。单独用药极少引起低血糖,与 SUs 或胰岛素合用则有可能出现低血糖。二甲双胍治疗 T2DM 尚伴有体重减轻、血脂谱改善、纤溶系统活性增加、血小板聚集性降低、动脉壁平滑肌细胞和成纤维细胞生长受抑制等,被认为可能有助于延缓或改善糖尿病血管并发症。

适应证:① T2DM:尤其是无明显消瘦的患者以及伴血脂异常、高血压或高胰岛素血症的患者,作为一线用药,可单用或联合应用其他药物。② T1DM:与胰岛素联合应用有可能减少胰岛素用量和血糖波动。

禁忌证或不适应证:① 肾、肝、心、肺功能减退以及高热患者禁忌,慢性胃肠病、慢性营养不良、消瘦者不宜使用本药;② T1DM 不宜单独使用本药;③ T2DM 合并急性严重代谢紊乱、严重感染、外伤、大手术、孕妇和哺乳期妇女等;④ 对药物过敏或有严重副反应者;⑤ 酗酒者。肌酐清除率<60 mL/min 时不宜应用本药。

副反应:① 消化道反应:进餐时服药、从小剂量开始、逐渐增加剂量,可减少消化道副反应;② 皮肤过敏反应;③ 乳酸性酸中毒:为最严重的副反应,苯乙双胍用量较大或老年患者、肝肾心肺功能不好及缺氧等时易发生。二甲双胍极少引起乳酸性酸中毒,但须注意严格按照推荐用法。

临床应用:儿童不宜服用本药,除非明确为肥胖的 T2DM 及存在胰岛素抵抗。年老患者慎用,药量酌减,并监测肾功能。准备作静脉注射碘造影剂检查的患者应事先暂停服用双胍类药物。现有两种制剂:① 二甲双胍:500~1 500 mg/d,分 2~3 次口服,最大剂量不超过 2 g/d。② 苯乙双胍(DBI):此药现已少用,有些国家禁用。

(3) 噻唑烷二酮类(TZDs,格列酮类):主要通过激活过氧化物酶体增殖物激活受体 γ(PPARγ)起作用。TZDs 被称为胰岛素增敏剂,明显减轻胰岛素抵抗,主要刺激外周组织的葡萄糖代谢,降低血糖;还可改善血脂谱、提高纤溶系统活性、改善血管内皮细胞功能、使 C 反应蛋白下降等,对心血管系统和肾脏显示出潜在的器官保护作用。TZDs 促进脂肪重新分布、从内脏组织转移至皮下组织,可能与其提高胰岛素敏感性的作用有关。近来发现它也可改善胰岛 β 细胞功能。TZDs 可单独或与其他降糖药物合用治疗 T2DM 患者,尤其是肥胖、胰岛素抵抗明显者;不宜用于 T1DM、孕妇、哺乳期妇女和儿童。主要副反应为水肿、体重增加,有心脏病、心力衰竭倾向或肝病者不用或慎用。单独应用不引起低血糖,但如与 SUs 或胰岛素合用,仍可发生低血糖。现有两种制剂:① 罗格列酮:用量为 4~8 mg/d,每日 1 次或分 2 次口服;② 吡格列酮:用量为 15~30 mg/d,每日 1 次口服。

(4) α 葡萄糖苷酶抑制剂(AGI):食物中淀粉、糊精和双糖(如蔗糖)的吸收需要小肠黏膜刷状缘的 α-葡萄糖苷酶,AGI 抑制这一类酶可延迟碳水化合物吸收,降低餐后高血糖。适用于空腹血糖正常(或不太高)而餐后血糖明显升高者,可单独用药或与其他降糖药物合用。T1DM 患者在胰岛素治疗基础上加用 AGI 有助于降低餐后高血糖。常见副反应为胃肠反应,如腹胀、排气增多或腹泻。单用本药不引起低血糖,但如与 SUs 或胰岛素合用,仍可发生低血糖,且一旦发生,应直接给予葡萄糖口服或静脉注射,进食双糖或淀粉类食物无效。肠道吸收甚微,通常无全身毒性反应,但对肝、肾功能不全者仍应慎用。不宜用于有胃肠功能紊乱者、孕妇、哺乳期妇女和儿童。现有三种制剂:① 阿卡波糖:主要抑制 α-淀粉酶,每次 50~100 mg,每日 3 次;② 伏格列波糖:主要抑制麦芽糖酶和蔗糖酶,每次 0.2 mg,每日 3 次;③ 米格列醇:米格列醇的结构与葡萄糖相似,能够可逆地竞争性抑制假单糖 α-葡糖苷酶,对小肠绒毛刷缘的 α-糖苷酶如蔗糖酶、葡萄糖淀粉酶、麦芽糖酶、异麦芽糖酶、海藻糖酶、乳糖酶都有抑制作用,是蔗糖酶的高效抑制剂,且不抑制 α-淀粉酶的活性。每次 50 mg,每日 3 次。AGI 应在进食第一口食物后服用。饮食成分中应有一定量的糖类,否则 AGI 不能发挥作用。

(5) DPPⅣ抑制剂:GLP-1 在体内迅速被二肽基肽酶Ⅳ(DPP-Ⅳ)降解而失去生物活性,其半衰期不足 2 分钟。采用 DPPⅣ抑制剂可延长其作用时间。DPPⅣ抑制剂有西格列汀、沙格列汀、维格列汀、利格列汀等,口服给药。

(6) 钠-葡萄糖协同转运蛋白 2(SGLT2)抑制剂:FDA 已经批准坎格列净、达格列净用于 2 型糖尿病治疗。

6. 胰岛素治疗

(1) 适应证:① T1DM;② DKA、高血糖高渗状态和乳酸性酸中毒伴高血糖;③ 各种严重的糖尿病急性或慢性并发症;④ 手术、妊娠和分娩;⑤ T2DM β 细胞功能明显减退者;⑥ 某些特殊类型糖尿病。

(2) 按作用起效快慢和维持时间,胰岛素制剂可分为短(速)效、中效和长(慢)效三类。速效有普通(正规)胰岛素(RI),皮下注射后发生作用快,但持续时间短,是唯一可经静脉注射的胰岛素,可用于抢救 DKA。中效胰岛素有低精蛋白胰岛素(NPH,中性精蛋白胰岛素)和慢胰岛素锌混悬液。长效制剂有精蛋白锌胰岛素注射液(PZI,鱼精蛋白锌胰岛素)和特慢胰岛素锌混悬液。速效胰岛素主要控制一餐饭后高血糖;中效胰岛素主要控制两餐饭后高血糖,以第二餐饭为主;长效胰岛素无明显作用高峰,主要提供基础水平胰岛素。

根据来源,目前胰岛素制剂有基因重组人胰岛素和猪胰岛素。人胰岛素比动物来源的胰岛素更少引起免疫反应。

胰岛素类似物指氨基酸序列与人胰岛素不同,但仍能与胰岛素受体结合,功能及作用与人胰岛素相似的分子,目前已有多种不同氨基酸序列及作用特性的胰岛素类似物,可提供更符合临床需要的速效及长效制剂。已在国内上市的有:

1) 速效胰岛素类似物:① 赖脯胰岛素:将胰岛素 B 链 28 位的脯氨酸(Pro)与 29 位的赖氨酸(Lys)次序颠倒($Lys^{B28} Pro^{B29}$);② 门冬胰岛素:胰岛素 B 链 28 位的脯氨酸被门冬氨酸取代(Asp^{B28});③ 谷赖胰岛素:在谷赖胰岛素中,人胰岛素 B3 位点上的天冬氨酸为赖氨酸所置换,而 B29 位点上的赖氨酸为谷氨酸所置换,使得谷赖胰岛素能够更快地被吸收。上述改变使皮下注射后吸收加快,通常 15 min 起效,30~60 min 达峰,持续 2~5 h。速效胰岛素类似物可于进餐前注射,起效快、达峰快、作用时间短,更符合进餐时的生理需求。

2) 长效胰岛素类似物:① 甘精胰岛素:胰岛素 A 链 21 位的门冬氨酸换成甘氨酸,并在 B 链 C 末端加两分子精氨酸,使等电点偏向酸性,在生理 pH 体液中溶解度降低,皮下注射后局部形成沉淀,缓慢分解吸收。② 地特胰岛素:在胰岛素 B 链 29 位赖氨酸上接一个游离脂肪酸侧链,切去第 30 位苏氨酸,经修饰后可与血浆白蛋白结合而延长其作用。长效胰岛素类似物提供的基础胰岛素水平较稳定,血糖控制较好,低血糖发生减少。③ 德谷胰岛素(insulin degludec):改变了人胰岛素分子的一个氨基酸,即去掉其 B 链第 30 位氨基酸,然后通过 1 个谷氨酸连接子,将 1 个 16 碳脂肪二酸侧链连接在 B29 位上。尚未上市。

3) 胰岛素吸入剂:有经肺、口腔黏膜和鼻腔黏膜吸收 3 种方式,已开始上市。2014 年 6 月 27 日 FDA 批准吸入型胰岛素 Afrezza 用于改善成人糖尿病患者的血糖控制。

注意事项:当从动物胰岛素改为人胰岛素制剂时,发生低血糖的危险性增加,应严密观察。胰岛素制剂类型、种类、注射技术、注射部位、患者反应性差异、胰岛素抗体形成等均可影响胰岛素的起效时间、作用强度和维持时间。腹壁注射吸收最快,其次分别为上臂、大腿和臀部。胰岛素不能冰冻保存,应避免温度过高、过低(不宜>30℃或<2℃)及剧烈晃动。

(3) 治疗原则和方法:胰岛素治疗应在综合治疗基础上进行。胰岛素剂量一般从小剂量开始,根据血糖水平逐渐调整。胰岛素治疗应力求模拟生理性胰岛素分泌模式。

1 型糖尿病:对病情相对稳定、无明显消瘦的患者,初始剂量为 0.5~1.0 U/(kg·d)。维持昼夜基础胰岛素水平约需全天胰岛素剂量的 40%~50%,剩余部分分别用于每餐前。例如,每餐前 20~30 min 皮下注射速效胰岛素(或餐前即时注射速效胰岛素类似物)使胰岛素水平迅速增高,以控制餐后高血糖。提供基础胰岛素水平的方法:① 睡前注射中效胰岛素可保持夜间胰岛素基础水平,并减少夜间发生低血糖的危险性,另于早晨给予小剂量中效胰岛素可维持日间的基础水平;② 每日注射 1~2 次长效胰岛素或长效胰岛素类似物使体内胰岛素水平达到稳态而无明显峰值。目前较普遍应用的强化胰岛素治疗方案是餐前多次注射速效胰岛素加睡前注射中效或长效胰岛素。应为患者制订试用方案,逐渐调整,至达到良好血糖。一部分 T1DM 患者在胰岛素治疗后一段时间内病情部分或完全缓解,胰岛素剂量减少或可以完全停用,称为"糖尿病蜜月期",通常持续数周至数月。

2 型糖尿病:胰岛素作为补充治疗,用于经合理的饮食和口服降糖药治疗仍未达到良好控制目标的患者,通常白天继续服用口服降糖药,睡前注射中效胰岛素(早晨可加或不加小剂量)或每天注射 1~2 次长效胰岛素。胰岛素作为替代治疗(一线用药)的适应证为:T2DM 诊断时血糖水平较高,特别是体重明显减轻的患者;口服降糖药治疗反应差伴体重减轻或持续性高血糖的患者;难以分型的消瘦的糖尿病患者。此外,在 T2DM 患者胰岛素补充治疗过程中,当每日胰岛素剂量已经接近 50 U 时,可停用胰岛素促分泌剂而改成替代治疗。应用胰岛素作为 T2DM 替代治疗时,可每天注射 2 次中效胰岛素或预混制剂;β 细胞功能极差的患者应按与 T1DM 类似的方案长期采用强化胰岛素治疗。

采用强化胰岛素治疗方案后,有时早晨空腹血糖仍然较高,可能的原因为:① 夜间胰岛素作用不足;②"黎明现象":即夜间血糖控制良好,也无低血糖发生,仅于黎明短时间内出现高血糖,可能由于清晨皮质醇、生长激素等胰岛素拮抗素激素分泌增多所致;③ Somogyi 效应:即在夜间曾有低血糖,在睡眠中未被察觉,但导致体内胰岛素拮抗素激素分泌增加,继而发生低血糖后的反跳性高血糖。夜间多次(于 0、2、4、6、8 h)测定血糖,有助于鉴别早晨高血糖的原因。

采用强化胰岛素治疗时,低血糖症发生率增加,应注意避免、及早识别和处理。2 岁以下幼儿、老年患者、已有晚期严重并发症者不宜采用强化胰岛素治疗。

持续皮下胰岛素输注（CSII，又称胰岛素泵）是一种更为完善的强化胰岛素治疗方法，放置速效胰岛素或速效胰岛素类似物的容器通过导管分别与针头和泵连接，针头置于腹部皮下组织，用可调程序的微型电子计算机控制胰岛素输注，模拟胰岛素的持续基础分泌和进餐时的脉冲式释放。定期更换导管和注射部位以避免感染及针头堵塞。严格的无菌技术、密切的自我监测血糖和正确与及时的程序调整是保持良好血糖控制的必备条件。

人工胰由血糖感受器、微型电子计算机和胰岛素泵组成。葡萄糖感受器能敏感地感知血糖浓度的动态变化，将信息传给电子计算机，指令胰岛素泵输出胰岛素，模拟胰岛 β 细胞分泌胰岛素的模式。目前尚未广泛应用。

糖尿病患者在急性应激时，如重症感染、急性心肌梗死、脑卒中或急症手术等，容易促使代谢紊乱迅速恶化。均应按实际需要，使用胰岛素治疗以渡过急性期，待急性并发症痊愈或缓解后再调整糖尿病治疗方案。

（4）胰岛素的抗药性和副反应：临床上只有极少数患者表现为胰岛素抗药性，即在无酮症酸中毒也无拮抗胰岛素因素存在的情况下，每日胰岛素需要量超过 100 U 或 200 U。此时应选用单组分人胰岛素速效制剂。如皮下注射胰岛素不能降低血糖，可试用静脉注射或者静脉泵入，并可考虑联合应用糖皮质激素及口服降糖药治疗。此时胰岛素可从已形成的复合物中分离而使循环中游离胰岛素骤增，引起严重低血糖，应严密监护、及早发现和处理。胰岛素抗药性经适当治疗后可消失。

胰岛素的主要副反应是低血糖反应，与剂量过大和（或）饮食失调有关，多见于接受强化胰岛素治疗者。胰岛素治疗初期可因钠潴留而发生轻度水肿，可自行缓解；部分患者出现视物模糊，为晶状体屈光改变，常于数周内自然恢复。

胰岛素过敏反应通常表现为注射部位瘙痒，继而出现荨麻疹样皮疹，全身性荨麻疹少见，可伴恶心、呕吐、腹泻等胃肠症状，罕见严重过敏反应。处理措施包括更换胰岛素制剂，使用抗组胺药和糖皮质激素以及脱敏疗法等。严重者需停止或暂时中断胰岛素治疗。

脂肪营养不良为注射部位皮下脂肪萎缩或增生，停止在该部位注射后可缓慢自然恢复，应经常更换注射部位以防止其发生。

7. 胰高糖素样多肽 1 类似物　胰高糖素样多肽 1（GLP-1）由肠道 L 细胞分泌，其主要活性形式为 GLP-1（7-36）酰胺，可使 T2DM 患者血糖降低。作用机制如下：① 刺激胰岛 β 细胞葡萄糖介导的胰岛素分泌；② 抑制胰高血糖素分泌，减少肝葡萄糖输出；③ 延缓胃内容物排空；④ 改善外周组织对胰岛素的敏感性；⑤ 抑制食欲及摄食。此外，GLP-1 还可促进胰岛 β 细胞增殖、减少凋亡，增加胰岛 β 细胞数量。长作用 GLP-1 类似物有艾塞那肽、利拉鲁肽、阿必鲁肽、利司那肽（Lixisenatide）、利司那肽（Lixisenatide）、度拉鲁肽（dulaglutide）、索玛鲁肽（Semeglutide），须注射给药，前两种国内已经上市。ITCA 650 是 Exenatide 的植入制剂，将药物置于 ITCA 泵装置中药物缓慢释放，一年一次，皮下植入，相比每日或每周一次给药能减少患者不少痛苦和并发症，包括局部血管坏死，炎症和感染等。

8. 胰腺移植和胰岛细胞移植　治疗对象主要为 T1DM 患者，目前尚局限于伴终末期肾病的 T1DM 患者。单独胰腺移植或胰肾联合移植可解除对胰岛素的依赖，改善生活质量。胰岛细胞移植技术已取得一定进展，移植成功率有一定提高，但目前仍处于试验阶段，许多问题有待解决。胰腺移植或胰岛细胞移植均宜在技术精良、经验丰富的医学中心进行。

9. 糖尿病慢性并发症的治疗原则　糖尿病慢性并发症是患者致残、致死的主要原因，强调早期防治。应定期进行各种慢性并发症筛查，以便早期诊断处理。防治策略首先应该是全面控制共同危险因素，包括积极控制高血糖、严格控制血压、纠正脂代谢紊乱、抗血小板治疗（例如阿司匹林）、控制体重、戒烟和改善胰岛素敏感性等并要求达标。

10. 减重手术

（1）适应证：年龄在 18～60 岁，一般状况较好，手术风险较低，经生活方式干预和各种药物治疗难以控制的 2 型糖尿病或伴发疾病（HbA1c＞7.0%）并符合以下条件的 2 型糖尿病患者，可考虑减重手术治疗。

可选适应证：BMI≥32 kg/m²，有或无并发症的 2 型糖尿病。

慎选适应证：BMI 28～32 kg/m² 且有 2 型糖尿病，尤其存在其他心血管风险因素时，可慎重选择减重手术。

暂不推荐：BMI 介于 25~28 k/m²，如果合并 2 型糖尿病，并有向心性肥胖（腰围男性＞90 cm，女性＞85 cm），且至少有额外的下述 2 条代谢综合征组分：高三酰甘油、低 HDL - C、高血压。手术应在患者知情同意情况下，严格按研究方案进行。手术的性质应被视为纯粹的临床研究，且事先应有医学伦理委员会批准；目前证据不足，暂不推荐为临床常规治疗方法。

（2）禁忌证：滥用药物、乙醇成瘾、患有难以控制的精神疾病患者，以及对减重手术的风险、益处、预期后果缺乏理解能力的患者。明确诊断为 1 型糖尿病的患者。胰岛 β 细胞功能已明显衰竭的 2 型糖尿病患者。外科手术禁忌者。BMI＜25 kg/m²。妊娠糖尿病及其他特殊类型的糖尿病。

（3）疗效判定：术后仅用生活方式治疗可使 HbAlc≤6.5%，空腹血糖≤5.6 mmol/L，可视为 2 型糖尿病已缓解。

（4）手术方式主要有如下四种。① 腹腔镜袖状胃切除术（LSG）：此手术是中重度肥胖伴 2 型糖尿病的首选术式。袖状胃切除术后，还可根据效果转化为 2 期胃旁路术。② 胃旁路术（RYGB）：这一手术旷置了远端胃大部、十二指肠和部分空肠，操作较为复杂，创伤大，并发症发生率高，术后需要营养物质监测与补充。用于 2 型糖尿病病程相对较长、需要减重更多的患者。③ 腹腔镜下可调节胃束带术（LAGB）：此种术式再手术率和复发率较高，目前应用逐渐减少。④ 胆胰旁路术（BPD）：虽然减重效果好，但手术操作极为复杂，并发症和死亡率均较高，容易出现维生素、微量元素营养物质，特别是蛋白质缺乏。术后必须严格监控营养代谢紊乱状况，并予以补充。对于 BMI≥50 kg/m² 的严重肥胖伴 2 型糖尿病患者可以考虑选择此种术式。

（5）风险：手术治疗肥胖伴 2 型糖尿病亦有一定的短期和长期风险。深静脉血栓形成和肺栓塞是手术引起死亡的重要原因。术后并发症还包括出血、吻合口瘘、消化道梗阻、溃疡等。远期并发症包括营养缺乏、胆石症、内疝形成等。

（6）手术的管理：减重手术的管理应由内分泌科和外科医师合作完成。包括术前筛选及评估、术后管理、术后随访。

11. 糖尿病合并妊娠的治疗　糖尿病妇女应于接受胰岛素治疗使血糖控制正常后才受孕，产前咨询极为重要。应选用短效和中效胰岛素，注意调节剂量。禁用口服降血糖药。需注意目前一些胰岛素类似物未允许被用于孕妇。在整个妊娠期间应密切监测孕妇血糖水平和胎儿情况。一般主张选择 36~38 周进行引产或剖宫产。根据胎儿和母亲的具体情况综合考虑，特别是妊娠期糖尿病，可争取足月妊娠自然分娩。产后注意对新生儿低血糖症的预防和处理。

第二节　糖尿病酮症酸中毒

糖尿病酮症酸中毒（diabeticketoacidosis，DKA）为最常见的糖尿病急症。糖尿病加重时，胰岛素绝对缺乏，三大代谢紊乱，不但血糖明显升高，而且脂肪分解增加，脂肪酸在肝脏经 β 氧化产生大量乙酰辅酶 A，由于糖代谢紊乱，草酰乙酸不足，乙酰辅酶 A 不能进入三羧酸循环氧化供能而缩合成酮体；同时由于蛋白合成减少，分解增加，血中成糖、成酮氨基酸均增加，使血糖、血酮进一步升高。DKA 分为几个阶段：① 早期血酮升高称酮血症，尿酮排出增多称酮尿症，统称为酮症；② 酮体中 β-羟丁酸和乙酰乙酸为酸性代谢产物，消耗体内储备碱，初期血 pH 正常，属代偿性酮症酸中毒，晚期血 pH 下降，为失代偿性酮症酸中毒；③ 病情进一步发展，出现神志障碍，称糖尿病酮症酸中毒昏迷。

T1DM 患者有自发 DKA 倾向，T2DM 患者在一定诱因作用下也可发生 DKA。常见诱因有感染、胰岛素治疗中断或不适当减量、饮食不当、各种应激如创伤、手术、妊娠和分娩等，有时无明显诱因。其中 20%~30% 无糖尿病病史。

一、临床表现

早期三多一少症状加重；酸中毒失代偿后，病情迅速恶化，疲乏、食欲减退、恶心呕吐、多尿、口干、头痛、嗜睡，呼吸深快，呼气中有烂苹果味（丙酮）；后期严重失水，尿量减少、眼眶下陷、皮肤黏膜干燥，血压下降、心率加快、四肢厥冷；晚期不同程度意识障碍，反射迟钝、消失、昏迷。感染等诱因引起的临床表现可被 DKA 的表现所掩盖。少数患者表现为腹痛,酷似急腹症。

尿糖强阳性、尿酮阳性,当肾功能严重损害而肾阈增高时尿糖和尿酮可减少或消失。可有蛋白尿和管型尿。血糖增高,一般为 $16.7\sim33.3$ mmol/L($300\sim600$ mg/dL),有时可达 55.5 mmol/L($1\,000$ mg/dL)以上。血酮体升高,正常 <0.6 mmol/L,>1.0 mmol/L 为高血酮,>3.0 mmol/L 提示酸中毒。血 β-羟丁酸升高。血实际 HCO_3^- 和标准 HCO_3^- 降低,CO_2 结合力降低,酸中毒失代偿后血 pH 下降;剩余碱负值增大,阴离子间隙增大,与 HCO_3^- 降低大致相等。血钾初期正常或偏低,尿量减少后可偏高,治疗后若补钾不足可严重降低。血钠、血氯降低,血尿素氮和肌酐常偏高。血浆渗透压轻度上升。部分患者即使无胰腺炎存在,也可出现血清淀粉酶和脂肪酶升高,治疗后数天内降至正常。即使无合并感染,也可出现白细胞数及中性粒细胞比例升高。

二、诊　断

早期诊断是决定治疗成败的关键,临床上对于原因不明的恶心呕吐、酸中毒、失水、休克、昏迷的患者,尤其是呼吸有酮味(烂苹果味)、血压低而尿量多者,不论有无糖尿病病史,均应想到本病的可能性。立即查末梢血糖、血酮、尿糖、尿酮,同时抽血查血糖、血酮、β-羟丁酸、尿素氮、肌酐、电解质、血气分析等以肯定或排除本病。

鉴别诊断包括:① 其他类型糖尿病昏迷:低血糖昏迷、高血糖高渗状态、乳酸性酸中毒;② 其他疾病所致昏迷:脑膜炎、尿毒症、脑血管意外等。

三、治　疗

对早期酮症患者,仅需给予足量短效胰岛素及口服补充液体,严密观察病情,定期查血糖、血酮,调整胰岛素剂量;对酮症酸中毒甚至昏迷患者应立即抢救,根据临床情况和末梢血糖、血酮、尿糖、尿酮测定作出初步诊断后即开始治疗,治疗前必须同时抽血送生化检验。

治疗原则:尽快补液以恢复血容量、纠正失水状态,降低血糖,纠正电解质及酸碱平衡失调,同时积极寻找和消除诱因,防治并发症,降低病死率。

1. 补液是治疗的关键环节　只有在有效组织灌注改善、恢复后,胰岛素的生物效应才能充分发挥。通常使用生理盐水。输液量和速度的掌握非常重要,DKA 失水量可达体重 10% 以上,一般根据患者体重和失水程度估计已失水量,开始时输液速度较快,在 $1\sim2$ h 内输入 0.9% 氯化钠 $1\,000\sim2\,000$ mL,前 4 h 输入所计算失水量 $1/3$ 的液体,以便尽快补充血容量,改善周围循环和肾功能。如治疗前已有低血压或休克,快速输液不能有效升高血压,应输入胶体溶液并采用其他抗休克措施。以后根据血压、心率、每小时尿量、末梢循环情况及有无发热、吐泻等决定输液量和速度,老年患者及有心肾疾病患者必要时监测中心静脉压,一般每 $4\sim6$ h 输液 $1\,000$ mL。24 h 输液量应包括已失水量和部分继续失水量,一般为 $4\,000\sim6\,000$ mL,严重失水者可达 $6\,000\sim8\,000$ mL。开始治疗时不能给予葡萄糖液,当血糖下降至 13.9 mmol/L 时改用 5% 葡萄糖液,并按每 $2\sim4$ g 葡萄糖加入 1 U 短效胰岛素。有建议配合使用胃管灌注温 0.9% 氯化钠或温开水,但不宜用于有呕吐、胃肠胀气或上消化道出血者。

2. 胰岛素治疗　目前均采用小剂量(短效)胰岛素治疗方案,即每小时给予每公斤体重 0.1 U 胰岛素,使血清胰岛素浓度恒定达到 $100\sim200$ μU/mL。通常将短效胰岛素加入生理盐水中持续静脉滴注(应另建输液途径),剂量均为每小时每千克体重 0.1 U。重症患者应酌情静脉注射首次负荷剂量 $10\sim20$ U 胰岛素。血糖下降速度一般以每小时约降低 $3.9\sim6.1$ mmol/L 为宜,每 $1\sim2$ h 复查血糖,若在补足液量的情况下 2 h 后血糖下降不理想或反而升高,提示患者对胰岛素敏感性较低,胰岛素剂量应加倍。当血糖降至 13.9 mmol/L 时开始输入 5% 葡萄糖溶液,并按比例加入胰岛素,此时仍需每 $4\sim6$ h 复查血糖,调节输液中胰岛素的比例及每 $4\sim6$ h 皮下注射一次胰岛素 $4\sim6$ U,使血糖水平稳定在较安全的范围内。病情稳定后过渡到胰岛素常规皮下注射。

3. 纠正电解质及酸碱平衡失调　本症酸中毒主要由酮体中酸性代谢产物引起,经输液和胰岛素治疗后,酮体水平下降,酸中毒可自行纠正,一般不必补碱。严重酸中毒影响心血管、呼吸和神经系统功能,应给予相应治疗,但补碱不宜过多、过快,补碱指征为血 pH<7.1,HCO_3^-<5 mmol/L。应采用等渗碳酸氢钠(1.25%~1.4%)溶液。若不能通过输液和应用胰岛素纠正酸中毒,而补碱过多过快,可产生不利影响,包括脑脊液反常性酸中毒加重、组织缺氧加重、血钾下降和反跳性碱中毒等。DKA 患者有不同程度失钾,失钾总量达 300~1 000 mmol。如上所述,治疗前的血钾水平不能真实反映体内缺钾程度,补钾应根据血钾和尿量:治疗前血钾低于正常,立即开始补钾,头 2~4 h 通过静脉输液每小时补钾 13~20 mmol/L(相当于氯化钾 1.0~1.5 g);血钾正常、尿量>40 mL/h,也立即开始补钾;血钾正常、尿量<30 mL/h,暂缓补钾,待尿量增加后再开始补钾;血钾高于正常,暂缓补钾。头 24 h 可补氯化钾达 6~8 g 或以上,部分稀释后静脉输入、部分口服。治疗过程中定时监测血钾和尿量,调整补钾量和速度。病情恢复后仍应继续口服钾盐数天。

4. 处理诱发病和防治并发症 在抢救过程中要注意治疗措施之间的协调及从一开始就重视防治重要并发症,特别是脑水肿和肾衰竭,维持重要器官功能。

(1)休克:如休克严重且经快速输液后仍不能纠正,应详细检查并分析原因,如确定有无合并感染或急性心肌梗死,给予相应措施。

(2)严重感染是本症常见诱因,亦可继发于本症之后。因 DKA 可引起低体温和血白细胞数升高,故不能以有无发热或血常规改变来判断,应积极处理。

(3)心力衰竭、心律失常:年老或合并冠状动脉病变(尤其是急性心肌梗死),补液过多可导致心力衰竭和肺水肿,应注意预防。可根据血压、心率、中心静脉压、尿量等调整输液量和速度,酌情应用利尿药和正性肌力药。血钾过低、过高均可引起严重心律失常,宜用心电图监护,及时治疗。

(4)肾衰竭是本症主要死亡原因之一,与原来有无肾病变、失水和休克程度、有无延误治疗等密切相关。强调注意预防,治疗过程中密切观察尿量变化,及时处理。

(5)脑水肿病死率甚高,应着重预防、早期发现和治疗。脑水肿常与脑缺氧、补碱不当、血糖下降过快等有关。如经治疗后,血糖有所下降,酸中毒改善,但昏迷反而加重,或虽然一度清醒,但烦躁、心率快、血压偏高、肌张力增高,应警惕脑水肿的可能。可给予地塞米松(同时观察血糖,必要时加大胰岛素剂量)、呋塞米。在血浆渗透压下降过程中出现的可给予白蛋白。慎用甘露醇。

(6)胃肠道表现:因酸中毒引起呕吐或伴有急性胃扩张者,可用 1.25%碳酸氢钠溶液洗胃,清除残留食物,预防吸入性肺炎。

5. 护理 良好的护理是抢救 DKA 的重要环节。应按时清洁口腔、皮肤,预防压疮和继发性感染。细致观察病情变化,准确记录神志状态、瞳孔大小和反应、生命体征、出入水量等。每 1~2 h 测血糖,4~6 h 复查血酮体、肌酐、电解质和酸碱平衡指标等。

第三节 高血糖高渗状态

高血糖高渗状态,是糖尿病急性代谢紊乱的另一临床类型,以严重高血糖、高血浆渗透压、脱水为特点,无明显酮症酸中毒,患者常有不同程度的意识障碍或昏迷。"高血糖高渗状态"与以前所称"高渗性非酮症性糖尿病昏迷"略有不同,因为部分患者并无昏迷,部分患者可伴有酮症。多见于老年糖尿病患者,原来无糖尿病病史,或仅有轻度症状,用饮食控制或口服降糖药治疗。

诱因为引起血糖增高和脱水的因素:急性感染、外伤、手术、脑血管意外等应激状态,使用糖皮质激素、免疫抑制剂、利尿剂、甘露醇等药物,水摄入不足或失水,透析治疗,静脉高营养疗法等。有时在病程早期因误诊而输入大量葡萄糖液或因口渴而摄入大量含糖饮料可诱发本病或使病情恶化。

一、临 床 表 现

本病起病缓慢,最初表现为多尿、多饮,但多食不明显或反而食欲减退,以致常被忽视。渐出现严重脱水和神经精神症状,患者反应迟钝、烦躁或淡漠、嗜睡,逐渐陷入昏迷、抽搐,晚期尿少甚至尿闭。就诊时呈严重脱水、休克,可有神经系统损害的定位体征,但无酸中毒样大呼吸。与 DKA 相比,失水更为严重、神经精神症状更为突出。

二、诊　断

本症病情危重、并发症多,病死率高于 DKA,强调早期诊断和治疗。临床上凡遇原因不明的脱水、休克、意识障碍及昏迷均应想到本病可能性,尤其是血压低而尿量多者,不论有无糖尿病史,均应进行有关检查以肯定或排除本病。

血糖达到或超过 33.3 mmol/L(一般为 33.3~66.8 mmol/L),有效血浆渗透压达到或超过 320 mOsm/L(一般为 320~430 mOsm/L)可诊断本病。血钠正常或增高。尿酮体阴性或弱阳性,一般无明显酸中毒(CO_2结合力高于 15 mmol/L),借此与 DKA 鉴别,但有时二者可同时存在[有效血浆渗透压(mOsm/L)$=2\times(Na^++K^+)+$血糖(均以 mmol/L 计算)]。

三、治　疗

治疗原则同 DKA。本症失水比 DKA 更为严重,可达体重的 10%~15%,输液要更为积极小心,24 h 补液量可达 6 000~10 000 mL。关于补液的种类和浓度,目前多主张治疗开始时用等渗溶液如 0.9%氯化钠。休克患者应另予血浆或全血。视病情可考虑同时给予胃肠道补液。当血糖下降至 16.7 mmol/L 时开始输入 5%葡萄糖液并按每 2~4 g 葡萄糖加入 1 U 胰岛素。应注意高血糖是维护患者血容量的重要因素,如血糖迅速降低补液不足,将导致血容量和血压进一步下降。胰岛素治疗方法与 DKA 相似,静脉注射胰岛素首次负荷量后,继续以每小时每千克体重 0.05~0.1 U 的速率静脉滴注胰岛素,一般来说本症患者对胰岛素较敏感,因而胰岛素用量较小。补钾要更及时,一般不补碱。应密切观察从脑细胞脱水转为脑水肿的可能,患者可一直处于昏迷状态,或稍有好转后又陷入昏迷,应密切注意病情变化,及早发现和处理。

病例分析

患者,女,17 岁。因"口干、多饮、多食、多尿一月,呕吐、气急一天入院"入院。患者于一月前无明显诱因下出现多饮、多食、多尿,每日饮水量明显增多,夜尿频多。入院前一天患者口渴明显加剧,尿多,并逐渐出现呕吐,呕吐物为胃内容物,无咖啡色液体,一共四次,每次量不多,无黑便,有气急,急诊来我院,今日我院门诊尿常规示:尿酮体(+++)、尿糖(++++),随机血糖 29.6 mmol/L,门诊拟以"1 型糖尿病并酮症酸中毒"收住院。病程中患者无神志不清,无抽搐,无腹泻,无腹痛,无头痛,无发热。入院时精神、睡眠欠佳。既往史:患者平素体质一般,否认"肝炎、结核"病史,否认药物过敏史,否认手术外伤史。无糖尿病家族病史。查体:T 37℃,P 109 次/分,R 24 次/分,BP 90/60 mmHg,神志清,精神差,推车推入病房,查体合作,对答切题,皮肤弹性差,眼球凹陷,浅淋巴结无肿大,舌黏膜干燥,两肺呼吸音尚清,未闻啰音,心率 109 次/分,律齐,无杂音,腹无压痛,肝脾肋下未及,肾区无叩击痛。双下肢无水肿,双足背动脉搏动正常,病理征未引出。急诊尿常规示:尿酮体(+++)、尿糖(++++)、随机血糖 29.6 mmol/L。

【问题】
(1) 该患者可诊断为什么病?
(2) 需要完善哪些检查?
(3) 怎么治疗?
【分析与解答】
(1) 诊断考虑为 1 型糖尿病、糖尿病酮症酸中毒。
(2) 需要完善血气分析、电解质分析、肾功能、肝功能、常规心电图、全胸片、腹部彩超。
(3) 治疗以补液、小剂量(短效)胰岛素静脉治疗、纠正电解质及酸碱平衡失调、处理诱发病和防治并发症为主。

(陈　晖　张真稳)

第二十二章 低血糖症

低血糖症是一组多种病因引起的以血浆葡萄糖浓度过低，临床上以交感神经兴奋和脑细胞缺糖为主要特点的综合征。一般以血浆葡萄糖浓度低于 2.8 mmol/L 作为低血糖症的标准。临床上按低血糖症的发生与进食的关系分为空腹（吸收后）低血糖症和餐后（反应性）低血糖症。

空腹低血糖原因：① 胰岛 B 细胞瘤（良性、恶性和增生）；② 拮抗胰岛素的激素分泌减少（垂体前叶功能减退、Addison's 病、儿茶酚胺或胰高糖素分泌减少）；③ 肝糖输出减少（各种重度肝损坏）；④ 胰外恶性肿瘤；⑤ 胰岛素或胰岛素受体自身抗体的免疫性疾病；⑥ 降糖药物：胰岛素或磺酰脲类药物或者非磺酰脲类促胰岛素分泌剂；⑦ 严重营养不良；⑧ 其他药物：普萘洛尔、水杨酸类等。

餐后低血糖原因：① 功能性低血糖；② 滋养性低血糖（胃切除术、胃空肠吻合术后）；③ 早期糖尿病性反应性低血糖；④ 乙醇性低血糖；⑤ 遗传性果糖不耐受症；⑥ 特发性低血糖症。

一、临床表现

低血糖呈发作性，时间及频率随病因不同而异，临床表现可归纳为两方面：

（1）自主（交感）神经过度兴奋表现。

（2）脑功能障碍的表现：糖尿病患者由于血糖快速下降，即使血糖高于 2.8 mmol/L，也可出现明显的交感神经兴奋症状，称为"低血糖反应"。

部分患者虽然低血糖但无明显症状，往往不被觉察，极易进展成严重低血糖症，陷于昏迷或惊厥称为未察觉的低血糖症。

二、诊　　断

1. 低血糖症的确立　　Whipple 三联征：① 低血糖症状；② 发作时血糖低于 2.8 mmol/L；③ 供糖后低血糖症状迅速缓解。

2. 评价低血糖症的实验室检查

（1）血浆胰岛素测定：低血糖发作时，应同时测定血浆葡萄糖、胰岛素和 C 肽水平，以证实有无胰岛素和 C 肽不适当分泌过多。

（2）胰岛素释放指数：为血浆胰岛素（mU/L）与同一血标本测定的血糖值（mg/dL）之比。正常人该比值<0.3，多数胰岛素瘤患者>0.4，甚至 1.0 以上。

（3）血浆胰岛素原和 C 肽测定。

（4）48～72 h 饥饿试验：少数未觉察的低血糖或处于非发作期以及高度怀疑胰岛素瘤的患者应在严密观察下进行，试验期应鼓励患者活动。

（5）延长（5 小时）口服葡萄糖耐量试验：主要用于鉴别 2 型糖尿病早期出现的餐后晚发性低血糖症。

3. 鉴别诊断　　以脑缺糖为主要表现者，可误诊为精神病、神经疾患（癫痫、短暂脑缺血发作）或脑血管意外等。

三、治　　疗

治疗包括两方面：一是解除神经缺糖症状，二是纠正导致低血糖症的各种潜在原因。

1. 低血糖发作的处理　　轻者口服糖水、含糖饮料，或进食糖果、饼干等即可缓解。重者和疑似低血糖昏迷的患者,应及时测定毛细血管血糖,及时予50%葡萄糖液静脉注射,继以5%~10%葡萄糖液静脉滴注,必要时可加用氢化可的松。

2. 病因治疗 胰岛素瘤手术可以根治。胰岛素自身免疫综合征停用可疑药物,使用激素。反应性低血糖可分餐。药物性低血糖调整药物种类、剂量。

（陈　晖　张真稳）

第二十三章　血脂异常与脂蛋白异常血症

血脂异常指血浆中脂质量和质的异常。血脂异常实际上表现为脂蛋白异常血症。血脂异常少数为全身性疾病所致（继发性），多数是遗传缺陷与环境因素相互作用的结果（原发性）。血脂异常可作为代谢综合征的组分之一。长期血脂异常可导致动脉粥样硬化、增加心脑血管病的发病率和死亡率。临床上也可简单地将血脂异常分为高胆固醇血症、高三酰甘油血症、混合性高脂血症。按是否继发于全身系统性疾病分类，分为原发性和继发性血脂异常两大类。原发性和继发性血脂异常可同时存在。相当一部分原发性血脂异常患者存在一个或多个遗传基因缺陷，由基因缺陷所致的血脂异常多具有家族聚集性，有明显的遗传倾向，称为家族性脂蛋白异常血症，原因不明的称为散发性或多基因性脂蛋白异常血症。

一、临　床　表　现

血脂异常的临床表现主要包括：① 黄色瘤、早发性角膜环和脂血症眼底改变；② 动脉粥样硬化。血脂异常是通过实验室检查而发现、诊断及分型的。测定空腹状态下（禁食 12～14 h）血浆或血清 TC、TG、LDL-C 和 HDL-C 是最常用的实验室检查方法。TC 是所有脂蛋白中胆固醇的总和，TG 是所有脂蛋白中三酰甘油的总和。LDL-C 和 HDL-C 分别指 LDL 和 HDL 中的胆固醇含量。决定治疗前，至少有两次血脂检查的结果。超速离心技术是脂蛋白异常血症分型的金标准，但一般临床实验室难以做到。脂蛋白电泳将脂蛋白分为位于原点不移动的乳糜微粒、前 β、β 和 α 共 4 条脂蛋白区带，目前已不常应用。

二、诊　　　断

《中国成人血脂异常防治指南（2007 年）》中国人血脂水平分层标准，中国人血清 TC 的合适范围为<5.18 mmol/L（200 mg/dL），≥6.22 mmol/L（240 mg/dL）为升高。血清 LDL-C 的合适范围为<3.37 mmol/L（130 mg/dL），≥4.14 mmol/L（160 mg/dL）为升高。血清 HDL-C 的合适范围为≥1.04 mmol/L（40 mg/dL），≥1.55 mmol/L（60 mg/dL）为升高，<1.04 mmol/L（40 mg/dL）为减低。TG 的合适范围为<1.70 mmol/L（150 mg/dL），≥2.26 mmol/L（200 mg/dL）为升高。

三、治　　　疗

（1）治疗原则：继发性血脂异常应以治疗原发病为主，治疗措施应是综合性的。防治目标水平治疗血脂异常最主要的目的在于防治缺血性心血管疾病。《中国成人血脂异常防治指南（2007 年）》建议：首先根据是否有冠心病或冠心病等危症以及有无心血管危险因素，结合血脂水平来综合评估心血管病的发病危险，将人群进行血脂异常危险分层。危险性越高，则调脂治疗应越积极。

（2）治疗性生活方式改变（TLC）。

（3）药物治疗（表 6-23-1）。

表 6-23-1　调脂药物选择

血　脂　谱	药　物　选　择
LDL-胆固醇升高	
单独	他汀类或合并树脂类药物
合并三酰甘油轻度升高	他汀类
合并低 HDL-胆固醇	联合治疗（他汀＋贝特类或他汀＋烟酸类）

（续表）

血 脂 谱	药 物 选 择
正常 LDL -胆固醇	
合并三酰甘油升高	贝特类或烟酸,或联合应用
合并低 HDL -胆固醇	贝特类或烟酸,或联合应用

（4）其他治疗措施：血浆净化治疗、手术治疗、基因治疗。

（5）疗效判断：不同人群的血脂控制目标不同。

（陈 晖 张真稳）

第二十四章 肥 胖 症

肥胖症指体内脂肪堆积过多和(或)分布异常、体重增加,是包括遗传和环境因素在内的多种因素相互作用所引起的慢性代谢性疾病。肥胖可作为某些疾病的临床表现之一,称为继发性肥胖症,约占肥胖症的1%。

一、临 床 表 现

肥胖者的特征是身材外形浑圆,脸部上窄下宽,双下颏,颈粗短,向后仰头枕部皮褶明显增厚。胸圆,肋间隙不显,双乳因皮下脂肪厚而增大。站立时腹部向前凸出而高于胸部平面,脐孔深凹。

常用测量方法:① 体重指数(BMI):$BMI(kg/m^2)=$体重$(kg)/$[身长$(m)]^2$。BMI是诊断肥胖症最重要的指标。② 理想体重(IBW):$IBW(kg)=$身高$(cm)-105$ 或 $IBW(kg)=$[身高$(cm)-100$]$\times 0.9$(男性)或0.85(女性)。③ 腰围或腰/臀比(WHR):反映脂肪分布。目前认为测定腰围更为简单可靠,是诊断腹部脂肪积聚最重要的临床指标。④ CT或MRI:是评估体内脂肪分布最准确的方法。⑤ 其他。

二、诊 断

1. 肥胖症的诊断标准　2003年《中国成人超重和肥胖症预防控制指南(试用)》以 BMI 值≥24 为超重,≥28 为肥胖;男性腰围≥85 cm 和女性腰围≥80 cm 为腹型肥胖。2004年中华医学会糖尿病学分会建议代谢综合征中肥胖的标准定义为 BMI≥25。

2. 鉴别诊断　主要与继发性肥胖症如库欣综合征等相鉴别。

三、治 疗

(1) 行为治疗。

(2) 医学营养治疗。

(3) 体力活动和体育运动。

(4) 药物治疗:减重药物主要有以下几类:① 食欲抑制剂;② 代谢增强剂;③ 减少肠道脂肪吸收的药物。

(5) 外科治疗:可选择使用吸脂术、切脂术和各种减少食物吸收的手术,如空肠回肠分流术、胃气囊术、小胃手术或垂直结扎胃成形术等。手术有一定危险性,仅用于重度肥胖、减重失败而又有严重并发症,这些并发症有可能通过体重减轻而改善者。

[附] 代谢综合征

代谢综合征(MS)是心血管病的多种代谢危险因素(与代谢异常相关的心血管病危险因素)在个体内集结的状态。MS的中心环节是肥胖和胰岛素抵抗,其主要组成成分为肥胖症尤其是中心性肥胖、2型糖尿病或糖调节受损、血脂异常以及高血压,但它所涉及的疾病状态尚包括非酒精性脂肪肝病、高尿酸血症、微量白蛋白尿、血管内皮功能异常、低度炎症反应、血液凝固及纤维蛋白溶解系统活性异常、神经内分泌异常及多囊卵巢综合征等,而且还可能不断有新的疾病状态加入。

一、诊断

中华医学会糖尿病学分会(CDS)2013年诊断标准如下:

(1) 腹型肥胖:腰围男性≥90 cm,女性≥85 cm。

（2）高血糖：空腹血糖≥6.1 mmol/L 或糖负荷后 2 h 血糖≥7.8 mmol/L 和（或）已确诊为糖尿病并治疗者。

（3）高血压：血压≥130/85 mmHg 及（或）已确认为高血压并治疗者。

（4）空腹 TG≥1.70 mmol/L。

（5）空腹 HDL - C<1.04 mmol/L。

以上具备三项或更多项即可诊断。主要与继发性肥胖鉴别。

二、治疗

生活方式干预，药物治疗。治疗目标如下：体重在一年内减轻降低 7%～10%，争取达到正常 BMI 和腰围；血压：糖尿病患者<130/80 mmHg，非糖尿病患者<140/90 mmHg；LDL - C<2.60 mmol/L、甘油三酯<1.70 mmol/L、HDL - C>1.04 mmol/L（男）或 >1.30 mmol/L（女）；空腹血糖<6.1 mmol/L、负荷后 2 h 血糖<7.8 mmol/L 及 HbAlc<7.0%。

（陈 晖 张真稳）

第二十五章　水、电解质代谢和酸碱平衡失常

正常人体体液及其组分的波动范围很小，以保持体液容量、电解质、渗透压和酸碱度等的相对恒定。正常人每日水的排出和摄入是平衡的。

血浆渗透压正常范围为 280～310 mOsm/L。Na^+ 为血浆中的主要阳离子，是维持血浆渗透压平衡的主要因素。

水摄入调节主要依赖于神经调节。水的排泄主要依赖于抗利尿激素、醛固酮和肾的调节。

第一节　水、钠代谢失常

水、钠代谢失常是相伴发生的，单纯性水（或钠）增多或减少极为少见。临床上多分为失水、水过多、低钠血症和高钠血症等数种。

一、失　水

失水是指体液丢失所造成的体液容量不足（表 6 - 25 - 1）。

表 6 - 25 - 1　失　水　分　类

	高渗性失水	低渗性失水	等渗性失水
病因	1. 水分摄入不足 2. 水分排出过多	丧失体液，同时饮入大量水或静脉输入葡萄糖溶液未补充电解质者，导致细胞外液稀释，血清钠降低称为低渗性脱水	急性腹膜炎、急性肠梗阻和大量呕吐及大面积烧伤等外科疾病最为常见
临床表现	轻度失水（体重的 2%～3%）：口渴、尿量少、饮水多 中度失水（体重的 4%～6%）：口渴重、咽下难、心率快、皮肤干、工效低 重度失水（体重的 7% 以上）：躁谵幻、脱水热、昏迷、休克、肾衰竭	轻度（血浆钠 130 mmol/L 左右）：乏、渴、晕、尿钠低 中度（血浆钠 120 mmol/L 左右）：恶心吐、肌肉痛、静脉陷、血压低 重度（血浆钠 110 mmol/L 左右）：休克、昏迷	既有脱水症状，又有缺钠症状。血清钠大致在正常范围
实验室检查	1. 尿钠升高 2. 尿比重升高 3. RBC，HB，Ht 升高 4. 血清钠升高 >145 mmol/L 5. 血浆渗透压>310 mOsm/L	1. 血钠<130 mmol/L 2. 血浆渗透压<280 mOsm/L 3. 尿钠少，尿比重降低 4. RBC，Hb，Ht 升　BUN 升高，BUN/Cr>20：1（正常 10：1）	血钠、血浆渗透压正常；尿比重升高，血液浓缩

二、水过多和水中毒

水过多是水在体内过多潴留的一种病理状态。若过多的水进入细胞内，导致细胞内水过多则称为水中毒。水过多和水中毒是稀释性低钠血症的病理表现。

（一）临床表现

1. 急性水过多和水中毒　　起病急，精神神经表现突出，也可呈颅内高压表现。

2. 慢性水过多和水中毒　　轻度水过多仅有体重增加，当血浆渗透压低于 260 mOsm/L（血钠

125 mmol/L)时,有疲倦、表情淡漠、恶心、食欲减退等表现和皮下组织肿胀;当血浆渗透压降至 240～250 mOsm/L(血钠 115～120 mmol/L)时,出现头痛、嗜睡、神志错乱、谵妄等神经精神症状,当血浆渗透压降至 230 mOsm/L(血钠 110 mmol/L)时,可发生抽搐或昏迷。血钠在 48 h 内迅速降至 108 mmol/L 以下可致神经系统永久性损伤或死亡。

（二）诊断

① 水过多的病因和程度(体重变化、出入水量、血钠浓度等);② 有效循环血容量和心、肺、肾功能状态;③ 血浆渗透压。

应注意与缺钠性低钠血症鉴别。水过多和水中毒时尿钠一般大于 20 mmol/L,而缺钠性低钠血症的尿钠常明显减少或消失。

（三）治疗

积极治疗原发病,记录 24 h 出入水量,控制水的摄入量和避免补液过多可预防水过多的发生或其病情的加重。

1. 轻症水过多和水中毒　限制进水量,适当服用袢利尿剂。

2. 急重症水过多和水中毒　保护心、脑功能,纠正低渗状态(如利尿脱水)。

(1) 高容量综合征以脱水为主,减轻心脏负荷。明确为抗利尿激素分泌过多者,除病因治疗外,可选用利尿剂、地美环素、碳酸锂、托伐普坦等治疗。

(2) 低渗血症(特别是已出现精神神经症状者)应迅速纠正细胞内低渗状态,除限水、利尿外,应使用 3%～5%氯化钠液,一般剂量为 5～10 mL/kg,严密观察心肺功能变化,调节剂量及滴速,一般以分次补给为宜。

三、低 钠 血 症

低钠血症与体内总钠量(可正常、增高或降低)无关,是指血清钠＜135 mmol/L 的一种病理生理状态。

1. 缺钠性低钠血症　即低渗性失水。

2. 稀释性低钠血症　即水过多,血钠被稀释。

3. 转移性低钠血症　少见。机体缺钠时,钠从细胞外移入细胞内。总体钠正常,细胞内液钠增多,血清钠减少。

4. 特发性低钠血症　多见于恶性肿瘤、肝硬化晚期、营养不良、年老体衰及其他慢性疾病晚期,亦称消耗性低钠血症。

（一）临床表现

主要症状为软弱、乏力、恶心呕吐、头痛嗜睡、肌肉痛性痉挛、神经精神症状和可逆性共济失调等。

（二）诊断

出现临床症状,血清钠＜135 mmol/L 可以诊断。需与其他神经系统疾病鉴别。低钠血症需寻找病因。

（三）治疗

低钠血症的治疗应根据病因、类型、发生的急慢及伴随症状而采取不同处理方法,故治疗应强调个性化,但总的治疗措施包括:① 祛除病因;② 纠正低钠血症;③ 对症处理;④ 治疗并发症。

四、高 钠 血 症

高钠血症是指血清钠＞145 mmol/L,机体总钠量可增高、正常或减少。浓缩性高钠血症即高渗性失水,最常见。潴钠性高钠血症较少见。

（一）临床表现

潴钠性高钠血症以神经精神症状为主要表现。

（二）诊断

血钠升高可以诊断,病情轻重与血钠升高的速度和程度有关。

（三）治疗

积极治疗原发病，限制钠的摄入量，防止钠输入过多。潴钠性高钠血症除限制钠的摄入外，可用5%葡萄糖液稀释疗法或鼓励多饮水，但必须同时使用排钠性利尿药。上述方法未见效且病情加重者，可考虑应用8%葡萄糖溶液做透析疗法。氢氯噻嗪可缓解特发性高钠血症的症状。

第二节 钾代谢失常

钾的主要生理作用是维持细胞的正常代谢与酸碱平衡、细胞膜的应激性和心肌的正常功能。

一、钾缺乏和低钾血症

低钾血症是指血清钾<3.5 mmol/L的一种病理生理状态。造成低钾血症的主要原因是体内总钾量丢失，称为钾缺乏症。

（1）缺钾性低钾血症：表现为体内总钾量、细胞内钾和血清钾浓度降低。原因摄入钾不足或者排出钾过多。后者包括：(1) 胃肠失钾。(2) 肾脏失钾：① 肾脏疾病；② 内分泌疾病；③ 利尿药；④ 补钠过多；⑤ 碱中毒或酸中毒恢复期；⑥ 某些抗生素。(3) 其他原因所致的失钾。

（2）转移性低钾血症：因细胞外钾转移至细胞内引起，见于：① 代谢性或呼吸性碱中毒或酸中毒的恢复期；② 使用大量葡萄糖液；③ 周期性瘫痪；④ 急性应激状态；⑤ 棉籽油或氯化钡中毒；⑥ 使用叶酸、维生素 B_{12} 治疗贫血；⑦ 反复输入冷存洗涤过的红细胞；⑧ 低温疗法使钾进入细胞内。

（3）稀释性低钾血症。

（一）临床表现

1. 缺钾性低钾血症 一般血清钾<3.0 mmol/L 时，患者感疲乏、软弱、乏力；<2.5 mmol/L 时，全身性肌无力，肢体软瘫，腱反射减弱或消失，甚而膈肌、呼吸肌麻痹，呼吸困难、吞咽困难，严重者可窒息。可伴麻木、疼痛等感觉障碍。循环系统早期可有心动过速，可有房性、室性期前收缩；严重者呈低钾性心肌病，心肌坏死、纤维化。心电图显示：血钾降至 3.5 mmol/L 时，T 波宽而低，Q-T 间期延长，出现 U 波；重者 T 波倒置，ST 段下移，出现多源性期前收缩或室性心动过速；更严重者可因心室扑动、心室颤动、心搏骤停或休克而猝死。会出现酸碱平衡紊乱，常见代谢性碱中毒。

2. 转移性低钾血症 亦称为周期性瘫痪。常在半夜或凌晨突然起病，主要表现为发作性软瘫或肢体软弱乏力，多数以双下肢为主，少数累及上肢。

3. 稀释性低钾血症 主要见于水过多或水中毒时。

（二）诊断

反复发作的周期性瘫痪是转移性低钾血症的重要特点。一般根据病史，结合血清钾测定可作出诊断。特异的心电图表现有助于诊断。病因鉴别时，要首先区分是肾性或肾外性失钾。

（三）治疗

1. 补钾量 参照血清钾水平，大致估计补钾量。

2. 补钾种类 最好是饮食补钾，药物补钾。

3. 补钾方法 口服补钾以氯化钾为首选。严重病例需静脉滴注补钾。速度一般静脉补钾的速度以 20~40 mmol/h 为宜，不能超过 50~60 mmol/h。浓度如以常规静脉滴注法补钾，静注液体以含钾 20~40 mmol/L 或氯化钾 1.5~3.0 g/L 为宜。

二、高 钾 血 症

高钾血症是指血清钾浓度>5.5 mmol/L 的一种病理生理状态，此时的体内钾总量可增多（钾过多）、正常或缺乏。包括钾过多性高钾血症、转移性高钾血症、浓缩性高钾血症。

（一）临床表现

主要表现为心肌收缩功能降低，心音低钝，可使心脏停搏于舒张期；出现心率减慢、室性期前收缩、房室传导阻滞、心室颤动及心跳停搏。心电图是诊断高钾血症程度的重要参考指标。

（二）诊断

有导致血钾增高和（或）肾排钾减少的基础疾病，血清钾＞5.5 mmol/L 即可确诊。心电图所见可作为诊断、病情判定和疗效观察的重要指标。

（三）治疗

早期识别和积极治疗原发病，控制钾摄入。治疗原则是迅速降低血钾水平，保护心脏。

（1）对抗钾的心脏抑制作用。

（2）促进排钾：经肾排钾：排钾利尿剂；经肠排钾：阳离子交换树脂；透析疗法。

（3）减少钾的来源。

第三节　酸碱平衡失常

一、代谢性酸中毒

最常见的一种酸碱平衡紊乱，是细胞外液 H^+ 增加或 HCO_3^- 丢失而引起的以原发性 HCO_3^- 降低和 pH 降低为特征。在代谢性酸中毒的临床判断中，阴离子间隙（AG）有重要的临床价值。按不同的 AG 值可分为高 AG 正常氯型及正常 AG 高氯型代谢性酸中毒。

二、代谢性碱中毒

代谢性碱中毒是指体内酸丢失过多或者从体外进入碱过多的临床情况，主要生化表现为血清碳酸氢盐过高，血 pH 增高。

（一）临床表现

轻者被原发病掩盖。严重者呼吸浅慢，由于蛋白结合钙增加、游离钙减少，碱中毒致乙酰胆碱释放增多，神经肌肉兴奋性增高，常有面部及四肢肌肉抽搐、手足搐搦、口周及手足麻木。血红蛋白对氧的亲和力增加，致组织缺氧，出现头昏、躁动、谵妄乃至昏迷。伴低钾血症时，可表现为软瘫。

（二）诊断

确诊依赖于实验室检查。HCO_3^-、AB、SB、BB、BE 增加；如能除外呼吸因素的影响，$CO_2 CP$ 升高有助于诊断。失代偿期 pH＞7.45，H^+ 浓度＜35nmol/L；缺钾性碱中毒者的血清钾降低，尿呈酸性；低氯性者的血清氯降低，尿 Cl^-＞10 mmol/L。

（三）治疗

轻、中度者以治疗原发病为主，如循环血容量不足时用生理盐水扩容，低钾血症者补钾，低氯血症者给以生理盐水等，一般不需要特殊处理。氯化铵、稀盐酸、精氨酸等也是可选药物。

三、呼吸性酸中毒

呼吸性酸中毒的特点是体内 CO_2 蓄积及 pH 下降。主要原因是肺的换气功能降低；见于呼吸道梗阻，肺炎，肺不张，胸腹部手术，创伤等。治疗的根本方法是解除呼吸道梗阻，改善肺换气功能。

四、呼吸性碱中毒

指由于肺通气过度使血浆 H_2CO_3 浓度或 $PaCO_2$ 原发性减少，而导致 pH 升高（＞7.45）。根据发病情况分为急性及慢性两大类。

（陈　晖　张真稳）

第七篇

风湿性疾病

第一章　总　　论

学习要点

- **掌握:** 风湿性疾病的临床表现、辅助检查和治疗原则。
- **熟悉:** 风湿性疾病的病理和分类。
- **了解:** 风湿病常用的治疗药物。

风湿性疾病(rheumatic diseases)是泛指影响骨、关节及其周围软组织(如肌肉、滑囊、肌腱、筋膜、神经等)的一组疾病。其病因可与感染、免疫、代谢、内分泌、退行性变、地理环境、遗传及肿瘤性等有关。它可以是全身系统性的,也可以是局限性的;可以是器质性的,也可以是精神性或功能性的疾病。

风湿性疾病的范畴和分类:风湿性疾病可分为十大类近 200 种疾病,见表 7-1-1。

表 7-1-1　风湿性疾病的分类(1983 年 ACR)

分　类	举　例
弥漫性结缔组织病	SLE、RA、PM/DM、SSc、干燥综合征、重叠综合征、幼年性关节炎、弥漫性筋膜炎和系统性血管炎等
与脊柱相关的关节炎	AS、赖特综合征、银屑病关节炎和炎性肠病性关节炎等
退行性关节炎	原发性或继发性骨关节炎等
伴有风湿病的代谢及内分泌性疾病	痛风、假性痛风、淀粉样变及内分泌疾病如糖尿病和甲状腺功能亢进症等
感染所致的风湿病综合征	风湿热、脓毒性关节炎、病毒性关节炎和反应性关节炎等
肿瘤相关的风湿病	滑膜肉瘤、骨软骨瘤、多发性骨髓瘤和转移性恶性肿瘤等
神经血管疾病	神经病性关节炎、反射性交感神经营养不良、雷诺现象或雷诺病、红斑肢痛病和脊神经病变等
骨及软骨疾病	骨质疏松、骨软化、变形性骨炎、肋软骨炎、致密性骨炎和缺血性骨坏死等
关节外疾病	软组织风湿症、椎间盘疾病、特发性腰痛和肉瘤样病等
其他伴有关节表现的疾病	复发性风湿病、色素沉着绒毛结节性滑膜炎和多中心网状细胞增生症等

风湿性疾病总体上是一常见病,但其中有些疾病相对少见。流行病学的调查显示:在我国,类风湿关节炎(RA)患病率为 0.32%~0.36%,强直性脊柱炎(AS)约为 0.25%,系统性红斑狼疮(SLE)约为 0.07%,原发性干燥综合征(pSS)约为 0.3%,痛风性关节炎约 0.34%,骨关节炎(OA)在 50 岁以上者可达 50%。

一、风湿病的病理

风湿病的病理改变主要包括炎症性反应及非炎症性病变,不同的疾病其病变出现在不同靶组织器官,见表 7-1-2。

表 7-1-2　常见风湿病的病理特点

疾病名称	靶器官病变	
	炎症性	非炎症性
系统性红斑狼疮	小血管炎	
类风湿关节炎	滑膜炎	

（续表）

疾病名称	靶器官病变	
	炎症性	非炎症性
骨关节炎		关节软骨变性
强直性脊柱炎	附着点炎	
干燥综合征	唾液腺和泪腺炎	
系统性硬化症		皮下纤维组织增生
多发性肌炎/皮肌炎	肌炎	
血管炎	不同大小的动、静脉炎	
痛风	关节腔炎症	

二、风湿性疾病的临床表现

风湿病是一个涉及多个学科、多个系统的疾病,其临床表现也是多种多样的。常见风湿病的关节、皮肤和特异临床表现见表7-1-3,表7-1-4,表7-1-5。

表7-1-3　常见关节炎的特点

关节	RA	AS	OA	Gout	SLE
周围关节炎	有	有	有	有	有
起病	缓	缓	缓	急骤	不定
首发关节	PIP、MCP、腕	膝、髋、踝	膝、腰、DIP	第一跖趾关节炎	手关节或其他部位
疼痛性质	持续、休息后加重	休息后加重	活动后加重	疼痛剧烈、夜间重	不定
肿胀性质	组织为主	软组织为主	骨性肥大	红、肿、热	少见
畸形	常见	部分	小部分	少见	偶见
演变	对称性多关节炎	不对称下肢大关节炎,少关节炎*	负重关节明显	反复发作	
脊柱炎和(或)骶髂关节病变	偶有	必有,功能受损	腰椎增生,唇样变	无	无

注:PIP:近端指间关节;MCP:掌指关节;DIP:远端指间关节。＊少关节炎是指累及4个以下关节。

表7-1-4　常见风湿病的特异性皮肤表现

疾病	皮肤表现
系统性红斑狼疮	急性皮疹包括蝶形红斑、弥漫性充血性斑丘疹和大疱性表皮松解症等;亚急性皮疹包括银屑病样皮疹和多发性环形红斑等;慢性皮疹有盘形红斑和脂膜炎等
皮肌炎	暗紫色水肿性皮疹(向阳性皮疹),出现在眶周、两颊部、鼻梁、颈部前胸"V"形区和肩背部,Gottron皮疹(关节伸侧红斑鳞屑样皮疹),皮肤异色症
银屑病关节炎	银屑病皮疹,指甲顶针样凹陷、甲脱离、甲下角化过度、增厚、横嵴及变色
赖特综合征	溢脓性皮肤角化症,漩涡状龟头炎
成人斯蒂尔病	一过性靶形、"V"形区酒醉样红斑样或橙红色斑丘疹
白塞病	针刺反应、结节性红斑和毛囊炎样或痤疮样皮损
系统性硬化症	皮肤增厚变硬,难以捏起
结节病	斑片或结节性病变、狼疮样冻疮、狼疮样红皮病、瘢痕浸润、斑丘疹、皮肤斑点、鱼鳞癣和皮肤溃疡等

表 7-1-5 常见弥漫性结缔组织病的特异性临床表现

病 名	特 异 性 表 现
系统性红斑狼疮	颊部蝶形红斑,蛋白尿,溶血性贫血,血小板减少,多浆膜炎
原发性干燥综合征	口、眼干,腮腺肿大,猖獗龋齿,肾小管酸中毒,高球蛋白血症
皮肌炎	上眼睑红肿,Gottron 征,颈部呈"V"形充血,肌无力
系统性硬化症	雷诺现象,指端缺血性溃疡,硬指,皮肤肿硬失去弹性
肉芽肿性多血管炎	鞍鼻。肺迁移性浸润影或空洞
大动脉炎	无脉,颈部、腹部血管杂音
白塞病	口腔溃疡,外阴溃疡,针刺反应

三、风湿性疾病的辅助检查

(一)常规检查

血常规、尿液常规、肝肾功能检查是必需的,它有助于病情分析及用药的选择;血沉、C 反应蛋白、球蛋白定量和补体(C_3、C_4 和 CH_{50})检查对于疾病的诊断及疾病活动性的判断很有帮助。

(二)特异性检查

特异性检查包括自身抗体(抗核抗体谱:抗 DNA 抗体、抗非组蛋白抗体即抗 ENA 抗体谱、抗核仁抗体和其他细胞成分抗体;类风湿因子;抗中性粒细胞胞质抗体:P-ANCA 和 C-ANCA;抗磷脂抗体:抗心磷脂抗体、狼疮抗凝物和抗 β_2-GP1 抗体;抗角蛋白抗体谱:抗核周因子、抗角蛋白抗体和抗环瓜氨酸多肽抗体等)检测、人类白细胞相关抗原(HLA)检测、关节液检查和病理学检查。常见弥漫性结缔组织病的自身抗体见表 7-1-6。

表 7-1-6 常见弥漫性结缔组织病的自身抗体

病 名	ANA 谱	抗磷脂抗体	ANCA	抗角蛋白抗谱
系统性红斑狼疮(SLE)	抗 ds-DNA 抗组蛋白抗体 抗 SSA 抗体	阳性	少见	
原发性干燥综合征(pSS)	抗 SSA 抗体 抗 SSB 抗体	阳性	少见	
混合性结缔组织病(MCTD)	抗 RNP 抗体			
皮肌炎/多发性肌炎(DM/PM)	抗合成酶(Jo-1)抗体			
系统性硬化症(SSc)	抗着丝点抗体(ACA) 抗 Scl-70 抗体 抗核仁抗体			
类风湿关节炎(RA)				抗核周因子 (APF) 抗角蛋白抗体 (AKA) 抗环瓜氨酸多 肽抗体(CCP-A)
系统性血管炎			阳性	
肉芽肿性多血管炎(GPA)			c-ANCA	
显微镜下多血管炎(MPA)			p-ANCA	
嗜酸性肉芽肿性多血管炎(EGPA)			P-ANCA	

(三)影像学检查

影像学检查是风湿病中重要的辅助检测手段之一,有助于各种疾病的诊断、鉴别诊断、疾病分期和疗效的判断等。常用的检查方法包括 X 线、电子计算机断层扫描(CT)、磁共振成像(MRI)和血管造影,各种检查方法有其自身的特点(表7-1-7)。

表7-1-7 各种影像学检查特点比较

	X线	CT	MRI	血管造影
骨质侵蚀	(+)	(++)	(+++)	(—)
骨质疏松	(+)	(—)	(—)	(—)
骨髓水肿	(—)	(—)	(+)	(—)
关节间隙变窄	(+)	(+)	(+)	(—)
关节渗液	(—)	(—)	(+)	(—)
滑膜炎症、增厚	(—)	(—)	(+)	(—)
血管翳	(—)	(—)	(+)	(—)
肌腱炎	(—)	(—)	(+)	(—)
血管炎	(—)	(—)	(—)	(+)

四、风湿病的治疗

风湿病多为慢性病,种类繁多,一旦诊断明确应早治疗。治疗的目的是缓解相关症状,保持关节和脏器功能,改善预后,提高生活质量。治疗措施包括一般治疗(教育、物理治疗、锻炼、对症处理),药物治疗,手术治疗(滑膜切除、关节置换、矫形等)。药物治疗是最主要的治疗方法之一,主要包括非甾体抗炎药(NSAIDs)、糖皮质激素(GC)、改变病情抗风湿药(DMARDs)和生物制剂。

(一) 非甾体抗炎药

非甾体抗炎药(nonsteroidal anti-inflammatory drugs,NSAIDs)具有抗炎、解热和镇痛的效果,临床应用广泛。是用于改善风湿病的各类关节肿痛的对症药物,它不能控制原发病的病情进展。该类药物共同的作用机制是通过抑制环氧化酶(COX),从而抑制花生四烯酸转化为前列腺素。COX 有两种同工酶即 COX-1 和 COX-2,根据 NSAIDs 对 COX 同工酶作用的不同或分为 COX 非选择性抑制剂和 COX-2 选择性抑制剂两大类见表7-1-8。

表7-1-8 非甾体抗炎药的新型分类

分 类	定 义	体 内 作 用	举 例
COX 非选择性抑制剂	对 COX-1 和 COX-2 的抑制作用	对胃肠道毒性作用较大	吲哚美辛、吡罗昔康等
COX-2 选择性抑制剂	在生物学上或在临床上没有选择性选择性抑制 COX-2,对 COX-1 不产生明显影响,但剂量较大时也有抑制作用	对胃肠道毒性较低,但毒性作用随剂量加大而增大	依托考昔、塞来昔布等

(二) 糖皮质激素

糖皮质激素(简称激素 Glucocorticoid,GC)具有很强而快速的抗炎作用和免疫抑制作用,是治疗多种 CTD 的一线药物,但在不同的 CTD 其用药的剂量和疗程各不相同。根据 GC 的半衰期的长短可分为三大类:短效的 GC:可的松和氢化可的松;中效的 DC:泼尼松、泼尼松龙、甲泼尼龙和曲安西龙等;长效的 GC:地塞米松、倍他米松等。氢化可的松、泼尼松龙、甲泼尼龙可不经过肝脏转化直接发挥其生理效应,故在有肝功能损害的患者首选这些 GC。长期使用 GC 要注意该类药物的副反应,如感染、高血压、骨质疏松、高糖血症、股骨头无菌性坏死、肥胖、精神兴奋、消化性溃疡、撤药反跳等。因此在 GC 的使用中要严格掌握适应证和药物剂量,控制并监测其副反应。

(三) 改变病情抗风湿药

改变病情抗风湿药(disease modifying antirheumatic drug,DMARDs)是指可以改善病情和延缓病情进展的一类药物,其特点是起效慢,故曾被称为慢作用抗风湿药。Ip 常用的 DMARDs 作用机制各不相同,见表7-1-9。

表 7－1－9 常用 DMARDs 的使用方法和作用机制

药 物	使 用 方 法	起效时间(月)	作 用 机 制
羟氯喹	400 mg/d 或 6 mg/(kg·d),分 2 次就餐时服用,2～4 个月内减为 200 mg/d	3～6	通过改变细胞溶酶体的 pH,减弱巨噬细胞的抗原递呈功能和 IL－1 的分泌,也减少淋巴细胞的活化
磷酸氯喹	0.125 g,1 次/日,3 日至 1 周后增加至 0.25 g,1 次/日,维持 2 年以上,酌情减为维持量	3～6	同羟氯喹
柳氮磺吡啶	0.25 g,3 次/日,1 周后增至 0.5 g,2 次/日,再过 1 周,增至 1 g,2 次/日,维持 2 年以上	1～2	不十分清楚,其在肠道分解物 5-氨基水杨酸能抑制前列腺素并清除吞噬细胞释放的致炎性氧离子。关节炎患者服本药 12 周后周围血活化的淋巴细胞减少
甲氨蝶呤	口服或静脉推注 5 mg,每周 1 次,1 周后逐步增至 7.5～15 mg,维持半年以上	1～2	通过抑制二氢叶酸还原酶抑制嘌呤、嘧啶核苷酸的合成,使活化的淋巴细胞合成和生长受阻
来氟米特	口服 10～20 mg,1 次/日	1～2	其活性代谢物通过抑制二氢乳清酸脱氢酶抑制嘧啶核苷酸的合成,使活化淋巴细胞合成生长受阻
艾拉莫德	口服 25 mg,2 次/日	1～2	通过抑制前列腺素、免疫球蛋白、IL－1β、TNFα、IL－6、IL－8、MPC－1 等产生;抑制破骨细胞,抑制骨破坏;通过 BMP－2 和骨钙素途径促进骨形成
青霉胺	0.125 g,1 次/日,3～7 日加量至 0.25 g,1 次/日,饭后 1.5 h 服用,维持 2 年以上	3～6	通过疏基改变 T、NK、单核细胞膜受体性能,改变细胞反应性
金诺芬	3 mg,1 次/日,1 周后增至 3 mg,2 次/日,维持 2 年以上	4～6	抑制单核-巨噬细胞分泌 IL－1
硫唑嘌呤	50 mg,1 次/日,1 周后增至 100 mg/d。最大剂量 2.5 mg/(kg·d),维持 1 年以上	2～3	干扰腺嘌呤、鸟嘌呤核苷酸的合成,使活化的淋巴细胞合成和生长受阻
环孢素 A	2.5 mg/(kg·d),1 周后增至 3～5 mg/(kg·d),维持半年以上	1～2	通过抑制 IL－2 的合成和释放,抑制、改变 T 细胞的生长和反应
环磷酰胺	200 mg,2 次/周或 50～100 mg,1 次/日,最大剂量 2.5 mg/(kg·d),口服或静脉推注	1～2	交联 DNA 和蛋白,使细胞生长受阻

(四)生物制剂

生物制剂的问世是近十余年来风湿免疫领域的最大进展之一,目前已成为抗风湿药物的重要组成部分。这类药物主要是利用抗体的靶向性,特异地阻断疾病发病中的重要环节发,用于治疗 SLE、RA 和脊柱关节病等有很好地疗效。其主要的副反应有感染、过敏反应,部分药物有增加肿瘤发生率的风险,故应该严格掌握适应证,在使用前应该进行严格的筛查。目前在国内外上市的生物制剂见表 7－1－10。

表 7－1－10 目前在国内外已批准用于临床治疗的生物制剂

药 物	结 构	药 理 学	适 应 证
阿达木单抗(Adalimumab)	全人单抗	抗 TNFα 制剂	RA、AS、PSA、IBDA 血管炎、IBD/HLA－B_{27} 相关性虹膜炎、白塞病、难治性 SLE
英夫利昔单抗(Infliximab)	人鼠嵌合型单抗	抗 TNFα 制剂	同上
依那西普(Etanercept)	重组 TNF 受体(P75)－Ig 二聚体	抗 TNFα 制剂	同上
塞妥珠单抗(Certolizumab Pegol)	聚乙二醇人源化 Fab 片段单抗	抗 TNFα 制剂	克罗恩病、RA
戈利木单抗(Golimumab)	全人单抗	抗 TNFα 制剂	RA、AS、PSA

（续表）

药　物	结　构	药　理　学	适　应　证
阿巴西普（Abatacept）	重组 CTLA4 - Ig 分子二聚体	T 细胞共刺激阻断剂	RA、SLE
阿那白滞素（Anakinra）	重组 IL - 1 受体拮抗剂	IL - 1 受体拮抗剂	活动性 RA、OA、痛风
妥珠单抗（Tocilizumab）	人源化 IL - 6 受体单抗	IL - 6 受体拮抗剂	活动性 RA、JIA
利妥昔单抗（Rituximab）	人鼠嵌合型抗 CD20 单抗	B 细胞清除剂	RA、系统性血管炎、难治性 SLE、系统性硬化症等

注：RA：类风湿关节炎；AS：强直性脊柱炎；PSA 银屑病关节炎；IBDA：炎症肠病性关节炎；SLE 系统性红斑狼疮；OA：骨性关节炎；JIA：幼年特发性关节炎。

（五）辅助性治疗

静脉免疫球蛋白、血浆置换、血浆免疫吸附等作为上述治疗的辅助治疗有一定的疗效，故可用于有一定指征的风湿病患者。

【思考题】

（1）简述风湿病的定义及分类。

（2）简述风湿病常用的药物分类和应用原则。

（张　育　李国青）

第二章　风　湿　热

风湿热（rheumatic fever，RF）是由于 A 组乙型溶血性链球菌（GAS）感染后反复发作的全身结缔组织炎症。病变主要累及关节、心脏、皮肤组织，偶尔累及中枢神经系统、血管、浆膜、肺和肾等。本病多有自限性，急性发作时发关节炎为主，反复发作后可有不同程度的心脏损害而导致风湿性心脏病。

一、临　床　表　现

在主要症状出现前 1～6 周常有 GAS 感染的表现，如发热、咽痛、咳嗽和颌下淋巴结肿大，发热时脉搏加快，大量出汗，往往与体温不成比例。典型的表现如下：

1. 游走性、多发性大关节炎　伴红、肿、灼热、疼痛和压痛，可反复发作，但无畸形。

2. 心脏炎　患者可出现活动后心悸、气短和心前区不适，窦性心动过速常是心脏炎的早期限表现，累及到二尖瓣时可出现心尖区高调的收缩期吹风样杂音功短促低调的舒张中期杂音（Carey coombs 杂音），累及到主动脉动瓣时在心底部可闻及舒张期柔和吹风样杂音，心包炎多为轻度的心包积液，严重的心脏炎可出现充血性心力衰竭。

3. 环形红斑　6%～25% 的患者可出现环形红斑，常在 GAS 感染后较晚才出现，分布于四肢近端和躯干，数小时或 1～2 日消退。

4. 皮下结节　发生率为 2%～16%，位于关节伸侧皮下组织中的稍硬而无痛性小结节，与皮肤无粘连，表面皮肤无改变。常与心脏炎同时出现，是风湿活动的表现之一。

5. 舞蹈病　发生率为 3%～30%，常发生于 4～7 岁的儿童。面部表现可为挤眉眨眼、努嘴伸舌和摇头转颈；四肢的表现为伸直和屈曲、内收和外展、旋前和旋后等无节律、不自主的交替动作，激动和兴奋时加重，而睡眠时消失。情绪常常不稳定。

6. 其他　可出现多汗、鼻出血、淤斑和腹痛，累及肾脏时尿中可有红细胞和蛋白，肺炎、胸膜炎和脑炎的发生近年来已经少见。

二、诊　　　　断

早期限主要采用 Jones（1992 年）AHA 的修订标准，2002～2003 年 WHO 提出了对风湿热和风湿性心脏病的新的诊断标准（表 7-2-1）。

表 7-2-1　2002～2003 年 WHO 风湿热和风湿性心脏病诊断标准

诊 断 分 类	标　　准
初发风湿热[a]	2 项主要表现或 1 项主要及 2 项次要表现加上前驱 A 组链球菌感染的证据
复发性风湿热不患有风湿性心脏病[b]	2 项主要表现或 1 项主要及 2 项次要表现加上前驱 A 组链球菌感染的证据
复发性风湿热患有风湿性心脏病	2 项次要表现加上前驱 A 组链球菌感染的证据[c]
风湿性舞蹈病	其他主要表现或 A 组链球菌感染的证据可不需要
隐匿发病的风湿性心脏炎[b]	其他主要表现或 A 组链球菌感染的证据可不需要
慢性风湿性心瓣膜病〔患者第一时间表现二尖瓣狭窄或复合性二尖瓣病和（或）主动脉瓣病〕[d]	不需其他任何标准即可诊断风湿性心脏病
主要表现	心脏炎、多关节炎、舞蹈病、环形红斑、皮下结节

（续表）

诊　断　分　类	标　　准
次要表现	临床上：发热、多关节痛 实验室：急性期反应物升高（ESR 或白细胞数） 心电图：P-R 间期延长
近 45 日内有支持前驱的链球菌感染证据 培养阳性或 A 组链球	抗链球菌溶血素 O 或其他链球菌抗体升高，咽拭子菌抗原快速试验阳性或新近患猩红热

a. 患者可能有多关节炎（或仅有多关节痛或单关节炎）以及有数项（3 个或 3 个以上）次要表现，联合近期有 A 组链球菌感染的证据。其中有些病例后来发展为风湿热，一旦其他诊断被排除，应慎重地把这些病例视为"可能风湿热"，建议进行继发预防。这些患者需予以密切追踪并定期检查其心脏情况。对高发地区和易患年龄的患者尤为适用。

b. 感染性心内膜炎必须被排除。

c. 有些复发病例可能不满足这些标准。

d. 先天性心脏病应予排除。

　　该病诊断时应排除其他的心脏疾病、结缔组织病、感染引起的反应性关节炎及中枢神经系统病变所致的行为异常等；在以环形红斑或皮下结节为主要诊断指标时也应排除 SLE 等风湿性疾病。

三、治　疗

　　治疗原则包括：去除病因、消灭链球菌感染灶；抗风湿治疗，迅速控制症状；治疗并发症和合并症，改善预后；治疗应个体化。一般治疗主要是注意保暖，有心脏受累者和急性关节炎患者应卧床休息；舞蹈病患者应安置安静的环境，避免受刺激。应用抗生素消除咽部链球菌感染，首选青霉素，如过敏可改用头孢类或红霉素类，也可用阿奇霉素。抗风湿治疗首选择阿司匹林，也可用萘普生或吲哚美辛；有心脏炎者应加用激素；单纯关节炎治疗疗程为 6～8 周，心脏炎最少 12 周，如病情迁延者，延长疗程至病情完全恢复。舞蹈病患者首选择丙戊酸钠，无效或重症患者可用卡马西平；氟哌啶醇也可能有用。

（张　育　李国青）

第三章　类风湿关节炎

学习要点

- **掌握**：临床表现，实验室检查，诊断及治疗原则。
- **熟悉**：基本的病理改变。
- **了解**：病因及发病机制。

类风湿关节炎(rheumatoid arthritis,RA)是以对称性多关节炎为主要临床表现的全身性自身免疫性疾病。临床可有不同亚型，其病程、轻重、预后、结局都会有差异。慢性、进行性、侵蚀性是本病的特点，如不能适当治疗，病情逐渐加重发展，最终致残。因此早期诊断、早期治疗至关重要。本病呈全球性分布，我国 RA 的患病率略低于 0.5%～1% 的世界平均水平，为 0.32%～0.36%。经过正确的治疗，80% 的患者，只有少数人最终致残。死亡率较低，主要的死亡原因是感染、血管炎和肺间质纤维化等。

一、病因、病理及发病机制

RA 的病因迄今尚无定论，有研究显示 MHC-Ⅱ抗原、各种炎症介质、细胞因子、趋化因子可能参与了 RA 的发病，但其确切的发病机制仍不完全清楚，环境因素(如感染)、遗传易感性和免疫系统失调等综合因素在 RA 的发病机制中发挥了重要作用。

滑膜炎和血管炎是 RA 基本的病理改变，滑膜炎与 RA 的关节表现有关，而血管炎则是 RA 关节外表现的基础。急性期滑膜表现为渗出性和细胞浸润性。

急性滑膜炎以渗出和细胞浸润为主要表现，滑膜下层小血管扩张，内皮细胞肿胀、细胞间隙增大，间质有水肿和中性粒细胞浸润。病变进入慢性期，滑膜变得肥厚，形成许多绒毛(血管翳)样突起，突向关节腔内或侵入到软骨和软骨下的骨质，有很强的破坏性，是造成关节破坏、畸形、功能障碍的病理学基础。

血管炎可发生在 RA 患者关节外的任何组织。主要累及中、小动脉和(或)静脉，管壁有淋巴细胞浸润、纤维素沉着，内膜有增生，导致血管腔的狭窄或堵塞。血管炎的表现之一是类风湿结节，常见于关节伸侧受压部位的皮下组织，也可发生于任何内脏器官。结节中心为纤维素样坏死组织，周围有上皮样细胞浸润，排列成环状，外被以肉芽组织，其间有大量的淋巴细胞和浆细胞。

二、临床表现

RA 发生于任何年龄，80% 发病于 35～50 岁，男女比例约为 1：3。RA 的临床表现多样，以关节症状为主要表现，同时有关节外系统表现。RA 多以缓慢而隐匿的方式起病，在出现明显关节症状前可有数周的低热，少数患者可有高热、全身不适、乏力、体重下降等症状，以后逐渐出现典型关节症状。

(一)关节表现

可分滑膜炎症状和关节结构破坏的表现，前者经治疗后有一定可逆性，但后者一经出现很难逆转。RA 病情和病程有个体差异(表 7-3-1)。

表 7 - 3 - 1 RA 关节受累的特点

关节受累特点	临 床 表 现
持续性关节炎	关节疼痛、压痛、肿胀及活动受限等炎症表现持续 6 周以上
累及可动关节	只累及四肢关节等可动的滑膜关节
小关节受累为主	四肢小关节,尤其掌指关节和近端指间关节肿痛受累多见,大关节受累多在小关节之后
对称性关节受累	左右两侧同一关节区同时受累,不一定两侧绝对完全对称
多关节受累	一般可累及 5 个或 5 个以上关节,在 14 个关节区中至少有 3 个关节区同时受累
关节明显晨僵	活动期晨僵时间常持续 1 h 以上,有时长达半日或一整日,活动或使用药物后晨僵能得到缓解
破坏性关节炎	关节炎症反复发作及持续迁延不愈,关节软骨及骨遭到破坏,形成多种特征性的关节畸形,最导致关节功能丧失及残疾
关节周围组织受累	关节附近的肌腱、腱鞘及滑囊均可受累,最常受累的滑囊是肘后鹰嘴处滑囊、肩峰下滑囊、转子、腓肠肌及跟腱滑囊等
骨丢失和骨质疏松	发生骨丢失和骨质疏松及因骨质疏松导致骨折的危险均明显增高,相关危险因素包括病情活动、关节活动受限和抗风湿病药物(尤其是糖皮质激素)的使用等

一些特殊关节如颈椎小关节、肩和髋关节以及颞颌关节受累也可出现相应的表现。

(二)关节外表现

关节外表现见表 7 - 3 - 2。

表 7 - 3 - 2 RA 的关节外表现

(1) 血液系统:贫血在国内最多见,多为小细胞低色素性贫血;白细胞减低;血小板减少;Felty 综合征

(2) 皮肤病变:类风湿结节在国内的发生率为 10%,而西方患者可达 20%～25%;可有脱发

(3) 眼部受累:主要包括巩膜炎(多为浅表性巩膜炎,常为自限性)、角膜炎及继发性干燥综合征

(4) 淋巴结病:淋巴结肿大发生率为 30%,多见于病情活动和 RF 阳性的男性患者病理显示有淋巴滤泡散在均匀性增生,该特点有助于与淋巴瘤的鉴别

(5) 血管炎:表现为严重的雷诺现象、肢端坏死性溃疡和 Felty 综合征等

(6) 神经病变:多为外周神经病变(包括感觉型或混合型周围神经病、多发性单神经炎、颈脊髓神经病和嵌压性周围神经病等),其特点是感觉神经障碍与运动神经障碍明显,极少累及中枢神经系统

(7) 心脏病变:以心包炎最多见,还可见心内膜炎(以主动脉瓣受累常见)、心肌炎和冠状动脉血管炎(少见)

(8) 胸膜和肺的病变:渗出性胸膜炎、肺尘埃沉着症、非尘肺性肺内结节、弥漫性肺间质纤维化、间质性肺炎和肺动脉高压等,多见于 RF 阳性或伴有皮下结节的重症男性患者

(9) 肾脏病变:主要包括与血管炎有关的原发性肾脏损害和与药物有关的继发性肾损害,两者难以鉴别。病理改变包括膜性及系膜性肾小球肾炎、间质性肺炎、局灶性肾小球硬化、增殖性肾炎、IgA 肾病和淀粉样变性等

(10) 其他:血管炎或淀粉样变性致胃肠道、肝脏、脾及胰腺损害,30%～40% 可继发干燥综合征

三、诊 断

RA 的诊断主要依靠患者的临床表现(关节和关节外表现)、实验室检查(血常规、血沉、C 反应蛋白、RF、抗角蛋白抗体谱、免疫复合物和补体、关节滑液检测)及影像学检查(X 线、CT、MRI 和超声检查)。传统的诊断标准是 1987 年美国风湿病学会(ACR)修订的标准,但该标准对不典型及早期诊断不敏感。2010 年 ACR 和欧洲抗风湿病联盟(EULAR)共同提出了新的 RA 分类标准和评分系统,提高了诊断的敏感性,为早期诊断和早期治疗提重要依据(表 7 - 3 - 3)。

表 7 - 3 - 3 2012 年 ACR/EULAR 的 RA 分类标准

项 目	评 分
关节受累情况(0～5 分)	
1 个中大关节	0 分
2～10 个中大关节	1 分

（续表）

项　　　　　　目	评　　分
1～3 个小关节	2 分
4～10 个小关节	3 分
超过 10 个小关节	5 分
血清学(0～3 分)	
RF 或 CCP 抗体均阴性	0 分
RF 或 CCP 抗体低滴度阳性(高于正常值,但低于或等于正常值的 3 倍)	1 分
RF 或 CCP 抗体高滴度阳性(高于正常值 3 倍以上)	3 分
急性期反应物(0～1 分)	
CRP 和 ESR 均在正常值范围	0 分
CRP 或 ESR 异常	1 分
症状持续时间(0～1 分)	
<6 周	0 分
≥6 周	1 分

注:受累关节是指通过体检证实有关节肿胀疼痛或经 MRI、超声证实有滑膜炎且排除其他疾病引起的关节炎症状和体征。
大关节包括肩、肘、髋、膝和踝关节。
小关节包括腕关节、掌指关节、近端指间关节和第 2～5 跖趾关节,不包括第一腕掌关节、远端指间关节和第 1 跖趾关节。

RA 的诊断应该与骨关节炎、强直性脊柱炎、银屑病关节炎、SLE 的关节表现以用其他病因的关节炎相鉴别。

四、治　　疗

目前 RA 是不能根治的,主要的治疗目标是:通过目标治疗首先达到临床缓解或降低疾病活动度(没有明显的炎性活动症状和体征),这是 RA 治疗的基础;进而达到影像学缓解,使关节结构损伤无进展,同时降低或阻止并发症,这是 RA 治疗的重要目标;最终实现功能缓解,阻止关节破坏,减少残疾,使患者回归社会,正常生活。要实现这个目标,应该早期诊断、早期规范化、个体化的达标治疗,密切监测病情。

治疗的措施:一般性治疗、药物治疗和外科手术治疗。

(一)一般性治疗

患者教育有助于患者了解病情,增加治疗的依从性;急性期患者应该休息、关节制动;恢复期则可进行关节功能锻炼,同时可辅以物理疗法治疗。

(二)药物治疗

目前 RA 常用的药物分为五大类,即非甾体抗炎药(NSAIDs)、改变病情抗风湿药(DMARDs)、糖皮质激素、植物药和生物制剂等。

1. 非甾体抗炎药(NSAIDs) 该类药物具有镇痛消肿作用,是改善关节炎症状的常用药物,但不能控制病情发展,必须与改变病情抗风湿药同时使用。根据对环氧化酶(COX)作用不同可分为 COX 非选择性抑制剂(如美洛昔康、双氯芬酸、吲哚美辛、萘普生、布洛芬等)和 COX-2 选择性抑制剂(如塞来昔布、依托考昔等)两大类。无论选择何种 NSAID,都会出现胃肠道副反应,但 COX-2 选择性抑制剂的副反应要小于 COX 非选择性抑制剂,使用要注意剂量的个体化;应避免两种或两种以上 NSAID 同时服用,因其疗效不增加,而副反应增多,只有在一种 NSAID 足量使用 1～2 周后无效才考虑更换另一种;老年人宜选用半衰期短的 NSAID 药物,对有溃疡病史的老年人,宜服用选择性 COX-2 抑制剂以减少胃肠道的副反应。除胃肠道副反应外,NSAIDs 还可增加心血管意外事件的发生。

2. 改变病情抗风湿药(DMARDs) 该类药物较起效慢,临床症状的明显改善需 1～6 个月,能改善和延缓病情的进展。一旦 RA 诊断明确都应尽早使用 DMARDs,药物的选择和应用的方案要根据患者的病情活动性、严重性和进展而定。一般首选甲氨蝶呤(MTX),并将它作为联合治疗的基本药物。各种 DMARDs 有其不同的作用机制及副反应,在应用时需谨慎监测。该类药物的使用方法和作用原因参见第一章总论部分。

3. 糖皮质激素(GC)　有强大的抗炎作用,可使关节炎症状得到迅速而明显地缓解,改善关节功能。在 RA 的使用原则是小剂量、短疗程。一般应不超过泼尼松每日 10 mg,必须同时应用 DMARDs。长期使用 GC 造成的依赖性导致停药困难,并可出现许多副反应。关节腔注射 GC 有利于减轻关节炎症状,改善关节功能。但一年内不宜超过 3 次。过多的关节腔穿刺除了并发感染外,还可发生类固醇晶体性关节炎。使用 GC 时应注意补充钙剂和维生素 D,警惕各种并发症的发生。

4. 植物药制剂常有的植物药制剂　包括:① 雷公藤多苷,有抑制淋巴、单核细胞及抗炎作用。用法:30～60 mg/d,分 3 次服用,副反应包括对性腺的毒性,出现月经减少、停经、精子活力及数目降低、皮肤色素沉着、指甲变薄软、血细胞减少、肝损害、胃肠道反应等。② 青藤碱 60 mg,饭前口服,每日 3 次。常见副反应有过敏反应,少数患者出现白细胞减少。③ 白芍总苷:常用剂量为 0.6 g,每日 2～3 次。主要的副反应有大便次数增多、轻度腹痛、纳差等。

5. 生物制剂和免疫性治疗　目前用于 RA 的生物制剂如 TNF-α 拮抗剂、IL-1 和 IL-6 拮抗剂、CD20 单克隆抗体、细胞毒 T 细胞活化抗原-4(cytotoxic Tlymphocyte activation antigen-4,CTLA-4)抗体等,临床观察提示它们有抗炎及防止骨破坏的作用。当 RA 用 DMARDs 治疗未能达标或有预后不良因素时可考虑加用生物制剂。为增加疗效和减少副反应,本类药物宜与 MTX 联合应用。其主要的副反应包括注射部位局部的皮疹,感染(尤其是结核感染),长期使用淋巴系统肿瘤患病率可能增加,TNF-α 单抗则可诱发短暂自身免疫性疾病,出现自身抗体。有关它们的长期疗效、疗程、停药复发和副反应尚有待进一步深入研究。

(三)外科手术治疗

RA 的手术治疗包括滑膜切除手术和关节置换术,前者可以使病情得到一定的缓解,但当滑膜再次增生时病情又趋复发,所以必须同时应用 DMARD。关节置换术适用于较晚期有畸形并关节失去功能的患者。

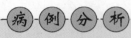

患者,女,35 岁,反复关节肿痛 5 年,加重 2 个月。

患者于 5 年前无明显诱因出现双手近端指间关节对称性肿胀、疼痛,有晨僵,持续时间 120 min,无发热、皮疹,未予以治疗。但此后反复出现多个关节肿痛,累及双肘、腕、掌指关节和及近端指间关节,以双腕关节为重,并逐渐出现屈曲和背伸受限。平时不规则服用中药。近 2 个月来因受凉后出现症状加重,且出现双踝关节肿痛。既往无特殊病史。查体:T、P、R、BP 正常,双肘关节伸侧面可见一个直径 2 cm 的皮下结节,无压痛。无皮疹,浅表淋巴结不肿大。双腕关节、第 2～5 近端指间关节肿胀,压痛阳性,双手第 2～5 掌指关节压痛阳性,双腕关节屈曲和背伸受限,双侧内踝关节肿胀,压痛阳性。实验室检查:血常规:Hb 113 g/L,WBC 6.5×10^9/L,PLT 352×10^9/L;IgG 23 g/L,IgA、IgM 及补体 C_3 正常;RF 213 U/mL(正常值:<30 U/mL)。

【问题】

(1)患者的诊断及诊断依据是什么?

(2)进一步需做哪些检查?

(3)如何治疗?

【分析与解答】

(1)诊断类风湿关节炎,诊断依据包括中年女性,多发性小关节肿胀,晨僵>1 h,病程长于 6 周,RF 升高。

(2)进一步应该做 CCP 抗体以支持类风湿关节炎的诊断;双手 X 检查以了解骨质有无破坏;ANA 和 ENA 抗体谱以了解有无继发性干燥综合征;胸部高分辨 CT 以了解有无肺部受累;ESR 和 CRP 以了解疾病的活动性;肝肾功能检测以了解有无治疗禁忌。

(3)应用非甾抗炎药物改善症状,同时使用甲氨蝶呤、羟氯喹、来氟咪特、柳氮磺胺吡啶等药物单独或联合使用控制病情。

(张　育　李国青)

第四章　系统性红斑狼疮

学习要点

● **掌握**：本病的临床表现、实验室检查、诊断标准、治疗原则。
● **熟悉**：病因，发病机制。
● **了解**：病理变化。

系统性红斑狼疮（systemic lupus erythematosus，SLE）是一种以抗核抗体为代表的多种自身抗体产生而导致多系统损害的慢性系统性自身免疫病。本病病程有病情缓解和急性发作交替的特点，以 20～40 岁的育龄女性多见。在我国本病的患病率为（0.7～1）/1 000，高于西方国家报道的 1/2 000。有内脏（肾、中枢神经）损害者预后较差，通过早期诊断及综合性治疗，本病的预后较前明显改善，目前 1 年存活率约 96%，5 年约 85%，10 年约 75%，20 年约 68%。

一、病因、发病机制及病理

SLE 的病因目前认为与遗传因素、环境因素和雌激素有关。流行病学调查资料显示 SLE 患者第 1 代亲属中患 SLE 者 8 倍于无 SLE 患者家庭，单卵双胞胎患 SLE 者 5～10 倍于异卵双胞胎的 SLE 发病率。另外，近年来也发现了一些易感基因，如 HLA-Ⅲ类的 C2 或 C4 的缺损，HLA-Ⅱ类的 DR2、DR3 频率异常等。多个基因在某种条件（环境）下相互作用而改变了正常免疫耐受性而导致发病。女性（尤其是育龄期女性）明显高于男性，提示本病与雌激素有关。

SLE 的发病机制尚未不完全清楚，可归纳见图 7-4-1。

炎症反应和血管异常是 SLE 的主要病理改变，可以出现在身体任何器官。免疫复合物沉积或抗体直接侵袭中小血管，使管壁发生炎症和坏死，导致血栓形成，使管腔

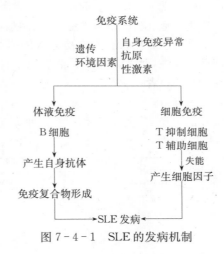

图 7-4-1　SLE 的发病机制

变窄，局部组织缺血和功能障碍。受损器官的特征性改变是苏木紫小体（细胞核受抗体作用变性为嗜酸性团块）和小动脉周围的"洋葱皮样病变"（小动脉周围有显著向心性纤维增生），以及心瓣膜赘生物（心瓣膜的结缔组织反复发生纤维蛋白样变性）。SLE 的肾脏病理改变可分为六型。

二、临床表现

临床症状多样，早期症状往往不典型。

（一）全身症状

全身症状多发生于活动期患者，包括发热、疲倦、乏力、体重下降等。发热多为低、中度热，发热应除外感染因素。

（二）皮肤与黏膜

80% 患者在病程中出现皮疹，多无明显瘙痒。SLE 皮疹可分为狼疮特异性皮疹和非特异性皮疹两

大类,前者又分为急性皮疹(如颊部蝶形红斑)、亚急性皮疹(如亚急性皮肤型红斑狼疮)和慢性皮疹(如盘状红斑、狼疮性脂膜炎、黏膜狼疮、肿胀性狼疮、冻疮样狼疮等);非特异性皮疹包括光过敏、脱发、指掌部和甲周红斑、网状青斑和雷诺现象等。约束力0%患者出现口腔或鼻黏膜的痛性溃疡,常提示病情活动。

(三)浆膜炎

50%以上的患者在急性发作期出现多发性浆膜炎,多为双侧中小量胸腔积液或中小量心包积液。

(四)关节肌肉表现

对称性多关节疼痛、肿常出现在指、腕、膝关节,伴红肿者少见。10%的患者出现 Jaccoud 关节病,是因关节周围肌腱受损而导致的可复的非侵蚀性关节半脱位,可以维持正常关节功能,关节 X 线片多无关节骨破坏。可以出现肌痛和肌无力,5%~10%出现肌炎。有少数患者在病程中出现股骨头坏死。

(五)肾脏表现

27.9%~70%的患者病程中可出现肾脏受累,其主要表现为蛋白尿、血尿、管型尿、水肿、高血压,有的患者可出现肾功能不全,有平滑肌受累者可出现输尿管扩张和肾积水。

(六)心血管表现

最常见的是心包炎,可为纤维蛋白性或渗出性,但心脏压塞少见。约10%患者有心肌损害,严重者可发生心力衰竭导致死亡。SLE 可出现疣状心内膜炎(Libman-Sack 心内膜炎),通常无临床症状,但可以脱落引起栓塞,或并发感染性心内膜炎。SLE 可累及冠状动脉,表现为心绞痛和心电图 ST-T 改变,甚至出现急性心肌梗死。长期使用糖皮质激素加速了动脉粥样硬化,抗磷脂抗体导致动脉血栓形成。

(七)肺部表现

约35%的患者有中小量胸腔积液,多为双侧性。可发生狼疮肺炎,需要与肺部继发感染很难鉴别。SLE 可出现肺间质性病变,主要是急性和亚急性期的磨玻璃样改变和慢性期的纤维化,肺功能检查常显示弥散性通气功能下降。少数患者合并弥漫性肺泡出血(DAH),病情凶险,病死率高达50%以上。临床主要表现为咳嗽、咯血、低氧血症、呼吸困难,胸片显示弥漫性肺浸润,血红蛋白下降及血细胞比容减低常是较特征性表现。在肺泡灌洗液或肺活检标本的肺泡腔中发现大量充满含铁血黄素的巨噬细胞,或者肺泡灌洗液呈血性,而无脓液或其他病原学证据,对于 DAH 的诊断具有重要意义。肺动脉高压发生在10%~20%的患者。

(八)神经系统表现

SLE 的神经系统表现又称神经精神狼疮(NP-SLE)或狼疮脑病。其主要表现见表7-4-1:

表7-4-1　狼疮性神经系统受累的临床表现

分　　类		临　床　表　现
中枢神经系统 (最常见)	(1)弥漫型 (35%~60%)	器质性脑病综合征(器质性遗忘/认知障碍、遗忘症、意识改变等) 精神性(精神病、器质性焦虑综合征)
	(2)局灶型 (10%~35%)	脑神经病(以运动神经原受累为主,出现复视、眼球震颤、面肌无力和吞咽困难等)、脑血管意外、横贯性脊髓炎 (常位于胸段,表现为下肢无力、截瘫、感觉障碍或括约肌障碍)、运动障碍
	(3)癫痫发作型 (5%~57%)	大发作,小发作,局灶性发作,精神运动性发作或杰克逊发作
	(4)其他	头痛、无菌性脑膜炎、颅内假瘤、颅内压正常的脑积水
外周神经系统	(1)外周神经病 (10%~20%)	感觉性多神经病、多发性单神经性炎、慢性复发性多神经病、吉兰-巴雷综合征
	(2)其他	自主神经病、重症肌无力、Eaton-Lambert 综合征

注:弥漫型的影像正常或轻,预后好,与免疫损伤有关,抗体高,激素效果好;局灶型的影像多阳性,在大片脑梗死或出血等局灶损害为主,与血管病变无关,抗磷脂抗体升高更明显,激素疗效差。

(九)消化系统表现

约30%患者有食欲减退、腹痛、呕吐、腹泻或腹水等,其中部分患者以上述症状为首发。早期出现肝功能受损者与预后不良有关。少数可出现急腹症,如胰腺炎、肠坏死、肠梗阻,多与 SLE 活动性相关。消化系统症状可能与肠壁和肠系膜的血管炎有关。有消化道症状者首先应排除继发的各种感染、药物副反应等病因。

（十）血液系统表现

活动期 SLE 患者血红蛋白下降、白细胞和（或）血小板减少常见。约 10% 为 Coombs 试验阳性的溶血性贫血。血小板减少与血清中存在抗血小板抗体、抗磷脂抗体以及骨髓巨核细胞成熟障碍有关。部分患者有无痛性轻至中度淋巴结肿大，病理上多为淋巴组织反应性增生，少数为坏死性淋巴结炎。少数患者有脾脏肿大。

（十一）抗磷脂抗体综合征

抗磷脂抗体综合征（antiphospholipid antibody syndrome，APS）可以在 SLE 的活动期出现，其表现为动脉和（或）静脉血栓形成，习惯性自发性流产，血小板减少，患者血清不止一次出现抗磷脂抗体。SLE 患者可以出现抗磷脂抗体但不一定是 APS，APS 出现在 SLE 为继发性 APS。

（十二）干燥综合征

有约 30% 的 SLE 有继发性干燥综合征。

（十三）眼

约 15% 的 SLE 患者可出现眼底出血、视乳头水肿、视网膜渗出物等眼底变化。可能与视网膜血管炎有关。另外血管炎可累及视神经，两者均影响视力，严重者可数日内致盲。早期治疗，多数可逆转。

三、辅 助 检 查

（一）一般检查

血、尿常规检查用于了解血液系统和肾受损情况，血沉增快表示疾病活动。

（二）自身抗体

SLE 患者血清中可以查到多种自身抗体，常见而且有用的自身抗体依次为抗核抗体谱、抗磷脂抗体和抗组织细胞抗体。

1. 抗核抗体谱 包括抗核抗体（ANA）、抗双链 DNA（dsDNA）抗体、抗 ENA 抗体谱。

（1）ANA：见于几乎所有的 SLE 患者，但其特异性低，阳性不能作为 SLE 与其他风湿病的鉴别。

（2）抗 dsDNA 抗体：诊断 SLE 的标记抗体之一，多出现在 SLE 的活动期，与疾病活动性相关。

（3）抗 ENA 抗体谱：是一组临床意义不相同的抗体。

1）抗 Sm 抗体：诊断 SLE 的标记抗体之一。特异性 99%，但敏感性仅 25%，有助于早期和不典型患者的诊断或回顾性诊断，它与病情活动性不相关。

2）抗 RNP 抗体：在 SLE 的阳性率为 40%，往往与 SLE 的雷诺现象和肌炎相关。

3）抗 SSA（Ro）抗体：在 SLE 合并干燥综合征时有诊断意义。有抗 SSA（Ro）抗体的母亲所产婴儿易患新生儿红斑狼疮综合征。

4）抗 SSB（La）抗体：其临床意义与抗 SSA 抗体相同，但阳性率低于抗 SSA（Ro）抗体。

5）抗 rRNP 抗体：与 SLE 的活动有关，阳性提示有 NP - SLE 或其他重要内脏的损害。

2. 抗磷脂抗体 包括抗心磷脂抗体、狼疮抗凝物、梅毒血清试验假阳性等对自身不同磷脂成分的自身抗体。结合其特异的临床表现可诊断是否合并有继发性 APS。

3. 抗组织细胞 抗体抗红细胞膜抗体可导致溶血，抗血小板相关抗体导致血小板减少，抗神经元抗体多见于 NP - SLE。

4. 其他 有少数的患者血清出现 RF 和抗中性粒细胞胞浆抗体。

（三）补体

目前常用的有总补体（CH50）、C3 和 C4 的检测。补体低下，尤其是 C3 低下常提示有 SLE 活动。C4 低下除表示 SLE 活动性外，尚可能是 SLE 易感性（C4 缺乏）的表现。

（四）狼疮带试验

用免疫荧光法检测皮肤的真皮和表皮交界处有否免疫球蛋白（Ig）沉积带。SLE 的阳性率约 50%，狼疮带试验阳性代表 SLE 活动性。由于系有创检查，现已少用。

（五）肾活检病理

对狼疮肾炎的诊断、治疗和预后估计均有价值，尤其对指导狼疮肾炎治疗有重要意义。

（六）X 线及影像学检查

X 线、CT、MRI 和超声检查对 SLE 患者的脏器受损有诊断价值。

四、诊　断

（一）诊断标准

SLE 的诊断多采用美国风湿病学会 1997 年推荐的 SLE 分类标准，该分类标准的 11 项中，符合 4 项或 4 项以上者，在除外感染、肿瘤和其他结缔组织病后，可诊断 SLE。其敏感性和特异性分别为 95% 和 85%。2009 年 ACR 提出了新的修订分类标准。

1. 临床标准　① 急性或亚急性皮肤狼疮；② 慢性皮肤型狼疮；③ 口鼻部溃疡；④ 脱发；⑤ 关节炎；⑥ 浆膜炎：胸膜炎和心包炎；⑦ 皮肤脏病变；⑧ 神经病变：癫痫、精神病、多发性单神经炎、脊髓炎、外周或脑神经病变、急性精神混乱状态；⑨ 溶血性贫血；⑩ 至少有一次白细胞减少（$<4.0\times10^9/L$）或淋巴细胞（$<1.0\times10^9/L$）；⑪ 至少 1 次血小板减少（$<100\times10^9/L$）。

2. 免疫学标准　① ANA 阳性；② 抗 ds-DNA 抗体阳性（ELISA 法需 2 次阳性）；③ 抗 Sm 抗体阳性；④ 抗磷脂抗体：狼疮抗凝物阳性，或梅毒血清学试验假阳性，或高水平阳性的抗心磷脂抗体，或抗 β2-GP1 阳性；⑤ 补体减低：C3、C4 或 CH50；⑥ 直接 Coombs 试验阳性（无溶血性贫血）。

确诊条件：① 肾脏病理证实为狼疮性肾炎并伴有 ANA 或抗 ds-DNA 抗体阳性；② 临床及免疫学指标符合 4 项（至少含 1 项临床指标和 1 项免疫学指标）。该标准的敏感性 97%，特异性 84%。

（二）鉴别诊断

SLE 应与下述疾病鉴别：RA、各种皮炎、癫痫病、精神病、特发性血小板减少性紫癜和原发性肾小球肾炎等，也需和其他风湿病作鉴别。某些药物如肼屈嗪等，如长期服用，可引起类似 SLE 表现（药物性狼疮），也应该注意鉴别。

SLE 诊断明确后则要判定患者的病情以便采取相应的治疗。

1. 疾病的活动性或急性发作有多种标准做这方面的评估　现用的标准有 SLEDAI、SLAM、SIS、BILAG 等。临床常用的为 SLEDAI（2000）评分，内容如下：癫痫样发作（8 分）、精神症状（8 分）、器质性脑病综合征（8 分）、视力受损（8 分）、脑神经异常（8 分）、狼疮性头痛（8 分）、脑血管意外（8 分）、血管炎（8 分）、关节炎（4 分）、肌炎（4 分）、管型尿（4 分）、血尿（4 分）、蛋白尿（4 分）、脓尿（4 分）、皮疹（2 分）、脱发（2 分）、黏膜溃疡（2 分）、胸膜炎（2 分）、心包炎（2 分）、补体下降（2 分）、抗 ds-DNA 抗体升高（2 分）、发热（1 分）、血小板减少（1 分）、白细胞减少（1 分）。根据患者前 10 日内是否出现上述症状而定分，总分为 0~4 分为基本无活动；5~9 分为轻度活动；10~14 分为中度活动；≥15 分为重度活动。

2. 病情的严重性　病情的严重性主要根据于受累器官的部位和程度。出现中枢神经受累表明病变严重；出现肾病变者，其严重性要高于仅有发热、皮疹者，有肾功能不全者较仅有蛋白尿的狼疮肾炎为严重。狼疮危象是指急性的危及生命的重症 SLE，如急进性狼疮性肾炎、严重的中枢神经系统损害、严重的溶血性贫血、血小板减少性紫癜、粒细胞缺乏症、严重心脏损害、严重狼疮性肺炎、严重狼疮性肝炎和严重的血管炎。

3. 并发症　有肺部或其他部位感染、高血压、糖尿病等则往往使病情加重。

五、治　疗

SLE 目前虽不能治愈，但合理治疗后可以长期缓解，尤其是早期患者。治疗原则是急性期积极用药治疗诱导缓解，尽快控制病情活动；缓解期调整用药，使其保持缓解状态，保护重要脏器功能，减少药物副反应，重视伴发病的治疗。SLE 的治疗药物主要是糖皮质激素、免疫抑制剂和生物制剂等（图 7-4-2）。SLE 的治疗方法及药物选择见表 7-4-2。

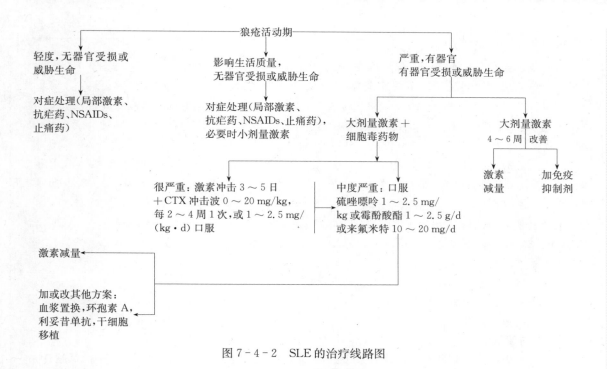

图 7-4-2 SLE 的治疗线路图

表 7-4-2 SLE 治疗药物的选择

治 疗 方 法	适 应 证
非甾类抗炎药	低热,关节症状,皮疹,心包炎或胸膜炎(有胃溃疡、血液系统和肾脏受累者慎用)
抗疟药	皮疹,低热,关节/肌肉炎症,轻度胸膜炎或心包炎,轻度贫血和白细胞减少等,也适合作为中枢神经系统等重要脏器受累者的基础用药。
糖皮质激素	小剂量[≤0.5 mg/(kg·d)],用于无重要脏器受损的活动期患者 中剂量[0.5~0.75 mg/(kg·d)],用于有高热或有一个重要脏器轻度受损者 大剂量[1 mg/(kg·d)],用于有高热或一个以上重要脏器严重受损者
甲泼尼龙冲击	急性肾功能下降、中枢神经系统损害、大量心包积液、血小板减少和溶血性贫血等危及生命的状况,同时排除严重感染
免疫抑制剂 (以 CTX 为例)	(1) 有威胁生命的表现(如肾炎、肺出血、中枢神经系统血管炎和自身免疫性溶血性贫血等),应用大剂量激素治疗无效 (2) 有重要脏器受累(如肾等),经大剂量激素治疗效果不佳 (3) 有重要脏器受累,经大剂量激素治疗有效,但一旦激素减量时又复发者 (4) 有重要脏器受累,但应用激素有禁忌证,如糖尿病和高血压等
大剂量免疫球蛋白冲击	(1) 常规大剂量激素或免疫抑制剂治疗无效 (2) 与激素或免疫抑制剂联合应用以加强疗效,或在治疗中,患者免疫功能低下,并发全身感染 (3) 有抗磷脂综合征的妊娠患者 (4) 救治严重危及生命的 SLE,对有感染、高热、血管炎及抗 ds-0DNA 抗体升高危重者尤为适用
免疫吸附	(1) 重症狼疮并有高水平免疫复合物 (2) 急性弥漫增殖性肾炎而肾小球硬化不明显 (3) 合并感染或其他激素及免疫抑制剂治疗的相对禁忌证

　　SLE 治疗的疗效评价要根据临床症状、体征和实验室指标的变化进行研究综合判断。可通过 SLEDAI-2000 进行断定,SLEDAI 评分下降>3 分为病情好转,得分在活动期范围内上升或下降 3 分以内为持续活动,得分为 0 分为痊愈。

●病●例●分●析●

患者,女,25岁,多关节痛3个月,鼻出血1个月。

患者3个月前无诱因出现多关节疼痛,累及双肘关节、腕关节和膝关节,未诊治。1个月前反复直发鼻出血,伴乏力、口干、脱发,当地医院查血小板$38×10^9$/L,给予中药治疗,症状减轻。2周前双下肢和腹部出现紫癜。既往1年来常有口腔溃疡,无服用特殊药物史和药物过敏史。月经正常,未婚。

查体:T 37.8℃,P 86次/分,R 22次/分,BP 100/75 mmHg。双下肢和腹部可见紫癜,浅表淋巴结不大,巩膜无黄染,有一口腔黏膜溃疡,咽(-),双肺呼吸音清,未闻及干湿性啰音。心、腹查体未见异常。双腕关节压痛阳性,各关节无肿胀。

辅助检查:血WBC $4.0×10^9$/L,Hb 119 g/L,血小板$35×10^9$/L;血沉34 mm/1 h,ANA(+),抗dsDNA抗体(+),抗Sm抗体(-),补体C_3 0.34 g/L,抗心磷脂抗体(-)。

【问题】

(1) 试述该病例的诊断及诊断依据,鉴别诊断。

(2) 进一步应该做哪些检查?

(3) 治疗原则是什么?

【分析与解答】

(1) 该患者的初步诊断考虑系统性红斑狼疮,诊断依据包括:青年女性,有多关节痛、口腔溃疡,血液系统损害有血小板减少,补体C_3降低,ANA(+),抗ds-DNA抗体(+)。本病主要应与特发性血小板减少性紫癜相鉴别。

(2) 做骨髓穿刺涂片检查以排除血液系统疾病;查胸部X线片及超声心动图以了解有无浆膜腔积液;尿常规及24 h尿蛋白以了解肾脏损害情况;肝功能检测以了解有无免疫抑制剂使用禁忌。

(3) 对症治疗、糖皮质激素和免疫抑制剂治疗。

(张 育 李国青)

第五章　脊柱关节炎

脊柱关节炎(spondyloarthropathies,SpA),是指以中轴、外周关节以及关节周围组织慢性进展性炎症为主要表现的一组疾病。本组疾病包括:强直性脊柱炎(AS)、反应性关节炎(ReA)、银屑病关节炎(PsA)、炎症性肠病关节炎(IBDA)、幼年型脊柱关节病(JSpA)以及未分化脊柱关节病(uSpA)等。

第一节　强直性脊柱炎

强直性脊柱炎(ankylosing spondylitis,AS)是一种原因不明的、以中轴关节慢性炎症为主,也可累及内脏及其他组织的慢性进展性风湿性疾病,主要侵犯骶髂关节、脊柱、脊柱旁软组织和外周关节。其特征性病理变化是肌腱、韧带、附着点病变。我国患病率为 0.25% 左右,多发于 10~40 岁,男性好发。其与 HLA - B27 有强相关性,约 90% 患者 HLA - B27 阳性,有家族遗传倾向。

一、临床表现

典型表现为腰背痛、晨僵、腰椎各方向活动受限和胸廓活动度减少。随着病情进展,整个脊柱可自下而上发生强直。先是腰椎前凸消失,进而呈驼背畸形、颈椎活动受限。胸肋连接融合,胸廓硬变,呼吸靠膈肌运动。关节外症状包括眼葡萄膜炎、结膜炎、肺上叶纤维化、肺大疱样病变、升主动脉根和主动脉瓣病变以及心传导系统失常等。

二、诊　断

常用 1966 年纽约标准和 1984 年的修订纽约分类标准。其他原因腰痛:如外伤、脊柱侧凸、骨折、感染、骨质疏松、肿瘤等,应注意鉴别。

三、治　疗

治疗主要为缓解症状,保持良好姿势和减缓病情进展。非药物治疗包括患者教育、锻炼等,药物治疗包括非甾体抗炎药(NSAIDs)、改变病情抗风湿药(DMARD)如 SASP 等、抗肿瘤坏死因子(TNFα)制剂等。

第二节　反应性关节炎

反应性关节炎(reactive arthritis,ReA)或称 Reiter 综合征(Reiter syndrome,RS)是指发生于尿道炎、宫颈炎和(或)腹泻后短期内出现的炎症性、非对称性寡关节炎,可伴有结膜炎、虹膜炎或皮肤、黏膜损害等关节外表现。

一、临床表现

炎症性关节炎一般为非对称性小关节炎,典型受累指(趾)呈弥漫性改变,称"腊肠样指(趾)",眼受累可表现为结膜炎、虹膜炎和角膜溃疡。全身症状包括发热等。血象示白细胞升高,血沉和 C 反应蛋白增高，70％以上患者 HLA - B27 阳性，约 1/4 病例有骶髂关节病变。

二、诊　　断

目前多沿用 1996 年 Kingsley 与 Sieper 提出的反应性关节炎的分类标准。需同多种风湿性疾病。如急性风湿热、痛风性关节炎和脊柱关节炎的其他类型相鉴别。

三、治　　疗

与其他炎性关节病一样，治疗目的在于控制和缓解疼痛，防止关节破坏，保护关节功能。

第三节　银屑病关节炎

银屑病关节炎（psoriatic arthritis，PsA）系指发生于银屑病的骨关节慢性炎症性疾病，见于 20％～30％的银屑病患者。银屑病关节炎患者的男女比例为 1：1.04～1：1.4，平均发病年龄为 32～45 岁。

一、临　床　表　现

银屑病关节炎表现为多关节炎，关节炎特点为非对称性远端指间关节炎，也可表现为多关节炎以及中轴或脊柱关节炎等。X 线检查可见指（趾）关节受累，典型改变呈"笔帽-笔尖样"征。大多数银屑病关节炎患者有典型的银屑病鳞屑型皮肤损害，关节外病变如结膜炎或虹膜睫状体炎、肺纤维化和淀粉样变性也不少见。

二、诊　　断

银屑病关节炎无公认的诊断或分类标准。目前认为当患者有银屑病而又表现出炎性关节炎即可诊断。许多文献对于银屑病关节炎的诊断参考 Moll 和 Wright 的银屑病关节炎分类标准。

三、治　　疗

治疗目的在于控制和缓解银屑病及关节疼痛，防止关节破坏，保护关节功能。

第四节　炎症性肠病关节炎

炎症性肠病关节炎（inflammatory bowel disease associated arthritis，IBDA）是指和溃疡性结肠炎、克罗恩（Crohn）病等炎症性肠病相关的脊柱关节病。此类疾病亦与 HLA - B27 相关。

一、临　床　表　现

炎症性肠病关节炎除了具有脊柱关节炎相关中轴及外周关节受累表现、关节外病变等临床表现外，一般同时具有炎症性肠病的表现如腹痛、腹泻、便血等。

二、诊　　断

当溃疡性结肠炎和克罗恩病诊断明确，并出现外周及中轴性脊柱关节炎表现，排除其他疾病即可诊断。炎症肠病性关节炎需与类风湿关节炎和强直性脊柱炎等相鉴别。

三、治疗原则与疗效判断

治疗原则是积极治疗原发病,控制发作,维持缓解,减少复发,防治并发症。一般以水杨酸类药为主维持治疗,对于重度或难治性患者,可使用肿瘤坏死因子-α拮抗剂。

第五节 未分化脊柱关节病

未分化脊柱关节病(undifferentiated spondyloarthropathy,uSpA)是指有脊柱关节炎的某些临床特点,而又未能诊断为上述已明确的某种脊柱关节炎的临床情况。

一、临 床 表 现

未分化脊柱关节病可以表现为一种或多种脊柱关节炎的表现,可间歇出现,可有不同轻重和不同病程。

二、诊 断

未分化脊柱关节病是指一组具有脊柱关节病的某些临床和(或)放射学特征,而又表现不典型,但尚未达到已确定的任何一种脊柱关节病诊断标准的疾病。

三、治 疗

一部分未分化脊柱关节病的患者由于仅有轻微的症状和体征,可以无须特殊治疗,或进行理疗改善症状,明显炎症患者可选用 NSAIDS。病情严重者可参照 AS 的治疗。

(李国青 张 育)

第六章　干燥综合征

干燥综合征(Sjogren syndrome,SS)是一种以侵犯泪腺、唾液腺等外分泌腺体,具有高度淋巴细胞浸润为特征的弥漫性结缔组织病。中年女性多见。确切病因不明,大多学者认为是多因素相互作用的结果。

一、临 床 表 现

外分泌腺表现为口干、腮腺炎、眼干、角膜炎等。全身的系统损害如肾小管酸中毒间质性病变、神经系统损害、血液系统损害等。

二、诊　　断

目前,临床上对SS的诊断大多是依据2002年欧美专家共识小组(AECG)标准,2012年,干燥综合征国际临床合作联盟(SICCA)研究小组发表了新的SS分类标准。本病特别需与SLE、RA及非自身免疫病的口干如老年性腺体功能下降、糖尿病性或药物性等疾病鉴别。

三、治　　疗

目前本病尚无根治方法,主要是替代和对症治疗。治疗目的是预防因长期口、眼干燥造成局部损伤,密切随诊观察病情变化,防治本病系统损害。

（李国青　张　育）

第七章 原发性血管炎

第一节 概 论

血管炎病（vasculitis）是指以血管壁的炎症和纤维素样坏死为病理特征的一组异质性疾病，可累及各种各样的血管，临床表现复杂多样且可交叉重叠。2012 年 Chapel Hill 会议系统性血管炎进行了新的命名和分类。

一、临床表现

血管炎病的临床表现复杂多样且无特异性，常多脏器受累。不同的血管炎可以有相同器官的受累。

二、诊 断

血管炎病诊断较困难，需根据临床表现、实验室检查、病理活检及影像学资料等综合判断，以确定血管炎的类型及病变范围。

三、治 疗

血管炎的治疗原则是早期诊断、早期治疗。糖皮质激素是血管炎病的基础治疗。凡有肾、肺、心脏及其他重要内脏受累者，除糖皮质激素外，还应及早加用免疫抑制剂。

第二节 大 动 脉 炎

大动脉炎（takayasu arteritis，TA）是指累及主动脉及其主要分支的慢性非特异性炎症引起的不同部位动脉狭窄或闭塞，出现相应部位缺血表现，少数也可引起动脉扩张或动脉瘤。多见于年轻女性，病因未明，基本病理改变呈急性渗出、慢性非特异性炎症和肉芽肿表现。本病多缓慢起病，受累动脉易形成侧支循环，多数患者预后良好。

一、临床表现

起病时可有全身不适、易疲劳、发热、食欲减退、多汗、体重下降等全身症状和血管狭窄或闭塞后导致的组织或器官缺血症状。根据受累动脉的不同，临床常见类型包括头臂动脉型（主动脉弓综合征）、胸腹主动脉型、广泛型、肺动脉型。

二、诊 断

目前以 1990 年美国风湿病学会（ACR）关于大动脉炎分类标准进行诊断。需除外先天性主动脉狭窄、肾动脉纤维肌性结构不良、动脉粥样硬化、血栓闭塞性脉管炎、贝赫切特病、结节性多动脉炎及胸廓出口综合征。

三、治 疗

治疗以糖皮质激素为主,激素疗效不佳者可与免疫抑制剂合用。因重要血管狭窄、闭塞,影响脏器供血可考虑手术治疗,对症治疗可用周围血管扩张药、改善微循环药物、抗血小板药物等。

第三节 巨细胞动脉炎

巨细胞动脉炎(giant cell arteritis,GCA)又称颞动脉炎(temporal arteritis),是一种病因未明的中动脉与大动脉血管炎,常累及一个或多个颈动脉分支,尤其是颞动脉。本病多见于老年人,女性发病明显高于男性。GCA多合并风湿性多肌痛(polymyalgia rheumatica,PMR),PMR也易发展成GCA。

一、临 床 表 现

GCA主要表现为发热、全身不适、疲劳、关节肌肉疼痛、体重减轻等。患者表现为一侧或双侧颞部头痛,可有头颈动脉缺血症状,表现为视力障碍、复视、眼肌麻痹,甚至失明,听力减退,眩晕,颞颌部间歇性运动障碍。多数患者伴有PMR,表现为颈部、肩胛带、骨盆带肌肉酸痛和晨僵。

二、诊 断

诊断根据ACR 1990年GCA分类诊断标准。需与多发性肌炎等相鉴别。

三、治 疗

本病对糖皮质激素反应十分敏感,有激素抵抗者可合并应用免疫抑制剂(如环磷酰胺、硫唑嘌呤、甲氨蝶呤等)。

第四节 结节性多动脉炎

结节性多动脉炎(polyarteritis nodosa,PAN)是一种累及中、小动脉的坏死性血管炎。迄今病因与发病机制不清。未经治疗者预后差,其5年生存率<15%,多数患者死亡发生于疾病的第1年,若能积极合理治疗10年生存率可达83%。

一、临 床 表 现

全身症状可有发热、疲劳不适、食欲减退、体重下降等。随受累器官不同可出现相应的临床表现,如皮肤受累,关节炎或关节痛,肌痛,神经系统、肾、胃肠道、心脏损害等表现。

二、诊 断

发现可疑病例应尽早做病理活检和血管造影,进行综合分析、诊断。目前依据1990年ACR分类标准,但应排除其他结缔组织病并发的血管炎。

三、治 疗

糖皮质激素为治疗本病首选药物,对糖皮质激素抵抗者或重症病例应联合使用环磷酰胺治疗。对有 HBV 感染者不宜用环磷酰胺,可用糖皮质激素合并抗病毒药阿糖腺苷与干扰素 α 治疗。

第五节 显微镜下多血管炎

显微镜下多血管炎(microscopic polyangitis,MPA)是一种主要累及小血管(小动脉、微小静脉、微小动脉和毛细血管)的系统性血管炎,常见受累器官为肾脏与肺,无或很少有免疫复合物沉积于血管壁。本病预后取决于肾衰竭程度,引起死亡主要原因为感染、肾衰竭和肺出血。

一、临 床 表 现

多数患者有全身症状如发热、关节痛、乏力、食欲减退和体重下降。多有肺、肾及神经系统受累表现。

二、诊 断

本病尚无统一的诊断标准,对不明原因发热或肺脏受累、肾脏受累的中老年患者应考虑 MPA 的诊断,应尽早进行 ANCA 检查及肾组织活检,应与肺肾出血综合征等鉴别。

三、治 疗

一般应首选糖皮质激素及环磷酰胺的联合治疗。其他治疗包括大剂量静脉免疫球蛋白治疗、血浆置换等。

第六节 嗜酸性肉芽肿性多血管炎

嗜酸性肉芽肿性多血管炎是以过敏性哮喘、嗜酸粒细胞增多、发热和全身性肉芽肿血管炎为特征的疾病,又称 Churg - Strauss 综合征(Churg - Strauss syndrome,CSS)。

一、临 床 表 现

疾病早期除发热、全身不适、体重减轻等全身症状外,较特异症状为呼吸道过敏反应;其次为血管炎浸润表现及周围神经病变等。

二、诊 断

成人如出现变应性鼻炎和哮喘、嗜酸粒细胞增多及脏器受累者应考虑 CSS 的诊断。目前依据 1990 年 ACR CSS 分类标准进行诊断。应注意与 PAN、超敏性血管炎、WG、慢性嗜酸粒细胞性肺炎等鉴别。

三、治 疗

治疗首选糖皮质激素。病情较重或合并主要器官功能受损者可联合使用糖皮质激素和免疫抑制剂如环磷酰胺、硫唑嘌呤等。

第七节　肉芽肿性多血管炎

肉芽肿性多血管炎又称韦格纳肉芽肿(Wegener's granulomatosis,WG)是一种坏死性肉芽肿血管炎，病变累及全身小动脉、静脉及毛细血管，上、下呼吸道及肾最常受累。

一、临床表现

WG主要表现为发热等全身症状及上呼吸道鼻炎样症状、鞍鼻畸形、肺部病变、肾脏及神经系统受累表现。

二、诊　断

对临床表现有上、下呼吸道病变与肾小球肾炎三联征者，实验室检查c-ANCA阳性，组织病理检查呈坏死性肉芽肿炎者可确诊。常需与败血症、淋巴瘤性肉芽肿、变应性肉芽肿血管炎、肺出血-肾炎综合征(Good-pasture syndrome)及中线恶性网状细胞增多症等鉴别。

三、治　疗

对轻型或局限型早期病例可单用糖皮质激素治疗。对有系统受累及病情严重者予激素联合免疫抑制剂如CTX、雷公藤等治疗。

第八节　皮肤白细胞破碎性血管炎

皮肤白细胞破碎性血管炎(leukocytoclasticvasculitis)是由多种因素引起的，主要累及皮肤的细小血管(尤其是毛细血管后静脉)，并以中性粒细胞浸润和其核破碎为病理特征的血管炎病。发病机制主要与Ⅲ型变态反应有关。

一、临床表现

皮肤白细胞破碎性血管炎常呈急性发病，在接触某种致病因素后迅速出现各种皮损，如紫癜、荨麻疹等；可有发热、蛋白尿、血尿、肺炎、末梢神经炎等广泛的系统性病变。

二、诊　断

根据美国风湿病学会(ACR)1990年超敏性血管炎分类诊断标准进行诊断。常需与过敏性紫癜、冷球蛋白血症、显微镜下多血管炎等鉴别。

三、治　疗

首先应停止接触可疑过敏药物或化学品，如有感染积极治疗感染，若有内脏损害或皮损较重可用糖皮质激素、秋水仙碱、氨苯砜、环磷酰胺或硫唑嘌呤等。

第九节 贝 赫 切 特 病

贝赫切特病(Behcet's disease,BD,也称白塞病)是一种以口腔和外阴溃疡、眼炎及皮肤损害为临床特征,并累及多个系统的慢性疾病。病因不明确,可能与遗传因素及病原体感染有关。大部分患者预后良好。

一、临 床 表 现

BD 主要表现为口腔溃疡、外阴溃疡、结节性红斑及眼葡萄膜炎。并可有发热及其他系统受累表现。

二、诊　　断

2014 年 ACR 制定了新的白塞病(BD)国际分类标准:眼部损害 2 分;生殖器溃疡 2 分;口腔溃疡 2 分;皮肤损害 1 分;神经系统表现 1 分;血管表现 1 分和针刺试验阳性 1 分(如果进行了针刺试验,且结果为阳性则额外增加 1 分)。得分≥4 分提示诊断。其较 1989 年 ACR 分类标准更易临床使用,需与 SLE、SS 等相鉴别。

三、治　　疗

BD 的治疗可分为对症治疗、眼炎治疗、血管炎治疗几个方面,然而任何一种治疗都不能取得根治的效果。

(李国青　张　育)

第八章 特发性炎症性肌病

特发性炎症性肌病(idiopathic inflammatory myositis, IIM)是一组病因未明的以四肢近端肌无力为主的骨骼肌非化脓性炎症性疾病。

一、临 床 表 现

特发性炎症性肌病的主要临床表现是对称性四肢近端肌无力,皮肌炎(DM)可有典型皮疹如披肩征、Gottron征、技工手等表现。

二、诊   断

根据 ACR 分类标准进行诊断,在诊断前应排除肌营养不良、肉芽肿性肌炎、感染、横纹肌溶解、代谢性疾病、内分泌疾病、重症肌无力、药物和毒物诱导的肌病症状等。

三、治   疗

炎症性肌病的治疗应遵循个体化原则,治疗时需排除肿瘤,用药首选糖皮质激素,对重症者可用大剂量甲泼尼龙静脉滴注,对糖皮质激素反应不佳者可加用甲氨蝶呤、硫唑嘌呤、环磷酰胺、环孢素、霉酚酸酯等。有心脏、肺受累者预后较差,应给予相应的治疗。

(李国青 张 育)

第九章　系统性硬化症

系统性硬化病(systemic sclerosis,SSc)是一种原因不明,临床上以局限性或弥漫性皮肤增厚和纤维化为特征,也可影响内脏(心、肺和消化道等器官)的全身性疾病。

一、临床表现

雷诺现象常为本病的首发症状。特征性皮肤硬化呈对称性,由手指及面部,然后向躯干蔓延,并可有系统损害如肺间质病变、肺动脉高压、肾脏损害等表现。

二、诊　　断

2013年,ACR/EULAR 发布了 SSc 新分类标准,需与嗜酸粒细胞性筋膜炎、SLE、RA 等相鉴别(表7-9-1)。

表 7-9-1　2013 ACR/EULAR 联合发布的系统性硬化症(SSc)的新分类标准

主　要　条　目	亚　条　目	权重/评分
双手指皮肤增厚并渐近至掌指关节(足以诊断)	/	9
手指皮肤增厚(仅计最高分)	手指肿胀	2
指端损害(仅计最高分)	指端硬化(不及 MCP 但渐近 PIP)	4
	指尖溃疡	2
	指尖凹陷性瘢痕	3
毛细血管扩张	/	2
甲襞毛细胞血管异常	/	2
肺动脉高压和(或)肺间质性疾病(最高2分)	肺动脉高压	2
	肺间质性疾病	2
雷诺现象	/	3
SSc 相关抗体(最高3分)	抗着丝点抗体	3
	抗拓扑异构酶Ⅰ抗体(Scl-70)	
	抗 RNA 聚合酶Ⅲ抗体	

总得分≥9 分即可归为 SSc 患者

三、治　　疗

目前尚缺乏特效药物。治疗原则主要为对症处理、扩血管、抗纤维化、免疫调节和免疫抑制。

(李国青　张　育)

第十章　雷诺现象与雷诺病

雷诺现象(Raynaud's phenomenon)是指因受寒冷或紧张的刺激后,肢端细动脉痉挛,使手指(足趾)皮肤突然出现苍白,相继出现皮肤变紫、变红,伴局部发冷、感觉异常和疼痛等短暂的临床现象。

一、临 床 表 现

雷诺现象典型表现为双手、足趾预冷或紧张刺激后发白、发紫、麻木及疼痛等表现。严重者指端出现溃疡、坏疽或手指变短。

二、诊　　断

诊断雷诺现象主要根据临床表现,即起病年龄、性别、诱因、肢体远端对称性相继出现苍白、青紫及潮红的皮肤改变。雷诺现象应和手足发绀症鉴别。多种风湿病都可伴发雷诺现象。

三、治　　疗

雷诺病轻者只需注意保暖,避免皮肤受损,避免精神紧张和过度劳累即可控制。患者必须停止吸烟。反复发作或症状比较严重,可加用钙拮抗剂、影响交感神经活性的药物、前列腺素。交感神经节封闭或切除术可用于对药物治疗无效的严重病例。

(李国青　张　育)

第十一章 骨关节炎

骨关节炎(osteoarthritis,OA),也称退行性关节病,是由于关节软骨完整性破坏以及关节边缘软骨下骨板病变,导致关节软骨进行性消失、骨质增生,临床出现慢性关节痛、僵硬、肥大及活动受限的常见炎性关节病。

一、临 床 表 现

OA 主要表现为受累关节的疼痛、肿胀、晨僵、关节积液及骨性肥大,可伴有活动时的骨擦音、功能障碍或畸形。

二、诊断与鉴别诊断

根据症状和放射学表现,根据美国风湿病学会 1986 年、1990 年和 1991 年的膝、手和髋关节 OA 分类标准进行诊断。应与 RA、骨质疏松、AS 等鉴别。

三、治疗原则与疗效判断

治疗的目的是减轻症状,改善关节功能,减少致残。一般治疗包括患者教育及物理治疗、锻炼等;药物治疗包括控制症状的药物如非甾体抗炎药(NSAIDs)、改善病情的药物及软骨保护剂硫酸氨基葡萄糖、双醋瑞因等;其他治疗包括关机腔注射玻璃酸钠及外科治疗。

(李国青 张 育)

第十二章 痛 风

痛风(gout)是嘌呤代谢紊乱及(或)尿酸排泄减少所引起的一种晶体性关节炎,多见于中老年男性及少数绝经后妇女。痛风分为原发性和继发性两大类。原发性痛风有一定的家族遗传性,10%~20%的患者有阳性家族史。继发性痛风由其他疾病所致,如肾脏病、血液病,或由于服用某些药物、肿瘤放化疗等多种原因引起。

一、临 床 表 现

痛风的典型表现为夜间发作的急性单关节红肿热痛,通常好发于第一跖趾关节,足弓、踝、膝关节、腕和肘关节等也是常见发病部位。可伴有全身表现,如发热等,伴白细胞升高,血沉增快。

二、诊 断

1981美国风湿病学会制订的痛风诊断标准,使用多年不利临床操作,2014年ACR/EULAR痛风新的分类标准(表7-12-1)。应与RA、SPA、感染性关节炎、骨关节炎等疾病相鉴别。

表7-12-1 2014 ACR痛风新的分类标准

	标 准	分 类	得 分
临床表现	受累关节	踝关节/足中段	1
		第一跖趾关节	2
	症状特征数目(个)	1	1
		2	2
		3	3
	发病病程	单次发作用	1
		反复发作	2
	痛风石	存在	4
实验室指标	血尿酸	6~8 mg/dL	2
		8~10 mg/dL	3
		≥10 mg/dL	4
影像学	超声或双能CT	存在	4
	X线示痛风侵袭表现	存在	4

总分≥8分可诊断痛风,满足临床表现、实验室指标和影像学三方面的标准者,其敏感性和特异性分别为92%和89%。

三、治疗原则与疗效判断

原发性痛风缺乏病因治疗,因此不能根治。治疗痛风的目的是:① 迅速控制痛风性关节炎的急性发作;② 预防急性关节炎复发;③ 纠正高尿酸血症,以预防尿酸盐沉积造成的关节破坏及肾脏损害;④ 手术剔除痛风石,对毁损关节进行矫形手术,以提高生活质量。

(李国青 张 育)

第八篇

理化因素所致疾病

第一章 总 论

学习要点

- **掌握**：理化疾病的治疗原则。
- **熟悉**：理化疾病的诊断原则。
- **了解**：理化疾病的病因及发病机制。

一、概 述

人类所处的生活环境中，存在一些危害身心健康的因素，如物理、化学和生物因素等。因环境理化因素所致的疾病在日常生活中屡见不鲜，理化因素致病有其特殊的机制及发病规律。

二、病因及发病机制

（一）物理致病因素

1. **高温** 作用于人体引起中暑或烧伤。
2. **低温** 在低温环境中意外停留时间较长，易发生冻僵。
3. **高气压** 水下作业，气压过高，返回地面速度太快时，常易发生减压病，此时血液和组织中溶解的氮气释放形成气泡，发生栓塞，导致血液循环障碍和组织损伤。
4. **低气压** 在高山或高原停留或居住，空气中氧分压降低，引起缺氧，常发生高原病。
5. **电流** 意外接触强度不同的电流后可引起不同临床表现的电击。
6. **淹溺** 发生可导致呼吸或心跳停止，需要紧急处理，进行有效的复苏抢救。

由于颠簸、摇动和旋转等引起的晕车、晕船和晕机（即晕动病），主要与前庭神经功能障碍等因素有关。

（二）化学致病因素

环境中致病化学因素，可来自自然界，也可来自工业生产中产生的"三废"（即废水、废气和废渣）污染。毒物可通过呼吸道、消化道或皮肤黏膜等途径进入人体引起中毒。

1. **农药** 能杀灭有害的动植物。人体意外摄入可中毒致死。
2. **药物** 常见过量使用麻醉镇痛药、镇静催眠药和精神兴奋药等引起的中毒。长期滥用镇静催眠或麻醉镇痛药会产生药物依赖，突然停药或减量会发生戒断综合征，表现为神经精神异常。
3. **乙醇** 一次大量饮酒可发生急性乙醇中毒。
4. **其他** 误服清洁剂或有机溶剂等中毒；毒蛇等咬伤中毒；一氧化碳、氰化物和硫化氢为窒息性化合物，能使机体发生缺氧性中毒；强酸或强碱能引起接触性组织损伤；工业生产排出有毒化学物质，污染空气或水源，长期接触会发生慢性中毒；汞和砷等引起摄入中毒；有毒化学物品意外泄露和军用毒剂引起急性中毒等。

三、理化因素所致疾病的诊断原则

理化因素所致疾病的特点是病因明确，有特殊的临床表现。

（一）病因

此类疾病都在一定环境条件下发病，多数病因明确并有相应检测的方法。例如，药物过量或毒物中毒均可通过检测估计出中毒量,空气中的毒物可检测其浓度;环境温度、海拔高度和海水深度等都能测量。随着检测方法增多、敏感性和特异性提高,对多数理化因素所致疾病的病因可明确诊断。

（二）受损靶部位

多种毒物都有其作用的靶器官和部位,如有机磷农药吸收后抑制胆碱酯酶(ChE);四氯化碳主要作用于肝脏;慢性苯中毒的靶器官是骨髓等。物理致病因素也各有其作用靶部位,如噪声主要作用于听神经;加速运动主要作用于前庭神经。

（三）剂量与效应关系

量效关系是评估理化致病因素作用的基本规律,暴露毒物的量,高或低温环境时间长短等都与病情严重程度相关,可作为判断预后的依据。

（四）流行病学调查分析

大多数理化因素致疾病特点是在同一时间可能有多数人发病,利用人群发病情况的流行病学调查方法,有助于明确环境中致病因素和预防发病。

四、理化因素所致疾病的防治原则

（一）迅速脱离有害环境和危害因素

迅速脱离有害环境和危害因素是治疗理化因素所致疾病的首要措施。急性中毒时,尽快脱离毒物接触和清除体内或皮肤上的毒物。发现中暑或电击伤患者,立即转移到安全环境,再施行急救复苏措施。

（二）稳定患者生命体征

理化因素所致疾病患者易出现神志、呼吸和循环障碍或衰竭,生命体征常不稳定,急救复苏主要目的是稳定生命体征,加强监护,为进一步处理打下基础。

（三）针对病因和发病机制治疗

急性中毒时,首先应用解毒药,如碘解磷定用于有机磷农药中毒时磷酰化胆碱酯酶复活;抑制毒蕈碱样症状的阿托品治疗;一氧化碳中毒时的氧治疗等。

物理因素所致疾病的病因治疗:中暑高热时降温;冻僵时复温;急性高原病主要发病机制是缺氧,给氧是主要治疗措施;减压病主要是由高气压环境快速返回到低气压环境减压过速所致,治疗方法是进入高压氧舱重新加压,再缓慢减压。

（四）对症治疗

理化因素所致疾病有特效疗法的为数有限,多采取对症治疗,减少痛苦,促进康复。

【思考题】

诊断理化因素所致疾病时要注意哪些问题?

（马爱闻　徐继扬）

第二章 中 毒

学习要点

- 掌握：中毒的治疗原则及治疗要点。
- 熟悉：常见毒物中毒的临床特征。
- 了解：中毒的病因及中毒机制。

第一节 概 述

中毒是指有毒化学物质进入人体后，达到中毒量产生组织和器官损害引起的全身性疾病。引起中毒的化学物质称毒物。

一、病因和中毒机制

（一）病因

1. 职业性中毒　在生产过程中，接触有毒的原料、中间产物或成品，如果不注意劳动保护，即可发生中毒。在保管、使用和运输方面，如不遵守安全防护制度，也会发生中毒。

2. 生活性中毒　误食、意外接触毒物、用药过量、自杀或谋害等情况下，过量毒物进入人体都可引起中毒。

（二）毒物的吸收、代谢及排出

毒物可通过消化道、呼吸道或皮肤黏膜等途径进入人体引起中毒。消化道是生活性中毒的常见途径，而刺激性或窒息性气体或挥发性毒物则主要经呼吸道吸入而中毒，皮肤黏膜与毒物的直接接触也是常见的中毒途径。毒物吸收入血后，与红细胞或血浆中某些成分相结合，分布于全身的组织和细胞。毒物主要在肝脏进行代谢，经过肝脏代谢后由肠道和肾脏排出体外。

（三）中毒机制

1. 局部刺激和腐蚀作用　强酸或强碱吸收组织中水分，与蛋白质或脂肪结合，使细胞变性和坏死。

2. 引起机体组织和器官缺氧　如一氧化碳、硫化氢或氰化物等毒物阻碍氧的吸收、转运或利用。对缺氧敏感的脑和心肌，易发生中毒损伤。

3. 麻醉作用　亲脂性强的毒物（如过量的有机溶剂和吸入性麻醉药）易通过血脑屏障进入含脂量高的脑组织，抑制其功能。

4. 抑制酶的活力　有些毒物及其代谢物通过抑制酶活力产生毒性作用。例如，有机磷抑制胆碱酯酶；氰化物抑制细胞色素氧化酶，含金属离子的毒物能抑制含巯基的酶等。

5. 干扰细胞或细胞器的功能　主要使线粒体及内质网变性及影响细胞内呼吸过程。

6. 竞争相关受体　如阿托品过量时通过竞争性阻断毒蕈碱受体产生毒性作用。

二、临 床 表 现

（一）临床表现

不同化学物质急性中毒表现不完全相同,严重中毒时共同表现有发绀、昏迷、惊厥、呼吸困难、休克和少尿等。

1. 皮肤黏膜表现

（1）皮肤及口腔黏膜灼伤：见于强酸、强碱、甲醛、苯酚、甲酚皂溶液（来苏儿）等腐蚀性毒物灼伤。硝酸灼伤皮肤黏膜痂皮呈黄色,盐酸痂皮呈棕色,硫酸痂皮呈黑色。

（2）发绀：亚硝酸盐、苯胺或硝基苯等中毒时,血高铁血红蛋白含量增加出现发绀。

（3）黄疸：毒蕈、鱼胆或四氯化碳中毒损害肝脏会出现黄疸。

2. 眼球表现 瞳孔扩大见于阿托品、莨菪碱类中毒;瞳孔缩小见于有机磷农药、氨基甲酸酯类杀虫药中毒;视神经炎见于甲醇中毒。

3. 神经系统表现

（1）昏迷：见于催眠、镇静或麻醉药中毒;有机溶剂中毒;窒息性毒物（如一氧化碳、硫化氢、氰化物）中毒;高铁血红蛋白生成性毒物中毒;农药（如有机磷农药、有机汞杀虫药、拟除虫菊酯杀虫药、溴甲烷）中毒。

（2）谵妄：见于阿托品、乙醇或抗组胺药中毒。

（3）肌纤维颤动：见于有机磷农药、氨基甲酸酯类杀虫药中毒。

（4）惊厥：见于窒息性毒物或异烟肼中毒,有机氯或拟除虫菊酯类杀虫药等中毒。

（5）瘫痪：见于蛇毒、三氧化二砷、可溶性钡盐或磷酸三邻甲苯酯等中毒。

（6）精神失常：见于一氧化碳、乙醇、阿托品、二硫化碳、有机溶剂、抗组胺药等中毒,成瘾药物戒断综合征等。

4. 呼吸系统表现

（1）呼出特殊气味：乙醇中毒呼出气有酒味;氰化物有苦杏仁味;有机磷农药、黄磷、铊等有蒜味;苯酚、甲酚皂溶液有苯酚味。

（2）呼吸加快：水杨酸类、甲醇等兴奋呼吸中枢,中毒后呼吸加快;刺激性气体中毒引起脑水肿时,呼吸加快。

（3）呼吸减慢：催眠药或吗啡中毒时过度抑制呼吸中枢导致呼吸麻痹,使呼吸减慢。

（4）肺水肿：刺激性气体、有机磷农药或百草枯等中毒常发生肺水肿。

5. 循环系统表现

（1）心律失常：洋地黄、夹竹桃、蟾蜍等中毒时兴奋迷走神经,拟肾上腺素药、三环类抗抑郁药等中毒时兴奋交感神经和氨茶碱中毒等通过不同机制引起心律失常。

（2）心脏骤停：① 心肌毒性作用：见于洋地黄、奎尼丁、锑剂或依米丁（吐根碱）等中毒;② 缺氧：见于窒息性气体毒物（如甲烷、丙烷和二氧化碳等）中毒;③ 严重低钾血症：见于可溶性钡盐、棉酚或排钾利尿药中毒等。

（3）休克：三氧化二砷中毒引起剧烈呕吐和腹泻;强酸和强碱引起严重化学灼伤致血浆渗出;严重巴比妥类中毒抑制血管中枢,引起外周血管扩张。以上因素都可通过不同途径引起有效循环血容量相对和绝对减少发生休克。

6. 泌尿系统表现 中毒后肾脏损害有肾小管堵塞（如砷化氢中毒产生大量红细胞破坏物堵塞肾小管）、肾缺血或肾小管坏死（如头孢菌素类、氨基糖苷类抗生素、毒蕈和蛇毒等中毒）导致急性肾衰竭,出现少尿或无尿。

7. 血液系统表现 如砷化氢中毒、苯胺或硝基苯等中毒可引起溶血性贫血和黄疸;水杨酸类、肝素或双香豆素过量、敌鼠和蛇毒咬伤中毒等引起止凝血障碍致出血;氯霉素、抗肿瘤药或苯等中毒可引起白细胞减少。

8. 发热 见于阿托品、二硝基酚或棉酚等中毒。

（二）辅助检查

1. 毒物检测　毒物检测理论上是诊断中毒最为客观的方法,其特异性强,但敏感性较低,加之技术条件的限制和毒物理化性质的差异,很多中毒患者体内并不能监测到毒物。因此诊断中毒时不能过分依赖毒物检查。但必要时可留取最初的血、尿及胃内容物标本送相关单位检查。

2. 血液检查　肝功能异常:见于百草枯、四氯化碳、对乙酰氨基酚、重金属中毒;肾功能异常:见于百草枯、氨基糖苷类抗生素、蛇毒、生鱼胆、重金属等中毒;凝血异常:见于灭鼠药、蛇毒、毒蕈等中毒;异常血红蛋白血症:见于亚硝酸盐、一氧化碳、苯胺及硝基苯中毒;低氧血症:见于刺激性或窒息性气体中毒、有机磷中毒及百草枯中毒;胆碱酯酶降低见于有机磷农药中毒;酸中毒:见于水杨酸类及甲醇中毒。

三、诊　断

临床诊断中毒需要有明确的毒物接触史,结合特定临床表现及实验室监测结果。病史的询问非常重要,有时需要向患者同事、家属、保姆、亲友或现场目击者了解情况。蓄意中毒患者,往往不能正确提供病史。因此,中毒诊断通常要根据毒物接触史、临床表现、实验室毒物检查分析和调查周围环境有无毒物存在,还要与其他症状相似的疾病进行鉴别诊断后再进行诊断。临床上对不明原因的突然昏迷、呕吐、惊厥、呼吸困难和休克患者或不明原因的发绀、周围神经麻痹、贫血、白细胞减少、血小板减少及肝损伤患者都要想到中毒。

四、治　疗

（一）治疗原则

治疗原则:① 立即脱离中毒现场,终止与毒物的继续接触;② 检查并稳定生命体征;③ 迅速清除体内已被吸收和尚未吸收的毒物;④ 如有可能,尽早使用特效解毒药;⑤ 积极对症支持治疗。

（二）治疗措施

1. 立即脱离中毒现场,终止与毒物的继续接触　立即将患者撤离中毒现场,转到空气新鲜的地方;立即脱去污染的衣服;用温水或肥皂水清洗皮肤和毛发上的毒物。

2. 评估生命体征,紧急复苏和对症支持治疗　复苏和支持治疗目的是保护和恢复患者重要器官功能,帮助危重症患者度过危险期。对急性中毒昏迷患者,要保持呼吸道通畅、维持呼吸和循环功能;观察神志、体温、脉搏、呼吸和血压等情况。

3. 清除体内尚未吸收的毒物　经口中毒者,早期清除胃肠道尚未吸收的毒物可使病情明显改善,愈早、愈彻底愈好。

（1）催吐:催吐法易引起误吸和延迟活性炭的应用,目前临床上已不常规应用。合作者可选用此法;昏迷、惊厥、休克状态、腐蚀性毒物摄入和无呕吐反射者禁用此法。

（2）洗胃

1）适应证:用于口服毒物 1 h 以内者;对于服用吸收缓慢的毒物、胃蠕动功能减弱或消失者,服毒 4～6 h 后仍应洗胃。

2）禁忌证:吞服强腐蚀性毒物、食管静脉曲张、惊厥或昏迷患者,不宜进行洗胃。

（3）导泻:洗胃后,灌入泻药以清除肠道内毒物。导泻常用硫酸钠或硫酸镁,15 g 溶于水内,口服或由胃管注入。镁离子吸收过多对中枢神经系统有抑制作用。肾或呼吸衰竭、昏迷和磷化锌、有机磷中毒晚期者不宜使用。

（4）全肠道灌洗:是一种快速清除肠道毒物的新方法,可在 4～6 h 内清空肠道,因效果显著已逐渐取代以前常用的温肥皂水连续多次灌肠。主要用于中毒时间超过 6 h 或导泻无效者。方法:高分子聚乙二醇电解质溶液连续灌洗 2 L/h。

4. 促进已吸收毒物的排除

（1）强化利尿和改变尿液酸碱度

1）强化利尿：目的在于增加尿量和促进毒物排出。主要用于毒物以原形由肾脏排除的中毒。根据血浆电解质和渗透压情况选用静脉液体，有心、肺和肾功能障碍者勿用此疗法。

2）改变尿液酸碱度：根据毒物溶解后酸碱度不同，选用相应能增强毒物排除的液体改变尿液酸碱度。如弱酸性毒物（如苯巴比妥或水杨酸类）中毒，可静脉应用碳酸氢钠碱化尿液。

（2）高压氧治疗：一氧化碳中毒时，吸氧可促使碳氧血红蛋白解离，加速一氧化碳排出。高压氧治疗是一氧化碳中毒的特效疗法。

（3）血液净化：一般用于血液中毒物浓度明显增高、中毒严重、昏迷时间长、有并发症和经积极支持疗法病情日趋恶化者。包括血液透析、血液灌流和血浆置换。

5. 特殊解毒药的应用　　具体见表8-2-1。

表8-2-1　特殊解毒药的应用

毒　物　种　类	解　毒　药
铅中毒	依地酸钙钠
砷、汞、铜、锑中毒	二巯丙醇、二巯丙磺钠、二巯丁二钠
亚硝酸盐、苯胺或硝基苯	1%亚甲蓝
氰化物	亚硝酸异戊酯、3%亚硝酸钠、50%硫代硫酸钠
阿片类药物	纳洛酮
苯二氮䓬类中毒	氟马西尼
有机磷杀虫药	阿托品、氯解磷定、碘解磷定

6. 对症治疗　　多数中毒并无特殊解毒疗法，只能通过积极的对症支持治疗，帮助危重患者渡过难关，为重要脏器功能恢复创造条件。具体措施包括：① 保持呼吸道通畅，充分供氧；② 输液或鼻饲供给营养；③ 选用适当抗生素防治感染；④ 应用巴比妥内、地西泮等药物抗惊厥治疗；⑤ 对脑水肿、肺水肿、呼吸衰竭、休克、心律失常、肾衰竭、电解质及酸碱平衡紊乱等情况给予积极救治。

五、预　　后

中毒患者的预后与毒物的毒性（半数致死量LD50）及毒物剂量效应关系密切相关，同时与是否及时到医院处置有密切关系。通常情况下，剧毒物质，摄入较大剂量，错过最佳救治时间的患者预后较差，死亡率较高。

【思考题】
简述急性中毒的治疗原则和措施。

第二节　急性有机磷杀虫药中毒

急性有机磷（OPI）中毒是我国农村最常见的中毒急症，占急诊中毒的49.1%，占中毒死亡的83.6%。有机磷主要通过抑制体内胆碱酯酶（cholinesterase，ChE）活性，失去分解乙酰胆碱（acetylcholine，ACh）能力，引起体内生理效应部位ACh大量蓄积，使胆碱能神经持续过度兴奋，表现毒蕈碱样、烟碱样和中枢神经系统等中毒症状和体征。严重者可因昏迷和呼吸衰竭而死亡。

一、病因及中毒机制

（一）有机磷中毒的常见原因

1. 生产使用性中毒　　农药生产过程中或使用过程中处置不当造成杀虫药污染手、皮肤或吸入呼吸道引起。

2. 生活性中毒　　由于误服、故意吞服，或饮用被杀虫药污染水源或食入污染食品；也有因滥用有机磷杀虫药治疗皮肤病或驱虫而中毒。

（二）中毒机制

OPI 能抑制许多酶，但对人畜毒性主要表现在抑制真性胆碱酯酶（ChE）。OPI 的毒性作用是与真性 ChE 酯解部位结合成稳定的磷酰化胆碱酯酶，使 ChE 丧失分解 ACh 能力，ACh 大量积聚引起一系列毒蕈碱、烟碱样和中枢神经系统症状，严重者常死于呼吸衰竭。

二、临 床 表 现

（一）急性中毒

口服中毒在 10 min 至 2 h 发病；吸入后约 30 min；皮肤吸收后 2～6 h 发病。中毒后，出现急性胆碱能危象，表现为：

1. 毒蕈碱样症状 又称 M 样症状。主要是副交感神经末梢过度兴奋，产生类似毒蕈碱样作用。平滑肌痉挛表现：瞳孔缩小、胸闷、气短、呼吸困难，恶心、呕吐、腹痛、腹泻；括约肌松弛表现：大小便失禁；腺体分泌增加表现：大汗、流泪和流涎；气道分泌物明显增多：表现咳嗽、气促，双肺有干啰或湿啰音，严重者发生肺水肿。

2. 烟碱样症状 又称 N 样症状。在横纹肌神经肌肉接头处 ACh 蓄积过多，出现肌纤维颤动，甚至全身肌肉强直性痉挛，也可出现肌力减退或瘫痪，呼吸肌麻痹引起呼吸衰竭或停止。交感神经节受 ACh 刺激，其节后交感神经纤维末梢释放儿茶酚胺，表现血压增高和心律失常。

3. 中枢神经系统症状 过多 ACh 刺激所致，表现头晕、头痛、烦躁不安、谵妄、抽搐和昏迷，有的发生呼吸、循环衰竭死亡。

4. 局部损害 有些 OPI 接触皮肤后发生过敏性皮炎、皮肤水泡或剥脱性皮炎；污染眼部时，出现结膜充血和瞳孔缩小。

（二）迟发性多发神经病

急性重度和中度 OPI（甲胺磷、敌敌畏、乐果和敌百虫等）中毒患者症状消失后 2～3 周出现迟发性神经损害，表现感觉、运动型多发性神经病变，主要累及肢体末端，发生下肢瘫痪、四肢肌肉萎缩等。目前认为这种病变不是 ChE 受抑制引起，可能是由于 PPI 抑制神经靶酯酶（NTE），使其老化所致。全血或红细胞 ChE 活性正常；神经-肌电图检查提示神经源性损害。

（三）中间型综合征

中间型综合征多发生在重度 OPI（甲胺磷、敌敌畏、乐果、久效磷）中毒后 24～96 h 及复能药用量不足患者，经治疗胆碱能危象消失、意识清醒或未恢复和迟发性多发神经病发生前，突然出现屈颈肌和四肢近端肌无力和第 Ⅲ、Ⅶ、Ⅸ、Ⅹ 对脑神经支配的肌肉无力，出现睑下垂、眼外展障碍、面瘫和呼吸肌麻痹，引起通气障碍性呼吸困难或衰竭，是导致急性有机磷中毒死亡的主要原因。

三、诊 断

根据患者 OPI 接触史、呼出气大蒜味、瞳孔缩小、多汗、肌纤维颤动和意识障碍等，一般不难诊断。对于不明原因的意识障碍、瞳孔缩小，并伴有肺水肿患者，也要考虑到 OPI 中毒。如监测血 ChE 活力降低，可确诊。

OPI 中毒应与中暑、急性胃肠炎或脑炎等鉴别，尚需与拟除虫菊酯类中毒及甲脒类中毒鉴别。前者口腔和胃液无特殊臭味，血 ChE 活力正常；后者以嗜睡、发绀、出血性膀胱炎为主要表现，而无瞳孔缩小和腺体分泌增加等表现。

急性中毒诊断分级：

轻度中毒：仅有 M 样症状，ChE 活力 70%～50%。

中度中毒：M 样症状加重，出现 N 样症状，ChE 活力 50%～30%。

重度中毒：具有 M、N 样症状，并伴有肺水肿、抽搐、昏迷，呼吸肌麻痹和脑水肿，ChE 活力 30% 以下。

四、治 疗

（一）迅速清除毒物

彻底清除未被机体吸收进入血的毒物，如迅速脱去污染衣服，用肥皂水清洗污染皮肤、毛发和指甲；眼部污染时，用清水、生理盐水、2%碳酸氢钠溶液或3%硼酸溶液冲洗。口服中毒者，用清水、2%碳酸氢钠溶液（敌百虫忌用）或1:5000高锰酸钾溶液（对硫磷忌用）反复洗胃。

（二）紧急复苏

OPI中毒常死于肺水肿、呼吸肌麻痹、呼吸中枢衰竭。对上述患者，要紧急采取复苏措施：清除呼吸道分泌物，保持呼吸道通畅，给氧，据病情应用机械通气。肺水肿应用阿托品，不能应用氨茶碱和吗啡。心脏停搏时，行体外心脏按压复苏等。

（三）解毒药

在清除毒物过程中，同时应用ChE复能药和胆碱受体阻断药治疗。

1. 用药原则 根据病情，要早期、足量、联合和重复应用解毒药，并且选用合理给药途径及择期停药。中毒早期即联合应用抗胆碱能药与ChE复能药才能取得更好疗效。

2. ChE复能药 肟类化合物能使被抑制的ChE恢复活性。也能作用于外周N2受体，对抗外周N胆碱受体活性，能有效解除烟碱样毒性作用，对M样症状和中枢性呼吸抑制作用无明显影响。所用药物包括：氯解磷定（首选）、碘解磷定、双复磷，通常，中毒表现消失，血ChE活性在50%~60%以上，即可停药。

3. 胆碱受体阻断药 包括外周性抗胆碱能药如阿托品和山莨菪碱以及中枢性抗胆碱能药如东莨菪碱、苯那辛，根据病情，阿托品每10~30 min或1~2 h给药1次，直到患者M样症状消失或出现"阿托品化"。阿托品化指征为瞳孔较前扩大、口干、皮肤干燥、心率增快（90~100次/分）和肺湿啰音消失。此时，应减少阿托品剂量或停用。如出现瞳孔明显扩大、神志模糊、烦躁不安、抽搐、昏迷和尿潴留等为阿托品中毒，立即停用阿托品。

根据OPI中毒程度，可采用胆碱酯酶复活剂与阿托品联合用药。轻度中毒可单用胆碱酯酶复能药。两药合用时，应减少阿托品用量，以免发生阿托品中毒。关于胆碱酯酶复能药与阿托品应用见表8-2-2

表 8-2-2 OPI 中毒解毒药剂量表

药 名	轻度中毒	中度中毒	重度中毒
胆碱酯酶复能药			
氯解磷定（g）	0.5~0.75	0.75~1.5	1.5~2.0
碘解磷定（g）	0.4	0.8~1.2	1.0~1.5
双复磷（g）	0.125~0.25	0.5	0.5~0.75
抗胆碱药			
阿托品（mg）	2~4	5~10	10~20

4. 复方制剂 是将生理性拮抗剂与中毒酶复能药组成的复方制剂。国内有解磷注射液（每支含阿托品3 mg，苯那辛3 mg和氯解磷定400 mg）。首次剂量：轻度中毒1/2~1支肌内注射；中度中毒1~2支；重度中毒2~3支。但尚需分别另加氯解磷定，轻度中毒0~0.5 g，中度中毒0.5~1.0 g，重度中毒1.0~1.5 g。

对重度患者，症状缓解后逐渐减少解毒药用量，待症状基本消失，全血胆碱酯酶活力升至正常的50%~60%后停药观察，通常至少观察3~7日再出院。

（四）对症治疗

重度OPI中毒患者常伴有多种并发症，如酸中毒、低钾血症、严重心律失常、脑水肿等。特别是合并严重呼吸和循环衰竭时如处理不及时，应用的解毒药尚未发挥作用患者即已死亡。

（五）中间型综合征治疗

立即给予人工机械通气。同时应用氯解磷定1.0 g/次，肌内注射，酌情选择给药间隔时间，连用2~3日。积极对症治疗。

五、预　　后

有机磷中毒患者起病急,进展快,早期不及时处置常死于急性呼吸衰竭,部分患者病程第1~4日可发生中间综合征,呼吸机辅助通气治疗效果良好。后期并发症主要见于迟发型神经炎,发生率较低,可遗留神经损害。

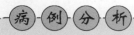

患者,女,55岁,因"意识不清1 h"入院。之前患者曾与邻居发生激烈纠纷争吵,既往体健无特殊病史。入院时患者呕吐物有大蒜臭味,皮肤出汗较多。查体:T 36.4°,P 60次/分,R 30次/分,BP 95/50 mmHg,神志不清,皮肤湿冷,肌肉颤动,巩膜不黄,瞳孔针尖样,对光反射弱,口腔流涎,双肺散在湿啰音,心率60次/分,律齐,无杂音,腹软,肝脾肋下未触及,下肢不肿。脑膜刺激征(一),病理征(一)。

【问题】:
(1) 该患者的诊断最可能是什么?
(2) 入院后为明确诊断应进行什么检查?

【分析与解答】
(1) 该患者急性起病,既往健康,呕吐物有特殊蒜臭,临床特征有:针尖瞳、皮肤湿冷、肌肉颤动、流涎、两肺湿啰音,均符合急性胆碱能及烟碱症状,意识障碍表明重度中毒累及中枢M及N样受体。高度可疑急性有机磷农药中毒。
(2) 为进一步明确诊断,患者需胆碱酯酶测定,有机磷中毒时血胆碱酯酶活力明显降低,可与其他器质性疾病相鉴别。

第三节　百草枯中毒

百草枯是速效触灭型除草剂,喷洒后能很快发挥作用,接触土壤后迅速失活。百草枯对人毒性极大,且无特效解药,口服中毒死亡率高达90%以上,目前已被20多个国家严格限制使用。中毒前期症状不明显,容易误诊或忽视病情。

百草枯可经完整皮肤、呼吸道和消化道吸收,对皮肤黏膜有刺激和腐蚀作用,吸收后随血液分布到全身组织器官,以肺中含量最高,可引起肺充血、出血、水肿及纤维化等改变,还可导致肝脏、肾脏、心肌等多脏器损害。其中毒机制尚不明确,多数学者认为百草枯是电子受体,作用于细胞的氧化还原反应,在细胞内活化为氧自由基而发挥毒性作用。

一、临床表现

1. 局部刺激症状　　皮肤黏膜可出现糜烂及溃疡等损伤。

2. 全身中毒症状
(1) 呼吸系统:肺水肿、肺出血、气胸、呼吸困难,进行性低氧血症,后期出现呼吸衰竭和肺纤维化。
(2) 循环系统:心肌损害、心律失常、循环血压下降、脉搏增快。
(3) 泌尿系统:血尿、蛋白尿,后期出现肾衰竭。
(4) 肝脏系统:恶性、呕吐;腹痛及黄疸,氨基转移酶升高,甚至肝坏死。
(5) 神经系统:精神异常、嗜睡、震颤,严重者出现昏迷、谵妄。

二、诊　　断

主要根据毒物接触史及以肺损害为主的多脏器损害的临床表现即可做出诊断。

三、治 疗

（1）尽快清洗被污染的皮肤黏膜，尽快采用白陶土混悬液洗胃，并导泻治疗。

（2）可采取血液灌流方法清除已吸收毒物。

（3）早期禁止吸氧，防止加重肺损伤，后期氧分压低于 40 mmHg 时吸氧，严重呼吸窘迫时采取呼吸机辅助通气治疗。

（4）防治肺纤维化治疗，可采用大剂量激素或环磷酰胺等治疗。

（5）其他对症支持治疗，包括防治应激性溃疡出血、肾衰竭时尽早血液透析治疗，保肝降酶及维持有效的呼吸循环功能。

第四节 急性一氧化碳中毒

吸入过量 CO 引起的中毒称急性一氧化碳中毒（acute carbon monoxide poisoning），俗称煤气中毒。急性一氧化碳中毒是较为常见的生活中毒和职业中毒。CO 吸入体内后，85％与血液中红细胞的血红蛋白结合，形成稳定的 COHb。COHb 不能携带氧导致组织缺氧，同时使血红蛋白氧解离曲线左移，血氧不易释放给组织而造成细胞缺氧。

一、临 床 表 现

（一）急性中毒

1. 轻度中毒 出现头痛、头晕、恶心、呕吐、心悸和四肢无力等。脱离中毒环境吸入新鲜空气或氧疗，症状很快消失。

2. 中度中毒 出现胸闷、气短、呼吸困难、幻觉、视物不清、判断力降低、运动失调、嗜睡、意识模糊或浅昏迷。氧疗后患者可恢复正常且无明显并发症。

3. 重度中毒 迅速出现昏迷、呼吸抑制、肺水肿、心律失常或心力衰竭。受压部位皮肤可出现红肿和水泡。

（二）迟发性脑病

急性一氧化碳中毒患者在意识障碍恢复后，经过 2～60 日的"假愈期"，可出现下列临床表现之一：① 精神意识障碍：呈现痴呆木僵、谵妄状态或去皮质状态；② 锥体外系神经障碍：由于基底神经节和苍白球损害出现震颤麻痹综合征（表情淡漠、四肢肌张力增强、静止性震颤、前冲步态）；③ 锥体系神经损害：如偏瘫、病理反射阳性或小便失禁等；④ 大脑皮质局灶性功能障碍：如失语、失明、不能站立及继发性癫痫；⑤ 脑神经及周围神经损害：如视神经萎缩、听神经损害及周围神经病变等。

二、诊 断

根据吸入较高浓度 CO 的接触史，急性发生的中枢神经损害的症状和体征，结合及时血液 COHb 测定的结果，可作出急性 CO 中毒诊断。急性 CO 中毒应与脑血管意外、脑震荡、脑膜炎、糖尿病酮症酸中毒以及其他中毒引起的昏迷相鉴别。血液 COHb 测定、既往史、体检、实验室检查有助于鉴别诊断。

三、治 疗

（一）终止 CO 吸入

迅速将患者转移到空气新鲜处，终止 CO 继续吸入。卧床休息，保暖，保持呼吸道畅通。

（二）氧疗

给予氧疗，迅速纠正缺氧状态。

1. 吸氧　中毒者给予吸氧治疗，如鼻导管和面罩吸氧。

2. 高压氧舱治疗　能增加血液中物理溶解氧，提高总体氧含量，促进氧释放和加速 CO 排出，可迅速纠正组织缺氧，缩短昏迷时间和病程，预防 CO 中毒引发的迟发性脑病。

（三）对症支持治疗

（1）维持呼吸道通畅，必要时气管插管行机械通气。

（2）积极防止脑水肿，改善脑代谢，可给予甘露醇及呋塞米脱水治疗，积极控制抽搐，首选地西泮，10～20 mg 静脉注射。

（3）其他治疗包括使用抗生素预防肺部感染，加强心电监护，防治心律失常，防治应激性溃疡及上消化道出血，防治急性肾功能损害。

第五节　镇静催眠药中毒

镇静催眠药是中枢神经系统抑制药，具有镇静、催眠作用，过大剂量可麻醉全身，包括延髓。一次服用大剂量可引起急性镇静催眠药中毒。长期滥用催眠药可引起耐药性和依赖性而导致慢性中毒。突然停药或减量可引起戒断综合征。

一、临 床 表 现

1. 轻度中毒　嗜睡、情绪不稳定、注意力不集中、记忆力减退、共济失调、发音含糊不清、步态不稳和眼球震颤。

2. 重度中毒　进行性中枢神经系统抑制，由嗜睡到深昏迷。呼吸抑制由呼吸浅而慢到呼吸停止。可发生低血压或休克。常见体温下降。肌张力下降，腱反射消失。胃肠蠕动减慢。皮肤可起大疱。

二、诊　　断

有服用大量镇静催眠药史，出现意识障碍和呼吸抑制及血压下降。胃液、血液、尿液中检出镇静催眠药。镇静催眠药中毒应与一氧化碳、乙醇、有机溶剂等中毒以及急性脑血管病、乙型脑炎等疾病鉴别，结合既往史、体检、实验室检查有助于鉴别诊断。

三、治　　疗

立即给予洗胃、导泻、建立静脉通道补液利尿促进毒物排出，同时维持昏迷患者气道通畅，防止窒息缺氧，加强心脏监护，纠正低血压休克。苯二氮䓬类（如地西泮、氯硝西泮等）可用特效解毒药物氟马西尼，剂量：0.2 mg 静脉注射 30 秒以上，每分钟重复应用 0.3～0.5 mg，通常有效治疗量为 0.6～2.5 mg。危重患者可考虑应用血液净化治疗。

第六节　急性乙醇中毒

乙醇别名酒精，一次饮入过量乙醇或酒类饮料引起兴奋继而抑制的状态称为急性乙醇中毒或称急性酒精中毒。

一、临 床 表 现

1. 兴奋期　出现欣快、兴奋、健谈、饶舌、情绪不稳定、自负、易激怒，可有粗鲁行为或攻击行动，也可能沉默、孤僻。

2. 共济失调期　　出现肌肉运动不协调,行动笨拙,言语含糊不清,眼球震颤,视力模糊,复视,步态不稳,出现明显共济失调。

3. 昏迷期　　表现为昏睡、瞳孔散大、体温降低。严重时可出现呼吸、循环麻痹而危及生命。

酒醉醒后可有头痛、头晕、无力、恶心、震颤等症状,重症患者可发生并发症,如轻度酸碱平衡失常、电解质紊乱、低血糖症、肺炎和急性肌病等。

二、诊　　断

饮酒史结合临床表现,如急性乙醇中毒的中枢神经抑制症状,呼气酒味;血清或呼出气中乙醇浓度测定可以做出诊断。鉴别诊断主要与引起昏迷和的疾病相鉴别,如镇静催眠药中毒、一氧化碳中毒、脑血管意外、糖尿病昏迷、颅脑外伤等。

三、治　　疗

急性中毒的治疗如下。

(1) 轻症患者无须治疗,兴奋躁动的患者必要时加以约束。

(2) 共济失调患者应休息,避免活动以免发生外伤。

(3) 昏迷患者应注意是否同时服用其他药物。重点是维持生命脏器的功能:① 维持气道通畅,供氧充足,必要时人工呼吸,气管插管;② 维持循环功能,注意血压、脉搏,静脉输入 5% 葡萄糖盐水溶液;③ 心电图监测心律失常和心肌损害;④ 保暖,维持正常体温;⑤ 维持水、电解质、酸碱平衡,血镁低时补镁。治疗 Wernicke 脑病,可肌内注射维生素 B_1 100 mg;⑥ 保护大脑功能,应用纳洛酮 0.4～0.8 mg 缓慢静脉注射,有助于缩短昏迷时间,必要时可重复给药。

(4) 严重急性中毒时可用血液透析促使体内乙醇排出。透析指征有:血乙醇含量＞108 mmol/L(500 mg/dL),伴酸中毒或同时服用甲醇或其他可疑药物时。

(马爱闻　徐继扬)

第三章　中　暑

中暑是指人体在高温环境下,由于水和电解质丢失过多、散热功能障碍,引起的以中枢神经系统和心血管功能障碍为主要表现的热损伤性疾病,是一种威胁生命的急症,可因中枢神经系统和循环功能障碍导致死亡、永久性脑损害或肾衰竭。

一、临床表现

根据临床症状轻重及发病机制不同,通常将中暑分为先兆中暑、轻症中暑和重症中暑,其中重症中暑又根据发病特点分为热痉挛、热衰竭和热射病。

1. 先兆中暑　处在高温高湿环境中一段时间后,患者会出现大汗、口渴、头晕、头痛、注意力不集中、胸闷、心悸、恶心、乏力、体温可轻度升高。

2. 轻症中暑　上述先兆中暑的症状进一步加重,伴体温进一步升高至38°,出现全身大汗、皮肤灼热、面色潮红;或出现四肢湿冷、血压下降、面色苍白等虚脱表现。

3. 热痉挛　多见于健康青壮年,大量出汗后血钠降低出现肌肉痉挛性、对称性和阵发性疼痛,持续约3 min后缓解,常在活动停止后发生。多发生在四肢肌肉、咀嚼肌、腹直肌、最常见于腓肠肌,也可发生于肠道平滑肌,无明显体温升高。

4. 热衰竭　此型最常见,多见于老年、儿童及慢性病患者。主要因为体液丢失和低血钠导致血容量不足,表现为严重头昏、无力、晕厥、低血压休克、心动过速等心血管衰竭表现。

5. 热射病　是最致命的中暑类型,表现为高热体温多超过>40°伴有明显的意识障碍。患者少汗或无汗,皮肤潮红并高热,早期出现谵妄、烦躁及浅昏迷,伴有循环功能不稳定,低血压休克、心律失常、抽搐及并发脑水肿、肺水肿及心力衰竭。

二、诊　断

在高温环境中,重体力作业或剧烈运动后甚至过程中出现相应的临床表现即可诊断。对肌肉痉挛伴虚脱、昏迷伴有高热的患者应考虑中暑。需注意排除流行性乙型脑炎、细菌性脑膜炎、中毒性细菌性痢疾、脑型疟疾、脑血管意外、脓毒症。甲状腺危象、伤寒、莨菪碱中毒等原因引起的高温综合征。

三、治　疗

对于先兆中暑患者应立即转移至阴凉通风处,口服淡盐水或清凉含盐饮料,休息后即可恢复。对于轻症中暑患者除上述措施外,必要时可静脉补充葡萄糖盐水及电解质。

重症中暑的治疗包括降温治疗和对症支持治疗,降温速度决定重症中暑患者的预后,故降温治疗是重症中暑患者最重要的治疗。降温采用冰毯冰帽或冷水体表降温或用冰盐水保留灌肠或全胃肠灌洗,还可采取冬眠合剂(氯丙嗪 25 mg+异丙嗪 25 mg)肌内注射或静脉输液治疗。其他对症支持治疗包括:① 加强监护:包括意识状态在内的生命体征,保持呼吸道通畅,吸氧并建立静脉输液补液通道;② 呼吸系统:监测血气分析,对于严重低氧血症患者及时采取机械通气的方法纠正呼吸衰竭,改善氧合;③ 循环系统:积极液体复苏纠正休克,同时治疗急性心律失常、心力衰竭及肺水肿;④ 肾脏系统:动态监测肾功能及尿量,必要时采取肾脏替代治疗(CRRT),维持水电解质酸碱平衡;⑤ 中枢神经系统:纠正脑水肿防治脑疝,积极控制抽搐;⑥ 其他:积极防治应激性溃疡及消化道出血,积极预防感染。

(马爱闻　徐继扬)

第四章 冻 僵

冻僵是指处在寒冷（−5℃以下）环境中机体中心体温<35℃并伴有神经和心血管系统损害为主要表现的全身性疾病，通常暴露寒冷环境后 6 h 内发病。冻僵患者体温越低，病死率越高。通常中心体温在 25～27℃时难以复苏成功。

一、临 床 表 现

轻度冻僵表现为肌肉震颤、血压升高、心率和呼吸加快，中重度冻僵患者可出现意识障碍，心律失常，低体温及循环呼吸衰竭，甚至出现心搏呼吸停止。

二、诊 断

通常根据长期寒冷环境暴露史和临床表现不难诊断，中心体温测定可证实诊断。中心体温测定采用两个部位：① 直肠测温：应将温度计探极插入 15 cm 深处测定体温；② 食管测温：将温度计探极放置喉下 24 cm 深处测取体温。

三、治 疗

1. 迅速将患者移至温暖环境 根据患者情况，选择适当复温技术进行复温。

2. 复温技术

（1）被动复温（passive rewarming）：即通过机体产热自动复温，适用于轻度冻僵患者。将患者置于温暖环境中，应用较厚棉毯或棉被覆盖或包裹患者复温，复温速度为 0.3～2℃/h。

（2）主动复温（active rewarming）：即将外源性热传递给患者，适用于：① 中心体温度<32℃；② 心血管功能不稳定；③ 高龄老人；④ 中枢神经系统功能障碍；⑤ 内分泌功能低下；⑥ 疑有继发性低体温时。主动复温可应用电热毯、热水袋或 40～42℃温水浴升温，严重者采用通过静脉输注加热（40～42℃）液体或吸入加热（40～45℃）湿化氧气，或应用 40～45℃灌洗液进行胃、直肠、腹膜腔或胸腔灌洗升温。

3. 维持生命体征，防治并发症 监测生命体征，保持气道通畅，恢复有效循环容量，纠正水电解质紊乱及心律失常，积极防治应激性溃疡、胰腺坏死、心肌梗死、脑血管意外和深部静脉血栓形成等并发症，防治多脏器功能衰竭。

（马爱闻 徐继扬）

第五章　淹　溺

人浸没于水或其他液体后液体充塞呼吸道及肺泡或反射性引起喉痉挛发生窒息和缺氧,处于临床死亡[呼吸和(或)心搏停止]状态称为淹溺。

一、临 床 表 现

淹溺患者出现神志丧失、呼吸停止或大动脉搏动消失,处于临床死亡状态。近乎淹溺者可有头痛或视觉障碍、剧烈咳嗽、胸痛、呼吸困难和咳粉红色泡沫样痰。淹溺者口腔和鼻腔内充满泡沫或泥污、皮肤发绀、颜面肿胀、球结膜充血和肌张力增加;精神和神志状态改变包括烦躁不安、抽搐、昏睡和昏迷;呼吸表浅、急促或停止,肺部可闻及干、湿啰音;心律失常、心音微弱或心搏停止;腹部膨隆,四肢厥冷。

二、诊 断

溺水患者出现因液体充塞呼吸道导致缺氧窒息的临床表现即可明确诊断。结合病史进行相应的实验室检查可发现高钾、低钠、低钾等电解质紊乱,动脉血气分析出现明显低氧血症伴混合性酸中毒。X线检查出现两肺弥漫性斑片状浸润。鉴别诊断需排除心源性肺水肿、创伤或感染导致的 ARDS。溺水病史的询问是诊断的关键因素。

三、治 疗

治疗包括院前急救和院内处理两部分。

（一）院前急救

1. 现场急救　尽快将溺水者从水中救出;采取头低俯卧位行体位引流;迅速清除口鼻腔中污水、污物、分泌物及其他异物;拍打背部促使气道液体排出,保持气道通畅。

2. 心肺复苏　对于心搏呼吸停止者,立即现场施行心肺复苏。复苏期间常会发生呕吐,注意防止呕吐物误吸。有条件时,进行气管内插管和吸氧。在患者转送过程中,也不应停止心肺复苏。

（二）院内处理

进入医院后,给予进一步生命支持。

1. 供氧　吸入高浓度氧或高压氧治疗,根据病情可采用机械通气。

2. 复温　体温过低者,可采用体外或体内复温措施。

3. 脑复苏　有颅内压升高者,应用呼吸机增加通气,使 $PaCO_2$ 保持在 $25\sim30$ mmHg。同时,静脉输注甘露醇降低颅内压,缓解脑水肿。

4. 处理并发症　对合并惊厥、低血压、心律失常、肺水肿、ARDS、应激性溃疡伴出血、电解质和酸碱平衡失常者进行相应处理。

（马爱闻　徐继扬）

第六章 电 击

一定量电流或电能(静电)通过人体,引起不同程度的组织损伤或器官功能障碍,甚至死亡,称为电击,俗称触电。电击包括低压电(≤380 V)、高压电(>1 000 V)和超高压电或雷击三种电击类型。绝大多数电击发生于男性青少年和电工。

一、临床表现

(一)全身表现

轻度电击者,出现惊恐、心悸、头晕、头痛、痛性肌肉收缩和面色苍白等。高压电击特别是雷击时,常发生意识丧失、心搏和呼吸骤停。电击后24~48 h常出现并发症和后遗症:如心肌损伤、严重心律失常和心功能障碍;吸入性肺炎和肺水肿;消化道出血或穿孔、麻痹性肠梗阻;DIC或溶血;肌球蛋白尿或肌红蛋白尿和急性肾衰竭;骨折、肩关节脱位或无菌性骨坏死;大约半数电击者有单或双侧鼓膜破裂、听力丧失;烧伤处继发细菌感染其他包括中枢及周围神经损伤、神经炎及视力障碍。

(二)局部表现

触电部位释放电能最大,局部皮肤组织损伤最严重。电击处周围部位皮肤组织烧伤。电流通过途径的组织和器官常发生隐匿性损伤。高压电击的严重烧伤常见于电流进出躯体的部位,烧伤部位组织炭化或坏死成洞。高压电流损伤时,常发生前臂腔隙综合征。因肌肉组织损伤、水肿和坏死,使肌肉筋膜下组织压力增加,出现神经和血管受压体征,脉搏减弱,感觉及痛觉消失。由于触电后大肌群强直性收缩,还可发生脊椎压缩性骨折或肩关节脱位。

二、治 疗

(一)切断电源

发现电击后,立即切断电源,应用绝缘物将患者与电源隔离。

(二)心肺脑复苏

对心脏停搏和呼吸停止者立即进行心肺复苏,挽救患者生命。对所有电击患者,应连续进行48 h心电监测,以便发现电击后迟发性心律失常。对心律失常者,选用相关抗心律失常药。

(三)急性肾衰竭防治

静脉输注乳酸钠林格液,迅速恢复循环容量,维持适当尿量(50~75 mL/h)。出现肌球蛋白尿时,维持尿量在100~150 mL/h。同时静脉输注碳酸氢钠(50 mmol/L)碱化尿液,使血液pH维持在7.45以上,预防急性肾衰竭。严重肌球蛋白尿患者恢复有效血容量后尿量仍未增加时,可在乳酸钠林格液1 L中加入甘露醇12.5 g。尿内肌球蛋白消失后,即停用甘露醇。热灼伤者,常有严重血容量不足,未恢复有效循环容量前,避免静脉输注甘露醇。急性肾衰竭者,有指征进行血液透析。

(四)外科问题处理

对于广泛组织烧伤、肢体坏死和骨折者,应进行相应处置。坏死组织应进行清创术,预防注射破伤风抗毒素(3 000 U)。有继发感染者,给予抗生素治疗。对腔隙综合征患者,如果腔隙压力超过30~40 mmHg,需要行筋膜切开减压术。对于肢体电击伤后深部组织损伤情况不明者,可应用动脉血管造影或放射性核素133氙洗脱术或99 m锝焦磷酸盐肌扫描术检查,指导治疗。

【本篇总结】

近年来由于工业发展和军事需要,人们对环境有害物理因素(如高温、低温、高气压、噪声和振动等)

对人体生理的影响及人体环境适应性和适应不全的危害等研究不断深入,并取得了很大进展。此外,急诊医学先进复苏技术的应用,大大提高了电击、淹溺等患者的救治水平,降低了致残率和病死率。研究表明中毒发病机制与受体、自由基、脂质过氧化及细胞内钙稳态有关,这为探索解毒疗法开拓了新思路。进入 21 世纪后中毒诊断和治疗取得长足进展,这有赖于毒理学的兴起和急救医学的发展。毒理学从器官水平到分子,乃至基因水平深入研究中毒的发病机制,急救医学对严重中毒采用血液净化(blood purification)等疗法,这些均有助于中毒诊断和治疗水平的提高。

(马爱闻　徐继扬)

主要参考文献

王吉耀.内科学.第2版.北京：人民卫生出版社,2010.

王辰,陈荣昌.呼吸病学.第2版.北京：人民卫生出版社,2014.

邓家栋,杨崇礼,杨天楹,等.邓家栋临床血液学.上海：上海科学技术出版社,2001.

白春学,蔡柏蔷,宋元林.现代呼吸病学.上海：复旦大学出版社,2014.

宁光.内分泌学高级教程.北京：人民军医出版社,2013.

刘文励,徐永健,汪道文.内科学.第7版.北京：人民卫生出版社,2007.

刘湘源.图表式风湿病学.北京：中国医药科技出版社,2013.

李家增,王鸿利,王兆钺,等.血栓与出血的诊断及治疗.上海：上海科技教育出版社,2003.

李蓉生.贫血.北京：科学出版社,2010.

沈洪,刘中民.急诊与灾难医学.第2版.北京：人民卫生出版社,2013.

张之南,郝玉书,赵永强,等.血液病学.第2版.北京：人民卫生出版社,2011.

张澍.实用心律失常学.北京：人民卫生出版社,2010.

陆再英,钟南山.内科学.第7版.北京：人民卫生出版社,2008.

Williams Hematology.第8版.陈竺,陈赛娟译,Koushansky.北京：人民卫生出版社,2011.

陈顺乐.系统性红斑狼疮.上海：上海科技出版社,2004.

陈灏珠,林果为,王吉耀.实用内科学.第14版.北京：人民卫生出版社,2013.

黄峻,陆凤翔.实用内科诊疗规范.南京：江苏科学技术出版社,2003.

黄烽.强直性脊柱炎.北京：人民卫生出版社,2011.

萧树东,许国铭.中华胃肠病学.北京：人民卫生出版社,2008.

葛均波,徐永建.内科学.第8版.北京：人民卫生出版社,2013.

蒋明,David Yu,林孝义,等.中华风湿病学.北京：华夏出版社,2004.

谢毅.血液内科疾病临床诊疗思维.北京：人民卫生出版社,2010.

蔡柏蔷,李龙芸.协和呼吸病学.北京：中国协和医科大学出版社,2010.

廖二元.内分泌代谢病学（下册）.第3版.北京：人民卫生出版社,2012.

Goldman L, Ausiello D. Cecil Textbook of Medicine. 22nd ed. Philadelphia：W. B. Saunders Company, 2004.

Kasper DL, Braunwald E, Fauci A, et al. Harrison's Principles of Internal Medicine. 16th ed. New York：McGraw-Hill Company, 2005.

NICE clinical guideline：Diagnosis and management of community — and hospital-acquired pneumonia in adults(CG191)(NICE, National Institute for Health and Clinical Excellence).

Peter Libby, Robert O. Bonow, Douglas L. Mann, Douglas P. Zipes. Braunwald's Heart Dsease. 8th ed. USA. Saunders Elsevier Company, 2008.

Shimizu Y, Yamagata K, Koyama A. 2006. Rapidly progressive glomerulonephritis (RPGN)：Tomino, Y. 2007. Chronic glomerulonephritis. Nihon Jinzo Gakkai Shi Suppl 50th Ann.

推荐阅读网站

1. 中华医学会呼吸病学分会：http://www.ctschina.org.
2. ATS：http://www.thoracic.org.
3. 365 心血管网：http://www.365heart.com/.
4. 丁香园：http://www.dxy.cn/.
5. 中华医学会肾脏病学分会：http://www.csnchina.org/cn/.
6. 中华血液学杂志：http://www.hematoline.com.
7. Blood 杂志：http://www.bloodjournal.org.
8. 医脉通：http://www.medlive.cn/.
9. 中信国健风湿学院：http://ccr.dxy.cn/home.
10. 北京大学第三医院风湿免疫科：http://liuxiangyuan.91sqs.com.
11. 全国中毒控制中心：http://www.npcc.org.cn.
12. 职业卫生与中毒控制所：http://www.niohp.net.cn.
13. 化救通：http://www.chemaid.com.